中西医结合肺病学

陆学超　胡海波　赵国静 ◎ 主编

科学技术文献出版社
SCIENTIFIC AND TECHNICAL DOCUMENTATION PRESS
·北京·

图书在版编目（CIP）数据

中西医结合肺病学 / 陆学超，胡海波，赵国静主编. —北京：科学技术文献出版社，
2022.12
ISBN 978-7-5189-9882-1

Ⅰ.①中… Ⅱ.①陆… ②胡… ③赵… Ⅲ.①肺疾病—中西医结合疗法
Ⅳ.① R563.05

中国版本图书馆 CIP 数据核字（2022）第 238010 号

中西医结合肺病学

策划编辑：薛士兵　　责任编辑：刘英杰　张　睿　　责任校对：张　微　　责任出版：张志平

出　版　者	科学技术文献出版社
地　　　址	北京市复兴路15号　　邮编 100038
编　务　部	（010）58882938，58882087（传真）
发　行　部	（010）58882868，58882870（传真）
邮　购　部	（010）58882873
官　方　网　址	www.stdp.com.cn
发　行　者	科学技术文献出版社发行　全国各地新华书店经销
印　刷　者	北京虎彩文化传播有限公司
版　　　次	2022 年 12 月第 1 版　2022 年 12 月第 1 次印刷
开　　　本	787×1092　1/16
字　　　数	706千
印　　　张	30.5
书　　　号	ISBN 978-7-5189-9882-1
定　　　价	88.00元

编写委员会

前　言

　　肺病学是专门研究人类呼吸系统疾病的一门临床医学学科。呼吸系统疾病的诊断和防治一直以来都是内科学的一个重要组成部分，专业性和系统性较强，在医学教育中越来越受到重视。

　　由于目前中西医结合专业学生及医师使用的肺病学专著及工具用书偏少，在一定程度上影响中西医结合肺病学的发展。因此，为推动中西医结合事业的建设和发展，编者将多年来在中西医结合领域里，对呼吸系统疾病诊治的经验加以总结和升华，撰写了本书。本书是一本中西医并重，以突出中西医结合为特色的专业书籍。它既重视基础理论、基本知识、基本技能的内涵，又能够反映近年来国内外研究进展。全书共分为4篇28章，沿中医和西医这两条主线，针对呼吸系统各种疾病的病因、症状体征、诊断、鉴别诊断和治疗做了详细的阐述，对每种疾病的中医药治疗从辨证、用药、选方，以及针灸、拔罐、穴位贴敷等方面做了认真的编选，对常见和重要的呼吸系统疾病中西医诊疗指南和专家共识及相关解读进行了归纳汇总，同时对呼吸系统疾病中西医诊治的新技术、新理论和新药物进行了详细介绍，并附有临床典型病案，内容力求全面、精简、新颖、实用。本书可供中西医结合专业、肺病学专业的专科医师，尤其是主治医师、住院医师、研究生、进修生及有关科室的医护人员参考使用。

　　由于编者水平有限，书中难免存在不妥之处，恳请读者、同人批评指正。

　　本书的编者均是中西医结合肺病学专业中有着丰富的临床、教学和科研经验的中青年骨干，他们在临床工作十分繁忙的情况下，积极努力、不辞辛劳、一丝不苟，力求编写出令读者满意的精品书，在此对所有辛勤劳动的编者表示衷心的感谢。

目　录

指南解读篇

临床典型病例讨论篇

疾病篇

第一章 肺病学中西医相关基础知识

第一节 肺病相关症状及体征

一、症状

呼吸系统的局部症状主要有咳嗽、咳痰、咯血、呼吸困难和胸痛等，在不同的肺部疾病中，它们有各自的特点。

1. 咳嗽：急性发作的刺激性干咳伴有发热、声嘶常为急性喉炎、气管炎、支气管炎。常年咳嗽，秋冬季加重提示慢性阻塞性肺疾病（简称慢阻肺）。急性发作的咳嗽伴有胸痛，可能是肺炎。发作性干咳，且夜间多发者，可能是咳嗽变异性哮喘。高亢的干咳伴有呼吸困难可能是支气管肺癌累及气管或主支气管。持续而逐渐加重的刺激性干咳伴有气促（急）则考虑特发性肺纤维化等。

2. 咳痰：痰的性状、量及气味对诊断有一定的帮助。痰由白色泡沫或黏液状转为脓性多为细菌性感染，大量黄脓痰常见于肺脓肿或支气管扩张，铁锈样痰可能是肺炎链球菌感染，红棕色胶冻样痰可能是肺炎克雷伯菌感染。大肠埃希菌感染时，脓痰有恶臭，肺阿米巴病呈咖啡样痰，肺吸虫病为果酱样痰。痰量的增减反映感染的加剧或炎症的缓解，若痰量突然减少且出现体温升高，可能与支气管引流不畅有关。肺水肿时，则可能咳粉红色稀薄泡沫痰。

3. 咯血：痰中经常带血是肺结核、肺癌的常见症状。咯鲜血多见于支气管扩张，也可见于肺结核、急性支气管炎、肺炎和肺血栓栓塞症，二尖瓣狭窄可引起各种不同程度的咯血。

4. 呼吸困难：可表现在呼吸频率、深度及节律改变等方面。按其发作快慢分为急性、慢性和反复发作性。突发胸痛后出现气急应考虑气胸，若再有咯血则要警惕肺梗死。夜间发作性端坐呼吸提示左心衰竭或支气管哮喘发作。数日或数周内出现的渐进性呼吸困难伴有一侧胸闷，要注意大量胸腔积液。慢性进行性呼吸困难多见于慢阻肺和特发性肺纤维化等间质性肺疾病。反复发作性呼吸困难且伴有哮鸣音主要见于支气管哮喘。在分析呼吸困难时还应注意是吸气性还是呼气性呼吸困难。前者见于肿瘤或异物堵塞引起的大气道狭窄、喉头水肿、喉－气管炎症等；后者主要见于支气管哮喘、慢性支气管炎、肺气肿等。大量气胸、大量胸腔积液及胸廓限制性疾病则表现为混合型呼吸困难。

5. 胸痛：外伤、炎症、肿瘤等都可能引起胸痛。胸膜炎、肺部炎症、肿瘤和肺梗死是呼吸系统疾病引起胸痛最常见的病因。自发性气胸由于胸膜粘连处撕裂产生突发性胸痛。肋间神经痛、肋软骨炎、带状疱疹、柯萨奇病毒感染引起的胸痛常表现为胸壁表浅部位的疼痛。非呼吸系统疾病引起的胸痛中，最重要的是心绞痛和心肌梗死。其特点是胸骨后或左前胸部位的胸痛，可放射至左肩。此外，还应注意心包炎、主动脉夹层等所致的胸痛。腹部脏器疾病，如胆石症和急性胰腺炎等有时亦可表现为不同部位的胸痛，须注意鉴别。

6. 发热：指体温升高到正常以上，即超过 37.3 ℃。正常情况下，身体的核心体温（右心房中血液的温度）被严格调节，一日的变化限于一定范围内，通常不超过 0.6 ℃，其平均值为 37 ℃。

（1）感染性发热：是最常见的发热病因（占 50%~60%）。各种病原体如细菌（各种细菌性肺炎、肺脓肿、支气管或肺部感染等），病毒（病毒性肺炎、感冒、流感等），支原体（肺炎支原体肺炎等），衣原体（肺炎衣原体、鹦鹉热衣原体、婴儿沙眼衣原体皆可引起肺炎），立克次体（立克次体肺炎），真菌（念珠菌、组织胞浆菌、曲菌、隐球菌、放线菌、奴卡菌、毛霉菌、球孢子菌等皆可引起肺感染），旋体（钩端螺旋体病、回归热等）感染等。寄生虫病（肺吸虫病、肺孢子虫病、疟疾肺、弓形虫病、阿米巴脓肿病、肺血吸虫病、肺包虫病并发感染或过敏、肺丝虫病、肺螨病等），结核病（肺结核、血行播散型结核、非结核分枝杆菌病等）及周围器官感染波及肺脏的疾病等。

（2）无菌性组织损伤的炎症：如理化、机械造成的大面积损伤，大血管栓塞（肺栓塞等），手术后发热、血胸造成的无菌性胸膜炎，红细胞溶解时产生的内源热等。

（3）变态反应性疾病：如药物热、药物引起的溶血性贫血、输血反应、外源性变应性肺泡炎（包括嗜热放线菌病，如农民肺、甘蔗肺、空调肺及养鸟或家禽饲养者肺）等。此外，嗜酸性肉芽肿和嗜酸性粒细胞增多症也与变态反应有关。

（4）风湿病：包括风湿热、各种结缔组织病，如红斑狼疮、Still 病、多发性大动脉炎或动脉周围炎、过敏性血管炎、坏死性肉芽肿性血管炎、皮肌炎等均可波及肺。

（5）恶性肿瘤和白血病：常伴发热，包括肺部恶性肿瘤（如肺癌等）及转移肿瘤、网状内皮系统肿瘤（如霍奇金病或非霍奇金病、组织细胞肉瘤、淋巴瘤等）及各种白血病均可波及肺脏。

二、体征

呼吸系统疾病的体检不应只局限在胸部，范围要扩大至全身。虽然随着科学技术的发展检查措施越来越多，但准确的体格检查仍有其不可替代的作用。如持续的局限性哮鸣音提示局部气道阻塞，有时是诊断肺癌的唯一线索，但一些特殊检查可无异常发现。同样，局限性湿啰音也可在 X 线片上无异常发现，却可成为诊断支气管扩张的重要依据。

（一）一般状态

要重点注意体型、语调、面容、体位和皮肤等。

1. 体型：临床上成年人体型可分为正力型、无力型和超力型。自发性气胸、肺结核患者多为无力型。

2. 语调：如声音嘶哑则提示咽喉、声带水肿或喉返神经麻痹等。

3. 面容：肺炎球菌性肺炎多表现为急性面容，结核病多为慢性病面容。

4. 体位：强迫侧卧位应考虑到一侧急性胸膜炎或大量胸腔积液。重度支气管哮喘发作时为便于胸廓辅助呼吸肌运动，患者可能会采取强迫坐位。

5. 皮肤：尤其注意发绀情况，要仔细观察舌唇、耳郭、面颊和肢端等皮肤，见于缺氧时。此外，要注意皮肤有无特殊病损或皮疹，有时对诊断有提示作用。

（二）头部

注意有无球结膜水肿、眼球下陷、上睑下垂、瞳孔缩小、鼻翼煽动、口唇发绀、口唇疱疹，注意观察口腔、牙齿、咽后壁及扁桃体等，如龋齿、齿槽溢脓可以是吸入性肺炎的诱因。

（三）颈部

重点应注意颈部血管、气管、淋巴结及皮下气肿等情况。

1. 颈静脉怒张：多提示有上腔静脉压升高，可见于右心衰竭、心包积液、缩窄性心包炎和上腔静脉阻塞综合征。如同时看到颈静脉搏动，则提示有三尖瓣关闭不全。

2. 气管移位：根据气管偏移的方向可以判断病变的位置，如大量胸腔积液、气胸气管移向健侧，而肺不张、肺纤维化和胸膜粘连可将气管拉向患侧。

3. 淋巴结：颈部淋巴结肿大，除非特异性淋巴结炎外，要注意淋巴结核、淋巴瘤和恶性肿瘤的淋巴结转移。尤其是锁骨上淋巴结肿大且坚硬者，要特别注意支气管肺癌的可能。

4. 皮下气肿：常为张力性气胸伴纵隔气肿所致。

（四）胸部

1. 胸壁及胸廓：重点注意有无皮下气肿、胸壁及胸骨压痛，注意观察胸壁静脉血流方向。

2. 肺部：呼吸系统疾病应重点检查。

3. 心脏：注意心尖搏动位置、剑突下搏动、震颤，心界大小、肺动脉瓣第二心音强度及三尖瓣听诊区情况。

（1）心尖搏动位置：心尖搏动向左上移位提示右室肥大。心尖搏动向健侧移位见于一侧胸腔积液或积气；向患侧移位提示一侧肺不张或胸膜粘连。心尖搏动减弱除见于心肌或心包病变外，要注意肺气肿或左侧胸腔大量积液或积气。

（2）剑突下搏动：见于肺气肿、慢性肺源性心脏病，但要与腹主动脉瘤的搏动相鉴别。

（3）肺动脉区第二心音：增强常提示肺动脉压力增高。

（4）三尖瓣区收缩期杂音：为右室扩大引起三尖瓣相对性关闭不全所致。

（五）腹部

应注意腹式呼吸情况、肝脏和脾脏大小、肝颈静脉回流征等。

1. 腹式呼吸：正常男性与儿童的呼吸运动以腹式呼吸为主，而成年女性以胸式呼吸为主。腹式呼吸减弱提示腹膜炎症、大量腹水，腹腔内巨大肿瘤或妊娠等；腹式呼吸消失则提示胃肠穿孔所致急性腹膜炎或膈麻痹的可能。

2. 肝脏触诊：首先要注意有无肝脏下移，肝下移除见于内脏下垂外，要考虑肺气肿或右侧胸腔大量积液导致膈下降。当肝大同时伴颈静脉回流征阳性时，可提示右心衰竭，如慢性肺源性心脏病失代偿期。

（六）其他

重点注意有无杵状指和骨关节肥大。杵状指提示肺脓肿、支气管肺癌、肺动静脉瘘等。另外，还应注意腹部有无压痛、反跳痛以排除外科情况。不要忘记会阴部、四肢、神经反射等全身性检查。

第二节 肺病相关现代医学检查项目

1. 血液检查：根据需要选择相应实验室检查，帮助提示或明确病因，提示疾病活动或损害程度。呼吸系统感染时，血常规示白细胞和中性粒细胞增加，有时还伴有毒性颗粒；嗜酸性粒细胞增加提示过敏性因素或寄生虫感染。75% 的外源性哮喘患者有 IgE 升高，可排除寄生虫感染。其他血清学抗体试验，如荧光抗体、对流免疫电泳、酶联免疫吸附测定等，对病毒、支原体、细菌等感染的诊断有一定帮助。

2. 抗原皮肤试验：哮喘的过敏原皮肤试验阳性有助于变应体质的确定和相应抗原的脱敏治疗。结核菌素试验阳性的皮肤反应仅说明已受感染，但并不能确定患病。

3. 影像学检查：影像学诊断技术在呼吸系统疾病诊治中具有特殊的重要价值。

（1）胸部 X 线：常用来明确呼吸系统病变部位、性质及与临床问题的关系。

（2）胸部 CT：能发现胸片不能发现的病变，对于明确肺部病变部位、性质及有关气管、支气管通畅程度有重要价值。造影增强 CT 对淋巴结肿大、肺内占位性病变有重要的诊断和鉴别诊断意义。CT 肺动脉造影（CT pulmonary angiography，CTPA）是确诊肺栓塞的重要手段。胸部高分辨 CT（high resolution CT，HRCT）是诊断间质性肺疾病的主要工具。低剂量 CT 应用于肺癌早期筛查，减少辐射。

（3）正电子发射体层成像（positron emission tomography，PET）：可以较准确地对肺癌、纵隔淋巴结转移及远处转移进行鉴别诊断。

（4）支气管动脉造影术和栓塞术：对咯血有较好的诊治价值。

（5）磁共振成像（magnetic resonance imaging，MRI）：对纵隔疾病和肺栓塞诊断有重要意义。

（6）放射性核素扫描：应用放射性核素做肺通气/灌注显像检查，对肺栓塞和血管病变的诊断价值较高，对肺部肿瘤及其骨转移的诊断也有较高的参考价值。

（7）胸部超声检查：可用于胸腔积液的诊断与穿刺定位，以及紧贴胸膜病变的引导穿刺等。

4. 呼吸生理功能测定：通过其测定可了解呼吸系统疾病对肺功能损害的性质及程度，对某些肺部疾病的早期诊断具有重要价值，肺通气功能测定主要包括用力肺活量（forced vi-

tal capacity，FVC）、第 1 秒用力呼气容积（forced expiratory volume in one second，FEV_1）等，慢阻肺表现为阻塞性通气功能障碍，而肺纤维化、胸廓畸形、胸腔积液、胸膜增厚或肺切除术后均显示限制性通气功能障碍，这些变化常在临床症状出现之前已存在。弥散功能测定有助于明确换气功能损害的情况，间质性肺疾病、肺血管疾病多表现为弥散功能障碍。动脉血气分析可以了解是否存在低氧或呼吸衰竭、高碳酸血症和酸碱失衡。呼吸肌功能和呼吸中枢敏感性反应测定，结合血气分析，可对呼吸衰竭的性质、程度及防治和疗效等做出全面评价。另外，最大呼气流量（peak expiratory flow rate，PEFR）测定则是患者可以自行监测有无气流受限的一种常规方法。

5. 痰液检查：漱口，咳深部痰送检，痰涂片在每个低倍镜视野里上皮细胞 <10 个、白细胞 >25 个或白细胞/上皮细胞 >2.5 个为合格的痰标本。无痰患者可做高渗生理盐水雾化吸入诱导痰。

（1）病原学检查：包括痰涂片革兰氏染色、抗酸染色等，痰病原菌培养，定量培养 ≥ 10^7 cfu/mL 可判定为致病菌。经纤维支气管镜（简称纤支镜）防污染毛刷采样获得的痰标本得到的结果可信度更高。痰涂片中查到抗酸杆菌对诊断肺结核价值很高，痰标本中培养出结核分枝杆菌是确诊肺结核最可靠的证据。

（2）痰细胞学检查：反复做痰脱落细胞学检查，有助于肺部恶性肿瘤的诊断。

6. 胸腔穿刺和胸膜活检：胸腔穿刺，常规胸液检查可明确是渗出性还是漏出性胸液。胸液生化如溶菌酶、腺苷脱氨酶、癌胚抗原及进行染色体分析，有助于结核性与恶性胸液的鉴别。脱落细胞和胸膜穿刺病理活检对明确肿瘤或结核有诊断价值。

7. 支气管镜与胸腔镜检查

（1）纤维支气管镜：能弯曲自如、深入到亚段支气管，能直视病变，还能做黏膜刷检和活检、经支气管镜肺活检（transbronchial lung biopsy，TBLB）、经支气管镜冷冻肺活检（transbronchial lung cryobiopsy）、经纤支镜针吸活检（transbronchial needle aspiration，TBNA）、经纤支镜支气管肺泡灌洗（bronchoalveolar lavage，BAL）等。对取得的组织及回收的灌洗液进行检查分析，有助于明确疾病的诊断。还可以结合支气管内超声（endobronchial ultrasound，EBUS）完成对纵隔肿块或淋巴结的穿刺针吸活检，提高检查的成功率并减少风险。纤支镜还能发挥治疗作用，可通过它取出异物、止血，用高频电刀、激光、微波及药物注射治疗良、恶性肿瘤。借助纤支镜的引导还可以做气管插管。

（2）硬质支气管镜：多已被纤支镜所替代，目前主要用在复杂性气管内肿瘤或异物的摘除手术、气管支架的置放等。

（3）胸腔镜：可以直视观察胸膜病变，进行胸膜、肺活检，尤其内科胸腔镜（medical thoracoscopy）简便易行，用于诊断胸膜和部分肺部疾病，并可实施胸膜固定术。

8. 肺活体组织检查：是确诊疾病的重要方法。获取活组织标本的方法主要有以下几种：①经纤支镜、胸腔镜或纵隔镜等内镜的方法，适用于病变位于肺深部或纵隔者；②在 X 线、CT 引导下进行经皮肺活检，适用于非邻近心血管的肺内病变；③在 B 超引导下进行经皮肺活检，适用于病变部位贴近胸膜者；④开胸肺活检或电视辅助胸腔镜肺活检，适用于其他方法检查未能确诊又有很强指征者。

第三节 肺病相关中医技法

一、诊断技法

（一）望诊

1. 望色：面部脏腑分候，《素问·刺热》提出，以面部分候五脏，其对应关系为："额部候心，鼻部候脾，左颊候肝，右颊候肺，颏部候肾"。白色主肺，面白如鹅羽，则为平人有华无病；面白如盐，则为平人无华将病；面白如豕膏，则为患者有华主生；面白如枯骨，则为患者无华病危。

2. 望形：皮、肉、脉、筋、骨，是构成躯体身形的五种基本要素，称为"五体"。五体与五脏有着密切的联系，肺合皮毛、脾合肌肉、心合脉、肝合筋、肾合骨。肺主皮毛，皮肤荣润光泽是肺气充沛、营卫充盛的表现；皮肤干枯，腠理疏松，则属肺气亏虚、营卫不足。

3. 望态

（1）坐而仰首，多见于哮病、肺胀，多为痰饮停肺、肺气壅滞所致。

（2）但坐不得卧，卧则咳逆，多为肺气壅滞，气逆于上，或心阳不足，水气凌心。

4. 望目。《灵枢·大惑论》曰："精之窠为眼，骨之精为瞳子，筋之精为黑眼，血之精为络，其窠气之精为白眼，肌肉之精为约束。"后世医家据此而归纳为"五轮学说"，即瞳仁属肾，称为水轮；黑睛属肝，称为风轮；两眦血络属心，称为血轮；白睛属肺，称为气轮；眼睑属脾，称为肉轮。

（1）望目色：白睛发红，多为肺火。

（2）望目形：眼突而喘，属肺胀，多为痰浊阻肺、肺气不宣、呼吸不利所致。

5. 望咽喉：咽喉为口鼻与肺胃之通道，是呼吸、饮食之门户，又是经脉循行交会之处，与五脏六腑关系密切。因此，五脏六腑病变可反映于咽喉，以肺、胃、肾的病变表现更为突出，也更具诊断意义。

（1）咽喉红肿，新病咽部深红，肿痛较甚，多属实热证，为风热邪毒或肺胃热毒壅盛所致。

（2）咽喉部一侧或两侧喉核红肿突起，形如乳头，或如蚕蛾，表面或有黄白色脓样分泌物，咽痛不适者，为乳蛾，又名喉蛾。因风热外侵，邪客肺卫；或肺胃热盛，壅滞喉核。若喉核肿胀，热痛不甚，经久不消，时作时止，反复不已，多为肺肾阴虚、虚火上炎、气血瘀滞所致。

6. 望胸胁：胸属上焦，内藏心、肺等重要脏器，为宗气所聚，是经脉、血管循行布达之处。胸廓前有乳房，属胃经，乳头属肝经。胁肋是肝胆经脉循行之处。望胸胁可以诊察心、肺的病变，宗气的盛衰。

（1）扁平胸：胸廓前后径较常人明显缩小，小于左右径的一半，呈扁平形。多见于肺肾阴虚、气阴两虚的患者。

（2）桶状胸：胸廓前后径较常人增大，与左右径几乎相等，呈圆桶状。多为素有伏饮积痰，壅滞肺气，久病伤及肾气，肾不纳气，日久胸廓变形所致。见于久病咳喘的患者。

（3）胸不对称：一侧胸廓塌陷，肋间变窄，肩部下垂，脊骨常向对侧凸出者，多见于肺痿、肺部手术后等患者；若一侧胸廓膨隆，肋间饱满，按之软，咳则引痛，气管向健侧移位，多见于悬饮证或气胸患者。

7. 望舌：以五脏来划分，各家学说略有不同，但比较一致的观点是，舌尖属心肺，舌边属肝胆，舌中属脾胃，舌根属肾。舌面分布理论，说明内脏病变在舌象变化方面有一定的规律，是历代医家临床经验的总结，具有一定的参考价值，但不可过于机械与拘泥，应四诊合参，结合全身其他症状，综合分析。

8. 望痰：痰是从肺和气道排出的病理性黏液。观察痰的色、质、量，可以判断脏腑的病变和病邪的性质。

（1）痰白质清稀者，多属寒痰。为寒邪阻肺，津凝不化，聚而为痰，或脾阳不足，湿聚为痰，上犯于肺所致。

（2）痰黄质黏稠，甚则结块者，多属热痰。为邪热犯肺，煎津为痰，痰聚于肺所致。

（3）痰少而质黏，难于咳出者，多属燥痰。为燥邪犯肺，耗伤肺津，或肺阴虚津亏，清肃失职所致。

（4）痰白质滑、量多，易于咳出者，多属湿痰。为脾失健运，水湿内停，湿聚为痰，上犯于肺所致。

（5）痰中带血、色鲜红者，称为咯血。常见于肺痿、肺癌等肺脏疾病，多为肺阴亏虚和肝火犯肺，火热灼伤肺络，或痰热、邪毒壅阻，肺络受损所致。

（6）咳吐脓血痰、味腥臭者，为肺痈，是热毒蕴肺、肉腐成脓所致。

9. 望涕：涕是鼻腔分泌的黏液，涕为肺之液。流涕多为六淫侵袭，肺失宣肃，或热邪熏蒸，气血腐败成涕，或气虚阳亏，津液失固所致。

（1）新病流涕多属外感表证，鼻塞流清涕，属风寒表证；鼻塞流浊涕，属风热表证。

（2）反复阵发性清涕，量多如注，伴鼻痒、喷嚏频作者，多属鼻鼽，是肺气虚，卫表不固，风寒乘虚侵入所致。

（二）闻诊

1. 听声音：声音的发出，大多是肺、喉、会厌、舌、齿、唇、鼻等器官的协调活动，是它们共同发挥作用的结果。肺主气，司呼吸，气动则有声，故肺为发声的动力。喉是发声机关，声由喉出，其余部分则对声音起协调作用。

（1）语声重浊：语声重浊是指发出的声音沉闷而不清晰或似有鼻音，又称声重。多为外感风寒，或湿浊阻滞，以致肺气不宣，鼻窍不利。

（2）音哑与失音：语声嘶哑者为音哑，语而无声者为失音，古称为"喑"。两者病因病机基本相同，前者病轻，后者病重。新病音哑或失音者，多属实证，多为外感风寒或风热袭肺，或痰湿壅肺，肺气不宣，清肃失司所致，即所谓"金实不鸣"。久病音哑或失音者，多属虚证，多由各种原因导致阴虚火旺，或肺气不足，津亏肺损，声音难出，即所谓"金破不鸣"。

2. 闻呼吸：闻呼吸是诊察患者呼吸的快慢、是否均匀通畅，以及气息的强弱粗细、呼吸音的清浊等。一般有病而呼吸正常，是形病气未病；呼吸异常，是形气俱病。呼吸气粗，疾出疾入者，多属实证；呼吸气微，徐出徐入者，多属虚证。

（1）喘：喘是指呼吸困难、短促急迫，甚至张口抬肩，鼻翼煽动，难以平卧。其发病多与肺、肾等脏腑有关，临床有虚实之分。发作急骤，呼吸深长，声高息粗，唯以呼出为快，形体强壮，脉实有力者，为实喘，多为风寒袭肺或痰热壅肺、痰饮停肺，肺失清肃，肺气上逆或水气凌心射肺所致。发病缓慢，声低气怯，息短不续，动则喘甚，唯以深吸为快，形体羸弱，脉虚无力者，为虚喘，多为肺气不足，肺肾亏虚，气失摄纳所致。

（2）哮：哮是指呼吸急促似喘，喉间有哮鸣音，常反复发作，缠绵难愈。多因痰饮内伏，复感外邪而诱发；也可久居寒湿之地，或过食酸、咸、生冷等而诱发。喘不兼哮，但哮必兼喘。明代虞抟《医学正传·哮喘》说："夫喘促喉中如水鸡声者，谓之哮；气促而连续不能以息者，谓之喘。"喘以气息急迫、呼吸困难为主；哮以喉间哮鸣声为特征。临床上哮与喘常同时出现，所以常并称为哮喘。

（3）短气：短气是指呼吸气急短促，气短不足以息，数而不相接续，似喘而不抬肩，喉中无痰鸣音。短气有虚实之别，虚证短气，兼有形瘦神疲、声低息微等，多为体质虚弱或元气亏损所致；实证短气，常兼有呼吸声粗，或胸部窒闷，或胸腹胀满等，多为痰饮、胃肠积滞、气滞或瘀阻所致。

（4）少气：少气是指呼吸微弱而声低，气少不足以息，言语无力。少气又称气微，主诸虚劳损，多为久病体虚或肺肾气虚所致。

3. 辨咳嗽：咳嗽是指有气上升至喉咙，声道关闭，突然开放发出的一种"咳、咳"声音。多为六淫外邪袭肺、内伤损肺，或有害气体刺激等造成肺失宣降，肺气上逆所致。咳嗽多见于肺系疾病，然而其他脏腑病变亦可影响肺而引起咳嗽。故《素问·咳论》曰："五脏六腑皆令人咳，非独肺也。"古人将其分为3种：有声无痰谓之咳，有痰无声谓之嗽，有痰有声谓之咳嗽。

（1）咳声重浊沉闷，多属实证，多为寒痰湿浊停聚于肺，肺失肃降所致。

（2）咳声轻清低微，多属虚证，多为久病耗伤肺气，失于宣降所致。

（3）咳声重浊，痰白清稀，鼻塞不通，多为风寒袭肺，肺失宣降所致。

（4）咳嗽声高响亮，痰稠色黄，不易咳出，多属热证，多为热邪犯肺，灼伤肺津所致。

（5）咳嗽痰多，易于咳出，多为痰浊阻肺所致。

（6）干咳无痰或痰少而黏，不易咳出，多为燥邪犯肺或阴虚肺燥所致。

（7）咳呈阵发，连续不断，咳止时常有鸡鸣样回声，称为顿咳。因其病程较长，缠绵难愈，又称"百日咳"。多为风邪与痰热搏结所致，常见于小儿。

4. 辨喷嚏：喷嚏是指肺气上逆于鼻而发出的声响。应注意喷嚏的次数及有无兼症。偶发喷嚏，不属病态。若新病喷嚏，兼有恶寒发热、鼻塞流清涕等症状，多因外感风寒、鼻窍不利之故，属表寒证。若季节变化，反复出现喷嚏、鼻痒、流清涕，多因气虚、阳虚之体，易受风邪袭扰所致。

（三）问诊

1. 问寒热：问寒热是指询问患者有无怕冷或发热的感觉。寒与热是临床最常见的症状，为问诊的重点内容。

"寒"是指患者自觉怕冷的感觉。由于病因、病机的不同，这种主观的怕冷感又常分为三种，恶风、恶寒和畏寒。恶风是指者遇风觉冷，避之可缓；恶寒是指患者自觉怕冷，多加衣被或近火取暖仍不能缓解；畏寒是指患者自觉怕冷，多加衣被或近火取暖能够缓解。"热"是指发热，包括患者体温升高，或体温正常而患者自觉全身或局部（如手足心）发热的感觉。

寒与热的产生，主要取决于病邪的性质和机体阴阳的盛衰两个方面。邪气致病者，由于寒为阴邪，其性清冷，故寒邪致病，怕冷症状突出；热为阳邪，其性炎热，故热邪致病，发热症状明显。机体阴阳失调时，阳盛则热，阴盛则寒，阴虚则热，阳虚则寒。由此可见，寒热是机体阴阳盛衰的反映，即寒为阴征，热为阳象。所以，询问患者怕冷与发热的情况，可作为辨别病邪性质和机体阴阳盛衰的重要依据。

2. 问汗：出汗是临床常见的症状之一，又是中医学常见的治疗方法之一，故询问时，应首先询问患者汗出与否。若有汗，则应进一步询问汗出的时间、多少、部位及其主要兼症，以及近期是否有服用发汗的中西药等；若无汗，则应重点询问其兼症，以进一步明确诊断。在疾病过程中，特别是外感病，汗的有无，是判断病邪性质和卫阳盛衰、津液盈亏的重要依据。

3. 问疼痛：胸痛，颧赤盗汗，午后潮热，咳痰带血者，多为肺阴亏虚、虚火灼伤肺络所致，可见于肺痨等病。胸痛，喘促鼻煽，壮热面赤者，多为热邪壅肺所致，可见于肺热病等病。胸痛，壮热，咳吐脓血腥臭痰者，多为痰热壅肺、腐肉成脓所致，可见于肺痈等病。胸胀痛、窜痛，太息易怒者，多为情志郁结不舒、胸中气机不利所致。此外，肺癌、胸部外伤等，亦可导致胸部疼痛。

4. 胸闷：胸闷是指患者自觉胸部痞塞满闷的症状。胸闷多与心、肺等脏气机不畅有关，寒热虚实等多种因素皆可出现胸闷的症状。

（1）胸闷，咳喘痰多，多为痰饮停肺所致。胸闷，壮热，鼻翼煽动，多为热邪或痰热壅肺所致。

（2）胸闷气喘，畏寒肢冷，多为寒邪客肺所致。

（3）胸闷气喘，少气不足以息，多为肺气虚或肺肾气虚所致。

另外，气管或支气管异物、气胸及肝气郁结等，均可导致胸闷。

（四）切诊

1. 脉诊：诊脉是中医临床不可缺少的诊察步骤和内容。脉诊之所以重要，是由于脉象能传递机体各部分的生理病理信息，是了解机体脏腑功能变化及气血运行状态的窗口，可为诊断病证提供重要依据。

（1）辨别疾病的病位和病性：疾病的部位是指机体发生疾病时，病邪在表，或在里，或侵犯机体的何脏何腑等。而寸口脉的寸、关、尺三部，在左分属心、肝胆、肾，在右分属肺、脾胃、肾，若某部脉象发生特异变化，则应考虑其相应脏腑发生病变的可能。例如：两手尺部脉见微弱，多为肾气虚衰；右关部见弱脉多为脾胃气虚；左寸部见洪脉，多为心火上炎或上焦实热等。

（2）分析疾病的病因和病机：不同的致病因素及发病过程与机体气血运行状态有着密切的联系，通过脉象可以推测疾病的病因病机。如《金匮要略·水气病脉证并治》曰："脉浮而洪，浮则为风，洪则为气……风气相击，身体洪肿……此为风水。"外感风邪则脉浮，脉洪为气实，风气相搏，肺失宣降，不能行水，水气溢于肌肤，致全身浮肿。此文即以脉象浮洪阐述了风水形成的病因病机。

（3）判断疾病的进退和预后：通过诊脉能及时反馈病变的信息，可以判断病情的轻重缓急，推测预后的凶吉，观察疗效的好坏。观察脉象推断疾病的进退须结合临床症状，脉症合参，并要注意对脉象的动态观察。

2. 按诊：胸部为心、肺所居之处，按胸部可以了解心（虚里）、肺、胸膜及乳房等的病变情况。胸部按诊时患者多采取坐位，若患者不能坐，可先仰卧位诊察前胸，然后侧卧位诊察侧胸及背部。方法多采用触法、摸法和指指叩击法，采取指指叩击法叩击时左手中指应沿肋间隙滑行（与肋骨平行），右手指力应适中，顺序应由上而下地按前胸、侧胸和背部，并应注意两侧对称部位的比较。

正常胸（肺）部叩诊呈清音，但胸肌发达者、肥胖者或乳房较大者叩诊稍浊，背部较前胸音浊，上方较下方音浊。胸部自上而下叩诊时，浊音与实音交界处即肺下界。肺下界下移可见于肺胀、腹腔脏器下垂等；肺下界上移可见于肺痿、悬饮、鼓胀、腹内肿瘤或癥瘕等。前胸高突，叩之膨膨然如鼓音，其音清者，系肺气壅滞所致，多为肺胀，也见于气胸；叩之音浊或呈实音，并有胸痛，多为饮停胸膈，或肺痨损伤，或肺内肿瘤，或为肺痈、痰热壅肺。胸部压痛，有局限性青紫肿胀者，多见于外伤（肋骨骨折等）。

二、治疗技法

1. 针灸治疗

（1）实证

主证：风寒外袭，症见咳嗽，咳吐稀痰，形寒无汗，头痛，口不渴，苔薄白，脉浮紧。如因痰热，多见咳痰黏腻色黄，咳痰不爽，胸中烦闷，或见身热口渴，大便秘结，苔黄腻，脉滑数。

治法：取手太阴经穴为主。毫针用泻法，风寒可酌用灸法；痰热可兼取足阳明经穴，不宜灸。

处方：膻中、列缺、肺俞、尺泽。风寒加风门；痰热加丰隆；喘甚加天突、定喘。

（2）虚证

主证：病久肺气不足，症见气息短促，语言无力，动则汗出，舌质淡或微红，脉细数或软无力。如喘促日久，以致肾虚不能纳气，则神疲气不得续，动则喘息，汗出，肢冷，脉象沉细。

治法：调补肺肾之气为主。毫针用补法，可酌情用灸。

处方：肺俞、膏肓、肾俞、气海、足三里、太渊、太溪。

疗程：每日 1 次或隔日 1 次，7～10 次为 1 个疗程。

2. 穴位贴敷疗法

（1）药物选择：偏于寒证者，固本咳喘膏。主要选用白芥子、延胡索、甘遂、细辛、肉桂等药物，磨成粉，炒制加工，姜汁调敷。偏于热证者，清肺膏。主要选用胆南星、芒硝、桔梗、栀子、丹参、青黛、冰片等药物，磨成粉，炒制加工，白醋调敷。

（2）穴位选择：急性发作期选大椎、大杼、风门、中府为基本穴；喘重者加定喘、外定喘；痰多者加丰隆；胸膈满闷者膻中、中府、天突并用；临床控制期选取肺俞、心俞、膈俞。

（3）操作方法：患者取坐位，暴露所选穴位，穴位局部常规消毒后，取贴敷剂敷于穴位上，于 2～6 小时后取下即可。

（4）外敷后反应及处理：严密观察用药反应。①外敷后多数患者局部有发红、发热、发痒感，或伴少量小水疱，此属外敷的正常反应，一般不需处理。②如果出现较大水疱，可先用消毒毫针将泡壁刺一针孔，放出泡液，再消毒。要注意保持局部清洁，避免摩擦，防止感染。③外敷治疗后皮肤可暂有色素沉着，但 5～7 天会消退，且不会留有瘢痕，不必顾及。

急性发作期穴位贴敷每周 2 次、临床控制期每 10 天 1 次，视患者皮肤敏感性和反应情况对贴敷次数进行调整。

3. 拔罐：急性发作期和慢性持续期患者，根据病情需要，可选择大椎、风门、肺俞、定喘、丰隆等穴位，每日或隔日拔 1 次，每次更换部位，拔罐时间 5～8 分钟，10 日为 1 疗程。

4. 耳穴贴压（耳穴埋豆）：急性发作期和慢性持续期患者，根据病情需要，可选择下屏尖、肾上腺、气管、皮质下、交感、肺等穴位，用磁珠或王不留行固定于相应穴位，每天按4～6 次，以有酸胀感为度，每次 3～5 分钟，保留 3～7 天。

5. 膏方：慢性持续期和临床控制期的患者，根据患者体质辨证使用。哮喘发病其标在肺，其本在肾，虚实夹杂，故临床在扶正补虚的同时，宜兼顾祛邪治病；同时应重视顾护脾胃，不可滋腻太过。方以二陈汤、七味都气丸、人参养荣汤等为主加减。

6. 中药灌肠：对于不能口服中药汤剂的患者，可给予辨证中药灌肠治疗。

7. 其他：急性发作期病情稳定后和慢性持续期、临床控制期可进行肺康复训练，如呼吸吐纳、缩唇呼吸、肢体锻炼等。

根据病情可辨证选择其他有明确疗效的治疗方法，如中药定向透药治疗、中药塌渍治疗、中药足浴、模拟针刺手法电针治疗、机械辅助排痰、中药蒸汽浴治疗。

第四节　肺病相关中医治法

肺位最高，不耐寒热，外邪侵袭，肺脏首当其冲，因而各种外感病证，初起之病位每常在肺；肺病日久（如久咳不愈），又易累及他脏（如及脾及肾），以致出现多种复杂的病理证候。治疗应随机应变，采用相适宜的方法以治之。肺系疾病之治虽然比较复杂，不仅要治肺，亦常要治脾或益肾或宁心。主要分为直接治肺法和间接治肺法。

一、直接治肺法

1. 宣肺：肺主宣发，外合皮毛。肺的宣发作用能使卫气津液敷布于肌表乃至全身，从而使之能够抗御外邪，启闭汗孔，调节体温，润泽皮毛。若是外邪束表，每致肺气失宣，卫气疏布不及，不足以抗邪外达则恶寒发热、头身疼痛；肺气郁滞而易咳逆；津液布散失调又常产生水肿、咳痰等。治当宣通肺气，常用麻黄、生姜、桔梗、前胡、苏叶、薄荷、牛蒡子诸药组方。由于肺气不宣与各种表证往往同时并存，因而治疗亦是宣肺与解表同施并举，如风寒束表、肺气不宣者，每用麻黄汤发汗解表，宣肺平喘，或用荆防败毒散解表宣肺，疏风祛湿；风热犯肺、肺卫失宣者，则用桑菊饮、银翘散疏散风热，宣肺止咳；风客玄府，肺气不宣，水行皮里，而为水肿，是谓风水，其属风热为患，予越婢加术汤，方中重用麻黄、生姜宣肺散水，石膏清热，白术利水，甘草、大枣和中，只待宣发正常，津液得以布散。水肿诸症自可渐除。若系风寒所致，则宜选石膏加苏叶、荆芥、防风等辛温发散之品。

由上可知，所谓宣肺主要是指恢复肺的宣发功能。通过宣肺，一般可以起到三个方面的作用：①肺气宣畅，卫气到达肌表则能抗邪外出；②宣肺可以散水消肿；③宣肺可使气机畅达，从而起到止咳平喘的治疗效果。

2. 降肺：肺主肃降，若是肺失清肃，气不得降，必然产生咳喘、胸闷等肺气上逆之候，法宜肃降肺气，止咳平喘。临证每用苏子、杏仁、厚朴、半夏、紫菀、款冬花、旋覆花、莱菔子诸药组方。苏子降气汤、定喘汤、三子养亲汤及张仲景之射干麻黄汤、桂枝加厚朴杏子汤等均系降肺之常用方。

应当指出，宣发与肃降是肺脏生理功能相辅相成的两个方面。宣发失常，气机不畅，每致肺气不降；肺失清肃（如慢性咳喘），又常引起宣发异常（卫气不能布达肌表而易感冒）。故临证运用宣肺法时，常加杏仁、半夏等味以降肺气；使用降肺方时，亦常增麻黄、生姜等药助肺宣发，如苏子降气汤中加生姜、前胡，定喘汤中用麻黄即属此例。

3. 清肺：清肺即清泄肺热，乃根据"热者寒之"，针对邪热壅肺、肺失和降之证而设。邪热壅盛，阻滞于肺，必见发热汗出、咳嗽气喘、痰黄黏稠、胸闷胸痛、舌红苔黄、脉象洪数等症。治当清肺泄热，祛邪外达。常以黄芩、栀子、生石膏、蒲公英、金银花、连翘、鱼腥草、穿心莲、野菊花、紫花地丁等组方。代表方如麻杏石甘汤、清气化痰汤、清金化痰汤等。

若是热毒炽盛，损伤肺络，瘀热内蕴，蓄为痈脓而成肺痈，则伴咳吐脓血，其味腥臭难闻。此时须用千金苇茎汤加金银花、连翘、蒲公英、鱼腥草、瓜蒌皮等清热解毒，化瘀排脓，此亦属于清肺之法。

4. 温肺：温肺即温补肺阳之法，乃是针对肺中之阳不足、寒饮停滞于内而设。前人虽少有肺阳虚之说，然临床确实有之。该证的形成，多因肺气虚久累及肺阳，或因肾阳亏乏无以温肺，或因肺阳本虚、外寒引动内饮而触发并加重，或因反复感寒而使肺阳渐伤。其见症总以痰涎清稀量多或白如泡沫、畏寒肢冷、咳喘无力，甚或虚浮、易致感冒、脉沉为主候。

治当温补肺阳，散寒化饮，药用干姜、细辛、桂枝、白芥子、桂心、附片、巴戟天（后3味乃通过补肾阳以温肺）。由于肺阳虚每为多种因素所致，故临证很少单独运用温肺一法，大都配合化痰平喘、补肺益气、疏散外寒、温肾纳气诸法治之，常用苓甘五味姜辛加半夏杏仁汤、甘草干姜汤、肾气丸、小青龙汤、黄芪四君子汤加干姜细辛等方。

这里还须明确，所谓肺气虚常反映出较单纯之功能衰退征象，故当用党参、黄芪等补益肺气；而肺阳虚必见一派虚冷征象，则宜用干姜、细辛等温阳散寒。然肺阳虚的形成多因气虚日久发展而来，其关系犹如脾阳虚多因脾气虚发展而来、肾阳虚多因肾气虚发展而来一样，因而温肺阳时，每加益肺气药。

5. 通肺：通肺即通过通导积滞以达到治疗肺脏疾病的方法。因肺与大肠互为表里，功能联系十分密切。肺气肃降，津液下行有助于大肠传导糟粕；大肠传导下行亦有利于肺气清肃下降。如果邪热壅遏于肺，津液因之被灼，无以下濡大肠，使传导失职，腑气不通；或是实热燥屎内结大肠，上干于肺，影响肺气肃降而产生咳逆气促等症。若实热燥屎不去，则咳喘诸症难以消除，故当视病情选用大、小承气汤荡涤热结，导滞通腑，肺之肃降功能方可恢复，若能兼清肺热则收效更好。

另外，久病虚喘，阴盛阳衰，亦易致使阴寒与糟粕凝结大肠，此时则须以温通寒积之法治疗，常用《金匮》大黄附子汤加味。一旦腑气得通，咳喘必见好转，而后再以扶正固本或降气化痰法治之。

6. 泻肺：泻肺即峻泻肺内伏热痰浊之法，乃根据"实者泻之"，针对痰热浊唾内伏于肺而又不易清涤之证而设。常用桑白皮、葶苈子、皂荚、甘遂、大戟、芫花等组方。临证时，凡肺中伏热，经久不愈，症见咳嗽痰黄、皮肤蒸热、发热常在日晡加重、舌红苔黄者，宜以泻白散加味泻肺除热、平喘止咳；痰浊壅盛，阻滞肺系，气道不畅而胸闷咳喘，痰稠难出、呼吸急促，甚或一身面目浮肿者，仅以化痰降逆之剂尚嫌药力不足，唯用葶苈大枣泻肺汤峻泻痰浊，方与病机合拍；饮停胸胁谓之悬饮，宜用十枣汤泻肺逐饮；痰浊胶固，实难咳出，痰壅气闭而危及生命之时，治当泻肺涤痰除垢，《金匮》皂荚丸速速予之为要。泻肺之法多用于邪盛而正不衰之实证。

7. 润肺：润肺即所谓清润肺燥之法，乃根据"燥者润之"，针对外燥犯肺而设。燥邪系秋季之主气，每从口鼻而入，最易伤及肺系，而见口鼻干燥、干咳少痰、声音嘶哑、皮肤干燥等候。治宜清燥润肺止咳，当以甘寒濡润之品，如沙参、麦冬、梨皮、甜杏仁、浙贝母、天花粉、知母等。一般来说，初秋多为温燥，宜用桑杏汤加减，外以清宣燥邪，内以凉润肺金；深秋多为凉燥，则用杏苏散化裁，功可清宣凉燥、止咳润肺又兼化痰。若系温燥伤肺，气津俱伤而无表证，临证又多用清燥救肺汤加减以治之。

8. 补肺：补肺即补益肺气，根据"虚则补之"，针对肺气不足而设。每以神疲少气、面色无华、咳喘无力、动则尤甚为主候，治当补肺益气，常用黄芪、党参、太子参、白术、茯苓、炙甘草等药组方，代表方如黄芪四君子汤、补肺汤，临证时应根据病因病机灵活选方。如脾虚土不生金，痰湿停滞，宜用六君子汤"培土生金"；肺虚宗气生成不足，无以"下贯心脉以行气血"，易使心血瘀阻，治宜益气活血，可用桃红八珍汤加减；肺气虚弱，卫外功能减弱而易感冒、自汗，则须用玉屏风散益气固表等，皆视病情而定。

9. 养肺：养肺即滋阴养肺之法，乃针对肺阴不足而设。肺为娇脏，不耐寒热，寒则肺阳易伤，热则阴津易灼。阴虚必使火旺，使得阴津再伤。干咳少痰、形瘦气弱、口干咽燥，甚或午后潮热、五心烦热、盗汗颧赤、舌红少津是其常见证候。常用沙参、麦冬、百合、百部、玉竹、生地、山药、鳖甲、知母、地骨皮等药滋养肺阴，又清虚热。临证选方，滋阴养肺为主宜用沙参麦冬汤加味，滋阴降火为主多用百合固金汤化裁，肺肾阴虚常用麦味地黄汤增损，肺胃阴亏则宜麦门冬汤加减治之。

润肺与养肺两法，虽都选用甘寒濡润之品，然前者主治外燥为患，并多与轻宣之药同用，以祛邪为主；后者则主治肺阴不足，常与降火之药并施，以扶正为主。因病因病机不同，故治法有别。

10. 敛肺：敛肺即收敛肺气之法，乃根据"散者收之"，针对久病虚喘、肺气欲散之证而设。咳嗽既久，正气大伤，肺气耗散不收，每见咳喘、气促、倦怠、汗多、畏寒或口干面赤、脉弱。如此肺气大伤，耗散不收之时，须急收敛肺气，常用五味子、黄芪、人参、诃子、罂粟壳、白果仁、乌梅等药。临证多以生脉散为主方，再视病情随证增减药物。又如肺气虚、肺阳虚、肾不纳气等证，常常兼有肺气耗散之候，此时若无明显痰湿之象，可用补肺汤、苓甘五味姜辛汤、七味都气丸等诸方。方中均用五味子，以收敛耗散之气。

补肺与敛肺，前法适用于一般之肺气虚者，后者则用于肺气大伤欲散之时。

11. 化痰：化痰一法，乃是针对痰湿停聚于肺而设。无论外感六淫，还是其他因素，均可导致肺之宣降功能失调，于是津停为之痰湿，痰湿又作为继发性的致病因素而使病情加重，使得咳喘痰涎等症经久不愈。

化痰的药物很多，由于形成痰湿阻肺的原因较为复杂，因而运用化痰法时，必须针对病机，密切配合其他治法，方能奏效。如属寒痰，常选半夏、莱菔子、白芥子、紫菀、款冬花等药，方如苏子降气汤、三子养亲汤、苓甘五味姜辛汤；热痰则选瓜蒌、贝母、海蛤粉、桑白皮等味，方如清金化痰汤、小陷胸汤、定喘汤。另外，燥湿化痰之二陈汤、益气化痰之六君子汤、润燥化痰之贝母瓜蒌散、解表化痰之止嗽散等皆系常用之方。若痰湿一去，则宣降正常，咳嗽气喘等症随之消除，因而凡系化痰之药，均具有止咳平喘的功效。

12. 止血：止血即制止肺络溢血，谓止血之法。咯血的成因甚为复杂，临证必须审因论治，倘若一见血出，便用止血之剂，则易产生"闭门留寇"之弊，甚至加重出血。例如：属阴虚火旺、灼伤肺络而咯血鲜红者，宜用百合固金汤加炒栀子、白及、地榆等滋阴降火以止血；肝郁化火，木火刑金，或见痰中带血，或咳吐大量鲜血，常用泻白散合黛蛤散加黄芩、栀子、龙胆草清肝泻火，凉血止血；痰热壅肺，热伤肺络，每见痰中带血如铁锈色样，则用麻杏石甘汤加鱼腥草、黄芩、蒲公英、紫花地丁等清热化痰以止血；大量咯血不止，当急治其标，可用十灰散先止血。一旦病情缓解，再议治本之法；大量咯血，阴不敛阳，当益气回阳救逆，用独参汤或参附汤。

此外，止咳平喘亦应属治肺大法之列，而此法实际上已分述于各法之中，故不赘述。综上所述，中医治肺有法可效，有方可循，凡肺之所生病者，皆可依法治之，随法选方用药。然疾病的发生发展往往是极其复杂的病理过程，单纯运用某一治法，常常不易达到预期效果，因而临证多是两法或数法联合运用，如此方能治病中的，事半功倍。

二、间接治肺法

通过五脏生克关系治疗肺病。虚证可用补脾（补母）、滋肾（补子）的治法，如脾肺气虚者，可以用补益脾气的方法来补益肺气，因为脾在五行中属土，肺在五行中属金，依照五行生克关系，土能生金，故补脾可以益肺，此谓之培土生金法，其代表方剂是参苓白术散。肺肾阴亏者，用滋补肾阴法补益肺气，这是因为，肾在五行属水，是金之子，补其子亦可益其母。另外，肾和肺有一个特殊的关系，即肺主气而肾主纳气，补肾可使肾中精气充满，肾主纳气的功能就会健旺，使肺所主之气有根于下，而不致耗散。实证可用泻肝的治法，如肝火犯肺，用清泻肝火之法，使肝木气和而肺金气清。还可通过脏腑表里关系进行治疗，如肺经实证、热证，可泻与肺相表里的大肠，使肺热从大肠下泄而气得肃降。

第五节　肺病相关中医经典文献摘要

一、《黄帝内经》标志着中医肺病学基本理论体系的初步确立

《黄帝内经》（简称《内经》）为我国现存最早的医学著作，成书于战国前后。该书对于咳嗽、哮证、喘证、肺胀、咯血、失音、鼻渊等病的病名拟定和临床发病机理与特征进行了较系统的论述，初步奠定了中医防治肺病的理论基础。

1. 咳嗽：《内经》对咳嗽的成因、症状、证候分类、病理转归及治疗等问题，均做了较系统的论述，并出现了讨论咳嗽的专篇——《素问·咳论》。该书载曰："皮毛者，肺之合也，皮毛先受邪气，邪气以从其合也。"就其成因指出了内、外两个方面。外因主要是外感风寒，由皮毛而入，合于肺而为病。内因则指出寒饮入胃，则饮邪循胃口上输于肺而致咳。《内经》首先认为咳嗽是肺的病变，故《素问·宣明五气论》说"肺为咳"。但《素问·咳论》指出："五脏六腑皆令人咳，非独肺也。"说明其他脏腑受邪，皆可影响肺而发生咳嗽。从治疗来说，则提出"五脏之咳，应取俞穴；六腑之咳，应取合穴"。

2. 哮证。《素问·阴阳别论》说："阴争于内，阳扰于外，魄汗未藏，四逆而起，起则熏肺，使人喘鸣。"《素问·通评虚实论》亦有"乳子中风热，喘鸣肩息……"的记载。喘，指气喘；鸣，即指喉间作声。《素问·太阴阳明论》又把这一症状称作"喘呼"，谓"犯贼风虚邪者阳受之……阳受之则入六腑……入六腑则身热，不时卧，上为喘呼。""喘呼"也就是气喘而呼鸣有声的意思。可见，《内经》不仅对哮证的临床特征有所掌握，而且还认识到本病主要是肺的病变，且与其他脏腑有关。

3. 喘证：《内经》最早记载了喘的名称、临床表现及病因病机。如《灵枢·五阅五使》说："肺病者，喘息鼻张。"《灵枢·本脏》也说："肺高则上气肩息。"《内经》认为，喘主要是肺与肾的病变。如《素问·藏气法时论》说："肺病者，喘咳逆气，肩背痛，汗出……虚则少气不能报息……肾病者，腹大胫肿，喘咳身重。"至其病因，则与"风热""水气""虚邪贼风""岁火太过""岁水太过""气有余"等有关。

4. 肺胀：早在《内经》中即有记载，如《灵枢·经脉》说："肺手太阴之脉……是动

则病肺胀满膨膨而喘咳。"《灵枢·胀论》说："肺胀者，虚满而喘咳。"说明肺胀是一种虚实相兼的复杂证候。

5. 肺痨：肺痨症状的记载，始于《内经》。如《素问·玉机真藏论》说："大骨枯槁，大肉陷下，胸中气满，喘息不便，内痛引肩项，身热，脱肉破䐃……"《灵枢·玉版》说："咳，脱形，身热，脉小以疾。"这些均生动地描述了肺痨的一些主症及其慢性衰弱性表现。

6. 咯血。《素问·至真要大论》说："少阳司天，火淫所胜，则温气流行，金政不平，民病……咳唾血。"《灵枢·经脉》说："肾足少阴之脉……是动则病饥不欲食，面如漆柴，咳唾则有血，喝喝而喘。"说明外邪侵袭及脏腑病变均可导致咯血。

7. 其他。关于失音，《内经》指出两种不同的情况：一是感受外邪；二是脏气内伤，均可致失音。感受外邪者，与肺有关；五脏内伤者，主要涉及心肾。而鼻渊的论述，最早见于《内经》，如《素问·至真要大论》"少阴之复，燠热内作，烦躁……甚则入肺，咳而鼻渊"。

《内经》所提出的上述见解，为后世治疗咳嗽、哮证、喘证、肺胀、肺痨、咯血、失音、鼻渊等奠定了理论基础。

二、《伤寒杂病论》确立了中医肺病辨证论治的基本法则

东汉末年张仲景编著的《伤寒杂病论》将《内经》的有关理论与临床实践紧密结合起来，从而确立了肺病辨证论治的基本法则，开创了肺病运用中医治疗的历史先河，其基本理法方药至今仍广泛地指导着中医临床实践。

1. 咳嗽：张仲景在《伤寒论》中有治疗伤寒表不解、心下有水气、干呕发热而咳的小青龙汤；《金匮要略·肺痿肺痈咳嗽上气病脉证治第七》治表邪夹寒饮咳喘气逆的射干麻黄汤、治疗寒饮内停的苓甘五味姜辛汤、治疗虚火咳逆的麦门冬汤等，均为后世沿用治疗咳喘的著名方剂。

2. 哮证：《金匮要略·肺痿肺痈咳嗽上气病脉证治第七》的"咳而上气，喉中水鸡声""其人喘，目如脱状""咳逆上气，时时唾浊，但坐不得眠"；《金匮要略·痰饮病脉证并治》的"膈上病痰，满喘咳吐，发则寒热，背痛、腰疼，目泣自出，其人振振身瞤剧，必有伏饮"等，既是对哮病发作时的喉间哮鸣声、不能平卧等临床特点的描述，同时指出了伏饮、痰浊与本病的发病直接有关。张仲景对本病的治疗有丰富的经验，他的许多处方，如桂枝加厚朴杏子汤、越婢加半夏汤、小青龙汤、射干麻黄汤、皂荚丸、葶苈大枣泻肺汤等，至今仍为治疗哮证的常用方剂。

3. 喘证：如《伤寒论》第 36 条麻黄汤证之风寒束肺；第 40 条小青龙汤证之外寒内饮；第 43 条桂枝加厚朴杏子汤之"下之微喘者，表未解"；第 63 条麻杏石甘汤证之误汗或误下后，余热迫肺等。《金匮要略》中"肺痿肺痈""虚劳""胸痹""咳逆上气""水气""黄疸""吐血"，以及妇人篇等许多篇章里，也都有关于喘这一症状的论述。张仲景在喘证的辨证、立法和方药运用方面的经验，一直为后世所尊奉。

4. 肺痈：肺痈之名始于《金匮要略》。其在《金匮要略·肺痿肺痈咳嗽上气病脉证治第七》指出："咳而胸满，振寒，脉数，咽干不渴，时出浊唾腥臭，久久吐脓如米粥者。"

"若口中辟辟燥，咳即胸中隐隐痛，脉反滑数，此为肺痈，咳唾脓血。"这些均说明了肺痈的临床特点。其"风中于卫，呼气不入，热过于营，吸而不出；风伤皮毛，热伤血脉，风舍于肺，其人则咳，口干喘满，咽燥不渴，多唾浊沫，时时振寒，热之所过，血为之凝滞，蓄结痈脓，吐如米粥；始萌可救，脓成则死。"指出起因于外感，风热伤肺，以致气血凝滞，而成痈脓。在治疗上则指出"始萌可救，脓成则死"，强调早期治疗的重要性。以葶苈大枣泻肺汤用于脓尚未成、肺气壅塞、咳嗽喘逆者；以桔梗汤用于脓成、浊唾腥臭、吐脓如米粥者，采取了以祛邪排脓为主的治法。

5. 肺痿。《金匮要略·肺痿肺痈咳嗽上气病脉证治第七》说："寸口脉数，其人咳，口中反有浊唾涎沫者何？师曰：为肺痿之病。"该篇对肺痿吐涎沫而不咳的病机及其治疗原则也做了初步的探讨，如说："肺痿吐涎沫而不咳者，其人不渴，必遗尿，小便数，所以然者，以上虚不制下故也。此为肺中冷，必眩，多涎唾，甘草干姜汤以温之。"

6. 吐血。《金匮要略·惊悸吐衄下血胸满瘀血病脉证治》说："烦咳者，必吐血""夫酒客咳者，必致吐血，此因极饮过度所致也"均指吐血而言。

由于在战国至秦汉这一历史时期中，《内经》从理论上对肺病做出了重要贡献；而《伤寒杂病论》将《内经》的基本理论继承了下来，创立了以六经论伤寒，以脏腑论杂病，将基础理论与临床实践有机地结合起来，提出了包括理、法、方、药的辨证论治原则，对肺病的防治做出了重要贡献。因此，可以认为这一历史时期是肺病中医防治体系的初步形成阶段。

三、中医肺病防治体系的不断发展

秦汉以来，人们对中医肺病认识的不断深化、防治肺病临床经验的逐步积累，从而使得中医肺病防治体系得到进一步发展。

（一）晋唐时期的主要成就

晋唐时期的主要贡献在于当时的医家对肺病病因病机的进一步认识和诊断及治疗方法的创新。唐代孙思邈《千金要方》、王焘《外台秘要》等除系统介绍药物治疗肺病外，还介绍了针灸等治疗方法，进一步完善了中医肺病学的治疗手段。

1. 咳嗽：隋代巢元方《诸病源候论》在《内经》论"五脏六腑皆令人咳"的基础上又把咳嗽分为"风咳""寒咳""肝咳""心咳""脾咳""肾咳""胆咳""厥阴咳"等十种咳嗽病，并对这十种咳嗽做了症状的描述及鉴别。如"一曰风咳，欲语因咳，言不得竟是也；二曰寒咳，饮冷食寒，入注胃，从肺脉上气，内外合，因之而咳是也"等，对后世有较大影响。

2. 哮证：《诸病源候论》一书中将哮证称为"上气鸣息""呷嗽"，并对其病机有精辟的阐发，"肺主于气，邪乘于肺，则肺胀，胀则肺管不利，不利则气道涩，故气上喘逆、鸣息不通。"该书还指出本病的发生与痰有关："其胸膈痰饮多者，嗽则气动于痰，上搏咽喉之间，痰气相击，随嗽动息，呼呷有声。"其书虽不载方药，但对本病有"应加消痰破饮之药"的提示。唐《千金要方》《外台秘要》等著作，以广搜博采为特点，保留了古代医家许多宝贵的经验。如《外台秘要·卷九·久咳坐卧不得方》所载"久患气嗽，发时奔喘，坐卧不得，并喉里呀声，气欲绝方"的证候和以麻黄、杏仁为主药的处方，就很明确地认识到本病的发作性和证候特点。

3. 喘证：《诸病源候论》一书，认为喘证因"肺主于气"，故喘与上气、咳逆上气一类疾病均系肺的病变，但有虚实之异。如《诸病源候论·虚劳上气候》云"肺主于气……气有余则喘满逆上；虚劳之病，或阴阳俱伤，或血气偏损，今是阴不足，阳有余，故上气也"即论虚喘；又《诸病源候论·上气鸣息候》云"肺主于气，邪乘于肺则肺胀……故气上喘逆……"即论实喘。后世治肺虚气脱之独参汤，就是由《外台秘要》所载"肘后疗咳上气，喘息便欲绝，以人参末之，方寸匕，日五次"方启发而得。

4. 肺痈：《诸病源候论·肺痈候》曰："肺痈者，由风寒伤于肺，其气结聚所成也。肺主气，候皮毛，劳伤血气，腠理则开，而受风寒；其气虚者，寒乘虚伤肺，寒搏于血，蕴结成痈；热又加之，积热不散，血败为脓。"强调了正虚感邪是肺痈的致病原因，病初虽有感受风寒而起者，但之所以化脓成痈，与热邪不散有密切关系，故谓"积热不散，血败为脓"。唐《千金要方·卷十七·肺痈》除引用《金匮要略》治疗肺痈的桔梗汤、葶苈大枣泻肺汤外，还提出著名的苇茎汤，并指出服后"当有所见吐脓血"。此外，还有"治咳有微热烦满，胸中甲错，是为肺痈，黄芪汤方"，即用合欢皮治疗肺痈之始。《外台秘要·卷十》列有"肺痈方九首"，其"疗肺痈经时不瘥"的桔梗汤即以《金匮要略》的桔梗汤加地黄、当归、白术、薏苡仁、败酱草、桑白皮而成，近世对肺痈之经久不愈、气血衰弱者，仍多采用。

5. 肺实热证。《千金要方·肺实热》云："右手寸口气口以前脉阴实者，手太阴经也，病苦肺胀，汗出若露，上气喘逆，咽中塞，如欲呕状，名曰肺实热也。"指出肺实热可以引起肺胀。还有"肺胀气抢胁下热痛""肺胀胁满呕吐上气"等症状的描述，皆是指肺实热证而言。

6. 肺痿：巢元方对肺痿的成因、转归等做了进一步探讨。如《诸病源候论·咳嗽病诸候》说："肺主气，为五脏上盖，气主皮毛，故易伤于风邪，风邪伤于脏腑，而气血虚弱，又因劳役大汗之后，或经大下而亡津液，津液竭，肺气壅塞，不能宣通诸脏之气，因成肺痿。"对肺痿的成因，明确认为是外邪犯肺，或劳役过度，或大汗大下之后，津液亏耗，肺气受损，壅塞而成。并指出咳吐涎沫之爽或不爽、小便之利或不利、咽燥之欲饮或不欲饮等，与疗效转归都有关联，如该篇又说"咳唾咽燥欲饮者，必愈；欲咳而不能咳，唾干沫，而小便不利者难治"。孙思邈《千金要方·肺痿》则本《金匮要略》，将肺痿分为热在上焦及肺中虚冷两类，认为"肺痿虽有寒热之分，从无实热之例"。在治疗上虚寒可用生姜甘草汤、甘草汤；虚热可用炙甘草汤、麦门冬汤、白虎加人参汤，对《金匮要略》的治法有所补充。

7. 肺痨：隋唐时期，肺病流行猖獗，《诸病源候论·尸注候》有"死后复易傍人，乃至灭门"之说；又《诸病源候论·骨注候》说"……令人气血减耗，肌肉消尽，骨髓间时噏噏而热，或渐渐而汗，柴瘦骨立"是对肺痨晚期证候的描述。此期最有意义的是对肺痨病因病位的认识，如孙思邈的《千金要方·九虫》提出"劳热生虫在肺"，并把"尸疰"

列入肺脏病篇，明确认定病位在肺。与此同时，王焘《外台秘要·卷十六》也指出"肺痨热，损肺生虫""生肺虫，在肺为病"。提出"肺虫"之说，显然是通过长期实践，已认识到肺痨病是由一种特殊的"肺虫"引起的，这在认识上是一个很大进步。《外台秘要·传尸》对肺痨病的临床表现观察也很详细，认为肺痨病"莫问老少男女，皆有斯疾"，描述其症状是"有时盗汗，食无滋味，口内生疮，心常烦热，唯欲眠卧，朝轻夕重，两颊口唇悉红赤如敷胭脂，有时手足五心皆热……"并提到本病"心腹积聚坚结"等并发病。

8. 咯血：《诸病源候论·咳嗽脓血候》曰："肺感于寒，微者则成咳嗽，嗽伤于阳脉则有血"，明确指出咯血是阳络损伤的结果。

（二）宋元时期的重要贡献

宋元时期，随着中医各种流派的产生及学术争鸣的开展，使得人们对肺病的认识又有了新的突破。明确阐述了肺病病证的分型与方剂的分类，为治疗肺病提供了遵循的法则，从而提高了肺病的临床防治效果。宋代《太平圣惠方》《圣济总录》《太平惠民和剂局方》等书，更详尽地收集了宋以前历代治疗肺病的方剂，如《太平惠民和剂局方》记载的"三拗汤""华盖散"等至今仍为临床所习用。

1. 咳嗽：金元四大家对于咳嗽的病机分析及辨证治疗做出了不同的贡献。如刘河间《素问病机气宜保命集·咳嗽论》说："咳谓无痰而有声，肺气伤而不清也；嗽谓无声而有痰，脾湿动而为痰也；咳嗽谓有痰而有声，盖因伤于肺气，动于脾湿，咳而为嗽也。"指出了咳嗽与肺气、脾湿的关系。张子和《儒门事亲》则对风、寒、暑、湿、燥、火六种咳嗽，分别制定了相应方剂，并提出"老幼强弱虚实肥瘦不同，临时审定权衡可也。病有变态，而吾之方亦与之俱变的论点，示人治疗要因人而异，方随证转"。王好古《此事难知》则对《素问·咳论》的十一种咳证，分别提出了具体处方，多为后世医家引用。而《丹溪心法·咳嗽》则结合四时季节的变化及一日之中的咳嗽时间，分析病机，进行论治。如"上半日多嗽者，此属胃中有火，用贝母、石膏降胃火；午后嗽者，多属阴虚，用四物汤加炒黄柏、知母降火"等，为咳嗽辨证论治提供了新的内容。

2. 哮证：宋《圣济总录》虽然没有专门论及哮证，但所论之"伤寒喘""肺实""肺气喘急"等证，无疑也包括哮证在内。在"伤寒喘"一证里，就指出"其证不一"，有邪气在表、邪实在里，以及水气、郁热之异；并强调治法虽多，"各求其本"已经初具辨证论治的规模；该书单"肺气喘急"一门就有治疗哮病处方35张。再如《普济本事方》还载有治哮病专方"紫金丹"，以砒剂治哮，至今还为临床所用。金元时期，朱丹溪在《丹溪心法》一书中始以"哮喘"作为独立的病名成篇，他认为"哮喘必用薄滋味，专主于痰"，并把哮喘的治法，精辟地概括为"未发以扶正气为主，既发以攻邪气为急。"此论一直为后世医家所宗，影响颇大。

3. 喘证：严用和的《济生方》对喘证的论述比较全面。他说："诸气皆属于肺，喘者亦属于肺……将理失宜，六淫所伤，七情所感，或因坠堕惊恐，渡水跌仆，饱食过伤，动作用力，遂使脏气不和，营卫失其常度，不能随阴阳出入以成息，促迫于肺，不得宣通而为喘也……更有产后喘急，为病尤亟，因产所下过多，营血暴竭，卫气无所主，独聚于肺，故令喘急……医疗之法，当推其所感，详其虚实冷热而治之。"由此可见，宋代医家对于喘证的认识已日趋丰富与深刻。唯此期著作，差不多都把哮病与喘证混论，统称为喘。丹溪承前人之学，正式把"哮"作为一个独立的病名，以其"专主于痰"和具有发作性的特点而区别于喘证。这些论述对后世影响很大。

4. 肺痈：宋《太平圣惠方》将肺痈作为内痈之一，其在《辨痈疽证候好恶法》一节中，具体指明痈疽"五普七恶"的各种症状，对深入观察病情，判断疾病预后很有参考价值。宋代以后，除内科书籍外，亦常在外科书籍中论及肺痈。如元代齐德之《外科精义》将肺痈称为肺疮："其肺疮之候，口干喘满，咽燥而渴，甚则四肢微肿，咳唾脓血，或腥臭浊沫。""大凡肺疮，当咳嗽短气，胸满时唾脓血，久久如粳米粥者，难治。若呕脓而不止者，亦不可治也。其呕脓而自止者自愈，其脉短而涩者自痊，浮大者难治。其面色当白而反面赤者，此火之克金，皆不可治。"指出肺痈的预后，凡病进邪盛，如呕脓不止、面赤脉大者，预后不良；病退邪衰，如呕脓自止、脉短而涩者，预后较好，对临床有一定的指导意义。

5. 肺胀：肺胀作为一个独立的病名出现是在《圣济总录》一书中，该书指出："其证气满胀，膨膨而咳喘。"说明了肺胀的特点是既咳且喘，而且有气满胀感。《丹溪心法·咳嗽》谓："肺胀而嗽，或左或右，不得眠，此痰挟瘀血碍气而病，宜养血以流动乎气，降火疏肝以清痰……有嗽而肺胀壅遏不得眠，难治。"说明了肺胀与痰瘀互结有关，如果肺胀壅遏不能平卧，则治疗比较困难。在治疗上提出痰夹瘀血者，宜四物汤加桃仁、诃子、青皮、竹沥、姜汁之类。无外邪而内虚之肺胀，治宜敛肺化痰，用诃子、海浮石、香附、瓜蒌仁、青黛、半夏、杏仁、姜汁为末，蜜调噙化之。

6. 肺痨：宋元诸家对肺痨的研究有很大进展。宋代陈言《三因极一病证方论》与严用和《济生方》均列"劳瘵"专篇，明确地将肺痨从一般虚劳和其他疾病中独立出来，这在理论上和实践上都是一大发展。而对肺痨的病机研究最有成效者首推朱丹溪。《丹溪心法·劳瘵·附录》说："盖劳之由，因人之壮年，气血完聚，精液充满之际，不能保养性命，酒色是贪，日夜耽嗜，无有休息，以致耗散真元，虚败精液……"强调了劳瘵形成的内在因素。并以为肺痨的病机是"火盛金衰""劳瘵主乎阴虚"；治疗上切忌大寒大热，"殊不知大寒则愈虚其中，大热则愈竭其内"，为治疗肺痨指明了用药方向。

7. 咯血：《圣济总录·吐血门》里，指出了咯血的病证名称，并记载了一些治疗方药。张从正《儒门事亲·咯血、衄血、嗽血》说："夫男子妇人，咯血、衄血、嗽血、咳脓血，可服三黄丸、黄连解毒汤、凉膈散。"指出了治疗热证咯血的方剂。朱丹溪《丹溪心法·咯血》中首先明确咯血的病名，并列专篇讨论，谓"咯血者，嗽出痰内有血者是也"。

（三）明清时期的重大进展

明清时期，中医学对肺病，无论是在病因病机，还是防治方法上，又有了进一步的发展。其中突出体现在以下几个方面。

1. 病因病机的深入探讨。王肯堂《证治准绳·杂病·咳嗽》引《仁斋直指方》"肺出气也，肾纳气也，肺为气之主，肾主气之本"之说，阐发了肺肾对气的相互关系，为肾虚咳嗽的治疗提供了依据。赵献可《医贯》进一步论述咳嗽与肺、脾、肾三脏的关系，并强调肾的重要性，对于火灼肺金之咳，力斥寒凉之弊，力主用六味丸壮水制阳，认为"滋其阴即所以降火，补北方正所以泻南方"，对后世医家多有启发。《景岳全书·咳嗽》指出外感咳嗽由肺而及他脏，故以肺为本，他脏为标；而内伤咳嗽则由他脏及肺，故以他脏为本、肺为标的见解。这对后世治疗咳嗽起了较大的指导作用。

清代李用梓结合朱丹溪之说，对肺痿的病因病机、证候特点、辨证论治做了简要而系统的归纳。如《证治汇补·胸膈门》说："久嗽肺虚，寒热往来，皮毛枯燥，声音不清，或嗽血，口中有浊唾涎沫，脉数而虚，为肺痿之病，因津液重亡，火炎金燥，如草木亢旱而枝叶萎落也……"

随着实践经验的积累，对肺的认识也越来越深入。明代李梴《医学入门》指出了肺痨必具潮热、盗汗、咳嗽、咯血四大主症，以及某些常见的兼症，为临床诊断提出了依据。同时龚廷贤《寿世保元·劳瘵》则进一步对其病机实质做了阐述："夫阴虚火动，劳瘵之疾，由相火上乘肺金而成之也。伤其精则阴虚而火动，耗其血则火亢而金亢。"

《血证论·咯血论治》说："凡病血者虽多五脏之辨，然无不由于水亏，水亏则火盛，火盛则刑金，金病则肺燥，肺燥则络伤而嗽血，液涸而成痰，此其病标固在肺，而病本则在肾也。"强调肾水亏虚在咯血病机中的重要性。

2. 治疗方法的不断创新。明代医家对咳嗽的辨证论治更有新的补充。王纶《明医杂著·论咳嗽证治》指出："治法须分新久虚实，新病风寒则散之，火热则清之，湿热则泻之；久病便属虚、属郁，气虚则补气，血虚则补血，兼郁则开郁。滋之、润之、敛之则治虚之法也。"强调治咳须分六淫七情及五脏相胜，脾肺虚实。《景岳全书·咳嗽》对外感、内伤咳嗽的治疗，提出外感咳嗽以寒邪为主，治以辛温，但须根据不同岁气施治，而在"时气"与"病气"的关系上，又当以"病气"为主。内伤咳嗽以阴虚为主，治以滋阴，但见虚寒而咳嗽不已者又当补阳。以上这些论述，都从不同方面大大丰富了辨证论治的内容。李中梓《医宗必读·咳嗽》在申明咳嗽"总其纲领，不过内伤外感而已"的前提下，对外感内伤的治疗原则提出自己的见解，指出"大抵治表者，药不宜静，静则留连不解，变生他病，忌寒凉收敛"。如《素问·五脏生成》所谓"肺欲辛是也"。治内者，药不宜动，动则虚火不宁，燥痒越甚，故忌辛香燥热。如《素问·宣明五气论》所谓"辛走气，气病无多食辛"是也。但因药动静并不是绝对的，又必须随患者的具体情况而言，故又说"然治表有虽宜动以散邪，若形病俱虚者，又当补中气而佐以和解，倘专于发散，恐肺气益弱，腠理益疏，邪乘虚入，病反增剧也。治内者，虽静以养阴，若命门火衰不能归原，则参芪桂附在所必用，否则气不化水，终无补于阴也"。这些讨论对外感、内伤咳嗽的治疗，均做了指导性的说明，一直为医家所重视。

清代叶天士《临证指南医案》在前人基础上进一步把哮喘的证治纲领总结为"在肺为实，在肾为虚"，颇为扼要。但张青、蒋宝素、方仁渊对此又有补充。方氏说："实喘治肺，虚喘治肾，确有见地，然不可执一；实喘治肺，须兼治胃；虚喘治肾，宜兼治肺。"张、蒋二氏则对治痰加以强调，说："在肺为实，在肾为虚，此指气而言，非关于痰也。"而"喘因痰作""欲降肺气，莫如治痰"也都是很有见地的。

在治疗肺痈方面,《外科正宗》提出肺痈初起宜解散风邪或实表清肺,继则滋阴养肺或降火抑阴,脓成则平肺排脓,最后则补肺健脾收功。《寿世保元·肺痈》说:"肺痈,吐脓腥臭,用黄豆一粒,予患者口嚼,不觉豆之气味,是肺痈也。"这种用生黄豆验口味的辅助诊断方法可供临床参考。清代喻昌《医门法律·咳嗽门》指出:"凡属肺痿肺痈之咳,误作虚劳,妄补阴血,转滞其痰,因致人不救者,医之罪也。"说明肺痈不同于虚劳之咳。并在《肺痿肺痈门》说:"肺病由五脏蕴崇之火,与胃中停蓄之热,上乘于肺,肺受火热熏灼,即血为之凝,血凝即痰为之裹,遂成小痈。"并倡议治疗以"清肺热,救肺气"为要。强调清肺热的重要性:"清一分肺热,即存一分肺气。"《张氏医通·肺痈》指出:"盖由感受风寒,未经发越,停留肺中,蕴发为热,或夹湿热痰涎垢腻,蒸淫肺窍,皆能致此,慎不可用温补保肺药,尤忌发汗伤其肺气,往往不救。"此确属经验之谈。另外,张氏还提及肺痈排脓之后,病情仍有反复的情况:"肺痈溃后,脓痰渐稀,气息渐减,忽然臭痰复甚,此余毒未尽,内气复发,必然之理,不可归咎于调理服食宜也。但虽屡发,而热渐轻可,可许收功;若屡发而痰秽转甚,脉形转疾者,终成不起也。"《类证治裁·肺痿肺痈》说:"肺痈由热蒸肺窍,至咳吐臭痰,胸胁刺痛,呼吸不利,治在利气疏痰,降火排脓。"指明肺痈的基本病机和主要治则。

《张氏医通·肺痿》按喻嘉言之论,将肺痿的治疗要点概为"缓而图之,生胃津,润肺燥,下逆气,开积痰,止浊唾,补真气"7个方面,旨在"以通肺之小管""以复肺之清肃"。这些证治要点,理义精深,非常切合实用。此外,对肺痈和肺痿的鉴别,及其治法异同也进行了分析比较,如说:"肺痈属在有形之血,血结宜骤攻;肺痿属在无形之气,气伤宜徐理,兼润肺燥。然肺虽燥而多不渴,勿以其不渴而用燥热之药,此辨证用药之大法也。"

对肺痨的治疗,《医宗必读·虚劳·传尸劳瘵》指出"补虚以补其元,杀虫以绝其根"的治疗大法,其中特别强调杀虫一法,说"能杀其虫,虽病者不生,亦可绝其传疰耳",认为杀虫不仅有治疗意义,还有预防意义。明代汪绮石《理虚元鉴》总结治虚之经验,认为"治虚有三本,肺脾肾是也。肺为五脏之天,脾为百骸之母,肾为性命之根,治肺、治脾、治肾,治虚之道毕矣"。这也是治疗肺痨诸虚的原则。

对咯血的治疗,孙一奎《医旨绪余·论咯血》中说:"咯血多是火郁肺中,治宜清肺降火,开郁消痰,咳止而血亦止也。不可纯用血药,使气滞痰塞而郁不开,咳既不止,血安止哉!设下午身热而脉细数,此真阴不足,当清上补下。"强调清肺降火、开郁消痰在治疗咯血中的重要性,他的见解对后世治疗咯血有所启发。

这一时期的医家通过系统总结古代医家对肺系理论的认识及临床经验,丰富和完善了中医肺病学理论体系,对肺系各种病证的治疗原则和辨证用药等方面也有了进一步的总结和发展,从而使中医肺病学逐渐成为一门具有完整理论体系的学科。

参考文献

[1] 葛均波,徐永健,王辰.内科学 [M].9 版.北京:人民卫生出版社,2018.

[2] 邵长荣.邵长荣实用中医肺病学 [M].北京:中国中医药出版社,2009.

[3] 周仲瑛. 中医内科学 [M]. 北京：中国中医药出版社，2003.

[4] 沈元良. 名老中医话肺系疾病 [M]. 北京：金盾出版社，2014.

[5] 金海浩. 现代中医呼吸病学 [M]. 长春：吉林科学技术出版社，2019.

[6] 赵建平. 呼吸疾病诊疗指南 [M]. 3 版. 北京：科学出版社，2013.

第二章 支气管哮喘

第一节 中西医概述

支气管哮喘简称哮喘，是一种以慢性气道炎症和气道高反应性为特征的异质性疾病。主要特征包括气道慢性炎症、气道对各种刺激因素呈现的高反应性、多变的可逆性气流受限，以及随病程延长而导致的一系列气道结构的改变，即气道重构。临床表现为反复发作的喘息、气急、胸闷或咳嗽等症状，常在夜间及凌晨发作或加重，多数患者可自行缓解或治疗后缓解。根据全球和我国哮喘防治指南提供的资料，经过长期规范化治疗和管理，80%以上的患者可以达到哮喘的临床控制。哮喘是世界上最常见的慢性疾病之一，全球约有3亿、我国约有3000万哮喘患者。各国哮喘发病率从1%~18%不等，我国成人哮喘的患病率为1.24%，且呈逐年上升趋势。一般认为发达国家哮喘患病率高于发展中国家，城市高于农村。哮喘病死率为（1.6~36.7）/10万，多与长期控制不佳、最后一次发作时治疗不及时有关，其中大部分是可预防的。我国已成为全球哮喘病死率最高的国家之一。

本病归属为中医学"哮病"范畴。哮病是一种反复发作性的疾病，以发作时喉中响鸣有声、呼吸气促困难，甚则喘息不能平卧为临床主症。

春秋战国时期，有关本病始有"喘鸣"之类的记载，与本病的发作特点相似。如《素问·阴阳别论》说："阴争于内，阳扰于外，魄汗未藏，四逆而起，起则熏肺，使人喘鸣。"《素问·通评虚实论》云："喘鸣肩息者，脉实大也，缓则生，急则死。"东汉时期，张仲景称之为"上气"，《金匮要略·肺痿肺痈咳嗽上气病脉证治第七》曰："咳而上气，喉中水鸡声，射干麻黄汤主之。"指出哮病发作时的特征及治疗。《金匮要略·痰饮咳嗽病脉证并治第十二》指出："膈上病痰，满喘咳吐，发则寒热，背痛腰疼，目泣自出，其人振振身瞤剧，必有伏饮。"从病理上将其归属于痰饮病中的"伏饮"证。隋代巢元方《诸病源候论》称本病为"呷嗽"，指出本病病理为"痰气相击，随嗽动息，呼呷有声"，治疗"应加消痰破饮之药"。此后，本病还有哮吼等形象性称谓。元代朱丹溪首创哮喘病名，并阐明病理因素"专主于痰"，提出"未发以扶正气为主，既发以攻邪气为急"的治疗原则。明代虞抟《医学正传》则进一步对哮与喘做了明确的区别，指出其鉴别特点为："喘以气息言，哮以声响言。""喘促喉间如水鸡声者谓之哮，气促而连续不能以息者谓之喘。"清代叶天士《临证指南医案》认为喘证之因，亦有由外邪壅遏而致者，"若夫哮证，亦由初感外邪，失于表散，邪伏于里，留于肺俞"。

第二节　中西医诊治

【病因及发病机制】

一、西医

（一）病因

哮喘是一种复杂的、具有多基因遗传倾向的疾病，其发病具有家族集聚现象，亲缘关系越近，患病率越高。近年来，点阵单核苷酸多态性基因分型技术，也称全基因组关联研究（genome-wide ssociation studies，GWAS）的发展给哮喘的易感基因研究带来了革命性的突破。目前采用 GWAS 鉴定了多个哮喘易感基因，如 *YLK40*、*IL6R*、*PDE4D*、*IL33* 等。具有哮喘易感基因的人群发病与否受环境因素的影响较大，深入研究基因 – 环境相互作用将有助于揭示哮喘发病的遗传机制。

环境因素包括过敏原性因素，如室内过敏原（尘螨、家养宠物、蟑螂）、室外过敏原（花粉、草粉）、职业性过敏原（油漆、活性染料）、食物（鱼、虾、蛋类、牛奶）、药物（阿司匹林、抗生素），以及非过敏原性因素（大气污染、吸烟、运动、肥胖等）。

（二）发病机制

哮喘的发病机制尚未完全阐明，目前可概括为气道免疫 – 炎症机制、神经调节机制及其相互作用。

1. 气道免疫 – 炎症机制

（1）气道炎症形成机制：气道慢性炎症反应是由多种炎症细胞、炎症介质和细胞因子共同参与、相互作用的结果。

外源性过敏原通过吸入、食入或接触等途径进入机体后，被抗原提呈细胞内吞并激活 T 细胞。一方面，活化的辅助性 Th2 细胞产生白介素如 IL-4、IL-5 和 IL-13 等激活 B 淋巴细胞并合成特异性 IgE，后者与肥大细胞和嗜碱性粒细胞等表面的 IgE 受体结合。若过敏原再次进入体内，可与结合在细胞表面的 IgE 交联，使该细胞合成并释放多种活性介质，导致气道平滑肌收缩、黏液分泌增加和炎症细胞浸润，产生哮喘的临床症状，这是一个典型的变态反应过程。另一方面，活化的辅助性 Th2 细胞分泌的 IL 等细胞因子可直接激活肥大细胞、嗜酸性粒细胞及巨噬细胞等，并使之聚集在气道。这些细胞进一步分泌多种炎症因子如组胺、白三烯、前列腺素、活性神经肽、嗜酸性粒细胞趋化因子、转化生长因子（transforming growth factor，TGF）等，构成了一个与炎症细胞相互作用的复杂网络，导致气道慢性炎症。近年来认识到嗜酸性粒细胞在哮喘发病中不仅发挥着终末效应细胞的作用，还具有免疫调节作用。Th17 细胞在以中性粒细胞浸润为主的激素抵抗型哮喘和重症哮喘发病中起到了重要作用。

根据过敏原吸入后哮喘发生的时间，可分为早发型哮喘反应、迟发型哮喘反应和双相型哮喘反应。早发型哮喘反应几乎在吸入过敏原的同时立即发生，15～30分钟达高峰，2小时后逐渐恢复正常。迟发型哮喘反应约6小时后发生，持续时间长，可达数天。约半数以上患者出现迟发型哮喘反应。

（2）气道高反应性（airway hyperresponsiveness，AHR）：是指气道对各种刺激因子如过敏原、理化因素、运动、药物等呈现的高度敏感状态，表现为患者接触这些刺激因子时气道出现过强或过早的收缩反应。AHR是哮喘的基本特征，可通过支气管激发试验来量化和评估，有症状的哮喘患者几乎都存在AHR。目前普遍认为气道慢性炎症是导致AHR的重要机制之一，当气道受到过敏原或其他刺激后，多种炎症细胞释放炎症介质和细胞因子，引起气道上皮损害、上皮下神经末梢裸露等，从而导致气道高反应性。长期存在无症状的气道高反应性者出现典型哮喘症状的风险明显增加。然而，出现AHR者并非都是哮喘，如长期吸烟、接触臭氧、病毒性上呼吸道感染、慢性阻塞性肺疾病等也可出现AHR，但程度相对较轻。

2. 神经调节机制：神经因素是哮喘发病的重要环节之一。支气管受复杂的自主神经支配，除肾上腺素能神经、胆碱能神经外，还有非肾上腺素能非胆碱能（non-adrenergic non-cholinergic，NANC）神经系统。哮喘患者肾上腺素受体功能低下，而对吸入组胺和乙酰甲胆碱的气道反应性显著增高则提示存在胆碱能神经张力的增加。NANC神经系统能释放舒张支气管平滑肌的神经介质，如血管活性肠肽、一氧化氮及收缩支气管平滑肌的介质如P物质、神经激肽，两者平衡失调则可引起支气管平滑肌收缩。此外，从感觉神经末梢释放的P物质、降钙素基因相关肽、神经激肽A等导致血管扩张、血管通透性增加和炎症渗出，此为神经源性炎症。神经源性炎症能通过局部轴突反射释放感觉神经肽而引起哮喘发作。

有关哮喘发病机制总结于图2-1。

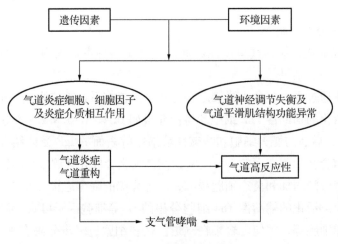

图2-1　哮喘发病机制示意

二、中医

由朱丹溪以"哮喘"独立作为病名后，后世医家认为哮喘的发生，多为宿痰内伏于肺，复加外感、饮食、情志、劳倦等因素，以致痰阻气道，肺气上逆。发病原因主要有内因和外因两个方面。

（一）内因

主要为伏于体内的有形或无形之宿痰，历代医家多认为是本病之"夙根"。"夙根"的内伏是导致哮喘反复发作，不易治愈的根本所在。最早提出宿痰的是东汉张仲景，他在《金匮要略·痰饮咳嗽病脉证并治第十二》中曰："膈上病痰，满喘咳吐，发则寒热，背痛腰疼，目泣自出……必有伏饮。"他从病理上将哮喘归属于伏饮，堪称后世顽痰伏肺为哮病夙根的理论渊源。金元朱丹溪强调"哮喘……专注于痰"，明代王肯堂认为"哮喘系胸中多痰瘀，结于喉间，与气相搏"。喻嘉言则肯定"浊痰"致哮。总之，均与"夙根"有关。"夙根"的产生可有以下原因。

1. 先天禀赋异常：从遗传获得的先天性痰病体质。沈金鳌在《沈氏尊生书》中称为"幼稚天哮"："哮之一症……窃思之，大都感于幼稚之时，客犯盐醋，渗透气管，一遇风寒，便窒息道路，气息急促，多发于冬初。"又林佩琴在《类证治裁·哮证论治》中论及"二天不足，脾肾双亏……哮喘屡发。"

2. 体质素弱或病后体弱：如幼年麻疹、百日咳及反复感冒、咳嗽，造成肺脾肾虚损，功能失常，气不化津，痰饮内生。《外台秘要·久咳坐卧不得方》记载："久患气嗽，发时奔喘，坐卧不得，并喉里呀声，气欲绝。"指出病后体弱、正气不足亦是哮喘发作的一个重要内因。另一内因为五脏病变，累及于肺而致哮喘。《素问·经脉别论》说："是以夜行则喘出于肾，淫气病肺；有所堕恐，喘出于肝，淫气害脾；有所惊恐，喘出于肺，淫气伤心；度水跌仆，喘出于肾与骨。"《素问·逆调论》记载："夫起居如故而息有音者，此肺之络脉逆也。"可见，《内经》已认识到哮喘病变部位主要在肺，同时与其他脏腑密切相关。

（二）外因

有六淫外感、饮食不当、情志失调、劳倦等常见因素，合于内因，发为哮喘。

1. 六淫外邪侵袭：季节转换，寒热气候突变，外感风寒或风热之邪，未能及时表散，邪蕴于肺，壅阻肺气。《素问·太阴阳明论》曰："犯贼风虚邪者……入六腑，则身热，不时卧，上为喘呼。"《素问·气交变大论》曰："岁火太过，炎暑流行，金肺受邪……少气喘咳……岁金太过，燥气流行……甚则喘咳逆气。"《素问·至真要大论》曰："太阴之复，湿变乃举……饮发于中，咳喘有声。"指出六淫外邪以风、寒淫邪在哮喘的发作中最为常见。另外，吸入花粉、烟尘、尘螨、异味气体等，亦可影响肺气的宣降，津液凝聚，痰浊内蕴，壅阻肺气，导致哮证发作。

2. 饮食不当：贪食生冷，或嗜食酸咸肥甘，或进食海鲜等发物导致哮喘发作。《素问·通评虚实论》言："气满发逆……则高粱之疾也。"《素问·生气通天论》言："因而大饮，则气逆。"《医碥·喘哮》说："哮者……得之食味酸咸太过，渗透气管，痰入结聚，一遇风寒，气郁痰壅即发。"皆指出恣食膏粱厚味或酗酒、饮水过度会引起痰湿内生，痰湿内停而壅遏肺胃气机，上迫于肺，从而肺气上逆，发生哮喘。进食海鲜等发物诱发哮喘发作，古书中也早有提及，如"鱼腥哮""糖哮""醋哮""卤哮"等名。

3. 情志失调。赵献可《医贯》云："七情内伤,郁而生痰。"《类证治裁·郁证》亦云："七情内起之郁,始则伤气,继降及血。"指出气郁致痰滞,气郁致血瘀,出现痰瘀互结,肺气出纳受阻,气逆而发哮喘。

从上可知,本病的病理因素以痰为主,痰的产生责之于肺不能布散津液、脾不能运输精微、肾不能蒸化水液,以致津液凝聚成痰,伏藏于肺,成为发病的"夙根"。此后,如遇气候突变、饮食不当、情志失调、劳累等多种诱因,均可引起哮喘发作。这些诱因每多互相关联,其中尤以气候因素为主。正如《景岳全书·喘促》说:"喘有夙根,遇寒即发,或遇劳即发者,亦名哮喘。"《症因脉治·哮病》亦指出:"哮病之因,痰饮留伏,结成窠臼,潜伏于内,偶有七情之犯,饮食之伤,或外有时令之风寒束肌表,则哮喘之症作矣。"《证治汇补·哮病》所言:"哮即痰喘之久而常发者,因内有壅塞之气,外有非时之感,膈有胶固之痰,三者相合,闭拒气道,搏击有声,发为哮病。"可见,在本病急性发作时,由于"宿痰"受到外邪的引触,痰随气升,阻塞气道,肺气宣降失常,而出现痰鸣如吼、气息喘促,甚则喘息不能平卧。

【诊断与辨证】

一、西医诊断

(一) 临床表现

1. 症状:典型症状为发作性伴有哮鸣音的呼气性呼吸困难,可伴有气促、胸闷或咳嗽。症状可在数分钟内发作,并持续数小时至数天,可经平喘药物治疗后缓解或自行缓解。夜间及凌晨发作或加重是哮喘的重要临床特征。有些患者尤其是青少年,其哮喘症状在运动时出现,称为运动性哮喘。此外,临床上还存在没有喘息症状的不典型哮喘,患者可表现为发作性咳嗽、胸闷或其他症状。对以咳嗽为唯一症状的不典型哮喘称为咳嗽变异性哮喘(cough variant asthma,CVA);对以胸闷为唯一症状的不典型哮喘,有人称之为胸闷变异性哮喘(chest tightness variant asthma,CTVA)。哮喘的具体临床表现形式及严重程度在不同时间表现为多变性。

2. 体征:发作时典型的体征为双肺可闻及广泛的哮鸣音,呼气音延长。但非常严重的哮喘发作,哮鸣音反而减弱,甚至完全消失,表现为"沉默肺",是病情危重的表现。非发作期体检可无异常发现,故未闻及哮鸣音,不能排除哮喘。

(二) 辅助检查

1. 痰嗜酸性粒细胞计数:大多数哮喘患者诱导痰液中嗜酸性粒细胞计数增高(>2.5%),且与哮喘症状相关。诱导痰嗜酸性粒细胞计数可作为评价哮喘气道炎症指标之一,也是评估糖皮质激素治疗反应性的敏感指标。

2. 肺功能检查

(1) 通气功能检测:哮喘发作时呈阻塞性通气功能障碍表现,用力肺活量正常或下降,第一秒用力呼气容积、1秒率（FEV_1/FVC）及最高呼气流量（peak expiratory flow，PEF）均下降；残气量（residual volume，RV）及残气量与肺总量（total lung capacity，TLC）比值增加。其中以 $FEV_1/FVC < 70\%$ 或 FEV_1 低于正常预计值的80%为判断气流受限的最重要指标。临床控制期上述通气功能指标可逐渐恢复。病变迁延、反复发作者，其通气功能可逐渐下降。

（2）支气管激发试验：用于测定气道反应性。常用吸入激发剂为乙酰甲胆碱和组胺，其他激发剂包括过敏原、单磷酸腺苷、甘露醇、高渗盐水等，也有用物理激发因素如运动、冷空气等作为激发剂。观察指标包括 FEV_1、PEF等。结果判断与采用的激发剂有关，通常以使 FEV_1 下降20%所需吸入乙酰甲胆碱或组胺累积剂量或浓度来表示，如 FEV_1 下降 > 20%，判断结果为阳性，提示存在气道高反应性。支气管激发试验适用于非哮喘发作期、FEV_1 在正常预计值的70%以上患者的检查。

（3）支气管舒张试验：用于测定气道的可逆性改变。常用吸入支气管舒张剂有沙丁胺醇、特布他林。吸入支气管舒张剂20分钟后重复测定肺功能，FEV_1 较用药前增加≥12%，且其绝对值增加≥200 mL，判断结果为阳性，提示存在可逆性的气道阻塞。

（4）呼吸流量峰值及其变异率测定：哮喘发作时PEF下降。由于哮喘有通气功能时间节律变化的特点，监测PEF日间、周间变异率有助于哮喘的诊断和病情评估。PEF平均每日昼夜变异率（连续7天，每日PEF昼夜变异率之和/7）>10%，或PEF周变异率｛(2周内最高PEF值 − 最低PEF值)/[（2周内最高PEF值 + 最低PEF值）×1/2] ×100%｝>20%，提示存在气道可逆性的改变。

3. 胸部 X 线/CT 检查：哮喘发作时胸部 X 线可见两肺透亮度增加，呈过度通气状态，临床控制期多无明显异常。胸部 CT 在部分患者可见支气管壁增厚、黏液阻塞。

4. 血清总 IgE 和过敏原特异性 IgE：有很多因素会影响血清总 IgE 水平，使血清总 IgE 水平增高，如其他过敏性疾病，寄生虫、真菌、病毒感染、肿瘤和免疫性疾病等。血清总 IgE 没有正常值，其水平增高缺乏特异性，需要结合临床判断，但可以作为使用抗 IgE 单克隆抗体治疗选择剂量的依据。过敏原特异性 IgE 增高是诊断过敏性哮喘的重要依据之一，其水平高低可以反映哮喘患者过敏状态的严重程度。

5. 动脉血气分析：严重哮喘发作时可出现缺氧。由于过度通气可使 $PaCO_2$ 下降，pH上升，表现为呼吸性碱中毒。若病情进一步恶化，可同时出现缺氧和 CO_2 潴留，表现为呼吸性酸中毒。当 $PaCO_2$ 较前增高，即使在正常范围内也要警惕严重气道阻塞的发生。

6. 呼出气一氧化氮（FeNO）检测：FeNO 测定可以作为评估气道炎症和哮喘控制水平的指标，也可以用于判断吸入激素治疗的反应。

7. 过敏原检测：有体内皮肤过敏原点刺试验及体外特异性 IgE 检测，通过检测可以明确患者的过敏因素，宣教患者尽量避免接触过敏原，以及用于指导过敏原特异性免疫疗法。

8. 外周血嗜酸性粒细胞计数：部分哮喘患者外周血嗜酸性粒细胞计数增高，可作为诱导痰嗜酸性粒细胞的替代指标，但是外周血嗜酸性粒细胞计数增高的具体计数值文献报告尚不统一，多数研究界定的参考值为≥300/μL 为增高，也有研究界定为≥150/μL 为增高。外周血嗜酸性粒细胞增高可以作为判定嗜酸性粒细胞为主的哮喘临床表型，以及作为评估抗感染治疗是否有效的指标之一。

（三）诊断要点

1. 诊断标准

（1）典型哮喘的临床症状和体征

1）反复发作喘息、气急，胸闷或咳嗽，夜间及晨间多发，常与接触过敏原、冷空气、理化刺激及病毒性上呼吸道感染、运动等有关。

2）发作时双肺可闻及散在或弥漫性哮鸣音，呼气相延长。

3）上述症状和体征可经治疗缓解或自行缓解。

可变气流受限的客观检查：①支气管舒张试验阳性；②支气管激发试验阳性；③平均每日 PEF 昼夜变异率 >10% 或 PEF 周变异率 >20%。

符合上述症状和体征，同时具备气流受限客观检查中的任一条，并除外其他疾病所引起的喘息、气急、胸闷和咳嗽，可以诊断为哮喘。

（2）非典型哮喘的临床症状和体征

1）咳嗽变异性哮喘：指咳嗽作为唯一或主要症状，无喘息、气急等典型哮喘症状，同时具备可变气流受限客观检查中的任一条，除外其他疾病所引起的咳嗽。

2）胸闷变异性哮喘：胸闷作为唯一或主要症状，无喘息、气促等典型哮喘的症状和体征，同时具备可变气流受限客观检查中的任一条，除外其他疾病所引起的胸闷。

3）隐匿性哮喘：指无反复发作喘息、气促、胸闷或咳嗽的表现，但长期存在气道反应性增高者。发现有 14%～58% 的无症状气道反应性增高者可发展为有症状的哮喘。

2. 哮喘的分期及控制水平分级

哮喘可分为急性发作期、慢性持续期和临床控制期。

（1）急性发作期：指喘息、气急、胸闷或咳嗽等症状突然发生或症状加重，伴有呼气流量降低，常为接触过敏原等刺激物或治疗不当所致。哮喘急性发作时其程度轻重不一，病情加重可在数小时或数天内出现，偶尔可在数分钟内即危及生命，故应对病情做出正确评估并及时治疗。急性发作时严重程度可分为轻度、中度、重度和危重 4 级，具体见表 2-1。

表 2-1　哮喘急性发作的病情严重度分级

临床特点	轻度	中度	重度	危重
气短	步行、上楼时	稍活动	休息时	休息时明显
体位	可平卧	喜坐位	端坐呼吸	端坐呼吸或平卧
讲话方式	连续成句	单句	单字	不能讲话
精神状态	可有焦虑，尚安静	时有焦虑或烦躁	常有焦虑、烦躁	嗜睡或意识模糊
出汗	无	有	大汗淋漓	大汗淋漓
呼吸频率	轻度增加	增加	常 >30 次/分	常 >30 次/分
辅助呼吸肌活动和三凹征	常无	可有	常有	胸腹矛盾运动

临床特点	轻度	中度	重度	危重
哮鸣音	散在、呼吸末	响亮、弥漫	响亮、弥漫	减弱、无
脉率	<100 次/分	100~120 次/分	>120 次/分	慢或不规则
奇脉	无	可有	常有	无
最初支气管舒张剂治疗后 PEF 占预计值（%）或个人最佳值（%）	>80%	60%~80%	<60% 或 100 L/min 或作用时间 < 2 小时	无法完成检测
PaO_2（吸空气、mmHg）	正常	≥60	<60	<60
$PaCO_2$（mmHg）	<45	≤45	>45	>45
SaO_2（吸空气%）	>95	91~95	≤90	≤90
pH	正常	正常	正常或降低	降低

注：只要符合某一严重程度的指标≥4 项，即可提示为该级别的急性发作；1 mmHg = 0.133 kPa。

（2）慢性持续期：慢性持续期是指每周均不同频度和（或）不同程度地出现喘息、气促、胸闷、咳嗽等症状。可根据白天、夜间哮喘症状出现的频率和肺功能检查结果，将慢性持续期哮喘病情严重程度分为间歇性、轻度持续、中度持续和重度持续 4 级，但这种分级方法在日常工作中已很少采用，主要用于临床研究。目前应用最为广泛的慢性持续期哮喘严重性评估方法为哮喘控制水平，这种评估方法包括目前临床控制评估和未来风险评估，临床控制又可分为良好控制、部分控制和未控制 3 个等级，具体指标见表 2-2。其次，应用达到哮喘控制所采用的治疗级别来进行分级，在临床实践中更实用。轻度哮喘：经过第 1 级、第 2 级治疗能达到完全控制者；中度哮喘：经过第 3 级治疗能达到完全控制者；重度哮喘：需要第 4 级或第 5 级治疗才能达到完全控制，或者即使经过第 4 级或第 5 级治疗仍不能达到控制者。

表 2-2　哮喘控制水平的分级

A：哮喘症状控制		哮喘症状控制水平		
		良好控制	部分控制	未控制
过去 4 周，患者存在		无	存在 1~2 项	存在 3~4 项
日间哮喘症状 >2 次/周	是□ 否□			
夜间因哮喘憋醒	是□ 否□			
使用缓解药次数 >2 次/周	是□ 否□			
哮喘引起的活动受限	是□ 否□			
B：未来风险评估（急性发作风险，病情不稳定，肺功能迅速下降，药物不良反应）				
与未来不良事件风险增加的相关因素包括：				
临床控制不佳；过去 1 年频繁急性发作；曾因严重哮喘而住院治疗；FEV_1 低；烟草暴露				

（3）临床控制期：是指患者无喘息、气促、胸闷、咳嗽等症状 4 周以上，1 年内无急性发作，肺功能正常。

（四）鉴别诊断

1. 左心衰竭引起的呼吸困难：该病与重症哮喘症状相似，极易混淆。鉴别要点：患者多有高血压、冠状动脉粥样硬化性心脏病、风湿性心脏病等病史和体征，突发气急，端坐呼吸，阵发性咳嗽，常咳出粉红色泡沫痰，两肺可闻及广泛的湿啰音和哮鸣音，左心界扩大，心率增快，心尖部可闻及奔马律。胸部 X 线检查可见心脏增大、肺淤血。若一时难以鉴别，可雾化吸入 β₂ 受体激动剂或静脉滴注氨茶碱缓解症状后进一步检查。忌用肾上腺素或吗啡。

2. 慢性阻塞性肺疾病：多见于中老年人，多有长期吸烟或接触有害气体的病史和慢性咳嗽史，喘息长年存在，有加重期。体检双肺呼吸音明显下降，可有肺气肿体征，两肺或可闻及湿啰音。对于中老年患者，严格将慢阻肺和哮喘区分有时十分困难，用支气管舒张剂和口服或吸入激素做治疗性试验可能有所帮助。如患者同时具有哮喘和慢阻肺的特征，可以诊断哮喘合并慢阻肺或慢阻肺合并哮喘。

3. 上气道阻塞：中央型支气管肺癌、气管支气管结核、复发性多软骨炎等气道疾病或异物气管吸入，导致支气管狭窄或伴发感染时，可出现喘鸣或类似哮喘样呼吸困难，肺部可闻及哮鸣音。但根据病史，特别是出现吸气性呼吸困难，痰细胞学或细菌学检查、胸部影像、支气管镜检查，常可明确诊断。

4. 变态反应性支气管肺曲菌病：常以反复哮喘发作为特征，可咳出棕褐色黏稠痰块或咳出树枝状支气管管型。痰嗜酸性粒细胞数增加，痰镜检或培养可查及曲菌。胸部 X 线呈游走性或固定性浸润病灶，CT 可显示近端支气管呈囊状或柱状扩张。曲菌抗原皮肤试验呈双相反应，曲菌抗原特异性沉淀抗体测定阳性，血清总 IgE 显著升高。

（五）并发症

严重发作时可并发气胸、纵隔气肿、肺不张；长期反复发作或感染可致慢性并发症，如慢阻肺、支气管扩张、间质性肺炎和肺源性心脏病。

二、中医辨证

辨证总属于邪实正虚。已发作的以邪实为主，未发作的以正虚为主。邪实当分寒痰、热痰的不同；正虚应作其阴阳之偏虚，区别脏腑之所属，了解肺、脾、肾的主次。

1. 急性发作期

（1）风哮证：喘憋气促，喉中鸣声如吹哨笛；咳嗽、咳痰黏腻难出，无明显寒热倾向；起病多急，常倏忽来去；发前自觉鼻、咽、眼、耳发痒；打喷嚏，鼻塞，流涕，舌苔薄白，脉弦。

（2）寒哮证：喉中哮鸣如水鸡声，呼吸急促，喘憋气逆，痰色白、多泡沫，口不渴或渴，喜热饮，形寒怕冷，天冷或受寒易发，肢冷，面色青晦，舌苔白滑，脉弦紧或浮紧。

（3）热哮证：喉中痰鸣如吼，喘而气粗息涌，胸高胁胀，咳痰色黄或白，黏浊稠厚，口苦，口渴喜饮，汗出，面赤，或有身热，烦躁不安，大便秘结，小便短赤，舌红苔黄腻，脉滑数或弦滑。

（4）肾虚热哮证：喘息、咳嗽以夜间为主或夜间加重，胸闷，咳痰黄黏或白黏，痰少，口干欲饮水，自汗，小便黄赤，全身乏力，舌红，苔黄。

（5）肾虚寒哮证：喘息、咳嗽以夜间为主或夜间加重，咳白泡沫痰或白黏痰，口干不欲饮水，畏寒，背冷，头晕耳鸣，足跟疼，小便次数多，全身乏力，舌淡，苔白。

（6）阳虚喘脱危证：哮病反复久发，喘息鼻煽，张口抬肩，气短息促，烦躁，昏蒙，面青，四肢厥冷，汗出如油，舌质青暗、苔腻或滑，脉细数不清，或浮大无根。

2. 慢性持续期

（1）痰哮证：喉中痰涎壅盛，声如拽锯，喘急胸满，但坐不得卧，痰多易出，面色青暗，舌苔厚浊或黄腻，脉滑实。

（2）虚哮证：气短息促，动则喘甚，发作频繁，甚则持续喘哮，口唇、爪甲青紫，咳痰无力，痰涎清稀或质黏起沫，面色苍白或颧红唇紫，口不渴或咽干口渴，形寒肢冷或烦热，舌质淡或偏红，或紫暗，脉沉细或细数。

3. 临床控制期

（1）肺脾气虚：气短声低，自汗，怕风，易感冒，倦怠乏力，食少便溏，舌质淡，苔白，脉细弱。

（2）肺肾两虚：短气息促，动则为甚，腰膝酸软，脑转耳鸣，不耐劳累；或五心烦热，颧红，口干，舌质红，少苔，脉细数；或畏寒肢冷，面色苍白，舌淡、苔白，质胖，脉沉细。

【治疗】

一、西医

虽然目前哮喘不能根治，但长期规范化治疗可使大多数患者达到良好或完全的临床控制。哮喘治疗的目标是长期控制症状、预防未来风险的发生，即在使用最小有效剂量药物治疗的基础上或不用药物，能使患者与正常人一样生活、学习和工作。

（一）确定并减少危险因素接触

部分患者能找到引起哮喘发作的过敏原或其他非特异刺激因素，使患者脱离并长期避免接触这些危险因素是防治哮喘最有效的方法。

（二）治疗药物

哮喘治疗药物分为控制性药物和缓解性药物，以及重度哮喘的附加治疗药物。控制性药物指需要长期使用的药物，主要用于治疗气道慢性炎症而使哮喘维持临床控制，亦称抗感染药。缓解性药物指按需使用的药物，通过迅速解除支气管痉挛从而缓解哮喘症状，亦称解痉平喘药。重度哮喘的附加治疗药物：主要为生物靶向药物，如抗 IgE 单克隆抗体、抗 IL-5 单克隆抗体、抗 IL-5 受体单克隆抗体和抗 IL-4 受体单克隆抗体等，其他还有大环内酯类药物等。

1. 糖皮质激素：糖皮质激素是最有效的控制哮喘气道炎症的药物。慢性持续期哮喘主要通过吸入和口服途径给药，吸入为首选途径。①吸入给药：吸入性糖皮质激素（inhaled corticosteroids，ICS）局部抗感染作用强，药物直接作用于呼吸道，所需剂量较小，全身性不良反应较少。ICS 可有效控制气道炎症、降低气道高反应性、减轻哮喘症状、改善肺功能、提高生活质量、减少哮喘发作的频率和减轻发作时的严重程度，降低病死率。其他治疗药物和治疗方案如 ICS + LABA 复合制剂、ICS + 福莫特罗复合制剂用于维持加缓解治疗方案，均可明显提高治疗效果。对那些需要使用大剂量 ICS 来控制症状或预防急性发作的患者，应当特别关注 ICS 相关的不良反应。ICS 在口咽局部的不良反应包括声音嘶哑、咽部不适和念珠菌感染。吸药后应及时用清水含漱口咽部，选用干粉吸入剂或加用储雾器可减少上述不良反应。ICS 全身不良反应的大小与药物剂量、药物的生物利用度、在肠道的吸收、肝脏首过代谢率及全身吸收药物的半衰期等因素有关。哮喘患者长期吸入临床推荐剂量范围内的 ICS 是安全的，但长期高剂量吸入激素后也可出现全身不良反应，如骨质疏松、肾上腺皮质轴抑制及增加肺炎发生的危险等。吸入药物的疗效取决于肺内沉积率，而肺内沉积率受药物剂型、给药装置、吸入技术等多种因素影响。一般而言，干粉吸入装置肺内沉积率高于标准颗粒定量气雾剂，软雾气雾剂和超细颗粒气雾剂在细支气管及肺泡内沉积率高于干粉剂和标准颗粒定量气雾剂。②口服给药：对于大剂量 ICS + LABA 仍不能控制的慢性重度持续性哮喘，可以附加小剂量口服激素（oral corticosteroids，OCS）维持治疗。一般使用半衰期较短的激素（如泼尼松等），推荐采用每天或隔天清晨顿服给药的方式，以减少外源性激素对下丘脑 - 垂体 - 肾上腺轴的抑制作用。泼尼松的每日维持剂量最好 ≤ 10 mg，关于 OCS 维持治疗的疗程目前尚缺乏临床研究的证据。长期使用 OCS 可以引起骨质疏松症、高血压、糖尿病、下丘脑 - 垂体 - 肾上腺轴抑制、肥胖症、白内障、青光眼、皮肤变薄、肌无力等。对于伴有结核病、糖尿病、真菌感染、骨质疏松、青光眼、严重抑郁或消化性溃疡的哮喘患者，应慎重给予全身激素，需要密切随访。

2. β_2 受体激动剂：主要通过激动气道的 β_2 受体，舒张支气管、缓解哮喘症状。分为 SABA（维持 4～6 小时）和 LABA（维持 10～12 小时），LABA 又可分为快速起效（数分钟起效）和缓慢起效（30 分钟起效）2 种。

SABA，①吸入给药：可供吸入的 SABA 包括气雾剂、干粉剂和雾化溶液等。这类药物能够迅速缓解支气管痉挛，通常在数分钟内起效，疗效可维持数小时，是缓解轻至中度哮喘急性症状的首选药物，也可用于预防运动性哮喘。这类药物应按需使用，不宜长期、单一、过量应用。不良反应包括骨骼肌震颤、低血钾、心律失常等。目前认为当按需使用 SABA 时应同时联合吸入低剂量的 ICS。②口服给药：如沙丁胺醇、特布他林、丙卡特罗等，通常在服药后 15～30 分钟起效，疗效维持 4～8 小时。使用虽较方便，但心悸、骨骼肌震颤等不良反应比吸入给药时明显。缓释和控释剂型的平喘作用维持时间可达 8～12 小时，特布他林的前体药班布特罗作用时间可维持 24 小时，可减少用药次数，适用于有夜间哮喘症状患者的治疗。③注射给药：虽然平喘作用较为迅速，但因全身不良反应的发生率较高，不推荐使用。

LABA：与ICS联合是目前最常用的哮喘控制性药物。LABA舒张支气管平滑肌的作用可维持12小时以上。目前在我国临床使用的吸入型LABA主要有沙美特罗和福莫特罗，以及超长效的茚达特罗、维兰特罗及奥达特罗等，可通过气雾剂、干粉剂等装置给药。福莫特罗起效最快，也可作为缓解药物按需使用。长期单独使用LABA有增加哮喘死亡的风险，不推荐长期单独使用LABA治疗。

ICS + LABA复合制剂：ICS + LABA具有协同的抗感染和平喘作用，可获得相当于或优于加倍剂量ICS的疗效，并可增加患者的依从性、减少大剂量ICS的不良反应，尤其适合于中至重度慢性持续哮喘患者的长期治疗，低剂量ICS + 福莫特罗复合制剂可作为按需使用药物，包括用于预防运动性哮喘。目前在我国临床上应用的ICS + LABA复合制剂有不同规格的丙酸氟替卡松 – 沙美特罗干粉剂、布地奈德 – 福莫特罗干粉剂、丙酸倍氯米松 – 福莫特罗气雾剂和糠酸氟替卡松 – 维兰特罗干粉剂等。

3. 白三烯调节剂：包括白三烯受体拮抗剂（leukotriene receptor antagonists，LTRA）和5 – 脂氧合酶抑制剂，是ICS之外可单独应用的长期控制性药物之一，可作为轻度哮喘的替代治疗药物和中重度哮喘的联合用药。在我国主要使用LTRA。LTRA可减轻哮喘症状、改善肺功能、减少哮喘的恶化，但其抗感染作用不如ICS。LTRA服用方便，尤其适用于伴有过敏性鼻炎、阿司匹林哮喘、运动性哮喘患者的治疗，该药物在我国临床应用已有20多年，总体是安全、有效的。但是最近美国食品药品监督管理局（Food and Drug Administration，FDA）发出警示，使用白三烯受体拮抗剂时要注意出现精神方面的不良反应。

4. 茶碱类药物：具有舒张支气管平滑肌及强心、利尿、兴奋呼吸中枢和呼吸肌等作用，低浓度茶碱具有一定的抗感染作用。研究结果显示，茶碱的代谢有种族差异性，中国人与美国人相比，血浆药物分布浓度高，总清除率低。因此，中国人给予较小剂量的茶碱即可起到治疗作用。国内研究结果证实，小剂量茶碱联合激素治疗哮喘的作用与较高剂量激素疗法具有同等疗效，对下丘脑 – 垂体 – 肾上腺的抑制作用则较高剂量激素疗法弱。对吸入ICS或ICS + LABA仍未控制的哮喘患者，可加用缓释茶碱维持治疗。

口服：用于轻至中度哮喘急性发作及哮喘的维持治疗，常用药物有氨茶碱和缓释茶碱，常用剂量每日6 ~ 10 mg/kg。口服缓释茶碱尤适用于夜间哮喘症状的控制。小剂量缓释茶碱与ICS联合是目前常用的哮喘控制性药物之一。

静脉：氨茶碱首剂负荷剂量为4 ~ 6 mg/kg，注射速度不宜超过0.25 mg/(kg·min)，维持量为0.6 ~ 0.8 mg/(kg·h)。每日最大用量一般不超过1.0 g（包括口服和静脉给药）。静脉给药主要用于重症和危重症哮喘患者。

由于茶碱价格低廉，在我国广泛使用。茶碱的不良反应有恶心呕吐、心律失常、血压下降及多尿等，茶碱使用后血药浓度的个体差异大。静脉滴注速度过快可引起严重不良反应，甚至死亡。由于茶碱的"治疗窗"窄，以及茶碱代谢存在较大的个体差异，有条件的应在用药期间监测其血药浓度，安全有效浓度为6 ~ 15 mg/L。发热、妊娠、小儿或老年患者，以及患有肝、心、肾功能障碍及甲状腺功能亢进者尤须慎用。合用西咪替丁、喹诺酮类、大环内酯类药物等可影响茶碱代谢而使其排泄减慢，应减少用药量。多索茶碱的作用与氨茶碱相同，不良反应较轻。双羟丙茶碱的作用较弱，不良反应较少。

5. 抗胆碱药：通过阻断节后迷走神经通路，降低迷走神经张力而起到舒张支气管、减少黏液分泌的作用，但其舒张支气管的作用比 β₂ 受体激动剂弱。分为 SAMA（维持 4~6 小时）和长效抗胆碱药（LAMA，维持 24 小时）。常用的 SAMA 异丙托溴铵有 MDI 和雾化溶液两种剂型。SAMA 主要用于哮喘急性发作的治疗，多与 β₂ 受体激动剂联合应用。少数患者可有口苦或口干等不良反应。常用的 LAMA 噻托溴铵是近年发展的选择性 M_1、M_3 受体拮抗剂，作用更强，持续时间更久（可达24小时），目前有干粉吸入剂和喷雾剂。LAMA 主要用于哮喘合并慢阻肺及慢阻肺患者的长期治疗。本品与 β₂ 受体激动剂联合应用具有互补作用。雾化吸入 SAMA 异丙托溴铵与 SABA 沙丁胺醇复合制剂是治疗哮喘急性发作的常用药物。哮喘治疗方案中的第 4 级和第 5 级患者在吸入 ICS + LABA 治疗基础上可以联合使用吸入 LAMA。妊娠早期、青光眼、前列腺肥大的患者应慎用此类药物。

新近上市的 ICS + LABA + LAMA 三联复合制剂糠酸氟替卡松 – 维兰特罗 – 乌美溴铵干粉剂、布地奈德 – 福莫特罗 – 格隆溴铵气雾剂，都是在 ICS + LABA 复合制剂基础上再加上 LAMA，重度哮喘患者使用吸入的三联复合制剂更为方便。

6. 生物靶向药物：已经上市的治疗哮喘的生物靶向药物包括抗 IgE 单克隆抗体、抗 IL-5 单克隆抗体、抗 IL-5 受体单克隆抗体和抗 IL-4 受体单克隆抗体，这些药物主要用于重度哮喘患者的治疗。如抗 IgE 抗体是一种人源化的重组鼠抗人 IgE 单克隆抗体，具有阻断游离 IgE 与 IgE 效应细胞表面受体结合的作用，主要用于经吸入 ICS 和 LABA 联合治疗后症状仍未控制且血清 IgE 水平增高的重症哮喘患者。可显著改善重症哮喘患者的症状、肺功能和生活质量，减少口服激素和急救用药，降低哮喘严重急性发作率和住院率，且具有较好的安全性和耐受性；如 IL-5 是促进嗜酸性粒细胞增多、在肺内聚集和活化的重要细胞因子，抗 IL-5 单抗治疗哮喘，可以减少患者体内嗜酸性粒细胞浸润，减少哮喘急性加重的情况并改善患者生命质量，对于高嗜酸性粒细胞血症的哮喘患者治疗效果好。该类药临床使用的时间尚短，其远期疗效与安全性有待进一步观察。

7. 甲磺司特：是一种选择性 Th2 细胞因子抑制剂，可抑制 IL-4、IL-5 的产生和 IgE 的合成，减少嗜酸性粒细胞浸润，减轻气道高反应性。该药为口服制剂，安全性好，适用于过敏性哮喘患者的治疗。

8. 过敏原特异性免疫疗法（allergen specific immune therapy，AIT）：通过皮下注射常见吸入过敏原（如尘螨、豚草等）提取液，可减轻哮喘症状和降低气道高反应性，适用于过敏原明确且在严格的环境控制和药物治疗后仍控制不良的哮喘患者，具体使用方法详见中国过敏性哮喘诊治指南。AIT 存在过敏反应的风险，应在医师指导下进行。舌下给药较皮下注射方便，过敏反应发生率低，但其长期疗效尚待进一步验证。

9. 其他治疗哮喘药物：第二代抗组胺药物（H_1 受体拮抗剂）如氯雷他定、阿司咪唑、氮卓斯丁、特非那丁，其他口服抗变态反应药物如曲尼司特、瑞吡司特等，抗组胺药物在哮喘治疗中作用较弱，主要用于伴有过敏性鼻炎的哮喘患者，不建议长期使用抗组胺药物。

（三）急性发作期的治疗

急性发作的治疗目标是尽快缓解气道痉挛，纠正低氧血症，恢复肺功能，预防进一步恶化或再次发作，防治并发症。

1. 轻中度哮喘发作的处理

（1）轻中度哮喘发作的自我处理：轻度和部分中度急性发作的哮喘患者可以在家庭中进行自我处理。SABA 是缓解哮喘症状最有效的药物，患者可以根据病情轻重每次使用 2 ~ 4 喷，一般间隔 3 小时重复使用，直到症状缓解。在使用 SABA 时应该同时增加控制药物（如 ICS）的剂量，增加的 ICS 剂量至少是基础使用剂量的 2 倍，最高剂量可用到 2000 μg/d 二丙酸倍氯米松或等效剂量的其他 ICS 治疗。如果控制药物使用的是布地奈德 - 福莫特罗联合制剂，则可以直接增加吸入布地奈德 - 福莫特罗（160/4.5 μg 规格）1 ~ 2 吸，但该药物每天不要超过 8 吸。

口服激素的使用：若初始治疗和增加控制治疗 2 ~ 3 日后患者症状未完全缓解；或者症状迅速加重，PEF 或 FEV_1 占预计值% < 60%；或者患者既往有突发严重哮喘急性发作史，应口服激素治疗，建议给予泼尼松 0.5 ~ 1.0 mg/kg 或等效剂量的其他口服激素治疗 5 ~ 7 日。

后续处理：初始治疗 1 ~ 2 日自我评估治疗反应不佳，如哮喘症状使日常活动受限或 PEF 下降 > 20% 达 2 日以上，应及时到医院就诊，在医师指导下调整治疗。经过自我处理后，即使症状缓解的患者也建议到医院就诊，评估哮喘控制状况和查寻发作原因，调整控制药物的使用，预防以后的哮喘发作。

（2）轻中度急性发作的医院（急诊室）处理：若患者在家中自我处理后症状无明显缓解，或者症状持续加重，应立即至医院就诊。反复使用吸入性 SABA 是治疗急性发作最有效的方法，在第 1 小时可每 20 分钟吸入 4 ~ 10 喷，随后根据治疗反应，轻度急性发作可调整为每 3 ~ 4 小时吸入 2 ~ 4 喷，中度急性发作每 1 ~ 2 小时重复吸入 6 ~ 10 喷。对初始吸入 SABA 反应良好，呼吸困难显著缓解，PEF 占预计值% > 60% ~ 80%，且疗效维持 3 ~ 4 小时者，通常不需要使用其他药物。也可以采用雾化吸入 SABA 和 SAMA 雾化溶液，每 4 ~ 6 小时 1 次。

口服激素治疗：对 SABA 初始治疗反应不佳或在控制药物治疗基础上发生急性发作的患者，推荐使用泼尼松 0.5 ~ 1.0 mg/kg 或等效剂量的其他全身激素口服 5 ~ 7 日。症状减轻后迅速减量或完全停药。

雾化吸入激素：对全身使用激素有禁忌证的患者，如胃十二指肠溃疡、糖尿病等，可以给予激素雾化溶液吸入治疗，但雾化吸入激素与口服激素相比费用更贵。

经以上处理后，需要严密观察和评估病情，若病情持续恶化可收入院治疗。病情好转、稳定者可以回家继续治疗。急性发作缓解后，应该积极地寻找导致急性发作的原因，检查患者用药的依从性，重新评估和调整控制治疗方案。

2. 中重度急性发作的处理：中重度急性发作的患者应该按照以上介绍的哮喘发作的自我处理方法进行自我处理，同时尽快到医院就诊。

（1）急诊室或医院内的处理。①支气管舒张剂的应用：首选吸入 SABA 治疗。给药方式可用压力定量气雾剂经储雾器给药，或使用 SABA 的雾化溶液经喷射雾化装置给药。两种给药方法改善症状和肺功能的作用相似。初始治疗阶段，推荐间断（每 20 分钟）或连续雾化给药，随后根据需要间断给药（每 4 小时 1 次）。吸入型 SABA（如沙丁胺醇或特布他林）较口服和静脉给药起效更快、不良反应更少。对中重度哮喘急性发作或经 SABA 治疗效果不佳的患者可采用 SABA 联合 SAMA 雾化溶液吸入治疗。重度患者还可以联合静脉滴注茶碱类药物治疗。一般氨茶碱每日剂量不超过 0.8 g，静脉滴注过程中要密切观察对心血管、胃肠道的不良反应。不推荐静脉推注氨茶碱。伴有过敏性休克和血管性水肿的哮喘患者可以肌内注射肾上腺素治疗，但不推荐常规使用。②全身激素的应用：中重度哮喘急性发作应尽早使用全身激素。口服激素吸收好，起效时间与静脉给药相近。推荐用法：泼尼松 0.5 ~ 1.0 mg/kg 或等效的其他激素。严重的急性发作患者或不宜口服激素的患者，可以静脉给药。推荐用法：甲泼尼龙 80 ~ 160 mg/d，或氢化可的松 400 ~ 1000 mg/d 分次给药。地塞米松因半衰期较长，对肾上腺皮质功能抑制作用较强，一般不推荐使用。静脉和口服给药的序贯疗法可减少激素用量和不良反应，如静脉使用激素 2 ~ 3 日，继之以口服激素 3 ~ 5 日。③氧疗：对有低氧血症（氧饱和度 < 90%）和呼吸困难的患者可给予控制性氧疗，使患者的氧饱和度维持在 93% ~ 95%。④其他：大多数哮喘急性发作并非由细菌感染引起，应严格控制抗菌药物使用指征，除非有明确的细菌感染的证据，如发热、脓性痰及肺炎的影像学依据等。

（2）急性重度和危重哮喘的处理：急性重度和危重哮喘患者经过上述药物治疗，若临床症状和肺功能无改善甚至继续恶化，应及时给予机械通气治疗，其指征主要包括意识改变、呼吸肌疲劳、$PaCO_2 \geqslant 45$ mmHg 等。对部分患者可使用经鼻高流量氧疗（high-flow nasal oxygen，HFNO）、经鼻（面）罩无创机械通气治疗，若无改善则尽早行气管插管机械通气。药物处理同前所述。

（3）治疗评估和后续处理：经初始足量的支气管舒张剂和激素治疗后，如果病情继续恶化需要进行再评估，考虑是否需要转入 ICU 治疗。初始治疗症状显著改善，PEF 或 FEV_1 占预计值% 恢复到个人最佳值 60% 以上者可回家继续治疗，PEF 或 FEV_1 占预计值% 为 40% ~ 60% 者应在监护下回到家庭或社区医院继续治疗。

严重的哮喘急性发作意味着过去的控制治疗方案不能有效地控制哮喘病情和预防哮喘加重，或者是患者没有采用规范的控制治疗。患者缓解后出院时，应当检查患者治疗依从性是否良好、是否能正确使用吸入药物装置，找出急性发作的诱因，应当给患者制订详细的长期治疗计划，进行适当的指导和示范，并给予密切监护、长期随访。

对所有急性发作的患者都要制定个体化的长期治疗方案。

（四）慢性持续期的治疗

慢性持续期的治疗应在评估和监测患者哮喘控制水平的基础上，定期根据长期治疗分级方案做出调整，以维持患者的控制水平。哮喘长期治疗方案分为 5 级，见表 2-3。

表2-3 哮喘长期治疗方案

治疗方案	第1级	第2级	第3级	第4级	第5级
推荐选择控制药物	按需使用 ICS + 福莫特罗	低剂量 ICS 或按需使用 ICS + 福莫特罗	低剂量 ICS 加 LABA	中剂量 ICS 加 LABA	参考临床表型加抗 IgE 单克隆抗体，或加抗 IL-5，或加抗 IL-5R，或加抗 IL-4R 单克隆抗体
其他选择控制药物	按需使用 SABA 时即联合低剂量 ICS	LTRA 低剂量茶碱	中剂量 ICS，或低剂量 ICS 加 LTRA 加茶碱	高剂量 ICS 加 LAMA，或加 LTRA，或加茶碱	高剂量 ICS + LABA 加其他治疗，如加 LAMA，或加茶碱，或加低剂量口服激素（注意不良反应）
首选缓解药物	按需使用低剂量 ICS + 福莫特罗，处方维持和缓解治疗的患者按需使用低剂量 ICS + 福莫特罗按需使用 SABA				

注：ICS：吸入性糖皮质激素；LABA：长效 β_2 受体激动剂；SABA：短效 β_2 受体激动剂；LAMA：长效抗胆碱能药物。

对哮喘患者进行健康教育、有效控制环境、避免诱发因素，要贯穿整个哮喘治疗过程中。对于大多数未经治疗的持续性哮喘患者，初始治疗应从第2级方案开始，如果初始评估提示哮喘处于严重未控制，治疗应从第3级方案开始。从第2级到第5级的治疗方案中都有不同的哮喘控制药物可供选择。而在每一级中缓解药物都应按需使用，以迅速缓解哮喘症状。如果使用该级治疗方案不能够使哮喘得到控制，治疗方案应该升级直至哮喘被控制为止。

1. 升级治疗：当目前级别的治疗方案不能控制哮喘［症状持续和（或）发生急性发作］，应给予升级治疗，选择更高级别的治疗方案直至哮喘被控制为止。升级治疗前需排除和纠正下列影响哮喘控制的因素：①药物吸入方法不正确；②依从性差；③持续暴露于触发因素（如过敏原、烟草、空气污染、β受体阻断剂或非甾体抗炎药等）；④存在并发症所致呼吸道症状及影响生活质量；⑤哮喘诊断错误等。

哮喘的升级治疗分为以下3种方式。①升级维持治疗：适用于在当前治疗级别不能取得控制，且排除了上述影响哮喘控制因素的哮喘患者，应考虑高一级治疗方案当中的推荐选择方案，2～3个月后进行评估，如疗效不佳，可考虑其他推荐方案；②短程加强治疗：适用于部分哮喘患者出现短期症状加重，如发生病毒性上呼吸道感染或季节性过敏原暴露时，可选用增加维持用药剂量1～2周的方法；③日常调整治疗：在布地奈德－福莫特罗或丙酸倍氯米松－福莫特罗每日维持用药的基础上，根据患者哮喘症状出现情况按需增加使用次数作为缓解治疗。

2. 降级治疗：当哮喘症状得到控制并维持至少 3 个月，且肺功能恢复正常并维持平稳状态，可考虑降级治疗。关于降级的最佳时机、顺序、剂量等方面的研究甚少，降级方法则因人而异，主要依据患者的目前治疗情况、风险因素、个人偏好等。如降级过度或过快，即使症状控制良好的患者，其发生哮喘急性发作的风险也会增加。完全停用 ICS 有可能增加急性发作的风险，激素减量时气道高反应性测定和痰嗜酸性粒细胞计数可预测症状失控的风险。过去 12 个月中有过急性发作病史者在降级治疗时急性发作的风险增加。

降级治疗原则：①哮喘症状控制且肺功能稳定 3 个月以上，可考虑降级治疗。若存在急性发作的危险因素，如 SABA 用量每月 > 1 支（200 喷/支）、依从性或吸入技术差、FEV_1 占预计值% < 60%、吸烟或暴露于过敏原、痰或血嗜酸性粒细胞增高、存在并发症或有重大心理或社会经济问题，或存在固定的气流受限等，一般不推荐降级治疗。确需降级也应在严密的监督和管理下进行；②降级治疗应选择适当时机，需避开患者呼吸道感染、妊娠、旅行期等；③每 3 个月减少 25%~50% 的 ICS 剂量通常是安全可行的；④每一次降级治疗都应视为一次试验，有可能失败，需要密切观察症状控制情况、PEF 变化、危险因素等，并按期随访，根据症状控制及急性发作的频率进行评估，并告知患者一旦症状恶化，需恢复到原来的治疗方案。目前的降级治疗推荐意见尚缺乏循证医学依据。

推荐的药物减量方案的选择通常是首先减少激素用量（口服或吸入），再减少使用次数（由每日 2 次减至每日 1 次），然后再减去与激素合用的控制药物，以最低剂量 ICS 维持治疗。建议减量方案如下：①单独使用中至高剂量 ICS 的患者，将剂量减少 50%；②单独使用低剂量 ICS 的患者可改为每日 1 次用药；③联合吸入 ICS/LABA 的患者，先将 ICS 剂量减少 50%，继续使用联合治疗。当达到低剂量联合治疗时，可选择改为每日 1 次联合用药或停用 LABA，单用 ICS 治疗。若患者使用最低剂量控制药物达到哮喘控制 1 年，并且哮喘症状不再发作，可考虑停用药物治疗。以上方案为基本原则，必须个体化制定，以最小量、最简单的联合、不良反应最少、达到最佳哮喘控制为原则。

（五）重症哮喘的治疗

在过去的一年中，需要使用《全球哮喘防治创议》（Global Initiative for Asthma，GINA）建议的第 4 级或第 5 级哮喘药物治疗，才能够维持控制或即使在上述治疗下仍表现为"未控制"哮喘。重度哮喘分为以下 2 种情况：一种为第 4 级治疗能够维持控制，但降级治疗则会失去控制；另一种情况为第 4 级治疗不能维持控制，而需要采用第 5 级治疗。前一种情况称作单纯重度哮喘，后一种情况称作重度难治性哮喘。重度哮喘可分为以下几种临床类型：①早发过敏性哮喘；②晚发持续嗜酸性粒细胞性哮喘；③频繁急性发作性哮喘；④持续气流受限性哮喘；⑤肥胖相关性哮喘。

治疗包括以下几种方法。

1. 教育和管理：依从性差、吸入药物使用不正确是哮喘难以控制的重要因素，教育的目的是提高患者依从性，使患者遵照哮喘行动计划规范用药，掌握正确的吸药技术，并自我监测病情。

2. 去除诱发因素和治疗并发症：过敏原持续暴露、社会心理因素及并发症的存在是哮喘难以控制的重要因素。治疗重度哮喘，首先要识别诱发因素，并避免接触各种过敏原及各种触发因素。对于存在心理因素、严重鼻窦炎、胃食管反流（gastroesophageal reflux，GER）、阻塞性睡眠呼吸暂停低通气综合征等应给予积极有效的治疗。

3. 药物治疗：可用于重度哮喘治疗的药物包括 OCS、LABA、LTRA、LAMA、缓释茶碱和大环内酯类药物等。重度哮喘通常需要使用大剂量 ICS，如每日二丙酸倍氯米松 >1000 μg（标准颗粒 HFA）或 >400 μg（超细颗粒 HFA）、布地奈德 >800 μg（DPI）、丙酸氟替卡松 >500 μg（DPI）。对于大剂量 ICS 维持治疗再联合其他控制药物仍未控制者，或反复急性发作的患者，建议加用 OCS 作为维持用药，推荐初始剂量：泼尼松片每日 0.5 ~ 0.8 mg/kg 体重，当哮喘症状控制并维持一段时间后，逐渐减少 OCS 剂量，并确定最低维持剂量（一般 ≤10 mg/d）长期口服治疗。LABA、LTRA、LAMA 及茶碱都需要与 ICS 联合使用。生物靶向药物是近年来用于治疗重度哮喘新的治疗药物，目前可以在临床应用的主要有以下一些药物，如抗 IgE 单克隆抗体、抗 IL-5 单克隆抗体、抗 IL-5 受体（IL-5R）的单克隆抗体、抗 IL-4R 单克隆抗体、大环内酯类药物。

4. 支气管热成形术（bronchial thermoplasty，BT）：这是一项在支气管镜下进行的非药物治疗技术，能够减少气道平滑肌的数量、降低气道平滑肌收缩力、改善哮喘控制水平、提高患者生活质量，并减少药物的使用。其短期疗效与安全性正逐渐被越来越多的研究所证实，但其远期疗效仍需做进一步研究。对于已经规范使用了 GINA 第 4 级或第 5 级治疗方案半年或更长时间治疗后，仍然不能达到良好控制的哮喘患者；或者已经规范使用 GINA 第 4 级或第 5 级治疗方案后，虽然可以维持哮喘控制，但在降级治疗中（尤其是口服激素减量时）反复失去控制的患者可以考虑 BT 的治疗。此项操作需在有资质的医院开展，同时需注意其并发症的发生。

二、中医

治疗当遵循发时治标、平时治本的原则。发时攻邪治标，祛痰利气，寒痰宜温化宣肺，热痰当清化肃肺，反复日久，发时正虚邪实者，又当兼顾，不可单纯拘泥于攻邪。平时应扶正治本，则气虚者应予温补，阴虚者则予滋养，分别采取补肺、健脾、益肾等法，以冀减轻或控制其发作。

（一）辨证论治

1. 急性发作期

（1）风哮证

治法：祛风解痉，宣肺平喘。

方药：黄龙舒喘汤加减。

常用药：炙麻黄、地龙、蝉蜕、紫苏子、石菖蒲、白芍、五味子、白果、甘草、防风等。

加减：若咽痒，咳嗽较甚，加金沸草、细辛；若鼻塞，声重较甚，加辛夷、苍耳子；若咳痰黏腻、胸闷、苔腻，加法半夏、厚朴、茯苓。

（2）寒哮证

治法：宣肺散寒，化痰平喘。

方药：射干麻黄汤（《金匮要略》）加减。

常用药：射干、麻黄、细辛、半夏、杏仁、生姜、紫菀、款冬花、甘草等。

加减：若痰涌气逆，不得平卧，可加葶苈子、苏子、杏仁、白前、橘皮等；若咳逆上气、汗多，加白芍；若表寒里饮，寒象较重，可改用小青龙汤治疗。

（3）热哮证

治法：清肺渗湿，宣肺平喘。

方药：清肺渗湿汤加减。

常用药：麻黄、杏仁、石膏、冬瓜仁、薏苡仁、车前草、川贝母、蝉蜕、射干、鱼腥草、茯苓、石苇、蚤休、双花等。

加减：肺气壅实，痰鸣息涌，不得平卧，加葶苈子、地龙；肺热壅盛，咳痰稠黄，加海蛤壳、知母；大便秘结，可加大黄、芒硝、全瓜蒌、枳实；病久热盛伤阴，气急难续，痰少质黏，口咽干燥，舌红少苔，脉细数，当养阴清热化痰，加沙参、知母、天花粉。

（4）肾虚热哮证

治法：补肾清肺。

方药：清肺渗湿汤合六味地黄汤（《医学心悟》）加减。

常用药：麻黄、杏仁、石膏、冬瓜仁、薏苡仁、车前草、川贝、蝉蜕、鱼腥草、茯苓、石苇、蚤休、双花、熟地黄、山萸肉、山药、牡丹皮等。

加减：若心慌口干，加南沙参、知母；若五心烦热，加牡丹皮、地骨皮。

（5）肾虚寒哮证

治法：补肾散寒。

方药：射干麻黄汤（《金匮要略》）合六味地黄汤（《医学心悟》）加减。

常用药：射干、麻黄、细辛、款冬花、紫菀、五味子、半夏、熟地黄、山萸肉、山药、泽泻、丹皮、茯苓等。

加减：若畏寒肢冷，加牛膝、炮附子；若阳虚甚，加肉桂、补骨脂、仙灵脾、鹿角片。

（6）阳虚喘脱危证

治法：化痰开窍，回阳固脱。

方药：回阳救急汤（《伤寒六书》）加减。

常用药：人参、炮附片、甘草、山萸肉、石菖蒲、白果、葶苈子、煅龙骨、煅牡蛎、蛤蚧等。

加减：若阳虚甚，气息微弱，汗出肢冷，舌淡，脉沉细者，加干姜；神昧不清者，加丹参、远志、石菖蒲；浮肿者，加茯苓、炙蟾皮、万年青根。

2. 慢性持续期

（1）痰哮证

治法：健脾化痰，降气平喘。

方药：三子养亲汤（《医方集解》）加减。

常用药：炙麻黄、苦杏仁、橘红、半夏、茯苓、紫苏子、莱菔子、白芥子、诃子、甘草等。

加减：若痰湿较重，舌苔厚腻，可加苍术、厚朴；若脾虚，纳少，神疲，便溏，加党参、白术；若痰从寒化，色白清稀，畏寒，加干姜、细辛。

（2）虚哮证

治法：补肺纳肾，降气平喘。

方药：平喘固本汤加减。

常用药：黄芪、胡桃肉、五味子、紫苏子、法半夏、款冬花、陈皮、地龙等。或补肾益气方加减，黄芪、淫羊藿、生地黄等。

加减：若脐下筑筑跳动，气从少腹上冲胸咽，为肾失潜纳，加紫石英、磁石、沉香；若肾阴虚，宜用七味都气丸合生脉散加减。

注：慢性持续期证型较复杂，往往虚实夹杂；实证有寒热之分，虚证当分清肺脾气虚或肺肾气虚，同时应分清阴阳；另外还需重视兼夹证。

3. 临床控制期

（1）肺脾气虚证

治法：健脾益肺，培土生金。

方药：玉屏风散（《医方考》）和六君子汤（《医学正传》）加减。

常用药：黄芪、白术、防风、党参、茯苓、甘草、陈皮、半夏等。

加减：若痰多，加前胡、杏仁；若呛咳，痰少质黏，口咽干，舌质红，可用生脉散加沙参、玉竹、黄芪。

（2）肺肾气虚证

治法：补益肺肾，纳气平喘。

方药：补肺散（《普济方》）合金水六君煎（《景岳全书》）加减。

常用药：桑白皮、熟地黄、人参、紫菀、五味子、当归、法半夏、陈皮、茯苓、炙甘草、菟丝子、补骨脂等。或补肾益气方（验方）加减，用黄芪、淫羊藿、生地黄等。

加减：若咳逆，咳痰稀薄，加款冬花、苏子、钟乳石等；若偏阴虚，加沙参、玉竹、百合、诃子；若咳痰稠黏，加川贝母、百部。

（二）其他中医特色疗法

1. 针灸治疗

（1）实证

风寒外袭，症见咳嗽，咳吐稀痰，形寒无汗，头痛，口不渴，苔薄白，脉浮紧。如因痰热，多见咳痰黏腻色黄，咳痰不爽，胸中烦闷，或见身热口渴，大便秘结，苔黄腻，脉滑数。

治法：取手太阴经穴为主。毫针刺用泻法，风寒可酌用灸法；痰热可兼取足阳明经穴，不宜灸。

处方：膻中、列缺、肺俞、尺泽。

风寒加风门；痰热加丰隆；喘甚加天突、定喘。

（2）虚证

主证：病久肺气不足，症见气息短促，语言无力，动则汗出，舌质淡或微红，脉细数或软无力。如喘促日久，以致肾虚不能纳气，则神疲气不得续，动则喘息，汗出，肢冷，脉象沉细。

治法：调补肺肾之气为主。毫针用补法，可酌情用灸。

处方：肺俞、膏肓、肾俞、气海、足三里、太渊、太溪。

疗程：每日 1 次或隔日 1 次，7～10 次为 1 个疗程。

2. 穴位贴敷疗法

（1）药物选择：偏于寒证者，固本咳喘膏，主要选用白芥子、延胡索、甘遂、细辛、肉桂等药物，磨成粉，炒制加工，姜汁调敷。偏于热证者，清肺膏，主要选用胆南星、芒硝、桔梗、栀子、丹参、青黛、冰片等药物，磨成粉，炒制加工，白醋调敷。

（2）穴位选择：急性发作期选大椎、大杼、风门、中府为基本穴；喘重者加定喘、外定喘；痰多者加丰隆；胸膈满闷者膻中、中府、天突并用；临床控制期选取肺俞、心俞、膈俞。

（3）操作方法：患者取坐位，暴露所选穴位，穴位局部常规消毒后，取贴敷剂敷于穴位上，于 2～6 小时后取下即可。

（4）外敷后反应及处理：严密观察用药反应。①外敷后多数患者局部有发红、发热、发痒感，或伴少量小水疱，此属外敷的正常反应，一般不需处理；②如果出现较大水疱，可先用消毒毫针将疱壁刺一针孔，放出疱液，再消毒。要注意保持局部清洁，避免摩擦，防止感染；③外敷治疗后皮肤可暂有色素沉着，但 5～7 天会消退，且不会留有瘢痕，不必顾及。

急性发作期穴位贴敷每周 2 次、临床控制期每 10 天 1 次，视患者皮肤敏感性和反应情况对贴敷次数进行调整。

3. 拔罐：急性发作期和慢性持续期患者，根据病情需要，可选择大椎、风门、肺俞、定喘、丰隆等穴位，每日或隔日拔 1 次，每次更换部位，拔罐时间 5～8 分钟，10 日为 1 疗程。

4. 耳穴贴压（耳穴埋豆）：急性发作期和慢性持续期患者，根据病情需要，可选择下屏尖、肾上腺、气管、皮质下、交感、肺等穴位，用磁珠或王不留行固定于相应穴位，每天按 4～6 次，以有酸胀感为度，每次 3～5 分钟，保留 3～7 天。

5. 膏方：慢性持续期和临床控制期的患者，根据患者体质辨证使用。哮喘发病其标在肺，其本在肾，虚实夹杂，故临床在扶正补虚的同时，宜兼顾祛邪治病；同时应重视顾护脾胃，不可滋腻太过。方以二陈汤、七味都气丸、人参养荣汤等为主加减。

6. 其他：对于不能口服中药汤剂的患者，可给予辨证中药灌肠治疗。急性发作期病情稳定后和慢性持续期、临床控制期可进行肺康复训练，如呼吸吐纳功、缩唇呼吸、肢体锻炼等。根据病情可辨证选择其他有明确疗效的治疗方法，如中药定向透药治疗、中药塌渍治疗、中药足浴、模拟针刺手法电针治疗、机械辅助排痰、中药蒸汽浴治疗。

（三）护理调摄要点

1. 起居护理：哮喘发作时卧床休息，重者取半卧位或端坐位；寒哮、虚哮证患者的病室宜向阳温暖，胸背部保暖；热哮证患者的室温宜偏凉；痰黏稠难以咳出时，注意翻身拍背。

2. 给药护理：中药汤剂一般宜温服，寒哮证宜热服；哮喘发作有规律者，可在发作前1~2小时服药以缓解症状，服药后观察其效果和反应。

3. 饮食护理：注意饮食调护，保持大便通畅；饮食宜清淡、富营养，不宜过饱、过甜、过咸，忌生冷、辛辣、鱼腥发物、烟酒等；喘憋多汗者，应多饮水。咳嗽痰多者，可适当食用化痰止咳的食疗方，如杏仁、梨、陈皮粥等。

4. 避免哮喘的诱发因素：如避免摄入引起过敏的食物，室内不种花草，不养宠物，经常打扫房间，清洗床上用品等；帮助患者理解哮喘发病机制及其本质、发作先兆、症状等。指导患者自我监测症状，预防发作。通过定期肺功能监测，客观评价哮喘病情严重程度；帮助患者学会在急性发作时能简单、及时地应对，掌握正确的药物吸入技术，讲解常用药物的用法、剂量、疗效、副作用，与患者共同制订哮喘长期管理、防止复发的计划。

5. 劳逸适当：防止过度疲劳，根据身体情况，进行适当的体育锻炼，如太极拳、内养功、八段锦、慢跑等，逐步增强体质，以提高抗病能力并预防疾病发展为不可逆性气道阻塞等，防止发生猝死。

【哮喘的教育与管理】

哮喘患者的教育与管理是提高疗效，减少复发，提高患者生活质量的重要措施。为每位初诊哮喘患者制订长期防治计划，使患者在医生和专科护士指导下学会自我管理，包括了解哮喘的激发因素及避免诱因的方法、熟悉哮喘发作先兆表现及相应处理办法、学会在家中自行监测病情变化并进行评定、重点掌握峰流速仪的使用方法、坚持记哮喘日记、学会哮喘发作时进行简单的紧急自我处理方法、掌握正确的吸入技术、知道什么情况下应去医院就诊，以及和医生共同制定防止复发、保持长期稳定的方案。

【预后】

哮喘被认为是一种异质性疾病，基因－环境相互作用驱动了它的起始和维持。最重要的基因－环境可能发生在生命早期甚至胎儿期，在孕期或生命早期可能存在环境因素影响哮喘发生的"时机窗"。多种环境因素（包括生物因素和社会因素）可能对哮喘的发生起重要作用，这些环境中的危险因素集中在营养、过敏原（包括吸入和摄入）、污染（特别是环境中的烟草烟雾和交通相关空气污染）、微生物和社会心理因素等方面。通过长期规范化治疗，儿童哮喘临床控制率可达95%，成人可达80%。轻症患者容易控制；病情重，气道反应性增高明显，出现气道重构，或伴有其他过敏性疾病者则不易控制。若长期反复发作，可并发肺源性心脏病。

第三节 特殊类型支气管哮喘的治疗策略

一、咳嗽变异性哮喘

咳嗽变异性哮喘（cough variant asthma，CVA）是指以慢性咳嗽为唯一或主要临床表现，无明显喘息、气促等症状，但存在气道高反应性的一种不典型哮喘。国内外多项研究结果显示，CVA 是成人慢性咳嗽的常见病因，国内多中心调查结果显示其占慢性咳嗽病因的 1/3。

CVA 的主要表现为刺激性干咳，通常咳嗽较剧烈，夜间咳嗽为其重要特征。部分患者有季节性。在剧烈咳嗽时可伴有呼吸不畅、胸闷、呼吸困难等表现。常伴发过敏性鼻炎。感冒、异味、油烟和冷空气容易诱发或加重咳嗽，但此临床特点不具诊断价值。

支气管激发试验阳性是诊断 CVA 最重要的条件，但临床上亦要注意假阳性和假阴性的可能，需结合治疗反应，抗哮喘治疗有效才能确诊。近半数 CVA 患者存在小气道功能紊乱。绝大部分 CVA 患者诱导痰嗜酸性粒细胞增加，少部分显著增加，但总体增高比例不如典型哮喘。诱导痰嗜酸性粒细胞较高者发展为典型哮喘的概率更高。FeNO 水平与诱导痰嗜酸性粒细胞水平具有一定相关性，FeNO 增高提示诱导痰嗜酸性粒细胞增高，但 FeNO 检测正常不能排除诱导痰嗜酸性粒细胞增高。慢性咳嗽患者诱导痰嗜酸性粒细胞增加和 FeNO 水平增加提示 CVA 的可能。嗜酸性粒细胞性支气管炎有与 CVA 类似的临床表现、气道炎症和激素治疗反应，但无气道高反应性。临床上无法进行支气管激发试验的慢性咳嗽患者，无提示其他慢性咳嗽病因的特征，可考虑按 CVA 进行经验性治疗，但治疗无效时需进一步检查。某些气道内疾病如腺瘤、支气管结核有时亦存在反复咳嗽症状，可能会被误诊为 CVA，临床上需注意鉴别。

CVA 的治疗原则与哮喘治疗相同，大多数患者或 ICS + LABA 治疗有效，治疗时间在 8 周以上。部分患者停药后可能复发，需要长期治疗。LTRA 治疗有效。很少需要口服激素治疗，气道炎症严重的 CVA 或 ICS 治疗效果不佳时，可以考虑升级治疗，加用白三烯受体拮抗剂治疗，或短期使用中低剂量口服激素治疗。

二、胸闷变异性哮喘

近年来，我国专家发现存在以胸闷为唯一症状的不典型哮喘，命名为"胸闷变异性哮喘"（chest tightness variant asthma，CTVA），这类患者以中青年多见，起病隐匿，胸闷可在活动后诱发，部分患者夜间发作较为频繁，没有反复发作的喘息、气促等典型的哮喘表现，常伴有焦虑。肺部听诊没有哮鸣音，具有气道高反应性、可逆性气流受限及典型哮喘的病理生理特征，并对 ICS 或 ICS + LABA 治疗有效。

三、围手术期哮喘管理

围手术期是从患者决定接受手术治疗开始，到手术治疗后基本康复，在术前 5~7 日至术后 7~12 日。围手术期哮喘管理目标：降低围手术期哮喘急性发作风险，降低麻醉、手术操作气道不良事件的风险。

1. 术前准备：完整的术前评估与准备及哮喘的良好控制是保证围手术期安全的关键。评估应包括症状评估及围手术期急性发作风险评估。对于择期手术，哮喘评估应至少在术前1周进行。哮喘症状未控制及近期有过急性发作的哮喘患者，其围手术期发生支气管痉挛的风险增高。围手术期哮喘患者推荐常规行肺功能检查，尤其对于症状未控制的哮喘患者。所有哮喘患者择期手术应在达到良好哮喘控制后进行；对于急诊手术，则应充分权衡患者可能存在的气道风险与手术必要性。所有哮喘患者，围手术期应规律应用维持药物。静脉激素治疗可能更适合于急诊手术患者。

2. 术中管理：神经肌肉阻滞剂是最常见诱发过敏反应的药物，如阿曲库铵、米库溴铵等，均可诱导组胺释放效应，而罗库溴铵适用于哮喘患者快速气管插管。七氟醚作为吸入性麻醉诱导剂，其耐受性良好且具有支气管舒张作用。

3. 术后管理：术后良好的镇痛、加强呼吸训练、控制胃食管反流等可能有助于减少哮喘急性发作风险。无创正压通气对于气管拔管后持续气道痉挛的哮喘患者可能获益。

四、阿司匹林及药物诱发性哮喘

应用某些药物而引起的哮喘发作，称为药物诱发性哮喘（drug-induced asthma，DIA）。常见的药物包括非甾体抗炎药（NSAIDs），其他药物还有降压药、β受体阻滞剂、抗胆碱药、抗生素和某些生物制剂。哮喘患者在服用阿司匹林数分钟或数小时后可诱发哮喘急性发作，这是对以阿司匹林为代表的非甾体抗炎药不耐受现象，称为阿司匹林性哮喘（aspirin induced asthma，AIA）。妊娠期尤其妊娠后期使用治疗剂量的阿司匹林可提高后代儿童期哮喘的发生风险。

近40%的AIA患者存在慢性鼻炎、鼻息肉、鼻旁窦炎及嗅觉异常。AIA的典型临床表现：在服用阿司匹林等非甾体抗炎药10～120分钟后出现严重的哮喘发作，常伴有发绀、结膜充血、大汗淋漓、端坐呼吸、烦躁不安或伴咳嗽。大多根据服用阿司匹林等环氧酶抑制剂后引起哮喘急性发作的病史而诊断，阿司匹林激发试验被用于诱导支气管痉挛，以诊断AIA，包括口服阿司匹林和吸入赖氨酸-阿司匹林激发试验，但因能诱发严重的支气管痉挛，必须由经验丰富的医务人员在具备一定抢救条件下进行。

预防DIA最有效的方法是避免再次应用该类药物，对于那些需大剂量糖皮质激素来控制哮喘症状，或常规治疗难以改善鼻部炎症和息肉病变，或因其他疾病而需服用阿司匹林的阿司匹林性哮喘患者，可进行脱敏治疗。控制鼻部疾病、LTRA治疗均有助于阿司匹林性哮喘症状的改善。当有临床需要使用非甾体抗炎药时，建议考虑使用COX-2抑制剂。

五、妊娠期和月经期哮喘

妊娠期哮喘是指女性怀孕期间出现的哮喘。4%～8%的孕妇患哮喘，1/3的哮喘患者因妊娠而加重，多发生在妊娠第24～36周；妊娠期前3个月体重增加超过5 kg与哮喘急性加重风险呈正相关，且风险会随体重增长而进一步增加。妊娠哮喘不仅影响孕妇，还影响胎儿；未控制的妊娠哮喘会导致孕妇发生子痫或妊娠高血压综合征，还可增加围产期病死率、早产率和低体重儿的发生率，而目前妊娠期哮喘的控制管理现状不容乐观。

妊娠期哮喘的治疗原则与典型哮喘相同，基于妊娠安全性考虑，药物选择要慎重；在妊娠过程中停用 ICS 可导致哮喘急性发作。LTRA 可减少症状，且不增加早产的风险，有文献将其归为 B 类药。从妊娠早期补充适量维生素 D 可减少哮喘高危后代的儿童期哮喘、发作性喘息的发生，而妊娠期饮食中富含叶酸并同时服用推荐水平及以上剂量的叶酸补充剂则会轻度提高后代儿童期哮喘的发生风险。

妊娠期哮喘的全程化管理可以减少哮喘症状波动或急性发作给孕妇和胎儿带来的负面影响。包括，①评估和监测哮喘病情：监测 PEF 变异率；②控制哮喘加重的因素，避免接触诱发因素；③妊娠哮喘急性发作时，咳嗽、胸闷、气急、喘息或 PEF 下降 20%，胎动减少及 $SaO_2 < 90\%$ 时，应立即每 20 分钟吸入 2 ~ 4 吸沙丁胺醇，观察 1 小时，无改善需立即就诊；④如哮喘急性发作严重，且胎儿已成熟，可考虑终止妊娠，哮喘的控制是减少母体和胎儿风险的保证；⑤以 FeNO 指导用药的孕期哮喘管理方式，可预防后代学龄前期哮喘的发生。

月经性哮喘是指妇女哮喘发作与其月经周期有关，目前将月经前哮喘和月经期哮喘统称为月经性哮喘。它与重度哮喘或难治性哮喘相关。凡在月经前后出现规律性哮喘而且排除其他原因引起的喘息即可诊断。

月经性哮喘治疗处理原则与典型的哮喘类似。月经前易发作哮喘的，可在周期性哮喘发作前数天口服预防药物，如酮替芬（2 次/日，每次 1 mg）或孟鲁司特（10 mg，1 次/日）；月经来潮前适时使用黄体酮肌内注射，可防止黄体酮水平的突然下降；酌情使用，对经前期紧张者有效。

六、哮喘合并慢性阻塞性肺疾病

哮喘 - 慢性阻塞性肺疾病重叠综合征（asthma-COPD overlap syndrome，ACO）以持续气流受限为特征，同时伴有哮喘和慢阻肺相关的临床特点，是临床上对同时具有哮喘和慢阻肺特征的一种描述性用语，其包含了哮喘和慢阻肺不同的临床表型，ACO 的患病率在 15% ~ 20%。

目前 ACO 尚无公认的诊断标准，符合如下标准的患者需考虑 ACO 诊断：①已诊断慢阻肺的患者，如存在可逆的气流受限（吸入支气管舒张剂后 FEV_1 改善率 > 12%，且绝对值升高 > 200 mL）、FeNO 增高、诱导痰嗜酸性粒细胞增高、既往有哮喘病史，需考虑 ACO 诊断；②已诊断哮喘的患者，经过 3 ~ 6 个月规范治疗后，仍然存在持续气流受限（吸入支气管舒张剂后 $FEV_1/FVC < 70\%$），存在有害气体或物质暴露史（吸烟或既往吸烟 ≥ 10 包年），高分辨率 CT（high resolution CT，HRCT）判断存在肺气肿及肺功能检查弥散功能下降，需考虑 ACO 的诊断。就目前的研究来看，ACO 不是一个独立的疾病，而是哮喘和慢阻肺两个疾病共存。

ACO 的治疗推荐联合应用 ICS + LABA + LAMA。同时，ACO 治疗应包括戒烟、肺康复、疫苗接种和合并症的治疗。

【支气管哮喘的中医药诊疗综述】

支气管哮喘是临床的常见病、多发病，同时是难治性疾病之一，是近年来众多学者讨论的一个热点话题，此病的发病机制较为复杂，并没得到彻底完全的解释，而西药治疗存在局限性，长期使用副作用明显，并且容易反复。本文希望从中医的方向，为支气管哮喘的治疗开辟新的思路与方法。中医称支气管哮喘为哮证，本文介绍了哮证病名的由来，古代医家对哮证病因病机的阐述，现在医家对其病因病机的理解、辨证分型的研究；临床常见治疗哮证的经方、验方，以及名中医治疗经验论述，积极探求哮证的中医防治方法，发挥出中医药在治疗支气管哮喘中的独特优势。

1. 哮喘的病名认识：支气管哮喘在中医属于"哮病"范畴。中医对哮喘最早的描述可以追溯到内经时代，《黄帝内经》中即有诸如"喘鸣""喘呼""喘咳""喘息"的记载。中医对疾病的命名方式为根据疾病的突出证候命名，故哮喘的命名多样，不一而论。如《金匮要略》谓之"上气"："咳而上气，喉中水鸡声，射干麻黄汤主之。"《诸病源候论》称之"呷嗽"："呷嗽者，犹是咳嗽也。其胸膈痰饮多者，嗽则气动于痰，上搏喉咽之间，痰气相击，随嗽动息，呼呷有声，谓之呷嗽。"此外还有诸如"哮吼""咳喘"等称谓。"哮喘"之称最早是在宋代王执中的《针灸资生经》中出现的，及至金元时期，朱丹溪在《丹溪心法》中将哮、喘分而论之，作为独立的病名论述，哮称"哮喘"，喘称"喘病"。明代虞抟在《医学正传》中区分为"哮以声响言，喘以气息言"。现哮喘多以"哮病"称之，如《中医内科学》即将其定义为"哮病"范畴，指主要表现为痰鸣气喘，喉中哮鸣有声，呼吸气促困难的一类疾病。

2. 哮喘的中医病因病机：古今关于其病因病机的阐述十分丰富，主要包括夙根学说和外邪学说。

（1）夙根学说

1）痰或痰瘀为夙根：王烈教授认为哮喘发病过程中自始至终贯穿的病理因素是痰，哮喘发作期应以化痰、祛痰为大法，稳定期以固肾截痰之法，防治肾虚和痰伏。朱慧华等认为宿痰为哮喘发病之夙根，瘀血是哮喘迁延不愈的重要因素，痰瘀互结导致哮喘反复发作。刘慧认为哮喘的夙根主要是"痰瘀伏肺"，发病的诱因为风邪，病理基础是痰瘀闭阻肺络，由于风痰瘀的相互作用，最后导致哮喘的产生。赵丽娟认为哮喘的发病机理是肺气壅塞所致，而肺气壅塞又由"痰瘀伏肺"而成。郑星宇等通过实验研究及中医痰瘀同源、因痰致瘀、因瘀生痰的观点，提出痰瘀互结是哮喘发作的病因，同时亦是哮喘发作过程中的病理产物。王江认为，哮喘的西医病理改变，如末梢气道炎症，黏膜水肿渗出，阻塞小气道，引起肺内气体滞留影响气体交换，与中医的"痰气搏结，阻塞气道，痰随气升，气因痰阻"机理相似。

2）肺脾肾虚为夙根。《类证治裁》曰："肺为气之主，肾为气之根，肺主出气，肾主纳气，阴阳相交，呼吸乃和，若出纳升降失常，斯喘作焉"。马君等认为，哮喘的病机是痰饮为标、肺肾不足为本。由于肺气不足，卫外之阳不能充实腠理，易为外邪侵袭；肺气虚衰，则治节无权，失于疏布，凝液为痰，肾气虚衰，则失于蒸化，其阳虚者，水泛为痰，阴虚者炼液为痰。宋康等认为哮喘的夙根是肾虚，其本质以基因遗传为主，与细胞因子、神经内分泌及自由基代谢有相关性。夏永良等从脾为脏腑之本，全身气机升降枢纽的理论出发，探讨哮喘临床控制期从脾论治的机理，认为脾虚是导致哮喘痰浊、气滞、血瘀的根本原因，脾虚而致气虚，卫外失固，易感外邪而诱发哮喘。刘自力等通过对各种"夙根"学说的分析，以脾虚致哮为理论依托，以培土生金立法治疗哮喘取得满意疗效为临床依据，结合现代分子生物学对脾虚哮喘的研究成果，提出脾虚为哮喘夙根的夙根学说。

（2）外邪学说

《素问·太阴阳明论》提到："故犯贼风虚邪者……入六腑……入六腑则身热，不时卧，上为喘呼。"肺开窍于鼻，外合皮毛，本身为娇脏，容易受外邪侵袭，风寒、风热等邪气内郁于肺，壅遏肺气，导致肺气不疏，肺失宣降，肺气上逆而发为哮病。此外，吸入花粉、粉尘、异常气味等，也可影响肺的宣降功能，导致肺气上逆而发生哮病。国医大师晁恩祥在"风咳"的诊治方面有相当高的造诣，他认为"风邪犯肺，肺失宣肃，气道挛急"是本病的主要病机，主要矛盾是风邪，治疗上以"疏风宣肺，缓急解痉"为治疗大法。

3. 哮喘的中医辨证分型：目前关于哮喘的中医辨证分型尚未有统一标准。《中医病证诊断疗效标准》将哮喘分为发作期与临床控制期，发作期分为热哮、冷哮、虚哮，临床控制期分为肺气亏虚、肾气亏虚、脾气亏虚。《中药新药临床研究指导原则》将哮喘发作期分冷哮、热哮、风哮、虚哮；临床控制期分肺气亏虚、脾气亏虚和肾气亏虚 3 型。还有很多医家根据临床经验进行分型，如周仲瑛根据多年临证经验将哮喘主要分为寒哮、热哮、寒包热哮、风痰哮、虚哮进行辨治。王雪慧等认为哮喘慢性持续期既有痰瘀内伏未消，又有肺脾肝肾气阴阳不足，乃虚实夹杂之证，可以分为气虚感寒证、阳虚恶寒证、阴虚夹热证、痰瘀阻滞证，其中，气虚、阳虚证可发病为寒哮；阴虚夹热证可发病为热哮；气虚、阳虚合热证可转化为寒包热哮；气虚、阳虚合痰瘀阻滞证可发病为风痰哮；气虚、阴虚、阳虚证可发病为虚哮。

4. 哮喘的中医药治疗：中医对哮喘的治疗要分急性期和临床控制期，急性期多从邪实着手，主要以宣肺解表、理气化痰、止痉平喘为主，稳定期大多从肺、脾、肾三脏虚损论治。

（1）急性期从邪实着手。刘国斌等对夏金时主任医师治疗哮喘经验做了总结：哮喘发作期的关键病理环节为痰阻气闭，治宜攻邪祛痰、宣降肺气，临床上辨证选方，寒哮者选用小青龙汤，酌情加利气化痰、解痉平喘之品；病久阳虚，自汗明显者，予苏子降气汤加减；热哮者则用定喘汤以宣肺降气，化痰平喘，清热解表；浊哮者用三子养亲汤加减。吴继全等总结晁恩祥教授治疗肺系疾病的临证特点，提出哮喘之病因为"风邪"，治当疏风宣肺，解痉平喘，常用麻黄、地龙、蝉蜕、白果、苏子、五味子等药物治疗，疗效显著。温志华运用解痉平喘汤治疗发作期哮喘患者 76 例，药物：炙麻黄、苏叶、炒苏子、莱菔子、诃子、杏仁、炒白芥子、蝉衣、白果、炙紫菀、款冬花、川贝，随证加减；总有效率为 92.1%。张宾运用平气散加味（大黄、葶苈子、莱菔子、青皮、陈皮、槟榔、生姜）治疗 54 例哮喘患者，随证加减，总有效率为 94.43%。

（2）临床控制期从虚论治：陈英芳等认为肺脾肾虚损，水液代谢失常，产生痰饮，形成夙根是导致哮喘反复发作的根本原因，用哮平方（黄芪、黄精、白术、当归、白果、莪术、僵蚕、陈皮、甘草）联合孟鲁司特钠防治哮喘 50 例，治疗组总有效率为 86.0%，对照组总有效率为 67.4%，两组比较差值有统计学意义。孙琼认为哮喘临床控制期以肺、脾、肾三脏气虚为主，宜培补正气，从本调治，脾胃虚弱者，治疗以健脾益气、培补中气为主，方用补中益气汤加味；肾虚为主者，重在益肾温阳，兼顾补脾益肺，补肾纳摄，方用金匮肾气丸加味；肺脾两虚者，法当健脾化痰，用六君汤加味；肺肾两虚者治以补肾益肺，固本强卫，用补中益气汤加减治疗。张峰总结俞长春名老中医治疗哮喘经验，提出哮喘临床控制期的治疗应从祛除体内伏痰和扶助正气两方面着手，常以玉屏风散、六君子汤、平喘固本汤等化裁，常用药物有：人参、黄芪、党参、白术、茯苓、地黄、防风、菟丝子、巴戟天、麦冬、沙参、五味子等。王金成等认为哮喘临床控制期以肺脾肾气虚为主，肺脾气虚者治以健脾益气、培土生金，方用六君子汤合补肺汤加减制成益气健脾丸，口服方用玉屏风散合参苓白术散加减；肺肾气虚者则治以补益肺肾、纳气平喘，方用参蛤散合补肺汤加减制成益气补肾丸，随证加减。此外还有很多医家注重活血化瘀，如张璇提出"哮喘之治重在活血化瘀"，通过小儿止喘灵治疗之后，所有的患者显控率为 80.12%，有效率为 92.38%。王志英综述了以活血化瘀法制作的地龙提取液、血府逐瘀汤、丹参注射液、川芎嗪等药物治疗哮喘，总有效率在 76%~96%。

5. 名中医治疗哮喘经验

（1）晁恩祥教授认为风邪是哮喘发病的重要因素之一，风盛痰阻、气道挛急是哮喘发作期的主要病机，哮喘发作期应以祛风解痉为根本治法，临床控制期以调补肺肾为法。他常用自拟黄龙平喘汤（常用药：麻黄、杏仁、地龙、白果、苏子、白芍、石菖蒲等）治疗发作期患者，对临床控制期患者常选用太子参、黄精、五味子、山茱萸、巴戟天、菟丝子等药物。方和谦教授认为哮喘发作期多为风寒袭肺所致，临床上可用小青龙汤、桂枝汤加厚朴杏子宣肺祛风，降气定喘；临床控制期病理本质为虚实夹杂，治疗应以标本兼治为则，以调补肺脾肾、宣肺化痰为法，肺脾气虚者可用补中益气汤、六君子汤，肾虚者可用人参生脉散、人参胡桃汤、金水六君煎等。

（2）夏翔教授认为哮喘发作期为肺气虚损、风邪入侵所致，临床控制期为虚实夹杂之证，肺脾肾虚与寒热痰浊并见。发作期常用苍耳子、辛夷花祛风邪，黄芪、防风益气固表，常用基本方：苍耳子 30 g，黄芪 20 g，辛夷花、佛耳草、江剪刀草、蛇舌草、大枣各 15 g，地龙、石苇、南北沙参各 12 g，荆芥、防风、麻黄、炙紫菀、炙款冬花、杏仁、浙贝母、甘草各 9 g；临床控制期常用基本方：黄芪 30 g，白术 15 g，党参 15 g，苍耳子 30 g，辛夷花 12 g，麻黄 12 g，炙款冬花 12 g，炙紫菀 12 g，江剪刀草 15 g，佛耳草 15 g，炙甘草 9 g，大枣 15 g。

（3）李辅仁教授认为哮喘发作期从痰论治，治疗常以五子定喘汤：紫苏子、葶苈子、莱菔子、杏仁各 10 g，白芥子 5 g 加味；临床控制期当健脾补肾，化痰活血，常用咳喘丸缓治方治疗哮喘临床控制期，组成药物有冬虫夏草、百合、百部、茯苓、前胡、南沙参、炙紫菀、泽泻、枸杞子、金银花、丹参、鱼腥草、款冬花、桑白皮、炒远志、法半夏、杏仁、川贝母、浙贝母。

（4）高忠英教授认为哮喘发作期、临床控制期均与肺脾肾相关，补肺健脾益肾为根本治法，哮喘发作期、临床控制期均应从肺脾肾三脏论治。他在治疗哮喘时注重收散并用，敛肺多用酸味之类，如五味子、乌梅等。

（5）秦亮甫教授认为痰是哮喘的病理因素，常用"麻杏定哮汤"（麻黄、杏仁、桑白皮、石膏、紫菀、川贝粉、浙贝母、车前子、黄芩）治疗哮喘发作期患者；他还提出"主取督脉，以治杂病"的理论，善用督脉治哮喘。

（6）刘伟胜教授擅于运用治未病理念指导哮喘防治，提出"避免风寒，防治宿痰，调摄饮食，调畅情志，动静结合，药膳食疗，调养体质"的哮喘预防原则。

综上所述，中医药治疗哮喘源远流长，很多医家治疗哮喘的理念虽不相同，但用于临床上同样效如桴鼓，名中医治疗哮喘的经验值得我们深入学习。

参考文献

[1] 葛均波，徐永健，王辰．内科学 ［M］.9 版．北京：人民卫生出版社，2018.

[2] 邵长荣．邵长荣实用中医肺病学 ［M］.北京：中国中医药出版社，2009.

[3] 周仲瑛．中医内科学 ［M］.北京：中国中医药出版社，2003.

[4] 沈元良．名老中医话肺系疾病 ［M］.北京：金盾出版社，2014.

[5] 周新，沈华浩，钟南山．支气管哮喘防治指南（2020 年版）［J］.中华结核和呼吸杂志，2020，43（12）：1023 – 1048.

[6] 田玉君．名中医惠萍治疗哮病经验总结 ［D］.长沙：湖南中医药大学，2020.

[7] 刘温丽，史艳平，张金虎．支气管哮喘的中医研究进展 ［J］.陕西中医，2018，39（6）：812 – 814.

[8] 王雪慧，田梓廷，李竹英．支气管哮喘慢性持续期中医分型 ［J］.河南中医，2018，38（4）：508 – 510.

第三章　慢性阻塞性肺疾病

第一节　中西医概述

慢性阻塞性肺疾病（chronic obstructive pulmonary disease，COPD）简称慢阻肺，是一种常见的、可以预防和治疗的疾病，其特征是持续存在的呼吸系统症状和气流受限，通常与显著暴露于有害颗粒或气体引起的气道和（或）肺泡异常有关。肺功能检查对确定气流受限有重要意义，在吸入支气管扩张剂后，第 1 秒用力呼气容积（FEV_1）与用力肺活量（FVC）的比值（FEV_1/FVC）<70% 表明存在持续气流受限。

慢阻肺是呼吸系统疾病中的常见病和多发病，患病率和病死率均居高不下。1992 年在我国北部和中部地区对 102 230 名农村成年人进行的调查显示，慢阻肺的患病率为 3%。2018 年新发布的我国慢阻肺流行病学调查结果显示，慢阻肺的患病率占 40 岁以上人群的 13.7%。在我国，慢阻肺是导致慢性呼吸衰竭和慢性肺源性心脏病最常见的病因，约占全部病例的 80%。因肺功能进行性减退，严重影响患者的劳动力和生活质量。慢阻肺造成巨大的社会和经济负担，根据世界银行/世界卫生组织发表的研究，预计至 2020 年慢阻肺将占世界疾病经济负担的第五位。

本病归属于中医学"肺胀"范畴。肺胀是由各种急慢性肺系疾病迁延而成，因长期反复咳喘，导致肺气胀满，呼吸不利，以咳嗽、气喘气急、胸闷、气短、胸部胀满膨隆，严重者出现心慌、水肿为主要临床表现的慢性肺系病证。

肺胀病名在《内经》中已经出现，《灵枢·胀论》云："肺胀者，虚满而喘咳"；《灵枢·经脉》更形象地描述肺胀的临床表现为"肺胀满膨膨而咳喘"，指出了肺胀的主症为咳喘、先咳后喘，由咳而喘，咳喘并作，并呈进行性加重，后世多把肺胀归入咳喘证中。《金匮要略·肺痿肺痈咳嗽上气病脉证治第七》中有"上气喘而躁者，属肺胀，欲作风水，发汗则愈""咳而上气，此为肺胀，其人喘，目如脱状，脉浮大者，越婢加半夏汤主之""肺胀，咳而上气，烦躁而喘，脉浮者，心下有水，小青龙加石膏汤主之"。这些论述强调了肺胀为感寒诱发，外寒内饮闭郁肺气，治疗以发汗祛邪、宣肺平喘为主。《丹溪心法·咳嗽》云："肺胀而嗽，或左或右不得眠，此痰夹瘀血碍气而病"，则强调了痰、瘀是肺胀发病的重要因素。《金匮要略·痰饮咳嗽病脉证并治第十二》中的支饮表现为"咳逆倚息，短气不得卧，其形如肿"，近似肺胀，治疗有攻补兼施的木防己汤、木防己去石膏加茯苓芒硝汤，已经认识到本病的发病与正气亏虚有关。《诸病源候论》明确强调了久咳正虚邪乘的发病机理，如《诸病源候论·久咳逆候》云："久咳嗽者，是肺极虚故也。肺既极虚，气还乘之，故连年积月久不瘥。夫气久逆不下，则变身面皆肿满，表里虚，气往来乘之故也。"《诸病源候论·咳逆上气候》谓:"咳而气还聚于肺,肺则胀,是为咳逆也。邪气与正气相搏,正气不得宣通,但逆上喉咽之间,邪伏则气静,邪动则气奔上,烦闷欲绝,故谓之咳逆上气也。"《诸病源候论·咳逆短气候》再言:"肺虚为微寒所伤则咳嗽,嗽则气还于肺间,则肺胀,肺胀则气逆。而肺本虚,气为不足,复为邪所乘,壅痞不能宣畅,故咳逆短气也。"《诸病源候论》强调了肺虚而胀,《丹溪心法·喘》则补充了脾肾亏虚而喘,所谓"脾肾俱虚,体弱之人,皆能发喘";《证治汇补·咳嗽》则进一步强调了肾虚,所谓"肾虚水枯,肺金不敢下降而胀"。

第二节　慢性支气管炎、肺气肿

慢性支气管炎简称慢支,是气管、支气管黏膜及其周围组织的慢性非特异性炎症。临床上以咳嗽、咳痰为主要症状,或有喘息,每年发病持续 3 个月或更长时间,连续 2 年或 2 年以上,并排除具有咳嗽、咳痰、喘息症状的其他疾病。

肺气肿与慢阻肺的关系:慢阻肺与慢性支气管炎和肺气肿有密切关系。慢性支气管炎是指在除外慢性咳嗽的其他已知原因后,患者每年咳嗽、咳痰 3 个月以上并连续 2 年者。肺气肿是指肺部终末细支气管远端气腔出现异常持久的扩张,并伴有肺泡和细支气管的破坏,而无明显的肺纤维化。当慢性支气管炎、肺气肿患者的肺功能检查出现持续气流受限时,则能诊断为慢阻肺;如患者只有慢性支气管炎和(或)肺气肿,而无持续气流受限,则不能诊断为慢阻肺。

【病因及发病机制】

一、西医

(一)病因

本病的病因尚不完全清楚,可能是多种环境因素与机体自身因素长期相互作用的结果。

1. 吸烟:吸烟是最重要的环境发病因素,吸烟者慢性支气管炎的患病率比不吸烟者高 2~8 倍。烟草中的焦油、尼古丁和氢氰酸等化学物质具有多种损伤效应,如损伤气道上皮细胞和纤毛运动,使气道净化能力下降;促使支气管黏液腺和杯状细胞增生肥大,黏液分泌增多;刺激副交感神经而使支气管平滑肌收缩,气道阻力增加;使氧自由基增多,诱导中性粒细胞释放蛋白酶,破坏肺弹力纤维,诱发肺气肿形成等。

2. 职业粉尘和化学物质:接触职业粉尘及化学物质,如烟雾、过敏原、工业废气及室内空气污染等,浓度过高或接触时间过长,均可能促使慢性支气管炎发病。

3. 空气污染:大量有害气体如二氧化硫、二氧化碳、氯气等可损伤气道黏膜上皮,使纤毛清除功能下降,黏液分泌增加,为细菌感染增加条件。

4. 感染因素:病毒、支原体、细菌等感染是慢性支气管炎发生和发展的重要原因之一。病毒感染以流感病毒、鼻病毒、腺病毒和呼吸道合胞病毒为常见。细菌感染常继发于病毒感染，常见病原体为肺炎链球菌、流感嗜血杆菌、卡他莫拉菌和葡萄球菌等。这些感染因素同样造成气管、支气管黏膜的损伤和慢性炎症。

5. 其他因素：免疫功能紊乱、气道高反应性、自主神经功能失调、年龄增大等机体因素和气候等环境因素均与慢性支气管炎的发生和发展有关。如老年人肾上腺皮质功能减退，细胞免疫功能下降，溶菌酶活性降低，从而容易造成呼吸道的反复感染。寒冷空气可以刺激腺体增加黏液分泌，纤毛运动减弱，黏膜血管收缩，局部血液循环障碍，造成继发感染。

（二）病理

支气管上皮细胞变性、坏死、脱落，后期出现鳞状上皮化生，纤毛变短、粘连、倒伏、脱失；各级支气管管壁均有多种炎症细胞浸润，以中性粒细胞、淋巴细胞为主，急性发作期可见大量中性粒细胞，严重者为化脓性炎症，黏膜充血、水肿；杯状细胞和黏液腺肥大增生、分泌旺盛，大量黏液潴留；病情继续发展，炎症由支气管壁向其周围组织扩散，黏膜下层平滑肌束可断裂萎缩，黏膜下和支气管周围纤维组织增生；支气管壁的损伤-修复过程反复发生，进而引起支气管结构重塑，胶原含量增加，瘢痕形成；进一步发展成阻塞性肺气肿时见肺泡腔扩大，肺泡弹性纤维断裂。

二、中医

本病可归属于中医病证"咳嗽"，咳嗽的病因有外感、内伤两大类。外感咳嗽为六淫外袭于肺；内伤咳嗽为脏腑功能失调，内邪干肺。不论邪从外入，还是自内而发，均可引起肺失宣肃，肺气上逆作咳。外感咳嗽属于邪实，为六淫外邪犯肺、肺气壅遏不畅所致。内伤咳嗽的病理因素主要为"痰"与"火"。而痰有寒热之别，火有虚实之分。痰火可互为因果，痰可郁而化火，火能炼液灼津为痰。多为脏腑功能失调，内邪上干于肺所致。常反复发作，迁延日久，脏气多虚，故属邪实与正虚并见。

外感咳嗽与内伤咳嗽可相互为病。外感咳嗽如迁延失治，邪伤肺气，更易反复感邪，而致咳嗽屡作，肺脏益伤，逐渐转为内伤咳嗽。内伤咳嗽，肺脏有病，卫外不强，易受外邪引发或加重，在气候转冷时尤为明显。久则肺脏虚弱，阴伤气耗，由实转虚。因此，咳嗽虽有外感、内伤之分，但两者尤可互为因果。

【诊断与辨证】

一、西医诊断

（一）临床表现

1. 症状：缓慢起病，病程长，反复急性发作而使病情加重。主要症状为咳嗽、咳痰或伴有喘息。急性加重系指咳嗽、咳痰、喘息等症状突然加重。急性加重的主要原因是呼吸道感染，病原体可以是病毒、细菌、支原体和衣原体等。

（1）咳嗽：一般晨间咳嗽为主，睡眠时有阵咳或排痰。

（2）咳痰：一般为白色黏液或浆液泡沫性，偶可带血。清晨排痰较多，起床后或体位变动可刺激。

（3）喘息或气急：喘息明显者可能伴发支气管哮喘。若伴肺气肿时可表现为活动后气促。

2. 体征：早期多无异常体征。急性发作期可在背部或双肺底听到干、湿啰音，咳嗽后可减少或消失。如伴发哮喘可闻及广泛哮鸣音并伴呼气期延长。

（二）辅助检查

1. X 线检查：早期可无异常。反复发作者表现为肺纹理增粗、紊乱，呈网状或条索状、斑点状阴影，以双下肺明显。

2. 呼吸功能检查：早期无异常。如有小气道阻塞时，最大呼气流速 - 容量曲线在 75% 和 50% 肺容量时流量明显降低。当使用支气管扩张剂后第 1 秒用力呼气容积（FEV_1）与用力肺活量（FVC）的比值（FEV_1/FVC）<70% 提示已发展为慢性阻塞性肺疾病。

3. 血液检查：细菌感染时可出现白细胞总数和（或）中性粒细胞计数增高。

4. 痰液检查：可培养出致病菌。涂片可发现革兰阳性菌或革兰阴性菌，或大量破坏的白细胞和杯状细胞。

（三）诊断要点

表现为咳嗽、咳痰或伴有喘息，每年发病持续 3 个月，连续 2 年或 2 年以上，并排除其他可以引起类似症状的慢性疾病。

（四）鉴别诊断

1. 支气管哮喘：部分哮喘患者以刺激性咳嗽为特征，灰尘、油烟、冷空气等容易诱发咳嗽，常有家庭或个人过敏性疾病史。抗生素对其无效，支气管激发试验阳性。

2. 嗜酸性粒细胞性支气管炎：临床症状类似，X 线检查无明显改变或肺纹理增加，支气管激发试验多阴性，临床上容易误诊。诱导痰检查嗜酸性粒细胞比例增加（≥3%）可以诊断。

3. 肺结核：常有发热、乏力、盗汗及消瘦等症状。痰液查找抗酸杆菌及胸部 X 线检查可以鉴别。

4. 支气管肺癌：多数有数年吸烟史，顽固性刺激性咳嗽或过去有咳嗽史，近期咳嗽性质发生改变，常有痰中带血。有时表现为反复同一部位的阻塞性肺炎，经抗生素治疗未能完全消退。痰脱落细胞学、胸部 CT 及支气管镜等检查可明确诊断。

5. 特发性肺纤维化：临床经过多缓慢，开始仅有咳嗽、咳痰，偶有气短。仔细听诊在胸部下后侧可闻及爆裂音（velero 啰音）。血气分析示动脉血氧分压降低，而二氧化碳分压可不升高。高分辨率螺旋 CT 检查有助于诊断。

6. 支气管扩张：典型者表现为反复大量咳脓痰或反复咯血。胸部 X 线检查常见肺野纹理粗乱或呈卷发状。高分辨率螺旋 CT 检查可确定诊断。

7. 其他引起慢性咳嗽的疾病：慢性咽炎、上呼吸道咳嗽综合征、胃食管反流、某些心血管疾病（如二尖瓣狭窄）等均有其各自的特点。

二、中医辨证

中医临床以咳嗽、咳痰为主要表现。应询查病史的新久、起病的缓急、是否兼有表证来判断外感咳嗽和内伤咳嗽。外感咳嗽，起病急，病程短，常伴肺卫表证；内伤咳嗽，常反复发作，病程长，多伴其他兼证。治疗应分清邪正虚实。外感咳嗽多为实证，应祛邪利肺，按病邪性质分风寒、风热、风燥论治。内伤咳嗽多属邪实正虚。标实为主者，治以祛邪止咳；本虚为主者，治以扶正补虚。并按本虚标实的主次酌情兼顾。同时除直接治肺外，还应从整体出发，注意治脾、治肝、治肾等。

1. 风寒袭肺证：咳嗽声重，气急，咽痒，咳痰稀薄色白；常伴鼻塞，流清涕，头痛，肢体酸楚；或见恶寒发热、无汗等表证，舌苔薄白，脉浮或浮紧。

2. 风热犯肺证：咳嗽频剧，气粗或咳声嘶哑，喉燥咽痛，咳痰不爽，痰黏稠或黄，咳时汗出；常伴鼻流黄涕，口渴，头痛，身楚；或见恶风、身热等表证；舌苔薄黄，脉浮数或浮滑。

3. 风燥伤肺证：干咳，连声作呛，喉痒，咽喉干痛，唇鼻干燥，无痰或痰少而黏，不易咳出，或痰中带有血丝，口干；初起或伴鼻塞、头痛、微寒、身热等表证；舌质干而少津，苔薄白或薄黄，脉浮数或小数。

4. 痰湿蕴肺证：咳嗽反复发作，咳声重浊，痰多，因痰而嗽，痰出咳平，痰黏腻或稠厚成块，色白或带灰色，每于早晨或食后则咳甚痰多，进食甘甜油腻食物加重，胸闷，脘痞，呕恶，食少，体倦，大便时溏，舌苔白腻，脉象濡滑。

5. 痰热郁肺证：咳嗽，气息粗促，或喉中有痰声，痰多质黏厚或稠黄，咳吐不爽，或有热腥味，或咳血痰，胸胁胀满，咳时引痛，面赤，或有身热，口干而黏，欲饮水，舌质红，舌苔薄黄腻，脉滑数。

6. 肝火犯肺证：上气咳逆阵作，咳时面赤，咽干口苦，情绪烦躁，常感痰滞咽喉而咳之难出，量少质黏，胸胁胀痛，咳时引痛，症状可随情绪波动而增减，舌红或舌边红，舌苔薄黄少津，脉弦数。

7. 肺阴亏耗证：干咳，咳声短促，痰少黏白，或痰中带血丝，或声音逐渐嘶哑，口干咽燥，或午后潮热，颧红，盗汗，日渐消瘦，神疲，舌质红少苔，脉细数。

【治疗】

一、西医

（一）急性加重期治疗

1. 控制感染：多依据患者所在地常见病原菌经验型选用抗生素，一般口服，病情严重时静脉给药。如左氧氟沙星 0.4 g，每日 1 次；罗红霉素 0.3 g，每日 2 次；阿莫西林 2 ~

4 g/d，分 2～4 次口服；头孢呋辛 1.0 g/d，分 2 次口服；复方磺胺甲噁唑片（SMZ-TMP），每次 2 片，每日 2 次。如果能培养出致病菌，可按药敏试验选用抗生素。

2. 镇咳祛痰：可使用复方甘草合剂 10 mL，每日 3 次；或复方氯化铵合剂 10 mL，每日 3 次；或溴己新 8～16 mg，每日 3 次；或盐酸氨溴索 30 mg，每日 3 次；或桃金娘油 0.3 g，每日 3 次。干咳为主者可用镇咳药物，如右美沙芬或其合剂等。

3. 平喘：有气喘者可加用支气管扩张剂，如氨茶碱 0.1 g，每日 3 次，或用茶碱控释剂；或 β_2 受体激动剂吸入。

（二）稳定期治疗

1. 戒烟，应避免吸入有害气体和其他有害颗粒。

2. 增强体质，预防感冒。

3. 反复呼吸道感染者可试用免疫调节剂或中医中药，如流感疫苗、肺炎疫苗、卡介苗多糖核酸、胸腺素等，部分患者或可见效。

二、中医

（一）辨证论治

1. 风寒袭肺证

治法：疏风散寒，宣肺止咳。

方药：三拗汤（《医学正传》）合止嗽散（《医学心悟》）加减。

常用药：麻黄、甘草、杏仁、桔梗、荆芥、紫菀、百部、白前、陈皮等。

加减：胸闷、气急等肺气闭实之象不著，而外有表证，可去麻黄之辛散，加苏叶、生姜以疏风解表；夹痰湿，咳而痰黏，胸闷，苔腻，加半夏、川朴、茯苓以燥湿化痰；表寒未解，里有郁热，热为寒遏，咳嗽音哑，气急似喘，痰黏稠，口渴，心烦，或有身热，加生石膏、桑白皮、黄芩以解表清里。

2. 风热犯肺证

治法：疏风清热，宣肺止咳。

方药：桑菊饮（《温病条辨》）加减。

常用药：杏仁、连翘、薄荷、桑叶、菊花、苦梗、甘草、苇根等。

加减：肺热内盛，身热较著，恶风不显，口渴喜饮，加黄芩、知母清肺泄热；热邪上壅，咽痛，加射干、山豆根、挂金灯、赤芍清热利咽；热伤肺津，咽燥口干，舌质红，加南沙参、天花粉、清热生津；夏令夹暑加六一散、鲜荷叶清解暑热。

3. 风燥伤肺证

治法：疏风清肺，润燥止咳。

方药：桑杏汤（《温病条辨》）加减。

常用药：桑叶、杏仁、沙参、象贝、香豉、栀皮、梨皮等。

加减：津伤较甚，干咳，咳痰不多，舌干红少苔，配麦冬、北沙参滋养肺阴；热重不恶寒，心烦口渴，酌加石膏、知母、黑山栀清肺泄热；肺络受损，痰中夹血，配白茅根清热止血。

另有凉燥证，温燥证与风寒并见，表现为干咳少痰或无痰、咽干鼻燥，兼有恶寒发热、头痛无汗、舌苔薄白而干等症。用药当以温而不燥、润而不凉为原则，方取杏苏散加减。药用苏叶、杏仁、前胡辛以宣散；紫菀、款冬花、百部、甘草温润止咳。恶寒甚，无汗，可配荆芥、防风以解表发汗。

4. 痰湿蕴肺证

治法：燥湿化痰，理气止咳。

方药：二陈平胃散（《症因脉治》）合三子养亲汤（《医方集解》）加减。

常用药：熟半夏、白茯苓、广皮、甘草、苍术、厚朴、白芥子、苏子、莱菔子等。

加减：咳逆气急，痰多胸闷，加白前、旋覆花化痰降气；寒痰较重，痰黏白如沫，怯寒背冷，加干姜、细辛、温肺化痰；久病脾虚，神疲，加党参、白术、炙甘草。症状平稳后可服六君子丸以资调理，或合杏苏二陈丸标本兼顾。

5. 痰热郁肺证

治法：清热肃肺，豁痰止咳。

方药：清金化痰汤（《杂病广要》）加减。

常用药：黄芩、栀子、桔梗、麦冬、贝母、橘红、茯苓、桑皮、知母、瓜蒌仁、甘草等。

加减：痰热郁蒸，痰黄如脓或有热腥味，加鱼腥草、金荞麦根、象贝母、冬瓜子、薏苡仁等清热化痰；痰热壅盛，腑气不通，胸满咳腻，痰涌，便秘，配葶苈子、大黄、芒硝泻肺通腑逐痰；痰热伤津，口干，舌红少津，配北沙参、天冬、天花粉养阴生津。

6. 肝火犯肺证

治法：清肺泻肝，顺气降火。

方药：黛蛤散（《医说》）合泻白散（《医方考》）加减。

常用药：青黛、海蛤壳、桑皮、地骨皮、甘草、粳米、黄芩等。

加减：肺气郁滞，胸闷气逆，加瓜蒌、桔梗、枳壳、旋覆花利气降逆；胸痛，配郁金、丝瓜络理气和络；痰黏难咳，加海浮石、知母、贝母清热豁痰；火郁伤津，咽燥口干，咳嗽日久不减，酌加北沙参、麦冬、天花粉、诃子养阴生津敛肺。

7. 肺阴亏耗证

治法：滋阴润肺，化痰止咳。

方药：沙参麦冬汤（《温病条辨》）加减。

常用药：沙参、玉竹、甘草、冬桑叶、麦冬、生扁豆、花粉等。

加减：肺气不敛，咳而气促，加五味子、诃子以敛肺气；阴虚潮热，酌加功劳叶、银柴胡、青蒿、鳖甲、胡黄连以清虚热；阴虚盗汗，加乌梅、瘪桃干、浮小麦收敛止涩；肺热灼津，咳吐黄痰，加海蛤粉、知母、黄芩清热化痰；热伤血络，痰中带血，加丹皮、山栀、藕节清热止血。

（二）中成药

1. 通宣理肺丸

每次 2 丸，每日 2 ~ 3 次。功用：解表散寒，宣肺止咳。主治风寒袭肺咳嗽。

2. 川贝止咳露

每次 15 mL，每日 3 次。功用：清热化痰，宣肺止咳。主治风热犯肺咳嗽。

3. 养阴清肺口服液

每次 1 支，每日 2 ~ 3 次。功用：养阴润肺，清热利咽。主治风燥伤肺咳嗽。

4. 二陈丸

每次 9 ~ 15 g，每日 2 次。功用：健脾燥湿，化痰止咳。主治痰湿蕴肺咳嗽。

5. 祛痰灵口服液

每次 30 mL，每日 3 次。功用：清热肃肺，化痰止咳。主治痰热郁肺咳嗽。

6. 黛蛤散

每次 6 g，每日 1 次。功用：清肝利肺，降逆除烦。主治肝火犯肺咳嗽。

7. 百合固金口服液

每次 20 mL，每日 3 次。功用：养阴润肺，化痰止咳。主治肺阴亏耗咳嗽。

8. 玉屏风颗粒

每次 5 g，每日 3 次。功用：益气固表止汗。主治肺气虚损，咳嗽气短。

（三）内病外治

1. 穴位注射法防治慢支

取穴：①天突、肺俞、肾俞、足三里；②大椎、百会、太渊、曲池、太溪。

药液：丹参注射液和鱼腥草注射液等量混合；维丁胶性钙和维生素 K 注射液等量混合；核酪注射液。

2. 针刺治疗

取穴：①中府、中脘、足三里、丰隆；②肺俞、脾俞、胃俞、肾俞。

3. 冬病夏治

在三伏天采用穴位药物敷贴、穴位注射及拔罐等。

【预后】

部分患者可控制，不影响工作、学习；部分患者可发展成慢性阻塞性肺疾病甚至肺源性心脏病（肺心病）。

第三节　中西医诊治

【病因及发病机制】

一、西医

（一）病因

本病的病因同慢性支气管炎、肺气肿。

（二）发病机制

1. 炎症机制：气道、肺实质和肺血管的慢性炎症是慢阻肺的特征性改变，巨噬细胞、中性粒细胞，以及 Tc1、Th1、Th17 和 ILC3 淋巴细胞等炎症细胞参与了慢阻肺的发病过程。中性粒细胞的活化和聚集是慢阻肺炎症过程的一个重要环节，通过释放中性粒细胞弹性蛋白酶等多种生物活性物质，引起慢性黏液高分泌状态并破坏肺实质。

2. 蛋白酶－抗蛋白酶失衡机制：蛋白水解酶对组织有损伤、破坏作用；抗蛋白酶对弹性蛋白酶等多种蛋白酶具有抑制功能，其中 α_1－抗胰蛋白酶（α_1-AT）是活性最强的一种。蛋白酶增多或抗蛋白酶不足均可导致组织结构破坏，产生肺气肿。吸入有害气体和有害物质可以导致蛋白酶产生增多或活性增强，抗蛋白酶产生减少或灭活加快；同时氧化应激、吸烟等危险因素也可以降低抗蛋白酶的活性。先天性 α_1-AT 缺乏多见于北欧血统的个体，我国尚未见正式报道。

3. 氧化应激机制：许多研究表明慢阻肺患者的氧化应激增加。氧化物主要有超氧阴离子、羟根、次氯酸、H_2O_2 和一氧化氮等。氧化物可直接作用并破坏许多生化大分子如蛋白质、脂质、核酸等，导致细胞功能障碍或细胞死亡，还可以破坏细胞外基质；引起蛋白酶－抗蛋白酶失衡；促进炎症反应，如激活转录因子 NF-κB，参与多种炎症介质的转录，如 IL-8、TNF-α 及诱导型一氧化氮合酶（NOS）和环氧合物酶等的转录。

4. 细支气管周围和间质纤维化：在慢性阻塞性肺疾病患者或无症状吸烟者中已有细支气管周围纤维化和间质混浊的报道。在吸烟者或既往患有气道炎症的 COPD 患者中，可能会发现过度产生的生长因子。炎症可能先于纤维化的发展，或气道壁本身的反复损伤可能导致肌肉和纤维组织的过度产生。这可能是小气道限制的发展和最终导致肺气肿发展之前闭塞的一个促成因素。

5. 其他机制：如自主神经功能失调、营养不良、气温变化等都有可能参与慢阻肺的发生、发展。

上述机制共同作用，最终产生两种重要病变：①小气道病变，包括小气道炎症、小气道纤维组织形成、小气道管腔黏液栓等，使小气道阻力明显升高。②肺气肿病变，使肺泡对小气道的正常拉力减小，小气道较易塌陷；同时肺气肿使肺泡弹性回缩力明显降低。这种小气道病变与肺气肿病变共同作用，造成慢阻肺特征性的持续性气流受限。

（三）病理

慢阻肺的病理改变主要表现为慢性支气管炎及肺气肿的病理变化。慢性支气管炎的病理改变见支气管上皮细胞变性、坏死、脱落，后期出现鳞状上皮化生，纤毛变短、粘连、倒伏、脱失；各级支气管管壁均有多种炎症细胞浸润，以中性粒细胞、淋巴细胞为主，急性发作期可见大量中性粒细胞，严重者为化脓性炎症，黏膜充血、水肿；杯状细胞和黏液腺肥大增生、分泌旺盛，大量黏液潴留；病情继续发展，炎症由支气管壁向其周围组织扩散，黏膜下层平滑肌束可断裂萎缩，黏膜下和支气管周围纤维组织增生；支气管壁的损伤－修复过程反复发生，进而引起支气管结构重塑，胶原含量增加，瘢痕形成；进一步发展成阻塞性肺气肿时见肺泡腔扩大，肺泡弹性纤维断裂。肺气肿的病理改变可见肺过度膨胀，弹性减退。外观灰白或苍白，表面可见多个大小不一的大疱。镜检见肺泡壁变薄，肺泡腔扩大、破裂或形成大疱，血液供应减少，弹力纤维网破坏。按照累及肺小叶的部位，可将阻塞性肺气肿分为

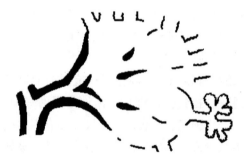

图3-1　小叶中央型肺气肿

小叶中央型（图3-1）、全小叶型（图3-2）及介于两者之间的混合型3类，其中以小叶中央型为多见。小叶中央型是由于终末细支气管或一级呼吸性细支气管炎症导致管腔狭窄，其远端的二级呼吸性细支气管呈囊状扩张，其特点是囊状扩张的呼吸性细支气管位于二级小叶的中央区。全小叶型是呼吸性细支气管狭窄，引起所属终末肺组织，即肺泡管、肺泡囊及肺泡的扩张，其特点是气肿囊腔较小，遍布于肺小叶内。有时两型存在一个肺内称混合型肺气肿，多在小叶中央型基础上，并发小叶周边区肺组织膨胀。

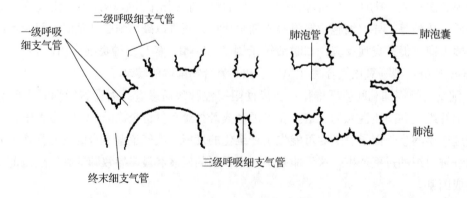

图3-2　全小叶型肺气肿

慢阻肺特征性的病理生理变化是持续气流受限致肺通气功能障碍。随着病情的发展，肺组织弹性日益减退，肺泡持续扩大，回缩障碍，则残气量及残气量占肺总量的百分比增加。肺气肿加重导致大量肺泡周围的毛细血管受肺泡膨胀的挤压而退化，致使肺毛细血管大量减

少，肺泡间的血流量减少，此时肺泡虽有通气，但肺泡壁无血液灌流，导致生理无效腔气量增大；也有部分肺区虽有血液灌流，但肺泡通气不良，不能参与气体交换，导致功能性分流增加，从而产生通气与血流比例失调。同时，肺泡及毛细血管大量丧失，弥散面积减少，进而导致换气功能发生障碍。通气和换气功能障碍引起缺氧和二氧化碳潴留，可发生不同程度的低氧血症和高碳酸血症，最终出现呼吸衰竭。

其次，随着慢阻肺的进展，慢性缺氧导致肺小动脉缺氧性收缩，内皮细胞功能障碍及平滑肌肥大、增殖，共同参与了缺氧性肺动脉高压的发生发展，进而出现慢性肺源性心脏病和右心衰竭，提示预后不良。

二、中医

肺胀的发生，多因久病肺虚，痰浊潴留，而致肺不敛降，气还肺间，肺气胀满，每因复感外邪诱使病情发作或加剧。

（一）病因

1. 久病肺虚：如内伤久咳、支饮、喘哮、肺痈等肺系慢性疾病，迁延失治，痰浊潴留，壅阻肺气，气之出纳失常，还于肺间，日久导致肺虚，成为发病的基础。

2. 感受外邪：肺虚久病，卫外不固，六淫外邪每易乘袭，诱使本病发作，病情日益加重。

（二）病机

病变首先在肺，继则影响脾、肾，后期病及于心。因肺主气，开窍于鼻，外合皮毛，职司卫外，为人身之藩篱，故外邪从口鼻、皮毛入侵，每多首先犯肺，以致肺之宣降功能不利，气逆于上而为咳，升降失常则为喘。久则肺虚，肺之主气功能失常，影响呼吸出入，肺气壅滞，还于肺间，导致肺气胀满，张缩无力，不能敛降。若肺病及脾，子盗母气，脾失健运，则可导致肺脾两虚。肺为气之主，肾为气之根，若久病肺虚及肾，金不生水，致肾气衰惫，肺不主气，肾不纳气，则气喘日益加重，呼吸短促难续，吸气尤为困难，动则更甚。心脉上通于肺，肺气辅佐心脏治理、调节心血的运行，心阳根于命门真火，故肺虚治节失职，或肾虚命门火衰，均可病及于心，使心气、心阳衰竭，甚则可以出现喘脱等危候。

病理因素主要为痰浊、水饮与血瘀互为影响，兼见同病。痰的产生，病初由肺气郁滞，脾失健运，津液不归正化而成，渐因肺虚不能化津，脾虚不能转输，肾虚不能蒸化，痰浊越益潴留，喘咳持续难已。久延阳虚阴盛，气不化津，痰从阴化为饮为水，饮留上焦，迫肺则咳逆上气，凌心则心悸气短；痰湿困于中焦，则纳减呕恶，脘腹胀满，便溏；饮溢肌肤则为水肿尿少；饮停胸胁、腹部而为悬饮、水臌之类。痰浊潴肺，病久势深，肺虚不能治理调节心血的运行，"心主"营运过劳，心气、心阳虚衰，无力推动血脉，则血行涩滞，可见心动悸，脉结代，唇、舌、甲床发绀，颈脉动甚。肺脾气虚，气不摄血，可致咯血、吐血、便血等。心主血而肝藏血，肝主疏泄，为调血之脏，心脉不利，肝脏疏调失职，血郁于肝，瘀结胁下，则致癥积。

痰浊、水饮、血瘀三者之间又互相影响和转化。如痰从寒化则成饮；饮溢肌表则为水；痰浊久留，肺气郁滞，心脉失畅则血郁为瘀；瘀阻血脉，"血不利则为水"。但一般早期以痰浊为主，渐而痰瘀并见，终至痰浊、血瘀、水饮错杂为患。

病程中由于肺虚卫外不固，尤易感受外邪而使病情诱发或加重。若复感风寒，则可成为外寒内饮之证。感受风热或痰郁化热，可表现为痰热证。如痰浊壅盛，或痰热内扰，闭阻气道，蒙蔽神窍，则可发生烦躁、嗜睡、昏迷等变证。若痰热内郁，热动肝风，可见震颤，甚则抽搐，或因动血而致出血。

病理性质多属标实本虚，但有偏实、偏虚的不同，且多以标实为急。外感诱发时则偏于邪实，平时偏于本虚。早期由肺而及脾、肾，多属气虚、气阴两虚；晚期以肺、肾、心为主，气虚及阳，或阴阳两虚，但纯属阴虚者罕见。正虚与邪实每多互为因果。如阳虚卫外不固，易感外邪，痰饮难蠲；阴虚则外邪、痰浊易从热化，故虚实诸候常夹杂出现，每致越发越频，甚则持续不已。

一般来说，因本病多属积渐而成，病程缠绵，经常反复发作，难以根治。尤其是老年患者，发病后若不及时控制，极易发生变端。故《证治汇补·咳嗽》说："若肺胀壅遏，不得卧眠，喘息鼻煽者难治。"《金匮要略·肺痿肺痈咳嗽上气病脉证治第七》说："上气，面浮肿，肩息，其脉浮大，不治，又加利，尤甚。"如气不摄血，则见咳吐泡沫血痰，或吐血、便血；若痰迷心窍，肝风内动，则谵妄昏迷，震颤，抽搐；如见喘脱、神昧、汗出、肢冷、脉微欲绝者，乃阴阳消亡危重之候。

【诊断与辨证】

一、西医诊断

（一）临床表现

1. 病史：诊断慢阻肺时，为减少漏诊，应全面采集病史，包括症状、危险因素暴露史、既往史、系统回顾和合并症等。

（1）危险因素：见上文"病因"部分。

（2）既往史：包括哮喘史、过敏史、结核病史、儿童时期呼吸道感染及呼吸道传染病史如麻疹、百日咳等。

（3）家族史：慢阻肺有家族聚集倾向。

（4）发病规律：起病隐匿，缓慢渐进性进展，常有反复呼吸道感染及急性加重史，随着病情进展，急性加重越渐频繁。

（5）发病年龄、与季节的关系：多于中年以后发病，秋、冬寒冷季节症状明显。

（6）合并症：心脏病、骨质疏松、骨骼肌肉疾病、肺癌、抑郁和焦虑等。

（7）慢性呼吸衰竭和肺源性心脏病史：慢阻肺后期出现低氧血症和（或）高碳酸血症，可合并慢性肺源性心脏病和右心衰竭。

2. 症状：起病缓慢，病程较长，早期可以没有自觉症状。主要症状如下。

（1）慢性咳嗽：随病程发展可终身不愈。常晨间咳嗽明显，夜间阵咳或排痰。

（2）咳痰：一般为白色黏液或浆液泡沫性痰，偶可带血丝，清晨排痰较多。急性发作期痰量增多，可有脓性痰。

（3）气短或呼吸困难：早期在较剧烈活动时出现，后逐渐加重，以致在日常活动甚至休息时也感到气短，是慢阻肺的标志性症状。

（4）喘息和胸闷：部分患者特别是重度患者或急性加重时出现喘息。

其他晚期患者有体重下降、食欲减退等。

3. 体征

（1）视诊：胸廓前后径增大，肋间隙增宽，剑突下胸骨下角增宽，称为桶状胸。部分患者呼吸变浅，频率增快，严重者可有缩唇呼吸等。

（2）触诊：双侧语颤减弱。

（3）叩诊：肺部过清音，心浊音界缩小，肺下界和肝浊音界下降。

（4）听诊：两肺呼吸音减弱，呼气期延长，部分患者可闻及湿啰音和（或）干啰音。

（二）辅助检查

1. 肺功能检查：是判断持续气流受限的主要客观指标。吸入支气管扩张剂后，$FEV_1/FVC < 70\%$ 可确定为持续气流受限。肺总量、功能残气量和残气量增高，肺活量（vital capacity，VC）降低，表明肺过度充气。

2. 胸部 X 线检查：慢阻肺早期胸片无异常变化。以后可出现肺纹理增粗、紊乱等非特异性改变，也可出现肺气肿。胸部 X 线改变对慢阻肺诊断的特异性不高，但对与其他肺疾病进行鉴别具有重要价值，对于明确自发性气胸、肺炎等常见并发症也十分有用。

3. 胸部 CT 检查：CT 检查可见慢阻肺小气道病变的表现、肺气肿的表现及并发症的表现，但其主要临床意义在于排除其他具有相似症状的呼吸系统疾病。高分辨率 CT 对辨别小叶中央型或全小叶型肺气肿及确定肺大疱的大小和数量，有较高的敏感性和特异性，对预估肺大疱切除或外科减容手术等效果有一定价值。

4. 血气检查：对确定发生低氧血症、高碳酸血症、酸碱平衡失调及判断呼吸衰竭的类型有重要价值。

5. 心电图和超声心动图检查：对于晚期慢阻肺及慢阻肺急性加重的鉴别诊断、并发肺源性心脏病及慢阻肺合并心血管系统疾病的诊断、评估和治疗具有一定的临床意义与实用价值。慢阻肺合并慢性肺动脉高压或慢性肺心病心电图可表现为：额面平均电轴 ≥ +90°；V_1 导联 R/S≥1；重度顺时针向转位（V_5 导联 R/S≤1）；$RV_1 + SV_5 \geq 1.05$ mV；aVR 导联 R/S 或 R/Q≥1；$V_1 \sim V_3$ 导联呈 QS、Qr 或 qr（酷似心肌梗死，应注意鉴别）；肺型 P 波。慢阻肺合并慢性肺源性心脏病超声心动图可出现以下改变：右心室流出道内径≥30 mm；右心室内径≥20 mm；右心室前壁厚度≥5 mm 或前壁搏动幅度增强；左、右心室内径比值<2；右肺动脉内径≥18 mm 或肺动脉干≥20 mm；右心室流出道/左心房内径>1.4；肺动脉瓣曲线出现肺动脉高压征象者（P 波低平或<2 mm，或有收缩中期关闭征等）。

6. 其他：慢阻肺合并细菌感染时，外周血白细胞计数增高，核左移。痰培养可能查出病原菌。

（三）诊断要点

根据吸烟等高危因素史、临床症状和体征等资料，临床可以怀疑慢阻肺。肺功能检查确定持续气流受限是慢阻肺诊断的必备条件，吸入支气管扩张剂后，$FEV_1/FVC < 70\%$ 为确定存在持续气流受限的界限，若能同时排除其他已知病因或具有特征病理表现的气流受限疾病，则可明确诊断为慢阻肺。

1. 稳定期病情严重程度评估：目前多主张对稳定期慢阻肺采用综合指标体系进行病情严重程度评估。

肺功能评估：可使用慢性阻塞性肺疾病全球倡议（global initiative for chronic obstructive lung disease，GOLD）分级，慢阻肺患者吸入支气管扩张剂后 $FEV_1/FVC < 70\%$，再依据其 FEV_1 下降幅度进行气流受限的严重程度分级，见表3-1。

表3-1　COPD患者气流受限严重程度的肺功能分级

肺功能分级	患者肺功能 FEV_1，占预计值的百分比（% pred）
GOLD 1级：轻度	≥80
GOLD 2级：中度	50~79
GOLD 3级：重度	30~49
GOLD 4级：极重度	<30

症状评估：可采用改良版英国医学研究委员会呼吸困难问卷（mMRC问卷）评估呼吸困难程度（表3-2），采用慢阻肺评估测试（COPD assessment test，CAT）问卷评估慢阻肺患者的健康损害程度。

表3-2　mMRC问卷

mMRC分级	呼吸困难症状
0级	剧烈活动时出现呼吸困难
1级	平地快步行走或爬缓坡时出现呼吸困难
2级	由于呼吸困难，平地行走时比同龄人慢或需要停下来休息
3级	平地行走100米左右或数分钟后即需要停下来喘气
4级	因严重呼吸困难而不能离开家，或在穿衣脱衣时即出现呼吸困难

急性加重风险评估：上一年发生2次或以上急性加重，或者1次及1次以上需要住院治疗的急性加重，均提示今后急性加重风险增加。

依据上述症状、急性加重风险和肺功能改变等，即可对稳定期慢阻肺患者的病情严重程度做出综合性评估，并依据该评估结果选择稳定期的主要治疗药物（表3-3）。外周血嗜酸性粒细胞计数有可能在预估慢阻肺急性加重风险及吸入糖皮质激素对急性加重的预防效果有一定价值。

表 3-3　稳定期 COPD 患者病情严重程度的综合性评估及其主要治疗药物

患者综合评估分组	特征	上一年急性加重次数	mMRC 分级或 CAT 评分	首选治疗药物
A 组	低风险，症状少	≤1 次	0～1 级或 <10	SAMA 或 SABA，必要时
B 组	低风险，症状多	≤1 次	≥2 级或≥10	LAMA 或（和）LABA
C 组	高风险，症状少	≥2 次 *	0～1 级或 <10	LAMA，或 LAMA 加 LABA 或 ICS 加 LABA
D 组	高风险，症状多	≥2 次 *	≥2 级或≥10	LAMA 加 LABA，或加 ICS

注：SABA：短效 β_2 受体激动剂；SAMA：短效抗胆碱能药物；LABA：长效 β_2 受体激动剂；LAMA：长效抗胆碱能药物；ICS：吸入糖皮质激素；* 或因急性加重住院次。

在对慢阻肺患者进行病情严重程度的综合评估时，还应注意慢阻肺患者的全身合并疾病，如心血管疾病、骨质疏松、焦虑和抑郁、肺癌、感染、代谢综合征和糖尿病等，治疗时应予兼顾。

2. 急性加重期病情严重程度评估：慢阻肺急性加重是指咳嗽、咳痰、呼吸困难比平时加重，或痰量增多，或咳黄痰，需要改变用药方案。根据临床征象将慢阻肺急性加重分为 3 级（表 3-4）。

表 3-4　AECOPD 的临床分级

	Ⅰ级	Ⅱ级	Ⅲ级
呼吸衰竭	无	有	有
呼吸频率（次/分）	20～30	>30	>30
应用辅助呼吸肌群	无	有	有
意识状态改变	无	无	有
低氧血症	能通过鼻导管或文丘里面罩 28%～35% 浓度吸氧而改善	能通过文丘里面罩 28%～35% 浓度吸氧而改善	低氧血症不能通过文丘里面罩吸氧或 >40% 吸氧浓度而改善
高碳酸血症	无	有，$PaCO_2$ 增加到 50～60 mmHg	有，$PaCO_2$ >60 mmHg，或存在酸中毒（pH≤7.25）

（四）鉴别诊断

哮喘：慢阻肺多为中年发病，症状缓慢进展，多有长期吸烟史。哮喘多为儿童或青少年期起病，症状起伏大，常伴有过敏史、鼻炎和（或）湿疹等，部分患者有哮喘家族史。大多数哮喘患者的气流受限有显著的可逆性，合理吸入糖皮质激素等药物常能有效控制病情，是其与慢阻肺相鉴别的一个重要特征。但是，部分病程长的哮喘患者可发生气道重塑，气流受限的可逆性减小，两者的鉴别诊断比较困难。此时应根据临床及实验室所见全面分析，进行鉴别。在少部分患者中这两种疾病可以重叠存在。

其他引起慢性咳嗽、咳痰症状的疾病：如支气管扩张、肺结核、肺癌、特发性肺纤维化、弥漫性泛细支气管炎等。

其他引起劳力性气促的疾病：如冠心病、高血压心脏病、心脏瓣膜疾病等。其他原因导致的呼吸气腔扩大呼吸气腔均匀规则扩大而不伴有肺泡壁破坏时，虽不符合肺气肿的严格定义，但临床上也常习惯称为肺气肿，如代偿性肺气肿、老年性肺气肿。临床表现可以出现劳力性呼吸困难和肺气肿体征。需要综合分析临床资料以进行鉴别。

（五）并发症

1. 慢性呼吸衰竭：常在慢阻肺急性加重时发生，其症状明显加重，发生低氧血症和（或）高碳酸血症，出现缺氧和二氧化碳潴留的临床表现。

2. 自发性气胸：如有突然加重的呼吸困难，并伴有明显，患侧肺部叩诊为鼓音，听诊呼吸音减弱或消失，应考虑并发自发性气胸，通过 X 线检查可以确诊。

3. 慢性肺源性心脏病：由于慢阻肺引起肺血管床减少及缺氧导致肺动脉收缩和血管重塑，导致肺动脉高压，右心室肥厚扩大，最终发生右心功能不全。

二、中医辨证

辨证总属标实本虚，但有偏实、偏虚的不同，因此应分清其标本虚实的主次。一般感邪时偏于邪实，平时偏于本虚。偏实者须分清痰浊、水饮、血瘀的偏盛。早期以痰浊为主，渐而痰瘀并重，并可兼见气滞、水饮错杂为患，后期痰瘀壅盛，正气虚衰，本虚与标实并重。偏虚者当区别气（阳）虚、阴虚的性质，肺、心、肾、脾病变的主次。早期以气虚为主，或为气阴两虚，病在肺、脾、肾；后期气虚及阳，甚则可见阴阳两虚，病变以肺、肾、心为主。

1. 急性加重期

（1）外寒内饮证：咳逆喘促，胸部膨隆胀满，不得卧，痰稀泡沫样，量多，鼻塞流涕，口干不欲饮，或伴恶寒重，发热，肢体酸楚，舌淡暗苔白滑，脉浮紧。

（2）痰浊阻肺证：咳嗽痰多，色白黏腻或呈泡沫，短气喘息，稍劳即著，怕风汗多，脘痞纳少，倦怠乏力，舌质偏淡、苔薄腻或厚腻，脉滑。

（3）痰热壅肺证：咳喘气短，痰黄稠黏，发热，胸憋闷不能平卧，烦躁，大便秘结，小便黄赤，口干渴，舌红苔黄腻，脉滑数。

（4）阳虚水泛证：咳喘加重，动则加重，喘不能卧，面浮，下肢肿，甚至一身悉肿。按之凹陷，胸部胀满有水，心悸心慌，咳痰清稀，脘痞纳差，少尿肢冷，舌胖质暗、苔白或白滑腻，脉沉细或沉涩无力。

（5）痰瘀阻肺证：咳嗽，咳痰色白质黏，喘促心悸、胸部膨满，憋闷如塞，唇甲发绀，面色青紫，舌质紫暗、苔腻，脉涩。

（6）痰蒙神窍证：咳喘，喉中痰鸣，神志恍惚，谵妄，烦躁不安，撮空理线，表情淡漠，嗜睡昏迷，肢体抽搐。舌质绛或暗红、苔白腻或黄腻，脉细滑数。

2. 稳定期

（1）肺脾气虚：咳嗽或喘息、气短，动则加重；神疲、乏力或自汗，动则加重；恶风，易感冒；纳呆或食少；胃脘胀满或腹胀，或便溏；舌体胖大或有齿痕，舌苔薄白或腻，脉沉细或沉缓或细弱。

（2）肺肾气虚：喘息、气短，动则加重，乏力或自汗，动则加重；易感冒，恶风；腰膝酸软；耳鸣，头昏或面目虚浮；小便频数、夜尿多，或咳而遗尿；舌质淡、舌苔白，脉沉细或细弱。

（3）肺肾气阴两虚：喘息、气短，动则加重，自汗或乏力，动则加重；易感冒；腰膝酸软；耳鸣，头昏或头晕；干咳或少痰、咳痰不爽；盗汗；手足心热；舌质淡或红、舌苔薄少或花剥，脉沉细或细弱或细数。

【治疗】

一、西医

（一）稳定期的治疗

稳定期的治疗目标主要基于症状和未来急性加重风险。①减轻当前症状：包括缓解呼吸系统症状、改善运动耐量和健康状况；②降低未来风险：包括防止疾病进展、防治急性加重及减少病死率。

1. 教育与管理

（1）鼓励戒烟：可以通过口头教育、发放书面材料或播放视频等方法实施戒烟宣教，帮助患者制订戒烟计划并监测落实情况。因职业或环境粉尘、刺激性气体所致者，应脱离污染环境。

（2）疾病认知教育：科普慢阻肺危险因素和常见症状，让患者明白疾病的发生、发展规律。

（3）强调长期规律用药的重要性：慢阻肺患者的气道变形、狭窄是不完全可逆的，病情呈进展性发展，肺功能会逐步下降，发展到后期会严重影响患者的生活自理能力、降低生活质量，长期、规律的用药有助于维持病情稳定，预防急性加重，改善疾病症状和健康状况。

（4）吸入装置的使用教育：确保患者正确使用吸入装置是实现治疗效果的重要措施，可通过视频、现场演示等办法实施教育。

（5）训练缓解呼吸困难的技巧，科普吸氧治疗，做好居家氧疗指引。

（6）告知需到医院就诊的时机。

（7）宣传呼吸康复相关知识。

（8）教导出现急性加重时的处理方式。

（9）终末期慢阻肺的伦理问题。

2. 支气管扩张剂：支气管扩张剂是现有控制症状的主要措施，可依据患者的病情严重程度（参照表3-3）、用药后患者的反应等因素选用。联合应用不同药理机制的支气管扩张剂可增加支气管扩张效果。

（1）β_2肾上腺素受体激动剂：短效制剂如沙丁胺醇气雾剂，每次 $100 \sim 200$ μg（$1 \sim 2$ 喷），雾化吸入，疗效持续 $4 \sim 5$ 小时，每24小时不超过 $8 \sim 12$ 喷。长效制剂如沙美特罗、福莫特罗等，每日吸入 2 次，茚达特罗每日仅吸入 1 次。

（2）抗胆碱药：短效抗胆碱能药物主要包括异丙托溴铵；长效抗胆碱能药物主要包括噻托溴铵、乌美溴铵和格隆溴铵等。

（3）茶碱类药：常见的有茶碱、氨茶碱、多索茶碱和二羟丙茶碱等，可解除气道平滑肌痉挛，可与长效 β_2 受体激动剂联用，效果优于单用长效 β_2 受体激动剂。

3. 糖皮质激素：慢阻肺稳定期长期单一应用ICS治疗并不能阻止 FEV_1 的降低趋势，对病死率亦无明显改善；因此不推荐对稳定期慢阻肺患者使用单一 ICS 治疗。在使用 1 种或 2 种长效支气管舒张剂的基础上可以考虑联合 ICS 治疗。慢阻肺对 ICS 复合制剂长期吸入治疗的反应存在异质性，外周血嗜酸性粒细胞计数可用于指导 ICS 的选择，但目前尚缺乏外周血嗜酸性粒细胞计数指导中国慢阻肺人群 ICS 治疗的研究。对于稳定期患者在使用支气管舒张剂的基础上是否加用 ICS，要根据症状和临床特征、急性加重风险、外周血嗜酸性粒细胞数值和合并症及并发症等综合考虑，详见表3-5。

表3-5　慢阻肺患者吸入性糖皮质激素（ICS）使用建议

推荐使用（存在下列因素之一）	考虑使用（存在下列因素之一）	不推荐使用（存在下列因素之一）
1. 有慢阻肺急性加重住院史和（或）≥2 次/年中度急性加重 2. 外周血嗜酸性粒细胞计数≥300 个/μL 3. 合并支气管哮喘或具备哮喘特征	1. 有每年 1 次中度急性加重 2. 外周血嗜酸性粒细胞计数为 $100 \sim 300$ 个/μL	1. 反复发生肺炎 2. 外周血嗜酸性粒细胞计数 <100 个/μL 3. 合并分枝杆菌感染

注：在 1 种或 2 种长效支气管舒张剂使用的基础上考虑联合 ICS 治疗。

不良反应和注意事项：尽管总体而言 ICS 的不良反应发生率低，但 ICS 有增加肺炎发病率的风险，发生肺炎的高危因素如下：①吸烟；②年龄≥55 岁；③有急性加重史或肺炎史；④体重指数 <25 kg/m^2；⑤mMRC >2 分或存在严重的气流受限。其他常见的不良反应有口腔念珠菌感染、喉部刺激、咳嗽、声嘶及皮肤挫伤。罕见的不良反应有过敏反应（皮疹、荨麻疹、血管性水肿和支气管痉挛）。非常罕见的有白内障、高血糖症、分枝杆菌感染（包括结核分枝杆菌）、库欣综合征、消化不良及关节痛。

4. 联合用药：不同作用机制的支气管舒张剂联合治疗优于单一支气管舒张剂治疗。SABA 联合 SAMA 对肺功能和症状的改善优于单药治疗。LABA 和 LAMA 联合治疗也可更好地改善肺功能和症状，降低疾病进展风险等。目前已有多种 LABA 和 LAMA 联合制剂，如福莫特罗/格隆溴铵、奥达特罗/噻托溴铵、维兰特罗/乌镁溴铵、茚达特罗/格隆溴铵。研究结果显示，与单药治疗比较，联合治疗能显著改善患者肺功能，减少急性加重，也能改善呼吸困难症状及健康状态，提高生活质量。文献报道，茚达特罗/格隆溴铵（LABA + LAMA）能够显著减少慢阻肺患者的肺过度充气，同时改善左心室舒张末期充盈容积和心功能，证实可能存在心功能获益。不同的支气管舒张剂联用对急性加重的影响不同，可能与不同的研究设计入选人群标准、研究药物的种类、装置、研究观察时间等因素不同有关。

ICS 和 LABA 联合较单用 ICS 或单用 LABA 在肺功能、临床症状和健康状态改善及降低急性加重风险方面获益更佳。目前已有布地奈德/福莫特罗、氟替卡松/沙美特罗、倍氯米松/福莫特罗、糠酸氟替卡松/维兰特罗等多种联合制剂。一项真实世界的观察性研究表明，对于血嗜酸性粒细胞计数≥300 个/μL 的急性加重高风险患者，使用 ICS + LABA 治疗相较于 LAMA 治疗获益更佳。

在 ICS + LABA 治疗后仍然有症状的患者中，增加 LAMA 的三联治疗能显著改善肺功能及健康状态，减轻症状，并能减少急性加重；且与单独使用 LAMA 或 LABA + LAMA 联合治疗比较，使用三联治疗的患者能获得更好的疗效。若患者血嗜酸性粒细胞计数≥300 个/μL 同时症状较为严重（CAT > 20 分），可考虑使用 ICS + LAMA + LABA 治疗，其较 ICS + LABA 有更好的临床疗效。此外，与 LAMA 单药治疗或 LABA + LAMA、ICS + LABA 联合治疗比较，三联治疗能显著降低患者病死率。目前国内有布地奈德/富马酸福莫特罗/格隆溴铵和糠酸氟替卡松/维兰特罗/乌镁溴铵 2 种三联制剂。

5. 祛痰药及抗氧化剂：祛痰药及抗氧化剂对痰不易咳出者可应用，常用药物有盐酸氨溴索，30 mg，每日 3 次；N - 乙酰半胱氨酸，0.6 g，每日 2 次；或羧甲司坦，0.5 g，每日 3 次。后两种药物可以降低部分患者急性加重的风险。

6. 磷酸二酯酶 - 4 抑制剂：其主要作用是通过抑制细胞内环腺苷酸降解来减轻炎症，目前应用临床的选择性磷酸二酯酶 - 4 抑制剂罗氟司特在亚洲人群中耐受性良好，口服罗氟司特 1 次/日可改善应用沙美特罗或噻托溴铵治疗患者的 FEV_1，同时对于固定剂量 ICS + LABA 控制不佳的患者，加用罗氟司特对肺功能也有改善。对于存在慢性支气管炎、重度至极重度慢阻肺、既往有急性加重病史的患者，罗氟司特可使需用激素治疗的中重度急性加重慢阻肺发生率下降约 17%。目前，尚未见关于罗氟司特和 ICS 的对照或联合治疗研究。

不良反应：最常见的有恶心、食欲下降、体重减轻、腹痛、腹泻、睡眠障碍和头痛，通常发生在治疗早期，可能具有可逆性，并随着治疗时间的延长而消失。对照研究结果显示，在罗氟司特治疗期间会出现不明原因的体重下降，因此建议在治疗期间监测体重，低体重患者避免使用。对有抑郁症状的患者也应谨慎使用，罗氟司特与茶碱不应同时应用。

7. α-1 抗胰蛋白酶强化治疗：有研究表明，α-1 抗胰蛋白酶强化治疗可减缓慢阻肺患者肺功能的进展，但仍缺乏足够的获益证据。考虑到治疗花费等问题，目前未能形成推荐意见，临床上需要个体化选择应用。

8. 长期家庭氧疗：长期家庭氧疗对慢阻肺并发慢性呼吸衰竭者可提高生活质量和生存率，对血流动力学、运动能力和精神状态均会产生有益的影响。长期家庭氧疗的使用指征为：①$PaO_2 \leq 55$ mmHg 或 $SaO_2 \leq 88\%$，有或没有高碳酸血症；②PaO_2 55 ~ 60 mmHg，或 $SaO_2 < 89\%$，并有肺动脉高压、右心衰竭或红细胞增多症（红细胞压积 > 0.55）。一般用鼻导管吸氧，氧流量为 1.0 ~ 2.0 L/min，吸氧时间 > 15 h/d。目的是使患者在海平面、静息状态下，达到 $PaO_2 \geq 60$ mmHg 和（或）使 SaO_2 升至 90% 以上。

9. 家庭无创正压通气：家庭无创正压通气治疗稳定期慢阻肺患者经历过一段时间的争论，近期大样本临床对照研究证实，对于存在严重二氧化碳潴留（$PaCO_2 \geq 52$ mmHg，pH > 7.30）的重度或极重度慢阻肺患者，家庭无创正压通气可以改善症状、降低住院需求和病死率；尤其适合于合并阻塞性睡眠障碍的患者。合理设置家庭无创正压通气的参数对疗效有显著的影响。采用降低二氧化碳水平（如 $PaCO_2$ 降低基础水平的 20%，或者 $PaCO_2$ 降低至 48 mmHg）的参数设置标准，或采用"高强度"通气策略（吸气压滴定到 20 ~ 30 cmH_2O，1 cmH_2O = 0.098 kPa），可以提高疗效。

10. 疫苗接种：疫苗接种是预防相应病原体感染的有效治疗手段。流行性感冒（流感）疫苗接种可降低慢阻肺患者的严重程度和病死率。23 价肺炎球菌多糖疫苗（PPSV23）接种可降低 65 岁以下的慢阻肺患者（FEV_1 占预计值% < 40% 或存在合并症）社区获得性肺炎的发病率。在慢阻肺中，尤其是年龄 > 65 岁的患者，推荐每年接种流感疫苗和每 5 年接种肺炎球菌疫苗。①流感疫苗：研究已证实流感疫苗接种可降低慢阻肺患者的全因病死率，减少慢阻肺急性加重。推荐慢性呼吸系统疾病患者优先接种，尤其是老年和重度慢阻肺患者。②肺炎球菌疫苗：多项随机对照试验研究显示，慢阻肺患者接种肺炎球菌疫苗可以减少社区获得性肺炎的发病率，并且可以降低慢阻肺急性加重。肺炎球菌疫苗包括 PPSV23 和 13 价肺炎球菌多糖疫苗（PCV13），美国免疫实践咨询委员会推荐所有年龄 > 65 岁或合并有明显慢性心肺疾病的慢阻肺患者接种 PPSV23。我国相关指南也推荐 60 岁及以上或存在有包括慢阻肺在内的肺炎链球菌感染高危因素的人群接种 PPSV23。③百白破疫苗：对于从未接种百白破疫苗的慢阻肺患者，建议补接种，以预防百日咳、白喉和破伤风的发生。

11. 肺康复：康复治疗可以使因进行性气流受限、严重呼吸困难而很少活动的患者改善活动能力、提高生活质量，是稳定期患者的重要治疗手段，具体包括呼吸生理治疗、肌肉训练、营养支持、精神治疗与教育等多方面措施。

（二）急性加重期治疗

1. 确定急性加重的原因（最多见的原因是细菌或病毒感染）及病情的严重程度，根据病情严重程度决定门诊或住院治疗。

慢阻肺急性加重的严重程度受到基础疾病严重程度、合并症等众多因素影响，目前尚缺乏理想的分级标准。通常分为，①轻度：单独使用短效支气管舒张剂治疗；②中度：使用短效支气管舒张剂和抗菌药物，加用或不加用口服糖皮质激素；③重度：需要住院或急诊、重症监护病房治疗。重度急性加重可能并发急性呼吸衰竭。慢阻肺急性加重住院患者的严重度评估应基于患者体征和血气分析分为 3 级。Ⅰ级无呼吸衰竭：①呼吸频率 20 ~ 30 次/分；②未应用辅助呼吸肌群；③无精神意识状态改变；④无 $PaCO_2$ 升高。其处理方法可参考门诊治疗原则。Ⅱ级急性呼吸衰竭但不危及生命：①呼吸频率 > 30 次/分；②应用辅助呼吸肌群；③无精神意识状态改变；④通过 24% ~ 35% 实际吸入氧浓度可改善低氧血症；⑤高碳酸血症，$PaCO_2$ 较基础值升高或升高至 50 ~ 60 mmHg。Ⅲ级急性呼吸衰竭并危及生命：①呼吸

频率 >30 次/分；②应用辅助呼吸肌群；③精神意识状态的急剧改变；④低氧血症不能通过 >40% 浓度的吸氧改善；⑤高碳酸血症即 $PaCO_2$ 较基础值升高或 >60 mmHg 或出现酸中毒（pH≤7.25）。

2. 支气管扩张剂：药物同稳定期。支气管扩张剂是慢阻肺急性加重的一线基础治疗，用于改善临床症状和肺功能；推荐优先选择单用 SABA 或联合 SAMA 吸入治疗。住院患者首选雾化吸入给药，而门诊家庭治疗可采用经储物罐吸入定量气雾剂的方法或家庭雾化治疗。需要使用机械通气的患者可以通过专用的接头连接定量气雾剂吸入药物，或者根据呼吸机的说明书使用雾化治疗。对于存在明显高碳酸血症的患者，需要注意压缩纯氧气体驱动的雾化吸入治疗时对 CO_2 潴留的影响，必要时可以在常规控制性氧疗前提下采用压缩空气驱动雾化治疗。近年来，快速起效的长效支气管舒张剂逐渐被应用于临床，但其用于治疗慢阻肺急性加重尚缺乏证据，目前建议在病情趋向稳定时恢复使用长效支气管舒张剂维持治疗。

茶碱类药物不推荐作为一线的支气管舒张剂，但在 β_2 受体激动剂、抗胆碱能药物治疗 12~24 小时后，病情改善不佳时可考虑联合应用，但需要监测和避免不良反应。

3. 氧疗：包括控制性氧疗及经鼻高流量吸氧。控制性氧疗氧流量调节应以改善患者的低氧血症、保证 SpO_2 在 88%~92% 为目标，可用鼻导管吸氧，或通过文丘里面罩吸氧。鼻导管给氧时，吸入的氧浓度为 28%~30%，应避免吸入氧浓度过高引起二氧化碳潴留。经鼻高流量湿化氧疗（high flow nasal cannula oxygen therapy，HFNC）是一种通过高流量鼻塞持续为患者提供可以调控并以相对恒定吸氧浓度（21%~100%）、温度（31~37 ℃）和湿度的高流量（8~80 L）吸入气体的治疗方式。与传统氧疗相比，HFNC 供氧浓度更精确，加温湿化效果更好；初步的研究结果显示，高的气流对上气道有"冲洗效应"从而减少解剖无效腔，同时可以产生一定水平的呼气末正压（平均为 3 cmH_2O），对慢阻肺急性加重患者的呼吸困难有一定的改善作用，舒适性及耐受性优于常规的无创通气。由于研究的样本量较低，目前未能对 HFNC 在慢阻肺急性加重治疗中的地位给出有循证医学证据的建议。在临床实践中主要应用于合并轻度呼吸衰竭的患者。禁忌证包括心跳呼吸骤停，需紧急气管插管有创机械通气；自主呼吸微弱、昏迷；严重的氧合功能异常（PaO_2/FiO_2 <100 mmHg）；中重度呼吸性酸中毒高碳酸血症（pH <7.30）。

4. 抗生素：当患者呼吸困难加重，咳嗽伴痰量增加、有脓性痰时，应依据患者所在地常见病原菌及其药物敏感情况积极选用抗生素治疗。门诊可用阿莫西林/克拉维酸、头孢唑肟、头孢呋辛、左氧氟沙星、莫西沙星口服治疗；较重者可应用第三代头孢菌素，如头孢曲松 2.0 g 加于生理盐水中静脉滴注，每天 1 次。住院患者应根据预计的病原菌及当地细菌耐药情况选用抗生素，如 β-内酰胺类/β-内酰胺酶抑制剂、大环内酯类或呼吸喹诺酮类，一般多静脉滴注给药。如果找到确切的病原菌，应根据药敏结果选用抗生素。

5. 糖皮质激素：在中重度慢阻肺急性加重患者中，全身使用糖皮质激素可改善 FEV_1、氧合状态和缩短康复及住院时间，推荐剂量为甲泼尼龙 40 mg/d，治疗 5 日，静脉应用与口服疗效相当。长时间使用糖皮质激素可导致患者罹患肺炎及死亡的风险增加。血和痰的白细胞分类对于慢阻肺急性加重的分型有一定意义，糖皮质激素对于血嗜酸性粒细胞较低（≤ 2% 或 $0.3×10^9$/L）的急性加重患者治疗效果可能欠佳。

与全身糖皮质激素相比，雾化 ICS 不良反应较小，可以替代或部分替代全身糖皮质激素。文献报道雾化吸入布地奈德（4~8 mg/d）与静脉应用甲泼尼龙（40 mg/d）在治疗慢阻肺急性加重中的疗效相当，可作为慢阻肺急性加重住院患者的起始治疗。因此，推荐在非危重患者中应用雾化 ICS，建议在应用短效支气管舒张剂雾化治疗的基础上联合雾化 ICS 治疗。

6. 机械通气：对于并发较严重呼吸衰竭的患者可使用机械通气治疗。

7. 其他治疗措施：合理补充液体和电解质以保持身体水电解质平衡。注意补充营养，根据患者胃肠功能状况调节饮食，保证热量和蛋白质、维生素等营养素的摄入，必要时可以选用肠外营养治疗。积极排痰治疗，最有效的措施是保持机体有足够体液，使痰液变稀薄；其他措施如刺激咳嗽、叩击胸部、体位引流等方法。积极处理伴随疾病（如冠心病、糖尿病等）及并发症（如自发性气胸、休克、弥散性血管内凝血、上消化道出血、肾功能不全等）。

（三）手术治疗

外科方法仅适用于少数有特殊指征的患者，选择适当病例可以取得一定疗效，使患者肺功能有所改善，呼吸困难有所减轻。鉴于较高的手术风险及昂贵的手术费用，选择手术治疗应十分谨慎。术前必须进行动脉血气分析、肺功能测定和胸部 CT 检查，全面评估呼吸功能。手术方式包括肺大疱切除术和肺减容手术。肺移植术为终末期慢阻肺患者提供了一种新的治疗选择，但存在着技术要求高、供体资源有限、手术费用昂贵等诸多问题。

1. 内科介入治疗：慢阻肺的内科介入治疗是基于外科肺减容术的原理和患者获益分析，为减少外科肺减容术相关并发症及病死率，而开展经支气管镜肺减容术（bronchoscopic lung volume reduction，BLVR）。尽管各种 BLVR 技术在形式上存在差别，但其目标均为减少肺容积，改善肺、胸壁和呼吸肌力学特征。目前在国际上应用最广且我国批准临床应用的是支气管内活瓣（endobronchial valve，EBV）植入肺减容术。EBV 为一种单向活瓣，允许靶肺叶残存气体单向排出体外，从而造成肺不张，实现肺减容。多项随机对照研究显示：与标准内科治疗相比，EBV 植入肺减容术能改善肺功能、呼吸困难、运动能力和生活质量。该治疗成功的先决条件是靶肺叶无叶间旁路通气。异质性肺气肿患者较均质性肺气肿患者能获得更大的受益。该技术常见并发症包括气胸、瓣膜移位、慢阻肺急性加重等，针对气胸并发症应积极规范处理。其他 BLVR 技术有待更多循证医学证据的积累。探索不同 BLVR 技术的最佳适应人群，评价长期有效性及对预后影响因素，是未来关注的重点问题。

2. 外科干预

（1）肺移植：在过去的 20 年里，慢阻肺是位于肺移植首位的原发病，占全球肺移植总数的 31%。慢阻肺患者经过积极充分的内科治疗（包括戒烟、充分的支气管舒张剂及激素吸入、康复锻炼、长期氧疗等）无法阻止疾病进展，不适合肺减容术或肺减容术后疾病进展时，可考虑行肺移植手术。慢阻肺肺移植 3 个月围手术期病死率为 8%~9%，平均生存时间为 7.1 年。尽管不同的研究建议的肺移植标准有一定的差异，目前常用的病例入选标准如下：①BODE 指数≥7；②FEV_1 占预计值% <（15%~20%）；③每年病情加重 3 次或 3 次以

上；④1 次严重的急性呼吸衰竭伴高碳酸血症；⑤中至重度的肺动脉高压。

（2）外科肺减容术（lung volume reduction surgery，LVRS），是指通过手术切除部分气肿的肺组织来治疗慢阻肺的手段。LVRS 手术的适应证包括：年龄＜75 岁，戒烟超过 6 个月，经过最佳的内科药物治疗和康复治疗后仍有严重的呼吸困难，肺功能检查提示有明显的阻塞性通气功能障碍（FEV_1 占预计值% ＜45%），肺一氧化碳弥散量（diffusion capacity for carbon monoxide of the lung，DLCO）＞20%，肺容量检查有气体潴留的证据（包括 RV 占预计值% ＞150%，TLC 占预计值% ＞120%，RV/TLC ＞60%），胸部 CT 提示存在过度通气的区域和相对正常的肺组织，经过康复锻炼后 6 分钟步行距离 ＞140 m。远期效果来看，合理选择的患者，经过 LVRS 可以改善氧合及呼吸困难症状，提高生活质量。以上叶病变为主和术前活动耐量差的患者获益更加明显。LVRS 的禁忌证包括：FEV_1 占预计值% ＜20%；DLCO 占预计值% ＜20%；均质性肺气肿等。

二、中医

治疗应抓住治标、治本两个方面，祛邪与扶正共施，依其标本缓急，有所侧重。标实者，根据病邪的性质，分别采取祛邪宣肺（辛温或辛凉），降气化痰（温化，清化），温阳利水（通阳、淡渗），甚或开窍、息风、止血等法。本虚者，当以补养心肺、益肾健脾为主，或气阴兼调，或阴阳两顾。正气欲脱时则应扶正固脱、救阴回阳。

（一）辨证论治

1. 急性加重期
（1）外寒内饮证
治法：宣肺散寒，温化水饮。
方药：小青龙汤（《金匮要略》）加减。
常用药：麻黄、桂枝、白芍、半夏、干姜、细辛、五味子、苏子、地龙、炙甘草等。
加减：若咳而上气，喉中如有水鸣声，表寒不著，可用射干麻黄汤。若饮郁化热，烦躁而喘，脉浮，用小青龙加石膏汤。

（2）痰浊阻肺证
治法：化痰降气，健脾益气。
方药：三子养亲汤（《医方集解》）、二陈汤（《医学心悟》）合三拗汤（《医学正传》）加减。
常用药：苏子、白芥子、莱菔子、陈皮、半夏、茯苓、川贝母、白术、麻黄、杏仁、炙甘草等。
加减：若痰多胸满，气喘难平，加葶苈子；兼见面唇晦暗、舌质紫暗、舌下青筋显露、舌苔浊腻者，可用涤痰汤加丹参、地龙、红花、水蛭；若痰壅气喘减轻，倦怠乏力，纳差，便溏，加党参、黄芪、砂仁、木香等；兼怕风易汗者，合用玉屏风散。

（3）痰热壅肺证
治法：清肺化痰，凉血化瘀。

方药：清肺调血汤加减。

常用药：麻黄、杏仁、侧柏叶、白茅根、桃仁、虎杖、黄芩、双花、鱼腥草、胆南星、蝉蜕、芦根、川贝母、蚤休等。

加减：若痰热内盛，痰胶黏不易咳出，加鱼腥草、瓜蒌皮、贝母、海蛤粉；痰热壅结，便秘腹满者，加大黄、玄明粉；痰鸣喘息，不能平卧者，加射干、葶苈子；若痰热伤津，口干舌燥，加天花粉、知母、麦冬。

注：本方苦寒，对于老年、脾胃虚弱者，用量宜减，或适当加入健脾护胃之品。

（4）阳虚水泛证

治法：温肾健脾，化湿利水。

方药：真武汤（《伤寒论》）加减。

常用药：制附子、猪苓、茯苓、白术、白芍、生姜、白果、泽泻等。

加减：若水肿势剧，上渍心肺，心悸喘满，倚息不得卧，咳吐白色泡沫痰涎，加沉香、牵牛子、椒目、葶苈子。

（5）痰瘀阻肺证

治法：活血化瘀，化痰降气。

方药：桃仁红花煎（《陈素庵妇科补解》）合温胆汤（《医方集解》）加减。

常用药：桃仁、红花、丹参、赤芍、当归、川芎、半夏、陈皮、枳壳、竹茹等。

加减：若痰多可加三子养亲汤；若腑气不利，大便不畅，加大黄、厚朴。

（6）痰蒙神窍证

治法：涤痰开窍。

方药：涤痰汤（《奇效良方》）加减。

常用药：半夏、茯苓、陈皮、胆南星、竹茹、枳实、九节菖蒲、川贝母、炙甘草。

加减：可另服安宫牛黄丸或至宝丹。若痰热内盛，身热，烦躁，谵语，神昏，舌红苔黄，加黄芩、桑白皮、葶苈子、天竺黄、竹沥；热结大肠，腑气不通者，加大黄、玄明粉，或用凉膈散或增液承气汤；若痰热引动肝风而有抽搐，加钩藤、全蝎、羚羊角粉；唇甲发绀，瘀血明显者，加红花、桃仁、水蛭；热伤血络，见皮肤黏膜出血、咯血、便血色鲜者，配清热凉血止血药，如水牛角、生地黄、丹皮、紫珠草、生大黄等；若血色晦暗，肢冷，舌淡胖，脉沉微，配温经摄血药，如炮姜、侧柏炭、童便或黄土汤、柏叶汤。

2. 稳定期

（1）肺脾气虚证

治法：补肺健脾，化痰降气。

方药：六君子汤（《医学正传》）合玉屏风散（《医方考》）加减。

常用药：黄芪、防风、白术、陈皮、半夏、太子参、茯苓、炙甘草等。

加减：若气喘，加炙麻黄、苏子；若痰多色黄稠，加桑白皮、芦根、黄芩、鱼腥草。

中成药：健脾丸联合玉屏风颗粒、金咳息胶囊（参蛤补肺胶囊）等。

（2）肺肾气虚证

治法：补肾益肺，纳气定喘。

方药：补肺汤（《永类钤方》）合金匮肾气丸（《金匮要略》）加减。

常用药：太子参、黄芪、熟地、山药、山萸肉、干姜、陈皮、半夏、五味子、炙甘草等。

加减：若肺虚有寒，怕冷，舌质淡，加桂枝、细辛；兼阴伤，低热，舌红苔少，加麦冬、玉竹、知母。

中成药：金水宝胶囊、百令胶囊、金匮肾气丸等。

（3）肺肾气阴两虚证

治法：益气养阴，纳气定喘。

方药：四君子汤（《太平惠民和剂局方》）合生脉散（《医学启源》）加减。

常用药：太子参、茯苓、白术、麦冬、五味子、石斛、炙甘草等。

加减：若见面色苍白、冷汗淋漓、四肢厥冷、血压下降、脉微欲绝等喘脱危象，加参附汤送服蛤粉或黑锡丹。喘促重者加白果；浮肿者可加生姜、大腹皮。

中成药：黄芪生脉饮、麦味地黄丸（胶囊）等。

（二）辨证选择中药注射液静脉滴注

急性加重期根据病情可辨证选用痰热清注射液、热毒宁注射液等。

稳定期肺脾气虚证可静脉滴注黄芪注射液，肺肾气虚证可选用参附注射液静脉滴注，肺肾气阴两虚证可选用生脉注射液，兼血瘀者可选用丹参注射液。

（三）穴位贴敷

1. 药物选择：偏于寒证者，固本咳喘膏，主要选用白芥子、延胡索、甘遂、细辛、肉桂等药物，磨成粉，炒制加工，姜汁调敷。偏于热证者，清肺膏，主要选用胆南星、芒硝、桔梗、栀子、丹参、青黛、冰片等药物，磨成粉，炒制加工，白醋调敷。

2. 穴位选择：急性加重期选大椎、大杼、风门、中府为基本穴；喘重者加定喘、外定喘；痰多者加丰隆；胸膈满闷者膻中、中府、天突并用；稳定期选取肺俞、心俞、膈俞。

3. 操作方法：患者取坐位，暴露所选穴位，穴位局部常规消毒后，取贴敷剂敷于穴位上，于 2~6 小时后取下即可。

4. 外敷后反应及处理：严密观察用药反应。①外敷后多数患者局部有发红、发热、发痒感，或伴少量小水疱，此属外敷的正常反应，一般不需处理；②如果出现较大水疱，可先用消毒毫针将泡壁刺一针孔，放出疱液，再消毒。要注意保持局部清洁，避免摩擦，防止感染；③外敷治疗后皮肤可暂有色素沉着，但 5~7 天会消退，且不会留有瘢痕，不必顾及。

急性加重期穴位贴敷每周 2 次、稳定期每 10 天一次，视患者皮肤敏感性和反应情况对贴敷次数进行调整。

（四）中药灌肠

对于不能口服中药汤剂的患者，可给予辨证中药灌肠治疗。

（五）针灸、拔罐疗法

1. 刺络疗法：用于急性发作期，取穴大椎或定喘。常规消毒后，用三棱针点刺，出血5～10滴，或针刺后辅以拔罐。也可在上述穴位、经络附近寻找显露的静脉、血络进行放血。

2. 体针：急性加重期取穴定喘、天突、内关等，痰多者配丰隆、孔最；寒证配风门；热证配大椎、曲池；虚证配肺俞、肾俞等。稳定期取穴肾俞、肺俞、脾俞、足三里等。

3. 耳穴贴压：急性加重期取肺、气管、皮质下等，王不留行贴压，强刺激。

4. 艾灸：取穴肾俞、肺俞、脾俞等，适用于稳定期患者。

5. 拔罐：取穴肺俞、膈俞、定喘等，以及听诊啰音较明显的相应区（背部及胸部）。留罐20分钟，每日1次。

（六）肺康复训练

急性加重期病情稳定后和稳定期可进行肺康复训练，如呼吸吐纳功、缩唇呼吸、肢体锻炼等。有呼吸困难症状的患者，常规推荐呼吸康复，以期提高运动耐力、减轻症状、改善生活质量。严重或未经控制的心血管疾病是呼吸康复的相对禁忌证。缩唇呼吸和腹式呼吸是目前最常用的呼吸肌训练内容。缩唇呼吸指患者闭口经鼻吸气约2秒，缩唇呈吹口哨样缓慢呼气4～6秒，呼气时以能轻轻吹动前面30 cm的白纸为宜，尽量呼尽，强调吸气与呼气时间1:2或1:3。腹式呼吸锻炼一般采取卧位，患者双腿蜷曲，双手分别置于胸前及腹部，用鼻缓慢吸气，吸气时小腹尽量鼓起，吸满气后稍作停顿；缓慢呼气，腹部尽量回收，同时手向上向内轻轻按压，帮助膈肌上升，做深长呼气。呼吸肌训练没有严格的时间要求，一般以2～3次/日、15～30分钟/次为宜。呼吸康复的场所不影响康复效果，医院、社区和居家均可，传统的医务人员监管仍然是首选。稳定期患者康复疗程至少6～8周，医务人员监督下至少2次/周。全科医生还应通过营养干预改善患者的运动能力，通过心理干预改善患者的焦虑抑郁症状，通过健康教育促进患者的自我疾病管理。全科医生可指导因呼吸费力而日常生活不能自理的患者居家康复节能，如走路时控制吸呼比、借助助行器行走等，以此降低活动耗氧量、减轻呼吸困难症状和对他人的生活依赖。

（七）其他中医特色疗法

根据病情可辨证选择中药定向透药治疗、中药塌渍治疗、中药足浴、耳穴压丸治疗、模拟针刺手法电针治疗、机械辅助排痰、中药蒸汽浴治疗。稳定期还可应用中药膏方辨证选用不同的补益方剂。

（八）应急措施

1. 出现口唇、手指甚至颜面发绀的患者，立即给予吸氧。

2. 高热不退者，物理降温，或给予清开灵注射液20～40 mL/或痰热清注射液20 mL或热毒宁注射液20 mL静脉滴注，每日1次；或羚羊角粉1～3 g/次，每日2次，冲服或鼻饲。

（九）护理调摄

根据患者情况进行个体化护理和饮食指导等。

1. 饮食护理：饮食宜清淡可口、富营养、易消化，忌食辛辣、煎炸或过甜、过咸之品。饮食有节，戒烟酒。

2. 起居护理：加强锻炼，劳逸适度；慎风寒，防感冒。

3. 情志护理：本病缠绵难愈，患者精神负担较重，指导患者自我排解方法，树立战胜疾病信心，积极配合治疗与护理。

4. 给药护理：指导患者有效咳嗽、咳痰方法；鼓励有痰患者将痰液咳出，必要时协助患者翻身拍背，协助排痰。观察咳嗽、咳痰的次数、量、色、性质，以及有无胸闷气短、能否平卧。

5. 其他：积极治疗原发病，定期去医院复查。

【预防】

戒烟是预防慢阻肺最重要的措施，在疾病的任何阶段戒烟都有助于防止慢阻肺发生和发展。控制环境污染，减少有害气体或有害颗粒的吸入。积极防治婴幼儿和儿童期的呼吸系统感染。流感疫苗、肺炎链球菌疫苗、细菌溶解物、卡介苗多糖核酸等对防止慢阻肺患者反复感染可能有益。加强体育锻炼，增强体质，提高机体免疫力，可帮助改善机体一般状况。此外，对于有慢阻肺高危因素的人群，应定期进行肺功能监测，以尽可能早期发现慢阻肺并及时予以干预。慢阻肺的早期发现和早期干预十分重要。

【慢性阻塞性肺疾病的中医药诊疗综述】

慢性阻塞性肺疾病是呼吸系统的常见疾病，患病率及病死率逐年增高，在全球死亡因素中居第4位。其病证以咳嗽咳痰、胸闷气喘、呼吸困难为特点。国家对中医中药防治各项疾病研究投入力度较大，在现代医家精心研究下，针对COPD的诊治理论进一步得到补充，方法多样。近年多项中医中药的研究结果证实中医药对其诊治经验丰富，效果明显，对运用中医药研究慢性阻塞性肺疾病有较大意义。特将中医药针对COPD的治疗进展进行如下阐述。

1. 概述：慢阻肺以咳嗽、咳痰、气促、喘息等症状为主要临床表现，当属中医学"久咳""喘证""肺胀"等范畴。慢阻肺常表现为咳嗽、咳痰症状反复迁延难愈，属于久咳或内伤咳嗽。当临床表现以气促、喘息为主时，属于喘证。当病情进展出现肺气肿体征，或并发慢性肺源性心脏病时，当属肺胀论治。其中"肺胀"比较符合慢阻肺发展病程的疾病特点。《黄帝内经》首先提出了肺胀的病名，如《灵枢·胀论》中所载"肺胀者，虚满而喘咳"，张仲景又对其进行了发挥，《金匮要略·肺痿肺痈咳嗽上气病脉证治第七》指出"咳而上气，此为肺胀，其人喘，目如脱状"，不仅提及了肺胀的病名，同时指出了肺胀的病机和症状。《金匮要略·痰饮咳嗽病脉证并治第十二》中对支饮的描述，记载其症见"咳逆倚息，短气不得卧，其形如肿"，也与本病有相似之处。

2. 病因病机

（1）古代经典论述

尽管历代医家对慢阻肺病因的理解有所不同，但大多认为是内外合因致病，内因可见久病肺虚或肺气郁结或痰湿内蕴，外因为感受风寒疫疠之邪等。《黄帝内经》时期即对肺胀有较为全面的认识。其中《素问·咳论》论述"皮毛者，肺之合也，皮毛先受邪气，邪气以从其合也。其寒饮食入胃，从肺脉上至于肺，则肺寒，肺寒则外内合邪，因而客之，则为肺咳"，明确指出内外合邪引起疾病发生。《素问·评热病论》言"邪之所凑，其气必虚"，是根据五行相生理论，认为肺虚日久，子盗母气，致脾运化水谷精微功能失调，酿生痰湿，痰湿上伏于肺，肺气壅滞，宣降失常，不能散布津液于全身，继而困阻脾阳，脾气虚弱则化生水谷无力，肺卫之气化生乏源，卫外失固，从而导致慢阻肺患者久咳不愈。《灵枢·胀论》是论述胀病的病因、病机、诊断、治法和分类的专篇，篇中指出肺胀的病因有寒热之别，如"寒气逆上，真邪相攻，两气相搏，乃合为胀也""少阴司天，热淫所胜……膹膹而喘咳，病本于肺"，还提到"肺胀者，虚满而喘咳"，指出了肺胀病位在肺，又揭示肺胀以"虚"为本的病性，以"满、喘、咳"为主要症状。东汉张仲景在《金匮要略》论述的"越婢加半夏汤""小青龙加石膏汤"方证均体现了肺胀是因痰饮伏肺致病，由外邪袭肺诱发。隋代巢元方编写的《诸病源候论·咳逆短气候》在《金匮要略》基础上指出"肺虚为微寒所伤则咳嗽，嗽则气还于肺间则肺胀，肺胀则气逆，而肺本虚，气为不足，复为邪所乘，壅痞不能宣畅，故咳逆短气也"，即明确提出了素体久病、肺气虚弱是肺胀发生的根本原因。在五行生克制化规律中，除了肺与脾的土金相生，还存在着肺与肾金水相生的关系，随着慢阻肺病势深入，病变脏腑由肺及肾，终致肺肾俱虚。陈士铎《辨证奇闻》中曾记载："久咳之人未有不伤肾者，以肺金不能生肾水，而肾气自伤也。"当肺病及肾日久则肾气衰败，摄纳无力，气不归元，气逆上喘出于肾也。若病情进展，则可导致肾阳虚微，无生气之力，则肺难为气之主，故见喘促气短，动则益甚。肾阳虚，无力运化水饮，饮邪泛溢则发为水肿，水饮凌心射肺，则见心悸、喘咳不能平卧。

（2）近现代临床研究

近现代中医家进一步加深和拓展了对慢阻肺病因病机的认识。张晓云认为肺气本虚、复感外邪、壅塞不通是导致慢阻肺发生的基本病机，喘咳日久，积年不愈，伤及肺气，反复发作，由肺及肾，以致肺肾俱虚。苏惠萍认为慢阻肺稳定期痰、瘀、虚三者相合为患，正气虚损，痰瘀互结、本虚标实为其主要病机特点，病性受气候变化、病程长短、病情轻重、体质差异等多种因素的影响，而有偏虚、偏实，偏寒、偏热之不同。痰、瘀相互影响，既是慢阻肺的致病因素，同时又是其病理产物，正如《丹溪心法·咳嗽》所提及："肺胀而嗽，或左或右，不得眠，此痰挟瘀血碍气而病。"痰热日久伤及气阴，气虚则化津无力，津液不化聚湿生痰，痰浊壅滞，肺宣发肃降失常，肺朝百脉功能受损，血行不畅致瘀；气为血之帅，气虚帅血无力加重血瘀，瘀血内阻而使津液运行不畅，进一步促进痰湿内生，最终成痰瘀胶着互阻，病程缠绵难愈。

3. 辨证分型：针对慢阻肺的中医辨证分型，不少研究通过证候调研和文献分析，总结出常见的证候分布规律。

徐雯洁等通过梳理现代文献关于慢阻肺中医证候的研究，发现慢阻肺稳定期出现频率最高的证候依次为肺肾气虚、肺气虚、气阴虚等。

于丽丽等收集了全国 9 家医院 774 例慢阻肺患者的辨证分型情况，提示慢阻肺稳定期患者的证候类型可概括虚证为以肺肾脾气虚及阴虚为主，实证以肺中痰、湿（浊）、热、瘀相互搏结为主，虚实夹杂证则以肺肾气虚和痰热壅肺为主。

张才圣等通过文献研究探讨慢阻肺稳定期的中医证型特点，发现出现频次较高的中医证型依次为：肺脾两虚证 > 肺气虚证 > 气虚痰瘀证 > 肺脾肾虚证 > 肺肾两虚证，并提出慢阻肺稳定期的中医证候以虚证、虚实夹杂证为主；单纯虚证以肺脾两虚证、肺气虚证、肺脾肾虚证最为常见，虚实夹杂证以气虚痰瘀证为主，而实证主要为痰瘀阻肺证。

许光兰等通过对 34 篇发表于 1996—2007 年有关慢阻肺辨证分型文献进行分析，得出结论，其中排前 5 位的实证证型分别为：痰热蕴肺、痰气互结、寒痰伏肺、血瘀、痰瘀互结；排前 5 位的虚证依次为：肺气虚、肺肾气虚、肾气虚、脾阳虚、气阴两虚；虚实夹杂证排前 3 位的分别是阳虚水泛、痰饮伏肺兼肺肾气虚、肺热痰瘀兼脾肾阳虚。

4. 中医治法：慢阻肺由于标本虚实常相兼夹，又互为影响，故成为迁延难愈、日渐加重的病证。对于慢阻肺的中医治疗，治疗上应祛邪扶正，标本兼顾，目前多主张分不同时期开展辨证论治。

治疗的基本原则是急则治其标，缓则治其本。急性加重期多为感受外邪诱发，重在治疗标实证候；稳定期针对肺脾肾三脏虚损，重在扶正固本治疗，常在清热化痰、止咳化痰、祛邪宣肺、降气化痰、温阳行水、活血化瘀、补益肺气、健脾化痰、补肾纳气、滋补阴阳诸法中灵活施治，病危时还须采用扶正固脱、救阴回阳等法以救急。中医治疗慢阻肺在改善临床症状，提高患者生活质量等方面有其独特的优势，采取多种中医疗法相结合，寻求简便、廉效的新治疗方案，可达到综合治疗慢阻肺的目的。

（1）内治法

古今医家治疗慢阻肺的临证经验丰富，多数认为在稳定期以本虚为主，无力推动气机运化，肺气宣降失司，应根据肺、脾、肾虚损之轻重，辨证运用补肺健脾、补肺益肾、益气滋肾、肺脾肾同治等法，延缓慢阻肺的病情进展，提高患者的生活质量。名老中医洪广祥在临床实践中认为宗气虚是慢阻肺本虚的关键因素，提出注重运用补益肺脾、益气温阳护卫、益气温阳培元之法，采用补中益气汤作为补益宗气的核心方药。肺体阴而用阳，潘智敏主张运用养阴润肺之品以顺肺体娇性，助肺阳运气，改善呼吸功能状态。王胜采用益肺健脾方治疗慢阻肺稳定期，可减轻患者的气道炎症反应，改善营养状况。钟冬梅以活血化瘀的通络生脉注射液治疗慢阻肺，取得了较好的疗效，患者血清 IgG、IgA、IgM 含量显著提高，其作用机制可能与提高免疫功能有关。慢阻肺多为高龄体虚者，脏腑亏虚，正气不足，痰湿内生，有留瘀滞气之嫌；肺气虚或肺气郁阻，皆可影响血脉运行，加之常有患者久病烦扰、情志不畅，日久致血脉瘀阻。故久病肺胀者多见气虚兼有气滞、痰浊、瘀血等病理因素阻碍肺气宣降，这些病理因素又加重脏腑的虚耗，尤其蕴聚于肺，使肺的卫外功能日渐下降，易致外邪入侵，反复急性发作，病情逐渐加重。故治疗时兼顾疏肝调郁、活血化瘀可提高整体疗效，不唯疏补之壅滞，又能暗合当今之病机。正如潘智敏在临证中发现一味蛮补的疗效并不理想，结合肺气主宣发肃降之性，感悟"补无常法，遂其所欲即补""气血贵乎流通"之理，指出肺胀补虚应重调气而不是补气，调气之后又以宣降为先，务使肺欲得遂，肺郁得解，而肺用复常。尹新中应用化痰清肺汤剂治疗慢阻肺急性加重期，发现对改善症状和生活质量有显著效果。徐毓华应用黛芩化痰丸治疗慢阻肺急性加重期痰热蕴肺证，结果显示在临床治愈率、肺功能改善情况及缩短疗程等方面，中西药结合治疗组均优于单纯西医治疗组。喻清和认为急性期辨证以痰热蕴肺、肺肾两虚型多见，稳定期以肺脾两虚型较为多见，治疗宜扶正祛邪、祛痰化瘀。

（2）穴位贴敷疗法

穴位贴敷是根据《黄帝内经》冬病夏治、春夏养阳的指导原则，根据病证选择不同的穴位外用药饼贴敷，中药材经穴位渗透入体发挥特定功效，以调节脏腑气机，达到阴平阳秘之目的。谭光波将慢阻肺稳定期患者随机分为穴位贴敷治疗组和西医常规治疗对照组，开展为期3年的夏季三伏天治疗，结果显示治疗组在改善咳嗽、咳痰等临床症状，提高患者的生活质量，减少慢阻肺急性发作次数方面均优于对照组，体现了冬病夏治穴位贴敷疗法对慢阻肺稳定期患者的疗效。杨淑荃将150例慢阻肺稳定期患者进行随机分组，发现使用三伏天灸治疗可以改善慢阻肺患者稳定期的临床症状积分，减少急性加重次数、对肺功能指标有一定改善，疗效优于对照组。王蕾比较消喘膏穴位贴敷和安慰剂之间的疗效，发现穴位贴敷治疗组的 SGRQ 量表评分及 BODE 指数较前改善，患者发生感冒和急性加重的次数也有所减少。

（3）针灸治疗

传统针灸治疗慢阻肺的临床疗效也得到不少临床研究的确证。高洁比较温针灸组和"舒利迭"对照组治疗慢阻肺稳定期患者的临床疗效，温针灸组穴取定喘、肺俞、足三里毫针针刺，背部腧穴及足三里施以温针灸，疗程8周，研究结果表明两组均有效改善 FEV_1 等肺功能指标，温针灸组对生活质量的改善稍优于"舒利迭"组。杨平运用培土生金法针刺治疗慢阻肺稳定期患者，选取足三里、三阴交、关元、定喘穴为主穴，痰浊盛者配丰隆、肺俞，瘀血明显者配血海，兼肾阳虚者配涌泉，兼阴虚者配太冲，20天为1疗程，连续治疗2个疗程，取得了显著的治疗效果。文幸开展随机对照研究对比艾炷灸背俞穴与西医常规治疗的疗效，疗程4周，结果显示治疗组在改善中医证候积分，提高生活质量，减少急性发作次数方面均优于对照组，差异有统计学意义。

（4）中药雾化吸入

雾化吸入疗法可使药物直接作用于气管表面，起效迅速，不仅有利于排除痰液，还能达到抗感染、减少抗生素用量、防止二重感染的目的。吴建芳对慢阻肺稳定期患者采用黄芪注射液超声雾化治疗，结果显示治疗组对临床主要症状体征积分及复发率的改善及疗效优于安慰剂对照组。李刘英采用中药汤剂雾化吸入治疗对比硫酸沙丁胺醇吸入气雾剂（万托林）雾化吸入治疗，结果显示治疗组的有效率为87%，而对照组的有效率为70%。童瑾使用水醇法提取出紫菀皂苷及远志皂苷，治疗组雾化吸入紫菀皂苷及远志皂苷，对照组吸入生理盐水，发现与对照组相比，治疗组的排痰量更多、痰液干湿比下降、黏度下降及中性粒细胞膜结合弹力酶表达降低，提示雾化吸入中药材紫菀及远志的提取物有利于慢阻肺患者的痰液外排，改善黏液纤毛清除功能。

（5）其他疗法

郑盛杰开展一项随机对照研究，治疗组采用双侧肺俞穴穴位注射喘可治注射液（主要成分为巴戟天和淫羊藿），对照组采用肌内注射喘可治注射液治疗，4 周为 1 个疗程，共治疗 3 个疗程，结果表明喘可治穴位注射更能改善患者的肺功能指标及临床症状，两组的差异有统计学意义。为了探索穴位埋线对慢阻肺稳定期患者的临床疗效及其对免疫功能的影响，张双胜等实施一项随机对照研究，治疗组在西医常规治疗的基础上加用穴位埋线，疗程为 2 个月，结果发现治疗组的中医证候积分、咳嗽及胸闷的症状积分改善均优于对照组，治疗组的 $CD3^+$、$CD4^+$、$CD4^+/CD8^+$ 等免疫指标较治疗前改善，差异有统计学意义，提示穴位埋线对于改善咳嗽、咳痰、胸闷等症状，提高生活质量，提高机体免疫功能有积极意义。

5. 小结：中医药在辨证论治肺系病证方面积累了丰富的经验，治疗肺胀有悠久的历史，形成了大量有效方药。稳定期慢阻肺患者的临床表现以本虚标实为主，出现急性加重时绝大多数是由于患者的机体抵抗力下降而导致病原微生物感染，为素体本虚、邪气外侵所致，恰恰与中医"扶正"和"祛邪"的理念一致。稳定期强调固本培元，急性加重期主张祛邪外出、兼顾正气。不少中药药理和免疫学实验研究的结果均提示中药复方的多成分、多靶位、多机理及多环节功能发挥中药的综合作用效应，可以改善机体免疫状态、减轻气道炎症损伤、降低氧化应激、增强病原菌的清除能力，充分显示出中药复方治疗的优势所在。大量的临床研究或系统评价亦提示中医药治疗慢阻肺在整体上可有效改善患者的临床症状，提高生存质量，增加运动耐力。培土生金法治疗慢性阻塞性肺疾病的证据评价和多中心随机对照临床研究方面显示出较好的潜力，而且长期使用的耐受性较好。慢阻肺综合诊治需评估临床症状、急性加重风险和肺功能严重程度，治疗目的在于控制症状，改善生存质量、预防和减少急性加重，从而降低疾病风险。中度至极重度慢阻肺患者的中医切入治疗，正是基于中医"未病先防，既病防变"的治未病理念，也是中医药有效治疗慢阻肺的关键优势环节和突破点。慢阻肺是中医优势病种之一，慢阻肺的治疗需要中医的参与，尤其是稳定期的切入。但既往有关中医药治疗慢阻肺的随机对照试验，临床结局指标多关注于改善临床症状、提高运动耐力等，且普遍疗程偏短（4～26 周），采用中药长程（至少 1 年）治疗慢阻肺患者的研究在国内仍极为少见，且较少有高质量的研究报道中医药在减少慢阻肺患者年急性加重频次、延长急性加重发生时间等方面的疗效。中医药治疗慢阻肺能否通过提高生活质量，减少急性加重频次，成为慢阻肺防控的突破口，仍然有待进一步的研究证实。

参考文献

[1] 葛均波，徐永健. 内科学［M］. 9 版. 北京：人民卫生出版社，2018.

[2] 邵长荣. 邵长荣实用中医肺病学［M］. 北京：中国中医药出版社，2009.

[3] 周仲瑛. 中医内科学［M］. 北京：中国中医药出版社，2003.

[4] 沈元良. 名老中医话肺系疾病［M］. 北京：金盾出版社，2014.

[5] 陈亚红. 2021 年 GOLD 慢性阻塞性肺疾病诊断、治疗及预防全球策略解读［J］. 中国医学前沿杂志（电子版），2021，13（1）：16 – 37.

[6] 中华医学会呼吸病学分会慢性阻塞性肺疾病学组，中国医师协会呼吸医师分会慢性阻塞性肺疾病工作

委员会.慢性阻塞性肺疾病诊治指南（2021年修订版）［J］.中华结核和呼吸杂志，2021，44（3）：170-205.

［7］陈远彬.培土生金法治疗慢性阻塞性肺疾病的证据评价和多中心随机对照临床研究［D］.广州：广州中医药大学，2020.

［8］岳学普，刘雪芸，伊利娜，等.慢性阻塞性肺疾病中医治疗研究进展［J］.中国中医药现代远程教育，2021，19（9）：197-200.

第四章　支气管扩张症

第一节　中西医概述

　　支气管扩张症为常见的慢性支气管疾病，往往因为支气管－肺部反复感染或炎性黏稠分泌物阻塞，导致细支气管壁破坏及附近肺组织纤维收缩，支气管持久扩张和变形，逐渐形成支气管扩张。此病多见于儿童和青年，男性多于女性。临床以咳嗽、脓痰、间断性咯血及经常合并感染为主要特征。

　　本病与中医"肺络张"相类似，可归属于中医"咳嗽""咯血""肺痈"等病证范畴。若病情经久不愈，则易并发肺脓肿、阻塞性肺气肿及慢性肺源性心脏病等。本病过去颇为多见，在呼吸系统疾病中，其发病率仅次于肺结核。自从针对性应用抗生素以来，加之有中医中药的治疗，支气管扩张已明显减少。

第二节　中西医诊治

【病因及发病机制】

一、西医

　　本病可以分为先天性和继发性。先天性支气管扩张症少见，有些病例无明显病因，但弥漫性支气管扩张常发生于有遗传、免疫或解剖缺陷的患者，如囊性纤维化、纤毛运动障碍和严重的 α_1 –抗胰蛋白酶缺乏患者。低免疫球蛋白血症、免疫缺陷和罕见的气道结构异常也可引起弥漫性支气管扩张，如巨气管支气管症（Mounier-Kuhn 综合征）、支气管软骨发育不全（Williams-Campbell 综合征）等。此外，其他气道疾病，如变应性支气管肺曲菌病（allergic bronchopulmonary aspergillosis，ABPA）也是诱发支气管扩张症的原因之一（表4-1）。局灶性支气管扩张可源于未进行治疗的肺炎或气道阻塞，例如：异物或肿瘤、外源性压迫或肺叶切除后解剖移位。

　　上述疾病损伤了宿主气道清除和防御功能，易发生感染和炎症。细菌反复感染可使充满炎症介质和病原菌黏稠脓性液体的气道逐渐扩大，形成瘢痕和扭曲。支气管壁由于水肿、炎症和新血管形成而变厚。周围间质组织和肺泡的破坏导致了纤维化、肺气肿，或二者兼有。

表4-1 支气管扩张症的诱发因素

种类	诱发因素及特征
感染	
细菌	铜绿假单胞菌，流感嗜血杆菌，卡他莫拉菌，肺炎克雷伯菌，金黄色葡萄球菌，百日咳杆菌
真菌	曲霉菌
分枝杆菌	结核分枝杆菌，非结核分枝杆菌
病毒	腺病毒，流感病毒，单纯疱疹病毒，麻疹病毒
免疫缺陷或异常	
原发性	低免疫球蛋白血症，包括IgG亚群的缺陷（IgG2，IgG4），慢性肉芽肿性疾病，补体缺陷，特异性抗体产生功能下降
继/发性	长期服用免疫抑制药物，人类免疫缺陷病毒感染，慢性淋巴细胞白血病，肺移植后
免疫异常	干燥综合征，ABPA，类风湿关节炎，系统性红斑狼疮，抗中性粒细胞胞质抗体相关性血管炎，强直性脊柱炎
先天性遗传疾病	
α_1-抗胰蛋白酶缺乏	支气管扩张仅见于严重缺乏的患者
纤毛缺陷	原发性纤毛运动不良症和Kartagener综合征
囊性纤维化	白种人常见
先天性结构缺损	
淋巴管性/淋巴结	淋巴结病
黄甲综合征	指（趾）甲黄色、肥厚，淋巴水肿，慢性胸腔积液三联征
气管支气管性	巨大气管/支气管症，支气管软骨发育缺陷，先天性气管发育不良，马方综合征
血管性	肺隔离症
其他	
气道阻塞	外源性压迫，异物，恶性肿瘤，黏液阻塞，肺叶切除后其余肺叶纠集弯曲
毒性物质吸入	氨气、氯气和二氧化氮使气道直接受损，改变结构和功能
炎症性肠病	常见于慢性溃疡性结肠炎，肠道的切除加重肺部疾病

尽管各种原因导致的支气管扩张症具有异质性，但都具有气道重塑和气道扩张的共同特征。其发病的初始阶段表现为各种原因导致的支气管阻塞或牵拉、支气管黏膜纤毛清除功能损害、气道分泌物潴留，从而使呼吸道更容易发生病原体感染和定植，而病原体的持续存在引发肺部慢性炎症，导致气道结构破坏和管壁重塑，进一步影响气道分泌物排出，如此循环往复，最终导致支气管永久地病理性扩张，这一过程被称为支气管扩张症的"恶性循环"。国内研究表明，支气管扩张症患者的肺组织病理切片中支气管和细支气管均有上皮增生，包

括杯状细胞增生和（或）肥大，以中性粒细胞浸润为主，证实支气管扩张症患者存在异常上皮重塑伴黏膜纤毛结构受损，导致炎症和感染。由于支气管周围炎症导致邻近肺泡破坏，扩张支气管周围肺组织常伴有不同程度的萎陷、纤维化、肺气肿和肺大疱的表现。因此，支气管扩张症本质上是一种慢性气道炎症性疾病。

二、中医

（一）病因

1. 反复感邪：外感风寒或风热燥邪，肺气失于宣降，咳嗽时作，尤其是反复多次感邪，以致痰浊郁火内蕴于肺，肺气上逆作咳。或邪伤肺络，血溢气道，引起咯血。

2. 情志失调：郁怒忧思太过，心肝火旺，邪火犯肺，肺失清肃，发生咳嗽气逆，或邪伤肺络可出现咳嗽、咯血。邪热炼液成痰，阻于肺络，常可咳出脓性浊痰。

3. 饮食不慎：多因过食甘肥油腻或辛辣之品，积湿生热酿痰，蕴结中焦，上逆犯肺。痰热内郁，出现咳嗽，咳吐黏痰。肺络受损，则见咯血。

4. 久病肺虚：慢性咳嗽日久不愈，肺气渐损，气不化津，津凝成痰；或有哮喘、肺痨病史，或风温迁延，肺气阴耗伤，痰湿痰热内蕴，肺失宣降，咳嗽咳痰时作；久咳久喘也是引起本病的原因。

以上病因中外感、情志和饮食因素，既可是原发病因，亦可成为支气管扩张反复发病的诱因。

（二）病机

支气管扩张属于肺系病变。肺主气，司呼吸，其性喜润恶燥，易受内外之邪侵袭，称为"娇脏"。由于外感、内伤及久病等原因，导致脏腑功能失调，产生"痰""火"等致病因素，蕴阻于肺，影响其宣发肃降功能，形成本病。痰的产生，或因外感风寒、风热未能及时表散，肺气失宣，津凝为痰；或因情志失调，肝火灼津为痰；或因饮食甘肥，酿生痰热。痰热痰浊蕴结于肺，肺失肃降，则见咳嗽、咳痰黄浊；如痰热入于血分，与瘀血搏结，则可蕴酿成痈，表现咳痰有腥臭味，或脓血相间。

火有实火，也有虚火。实火或为外感所致，或因过食辛辣炙煿、醇酒厚味，以致酿痰生热，化火犯肺；也有郁怒伤肝，木火刑金者。虚火多因久病肺肾阴精不足，不能制阳，水亏火旺，虚火炎上。无论虚火还是实火，损伤肺络，遇血外溢则见咯血，故火邪亦是本病的主要病理因素之一。

瘀之形成，可为痰火相结，阻滞气血运行而致。正如张仲景在《金匮要略》中说："热之所过，血为之凝滞。"同时，患者常有咯血之后，离经之血不行，往往又留而成瘀，并成为再次出血的原因。久病肺脾气虚，无力推动血液运行，气虚血瘀，血不循经，亦是原因之一。由此可见，痰、火、瘀是导致支气管扩张的主要病理因素，且往往相互夹杂，贯穿本病的整个过程。

从病变部位而言，主要在肺，可涉及肝、脾、肾。与肝有关者，因郁怒伤肝，邪郁化火，上逆犯肺。与脾有关者，因饮食不当，脾失健运，痰湿内生，上犯于肺；或久病不愈，肺虚及脾，肺脾气虚，不能摄血；与肾有关者，多因久病肺肾亏虚，肾阴受损，阴虚火旺。

【诊断与辨证】

一、西医诊断

（一）临床表现

主要症状为持续或反复的咳嗽、咳痰或咳脓痰。痰液为黏液性、黏液脓性或脓性，可呈黄绿色，收集后分层：上层为泡沫，中间为浑浊黏液，下层为脓性成分，最下层为坏死组织。无明显诱因者常隐匿起病，无症状或症状轻微。呼吸困难和喘息常提示有广泛的支气管扩张或有潜在的慢阻肺。随着感染加重，可出现痰量增多和发热，可仅为支气管感染加重，也可为病变累及周围肺实质出现肺炎所致。当支气管扩张伴急性感染时，患者可表现为咳嗽、咳脓痰和伴随肺炎。50%～70% 的患者可发生咯血，大出血常为小动脉被侵蚀或增生的血管被破坏所致。部分患者以反复咯血为唯一症状，称为"干性支气管扩张"。

气道内有较多分泌物时，体检可闻及湿啰音和干啰音。病变严重尤其是伴有慢性缺氧、肺源性心脏病和右心衰竭的患者可出现杵状指及右心衰竭体征。

（二）辅助检查

主要影像学检查包括胸部 X 线和胸部高分辨 CT；实验室检查包括血常规和炎症标志物如 C 反应蛋白（C-reactive protein，CRP）、免疫球蛋白（IgG，IgA，IgM）、微生物学检查、血气分析，以及肺功能检查。次要检查包括鼻窦 CT，血 IgE，特异性 IgE，烟曲霉皮试，类风湿因子，抗核抗体，细胞免疫功能检查，补体结合试验和细胞程序性死亡相关检查，如汗液氯化钠、鼻呼出气一氧化氮测试、基因检测、黏膜纤毛电镜检查，以及必要时纤支镜检查等。

1. 影像学检查

（1）胸部 X 线：囊状支气管扩张的气道表现为显著的囊腔，腔内可存在气液平面（图 4-1）。囊腔内无气液平面时，很难与大疱性肺气肿或严重肺间质病变的蜂窝肺鉴别。支气管扩张的其他表现为气道壁增厚，主要为支气管周围炎症所致。由于受累肺实质通气不足、萎陷，扩张的气道往往聚拢，纵切面可显示为"双轨征"，横切面显示"环形阴影"。这是由于扩张的气道内充满分泌物，管腔显像较透亮区致密，产生不透明的管道或分支的管状结构。但是这一检查对判断有无支气管扩张缺乏特异性，病变轻时影像学检查可正常。

（2）胸部高分辨 CT 扫描：可在横断面上清楚地显示扩张的支气管（图 4-2），且兼具无创、易重复、易接受的特点，现已成为支气管扩张的主要诊断方法。支气管扩张症的胸部 HRCT 主要表现为支气管内径与其伴行肺动脉直径比例的变化，正常人左右肺支气管内径与并行肺动脉直径的比例分别是 0.75 和 0.72。支气管扩张症的胸部 HRCT 主要表现直接征象包括：①支气管内径/伴行肺动脉直径 >1；②从中心到外周，支气管未逐渐变细；③距外周胸膜 1 cm 或接近纵隔胸膜范围内可见支气管影。间接征象包括：支气管呈柱状及囊状改变，气道壁增厚（支气管内径 <80% 外径）、黏液阻塞、树芽征及马赛克征。当 CT 扫描层面与支气管平行时，扩张的支气管呈双轨征或串珠状改变；当扫描层面与支气管垂直时，扩张的支气管与伴行的肺动脉形成印戒征；当多个囊状扩张的支气管彼此相邻时，则表现为"蜂窝"或"卷发"状改变。

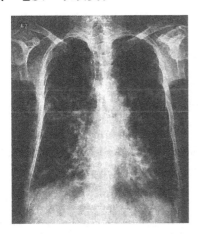

图 4-1　支气管扩张胸片

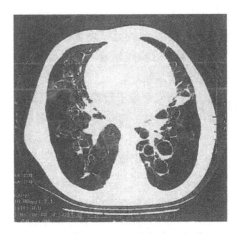

图 4-2　支气管扩张 CT

（3）支气管碘油造影：可确诊支气管扩张，但因其为创伤性检查，现已被高分辨 CT 所取代。

2. 实验室检查

（1）血常规及炎症标志物：当细菌感染导致支气管扩张症急性加重时，白细胞计数、中性粒细胞分类及 CRP 可升高。

（2）血清免疫球蛋白：合并免疫功能缺陷者可出现血清免疫球蛋白（IgG、IgA、IgM）缺乏。

（3）血气分析：可判断患者是否合并低氧血症和（或）高碳酸血症。

（4）微生物学检查：应留取合格的痰标本送检涂片染色及痰细菌培养，痰培养和药敏试验结果可指导抗菌药物的选择，痰液中找到抗酸杆菌时需要进一步分型是结核分枝杆菌还是非结核分枝杆菌。

（5）其他：必要时可检测类风湿因子、抗核抗体、抗中性粒细胞胞浆抗体。怀疑 ABPA 的患者可选择性进行血清 IgE 测定、烟曲霉皮试、曲霉沉淀素检查。如果患者自幼起病，合并慢性鼻窦炎或中耳炎，或合并右位心，需怀疑原发性纤毛运动不良症可能，可行鼻呼气一氧化氮测定筛查，疑诊者需进一步取纤毛上皮行电镜检查，必要时行基因检测。

3. 其他

（1）纤维支气管镜检查：当支气管扩张呈局灶性且位于段支气管以上时，可发现弹坑样改变，可通过纤维支气管镜采样用于病原学诊断及病理诊断。纤支镜检查还可明确出血、扩张或阻塞的部位。还可经纤支镜进行局部灌洗，采取灌洗液标本进行涂片、细菌学和细胞学检查，协助诊断和指导治疗。

（2）肺功能测定：可证实由弥漫性支气管扩张或相关阻塞性肺病导致的气流受限及指导临床使用支气管舒张剂。

（三）诊断要点

1. 高危人群筛查

（1）长期（超过 8 周）咳嗽、咳痰（特别是脓痰）、痰血，或者以反复咯血为唯一症状，尤其是存在相关危险因素的人群。

（2）慢阻肺频繁急性加重（≥2 次/年），重症哮喘或哮喘控制不佳，且既往痰培养铜绿假单胞菌阳性的患者。

（3）慢性鼻窦炎、类风湿关节炎或其他结缔组织病患者出现慢性咳痰或反复肺部感染的患者。

（4）既往人类免疫缺陷病毒（human immunodeficiency virus，HIV）感染史、实体器官或骨髓移植史、接受免疫抑制治疗史，出现慢性咳痰或反复肺部感染的患者。

2. 诊断：根据反复咳脓痰、咯血病史和既往有诱发支气管扩张的呼吸道感染病史，HRCT 显示支气管扩张的异常影像学改变，即可明确诊断为支气管扩张。诊断支气管扩张症的患者还应进一步仔细询问既往病史、评估上呼吸道症状、根据病情完善相关检查以明确病因诊断。

3. 评估。患者初次诊断后的评估包括：痰液检查，包括痰涂片（包括真菌和抗酸染色）、痰培养加药敏试验；肺部 CT 随访，尤其是肺内出现空洞、无法解释的咯血或痰中带血、治疗反应不佳、反复急性加重等；肺功能用于评估疾病进展程度和指导药物治疗；血气分析，判断是否存在低氧血症和（或）二氧化碳潴留；实验室检查，评估患者的炎症反应、免疫状态、是否合并其他病原体感染等。

（四）鉴别诊断

需鉴别的疾病主要为慢性支气管炎、肺脓肿、肺结核、先天性肺囊肿、支气管肺癌和弥漫性泛细支气管炎等。仔细研究病史和临床表现，参考影像学、纤维支气管镜和支气管造影的特征常可做出明确的鉴别诊断。下述要点对鉴别性诊断有一定参考意义。

1. 慢性支气管炎：多发生在中年以上患者，在气候多变的冬、春季节咳嗽、咳痰明显，多咳白色黏液痰，感染急性发作时可出现脓性痰，但无反复咯血史。听诊双肺可闻及散在干、湿啰音。

2. 肺脓肿：起病急，有高热、咳嗽、大量脓臭痰。X 线检查可见局部浓密炎症阴影，内有空腔及液平。

3. 肺结核：常有低热、盗汗、乏力、消瘦等结核毒性症状，干、湿啰音多局限于上肺，X 线检查和痰结核菌检查可做出诊断。

4. 先天性肺囊：X 线检查可见多个边界纤细的圆形或椭圆形阴影，壁较薄，周围组织无炎症浸润。胸部 CT 和支气管造影可协助诊断。

5. 弥漫性泛细支气管炎：有慢性咳嗽、咳痰、活动时呼吸困难及慢性鼻窦炎。胸片和胸部 CT 显示弥漫分布的小结节影。大环内酯类抗生素治疗有效。

6. 支气管肺癌：多见于 40 岁以上患者，可伴有咳嗽、咳痰、胸痛、痰中带血，大咯血少见。影像学、痰细胞学、支气管镜检查等有助于确诊。

二、中医辨证

本病辨证应先分虚实。实证多为急性发作，以咳嗽、咯血为主要表现，伴身热、烦渴、胸痛、痰黄等，正气尚不虚弱，以邪气犯肺为主。虚证多为慢性迁延，病程较长，以慢性咳嗽、痰多为主症，伴有气短、疲劳、时有痰中带血、口干咽燥等症，以正气亏虚为主，伴有余邪未尽。实证应辨风热袭肺、痰热蕴肺和肝火犯肺之不同。风热袭肺者，多见恶寒发热、咳嗽痰黄、痰中带血、咽痛头痛；痰热蕴肺者，身热烦渴，咳痰黄稠，或有臭味，咯血鲜红；肝火犯肺者，咳呛痰中带血或咳吐纯血，胸胁疼痛，烦躁面赤。虚证应辨阴虚火旺、肺脾气虚和气阴两虚之不同。阴虚火旺者，干咳痰少，痰中带血。

1. 风热袭肺证：初起发热微恶寒，咳嗽痰黄带血，或咯吐少量鲜血。咽痛喉痒，口干舌燥，胸闷气急，舌红少津，苔薄黄，脉细数。

2. 痰热蕴肺证：咳嗽频剧，咳痰色黄量多，质黏，或咳吐脓血腥臭痰，痰中带血，甚则咯血鲜红，身热口干，胸闷而痛，便秘，小溲黄赤，舌红，苔黄腻，脉滑数。

3. 肝火犯肺证：咳嗽阵作，气逆而呛，痰黏量少，咳吐不利、痰中带血或咳吐鲜血，胸胁胀痛，急躁易怒，面红目赤，口干口苦，舌红，苔薄黄，脉弦数。

4. 阴虚火旺证：病程较久，干咳，痰少难出，痰中带血或反复咯血，血色鲜红，口干咽燥，颧红盗汗，或见午后潮热，腰膝酸软，舌红而干，苔少或见剥苔，脉弦细数。

5. 肺脾气虚证：咳而气短息促，痰中带血，或咳吐纯血，或兼鼻齿衄血，神疲乏力，头晕心悸，面色少华，食少便溏，舌淡，脉细弱。

6. 气阴两虚证：咳嗽时作，痰黏量少、色黄，咯血反复发作，但血量不多，或痰中夹血，乏力气短，神疲纳少，口渴咽干，舌红少津，或舌有齿印，苔少而剥，脉弦细数。

【治疗】

一、西医

1. 治疗基础疾病：对活动性肺结核伴支气管扩张应积极抗结核治疗，低免疫球蛋白血症可用免疫球蛋白替代治疗。

2. 控制感染：支气管扩张症患者出现痰量增多及其脓性成分增加等急性感染征象时，需应用抗感染药物。急性加重期开始抗菌药物治疗前应常规送痰培养，根据痰培养和药敏结果指导抗生素应用，但在等待培养结果时即应开始经验性抗菌药物治疗。对于无铜绿假单胞菌感染高危因素的患者应立即经验性使用对流感嗜血杆菌有活性的抗菌药物，如氨苄西林/舒巴坦、阿莫西林/克拉维酸、第二代头孢菌素、第三代头孢菌素（头孢曲松钠、头孢噻肟）、莫西沙星、左氧氟沙星。对于存在铜绿假单胞菌感染高危因素的患者如存在以下 4 条中的 2 条：①近期住院；②每年 4 次以上或近 3 个月以内应用抗生素；③重度气流阻塞

（FEV_1 < 30% 预计值）；④最近 2 周每日口服泼尼松 < 10 mg，可选择具有抗假单胞菌活性的 β – 内酰胺类抗生素（如头孢他啶、头孢吡肟、哌拉西林/他唑巴坦、头孢哌酮/舒巴坦）、碳青霉烯类（如亚胺培南、美罗培南）、氨基糖苷类、喹诺酮类（环丙沙星或左氧氟沙星），可单独应用或联合应用。对于慢性咳脓痰患者，还可考虑使用疗程更长的抗生素，如口服阿莫西林或吸入氨基糖苷类药物，或间断并规则使用单一抗生素及轮换使用抗生素以加强对下呼吸道病原体的清除。合并变应性支气管肺曲菌病时，除一般需要糖皮质激素（泼尼松 0.5 ~ 1 mg/kg）外，还需要抗真菌药物（如伊曲康唑）联合治疗，疗程较长。支气管扩张症患者出现肺内空洞，尤其是内壁光滑的空洞，合并或没有合并树芽征，要考虑到不典型分枝杆菌感染的可能，可采用痰抗酸染色、痰培养及痰的微生物分子检测进行诊断。合并非结核分枝杆菌的支气管扩张症患者，如需要治疗一般采用 3 种以上药物联合治疗，疗程在 2 年以上。症状较轻、病灶较局限，进展不明显且药敏结果显示高度耐药的非结核分枝杆菌肺病患者，一般不治疗。本病也容易合并结核，患者可以有肺内空洞或肺内结节、渗出合并增殖性改变等，可合并低热、夜间盗汗，需要在随访过程中密切注意上述相关的临床表现。支气管扩张症患者容易合并曲霉菌的定植和感染，表现为管腔内有曲霉球，或出现慢性纤维空洞样改变，或急性、亚急性侵袭性感染。曲霉菌的侵袭性感染治疗一般选择伏立康唑。

3. 改善气流受限：建议支气管扩张症患者常规随访肺功能的变化，尤其是已经有阻塞性通气功能障碍的患者。长效支气管舒张剂（长效 β_2 受体激动剂、长效抗胆碱能药物、吸入糖皮质激素/长效 β_2 受体激动剂）可改善气流受限并帮助清除分泌物，对伴有气道高反应及可逆性气流受限的患者常有一定疗效。但由于缺乏循证医学的依据，在支气管舒张剂的选择上，目前并无常规推荐的指征。

4. 清除气道分泌物：包括物理排痰和化痰药物。物理排痰包括体位引流，一般头低臀部抬高，可配合震动拍击背部协助痰液引流。气道内雾化吸入生理盐水，短时间内吸入高渗生理盐水，或吸入黏液松解剂如乙酰半胱氨酸等，有助于痰液的稀释和排出。合理使用其他如胸壁震荡、正压通气、主动呼吸训练等方法也可以起到排痰作用。药物包括黏液溶解剂、痰液促排剂、抗氧化剂等。N – 乙酰半胱氨酸具有较强的化痰和抗氧化作用。切忌对非囊性纤维化支气管扩张患者使用重组脱氧核糖核酸酶。对于排痰困难、生活质量差及用体位引流等效果不佳的患者，可尝试长期使用（≥3 个月）1 种祛痰药物。对于有气流受限或气道高反应的支气管扩张症患者，使用祛痰药物或高渗制剂前建议吸入支气管舒张剂。

5. 免疫调节剂：使用一些促进呼吸道免疫增强的药物（如细菌细胞壁裂解产物）可以减少支气管扩张症患者的急性发作。部分支气管扩张症患者长期使用十四环或十五环大环内酯类抗生素可以减少急性发作和改善患者的症状，但需要注意长期口服抗生素带来的其他副作用，包括对心血管、听力、肝功能的损害及出现细菌耐药等。

6. 咯血的治疗：对反复咯血的患者，如果咯血量少，可以对症治疗或口服卡巴克洛（安络血）、云南白药。若出血量中等，可静脉给予垂体后叶素或酚妥拉明；若出血量大，经内科治疗无效，可考虑介入栓塞治疗或手术治疗。使用垂体后叶素需要注意低钠血症的产生。安慰患者消除紧张焦虑情绪，必要时给予小剂量镇静剂，如地西泮 2.5 mg（2 ~ 3 次/日），或 5 ~ 10 mg 肌内注射，心肺功能不全或全身衰竭咳嗽无力者禁用。出现窒息时采取头低足高 45°的俯卧位，在口腔插入撬口器后用手取出患者口咽部血块，轻拍健侧背部促进气管内的血液排出。若采取上述措施无效，并出现咯血阻塞气道的可能，应进行气管插管，必要时行气管切开。

7. 疫苗接种：儿童时期接种麻疹、百日咳疫苗、卡介苗等以预防支气管扩张症的发生。患者可根据个人情况（是否合并慢阻肺、免疫缺陷，自身偏好和专家意见等）进行流感疫苗和肺炎球菌疫苗的接种，可能在减少支气管扩张症急性加重风险和预防肺炎方面有一定的帮助。

8. 外科治疗。外科治疗主要是支气管扩张症病变局限时行肺叶切除术，其适应证包括：①病变相对集中，而综合、规范的药物及非药物治疗长达 1 年仍难以控制症状者；②严重或急性加重，影响生活和工作者；③复发性难治性咯血危及生命或经药物、介入治疗无效者；④肿瘤远端阻塞所致的支气管扩张症；⑤局限性病灶，受损的肺叶段可能是败血症的一个来源，不切除可能会导致肺组织进一步破坏。对于那些尽管采取了所有治疗仍致残的病例，年龄在 70 岁及以下、若肺功能 FEV$_1$ 占预计值% <30%，临床表现不稳定或迅速恶化，可考虑肺移植。

9. 预防：可考虑应用肺炎球菌疫苗和流感病毒疫苗预防或减少急性发作，免疫调节剂对于减轻症状和减少发作有一定帮助。吸烟者应嘱戒烟。康复锻炼对于保持肺功能有一定作用。

10. 教育：患者教育也是支气管扩张症治疗的重要环节。支气管扩张症患者的依从性较差，这与患者的受教育背景、社会经济状况、医患沟通状况、求医欲、使用治疗的药物种类和治疗负担密切相关。教育的主要内容是使其了解支气管扩张症的特征和主要治疗手段，帮助患者及时识别急性加重并及早就医；以及使其了解上呼吸道病毒感染、疲劳、营养状态等均可加重支气管扩张症的临床症状。不建议患者自行服用抗菌药物；还应向患者解释痰检的重要性；定期随访对于了解患者的预后至关重要，建议临床医师通过制定个性化的随访及监测方案，及时对治疗方案进行优化调整。

二、中医

（一）辨证论治

加强本病的早期治疗，防止或积极控制肺部感染，对于本病的预后有重要意义。早期或病变轻而局限者，可以中医药治疗为主；重症或合并感染者则主张中西医结合治疗。

1. 风热袭肺证

治法：清宣肺热，凉血止血。

方药：银翘散（《温病条辨》）加减。

常用药：金银花、连翘、桔梗、薄荷、淡豆豉、淡竹叶、牛蒡子、荆芥、芦根、甘草等。

加减：风寒未净，恶寒鼻塞，加前胡、金沸草温散宣肺；痰热壅肺而见发热、痰多、咳痰黄稠，加黄芩、鱼腥草清热肃肺，或合千金苇茎汤既能清肺热，又可化瘀滞；表邪已解，津伤较甚，干咳，痰少、带血，舌红少津，去薄荷之辛散，加天冬、天花粉、玄参养阴生津；燥热犯肺，身热痰少，口鼻咽喉干燥，心烦，脉浮数，加桑叶、杏仁、南沙参、石膏润肺生津。

2. 痰热蕴肺证

治法：清热化痰，排脓止血。

方药：清肺饮（《医方集解》）合千金苇茎汤（《备急千金药方》）加减。

常用药：金银花、连翘、冬瓜子、薏苡仁、败酱草、桔梗、黄芩、生甘草、枳壳、芦根等。

加减：痰热较甚，胸闷，咳痰黄稠量多，加鱼腥草、贝母加强清肺化痰；瘀热相结，痰黏稠臭，或咳脓血痰，量较多，加金荞麦、黄连、葶苈子、桃仁解毒泻肺排脓；热伤肺络，出血较多，去桔梗之升散，加三七、血余炭、花蕊石活血止血。

3. 肝火犯肺证

治法：清肝泻火，降气止血。

方药：泻白散（《小儿药证直诀》）合黛蛤散（《医说》）加减。

常用药：桑皮、地骨皮、丹皮、山栀、白芍、青黛、海蛤壳、生地、仙鹤草、白及等。

加减：肝气上逆，心烦咳呛，面部升火，加代赭石、降香泻降肝气；肝络不和，胁痛胸闷，加川楝子、丝瓜络可疏肝和络；腑实热结，大便秘结，舌苔黄燥，加大黄、瓜蒌泻火通腑；肝火动血，血热妄行，咯血量多势急，加水牛角片、赤芍、三七、白茅根清热泻火，凉血止血。

4. 阴虚火旺证

治法：滋阴降火，清肺止血。

方药：百合固金汤（《医方集解》）加减。

常用药：生地、熟地、麦冬、白及、百合、玄参、南沙参、贝母、生甘草、当归、仙鹤草、白芍等。

加减：火旺较甚，身热明显，颧红，加胡黄连、黄芩以苦寒坚阴清热；痰热蕴肺，咳嗽痰黏色黄，胸闷，加天花粉、知母、马兜铃清热化痰；咯血量多，虚火灼络者，加紫珠草、酒制大黄、花蕊石、血余炭等意在凉血活血，止血而不留瘀。

5. 肺脾气虚证

治法：补肺健脾，理气化痰

方药：拯阳理劳汤（《医宗必读》）加减。

常用药：黄芪、党参、茯苓、白术、甘草、当归、阿胶、陈皮、仙鹤草、白及、大枣等。

加减：痰湿内蕴，胸闷，痰多质黏，苔腻，加半夏、枳壳、莱菔子化痰燥湿；脾虚运化失健，脘痞，纳少，乏力，加砂仁、麦芽、炙鸡内金健脾助运。

6. 气阴两虚证

治法：益气养阴，化痰止血。

方药：沙参麦冬汤（《温病条辨》）合参苓白术散（《太平惠民和剂局方》）加减。

常用药：白术、茯苓、山药、沙参、麦冬、玉竹、天花粉、芦根、仙鹤草、白芍、阿胶珠、贝母等。

加减：肝肾阴虚，腰膝酸软，足心发热，加女贞子、墨旱莲滋养肝肾；痰热未清，咳嗽痰黄，胸闷苔腻，加陈皮、枇杷叶、瓜蒌皮、鱼腥草清热解毒排痰；咯血较多，头晕心慌，加诃子、花蕊石、五味子意在敛肺宁络止血。

（二）内病外治法

1. 发作期治疗

（1）针刺：咯血者可针刺尺泽、孔最、鱼际、肺俞、足三里、太溪。每次选用 3~4 个穴，施平补平泻法，留针 20~30 分钟。出血量多者，加灸涌泉。咳嗽痰多者，取丰隆、公孙，针用泻法。

（2）穴位注射：鱼腥草注射液，2~4 mL（1~2 mg），注射双侧孔最穴位，每日 2 次，每次每穴用药液 2 mL，三天为一疗程。咯血止后，改为每日 1 次，剂量同上，双侧穴位注射，或左右穴位隔日交替注射，巩固治疗 2~3 天。

2. 稳定期治疗

（1）预防感冒：可取穴肺俞、膻中、天突、太溪、三阴交，留针 15 分钟，隔日 1 次。

（2）增强体质，提高免疫能力：取穴大椎、足三里、血海、肺俞、命门、三阴交，留针 15 分钟，隔日 1 次。

（3）术后创口久不愈合：取穴关元、肺俞、气海、足三里、命门，留针 15 分钟，隔日 1 次。

【预后】

预后与病程长短、病情轻重有关。病程较短，正气不虚，咯血量不甚多，一般恢复后尚好，通过清化痰热等祛邪之法，即可控制病情，逐渐痊愈。如反复发作或经久不愈，咳嗽咯血不止，证属瘀血阻滞、肺脾肾亏虚、气阴不足或气不摄血，病情较重，治疗较为困难，甚则久病气虚阳衰，肺脾肾俱亏，可以转入虚劳之途。如火盛伤络，出现咯血量多势急，则属危证，于短时间内出现气随血脱，阴竭阳亡。或血块阻塞气道，肺气闭绝，阴阳之气离决可暴厥而亡。

支气管扩张症的预后取决于支气管扩张范围和有无并发症。支气管扩张范围局限者，积极治疗可改善生命质量和延长寿命。支气管扩张范围广泛者易损害肺功能，甚至发展至呼吸衰竭而引起死亡。大咯血也可严重影响预后。支气管扩张症合并肺实质损害如肺气肿和肺大疱者预后较差。慢阻肺患者合并支气管扩张症后死亡率增加。

附录：支气管扩张症的 CT 表现

支气管扩张症的常见 CT 表现，主要取决于支气管扩张症的程度、走行方向扫描平面的关系。印戒征和轨道征见于柱状支气管扩张症。正常支气管管径稍小于伴行的肺动脉，在排除肺血管疾病的前提下，若支气管管径大于伴行的肺动脉直径，且此时的走行方向与 CT 扫描平面垂直，即构成特征性的印戒征；当扩大的支气管走行与 CT 扫描平行时，表现为轨道征，此时扩大的支气管失去了正常时由近端向远端逐渐变细的表现。环状影见于囊状支气管扩张症，含气支气管呈囊球状扩大，囊腔常从肺门到肺周排成一行，或多个囊腔集成一簇。曲张征表现为扩张的支气管粗细不一，狭窄与扩张交替出现，呈串珠状排列，形似曲张静脉。

支气管扩张症比较少见的征象为黏液嵌塞征，是支气管分泌物潴留于扩张的支气管内所致，当支气管走行与扫描层面垂直或倾斜时表现为结节状或卵圆形团块影，当支气管走行与扫描平行时表现为 Y 形、V 形或分支状致密影，连续多层面观察，病变聚集成堆，主轴指向肺门。其 CT 值高低不等，与黏液栓成分有关，黏稠及蛋白含量高时 CT 值偏高，分泌物稀薄时 CT 值偏低，可为支气管扩张症仅有的一种影像表现。有的病例黏液阻塞的支气管扩张较粗大，在 CT 上似肺内结节、肿块或扩张的肺血管，此时增强 CT 扫描可区别。有些中央型肺癌可引起阻塞性支气管扩张症，支气管扩张症内常见黏液栓，一般位于肿瘤的远端，呈指套状改变，边缘不光滑，肺门部有肿块，此点与支气管扩张症黏液嵌塞征不同。

支气管扩张症可伴有叶段的肺萎缩，大多继发于支气管周围纤维化的瘢痕性肺不张，表现为较大的肺动脉和主或叶支气管的移位，叶间裂的移位，邻近肺段内的支气管和肺血管结构的重新排列，在萎缩肺中可见增粗的含气支气管征。支气管扩张症周围常见感染性病变，这意味着支气管感染经支气管播散到周围气腔内引起肺实质的感染。在 CT 上首先表现为支气管壁的外缘模糊，以后病变播散到支气管周围气腔内，再进展为段或叶实变，囊状支气管扩张症囊内常出现气液平面。

【支气管扩张的中医药诊疗综述】

支气管扩张症是一种容易反复发作且肺部损害较大的呼吸系统疾病，现代医学在一定程度上可延缓病情进展，但难以根治，且长期使用抗生素治疗容易出现副作用。中医药在防治支气管扩张症的研究中显出较大的优势，且中西医结合治疗方案对缓解患者症状、改善生活质量、缩短病程等方面均相对优于单纯西医治疗。本文通过收集整理相关文献，将中医对支气管扩张症的认识及其临床治疗的研究进行综述。

1. 中医病名的认识：支气管扩张以慢性咳嗽、大量脓痰、反复咯血为主要症状特点，文献中多将其归属于中医"咳嗽""劳嗽""肺痈""咯血""肺痿""肺络张"等范畴。"咳嗽"既是一种独立的疾病，也可以是多种肺系疾病的一个症状。早在《内经·咳嗽》中有"肺咳之状，咳而喘息有音，甚则唾血"的论述，与支气管扩张症的症状类似。此外，《证治要诀》中介绍"劳嗽……所嗽之痰，或脓，或时有血腥臭异常"，这里的"劳嗽"的症状特点与支气管扩张症咳腥臭脓痰颇为吻合。"肺痈"是指热毒瘀结于肺，以发热、咳嗽、胸痛、咳吐腥臭浊痰，甚则咳吐脓血痰为主要临床表现的一种病证。最早见于《金匮要略》"时出浊唾腥臭，久久吐脓如米粥者"，提出了肺痈的特点是咳吐腥臭脓痰；"若口中辟辟燥，咳即胸中隐隐痛，脉反滑数，此为肺痈，咳唾脓血"指出了肺痈还有胸痛、咯血的特点。"咯血"又名"咳血、嗽血"，《丹溪心法·咳血》中首先明确咳血的病名，并列专篇讨论，谓："咳血者，嗽出痰内有血者是也。"多数支气管扩张患者有反复咯血，血量不等，可为痰中带血或小量咯血，亦可表现为大咯血，个别患者可因大量咯血导致呼吸道阻塞，直接危及生命。"肺痿"是以咳吐浊唾涎沫为主要表现的慢性肺系虚损性疾病。《金匮要略》中见于"咳唾脓血"的描述，另《证治准绳·诸气门》中"或咳沫，或咳血"的记载，多倾向于支气管扩张症慢性稳定期的患者，多伴有慢性病史，反复发作，缓绵难愈。根据相关文献研究，大多数医家选用"肺痈"作为支气管扩张症的中医病名，但也有人认为"肺痈"属肺脓肿范畴，主张以支气管扩张直接命名，最具代表性的是《中医内科常见病诊疗指南》直接以支气管扩张命名。也有部分医家将支气管扩张归于肺络张，认为其病机为邪气犯肺，肺气壅阻，痰浊内蕴，肺络张所致，如《中医内科病证诊断疗效标准》。

2. 中医对病因病机的认识

（1）古代医家对病因病机的认识

东汉张仲景《金匮要略》云："咳而胸满，振寒，脉数，咽干不渴，时出浊唾腥臭，久久吐脓如米粥者，为肺痈。"另见"风中于卫，呼气不入，热过于营，吸而不出；风伤皮毛，热伤血脉，……热之所过，血为之凝滞，蓄结痈脓。"说明外感风热，或风寒之邪，入里化热，内蕴不解，肺气失宣，血热壅聚是其重要病因病机。隋朝巢元方《诸病源候论》中提出正虚是肺痈致病的重要因素，"肺主气，候皮毛，劳伤血气，腠理则开，而受风寒，其气虚者，寒乘虚伤肺，寒搏于血，蕴结成痈，热又加之，积热不散，血败为脓"，同时指出咯血为阳络损伤的结果。金元朱丹溪《丹溪心法·咳血》明确提出咳血病名，并列专篇讨论。明清时期的医家对支气管扩张症病因病机的认识又有了进一步的发展。如《医碥·咳嗽血》说："火刑金而肺叶干皱则痒，痒则咳，此不必多痰，故名干咳，咳多则肺络伤，而血出矣。"唐容川《血证论》谓："此证多系痰挟瘀血，碍气为病。若无瘀血，何致气道如此阻塞，以致咳逆倚息，而不得卧哉"，此处指出了火（热）、痰、瘀为主要的病理因素。

（2）现代医家病因病机的认识

刘小虹认为支气管扩张症的病因病机及病性重点在于肺虚为本，支气管扩张的发病每因复感外邪导致病情加剧，病理改变为痰、火、瘀，虚实夹杂为病。赵时雨认为本病的发生与体质关系密切，患者素体禀赋不足，肺脏未充，则易受外邪入侵。武维屏则认为虚、痰、瘀、热为支气管扩张症病机之要，急性发作期重在痰瘀热壅，迁延期重在虚、痰、瘀。宋康认为支气管扩张症的病机为肺虚为本，内外相合，累及他脏，痰、火（热）、瘀为主要病理改变。痰存在于几乎所有支气管扩张症病例中，急性期和稳定期均可见。素体亏虚，感受外邪，肺失宣降，通调水道功能失调，导致气不布津，形成痰湿；饮酒过多或过食肥甘厚腻之品，内热煎灼津液，滋生痰浊，或嗜好吸烟，烟毒熏灼津液为痰，痰阻于肺，郁而化热，痰热熏灼肺络，迫血妄行而引致本病；肾阳不能温煦脾之运化，水失其制，而成痰湿。史锁芳认为：痰是支气管炎症的产物，与中医学的肺热密切相关。总之，痰的形成与肺、脾、肾相关，多种因素均可导致痰的滋生。"气有余便是火"，素体肝旺，或忧思恼怒，气郁化火，木火刑金，上逆犯肺而致咯血；久病热病之后，阴津耗伤，以致阴虚火旺，火热之邪灼伤血络而致咯血。如《医学心悟》中："劳欲情志，饮食炙煿之火自内攻之则亦使鸣。"多数医家认为瘀血始终存在，是导致支气管扩张症缠绵不愈重要的病理因素之一。寒邪犯肺，寒凝气滞可致瘀，痰热或虚火灼肺可致瘀，脾虚，血溢脉外亦可致瘀，久病邪气深入经络，气血运行不畅，或气虚不能推动血行，均可导致成瘀。在支气管扩张的多数患者可见血瘀之表现，如胸痛、胸闷、舌暗、肌肤甲错，或唇甲发绀，面色晦暗，舌红或边有瘀斑，舌下静脉迂曲等。肺虚是支气管扩张者中不可忽视的病因。支气管扩张患者多在幼年时曾患有麻疹、肺炎、百日咳等疾病，故其多禀赋不足，素体常见肺气虚、肺阴虚或肺气阴两虚之证。若病程迁延不愈则肺、脾、肾三脏俱虚，可见稍动则咳嗽、咳痰无力。多数医家都认为肺虚是支气管扩张发病缠绵难愈的病理基础。曹世宏认为先天禀赋不足，或由于久病劳损，导致出现肺气阴两虚之证，而肺气虚又易招外邪入侵，从而使疾病反复，多见于形瘦体弱者，经常有气短不足以息、喘促等症状，故肺气虚为本病之根本。

综上所述，支气管扩张的病位在肺，与肝、脾、肾相关。病因分为外因和内因两方面，外因包括外感风、寒、湿，燥、火（热）之邪，内因为肺体亏虚、饮食不当、情志所伤。本病的特点为虚、痰、火（热）、瘀四者相互存在，相互影响，互为因果。

3. 中医辨证分型研究：支气管扩张症目前尚无统一的辨证分型，结合痰、热、瘀、虚的病理特点，《中西医结合内科学》将本病分为 4 个证型：痰热壅肺证、肝火犯肺证、肺脾气虚证及阴虚火旺证。《中医病证诊断疗效标准》将支气管扩张咯血分为肝火犯肺、阴虚火旺证、痰热壅肺证、气虚血瘀证 4 种证型。李欣等通过支气管扩张症的中医证候研究提出临床支气管扩张症多见痰热蕴肺证、肝火犯肺证、肺脾气虚证、气阴两虚证 4 种证候类型。何德平等通过检索近年的支气管扩张中医证型的文献，发现支气管扩张症中医证型分布在前 5 位的是痰热壅肺证、肝火犯肺证、阴虚火旺证、肺脾两虚证、气虚血瘀证。陈沁对 113 例支气管扩张患者中医证型进行其聚类分析，将临床证型分为四类，其中痰热蕴肺型占比例最大，其次，气阴两虚、痰热蕴肺型，气虚血瘀、痰浊壅肺型，肝火犯肺、痰热蕴肺型。据此，陈氏认为痰热蕴肺型为支气管扩张临床常见证型。对于支气管扩张，大部分医家分为急性发作期和稳定期。急性发作期以痰热为主要病理因素，梁直英认为支气管扩张的急性发作期以痰热壅盛及气阴两虚型多见；对于支气管扩张合并出血者，临床表现以咯血为主症者以肝火上炎和阴虚火旺型多见。稳定期则以肺脾气虚和肺肾阴虚型多见。宋康则认为支气管扩张症急性发作期可分为痰热壅肺证、肺胃热盛证、肝火犯肺证，稳定期可分为分肺气阴虚证、肺脾两虚证、肺肾气虚证。

4. 治疗研究

（1）辨证论治

1）风热犯肺：以风热犯肺证为主要表现的支气管扩张患者，不同医家有不同的治法方药。刘晓虹选用三叶汤（人参叶、枇杷叶、龙脷叶）加金银花、连翘为基础方治疗。许建中治疗外感风热邪气或感寒而迅速化热所致的支气管扩张症患者，多采用千金苇茎汤合银翘散、桑菊饮等方加减，选用桑叶、菊花、金银花、牛蒡子、桔梗、板蓝根等药物宣透表邪。

痰热壅肺：针对表现为咳嗽痰多，痰黄黏稠、难以咳出的痰热壅肺证患者，周平安治以清肺化痰之法，常用药物有：金荞麦、野菊花、黄芩、合欢皮、连翘、蒲公英清热解毒，浙贝母、瓜蒌皮止咳化痰，鲜芦根、鲜茅根、生薏苡仁清热祛湿。易桂生治疗痰热壅肺型支气管扩张，采用苇茎汤合清金化痰汤加减，药用苇茎、桑白皮、黄芩、薏苡仁、瓜蒌仁、茯苓、桔梗、杏仁、桃仁、生藕节。

2）肝火犯肺：对于表现为咳嗽阵作、气逆，甚则咳吐鲜血的肝火犯肺证患者，王敏采用清肝泻肺、凉血止血之法，方用泻白散合黛蛤散加减（桑白皮、地骨皮、甘草、青黛、蛤壳、黄芩、半夏、旋覆花、代赭石、花蕊石、生藕节），黛蛤散善清肝热，凉血化痰；泻白散善清肺泻火，疗效显著。

3）阴虚火旺：表现为干咳少痰、痰中带血的阴虚火旺证患者，欧阳红用百合固金汤合十灰散为基础方治疗支气管扩张咯血，阴虚火旺加用白沙参、丹皮、茜草、玉竹、地骨皮疗效显著。许坚治疗阴虚火旺型支气管扩张症患者，治以益气滋阴为主，方用百合固金汤或生脉饮加减。

（2）古方化裁

1）千金苇茎汤加减：千金苇茎汤出自唐代孙思邈《备急千金药方》，是中医治疗肺痈的代表方。方由苇茎、冬瓜仁、桃仁、薏苡仁组成，具有清肺化痰、逐瘀排脓的功用，为历代医家所推崇。王莉莉应用千金苇茎汤加味（芦根、冬瓜仁、薏苡仁、桃仁、鱼腥草、川贝），若发热可加生石膏，咯血可加三七粉，治疗支气管扩张合并感染疗效显著。

2）竹沥达痰丸加减：竹沥达痰丸出自《古今医鉴》。临床多用于治疗顽痰老痰，久积不去而正气虚衰者。此方系由礞石滚痰丸加用陈皮、半夏、人参、甘草、茯苓、竹沥、姜汁合丸而成。史锁芳等应用古方竹沥达痰丸化裁组成的健脾清肺宁络方（组成：党参、苍术、白术、橘红、沉香、姜半夏、制大黄、黄芩、青礞石、侧柏叶、金银花、炙甘草、白茅根、鲜竹沥）治疗支气管扩张症，疗效显著。

3）补中益气汤加减：补中益气汤出自《内外伤辨惑论》，方由黄芪、白术、陈皮、升麻、柴胡、人参、甘草、当归组成。临床上多用于治疗中气下陷致脾胃虚弱等疾病。由于支气管扩张多为先天不足或久病不愈，子盗母气，脾虚失运，酿生痰湿，缠绵难愈。故健脾化痰是治疗肺脾两虚型支气管扩张的重要治法。

4）补络补管汤加减：补络补管汤出自《医学衷中参西录》，是张锡纯用治咯血、吐血经久不愈的主方。原方由生龙骨、生牡蛎、萸肉、三七组成。张氏认为龙骨、牡蛎、萸肉，性皆收涩，又兼具开通之力，故能补肺络与胃中血管，以成止血之功，而又不至有遽止之患，致留瘀为小恙也。又佐以三七者，取其化腐生新使损伤之处易愈，具其性善理血，原为治衄血之妙品也。王小平等运用当归补血汤合补络补管汤加味治疗支气管扩张咯血，效果满意。

（3）其他治疗

1）灸法：曲松使用隔物灸（选穴：肺俞、大椎、天突、定喘、膻中）配合中药内服能够降低痰热郁肺型支气管扩张症患者的血清炎症水平，缓解咳嗽症状。覃光辉等采用六孔灸盒灸法治疗支气管扩张症患者1例，连续治疗14次后，患者临床症状消失，该灸法无论寒证热证均适宜。

2）针刺法：于国强等采用针灸疗法（主穴：风门、肺俞、厥阴俞，或华盖、玉堂、膻中）结合中药内服法治疗支气管扩张症患者53例，总有效率为92.45%，高于对照组的83.02%，且治疗组患者血流加快，气道反应缓解，肺活力提高。

3）穴位敷贴法：董晓亭等采用穴位贴敷（选穴：天突、膻中，每天贴敷1次）联合中药内服治疗支气管扩张症患者40例，治疗2周后，总有效率为82.05%，高于对照组的

65.00%，且在症状缓解方面、血清炎症指标下降及生活质量评分等均优于单纯西医治疗。涂长英等采用穴位敷贴治疗支气管扩张症咯血患者 27 例，选取孔最穴以治肺经急症血症，选取涌泉穴以引邪热循经下行，每天 1 次，连续观察 7 天，结果显示治疗组总有效率为 96.3%。

4）穴位注射法：李俊雄采用自血穴位注射治疗支气管扩张症患者 35 例，主穴：定喘、肺俞、风门、大杼，配穴：肾俞、脾俞、足三里、曲池、丰隆等，观察 2 个月，分 3 个疗程，每疗程选取 2 个主穴、3 个配穴，结果显示治疗组痰量减少明显，治疗组优于对照组。欧艳娟等用参麦注射液治疗支气管扩张并发感染，与西药治疗对照有较好疗效。研究表明参麦注射液能增强非特异性抗感染作用，还能提高免疫功能。

5）穴位埋线法：齐欢等在盐酸氨溴索片口服基础上采用穴位埋线法（选穴：足三里、脾俞、肾俞、肺俞、定喘）治疗肺阴亏虚型支气管扩张症患者 50 例，疗程 2 个月，研究结果显示治疗组总有效率为 90%，高于对照组的 80%，且治疗组能明显改善患者肺功能指标水平及 BODE 指数，以及降低 24 小时痰总量，减少 6 个月内急性加重次数。艾健等在西医联合膏方基础上采用穴位埋线（选穴：丰隆、足三里、肾俞、脾俞、肺俞、定喘、膻中）治疗支气管扩张症患者 50 例，结果表明该方案可有效控制患者病情并降低炎症反应，并未出现明显的不良反应。

5. 小结：近年来研究对支气管扩张症的中医病名、病因病机等方面有了较为全面的认识，在临床上中医药对支气管扩张症的治疗效果也得到广泛认可，体现出独特的优势。但目前仍然存在一些值得深入探讨的问题，如中医注重"个体化"治疗，而目前支气管扩张症中医证型尚未统一；上述中医药治疗支气管扩张症患者的具体作用机制研究不够明了；临床研究实验设计不够严谨、样本量较小等。希望今后的临床研究可多采取"大样本、多中心、随机对照"等设计方法，并结合中医思维灵活运用中医药解决支气管扩张症病程进展中所出现的各种伴随症状。

参考文献

[1] 葛均波，徐永健，王辰. 内科学 [M].9 版. 北京：人民卫生出版社，2018.

[2] 邵长荣. 邵长荣实用中医肺病学 [M].北京：中国中医药出版社，2009.

[3] 李建生，王至婉，谢洋，等. 支气管扩张症中医证候诊断标准（2019 版）[J].中医杂志，2020，61（15）：1377 – 1380.

[4] 周仲瑛. 中医内科学 [M].北京：中国中医药出版社，2003.

[5] 沈元良. 名老中医话肺系疾病 [M].北京：金盾出版社，2014.

[6] 高雅蓓. 支气管扩张住院患者中医临床路径的回顾性研究 [D].北京：北京中医药大学，2014.

[7] 支气管扩张症专家共识撰写协作组，中华医学会呼吸病学分会感染学组. 中国成人支气管扩张症诊断与治疗专家共识 [J].中华结核和呼吸杂志，2021，44（4）：311 – 321.

第五章　肺部感染性疾病

第一节　肺　炎

肺炎指终末气道、肺泡和肺间质的炎症，可由病原微生物、理化因素、免疫损伤、过敏及药物导致。细菌性肺炎是最常见的肺炎，也是最常见的感染性疾病之一。在抗菌药物应用以前，细菌性肺炎对儿童及老年人的健康威胁极大，抗菌药物的出现及发展曾一度使肺炎病死率明显下降。但近年来，尽管应用强力的抗菌药物和有效的疫苗，肺炎的病死率并未进一步降低，甚至有所上升。社区获得性肺炎（community acquired pneumonia，CAP）和医院获得性肺炎（hospital acquired pneumonia，HAP）年发病率分别为（5~11）/1000 和（5~10）/1000。CAP 患者门诊治疗者病死率 <5%，住院治疗者平均为 12%，入住重症监护病房者约为 40%。由 HAP 引起的相关病死率为 15.5%~38.2%。发病率和病死率高的原因与社会人口老龄化、吸烟、伴有基础疾病和免疫功能低下有关，如慢性阻塞性肺疾病、心力衰竭、肿瘤、糖尿病、尿毒症、神经系统疾病、药瘾、嗜酒、艾滋病、久病体衰、大型手术、应用免疫抑制剂和器官移植等。此外，亦与病原体变迁、新病原体出现、医院获得性肺炎发病率增加、病原学诊断困难、不合理使用抗菌药物导致细菌耐药性增加，尤其是多耐药（multidrugresistant，MDR）病原体增加等有关。

肺炎以发热、咳嗽、咳痰为主要症状，初起常伴鼻塞、头痛、恶寒等症，甚者可见呼吸喘促、张口抬肩、鼻翼煽动、不能平卧、胸膺疼痛。本病发生多系感受风热病毒引起，四季皆有而以冬春两季多发，属"急性外感热病""肺热病""风温"等病证范畴，有学者将"肺热病"与"风温病"合并，并将肺炎归属为"风温肺热病"范畴。

【病因及发病机制】

一、西医

正常的呼吸道免疫防御机制（支气管内黏液 – 纤毛运载系统、肺泡巨噬细胞等细胞防御的完整性等）使下呼吸道免除于细菌等致病菌感染。是否发生肺炎取决于两个因素：病原体和宿主因素。如果病原体数量多、毒力强和（或）宿主呼吸道局部和全身免疫防御系统损害，即可发生肺炎。病原体可通过下列途径引起社区获得性肺炎：①空气吸入；②血行播散；③邻近感染部位蔓延；④上呼吸道定植菌的误吸。医院获得性肺炎则更多是通过误吸胃肠道的定植菌（胃食管反流）和（或）通过人工气道吸入环境中的致病菌引起。病原体直接抵达下呼吸道后，孳生繁殖，引起肺泡毛细血管充血、水肿，肺泡内纤维蛋白渗出及细胞浸润。除了金黄色葡萄球菌、铜绿假单胞菌和肺炎克雷伯菌等可引起肺组织的坏死性病变易形成空洞外，肺炎治愈后多不遗留瘢痕，肺的结构与功能均可恢复。

肺炎是病原体入侵肺实质并在肺实质中过度生长超出宿主的防御能力导致肺泡腔内出现渗出物。肺炎的发生和严重程度主要是由病原体因素（毒力、菌量）和宿主因素之间的平衡决定的。导致 CAP 的致病微生物因多个因素而有所不同，这些因素包括地方流行病学、疾病严重程度及患者特征（如性别、年龄和共病）等。上气道中的微生物可能通过微量吸入进入下气道，但肺部防御机制（先天性和获得性）会保持下呼吸道相对无菌。罹患肺炎表明宿主防御功能出现缺陷、接触到微生物毒性较强或者量较大。免疫应答受损（如 HIV 感染或高龄）或防御机制出现功能障碍（吸烟或被动吸烟、慢性阻塞性肺疾病或误吸）会导致患者呼吸道感染的易感性大大提高。病原体可能会通过下列途径引起 CAP：口咽分泌物误吸到气管内是病原体通过气管进入下呼吸道的主要途径；气溶胶吸入是年轻健康患者患病毒性肺炎和非典型肺炎的常见途径；肺外感染部位的血源传播（如右心感染性心内膜炎、肺脓肿等）也可引起 CAP；极少情况下附近感染的病灶也可直接蔓延形成肺炎。

发生医院获得性肺炎/呼吸机相关性肺炎（ventilator associated pneumonia，VAP）的危险因素涉及各个方面，可分为宿主自身和医疗环境两大类因素，主要危险因素见表5-1。多种因素往往同时存在或混杂，导致 HAP/VAP 的发生、发展。因此，改善基础疾病，加强预防与控制感染发生的相关措施十分重要。

表5-1　医院获得性肺炎/呼吸相关性肺炎发生的危险因素

分类	危险因素
宿主自身因素	高龄
	误吸
	基础疾病（慢性肺部疾病、糖尿病、恶性肿瘤、心功能不全等）
	免疫功能受损
	意识障碍、精神状态失常
	颅脑等严重创伤
	电解质紊乱、贫血、营养不良或低蛋白血症
	长期卧床、肥胖、吸烟、酗酒等
医疗环境因素	ICU 滞留时间、有创机械通气时间
	侵袭性操作，特别是呼吸道侵袭性操作
	应用提高胃液 pH 的药物（H_2 受体阻断剂、质子泵抑制剂）
	应用镇静剂、麻醉药物
	头颈部、胸部或上腹部手术
	留置胃管
	平卧位
	交叉感染（呼吸器械及手污染）

HAP 和 VAP 的共同发病机制是病原体到达支气管远端和肺泡，突破宿主的防御机制，从而在肺部繁殖并引起侵袭性损害。致病微生物主要通过两种途径进入下呼吸道：①误吸，住院患者在抗菌药物暴露、使用制酸剂或留置胃管等危险因素作用下，口腔正常菌群改变，含定植菌的口咽分泌物通过会厌或气管插管进入下呼吸道，为内源性致病微生物导致感染的主要途径；②致病微生物以气溶胶或凝胶微粒等形式通过吸入进入下呼吸道，也是导致院内感染暴发的重要原因，其致病微生物多为外源性，如结核分枝杆菌、曲霉和病毒等。此外，HAP/VAP 也有其他感染途径，如感染病原体经血行播散至肺部、邻近组织直接播散或污染器械操作直接感染等。

VAP 的发生机制与 HAP 稍有不同：气管插管使得原来相对无菌的下呼吸道直接暴露于外界，同时增加口腔清洁的困难，口咽部定植菌大量繁殖，含有大量定植菌的口腔分泌物在各种因素（气囊放气或压力不足、体位变动等）作用下通过气囊与气管壁之间的缝隙进入下呼吸道；气管插管的存在使得患者无法进行有效咳嗽，干扰了纤毛的清除功能，降低了气道保护能力，使得 VAP 发生风险明显增高；气管插管内外表面容易形成生物被膜，各种原因（如吸痰等）导致形成的生物被膜脱落，引起小气道阻塞，导致 VAP。此外，为缓解患者气管插管的不耐受，需使用镇痛镇静药物，使咳嗽能力受到抑制，从而增加 VAP 的发生风险。HAP/VAP 可自局部感染逐步发展到脓毒症，甚至感染性休克。其主要机制是致病微生物进入血液引起机体失控的炎症反应，导致多个器官功能障碍，除呼吸系统外，尚可累及循环、泌尿、神经和凝血系统，导致代谢异常等。

非免疫缺陷患者的 HAP/VAP 通常由细菌感染引起，由病毒或真菌引起者较少，常见病原菌的分布及其耐药性特点随地区、医院等级、患者人群及暴露于抗菌药物的情况不同而异，并且随时间而改变。我国 HAP/VAP 常见的病原菌包括鲍曼不动杆菌、铜绿假单胞菌、肺炎克雷伯菌、金黄色葡萄球菌及大肠埃希菌等。但需要强调的是，了解当地医院的病原学监测数据更为重要，在经验性治疗时应根据及时更新的本地区、本医院甚至特定科室的细菌耐药特点针对性选择抗菌药物。

肺炎典型病理变化大致分为 4 期：早期为充血期，肺泡毛细血管扩张、充血；中期为红色肝变期，有较多的红细胞渗出，病变部位的肺组织色红而饱满；后期为灰色肝变期，有大量白细胞和吞噬细胞积聚，病变部位的肺组织灰白而充实；最后炎症逐渐消散，肺泡内重新充气，进入消散期。病变消散后肺组织结构多无损坏，不留纤维瘢痕。极个别患者肺泡内纤维蛋白吸收不完全，甚至有成纤维细胞形成，形成机化性肺炎。

二、中医

中医认为本病的发生主要有内因和外因两方面，内因当责之于正气虚弱，外因为感受寒温失调，起居不慎，人体卫外功能减弱，六淫之邪从口鼻或皮毛而入，侵袭肺系，肺失宣肃而发病。《儒门事亲》指出："岂知六气皆能嗽，若谓咳止为寒邪，何以岁火太过，炎暑流行，金肺受邪，民病咳嗽……若此之类，皆生于火与热也，岂可专于寒乎。"由于四时主气不同，人体感受的外邪亦有区别。风为六淫之首，致病常以风为先导，或夹寒，或夹热，表现为风寒、风热相合为病，但肺炎病因较多见的是感受风热、风温之邪，若外邪由表入里、由寒化热可形成痰热壅肺之肺热实证，若失治误治可导致热陷心包、邪闭心神或正气暴脱之危重证候。

总之，本病属外感病，病位在肺，与心、肝、肾关系密切。病分虚、实两类，以实者居多。外邪内侵，邪郁于肺，化热、生痰、酿毒，三者互结于肺，发为本病。外邪入里化热，热灼津液，炼液为痰，痰热壅盛，或闭阻肺气，或热陷心包。治疗得当，邪去正复，可见热病恢复期阴虚内扰之低热、手足心热、口干舌燥之证候。若风温热邪，久羁不解，深入下焦，下竭肝肾，导致真阴欲竭、真阳不固之证。

【诊断与辨证】

一、西医诊断

（一）临床表现

肺炎的症状可轻可重，决定于病原体和宿主的状态。常见症状为咳嗽、咳痰，或原有呼吸道症状加重，并出现脓性痰或血痰，伴或不伴胸痛。病变范围大者可有呼吸困难、呼吸窘迫。大多数患者有发热。早期肺部体征无明显异常，重症患者可有呼吸频率增快，鼻翼煽动，发绀。肺实变时有典型的体征，如叩诊浊音、语颤增强和支气管呼吸音等，也可闻及湿啰音。并发胸腔积液者，患侧胸部叩诊浊音，语颤减弱，呼吸音减弱。

社区获得性肺炎起病情况：大多呈急性病程，可因病原体、宿主免疫状态和并发症、年龄等不同而有差异。①胸部症状：咳嗽是最常见症状，可伴有或不伴有咳痰。细菌感染者常伴有咳痰。铁锈色痰常提示肺炎链球菌感染，砖红色痰常提示肺炎克雷伯菌感染，金黄色脓痰常提示金黄色葡萄球菌感染，黄绿色脓痰常提示铜绿假单胞菌感染。肺炎支原体、肺炎衣原体、嗜肺军团菌等非典型致病原感染常表现为干咳、少痰。肺炎累及胸膜时可出现胸痛，多为持续性隐痛，深吸气时加重。胸闷、气短和呼吸困难多提示病变范围较广、病情较重、合并大量胸腔积液或心功能不全等。咯血在社区获得性肺炎中并不少见，多为痰中带血或血痰，但较少出现大咯血。②全身症状和肺外症状：发热是最常见的全身症状，常为稽留热或弛张热，可伴有寒战或畏寒。部分危重患者表现为低体温。其他伴随非特异症状包括头痛、乏力、食欲缺乏、腹泻、呕吐、全身不适、肌肉酸痛等。当出现感染性休克及肺外脏器受累的相应表现提示病情危重。某些特殊病原体感染除发热和呼吸道症状外，全身多脏器受累的情况较为突出。当肺炎患者伴有显著的精神或者神经症状（头痛、谵妄、嗜睡、昏迷等）、多脏器功能损害、腹泻、低钠血症、低磷血症时，应警惕军团菌肺炎可能。高龄社区获得性肺炎患者往往缺乏肺炎的典型临床表现，可无发热和咳嗽，全身症状较突出，常常表现为精神不振、神志改变、食欲下降、活动能力减退等，需引起警惕。③体征：发热患者常呈急性面容，重症患者合并呼吸衰竭时可有呼吸窘迫、发绀，合并感染性休克时可有低血压、四肢末梢湿冷。胸部体征随病变范围、实变程度、是否合并胸腔积液等情况而异。病变范围局限或无明显实变时可无肺部阳性体征，有明显实变时病变部位可出现语颤增强。叩诊浊音提示实变和（或）胸腔积液。听诊可闻及支气管样呼吸音和干、湿啰音，合并中等量以上胸腔积液时可出现叩诊浊音或实音、语颤减弱、呼吸音减弱或消失等体征。老年人心动过速比较常见。军团菌肺炎可出现相对缓脉。

HAP/VAP 的临床表现及病情严重程度不同，从单一的典型肺炎到快速进展的重症肺炎伴脓毒症、感染性休克均可发生，目前尚无临床诊断的金标准。肺炎相关的临床表现满足的条件越多，临床诊断的准确性越高。

（二）辅助检查

1. 病原学检查：由于人上呼吸道黏膜表面及其分泌物含有许多微生物，即所谓的正常菌群，因此，途经口咽部的下呼吸道分泌物或痰无疑极易受到污染。有慢性气道疾病者、老年人和危重患者等，其呼吸道定植菌明显增加，影响痰中致病菌的分离和判断。另外，应用抗菌药物后可影响细菌培养结果。因此，在采集呼吸道标本进行细菌培养时尽可能在抗菌药物应用前采集，避免污染，及时送检，其结果才能起到指导治疗的作用。目前常用的方法如下。

（1）痰采集：方便，是最常用的下呼吸道病原学标本。采集后在室温下 2 小时内送检。先直接涂片，光镜下观察细胞数量，如每低倍视野鳞状上皮细胞 < 10 个，白细胞 > 25 个，或鳞状上皮细胞：白细胞 < 1：2.5，可作为污染相对较少的"合格"标本接种培养。痰定量培养分离的致病菌或条件致病菌浓度 $\geqslant 10^7$ cfu/mL，可以认为是肺部感染的致病菌；$\leqslant 10^4$ cfu/mL 则为污染菌；介于两者之间建议重复痰培养；如连续分离到相同细菌，$10^5 \sim 10^6$ cfu/mL 连续 2 次以上，也可认为是致病菌。

（2）经支气管镜或人工气道吸引：受口咽部细菌污染的机会较咳痰为少，如吸引物细菌培养基浓度 $\geqslant 10^5$ cfu/mL，可认为是致病菌，低于此浓度则多为污染菌。

（3）防污染样本毛刷：如细菌 $\geqslant 10^3$ cfu/mL，可认为是致病菌。

（4）支气管肺泡灌洗：如细菌 $\geqslant 10^4$ cfu/mL，防污染 BAL 标本细菌 $\geqslant 10^5$ cfu/mL，可认为是致病菌。

（5）经皮细针吸检和开胸肺活检：敏感性和特异性均很好，但由于是创伤性检查，容易引起并发症，如气胸、出血等，临床一般用于对抗菌药物经验性治疗无效或其他检查不能确定者。

（6）血培养和胸腔积液培养：肺炎患者血培养和痰培养分离到相同细菌，可确定为肺炎的病原菌。如仅为血培养阳性，但不能用其他原因如腹腔感染、静脉导管相关性感染解释菌血症的原因，血培养的细菌也可认为是肺炎的病原菌。胸腔积液培养到的细菌则基本可认为是肺炎的致病菌。由于血或胸腔积液标本的采集均经过皮肤，故其结果须排除操作过程中皮肤细菌的污染。

（7）尿抗原试验包括军团菌和肺炎链球菌尿抗原。

（8）血清学检查测定特异性 IgM 抗体滴度，如急性期和恢复期之间抗体滴度有 4 倍增高可诊断，例如：支原体、衣原体、嗜肺军团菌和病毒感染等，多为回顾性诊断。

虽然目前有许多病原学诊断方法，但仍有高达 40% ~ 50% 的肺炎不能确定相关病原体。病原体低检出率及病原学和血清学诊断的滞后性，使大多数肺部感染治疗特别是初始的抗菌治疗都是经验性的，而且相当一部分患者的抗菌治疗始终是在没有病原学诊断的情况下进行。但是，对医院获得性肺炎、免疫抑制宿主肺炎和抗感染治疗无反应的重症肺炎等，仍应积极采用各种手段确定病原体，以指导临床的抗菌药物治疗。常见肺炎的症状、体征、X线征象见表5-2。

表5-2　常见肺炎的症状、体征、X线征象

病原体	病史、症状和体征	X线征象
肺炎链球菌	起病急，寒战、高热、咳铁锈色痰、胸痛，肺实变体征	肺叶或肺段实变，无空洞，可伴胸腔积液
金黄色葡萄球菌	起病急，寒战、高热、脓血痰、气急、毒血症状、休克	肺叶或小叶浸润，早期空洞，脓胸，可见液气囊腔
肺炎克雷伯菌	起病急，寒战、高热、全身衰竭、咳砖红色胶冻状痰	肺叶或肺段实变，蜂窝状脓肿，叶间隙下坠
铜绿假单胞菌	毒血症状明显，脓痰，可呈蓝绿色	弥漫性支气管炎，早期肺脓肿
大肠埃希菌	原有慢性病，发热、脓痰、呼吸困难	支气管肺炎，脓胸
流感嗜血杆菌	高热、呼吸困难、衰竭	支气管肺炎，肺叶实变，无空洞
厌氧菌	吸入病史，高热、腥臭痰、毒血症症状明显	支气管肺炎，脓胸，脓气胸，多发性肺脓肿
军团菌	高热、肌痛、相对缓脉	下叶斑片浸润，进展迅速，无空洞
支原体	起病缓，可小流行、乏力、肌痛、头痛	下叶间质性支气管肺炎，3～4周可自行消散
念珠菌	慢性病史，畏寒、高热、黏痰	双下肺纹理增多，支气管肺炎或大片浸润，可有空洞
曲霉	免疫抑制宿主，发热、干咳或棕黄色痰、胸痛、咯血、喘息	以胸膜为基底的楔形影，结节或团块影，内有空洞；有晕轮征和新月体征

2. 血常规：细菌感染患者常表现为外周血白细胞计数和（或）中性粒细胞比例增加，部分患者白细胞减少。细菌感染时出现显著的外周血白细胞减少是病情危重、预后不良的征象。支原体和衣原体所导致的肺炎白细胞很少升高。红细胞压积可用作严重程度评分因子。

3. CRP：是一种机体对感染或非感染性炎症刺激产生应答的急性期蛋白，是细菌性感染较敏感的指标。病毒性肺炎 CRP 通常较低。CRP 特异性差，需排除各种非感染性炎症导致其升高的可能。CRP 是肺炎进展的敏感标志物之一，持续高水平或继续升高则提示抗菌治疗失败或出现并发症（如脓胸、脓毒血症）。

4. 氧合评估和动脉血气分析：对老年社区获得性肺炎、有基础疾病，特别是慢性心肺

疾病、呼吸频率增快的患者需要进行外周血氧饱和度检查，必要时行动脉血气分析了解氧合和酸碱平衡状态。

5. 临床生化：血清钠和尿素氮可用于严重程度评分。慢性肾衰竭是社区获得性肺炎患者的重要死亡危险因素。慢性肝病是肺炎球菌肺炎住院患者出现肺部并发症的危险因素之一。肝肾功能是使用抗感染药物的基本考虑因素。低钠、低磷是军团菌肺炎诊断的重要参考。

6. 胸部影像学：是诊断肺炎、判断病情严重程度、推测致病原、评估治疗效果的重要依据。只要疑似肺炎，就应进行 X 线检查。后前位和侧位片有助于肺炎的诊断，有助于判断疾病的严重程度。在有 CT 设备条件时，下列情况可行胸部 CT 扫描检查：普通胸片上病灶显示不清者；怀疑肺内隐匿部位存在病变者；免疫抑制宿主肺炎；疗效不佳的患者；重症肺炎怀疑某些特殊致病原感染者；需要与非感染疾病进行鉴别者。

（三）诊断与鉴别诊断

1. 分类：肺炎可按解剖、病因或患病环境加以分类。

（1）解剖分类

1）大叶性（肺泡性）肺炎：病原体先在肺泡引起炎症，经肺泡间孔（Cohn 孔）向其他肺泡扩散，致使部分肺段或整个肺段、肺叶发生炎症。典型者表现为肺实质炎症，通常并不累及支气管。致病菌多为肺炎链球菌。X 线影像显示肺叶或肺段的实变阴影。

2）小叶性（支气管性）肺炎：病原体经支气管入侵，引起细支气管、终末细支气管及肺泡的炎症，常继发于其他疾病，如支气管炎、支气管扩张、上呼吸道病毒感染及长期卧床的危重患者。其病原体有肺炎链球菌、葡萄球菌、病毒、肺炎支原体及军团菌等。X 线影像显示为沿着肺纹理分布的不规则斑片状阴影，边缘密度浅而模糊，无实变征象，肺下叶常受累。

3）间质性肺炎：以肺间质为主的炎症，累及支气管壁和支气管周围组织，有肺泡壁增生及间质水肿，因病变仅在肺间质，故呼吸道症状较轻，病变广泛则呼吸困难明显。可由细菌、支原体、衣原体、病毒或肺孢子菌等引起。X 线影像表现为一侧或双侧肺下部不规则阴影，可呈磨玻璃状、网格状，其间可有小片肺不张阴影。

4）粟粒型病变：除血行播散型肺结核外，粟粒型病变亦可见于疱疹病毒、组织胞浆菌等所致肺炎。其组织学表现从干酪性肉芽肿到灶性坏死、纤维素渗出、急性坏死性出血灶各不相同，但共同特点是细胞反应少。

（2）病因分类

1）细菌性肺炎：如肺炎链球菌、金黄色葡萄球菌、甲型溶血性链球菌、肺炎克雷伯菌、流感嗜血杆菌、铜绿假单胞菌和鲍曼不动杆菌等。

2）非典型病原体所致肺炎：如军团菌、支原体和衣原体等。

3）病毒性肺炎：如冠状病毒、腺病毒、呼吸道合胞病毒、流感病毒、麻疹病毒、巨细胞病毒、单纯疱疹病毒等。

4）肺真菌病：如念珠菌、曲霉、隐球菌、肺孢子菌、毛霉等。

5) 其他病原体所致肺炎：如立克次体（如 Q 热立克次体）、弓形体（如鼠弓形体）、寄生虫（如肺包虫、肺吸虫、肺血吸虫）等。

6) 理化因素所致的肺炎：如放射性损伤引起的放射性肺炎，胃酸吸入引起的化学性肺炎，对吸入或内源性脂类物质产生炎症反应的类脂性肺炎等。通常所说的肺炎不包括理化因素所致的肺炎。

（3）患病环境分类

由于细菌学检查阳性率低，培养结果滞后，病因分类在临床上应用较为困难，目前多按肺炎的获得环境分成两类，这是因为不同场所发生的肺炎病原学有相应的特点，因此有利于指导经验性治疗。

1) 社区获得性肺炎指在医院外罹患的感染性肺实质（含肺泡壁，即广义上的肺间质）炎症，包括具有明确潜伏期的病原体感染在入院后于潜伏期内发病的肺炎。其临床诊断依据是：①社区发病。②肺炎相关临床表现：a. 新近出现的咳嗽、咳痰或原有呼吸道疾病症状加重，伴或不伴脓痰、胸痛、呼吸困难及咯血；b. 发热；c. 肺实变体征和（或）闻及湿啰音；d. WBC $> 10 \times 10^9$/L 或 $< 4 \times 10^9$/L，伴或不伴中性粒细胞核左移。③胸部影像学检查显示新出现的斑片状浸润影、叶或段实变影、磨玻璃影或间质性改变，伴或不伴胸腔积液。符合①、②及③中任何 1 项，并除外肺结核、肺部肿瘤、非感染性肺间质性疾病、肺水肿、肺不张、肺栓塞、肺嗜酸性粒细胞浸润症及肺血管炎等后，可建立临床诊断。社区获得性肺炎常见病原体为肺炎链球菌、支原体、衣原体、流感嗜血杆菌、肺炎克雷伯菌、卡他莫拉菌和呼吸道病毒（甲型、乙型流感病毒，腺病毒，呼吸道合胞病毒和副流感病毒）、厌氧菌等。

2) 医院获得性肺炎指患者住院期间没有接受有创机械通气，未处于病原感染的潜伏期，且入院 >48 小时后在医院内新发生的肺炎。呼吸机相关性肺炎是指气管插管或气管切开的患者，接受机械通气 48 小时后发生的肺炎及机械通气撤机、拔管后 48 小时内出现的肺炎。胸部 X 线或 CT 显示新出现或进展性的浸润影、实变影、磨玻璃影，加上下列三个临床症状中的两个或两个以上，可建立临床诊断：①发热，体温 > 38 ℃；②脓性气道分泌物；③外周血白细胞计数 $> 10 \times 10^9$/L 或 $< 4 \times 10^9$/L。肺炎相关的临床表现，满足的条件越多，临床诊断的准确性越高。HAP 的临床表现、实验室和影像学检查特异性低，应注意与肺不张、心力衰竭和肺水肿、基础疾病肺侵犯、药物性肺损伤、肺栓塞和急性呼吸窘迫综合征等相鉴别。临床诊断 HAP/VAP 后，应积极留取标本行微生物学检测。非免疫缺陷的患者 HAP/VAP 通常由细菌感染引起，常见病原菌的分布及其耐药性特点随地区、医院等级、患者人群、暴露于抗菌药物情况不同而异，并且随时间而改变。我国 HAP/VAP 常见病原菌包括鲍曼不动杆菌、铜绿假单胞菌、肺炎克雷伯菌、大肠埃希菌、金黄色葡萄球菌等。需要强调的是，在经验性治疗时了解当地医院的病原学监测数据更为重要，应根据本地区、本医院甚至特定科室的病原谱和耐药特点，结合患者个体因素来选择抗菌药物。

2. 肺炎的诊断程序：确定肺炎诊断，首先必须把肺炎与呼吸道感染区别开来。呼吸道感染虽然有咳嗽、咳痰和发热等症状，但有其特点，上、下呼吸道感染无肺实质浸润，胸部 X 线检查可鉴别。其次，必须把肺炎与其他类似肺炎的疾病区别开来。

（1）肺结核：多有全身中毒症状，如午后低热、盗汗、疲乏无力、体重减轻、失眠、心悸，女性患者可有月经失调或闭经等。胸部 X 线见病变多在肺尖或锁骨上下，密度不均，消散缓慢，且可形成空洞或肺内播散。痰中可找到结核分枝杆菌。一般抗菌治疗疗效不佳。

（2）肺癌：多无急性感染中毒症状，有时痰中带血丝，血白细胞计数不高。但肺癌可伴发阻塞性肺炎，经抗菌药物治疗炎症消退后肿瘤阴影渐趋明显，或可见肺门淋巴结肿大，有时出现肺不张。若抗菌药物治疗后肺部炎症不见消散，或消散后于同一部位再次出现肺炎，应密切随访。对有吸烟史及年龄较大的患者，必要时做 CT、MRI、支气管镜和痰液脱落细胞等检查，以免贻误诊断。

（3）肺血栓栓塞症：多有静脉血栓的危险因素，如血栓性静脉炎、心肺疾病、创伤、手术和肿瘤等病史，可发生咯血、晕厥，呼吸困难较明显。胸部 X 线示区域性肺血管纹理减少，有时可见尖端指向肺门的楔形阴影。动脉血气分析常见低氧血症及低碳酸血症。D - 二聚体、CT 肺动脉造影、放射性核素肺通气/灌注扫描和 MRI 等检查可帮助鉴别。

（4）非感染性肺部浸润：需排除非感染性肺部疾病，如间质性肺炎、肺水肿、肺不张和肺血管炎等。

3. 评估严重程度：如果肺炎的诊断成立，评价病情的严重程度对于决定在门诊或入院治疗甚或 ICU 治疗至关重要。肺炎严重性决定于 3 个主要因素：肺部局部炎症程度，肺部炎症的播散和全身炎症反应程度。重症肺炎目前还没有普遍认同的诊断标准，如果肺炎患者需要通气支持（急性呼吸衰竭、气体交换严重障碍伴高碳酸血症或持续低氧血症）、循环支持（血流动力学障碍、外周灌注不足）和需要加强监护与治疗，可认为是重症肺炎。目前许多国家制定了重症肺炎的诊断标准，虽然有所不同，但均注重肺部病变的范围、器官灌注和氧合状态。目前我国推荐使用 CURB-65 作为判断社区获得性肺炎患者是否需要住院治疗的标准。CURB-65 共 5 项指标，满足 1 项得 1 分：①意识障碍；②尿素氮 >7 mmol/L；③呼吸频率≥30 次/分；④收缩压 <90 mmHg 或舒张压≤60 mmHg；⑤年龄≥65 岁。评分 0 ~ 1 分，原则上门诊治疗即可；2 分建议住院或严格随访下的院外治疗；3 ~ 5 分应住院治疗。同时应结合患者年龄、基础疾病、社会经济状况、胃肠功能、治疗依从性等综合判断。社区获得性肺炎符合下列 1 项主要标准或 3 项次要标准者可诊断为重症肺炎，需密切观察，积极救治，有条件时收住 ICU 治疗。主要标准：①需要气管插管行机械通气治疗；②脓毒症休克经积极液体复苏后仍需要血管活性药物治疗。次要标准：①呼吸频率≥30 次/分；②PaO_2/FiO_2 <250 mmHg（1 mmHg = 0.133 kPa）；③多肺叶浸润；④意识障碍和（或）定向障碍；⑤血尿素氮≥20 mg/dL（7.14 mmol/L）；⑥收缩压 <90 mmHg，需要积极的液体复苏。

二、中医辨证

病势急而病程短者，多为外感风寒或风热；病势缓而病程长者，多为阴虚或阳虚。咳嗽伴咽痒咽痛者，多为外感风寒或风热；咳声重浊、痰黄黏稠者，多为痰热咳嗽；咳声轻微短促、痰带血丝，多为肺燥阴虚；咳而声低气怯者属虚，洪亮有力者属实。咳而少痰的多属燥热、气火、阴虚；咳而痰多常属湿痰、虚寒；痰白清稀的多属风寒；痰黄而稠者多属热；痰白清稀或呈泡沫样的属虚、属寒；咳吐血痰，多为肺热或阴虚；咳痰腥臭，多为痰热；如脓血相兼，为痰、热、瘀互结成痈。

1. 风寒袭肺证：咳嗽声重，咽痒气急，咳痰稀薄色白；伴鼻塞，鼻流清涕，肢体酸楚；或见恶寒发热、无汗等表证。舌苔薄白，脉浮或浮紧。

2. 风热犯肺证：咳嗽频剧，气粗或咳声嘶哑，喉燥咽痛，咳痰不爽，痰黏稠或黄，咳时汗出；常伴鼻流黄涕，口渴，头痛，身酸楚，或见恶风、身热等表证。舌苔薄黄，脉浮数或滑数。

3. 痰热壅肺证：咳嗽，咳痰黄稠或咳铁锈色痰，呼吸急促，高热不退，胸膈痞满，按之疼痛，口渴烦躁，小便黄赤，大便干燥，舌红苔黄，脉滑数或洪数。

4. 热闭心神证：咳嗽气促，痰声辘辘，神昏谵语，高热不退，烦躁不安，甚则四肢厥冷，舌红绛、苔黄而干，脉细滑数。

5. 阴竭阳脱证：高热骤降，大汗肢冷，面色苍白，呼吸急促，四肢厥冷，唇甲青紫，神志恍惚，舌淡青紫，脉微欲绝。

6. 正虚邪恋证：干咳少痰，咳嗽声低，气短神疲，身热，手足心热，自汗或盗汗，心烦胸闷，口渴欲饮，虚烦不眠，舌红，苔少，脉细数。

【治疗】

一、西医

抗感染治疗是肺炎治疗的关键环节，包括经验性治疗和抗病原体治疗。前者主要根据本地区、本单位的肺炎病原体流行病学资料，选择可能覆盖病原体的抗菌药物；后者则根据病原学的培养结果或肺组织标本的培养或病理结果及药物敏感试验结果，选择体外试验敏感的抗菌药物。此外，还应该根据患者的年龄、有无基础疾病、是否有误吸、住普通病房还是重症监护病房、住院时间长短和肺炎的严重程度等，选择抗菌药物和给药途径。

（一）社区获得性肺炎治疗方案

1. 抗感染治疗：青年无基础疾病社区获得性肺炎患者或考虑支原体、衣原体感染患者可口服多西环素或米诺环素。我国肺炎链球菌及肺炎支原体对大环内酯类药物耐药率高，在耐药率较低地区可用于经验性抗感染治疗。呼吸喹诺酮类可用于上述药物耐药率较高地区或药物过敏或不耐受患者的替代治疗。门诊患者治疗后症状改善不明显或加重，患者、家属或照顾人员需向医生报告。

对于需要住院的社区获得性肺炎患者，推荐单用β-内酰胺类或联合多西环素、米诺环素、大环内酯类或单用呼吸喹诺酮类，不需要皮试。

对有误吸风险的社区获得性肺炎患者应优先选择氨苄西林/舒巴坦、阿莫西林/克拉维酸、莫西沙星等有抗厌氧菌活性的药物，或联合应用甲硝唑等。

年龄≥65岁或有基础疾病（如充血性心力衰竭、心脑血管疾病、慢性呼吸系统疾病、肾衰竭、糖尿病等）的住院社区获得性肺炎患者，要考虑肠杆菌科细菌感染的可能。此类患者应进一步评估产超广谱β-内酰胺酶菌感染风险（有产β-内酰胺酶菌定植或感染史、曾使用三代头孢菌素、有反复或长期住院史、留置植入物及肾脏替代治疗等），高风险患者经验性治疗可选择头霉素类、哌拉西林/他唑巴坦、头孢哌酮/舒巴坦等。在流感流行季节，对怀疑流感病毒感染的社区获得性肺炎患者，可应用神经氨酸酶抑制剂奥司他韦抗病毒治疗。流感流行季节需注意流感继发细菌感染的可能，其中肺炎链球菌、金黄色葡萄球菌及流感嗜血杆菌较为常见。

重症肺炎首先应选择广谱的强力抗菌药物，并应足量、联合用药。因为初始经验性治疗不足或不合理，或之后根据病原学培养结果调整抗菌药物，其病死率均明显高于初始治疗正确者。重症社区获得性肺炎常用 β - 内酰胺类联合大环内酯类或氟喹诺酮类药物；青霉素过敏者用呼吸氟喹诺酮类和氨曲南。HAP 可用抗假单胞菌的内酰胺类、广谱青霉素/β - 内酰胺酶抑制剂、碳青霉烯类的任何一种联合呼吸氟喹诺酮类或氨基糖苷类药物，如怀疑有 MDR 球菌感染可选择联合万古霉素、替考拉宁或利奈唑胺。

抗菌药物治疗应尽早进行，一旦怀疑为肺炎即应马上给予首剂抗菌药物，越早治疗预后越好。病情稳定后可从静脉途径转为口服治疗。抗感染治疗一般可于热退 2～3 天且主要呼吸道症状明显改善后停药，但疗程应视病情严重程度、缓解速度、并发症及不同病原体而异，不必以肺部阴影吸收程度作为停用抗菌药物的指征。通常轻、中度社区获得性肺炎患者疗程为 5～7 天，重症及伴有肺外并发症患者可适当延长抗感染疗程。非典型病原体治疗反应较慢者疗程延长至 10～14 天。金黄色葡萄球菌、铜绿假单胞菌、克雷伯菌属或厌氧菌等容易导致肺组织坏死，抗菌药物疗程可延长至 14～21 天。

2. 其他治疗：除了针对病原体的抗感染治疗外，对于部分患者，氧疗、雾化、化痰、补液、营养支持及物理治疗等辅助治疗对社区获得性肺炎患者也是必要的。需定时监测患者体温、呼吸频率、脉搏、血压和精神状态情况。

（1）氧疗与呼吸支持：对于存在低氧血症的患者需维持血氧饱和度在 90% 以上。但对于有高碳酸血症的患者，在转上级医疗机构前，血氧饱和度宜维持在 88%～92%。推荐鼻导管或面罩氧疗。经鼻导管加温湿化的高流量吸氧和无创通气的实施需要有经验的医师施行。对于并发成人急性呼吸窘迫综合征（acute respiratory distress syndrome，ARDS）的社区获得性肺炎患者，使用无创正压通气的失败率高，此类患者需及时转诊。

（2）糖皮质激素：糖皮质激素不应常规应用于社区获得性肺炎，避免用于退热和改善症状。短期中小剂量糖皮质激素能降低合并感染性休克社区获得性肺炎患者的病死率。推荐琥珀酸氢化可的松 200 mg/d，感染性休克纠正后应及时停药，用药一般不超过 7 日。糖皮质激素对不合并感染性休克的其他重症社区获得性肺炎患者的益处并不确定。此外，全身应用糖皮质激素可能导致需要胰岛素干预的高血糖、潜伏结核复发。

（3）咳嗽、咳痰处理：过于严重的咳嗽可能导致咳嗽晕厥、气道痉挛等并发症。对于肺炎早期和某些非典型肺炎，如果以干咳为主，可酌情使用镇咳药物。痰量过多或有脓痰时，患者可能会发生咳痰不畅，可予祛痰药物、雾化治疗来降低痰液黏稠度促进排痰。体位引流、翻身拍背等物理疗法可促进痰液引流。还应重视补充适当的水分和呼吸道湿化。

（4）发热的处理：体温过高时可采用物理降温或使用解热退热药物，但需注意过度使用退热药物可能造成患者大量出汗，产生水、电解质紊乱，增加消化道出血的风险，故临床应用时需谨慎。

（5）其他：对有误吸风险（脑卒中、帕金森病、重度痴呆等）的患者，吞咽康复训练、全口腔护理、改变进食的途径（如鼻胃管）、避免长期留置鼻胃管等都能在不同程度上减少患者的误吸。老年住院社区获得性肺炎患者应评估深静脉血栓风险，必要时应用低分子肝素预防。

大多数社区获得性肺炎患者在初始治疗后 72 小时临床症状改善，表现为体温下降，症状改善，临床状态稳定，白细胞、CRP 和降钙素原逐渐降低或恢复正常，但影像学改善滞后于临床症状。应在初始治疗后 72 小时对病情进行评价，部分患者对治疗的反应相对较慢，只要临床表现无恶化，可以继续观察，不必急于更换抗感染药物。经治疗后达到临床稳定，可以认定为初始治疗有效。临床稳定标准需符合下列所有指标：①体温≤37.8 ℃；②心率≤100 次/分；③呼吸频率≤24 次/分；④收缩压≥90 mmHg；⑤氧饱和度≥90%（或者动脉氧分压≥60 mmHg，吸空气条件下）。对达到临床稳定且能接受口服药物治疗的患者，改用同类或抗菌谱相近、对致病菌敏感的口服制剂进行序贯治疗。

如 72 小时后症状无改善，其原因可能有：①药物未能覆盖致病菌，或细菌耐药；②特殊病原体感染，如结核分枝杆菌、真菌、病毒等；③出现并发症或存在影响疗效的宿主因素（如免疫抑制）；④非感染性疾病误诊为肺炎；⑤药物热。需仔细分析，做必要的检查，进行相应处理。

（二）医院获得性肺炎治疗方案

HAP/VAP 的治疗包括抗感染治疗、呼吸支持技术、器官功能支持治疗、非抗菌药物治疗等综合治疗措施，其中抗感染是最主要的治疗方式，包括经验性抗感染治疗和病原（目标）治疗。

1. 经验性抗感染治疗

（1）经验性抗感染治疗原则。①抗感染治疗时机的选择：在确立 HAP/VAP 临床诊断并安排病原学检查后，应尽早进行经验性抗感染治疗；如果延迟治疗，即使药物选择恰当，仍可导致病死率增加及住院时间延长。②正确评估多重耐药菌感染的危险因素：HAP 和 VAP 致病菌的常见耐药菌感染危险因素见表5–3。

表5–3　HAP 和 VAP 中 MDR 菌感染的危险因素

分类	MDR 菌感染危险因素
证据充分的耐药危险	
HAP	前 90 日内曾静脉使用过抗菌药物
VAP	前 90 日内曾静脉使用过抗菌药物
	住院 5 日以上发生的 VAP
	病情危重、合并感染性休克
	发生 VAP 前有 ARDS
	接受持续肾脏替代治疗等

续表

分类	MDR 菌感染危险因素
可能的耐药危险因素	
HAP/VAP	有 MDR 菌感染或定植史
	反复或长期住院病史
	入住 ICU
	存在结构性肺病
	重度肺功能减退
	接受糖皮质激素，或免疫抑制剂治疗，或存在免疫功能障碍
	在耐药菌高发的医疗机构住院
	皮肤黏膜屏障破坏（如气管插管、留置胃管或深静脉导管等）

注：MDR：多重耐药。

（2）初始经验性治疗抗菌药物的选择：HAP/VAP 初始经验性抗菌治疗的策略分别见图 5-1 和图 5-2。应根据患者的病情严重程度、所在医疗机构常见的病原菌、耐药情况及患者耐药危险因素等选择恰当的药物，同时应兼顾患者的临床特征、基础疾病、器官功能状态、药物的 PK/PD 特性、既往用药情况和药物过敏史等相关因素选择抗菌药物（表 5-4，表 5-5）。我国不同地区和不同等级医院的病原学及其耐药性差别较大，所以治疗推荐仅仅是原则性的，需要结合患者的具体情况进行选择：①有条件的医院应定期制定并发布 HAP/VAP 致病菌组成及其药敏谱；经验性治疗方案应依据所在医院的 HAP/VAP 病原谱及药敏试验结果制定。②呼吸道存在 MRSA 定植或住在 MRSA 分离率高的医疗单元内的患者，建议经验性覆盖 MRSA。③对于具有 MDR 铜绿假单胞菌和其他 MDR 革兰阴性菌感染的危险因素或死亡风险较高的 HAP/VAP 患者，建议联合使用两种不同类别的抗菌药物；对于非危重、无 MDR 感染危险因素的 HAP/VAP 患者，经验性治疗时可只使用一种抗菌药物。④建议多黏菌素和替加环素仅用于具有广泛耐药（extensively drug resistant，XDR）革兰阴性菌感染风险的患者。⑤在伴有脓毒症的 HAP/VAP 患者，需要根据抗菌药物的理化特性、PK/PD 特性和器官（特别是肾脏和肝脏）功能障碍程度调整药物的负荷剂量与维持剂量。

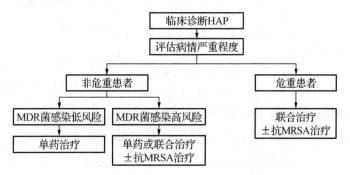

图 5-1 HAP 经验性抗菌治疗推荐

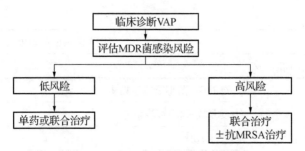

图5-2　VAP经验性抗菌治疗推荐

表5-4　HAP（非VAP）的初始经验性抗感染治疗建议

非危重患者		危重患者[a]
MDR菌感染低风险	MDR菌感染高风险	
单药治疗	单药或联合治疗	联合治疗
抗铜绿假单胞菌青霉素类（哌拉西林等）	抗铜绿假单胞菌β-内酰胺酶抑制剂合剂（哌拉西林/他唑巴坦、头孢哌酮/舒巴坦等）	抗铜绿假单胞菌β-内酰胺酶抑制剂合剂（哌拉西林/他唑巴坦、头孢哌酮/舒巴坦等）
或	或	或
β-内酰胺酶抑制剂合剂（阿莫西林/克拉维酸、哌拉西林/他唑巴坦、头孢哌酮/舒巴坦等）[b]	抗铜绿假单胞菌头孢菌素类（头孢他啶、头孢吡肟、头孢噻利等）	抗铜绿假单胞菌碳青霉烯类（亚胺培南、美罗培南、比阿培南等）
或	或	以上药物联合下列的一种
第三代头孢菌素（头孢噻肟、头孢曲松、头孢他啶等）	抗铜绿假单胞菌碳青霉烯类（亚胺培南、美罗培南、比阿培南等）	抗铜绿假单胞菌喹诺酮类（环丙沙星、左氧氟沙星等）
或	以上药物单药或联合下列中的一种	或
第四代头孢菌素（头孢吡肟、头孢噻利等） 或 氧头孢烯类（拉氧头孢、氟氧头孢等） 或 喹诺酮类（环丙沙星、左氧氟沙星、莫西沙星等）	抗铜绿假单胞菌喹诺酮类（环丙沙星、左氧氟沙星等） 或 氨基糖苷类（阿米卡星、异帕米星等） 有MRSA感染风险时可联合糖肽类（如万古霉素、去甲万古霉素、替考拉宁等） 或 利奈唑胺	氨基糖苷类（阿米卡星、异帕米星等） 有XDR阴性菌感染风险时可联合下列药物多黏菌素（多黏菌素B、多黏菌素E） 或 替加环素有MRSA感染风险时可联合糖肽类（如万古霉素、去甲万古霉素、替考拉宁等） 或 利奈唑胺[c]

注：MDR：多重耐药，XDR：广泛耐药；[a]危重患者包括需要机械通气和感染性休克患者；[b]通常不采用2种β-内酰胺类药物联合治疗；[c]氨基糖苷类药物仅用于联合治疗。

2. HAP/VAP 的病原治疗：病原治疗即目标性（针对性）抗感染治疗，是指针对已经明确的感染病原菌，参照体外药敏试验结果制定相应的抗菌药物治疗方案（窄谱或广谱、单药或联合用药）。HAP/VAP 的病原治疗需注意以下几点：①抗感染治疗前或调整方案前尽可能送检合格的病原学标本，并评估检查结果，排除污染或定植的干扰；②根据检测出的病原菌及其药敏试验结果，在初始经验性治疗疗效评估的基础上酌情调整治疗方案；③HAP/VAP 常出现 XDR 或全耐药（pandrug resistance，PDR）菌感染，应以早期、足量、联合为原则使用抗菌药物，并应根据具体的最低抑菌浓度（minimum inhibitory concentration，MIC）值及 PK/PD 特性，推算出不同患者的具体给药剂量、给药方式及给药次数等，以优化抗菌治疗效能。

表 5-5　VAP 患者的初始经验性抗感染治疗建议

MDR 菌感染低风险	MDR 菌感染高风险
单药或联合治疗[a] 抗铜绿假单胞菌青霉素类（哌拉西林等） 或 抗铜绿假单胞菌的第三、第四代头孢菌素（头孢他啶、头孢吡肟、头孢噻利等） 或 β-内酰胺酶抑制剂合剂（哌拉西林/他唑巴坦、头孢哌酮/舒巴坦等） 或 抗铜绿假单胞菌碳青霉烯类（亚胺培南、美罗培南、比阿培南等） 或 喹诺酮类（环丙沙星、左氧氟沙星等） 或 氨基糖苷类（阿米卡星、异帕米星等）[b]	联合治疗[a] 抗铜绿假单胞菌 β-内酰胺酶抑制合剂（哌拉西林/他唑巴坦、头孢哌酮/舒巴坦等） 或 抗铜绿假单胞菌第三、第四代头孢菌素（头孢他啶、头孢吡肟、头孢噻利等） 或 氨曲南 或 抗铜绿假单胞菌碳青霉烯类（亚胺培南、美罗培南、比阿培南等） 或 抗假单胞菌喹诺酮类（环丙沙星、左氧氟沙星等） 或 氨基糖苷类（阿米卡星、异帕米星等） 有 XDR 阴性菌感染风险时可联合下列药物 多黏菌素类（多黏菌素 B、多黏菌素 E） 或 替加环素 有 MRSA 感染风险时可联合 糖肽类（万古霉素、去甲万古霉素、替考拉宁） 或 利奈唑胺

注：[a] 特殊情况下才使用 2 种 β-内酰胺类药物联合治疗；[b] 氨基糖苷类药物仅用于联合治疗。

3. 抗感染治疗的疗效判断和疗程：HAP/VAP 抗感染疗程一般为 7 日或以上。

（1）初步疗效判断：经验性治疗 48～72 小时应进行疗效评估。疗效判断需结合患者的临床症状和体征、影像学改变、感染标志物等实验室检查综合判断。获得明确的病原学结果后，应尽早转为目标治疗或降阶梯治疗（由联合治疗转为单药治疗，或由广谱抗菌药物转为窄谱抗菌药物）。如治疗无效且病原学不明，需进一步进行病原学检查，并重新评估病原学，调整治疗药物。

（2）抗感染治疗的疗程：需结合患者感染的严重程度、致病菌种类和耐药性及临床疗效等因素决定。对于初始经验性抗感染治疗恰当，单一致病菌感染，对治疗的临床反应好，无肺气肿、囊性纤维化、空洞、坏死性肺炎和肺脓肿且免疫功能正常者，疗程为 7～8 日。对于初始抗感染治疗无效、病情危重、XDR 或 PDR 菌感染、肺脓肿或坏死性肺炎者，应酌情延长疗程。

（3）抗菌药物治疗的停药指征：根据患者的临床症状和体征、影像学和实验室检查（特别是降钙素原）等结果决定停药时机。

4. 吸入性抗菌药物的治疗：在同时符合以下情况时，可尝试在全身抗菌治疗的基础上联合吸入性抗菌药物治疗。

（1）HAP/VAP 是由 MDR 肺炎克雷伯菌、铜绿假单胞菌、鲍曼不动杆菌等所致。

（2）单纯全身用药肺炎部位药物分布不足，疗效不佳。

（3）选择吸入的抗菌药物对致病菌敏感。可用于吸入的抗菌药物主要为氨基糖苷类（包括妥布霉素和阿米卡星）和多黏菌素。

5. 辅助支持治疗：对于 HAP/VAP 患者除经验性和目标性抗感染治疗外，气道分泌物引流、合理氧疗、机械通气、液体管理、血糖控制、营养支持等综合治疗措施也同等重要，尤其对重症感染患者往往可决定其预后，合理应用可使患者获益。

（1）呼吸支持技术

1）引流气道分泌物：及时有效地引流气道分泌物、维持呼吸道通畅是 HAP/VAP 抗感染治疗的首要措施，尤其是合并肺脓肿、脓胸或呼吸道廓清能力差的重症患者；卧床患者应定时翻身拍背，积极体位引流，防止误吸并进行积极的呼吸功能锻炼；对于呼吸道廓清能力差、不能充分排痰的患者，可选用排痰机震动排痰、直接经鼻（口）或经人工气道给予刺激咳嗽及吸痰，必要时经支气管镜吸痰；无创机械通气患者分泌物较多时，尽早采用经支气管镜吸痰，有可能降低气管插管率。

2）合理氧疗：对低氧血症及重症 HAP 患者应及时进行氧疗，保持动脉血氧饱和度（SaO_2）>90%，下列情况需持续吸氧：呼吸频率 >24 次/分、PaO_2 <60 mmHg、休克或存在严重代谢性酸中毒和组织缺氧等；I 型呼吸衰竭可给予较高浓度吸氧，吸入氧浓度（FiO_2）≥35%，使 PaO_2 提升到 60 mmHg 以上或指脉氧饱和度（SpO_2）达 90% 以上。II 型呼吸衰竭应常规给予低浓度（FiO_2 <35%）持续吸氧，维持 PaO_2 ≥60 mmHg 或 SpO_2 ≥90%，并避免 $PaCO_2$ 显著升高，若 $PaCO_2$ 显著升高或 PaO_2 不能改善应考虑其他氧疗方式。氧疗有多种方法，包括传统氧疗（经鼻导管和面罩吸氧）和经鼻高流量氧疗。对于重症 HAP 患者，HFNO 因吸入气体流量高，湿化好，并且可产生一定水平的呼气末正压，已逐渐成为重要的氧疗手段，同时作为患者脱机拔管后的序贯治疗方式，具有良好的有效性和安全性。

3）机械通气：对于呼吸频率异常（如 > 30 次/分或 < 12 次/分）、自主呼吸减弱或消失、呼吸节律严重异常伴有意识障碍、动用辅助呼吸肌或胸腹矛盾运动的 HAP 患者，在应用 HFNO 后仍不能纠正低氧血症时，应及时考虑机械通气。机械通气包括无创机械通气和有创机械通气，无创机械通气主要通过口鼻面罩或鼻罩辅助通气，适用于神志清楚、生命体征和血流动力学相对稳定且痰液较少或可清醒咳痰的患者，通常采用压力支持通气（pressure support ventilation，PSV）及双水平气道正压通气（bilevel positive airway pressure，BiPAP）等模式，通气治疗效果可通过观察症状和体征变化、人机是否同步、血气分析等监测指标判断。适当应用无创机械通气可减少气管插管及相关并发症的发生率，缩短在 ICU 中停留的时间。当患者出现明显意识异常、痰液引流不畅、血流动力学异常、血气分析提示呼吸衰竭等临床表现时，应及时更换为有创机械通气。有创机械通气主要通过气管插管（经口或经鼻）或气管切开进行通气，适用于 HAP 合并严重呼吸衰竭和（或）有生命体征异常且具有以下情况者：①不适宜采用无创机械通气，且有严重低氧血症和（或）二氧化碳潴留危及生命时（$PaO_2/FiO_2 < 150$ mmHg）；②气道分泌物清除障碍、误吸危险性高（如延髓麻痹或腹胀、呕吐）、意识障碍；③血流动力学不稳定、多器官功能衰竭；④正确使用无创机械通气仍未达到预期效果或病情恶化者。对于具有明确有创机械通气指征的患者，除非患者拒绝气管插管或气管切开，否则不宜应用无创机械通气替代有创机械通气治疗。

4）体外膜肺氧合（extracorporeal membrane oxygenation，ECMO）：当充分给予常规机械通气仍不能有效改善病情、纠正低氧血症时，应尽早考虑使用 ECMO。

（2）器官功能支持治疗

1）血流动力学监测及液体管理：重症 HAP/VAP 患者早期可能由于发热、进食少、炎症反应等原因导致有效循环血量不足，也可能合并感染性休克，应适时动态评估血流动力学状态，及时进行液体复苏，必要时给予血管活性药物以维持平均动脉压 > 65 mmHg；在液体复苏阶段，当需要输注大量晶体液时，可酌情输注白蛋白。

2）控制血糖：参照规范的血糖管理方案，血糖控制的目标是 ≤10 mmol/L。

3）预防应激性溃疡：一般不推荐常规使用抑酸剂预防应激性溃疡，如果患者存在应激性溃疡和消化道出血的危险因素，则需要使用胃黏膜保护剂（如硫糖铝）和抑酸剂，首选质子泵抑制剂，也可选用 H_2 受体拮抗剂，但应用抑酸剂可能增加患者 HAP/VAP 的发病率。

4）持续肾脏替代治疗（continuous renal replacement therapy，CRRT）：HAP/VAP 患者使用 CRRT 的时机、操作模式、设定参数及对患者预后的影响等尚缺乏统一认识。建议 HAP/VAP 患者合并感染性休克、急性肾功能障碍时考虑进行 CRRT，有助于清除机体代谢产物、液体容量管理、纠正水电解质酸碱平衡紊乱、营养支持和清除部分炎症介质。

（3）非抗菌药物治疗

1）糖皮质激素：HAP/VAP 患者糖皮质激素的使用时机、种类、剂量及疗程目前尚未达成共识，可借鉴我国 2016 年版 CAP 指南，建议糖皮质激素只适用于合并血流动力学不稳定的重症 HAP/VAP 患者。

2）营养支持：HAP/VAP 合并脓毒症或感染性休克的患者，应尽早启动肠内营养；如果肠内营养支持 7 ~ 10 日，摄入的能量与蛋白仍不足目标的 60%，无论患者是否存在营养不良的风险，均应给予肠外营养补充。对于无条件进行早期肠内营养（病程 7 日内）的患者，如果没有营养不良的风险，营养风险筛查 2002 （nutritional risk screening 2002，NRS-2002）≤3 分，或危重病患者营养风险（nutrition risk in critically ill，NUTRIC）评分≤5 分，在发病 7 日后开始进行肠外营养支持；如存在营养不良风险或严重营养不良的患者，应尽早开始肠外营养支持。

3）免疫治疗：由于缺乏临床循证医学证据，HAP/VAP 患者的免疫治疗尚有争议。重症 HAP/VAP 患者在抗感染治疗的基础上，酌情应用免疫球蛋白 [0.5～1.0 g/(kg·d)]，可能有助于控制炎症反应。免疫调节剂胸腺肽 α1 对治疗脓毒症、改善免疫麻痹状态可能有一定作用。

6. 预防：预防 HAP/VAP 的总体策略是尽可能减少和控制各种危险因素。所有医护工作均需遵循医疗卫生机构消毒、灭菌和医院感染控制相关的基本要求和原则，加强员工感染控制的意识教育，提高手卫生的依从性，保障医疗器具消毒灭菌，严格无菌操作，落实目标性监测，合理应用抗菌药物等。

二、中医

（一）辨证论治

本病初起邪在肺卫，若为风热之邪引起，当治以辛凉解表、疏风泄热；若痰壅于肺，治以清热化痰、宣肺解毒；若热陷心包，合以清心开窍；若正气暴脱，当益气固脱；后期若邪热伤阴，则治以滋阴养液。

1. 风寒袭肺证

治法：疏风散寒，宣肺止咳。

方药：三拗汤（《医学正传》）合止嗽散（《医学心悟》）加减。

常用药：麻黄、杏仁、甘草、紫菀、百部、荆芥、桔梗、陈皮、白前等。

加减：若夹痰湿，咳而痰黏，胸闷，苔腻，加半夏、川厚朴、茯苓以燥湿化痰；表寒未解，里有郁热，热为寒遏，咳嗽音哑，气急似喘，痰黏稠，口渴，心烦，或有身热，加生石膏、桑白皮、黄芩以解表清里。

2. 风热犯肺证

治法：疏风清热，宣肺止咳。

方药：桑菊饮（《温病条辨》）加减。

常用药：桑叶、菊花、薄荷、连翘、桔梗、杏仁、甘草、芦根等。

加减：若肺热内盛，身热较甚，恶风不显，口渴喜饮，加黄芩、知母清肺泄热；热邪上壅，咽痛声哑，加射干、山豆根、挂金灯、赤芍清热利咽；若热伤肺津，咽燥口干，舌质红，加南沙参、天花粉、清热生津。

3. 痰热壅肺证

治法：清热化痰，宣肺平喘。

方药：清金化痰汤（《杂病广要》）或桑白皮汤《景岳全书》加减。

常用药：黄芩、山栀、知母、桑白皮、贝母、瓜蒌仁、橘红、桔梗、麦冬、茯苓、甘草、半夏、苏子、杏仁、黄连等。

加减：若身热重，加石膏；若喘甚痰多，黏稠色黄，加葶苈子、海蛤壳、鱼腥草、冬瓜仁；胸痛甚者，加郁金、延胡索；咳痰带血者，加白茅根、侧柏叶；若腑气不通，痰壅，便秘，加瓜蒌仁、大黄。

4. 热闭心神证

治法：清热解毒，化痰开窍。

方药：清营汤（《温病条辨》）加减。

常用药：水牛角、生地、玄参、麦冬、金银花、连翘、黄连、竹叶心、丹参等。

加减：若烦躁谵语，可加服紫雪丹，以加强清热息风之功；抽搐者，加钩藤、全蝎、地龙息风止痉；便秘者，加大黄。

5. 阴竭阳脱证

治法：益气养阴，回阳救逆。

方药：生脉散（《医学启源》）合四逆汤（《伤寒论》）或参附龙牡汤加减。

常用药：西洋参、麦冬、五味子、山萸肉、煅龙骨、煅牡蛎、附子、干姜等。

加减：若肾虚气逆喘息，配冬虫夏草、蛤蚧、紫石英、诃子；心悸者加柏子仁、龙齿、丹参；见五更泄泻，配煨肉蔻、补骨脂；阳虚血瘀，唇紫水停肢肿者，加红花、泽兰、益母草、北五加皮。

6. 正虚邪恋证

治法：益气养阴，润肺化痰。

方药：竹叶石膏汤（《伤寒论》）加减。

常用药：竹叶、石膏、麦冬、人参、炙甘草、半夏、粳米。

加减：若虚热内盛，可加玄参、生地、地骨皮；若痰多咳甚，可加杏仁、桑白皮、瓜蒌皮。

（二）内病外治法

1. 体针：主穴可取鱼际、大椎、曲池、肺俞、膈俞，配穴取尺泽、内庭、列缺、合谷、足三里，直刺 5 ~ 7 分钟，捻转泻法，肺俞、膈俞各针向横突斜刺，进针 1.5 寸，捻转泻法，令针感向前胸放射，每日 1 次。高热者用针刺放血，取大椎、十宣。

2. 耳针：可取肾上腺、肺、皮质下、膈、神门等穴为主穴，留针 20 ~ 30 分钟，或耳尖放血；咳嗽配支气管、交感；喘促者配内分泌、胸，每日 1 次。

3. 雾化吸入：通过超声雾化器将中药药液和液体充分混合成雾化微粒，吸入肺内，以控制炎症和感染。常用药物有：双黄连注射液 0.6 ~ 1.2 g 加入生理盐水 20 mL，雾化吸入，每日 2 次。鱼腥草注射液 8 mL 加入生理盐水 20 mL，雾化吸入，每日 2 次。复方黄芩注射液 10 mL 加入生理盐水 20 mL，雾化吸入，每日 2 次。

4. 拔罐：取风门、肺俞、膏肓俞、肺部有湿啰音处，按拔火罐常规操作，每日治疗 1 次，用于肺炎恢复期病灶吸收不良者。

5. 药熨：主要用于肺炎迁延期。三子养亲方：苏子、莱菔子各 60 g，白芥子 30 g。混合炒热，布包熨烫背部，用于痰实气喘者，须注意温度，切忌烫伤皮肤。

6. 灌肠：尤其适用于中药口服困难者，可根据肺炎各期的辨证选用不同的方剂，水煎取汁灌肠，药温 30 ℃左右，每日 1~3 次。

【预防和调护】

加强体育锻炼，增强体质。减少危险因素，如吸烟、酗酒。年龄大于 65 岁者可接种流感疫苗。对年龄大于 65 岁或不足 65 岁，但有心血管疾病、肺部疾病、糖尿病、酗酒、肝硬化和免疫抑制者可接种肺炎疫苗。本病一般多能治愈，预后较好。倘若失治、误治，风温热邪，久羁不解，深入下焦，下竭肝肾，将出现真阴欲竭、真阳不固之危象。老年患者，久病不愈或反复得病，肺肾亏虚，累及于心，痰浊、水饮、瘀血交结为患，出现胸部膨满、咳喘、心悸、面唇发绀、肢体浮肿，则演变为肺胀病。

本病预防的重点在于提高机体卫外功能，增加肺及皮毛腠理御寒抗病能力。适当参加体育锻炼，增强体质；注意气候变化，防寒保暖；不过食辛辣、肥甘之品；戒除吸烟的不良习惯；外感咳嗽，如发热症状明显者，应适当休息。反复发病及老年患者，尤其要注意起居饮食的调护，劳逸结合。缓解期应坚持"扶正治本"的原则，补虚固本以根治。怕冷、汗多、易患感冒者，平时可常服玉屏风散，配合面部迎香穴按摩、足三里艾熏、保健操，以提高抗病能力。饮食调理宜清淡，如食新鲜牛奶、果汁等，不宜油腻过重；多食新鲜水果和蔬菜，如梨、柑、枇杷、西瓜、萝卜、山药、百合等；忌烟酒及辛辣、过咸刺激品；忌食海腥食物，如虾、螃蟹等。

【肺炎的中医药诊疗综述】

肺炎是指发生在终末气道、肺泡和肺间质的炎症。该病在冬春季节高发，多为上呼吸道感染所致。细菌感染为主要病因，肺炎链球菌是主要病原体。患者起病隐匿，呼吸系统症状不典型，白细胞数多为正常或轻度升高，胸片表现为片状或斑状阴影。近年来抗生素的广泛使用，使耐药菌株不断出现，甚至出现多重耐药的现象。中医药在诊疗肺炎方面有独特的优势。现通过对相关文献进行搜集、整理，对近年来中医中药在肺炎的病因病机、中医证治规律研究等方面取得的进展进行总结，为临床治疗肺炎提供参考。

中医没有肺炎这个概念，但据其临床特点：发热、咳嗽、咳痰，并出现脓性痰或血痰，原有呼吸道症状加重等，多相当于中医学"外感热病""风温""咳嗽""肺热病"等病证范畴。"十五"国家级规划教材《中医内科学》将肺部感染分别列在感冒、咳嗽、哮病、喘证、肺胀等病证范畴。

1. 病因病机：外感热病为外感六淫邪气后出现以发热为主要症状的疾病，与《伤寒论》《温病学》中的感染性疾病相关。《素问·热论》记载"今夫热病者，皆伤寒之类也""人之伤于寒也，则为病热"，认为热病的病因为伤寒。然而，《难经》提出了广义伤寒的概念，"伤寒有五，有中风，有伤寒，有湿温，有热病，有温病"。由此可见，外感热病涵盖了《伤寒论》中的外感病，也涵盖了温热表证，如伤寒、温病、湿温等，与西医学的急性感染性或传染性疾病有关。《伤寒论》："太阳病，发热而渴，不恶寒者为温病，若发汗已，身灼热者名风温。"张仲景认为风温源于表证误治；其后，王叔和指出"更遇于风，变为风温"，认为风温源于再次外感风邪；后世大部分医家遵从这两种观点论述风温。仅有宋代朱肱《活人书》及明代陶节庵《伤寒六书》认为"风热相搏，即发风温"，明确了风温病因。唐代孙思邈在《千金要方》论述了风温有一定的季节好发性，提出"宜精察节气，其新故二气相搏，喜成此疾"。《伤寒杂病论》融寒温于一炉，辨证论治内外伤疾病，弥补了《内经》热病的不足。

而后的温病大家更深入地探讨了热病学说。清代叶天士认为："温邪上受，首先犯肺，逆传心包。""大凡看法，卫之后方言气，营之后方言血。在卫汗之可也，到气才可清气，入营犹可透热转气……入血就恐耗血动血，直须凉血散血。"由此可见，叶氏探讨了风温肺热病的病因、病位、疾病传变的规律、卫气营血辨治法则。而后吴鞠通认为："凡病温者，始于上焦，在手太阴。""温病由口鼻而入，鼻气通于肺，口气通于胃；肺病逆传，则为心包。"吴氏认为风温肺热病病位在上焦在于肺，并论述了肺热病的常见传变情况。陈平伯《外感温病篇》："风温为病，春月与冬季居多，或恶风，或不恶风，必身热、咳嗽、烦渴。此风温证之提纲也。"陈氏指出风温病好发于春、冬，并描述了风温病的常见症状，同时，陈氏提出了风温以肺胃为中心的观点："风温外搏，肺胃内应，风温内袭，肺胃受病""风温为燥热之邪，燥令从金化，燥热归阳明，故肺胃为温邪必犯之地也"。

六淫之邪气是否会入侵及是否会导致疾病，与正气的强弱有关。正虚邪盛是产生疾病的重要条件，二者缺一不可，且正气的强弱为决定性的因素，正如《内经》曰："风雨寒热，不得虚，邪不能独伤人。卒然逢疾风暴雨而不病者，盖无虚，故邪不能独伤人，此必因虚邪之风，与其身形，两虚相得，乃客其形。"刘完素曰："老人之气衰也，多病头昏眩，耳鸣或聋，上气喘咳，涎唾稠黏，口苦舌干，咽嗌不利，此皆阴虚阳实之热证也。"刘完素明确提出了老年正气不足是产生上气喘咳的关键原因，同时指出咳嗽皆与内伤脾胃有关，"夫嗽者，五脏皆有，嗽皆因内伤脾胃，外感风邪……内外相合，先传肺而入，遂成咳嗽，乃肺热也"。这些正气不足、脏腑虚弱与咳嗽、肺热病之间的论述，给予现代中医很大的启发，杨效华、焦扬对69例患者进行证型方面的统计，结果提示有风温肺热证型的患者仅占48%，而52%的患者不具有典型的风温肺热证型的典型特点，其可能与基础病合并病有关，也就是说这些内伤疾病常导致患者病机、临床表现的不同；这些52%的具有内伤疾病基础的风温肺热病患者中，常表现为5种不同的证型：痰湿内阻、痰瘀互结、肝阳偏亢、阳虚、阴虚，同时建议有内伤类病基础的风温肺热病患者在治疗时，必须注重所表现的不同证型辨证加减，如化痰祛湿、化痰活血、镇肝潜阳、补益阳气、滋阴补肾等。

2. 中医证治规律研究现状：中医学中外感热病指六淫之邪侵袭人体后，在疾病进程中表现出不同的证型，且同时兼有发热症状的一类病证。外感肺热病涵盖了伤寒及温病，且不同医家对外感热病的论述不尽相同，由此对肺炎的辨证及治疗方法亦不尽相同，寒温是否可以统一、应不应该统一一直以来是中医界热点话题，如何建立肺热病统一辨证的方法，迄今还存在着分歧。目前肺热病有着不同的辨证方法，常见主要的辨证方法如卫气营血辨证、三焦（上、中、下三焦）辨证、脏腑八纲辨证、伤寒六经（太阳、阳明、少阳、少阴、太阴、厥阴）辨证，至今未有一个相对统一的辨证体系。

（1）卫气营血辨证

清代叶天士创立卫气营血辨证，叶氏《温热论》对风温肺热病进行了探讨，认为："温邪上受，首先犯肺，逆传心包。""大凡看法，卫之后方言气，营之后方言血。在卫汗之可也，到气才可清气，入营犹可透热转气……入血就恐耗血动血，直须凉血散血。"叶氏对肺热病发病的原因、疾病的病位、疾病变化的规律及治疗的原则进行了探讨。目前关于肺炎的证候研究多采用卫气营血进行分型，如国医大师邓铁涛对某中医研究院 2391 例肺部感染所运用的不同辨证方法进行了统计，结果提示这些病例中适合使用卫气营血辨证的最多（共1896 例，占 79.3%），其次为脏腑辨证（共 325 例，占 13.6%），其余病例则适合使用六经辨证。胡克明认为对于风温肺热病的辨证可采用卫气营血辨证的方法，且将风温肺热病分为4 种证型：风热袭肺、痰热结胸、腑实热甚、肺胃阴虚。林浩等认为，肺炎的治疗当过"三关"，即发热关、喘憋关、衰竭关，辨证治疗时常采用卫、气、营、血的辨证方法，根据邪气在卫、气、营、血等病位的不同，斟用验药，疗效颇著。左明晏等用卫、气、营、血的理论，从清营的角度着手，把握病机，灵活化裁，治疗多例肺炎取得良好的疗效。金某等临床辨证治疗大叶性肺炎常采用温病的辨证方法，包括邪热在卫分、痰热犯肺的气分证及热入营分三种常见的证型。王某等认为老年性的风温肺热病的病机表现为初期、迁延期及恢复期，治疗过程亦归纳为三期，初期为卫分证、卫气同病，迁延期卫分证基本消失，多见气分证的表现，恢复期在热毒留恋气分。然而，总结关于卫气营血辨证分型规律的研究文献可知，卫气营血辨证于疾病发展阶段上并未全面涵盖末期阴分不足或阳气不足的情况，疾病的病位则时有单一，如很少论述肺部的卫分证、血分证及这些证在肺部这一病位的区别，病性则大多为实热，较少提及疾病的病性为虚寒。

（2）三焦辨证

吴鞠通认为："温病由口鼻而入，鼻气通于肺，口气通于胃；肺病逆传，则为心包。""三焦辨证"为吴鞠通所创立，吴鞠通认为风温肺热病与肺、心包关系密切，同时与脾胃、肝胆及肾等脏腑有关，并对风温肺热病的发生及传变的病因病机进行了探讨，认为肺热病的发生及传变常表现为上焦、中焦、下焦三个不同的阶段。

现代中医关于三焦辨证的肺炎证候规律亦做了相关研究，如王淑梅治疗老年性肺部感染76 例，辨证的方法采用三焦辨证，于三焦辨证下细分痰浊或痰热阻肺、水气凌心、肺肾之气不足及肺肾之阴分不足。然而，三焦辨证在疾病发展阶段方面稍有局限，如上焦的邪犯心包证在肺热病的早期并非多见，而下焦的一些病证也并非在肺热病的后期出现；病位方面，三焦固然涵盖了脏腑，然而一些经络的病证较难用上、中、下三焦来区别；病性方面，基本上认为上焦和中焦的病性为实，下焦的病性为虚，然而，在临床上肺热病在上焦常可见到心之阳气不足、肺之化源不足、肺之阴分不足等，这些证候多为虚证，下焦亦常出现蓄水、蓄血等证，此则属于实证。因此，基于三焦辨证的肺炎证治规律研究的相关文献甚少，或多认为肺炎属于上焦辨证，缺少了中医脏腑相关的整体观念，如冉大伟等认为根据肺的生理及病理特性，肺病的病位并非只在于肺，还常与脾胃、肝胆、肾、大肠等有关，这些脏腑在病位上属于上、中、下三焦不同部位，其发生及传变常呈现"始上焦，终下焦""由上及下，……须竖看"的特点,由此肺病的辨证论治可参考三焦辨证,治疗上在治肺、治上焦的同时需注重其他脏腑,注重中、下二焦。周承志将三焦辨证运用于肺系疾病中,其中认为肺炎病位位于上焦,涉及卫表、气分,病性以实为主,并细分表寒肺热证、热邪壅肺证、热陷心包证、热退阴伤证。

(3)脏腑八纲辨证

脏腑辨证,根据五脏六腑的生理特征、病理变化所表现出来的症状,进行分析及由博返约的归纳,并将此症状作为辨证的要点和依据,这种辨证方法的具体内容是:病变部位方面用五脏六腑的生理表现、病理变化或者经络病变所表现的症状来分析;疾病的传变方面,用五行关系、五脏六腑之间的关系来分析;病情方面依据阴、阳、寒、热、虚、实来分析。八纲辨证乃中医学最基本的辨证方法之一,起源于《黄帝内经》,汉宋有一定的发挥,明清时期得到了一定的充实,在近代,我国中医大家祝味菊明确提出了八纲辨证,祝先生于《伤寒质难》曰:"所谓'八纲'者,阴、阳、表、里、寒、热、虚、实是也。"祝先生还指出:"夫病变万端,大致不出八纲范围。明八纲,则施治有所遵循,此亦执简驭繁之道也。"临床中脏腑辨证与八纲辨证常同时运用,以更好地将脏腑辨证的病位与八纲辨证的病性结合,说明疾病体现的证候本质。

脏腑八纲辨证在肺炎中的运用为现代中医所常用,且总结相关文献可知脏腑八纲辨证于肺炎属于内伤时使用较多,若肺炎处于疾病的初期,仍结合卫气营血或三焦的辨证方法。如王某辨证老年性肺部感染患者发现,所占比例最多的为风热袭肺证,其次为痰热壅盛证、热毒阻肺证、肺阴不足证、热毒内陷证、阳气欲脱证等证型相对较少。李某采用脏腑八纲辨证辨治老年人肺部感染,认为老年人肺部感染在疾病传变过程中,最主要的证型为痰热阻肺证,而且气虚血瘀证为常见的相兼证型。叶某等将重症肺部感染同时合并呼吸衰竭患者辨证为邪热阻肺证、痰浊壅肺证、腑结肺痹证、正虚欲脱证4个常见的主要证型。杨某等将急性肺部感染患者辨证为风热袭肺证、痰热阻肺证,并根据不同证型处以不同的方药。林某认为难治性肺炎常表现4个主要的证型:余热未清、肺阴不足证,热毒瘀阻于肺证,脾胃气虚、痰湿阻肺证,肺肾阳气不足、血瘀内阻证。关于肺炎证治规律研究方面,有学者认为用八纲辨证可统一其他辨证体系,如万某认为热病的辨证可以以表里、寒热、虚实为纲,以脏腑、卫气营血、三焦、六经为目,以上述纲目为准,热病可分为表热虚实证型组、表寒虚实证型组、半表半里寒热虚实证型组、里寒虚实证型组及里热虚实证型组。

(4)六经辨证

张仲景《伤寒论》记载:"太阳病,发热而渴,不恶寒者为温病。若发汗已,身灼热者,名曰风温。"《伤寒论》中还记载了肺炎常见的外寒内热的证型和表现出来的一组症状及其具体的治疗方药,《伤寒论》:"发汗后,不可更行桂枝汤,汗出而喘,无大热者,可与麻黄杏仁甘草石膏汤。"外寒内热证的主要代表方剂麻黄杏仁甘草石膏汤一直为古今医家常用。肺炎多属于外感热病的范畴,将六经的辨证方法运用于肺炎具有独特的优势。六经辨证不仅对于温热型肺炎适合运用,而且还适合于寒型肺炎。在临床实践中,不乏见到寒证肺炎,或外感于风寒而病发,或素体阳虚者,温法在肺炎治疗中不可忽视,如付土金等对91例老年肺炎患者进行随机对照研究,试验组(56例)患者服用小青龙汤治疗,对照组(35

例）患者则采用西医治疗方法，经治疗后试验组总有效率达 94.6%，对照组为 71.4%，两组总有效率方面经统计结果提示差异有统计学意义，说明老年肺炎患者采用小青龙汤的治疗，能够促使身体症状得到明显改善，缓解病情，值得推荐临床应用。再如陈静等运用射干麻黄汤联合西药治疗毛细支气管炎患者 32 例，总有效率为 93.75%，疗效满意，而且无副作用发生。因卫气营血和三焦辨证常用于温热性外感病，这些患者不适合运用卫气营血或三焦辨证。而六经辨证则适用于寒、热性肺炎，治疗广义的外感病包括伤寒、温病。而且《伤寒论》的六经辨证论治体系的确是详于寒，略于温，但是并不代表《伤寒论》治寒不治温，张仲景亦有很多治疗热病的治疗法则及处方用药的论述，治疗法则如清热法、养阴法、攻下法等，处方用药如白虎汤、白虎人参汤、各承气汤类方、麻黄杏仁甘草石膏汤、竹叶石膏汤、黄连阿胶汤、大黄黄连泻心汤等方，均是临床辨证温热性疾病常用及重要的治疗法则和处方用药。

六经辨证适用于外感，对于内伤亦可采用此辨证方法。六经以阴阳为基础，人体可分为太阳、阳明、少阳、太阴、少阴、厥阴 6 个生理系统，各经病证所表现出来的症状，均为本经脏腑、经络、气化等出现异常的病理反应；六经病证，可以认为是外感病在不同疾病阶段上症、证的总结，其中涵盖了正气的强弱、外感邪气的轻重、疾病的传变规律；可见，六经辨证的太阳、阳明、少阳、少阴、太阴、厥阴既概括了外感病的 6 种疾病类型或阶段，又提示了不同脏腑的不同疾病部位。由此，临床中六经辨证适用于外感，对于内伤亦可采用此辨证方法。根据现代病因病机研究，肺炎虽多由外感六淫之邪，但正气不足、脏腑内伤常为肺炎发生发展的根本原因。卫气营血和三焦辨证理论多用于指导外感温邪的辨证治疗，六经辨证则既适用于外感，也适用于内伤。

因此，有不少医家认为，六经辨证实际上涵盖了其他的辨证方法，概括了人体的脏腑、经络、阴阳、气血等生理功能和病理变化，六经辨证融阴阳、脏腑、经络、邪正关系、疾病转归、病邪传变及脉证、治法、方药、调护于一炉。肖某认为可以运用六经系统作为纲目，将人体及外感疾病发生发展的过程分为 6 个系统，在每个系统下在细分为各种证型，如太阳病这一系统中包括风温表虚证、风温表实证、肺热虚证、肺热实证等。郭某、裘某赞同并推广伤寒温统一的观点，认为六经辨证可以涵盖上、中、下三焦及卫气营血辨证。

然而，经查阅中医药治疗肺炎的文献，关于六经辨证治疗肺炎的疗效及证治规律研究甚少，多为运用伤寒论中的某一个单方治疗肺炎的文献，多以医案、个案出现而系统的理论著述极少，或仅从理论上探讨六经辨证理论的肺炎证治规律，实为缺憾。颜某采用六经辨证纯中医治疗肺部感染 153 例，其中全程未用抗生素治疗共 102 例，占 66.7%，全部治愈或好转出院，采用中医治疗的 102 例中，共治愈 25 人，占 24.5%，好转 76 人，占 74.5%，平均住院 13.4 天，初步的实践显示，中医药尤其是运用经典六经理论治疗肺炎有着确切的疗效，且在诸多环节具有优势，值得进一步深入研究。针对六经辨证治疗肺炎这个研究方向开展规范科研设计，总结其中的证治规律，这既能在学术上推动中医药在急危重症领域的运用和深入研究，又能为临床应用纯中医治疗肺炎提供依据。

3. 小结：综上所述，中医药在治疗肺炎中疗效确切，起到了重要的作用。但卫气营血、三焦辨证论治体系治疗肺炎偏向温热证的治疗，临床中用于治疗虚寒性肺炎具有一定的局限性，中医治疗肺炎至今还缺少一个中医界认可的、统一的辨证治疗体。六经辨证融阴阳、脏腑、经络、邪正关系、疾病转归、病邪传变及脉证、治法、方药、调护于一体，病分三阴三阳，各经发病互有联系，临证相互兼顾，注重六经脏腑的疾病变化，依次确立相应的辨证、治疗法则，充分体现系统、整体的辨证特色，彰显"六经诠百病"的辨证论治优势，六经辨证治疗肺部感染中优势明显。基于此，本研究拟开展肺炎中医辨治特征调查，采集患者的证候、方药等临床相关信息，探讨肺炎六经论治的证型分布特征、临证特点和诊疗状况，为中医辨治肺炎有效方案的制定提供依据。

第二节　病毒性肺炎

病毒性肺炎是由病毒侵入呼吸道上皮及肺泡上皮细胞引起的肺间质及实质性炎症。免疫功能正常或抑制的个体均可罹患。大多发生于冬春季节，暴发或散发流行。病毒是成人社区获得性肺炎除细菌外第二大常见病原体，大多可自愈。近年来，新的变异病毒（如新型冠状病毒，SARS 冠状病毒、H5N1、H1N1、H7N9 病毒等）导致的肺炎不断出现，暴发流行，患者死亡率较高，成为公共卫生防御的重要疾病之一。

病毒性肺炎在传统医学中并无此病名，将其归属于中医学"外感病""咳嗽""喘证"等范畴，从病因病机的角度上多将其归属于"风温""春温"，具有强烈传染性的归属于"温毒""疫疠"。

【病因及发病机制】

一、西医

（一）流行病学

1. 传染源：患者和隐性感染者是主要传染源。从潜伏期末到急性期都有传染性，病毒在人呼吸道分泌物中一般持续排毒 3 ~ 7 天，儿童、免疫功能受损及危重患者病毒排毒时间可超过 1 周。

2. 传播途径：流感病毒主要通过打喷嚏和咳嗽等飞沫传播，经口腔、鼻腔、眼睛等黏膜直接或间接接触感染。接触被病毒污染的物品也可通过上述途径感染。在特定场所，如人群密集且密闭或通风不良的房间内，也可能通过气溶胶的形式传播，需警惕。

3. 易感人群：人群普遍易感。接种流感疫苗可有效预防相应亚型/系的流感病毒感染。

4. 重症病例的高危人群：下列人群感染流感病毒后较易发展为重症病例，应当给予高度重视，尽早进行流感病毒核酸检测及其他必要检查，给予抗病毒药物治疗。

（1）年龄 <5 岁的儿童（年龄 <2 岁更易发生严重并发症）。

（2）年龄 ≥65 岁的老年人。

（3）伴有以下疾病或状况者：慢性呼吸系统疾病、心血管系统疾病（高血压除外）、肾病、肝病、血液系统疾病、神经系统及神经肌肉疾病、代谢及内分泌系统疾病、恶性肿瘤、免疫功能抑制等。

(4) 肥胖者：体重指数（body mass index，BMI）> 30 kg/m²。

(5) 妊娠及围产期妇女。

（二）发病机制

常见病毒为甲、乙型流感病毒，腺病毒，副流感病毒，呼吸道合胞病毒和冠状病毒等。免疫抑制宿主为疱疹病毒和麻疹病毒的易感者；骨髓移植和器官移植受者易患疱疹病毒和巨细胞病毒性肺炎。患者可同时受1种以上病毒感染，并常继发细菌感染如金黄色葡萄球菌感染，免疫抑制宿主还常继发真菌感染。病毒性肺炎主要为吸入性感染，通过人与人的飞沫传染，主要是上呼吸道病毒感染向下蔓延所致，常伴气管 – 支气管炎。偶见黏膜接触传染，呼吸道合胞病毒通过尘埃传染。器官移植的病例可通过多次输血，甚至供者的器官引起病毒血行播散感染，通常不伴气管 – 支气管炎。甲、乙型流感病毒通过血凝素与呼吸道上皮细胞表面的唾液酸受体结合启动感染。流感病毒通过细胞内吞作用进入宿主细胞，病毒基因组在细胞核内进行转录和复制，复制出大量新的子代病毒并感染其他细胞。流感病毒感染人体后，严重者可诱发细胞因子风暴，导致感染中毒症，从而引起 ARDS、休克及多器官功能不全等多种并发症。

（三）病理改变

病毒侵入细支气管上皮引起细支气管炎。感染可波及肺间质与肺泡而致肺炎。气道上皮广泛受损，黏膜发生溃疡，其上覆盖纤维蛋白被膜。单纯病毒性肺炎多为间质性肺炎，肺泡间隔有大量单核细胞浸润。肺泡水肿，被覆含蛋白及纤维蛋白的透明膜，使肺泡弥散距离增加。肺炎可为局灶性或弥漫性，也可呈实变。部分肺泡细胞及巨噬细胞内可见病毒包涵体。炎症介质释出，直接作用于支气管平滑肌，致使支气管痉挛。病变吸收后可留有肺纤维化。

二、中医

病毒性肺炎的病因病机为：一是正气不足、肺气不宣；二是正邪相争、内毒续生；三是痰阻气道、瘀阻血络。风热疫毒之邪自口鼻而入，肺卫受伤，化热入里，肺失清肃，发为喘咳、胸痛等症，严重者可引发心、肺等脏腑功能失常。

【诊断与辨证】

一、西医诊断

（一）临床表现

好发于病毒性疾病流行季节，症状通常较轻，与支原体肺炎的症状相似。但起病较急，发热、头痛、全身酸痛、倦怠等全身症状较突出，常在急性流感症状尚未消退时即出现咳嗽、少痰或白色黏液痰、咽痛等呼吸道症状。小儿或老年人易发生重症肺炎，表现为呼吸困难、发绀、嗜睡、精神萎靡，甚至发生休克、心力衰竭和呼吸衰竭或 ARDS 等并发症。本病常无显著的胸部体征，病情严重者有呼吸浅速、心率增快、发绀、肺部干、湿啰音。

（二）辅助检查

1. 血常规：白细胞计数正常、稍高或偏低，红细胞沉降率（简称血沉）通常在正常范围，痰涂片所见的白细胞以单核细胞居多，重症患者淋巴细胞、血小板减少。痰培养常无致病细菌生长。

2. 血生化：可有天门冬氨酸氨基转移酶、丙氨酸氨基转移酶、乳酸脱氢酶、肌酐等升高。少数病例肌酸激酶升高；部分病例出现低钾血症等电解质紊乱。休克病例血乳酸可升高。

3. 血清学检查：用血清监测病毒的特异性 IgM 抗体，有助于早期诊断。急性期和恢复期的双份血清抗体滴度增高 4 倍或以上有确诊意义。

4. 动脉血气分析：重症患者可有氧分压、血氧饱和度、氧合指数下降，酸碱失衡。

5. 病原学相关检查。①病毒抗原检测：可采用胶体金法和免疫荧光法。抗原检测速度快，但敏感性低于核酸检测。病毒抗原检测阳性支持诊断，但阴性不能排除流感。②病毒核酸检测：病毒核酸检测的敏感性和特异性很高，且能区分病毒类型和亚型。目前主要包括实时荧光定量 PCR 和快速多重 PCR。荧光定量 PCR 法可检测呼吸道标本（鼻咽拭子、咽拭子、气管抽取物、痰）中的流感病毒核酸，且可区分流感病毒亚型。对于重症患者，检测下呼吸道（痰或气管抽取物）标本更加准确。③病毒培养分离：从呼吸道标本培养中可培养分离出流感病毒。

6. 影像学诊断：胸部 X 线检查可见肺纹理增多，磨玻璃状阴影，小片状浸润或广泛浸润、实变，病情严重者显示双肺弥漫性结节性浸润，但大叶实变及胸腔积液者均不多见。病毒性肺炎的致病原不同，其 X 线征象亦有不同的特征。病毒性肺炎胸部 CT 表现多样，常见小叶分布的毛玻璃影、小结节病灶，也可表现为网织索条影、支气管血管束增粗、叶、段实变影，可伴有纵隔淋巴结肿大，单侧或双侧少量胸腔积液。病毒性肺炎吸收慢，病程长。

（三）诊断要点

诊断依据为临床症状及 X 线或 CT 影像改变，并排除由其他病原体引起的肺炎。确诊则有赖于病原学检查，包括病毒分离、血清学检查及病毒抗原的检测。呼吸道分泌物中细胞核内的包涵体可提示病毒感染，但并非一定来自肺部，需进一步收集下呼吸道分泌物或肺活检标本做培养分离病毒。血清学检查常用的方法是检测特异性 IgG 抗体，如补体结合试验、血凝抑制试验、中和试验，作为回顾性诊断。

临床诊断病毒性肺炎，如具备以下 3 项之中的任何一项，可以诊断为重症病毒性肺炎。

1. 呼吸困难，成人休息状态呼吸频率≥30 次/分，且伴有下列情况之一。

（1）胸片显示多叶病变或病灶总面积在正位胸片上占双肺总面积的 1/3 以上。

（2）病情进展，48 小时内病灶面积增大超过 50% 且在正位胸片上占双肺总面积的 1/4以上。

2. 出现明显低氧血症，氧合指数低于 300 mmHg。

3. 出现休克并多器官功能障碍综合征。

（四）鉴别诊断

1. 普通感冒：追踪流行病学史有助于鉴别；普通感冒的病原学检测阴性，或可找到相应的病原学证据。

2. 其他下呼吸道感染：病毒性肺炎有咳嗽症状或合并气管－支气管炎时需与急性气管－支气管炎相鉴别；与其他病原体（支原体、衣原体、细菌、真菌、结核分枝杆菌等）导致的肺炎相鉴别。根据临床特征可做出初步判断，病原学检查可资确诊。

二、中医辨证

初期外感病邪侵袭人体，导致外感表证，多见恶寒、发热等；由于失治、误治、不治，极期多入里化热，多见热结肠腑之证，或者是邪陷厥阴、心阳虚衰之证，消散期多见气阴两虚之证。

1. 邪犯肺卫证：咳嗽，咳痰，痰色白或稠黄，发热重，恶寒轻，无汗或少汗，有鼻塞，舌红，苔薄白或微黄，脉浮数。

2. 痰热壅肺证：高热，口干，便秘，舌红苔黄腻，咳痰黄稠，脉洪数或滑数。

3. 热闭心神证：神志异常，烦躁不安，咳促，喘息，痰声辘辘，舌红或绛，舌苔黄，脉滑数。

4. 阴竭阳脱证：其以面白，肢冷身热，神昏，呼吸急迫，舌红，脉微欲绝。

5. 正虚邪恋证：神疲肢倦，气怯声低，干咳痰少，手足心热，自汗盗汗，舌红，苔薄黄，脉细数。

【治疗】

一、西医

（一）抗病毒治疗

1. 抗 RNA 病毒药物

（1）M2 离子通道阻滞剂：包括金刚烷胺和金刚乙胺，可通过阻止病毒脱壳及其核酸释放，抑制病毒复制和增殖，对甲型流感病毒有活性，用于甲型流感病毒的早期治疗和流行高峰期预防用药。①金刚烷胺：成人 100 mg，每日 2 次，连用 3~5 天。65 岁及以上老人每天不超过 100 mg。②金刚乙胺：成人 100 mg，每日 2 次。65 岁及以上老人每天 100 mg 或 200 mg。③肌酐清除率≤50 mL/min 时酌情减少用量，必要时停药。

（2）神经氨酸酶抑制剂：主要包括奥司他韦、扎那米韦和帕拉米韦，此类药物可通过黏附于新形成病毒微粒的神经氨酸酶表面的糖蛋白，阻止宿主细胞释放新的病毒，并促进已释放的病毒相互凝聚、死亡，能有效治疗和预防甲、乙型流感。奥司他韦是甲型 H1N1 流感病毒、H5N1 感染主要的抗病毒治疗药物，早期应用可有效阻止患者病情进展，预防重症和死亡病例出现、降低住院需求、缩短住院时间。

成人的标准治疗方案为 75 mg，2 次/日，疗程为 5 ~ 7 天，应在症状出现 2 天内开始用药，肾功能不全患者肌酐清除率 <30 mL/min 时，应减量至 75 mg，每天 1 次。

儿童患者根据体重给予治疗，体重 < 15 kg 时，予 30 mg，2 次/日；体重 15 ~ 23 kg，45 mg，2 次/日；体重 23 ~ 40 kg，60 mg，2 次/日；体重 >40 kg，15 mg，2 次/日。

如果在应用奥司他韦后仍有发热且临床病情恶化，在排除细菌及其他感染的同时，提示病毒仍在复制，此时可适当延长抗病毒疗程到 10 天。有些患者尽管给予规律应用奥司他韦抗病毒治疗，但临床情况仍不断恶化，则可考虑给予大剂量个体化治疗，成人可加量150 mg，2 次/日，疗程延长至 10 天。

（3）帕利珠单抗：是一种 RSV 的特异性单克隆抗体，可用于预防呼吸道合胞病毒感染，目前应用于高危易感儿童。

2. 抗 DNA 病毒药物

（1）阿昔洛韦：在体内可干扰病毒 DNA 聚合酶从而抑制病毒复制，临床主要用于疱疹病毒性肺炎的治疗，也可用于治疗 EB 病毒及巨细胞病毒感染。尤其对免疫缺陷或应用免疫抑制剂者应尽早应用，每次 5 mg/kg，静脉滴注，一日 3 次，连续给药 7 天。

（2）更昔洛韦：属无环鸟苷衍生物，比阿昔洛韦有更强、更广谱的抗病毒作用，临床主要用于巨细胞病毒肺炎的治疗，尤其适用于巨细胞病毒感染的免疫缺陷患者。

需静脉给药：①诱导期：静脉滴注 5 mg/kg，每 12 小时 1 次，每次静脉滴注 1 小时以上，疗程 14 ~ 21 天，肾功能减退者剂量应酌减；②维持期：静脉滴注 5 mg/kg，每日 1 次，静脉滴注 1 小时以上。

（3）西多福韦：具有较强的抗疱疹病毒活性，对巨细胞病毒感染疗效尤为突出，可用于免疫功能低下患者巨细胞病毒感染的预防和治疗。

（4）阿糖腺苷：具有较广泛的抗病毒作用。多用于治疗免疫缺陷患者的疱疹病毒与水痘病毒感染，5 ~ 15 mg/(kg·d)，静脉滴注，连用 10 ~ 14 天。

3. 广谱抗病毒药物

（1）利巴韦林：可抑制肌苷单磷酸脱氢酶、流感病毒 RNA 聚合酶和 mRNA 鸟苷转移酶，阻断病毒 RNA 和蛋白质合成，进而抑制病毒复制和传播，具有广谱抗病毒活性。临床常用于呼吸道合胞病毒、腺病毒、流感病毒、副流感病毒、单纯疱疹病毒、水痘带状疱疹病毒、麻疹病毒肺炎等治疗，可口服、静脉和吸入给药。如对呼吸道合胞病毒肺炎及毛细支气管炎，利巴韦林雾化吸入具有较好疗效，0.8 ~ 1.0 g/d，分 3 ~ 4 次服用；静脉滴注或肌内注射每日 10 ~ 15 mg/kg，分 2 次，亦可用雾化吸入，每次 10 ~ 30 mg，加蒸馏水 30 mL，每日 2 次，连续 5 ~ 7 天。

（2）膦甲酸钠：主要通过抑制病毒 DNA 和 RNA 聚合酶发挥其生物效应。主要用于免疫功能抑制患者并发巨细胞病毒、水痘疱疹病毒，尤其对单纯疱疹病毒耐阿昔洛韦者常可作为首选。

（二）激素的应用

糖皮质激素在重症病毒性肺炎治疗的地位存在争议，关于其开始使用的时间、剂量、疗程和策略等尚未有定论。有学者认为重症病毒性肺炎患者在感染病毒后出现了炎症性瀑布效应，早期应用激素可减轻重症病毒性肺炎患者肺泡渗出，降低毛细血管通透性，减少肺实质和间质炎性反应，缩短重症肺炎病程，可能改善预后。也有学者认为在早期应用糖皮质激素，可能会抑制机体免疫反应，导致病毒载量增加，延长病毒复制的时间，增加细菌和真菌二重感染的发生。近期的多项回顾性多中心研究显示，对于重症 H1N1 导致的 ARDS 患者，糖皮质激素治疗可能增加患者死亡率，尤其在发病 3 天内的 ARDS 患者死亡率显著增加。这可能与激素治疗后，抑制机体免疫反应，导致病毒载量增加，以及继发细菌和真菌感染相关。

对于 SARS，广州呼吸疾病研究所曾总结了 SARS 患者的临床资料，对糖皮质激素治疗的安全性和有效性进行了统计分析，结果显示，应用适当剂量糖皮质激素可降低死亡率、缩短住院时间，未发现与继发下呼吸道感染和其他并发症之间密切的相关性；并且研究统计显示非重症患者甲泼尼龙使用的平均剂量为 （100.3 ± 86.1） mg/d，重症患者甲泼尼龙使用的平均剂量为 （133.5 ± 102.3） mg/d。

基于已有临床和基础医学研究及既往糖皮质激素在救治 SARS 和高致病性禽流感中的经验，对病毒性肺炎不应常规使用糖皮质激素，但对于短期内肺部病变进展迅速、ARDS、合并脓毒血症伴肾上腺皮质功能不全的重症病毒性肺炎，可以考虑适当使用糖皮质激素。临床上往往建议剂量不宜过大，并不主张用激素的冲击治疗，可使用氢化可的松，每次 100 mg，2~3 次/日，或甲泼尼龙每次 40~80 mg，2 次/日，疗程 5~7 天，不需要长期使用。近期有研究提示在重症社区获得性肺炎患者中短期应用糖皮质激素可改善预后。静脉给药具体剂量可根据病情及个体差异进行调整。当临床表现改善或胸片显示肺内阴影有所吸收时，逐渐减量停用。一般每 3~5 天减量 1/3，通常静脉给药 1~2 周后可改为口服泼尼松或泼尼龙。并且建议在使用有效抗病毒治疗情况下使用较为有效。其间应及时评估病情有无好转，注意予抑酸剂及黏膜保护剂，还应警惕继发感染，包括细菌或真菌感染及潜在的结核病灶感染扩散，若患者合并感染，此时应降低激素用量，并根据药敏结果加强抗生素治疗。

（三）抗感染治疗

为避免菌群失调与继发二重感染。病毒性肺炎发病初期如无明确的细菌感染指征，应严格控制抗生素的使用，不推荐使用抗生素进行预防性治疗。若出现细菌感染征象，应通过多次痰培养尽快查出病原体，并根据病原体及药敏结果选用有效抗菌药物控制感染。在早期不能确定病原时，可作为经验用药，其用药原则参考已制定的《社区获得性肺炎指南》。

（四）其他治疗

1. 丙种球蛋白免疫治疗：大剂量丙种球蛋白冲击疗法可提高血液 IgG 浓度，影响机体的被动免疫功能，具有抗病毒、免疫调节的双重作用，从而控制感染。

2. 抗凝治疗：对于危重症患者可伴有不同程度凝血系统的激活，尤其是重症感染患者凝血系统被广泛激活，易出现凝血和纤溶系统的异常，呈现高凝状态。随着病情加重，易导致广泛的微血管出血或血栓形成。建议使用小剂量肝素抗凝治疗。

3. 加强营养支持：部分重症患者存在营养不良，应及时加强营养支持，可采用肠内营养与肠外营养相结合的途径，同时注意补充水溶性和脂溶性维生素。

二、中医

1. 邪犯肺卫证

治法：清热解毒，疏风解表。

方药：银翘散（《温病条辨》）或麻杏石甘汤（《伤寒论》）或蒿芩清胆汤（《重订通俗伤寒论》）。

常用药：竹叶、荆芥、香豆豉、金银花、连翘、甘草、桔梗、芦根、麻黄、杏仁、石膏、青蒿、黄芩、陈皮、半夏、竹茹、枳壳、青黛等。

加减：若周身酸痛，加独活；若头项强痛，加白芷、葛根；若咽痒，咳嗽明显，加细辛、金沸草；若兼有胸闷痞满，不思饮食，舌苔白腻，可加广藿香、苍术、厚朴。

2. 痰热壅肺证

治法：清热化痰。

方药：清金化痰汤（《杂病广要》）加减。

常用药：鱼腥草、全瓜蒌、茯苓、黄芩、半夏、桑白皮、浙贝母、杏仁等。

加减：若痰热较甚，咳黄脓痰或痰有热腥味，可加鱼腥草、鲜竹沥、薏苡仁、冬瓜子；若胸满咳逆，痰多，便秘，加葶苈子、大黄、芒硝；若口干明显，舌红少津，加北沙参、麦冬、天花粉。

3. 热闭心神证

治法：清心开窍

方药：清宫汤（《温病条辨》）加减。

常用药：元参心、莲子心、竹叶卷心、连翘心、犀角（水牛角代）、连心麦冬等。

加减：若心悸动惊惕不安，加琥珀、珍珠母、朱砂；若痰热盛，痰火上扰心神，彻夜不眠，大便秘结不通者，加大黄或用礞石滚痰丸。

4. 阴竭阳脱证

治法：挽阴回阳，救逆固脱。

方药：清营汤（《温病条辨》）。

常用药：水牛角、生地黄、丹参、竹叶、黄连、金银花、连翘等。

加减：若毒热内陷予参附汤加减；若阳虚欲脱厥逆者，用四逆加人参汤。

5. 正虚邪恋证

治法：益气化痰，行瘀散结。

方药：益气化痰祛瘀汤。

常用药：太子参、白术、茯苓、桃仁、地龙、毛冬青、陈皮、半夏、炙甘草等。

加减：若心慌悸动，加柏子仁、龙齿、丹参；若气逆喘息，加冬虫夏草、蛤蚧、紫石英、诃子。

【预后】

病毒性肺炎预后与年龄、机体免疫功能状态有密切关系。正常人获得性感染有自限性，肺内病灶可自行吸收，婴幼儿及免疫力低下特别是器官移植术后、获得性免疫缺陷综合征（acquired immunoderficiency syndrome，AIDS）患者及合并其他病原体感染时预后差。

【病毒性肺炎的中医药诊疗综述】

病毒性肺炎是一种急性呼吸道病毒感染性疾病，可由上呼吸道病毒感染向下蔓延引起，也可继发于出疹性病毒感染。近年来，病毒性肺炎的发病率逐渐增高，西医对该病也仅限于对症治疗为主，而中医药治疗就显示出一定的优势。本文从中医对该疾病的病因病机、证候研究，以及中医药治疗病毒性肺炎的研究近况综述如下。

1. 中医病名：病毒性肺炎为一现代医学名词，而传统中医对病毒性肺炎的叙述可以在各大古代文献中相关的肺系疾病章节中见到，应当归属于传统中医学的"外感病"之范畴，大多数医家依据其病因、症状特点、传变规律等将其归于"风温""温病""咳嗽""肺炎咳嗽"等病证的范畴，而其中在中医历代文献中对"风温"的描述与现代对病毒性肺炎的认识及描述最为相近。风温为温热类温病的其中一类，在现存的历代文献之中，《伤寒论》是最早出现风温之病名的，它诉之为"太阳病，发热而渴，不恶寒者，为温病，若发汗已，身灼热者，名风温"。但张仲景所论述的风温乃是热病误汗后的坏证，此风温与病毒性肺炎相差较远；而本文所论述之风温实应为南阳先生所著的《三时伏气外感篇》中叙述的"风温者，春月受风，其气已温，《经》谓：春病在头，治在上焦。肺卫最高，邪必先伤。此手太阴气分先病，失治则入手厥阴心包络，血分亦伤"之风温，此告诉我们风温当为人体感受时令之邪，如风热病邪、暑热病邪、湿热病邪、燥热病邪、温热病邪、温毒病邪等所导致的新感温病，并且阐述了风温的病机及传变规律。而咳嗽之病名最先记载于《内经》，在其中的《素问·宣明五气》中所述"五气所病：心为噫，肺为咳……"，告诉我们咳嗽的病位主要在于肺脏，肺脏受侵主要表现为咳；《素问·咳论》又指出了咳嗽是由"皮毛者，肺之合也，皮毛先受邪气受，邪气以从其合也。其寒饮食入胃，从肺脉上至于肺则肺寒，肺寒则外内合邪因而客之，则为肺咳"，表明咳嗽多因外邪由肌表入侵人体，循肺脉上犯于肺，则致肺病，"五脏六腑，皆令人咳，非独肺也"，又阐明了咳嗽不单与肺脏相关，并且与五脏中其他四脏（脾脏、肾脏、心脏、肝脏）及六腑（胆、胃、小肠、大肠、膀胱、三焦）皆相关。故病毒性肺炎于中医当属"风温"，多为感受外邪所致，与"咳嗽"关系密切，病位以肺脏为主，与其他五脏六腑皆相关。

2. 病因病机：普遍认为感受外邪是得风温之病的直接、主要的因素，外邪的性质以温热性质的一类病邪为多，主要为风热病邪。风热病邪从肌体表面侵袭人体，循经而上，肺脏首当其冲，邪热阻肺，气机不畅，则肺失宣降，风热初袭，此时病位在手太阴肺经，可以出现发热、头痛、咳嗽、口渴、喘息、苔薄、脉浮数等症，若此时未经及时治疗，则可传变他脏，由卫分至气分，再至营分、血分。也有一部分学者认为正气不足、脏腑功能衰退是得病的一个重要内在因素，甚至认为是其主要方面，特别是对于中老年的患者。

结合现代流行病学资料，可知引起病毒性肺炎的致病邪气包括呼吸道病毒和疱疹病毒，多有不同程度的传染性，因接触而发，从口鼻而入。临床根据不同发病特点，可分为"时邪"（时令温邪，如流感病毒肺炎、麻疹病毒肺炎、水痘病毒肺炎等常因流行季节接触相应邪气而发）、"伏邪"（如巨细胞病毒肺炎等，多因巨细胞病毒潜伏体内而成"伏邪"，当机体正气衰弱，"伏邪"则可以从里而发），亦有"非时疫邪"（如 SARS），而且本病正气虚弱是其发病的基础，当正邪交争之时，因其邪气而致的内生之毒是其重要发病环节，如痰、瘀等，而痰阻气道、瘀阻血络又是其重要病机特点，总的来说是因正气不固，外邪入侵，邪正相争，耗伤身体，并产生痰、瘀等病邪，病邪又阻碍机体脏腑功能的正常运作，加重病情的发展。

普遍认为病毒性肺炎的病因是外邪侵袭与正气不足。王艳辉及周雪林认为，病毒性肺炎多数因为感受六淫邪气，肺卫首当其冲，致使皮毛闭束，腠理开合失司，又因肺卫相通，邪气故可由表入里，积于内而化热，以致肺气壅遏失宣，清肃之功能不能正常运作，邪热内盛，则灼伤津液，化而为痰，痰邪阻塞气道，肺气的正常出入受碍而发病。刘氏等总结田玉美经验，认为正虚邪实是病毒性肺炎的主要病因，气分热盛是病毒性肺炎的病机关键。对于小儿的病毒性肺炎，有部分医家认为主要是因其机体正气未足，起居不慎，外感风温、温热之邪，由表入里，邪热内生，以致热毒犯肺，炼津为痰，痰阻气机，肺气宣降失施，故得此病。

综上所述，现代医家普遍认为病毒性肺炎主要因感受温热病邪而发病，且与人体正气虚弱相关，其过程主要是感染温热病邪，病变以肺经为主，初起表现为肺卫表热证，肺卫之邪热未解可内传于气分，致气分热盛，耗液伤津，亦可内陷致心营，甚而致动血、耗血。

3. 中医证候研究现状：目前中医药对病毒性肺炎的研究相对来说是较少的，大部分集中于儿童，对于成人病毒性肺炎缺乏足够的重视，未深入研究，且对病毒性肺炎的中医病机、证候分析等研究较为分散凌乱，未经系统整理，以致未能及时有效地指导临床实践。

（1）病毒性肺炎中医证型分布情况

现存大多数对病毒性肺炎的研究主要为对中医证型分布情况的论述，且对病毒性肺炎中医证型的分类并没有明确、统一、规范的标准或依据。查阅文献发现，相关研究中病毒性肺炎的中医证型主要以风热、痰热之证型为主。如廖慧丽和董洪珍对 14～18 周岁的 107 位病毒性肺炎患者进行临床研究，指出其证型以风热犯肺证、痰热阻肺证为多，两者共 78 例，占 73%，其余为一些风寒证、痰湿证。又如胡彬文等对 120 例病毒性肺炎住院患儿进行辨证分型得出风热及痰热 2 种证型，而未发现其他如风寒闭肺、毒热闭肺、正虚邪恋等证型。又如汪受传、何丽等对 273 例小儿病毒性肺炎证候的研究结果提示痰热闭肺证占 76.9%、风热犯肺证占 17.2%，其余为少数的气虚证、阴虚证。以上研究结果皆表明病毒性肺炎的中医证型以风热、痰热为主，但具体证型有细小的差别，如风热犯肺证与痰热闭肺证的区别，并未指出具体的辨证依据，也许两者标准一样，但读者无法明确得知两者是否真的一模一样，为此，需要一个明确的辨证标准。而徐丽娜对 105 例病毒性肺炎所进行的研究结果又是另一种表述，该文献中的证候分为痰热闭肺、风邪闭肺、湿热闭肺、痰湿闭肺和毒热闭肺，其结果是以风邪闭肺型和痰热闭肺型为主的，就结论来说，与廖慧丽等及胡彬文等的研究结果基本一致，同样是以风、痰热为主，但又有所不同，相同的是痰热，不同的是一个为风邪闭肺，一个为风热犯肺，一个为风热闭肺，体现出辨证标准的不统一。可以发现目前的研究主要都是对证型分布的分析，而且证型的分类各有不同，并没有对症状、证型、病毒类型等相关的分析，并且分型相似，却又不尽相同，难以结合使用。

（2）主要中医证型的四诊情况

尽管目前对关于病毒性肺炎中医证型的分布有一定数量的文献，但对病毒性肺炎的证候特征的分析却很少，而且相关的研究范围较为局限，研究对象多为小儿。

查阅相关研究后认为病毒性肺炎的主要症状为发热、咳嗽、咳痰、气促、恶寒、鼻塞、流涕等，不同证型以上症状的轻重是有差异的。其证型分布差异与发热、咳嗽、咳痰、恶寒、发绀、精神状态、舌象、脉象等四诊情况在统计学上是有意义的。杜洪酷及杨常泉对确诊为病毒性肺炎的过百例患儿所做的证候研究得出，以风热犯肺证及痰热闭肺证为主，其余证候明显较少；在其症状中，发热、咳嗽、咳痰、气促出现的频率最高；而其中，痰热闭肺证的咳痰、气促程度较重，恶寒、鼻塞流涕在风寒犯肺证及风热犯肺证中所占比例较痰热闭肺证大；这显示出证型间症状的差异。汪受传等通过对接近 500 例的小儿病毒性肺炎的研究，将其证型分为 5 种类型，其中以痰热闭肺证为最多，其次是风热犯肺证；经统计分析，发热、咳痰、鼻煽情况在各种证型上是有明确差异的，恶寒、出汗、扁桃体肿大、恶心呕吐、小便、鼻塞流涕、口渴、精神等在各种证型中有较为明显的区别，其中痰热闭肺证、风热犯肺证的发热程度较其他证型要严重，而对于气促、咳痰的程度痰热闭肺证明显比其他各证型都要明显。故发热、咳嗽、咳痰、气短、恶寒、汗出、咽喉红肿、舌脉、面色、小便、口渴、鼻塞、流涕等症状体征对于辨别病毒性肺炎的证型拥有较高的意义。

也有一些研究对某一种病毒造成的肺炎进行中医证候的分析研究。如李瑞丽等对近 300 例的呼吸道合胞病毒性肺炎患者进行的证候研究，其中以痰热闭肺证为主，共占 69%，其余为风热闭肺证，结果显示在发热、咳嗽、咳痰、发绀、精神状态、舌脉象的异常程度上，痰热闭肺证要重于风热闭肺证，而风热闭肺证在恶风、恶寒的程度上则重于痰热闭肺证。同样，杨燕、闫慧敏、梁建卫等对 114 例呼吸道合胞病毒性肺炎的患儿进行证候分析，辨证后分为风热及痰热两种证型，其中以痰热证为多，得出与李瑞丽等人的研究结果基本相同的结论；其他指标在两者间未见明显差异。故可以认为发热、咳嗽、咳痰、发绀程度、精神状态、舌脉、恶风恶寒、呼吸急促、心率、面色、口渴与否、胃纳、汗出情况是作为风热闭肺证、痰热闭肺证的基本辨别根据，而在此之中的发热、咳嗽、咳痰、发绀程度、精神状态、舌脉和有无恶风或恶寒能够作为区别风热证和痰热证两者的关键依据。

根据以上研究结果，可以认为发热、咳嗽、咳痰、恶寒、气促、发绀、舌象、脉象、精神状态等作为病毒性肺炎辨证的主要鉴别指标。

（3）病毒性肺炎中医证型、病原体与季节间的关系

相关文献对于病原体、中医证型与季节三者之间的关系则有不同的观点。苏玉明等对 108 例小儿病毒性肺炎进行研究，其中风热闭肺证为最多，有 60 例，痰热闭肺证有 42 例，

而湿热闭肺证及毒热闭肺证总共才6例；认为病原体的分布与发病年龄、季节、中医证型分布并没有明显的关联性，但病毒性肺炎的发病率于春季较高，其次是冬季；中医证型的分布与发病时间有较明显的相关性，风热闭肺多见于冬季和春季，而痰热闭肺证多见于春末夏初。但是胡彬文等对120例小儿病毒性肺炎进行临床研究得出风热闭肺证与痰热闭肺证两组的证候在各个季节的分布无明显差异，且病毒检出率在各个证型内的分布无显著性差异。对于观点的不统一，考虑可能原因为样本量较少，或对辨证的标准不一，或与地区季节差异等相关。

综上所述，目前对病毒性肺炎的研究在中医辨证分型不尽相同，证型主要为风热犯肺、风邪闭肺、痰热闭肺、痰热阻肺等，相对来说夹湿、风寒、痰湿方面的证型则明显较少。对于本病的证型与症状体征之间的关系虽有相关研究，但并不全面，对于主要症状的出现频率也有相关论述，但对于中医证型与季节之间的关系则有不同的观点，不排除与地区季节差异相关。目前尚缺乏对病毒性肺炎中医证候规律的研究，特别是从卫气营血辨证理论的角度进行分析的临床研究。

4. 病毒性肺炎的中医治疗：中医以其特有的辨证论治和整体观念为特点，在抗病毒和调节机体免疫功能方面较西医来说具有多靶点效应及毒副作用少等的优点，在防治病毒性肺炎上具有一定的过人之处。

在病毒性肺炎的辨证施治方面有以分型论治者，也有以分期论治者。在分型论治方面，其辨证分型较为多见的是风热犯肺、风热闭肺、痰热犯肺、气虚邪实等，治法则以清宣肺热、化痰止咳、清热解毒、扶正祛邪为多见。史玛宁在西医常规治疗基础上，对一定数量的病毒性肺炎患者进行辨证治疗，结果提示中医治疗组较西医治疗组在胸片及全身症状改善方面的治疗效果更好。戎士玲等使用宣肺解毒汤对100例病毒性肺炎患者进行治疗，结果显示宣肺解毒汤能有效地缓解患者的发热、咳嗽、气喘等症状，其中对减轻喘促、痰多症状的效果最为显著。田雅萍等通过以52例确诊为病毒性肺炎的患者为对象，运用痰热清注射液进行治疗的研究分析，结果表明该药可提高中性粒细胞及巨噬细胞的抗感染能力，以达到减少患者的治疗天数，显著地提高了治疗效率。由此可见，中医对病毒性肺炎的治疗较之于西医有一定的优势。

而对病毒性肺炎进行分期论治者，相关文献主要为对小儿病毒性肺炎方面的阐述，如李江全等则将其分为急性期、恢复期进行辨证论治，认为小儿的急性期病毒性肺炎的病机主要为痰热壅肺，肺失宣肃，故应该治以化痰清热宣肺，而恢复期的病机主要是正气虚弱，或气虚或阴伤，治疗应该以扶正为主。

在外治法方面，中医对病毒性肺炎的研究也有相当数量的文献，其中主要有中药雾化吸入，其次是中药贴敷相关穴位或患处。魏玉洪对80例确诊为病毒性肺炎的患者随机分为两组各40例，其中一组使用痰热清配生理盐水通过静脉滴注进入体内，而另一组则在痰热清中加入适量的蒸馏水通过雾化的方式让患者吸入肺内，分析得出通过雾化的方式吸入痰热清对比静脉滴注的方式对病毒性肺炎患者的临床疗效更好，由此可以认为部分中医药通过外治法进行治疗比体内注射效果要好。此外，黄玲丽等对部分病毒性肺炎患者使用茴芥散外敷双侧肺俞穴的方法进行治疗，并与进行单纯的西医治疗的患者进行比较，得出治疗组在改善咳嗽、气促、发热等症状的疗效上明显优于对照组的结论，认为外敷肺俞穴可调节机体免疫功能、缓解及消除喘憋症状。由此可见，无论是内治法还是外治法，中医药对病毒性肺炎的治疗作用是确切的、有效的。

总结来说，病毒性肺炎的治疗不外乎分型、分期论治，加之外治法治疗。而在辨证方法上，目前临床上多用脏腑辨证、三焦辨证等，也有使用卫气营血辨证者，其中脏腑辨证有助于辨别脏腑病机变化、确定病变部位及其性质，三焦辨证与脏腑辨证在辨别病机及确定病位等方面有相似之处，但三焦辨证还能表明本病的发生、发展及传变规律。而目前相关研究文献中使用卫气营血辨证者较少，卫气营血辨证在反映疾病的层次性和阶段性上有一定的优势，说明病情按卫、气、营、血由浅入深地传变，能更准确地对本病进行辨治，但在确定病变脏腑上较脏腑辨证差。

5. 小结：病毒性肺炎是目前难治性疾病之一，现代医学治疗该病尚缺乏特效药物，而中医防治病毒性肺炎具有一定的优势，有助于提高临床疗效和改善患者的预后。但长期以来，中医药对病毒性肺炎的研究较少，且多为专家经验，未能对该病的中医辨证论治达成一致共识。并且目前相关研究的对象主要为儿童，对成人病毒性肺炎的研究寥寥无几，且既往病毒性肺炎的证候分析研究多较为局限，或为研究对象范围单一，或辨证标准各异，或为证候分型有所相似但又不尽相同等。鉴于对病毒性肺炎的中医病机、证候分析等研究分散凌乱，未经系统整理，以致未能及时有效地指导临床实践。因此，发挥中医药辨证治疗病毒性肺炎的作用，探讨病毒性肺炎的中医证候分布规律，为临床辨治该病提供依据，对治疗病毒性肺炎方面的发展具有重要意义。

附1 传染性非典型肺炎

严重急性呼吸综合征（severe acute respiratory syndrome，SARS）是由 SARS 冠状病毒（SARS-associated coronavirus，SARS-CoV）引起的一种具有明显传染性、可累及多个器官系统的病毒性肺炎。2002 年首次暴发流行。其主要临床特征为急性起病、发热、干咳、呼吸困难，白细胞不高或降低、肺部浸润和抗生素治疗无效。人群普遍易感，家庭和医院聚集性发病，多见于青壮年，儿童感染率较低。

本病符合《素问·刺法论》"五疫之至，皆相染易，无问大小，病状相似"的论述，属于中医学瘟疫、热病的范畴。

【病因及发病机制】

一、西医

（一）病原体

SARS 冠状病毒，简称 SARS 病毒，和其他人类及动物已知的冠状病毒相比较，是一种全新的冠状病毒，并非为已知的冠状病毒之间新近发生的基因重组所产生，与目前已知的三群冠状病毒均有区别，可被归为第四群。SARS 病毒在环境中较其他已知的人类冠状病毒稳定，室温 24 ℃条件下，病毒在尿液里至少可存活 10 天，在痰液中和腹泻患者的粪便中能存活 5 天以上，在血液中可存活 15 天。但病毒暴露在常用的消毒剂和固定剂中即可失去感染性，56 ℃以上 90 分钟可灭活病毒。

（二）发病机制和病理

SARS 病毒通过短距离飞沫、气溶胶或接触污染的物品传播。发病机制未明，推测 SARS 病毒通过其表面蛋白与肺泡上皮等细胞上的相应受体结合，导致肺炎的发生。病理改变主要是弥漫性肺泡损伤和炎症细胞浸润，早期的特征是肺水肿、纤维素渗出、透明膜形成、脱屑性肺炎及局灶性肺出血等病变；机化期可见到肺泡内含细胞性的纤维黏液样渗出物及肺泡间隔的成纤维细胞增生，仅部分病例出现明显的纤维增生，导致肺纤维化甚至硬化。

二、中医

其病因为疫毒之邪，由口鼻而入，主要病位在肺，亦可累及其他脏腑。其基本病机为邪毒壅肺、湿痰瘀阻、肺气郁闭、气阴亏虚。

【诊断与辨证】

一、西医诊断

（一）临床表现

潜伏期为 2~10 天。起病急骤，多以发热为首发症状，体温大于 38 ℃，可有寒战、咳嗽、少痰，偶有血丝痰、心悸、呼吸困难甚或呼吸窘迫。可伴有肌肉关节酸痛、头痛、乏力和腹泻。患者多无上呼吸道卡他症状。肺部体征不明显，部分患者可闻及少许湿啰音，或有肺实变体征。

（二）辅助检查

外周血白细胞一般不升高，或降低，常有淋巴细胞减少，可有血小板降低。部分患者血清转氨酶、乳酸脱氢酶等升高。

胸部 X 线检查早期可无异常，一般 1 周内逐渐出现肺纹理粗乱的间质性改变、斑片状或片状渗出影，典型的改变为磨玻璃影及肺实变影。可在 2~3 天波及一侧肺野或双肺，约半数波及双肺。病灶多位于中下叶，分布于外周。少数出现气胸和纵隔气肿。CT 还可见小叶内间隔和小叶间隔增厚（碎石路样改变）、细支气管扩张和少量胸腔积液。病变后期部分患者有肺纤维化改变。

病原诊断早期可用鼻咽部冲洗/吸引物、血、尿、粪便等标本行病毒分离（PCR）。平行检测进展期和恢复期双份血清 SARS 病毒特异性 IgM、IgG 抗体，抗体阳转或出现 4 倍及以上升高，有助于诊断和鉴别诊断。常用免疫荧光抗体法和酶联免疫吸附法检测。

（三）诊断与鉴别诊断

有与 SARS 患者接触或传染给他人的病史，起病急、高热、有呼吸道和全身症状，血白细胞正常或降低，有胸部影像学变化，配合 SARS 病原学检测阳性，排除其他表现类似的疾病，可以诊断。但需与其他感染性和非感染性肺部病变鉴别，尤其注意与流感鉴别。

二、中医辨证

1. 疫毒犯肺证：多见于早期。初起发热，或有恶寒，头痛，身痛，肢困，干咳，少痰，或有咽痛，乏力，气短，口干，舌苔白腻，脉滑数。部分患者在发热前可有前驱症状，如疲乏、纳差、周身不适等。

2. 疫毒壅肺证：多见于早期、进展初期。高热，汗出热不解，咳嗽，少痰，胸闷，气促或腹泻，或恶心呕吐，或脘腹胀满，或便秘，或便溏不爽，口干不欲饮，气短，乏力，甚则烦躁不安，舌红或绛苔黄腻，脉滑数。

3. 肺闭喘憋证：多见于进展期及重症 SARS。高热不退或开始减退，呼吸困难，憋气胸闷，喘息气促，或有干咳，少痰，痰中带血，气短，疲乏无力，口唇紫暗，舌红或暗红，苔黄腻，脉滑。

4. 内闭外脱证：见于重症 SARS。呼吸窘迫，憋气喘促，呼多吸少，语声低微，躁扰不安，甚则神昏谵语，汗出肢冷，口唇紫暗，舌暗红，苔黄腻，脉沉细欲绝。

5. 气阴亏虚、痰瘀阻络证：多见于恢复期。胸闷，气短，神疲乏力，动则气喘，或见咳嗽，自觉发热或低热，自汗，焦虑不安，失眠，纳呆，口干咽燥，舌红少津，舌苔黄或腻，脉象多见沉细无力。

【治疗】

一、西医

一般性治疗和抗病毒治疗请参阅第二节病毒性肺炎。重症患者可酌情使用糖皮质激素，具体剂量及疗程应根据病情而定，并应密切注意激素的不良反应和 SARS 的并发症。对出现低氧血症的患者，可使用无创机械通气，应持续使用直至病情缓解，如效果不佳或出现 ARDS，应及时进行有创机械通气治疗。注意器官功能的支持治疗，一旦出现休克或多器官功能障碍综合征，应予相应治疗。

二、中医

中医药治疗的原则是早预防、早治疗、重祛邪、早扶正、防传变。

（一）辨证论治

1. 疫毒犯肺证：多见于早期。
治法：清肺解毒，化湿透邪。

常用药：金银花、连翘、黄芩、柴胡、青蒿、白蔻、杏仁、薏苡仁、沙参、芦根。

加减：无汗者加薄荷、荆芥；热甚者加生石膏、知母、滑石、寒水石；苔腻甚者加藿香、佩兰、草果、苍术；腹泻者加黄连、炮姜；恶心呕吐者加制半夏、竹茹；此外，恶心呕吐严重者可用灶心土 150 g 煎水，取上清液煎苏叶、黄连各 3 g，频频呷服。

2. 疫毒壅肺证：多见于早期、进展初期。

治法：清热解毒，宣肺化湿。

常用药：生石膏（先煎）、知母、炙麻黄、金银花、炒杏仁、薏苡仁、浙贝母、太子参、生甘草。

加减：烦躁、舌绛口干有热入心营之势者，加生地、赤芍、丹皮；气短、乏力、口干重者去太子参，加西洋参；脘腹胀满、便溏不爽者加焦槟榔、木香；便秘者加全瓜蒌、大黄；伴有不能进食者，可将口服汤药改成直肠滴注式灌肠给药。此外，部分女性患者因热扰血室、月经失调，表现为月经淋漓不净者，可加紫草、仙鹤草。

3. 肺闭喘憋证：多见于进展期及重症 SARS。

治法：清热泻肺，祛瘀化浊，佐以扶正。

常用药：葶苈子、桑白皮、黄芩、全瓜蒌、郁金、草薢、鱼腥草、丹参、败酱草、西洋参。

加减：气短疲乏喘重者加山萸肉；脘腹胀满、纳差者加厚朴、麦芽；口唇紫暗加三七、益母草、泽兰；气短、脉缓者加黄芪。

4. 内闭外脱证：见于重症 SARS。

治法：益气敛阴，回阳固脱，化浊开闭。

常用药：红参（另煎兑服）、炮附子（先煎）、山萸肉、麦冬、郁金、三七。

加减：高热、神昏恍惚，甚则神昏谵语者上方送服安宫牛黄丸（或胶囊）；痰多、喉间痰鸣者加用猴枣散；汗出淋漓者加煅龙骨、煅牡蛎、浮小麦；肢冷甚者加桂枝、干姜。

5. 气阴亏虚、痰瘀阻络证：多见于恢复期。

治法：益气养阴，化痰通络。

常用药：党参、沙参、麦冬、生地、赤芍、紫菀、浙贝母、麦芽。

加减：气短气喘较重、舌暗者加黄芪、三七、五味子、山萸肉；自觉发热或心中烦热加青蒿、山栀、丹皮；大便溏者加茯苓、炒白术；焦虑不安者加醋柴胡、香附；失眠者加炒枣仁、远志；肝功能损伤、转氨酶升高者加五味子；骨质损害者加龟板、鳖甲、生龙骨、生牡蛎、骨碎补。

（二）中成药的应用

应当辨证使用中成药，可与中药汤剂配合应用。

1. 退热类：适用于早期、进展期发热。可选用瓜霜退热灵胶囊、新雪颗粒、柴胡注射液等。

2. 清热解毒类：适用于早期、进展期的疫毒犯肺证、疫毒壅肺证、肺闭喘憋证。可选用清开灵注射液、双黄连粉针、鱼腥草注射液、清开灵口服液、双黄连口服液、梅花点舌丹、紫金锭等。

3. 清热、化痰、开窍类：适用于重症的高热、烦躁、谵语等。可选用安宫牛黄丸（或胶囊），每次1丸，每日2~3次，口服或化水鼻饲；也可选用紫血丹、至宝丹。痰多黏稠者可选用猴枣散。

4. 活血化瘀祛湿类：适用于进展期肺闭喘憋证。可选用复方丹参注射液、血府逐瘀口服液（或颗粒、胶囊）、藿香正气软胶囊（或丸、水）等。

5. 扶正类：适用于各期有正气亏虚者。可选用生脉注射液、参麦注射液、参附注射液、黄芪注射液、生脉饮、百令胶囊等。

附2 新型冠状病毒感染（COVID-2019）诊疗方案（试行第九版）

【病因及发病机制】

一、西医

新型冠状病毒感染（COVID-19）为新发急性呼吸道传染病，目前已成为全球性重大的公共卫生事件。通过积极防控和救治，我国境内疫情基本得到控制，仅在个别地区出现局部暴发和少数境外输入病例。由于全球疫情仍在蔓延，且有可能较长时期存在，新冠肺炎在我国传播和扩散的风险也将持续存在。

（一）病原学特点

新型冠状病毒（以下简称新冠病毒，SARS-CoV-2）为β属冠状病毒，有包膜，颗粒呈圆形或椭圆形，直径60~140 nm，病毒颗粒中包含4种结构蛋白：刺突蛋白（spike，S）、包膜蛋白（envelope，E）、膜蛋白（membrane，M）、核壳蛋白（nucleocapsid，N）。新型冠状病毒基因组为单股正链RNA，全长约29.9kb，基因组所包含的开放读码框架依次排列为5′-复酶（ORF1a/ORF1b-S-ORF3a-ORF3b-E-M-ORF6-ORF7a-ORF7b-ORF8-N-ORF9a-ORF9b-ORF10-3′）。核壳蛋白N包裹着病毒RNA形成病毒颗粒的核心结构——核衣壳，核衣壳再由双层脂膜包裹，双层脂膜上镶嵌有新冠病毒的S、M、N蛋白。新冠病毒入侵人体呼吸道后，主要依靠其表面的S蛋白上的受体结合域识别宿主细胞受体血管紧张素转化酶2，并与之结合感染宿主细胞。新冠病毒在人群中流行和传播过程中基因频繁发生突变，当新冠病毒不同的亚型或子代分支同时感染人体时，还会发生重组，产生重组病毒株；某些突变或重组会影响病毒生物学特性，如S蛋白上特定的氨基酸突变后，导致新冠病毒与血管紧张素转化酶2亲和力增强，在细胞内复制和传播力增强；S蛋白一些氨基酸突变也会增加对疫苗的免疫逃逸能力和降低不同亚分支变异株之间的交叉保护能力，导致突破感染和一定比例的再感染。截至2022年底，世界卫生组织提出的"关切的变异株"（variant of concern，VOC）有5个，分别为阿尔法（Alpha，B.1.1.7）、贝塔（Beta，B.1.351）、伽马（Gamma，P.1）、德尔塔（Delta，B.1.617.2）和奥密克戎（Omicron，B.1.1.529）。Omicron变异株2021年11月在人群中出现，相比Delta等其他VOC变异株，其传播力和免疫逃逸能力显著增强，在

2022 年初迅速取代 Delta 变异株成为全球绝对优势流行株。

截至目前，奥密克戎 5 个亚型（BA.1、BA.2、BA.3、BA.4、BA.5）已经先后演变成系列子代亚分支 709 个，其中重组分支 72 个。随着新冠病毒在全球的持续传播，新的奥密克戎亚分支将会持续出现。全球数个月以来流行的奥密克戎变异株主要为 BA.5.2，但是 2022 年 10 月份以来免疫逃逸能力和传播力更强的 BF.7、BQ.1 和 BQ.1.1 等亚分支及重组变异株（XBB）的传播优势迅速增加，在部分国家和地区已经取代 BA.5.2 成为优势流行株。

国内外证据显示奥密克戎变异株肺部致病力明显减弱，临床表现已由肺炎为主衍变为以上呼吸道感染为主。我国境内常规使用的 PCR 检测方法的诊断准确性未受到影响，但一些已研发上市的单克隆抗体药物对其中和作用已明显降低。

新冠病毒对紫外线、有机溶剂（乙醚、75% 乙醇、过氧乙酸和氯仿等）及含氯消毒剂敏感，75% 乙醇及含氯消毒剂较常用于临床及实验室新冠病毒的灭活，但氯己定不能有效灭活病毒。

（二）流行病学特点

1. 传染源：传染源主要是新型冠状病毒感染者，在潜伏期即有传染性，发病后 3 天内传染性较强。

2. 传播途径

（1）经呼吸道飞沫和密切接触传播是主要的传播途径。

（2）在相对封闭的环境中经气溶胶传播。

（3）接触被病毒污染的物品后也可造成感染。

3. 易感人群：人群普遍易感。感染后或接种新型冠状病毒疫苗后可获得一定的免疫力。老年人及伴有严重基础疾病患者感染后重症率、病死率高于一般人群，接种疫苗后可降低重症及死亡风险。

（三）病理改变

以下为新型冠状病毒感染疫情早期病例主要器官病理学改变和新型冠状病毒检测结果（不包括基础疾病病变）。

1. 肺脏：早期和较轻病变区见肺泡腔内浆液、纤维蛋白渗出及透明膜形成，炎细胞以单核细胞和淋巴细胞为主；肺泡隔毛细血管充血。随病变进展和加重，大量单核细胞/巨噬细胞和纤维蛋白充满肺泡腔；Ⅱ型肺泡上皮细胞增生、部分细胞脱落，可见多核巨细胞，偶见红染包涵体。易见肺血管炎、血栓形成（混合血栓、透明血栓），可见血栓栓塞。肺内各级支气管黏膜部分上皮脱落，腔内可见渗出物和黏液。小支气管和细支气管易见黏液栓形成。肺组织易见灶性出血，可见出血性梗死、细菌和（或）真菌感染。部分肺泡过度充气、肺泡隔断裂或囊腔形成。病程较长的病例，见肺泡腔渗出物肉质变和肺间质纤维化。

电镜下支气管黏膜上皮和Ⅱ型肺泡上皮细胞胞质内见冠状病毒颗粒。免疫组化染色显示部分支气管黏膜上皮、肺泡上皮细胞和巨噬细胞呈新型冠状病毒抗原免疫染色和核酸检测阳性。

2. 脾脏、肺门淋巴结和骨髓：脾脏缩小。白髓萎缩，淋巴细胞数量减少、部分细胞坏死；红髓充血、灶性出血，脾脏内巨噬细胞增生并可见吞噬现象；易见脾脏贫血性梗死。淋巴结淋巴细胞数量较少，可见坏死。免疫组化染色显示脾脏和淋巴结内 CD4$^+$T 和 CD8$^+$T 细胞均减少。淋巴结组织新型冠状病毒核酸检测可呈阳性，巨噬细胞新型冠状病毒抗原免疫染色可见阳性。骨髓造血细胞或增生或数量减少，粒红比例增高；偶见噬血现象。

3. 心脏和血管：部分心肌细胞可见变性、坏死，间质充血、水肿，可见少数单核细胞、淋巴细胞和（或）中性粒细胞浸润。新型冠状病毒核酸检测偶见阳性。

全身主要部位小血管可见内皮细胞脱落、内膜或全层炎症；可见血管内混合血栓形成、血栓栓塞及相应部位的梗死。主要脏器微血管易见透明血栓形成。

4. 肝脏和胆囊：肝细胞变性、灶性坏死伴中性粒细胞浸润；肝血窦充血，汇管区见淋巴细胞和单核细胞浸润及微血栓形成。胆囊高度充盈，胆囊黏膜上皮脱落肝脏和胆囊新型冠状病毒核酸检测可见阳性。

5. 肾脏：肾小球毛细血管充血，偶见节段性纤维素样坏死；球囊腔内见蛋白性渗出物。近端小管上皮变性，部分坏死、脱落，远端小管易见管型。肾间质充血，可见微血栓形成。肾组织新型冠状病毒核酸检测偶见阳性。

6. 其他器官：脑组织充血、水肿，部分神经元变性、缺血性改变和脱失，可见噬节现象和卫星现象。可见血管周围间隙单核细胞和淋巴细胞浸润。肾上腺见灶性坏死。食管、胃和肠黏膜上皮不同程度变性、坏死、脱落，固有层和黏膜下单核细胞、淋巴细胞浸润。肾上腺可见皮质细胞变性，灶性出血和坏死。睾丸见不同程度的生精细胞数量减少，Sertoli 细胞和 Leydig 细胞变性。

鼻咽和胃肠黏膜及睾丸和唾液腺等器官可检测到新型冠状病毒。

二、中医

本病属于中医疫病范畴，病因为感受疫戾之气，病位在太阴（手足），基本病机特点为"湿、毒、热、痰、瘀、虚"。本病具有传染性、致病性、流行性，属于中医感受天地间的杂气——疫疠之邪的瘟疫范畴。

本病起于冬季，春夏依然，全球流行，审症求因，其病邪性质为以湿为特征的疫疠毒邪，病机特点为"湿、毒、热、痰、瘀、闭、脱"，湿毒起病，郁阻气机，枢机不利，伤及太阴，郁肺困脾，继而出现了壅肺、闭肺，毒损肺络、内闭外脱等临床演变过程，大部分病例病位在肺，逐渐顺利向愈，部分病例出现咯血、神昏、喘脱、死亡。

【诊断与辨证】

一、西医诊断

（一）临床表现

潜伏期多为 2~4 天。主要表现为咽干、咽痛、咳嗽、发热等，发热多为中低热，部分病例亦可表现为高热，热程多不超过 3 天；部分患者可伴有肌肉酸痛、嗅觉味觉减退或丧失、鼻塞、流涕、腹泻、结膜炎等。少数患者病情继续发展，发热持续，并出现肺炎相关表现。重症患者多在发病 5~7 天后出现呼吸困难和或低氧血症。严重者可快速进展为急性呼吸窘迫综合征、脓毒症休克、难以纠正的代谢性酸中毒和出凝血功能障碍及多器官功能衰竭等。极少数患者还可有中枢神经系统受累等表现。

儿童感染后临床表现与成人相似，高热相对多见；部分病例症状可不典型，表现为呕吐、腹泻等消化道症状或仅表现为反应差、呼吸急促；少数可出现声音嘶哑等急性喉炎或喉气管炎表现或喘息、肺部哮鸣音，但极少出现严重呼吸窘迫；少数出现热性惊厥，极少数患儿可出现脑炎、脑膜炎、脑病甚至急性坏死性脑病、急性播散性脑脊髓膜炎、吉兰－巴雷综合征等危及生命的神经系统并发症；也可发生儿童多系统炎症综合征，主要表现为发热伴皮疹、非化脓性结膜炎、黏膜炎症、低血压或休克、凝血障碍、急性消化道症状及惊厥、脑水肿等脑病表现，一旦发生，病情可在短期内急剧恶化。

大多数患者预后良好，病情危重者多见于老年人、有慢性基础疾病者、晚期妊娠和围产期女性、肥胖人群等。

（二）辅助检查

1. 一般检查：发病早期外周血白细胞总数正常或减少，可见淋巴细胞计数减少，部分患者可出现肝酶、乳酸脱氢酶、肌酶、肌红蛋白、肌钙蛋白和铁蛋白增高。部分患者 CRP 和血沉升高，降钙素原（PCT）正常。重型、危重型病例可见 D－二聚体升高、外周血淋巴细胞进行性减少，炎症因子升高。

2. 病原学及血清学检查

（1）核酸检测：可采用核酸扩增检测方法检测呼吸道标本（鼻咽拭子、咽拭子、痰、气管抽取物）或其他标本中的新冠病毒核酸。荧光定量 PCR 是目前最常用的新冠病毒核酸检测方法。

（2）抗原检测：采用胶体金法和免疫荧光法检测呼吸道标本中的病毒抗原，检测速度快，其敏感性与感染者病毒载量呈正相关，病毒抗原检测阳性支持诊断，但阴性不能排除。

（3）病毒培养分离：从呼吸道标本、粪便标本等可分离、培养获得新冠病毒。

（4）血清学检测：新冠病毒特异性 IgM 抗体、IgG 抗体阳性，发病 1 周内阳性率均较低。恢复期 IgG 抗体水平为急性期的 4 倍或以上升高，有回顾性诊断意义。

3. 胸部影像学：合并肺炎者早期呈现多发小斑片影及间质改变，以肺外带明显，进而发展为双肺多发磨玻璃影、浸润影，严重者可出现肺实变，胸腔积液少见。

（三）诊断要点

1. 诊断原则：根据流行病学史、临床表现、实验室检查等综合分析，做出诊断。新冠病毒核酸检测阳性为确诊的首要标准。

2. 诊断标准：具有新冠病毒感染的相关临床表现；具有以下一种或以上病原学、血清学检查结果。①新冠病毒核酸检测阳性；②新冠病毒抗原检测阳性；③新冠病毒分离、培养阳性；④恢复期新冠病毒特异性 IgG 抗体水平为急性期 4 倍或以上升高。

3. 临床分型

（1）轻型

以上呼吸道感染为主要表现，如咽干、咽痛、咳嗽、发热等。

（2）中型

持续高热 > 3 天和（或）咳嗽、气促等，但呼吸频率（respiratory rate，RR）< 30 次/分、静息状态下吸空气时指氧饱和度 > 93%。影像学可见特征性新冠病毒感染肺炎表现。

（3）重型

1）成人符合下列任何一条且不能以新冠病毒感染以外其他原因解释：

①出现气促，RR ≥ 30 次/分；

②静息状态下，吸空气时指氧饱和度 ≤ 93%；

③动脉血氧分压（PaO_2）/吸氧浓度（FiO_2）≤ 300 mmHg，高海拔（海拔超过 1000 米）地区应根据以下公式对 PaO_2/FiO_2 进行校正：PaO_2/FiO_2 × [760/大气压（mmHg）]；

④临床症状进行性加重，肺部影像学显示 24 ~ 48 小时内病灶明显进展 > 50%。

2）儿童符合下列任何一条：

①超高热或持续高热超过 3 天；

②出现气促（< 2 个月龄，RR ≥ 60 次/分；2 ~ 12 个月龄，RR ≥ 50 次/分；1 ~ 5 岁，RR ≥ 40 次/分；> 5 岁，RR ≥ 30 次/分），除外发热和哭闹的影响；

③静息状态下，吸空气时指氧饱和度 ≤ 93%；

④出现鼻翼煽动、三凹征、喘鸣或喘息；

⑤出现意识障碍或惊厥；

⑥拒食或喂养困难，有脱水征。

（4）危重型

符合以下情况之一者：

①出现呼吸衰竭，且需要机械通气；

②出现休克；

③合并其他器官功能衰竭需 ICU 监护治疗。

4. 重型/危重型高危人群

（1）年龄 > 65 岁，尤其是未全程接种新冠病毒疫苗者；

（2）有心脑血管疾病（含高血压）、慢性肺部疾病、糖尿病、慢性肝脏、肾脏疾病、肿瘤等基础疾病及维持性透析患者；

（3）免疫功能缺陷（如艾滋病患者、长期使用皮质类固醇或其他免疫抑制药物导致免疫功能减退状态）；

（4）肥胖（体重指数 ≥ 30 kg/m^2）；

（5）晚期妊娠和围产期女性；

（6）重度吸烟者。

5. 重型/危重型早期预警指标

（1）成人

有以下指标变化应警惕病情恶化：

①低氧血症或呼吸窘迫进行性加重；

②组织氧合指标（如指氧饱和度、氧合指数）恶化或乳酸进行性升高；

③外周血淋巴细胞计数进行性降低或炎症因子如白细胞介素6（IL-6）、CRP、铁蛋白等进行性上升；

④D－二聚体等凝血功能相关指标明显升高；

⑤胸部影像学显示肺部病变明显进展。

（2）儿童

有以下指标变化应警惕病情恶化：

①呼吸频率增快；

②精神反应差、嗜睡、惊厥；

③外周血淋巴细胞计数降低和（或）血小板减少；

④低（高）血糖和（或）乳酸升高；

⑤PCT、CRP、铁蛋白等炎症因子明显升高；

⑥谷草转氨酶、谷丙转氨酶、CK 同工酶明显增高；

⑦D－二聚体等凝血功能相关指标明显升高；

⑧头颅影像学有脑水肿等改变或胸部影像学显示肺部病变明显进展；

⑨有基础疾病。

（四）鉴别诊断

新冠病毒感染需与其他病毒引起的上呼吸道感染相鉴别。新冠病毒感染主要与流感病毒、腺病毒、呼吸道合胞病毒等其他已知病毒性肺炎及肺炎支原体感染鉴别。还要与非感染性疾病，如血管炎、皮肌炎和机化性肺炎等鉴别。儿童病例出现皮疹、黏膜损害时，需与川崎病鉴别。

二、中医辨证

（一）轻型

1. 寒湿郁肺证：发热，乏力，周身酸痛，咳嗽，咳痰，胸紧憋气，纳呆，恶心，呕吐，大便黏腻不爽。舌质淡胖或淡红，有齿痕，苔白厚腐腻或白腻，脉濡或滑。

2. 湿热蕴肺证：低热或不发热，微恶寒，乏力，头身困重，肌肉酸痛，干咳痰少，咽痛，口干不欲多饮，或伴有胸闷脘痞，无汗或汗出不畅，或见呕恶纳呆，便溏或大便黏滞不爽。舌淡红，苔白厚腻或薄黄，脉滑数或濡。

（二）普通型

1. 湿毒郁肺证：发热，咳嗽痰少，或有黄痰，憋闷气促，腹胀，便秘不畅。舌质暗红，舌体胖，苔黄腻或黄燥，脉滑数或弦滑。

2. 寒湿阻肺证：低热，身热不扬，或未热，干咳，少痰，倦怠乏力，胸闷，脘痞，或呕恶，便溏。舌质淡或淡红，苔白或白腻，脉濡。

（三）重型

1. 疫毒闭肺证：发热面红，咳嗽，痰黄黏少，或痰中带血，喘憋气促，疲乏倦怠，口干苦黏，恶心不食，大便不畅，小便短赤。舌红，苔黄腻，脉滑数。

2. 气营两燔证：大热烦渴，喘憋气促，谵语神昏，视物错瞀，或发斑疹，或吐血、衄血，或四肢抽搐。舌绛少苔或无苔，脉沉细数，或浮大而数。

（四）危重型

内闭外脱证：呼吸困难、动辄气喘或需要机械通气，伴神昏，烦躁，汗出肢冷，舌质紫暗，苔厚腻或燥，脉浮大无根。

（五）恢复期

1. 肺脾气虚证：气短，倦怠乏力，纳差呕恶，痞满，大便无力，便溏不爽。舌淡胖，苔白腻。

2. 气阴两虚证：乏力，气短，口干，口渴，心悸，汗多，纳差，低热或不热，干咳少痰。舌干少津，脉细或虚无力。

【治疗】

一、西医

（一）一般治疗

一般治疗按呼吸道传染病要求隔离治疗。保证充分能量和营养摄入，注意水、电解质平衡，维持内环境稳定。高热者可进行物理降温、应用解热药物。咳嗽咳痰严重者给予止咳祛痰药物。对重症高危人群应进行生命体征监测，特别是静息和活动后的指氧饱和度等。同时对基础疾病相关指标进行监测。根据病情进行必要的检查，如血常规、尿常规、CRP、生化指标（肝酶、心肌酶、肾功能等）、凝血功能、动脉血气分析、胸部影像学等。根据病情给予规范有效氧疗措施，包括鼻导管、面罩给氧和经鼻高流量氧疗。避免盲目或不恰当使用抗菌药物，尤其是联合使用广谱抗菌药物。有基础疾病者给予相应治疗。

（二）抗病毒治疗

1. 奈玛特韦片/利托那韦片组合包装：适用人群为发病5天以内的轻、中型且伴有进展为重症高风险因素的成年患者。用法：奈玛特韦片300 mg与利托那韦片100 mg同时服用，每12小时1次，连续服用5天。使用前应详细阅读说明书，不得与哌替啶、雷诺嗪等高度依赖 CYP3A 进行清除且其血浆浓度升高会导致严重和（或）危及生命的不良反应的药物联用。只有母亲的潜在获益大于对胎儿的潜在风险时，才能在妊娠期间使用。不建议在哺乳期使用。中度肾功能损伤者应将奈玛特韦片减半服用，重度肝、肾功能损伤者不应使用。

2. 阿兹夫定片：用于治疗中型新冠病毒感染的成年患者。用法：空腹整片吞服，每次 5 mg，每日 1 次，疗程至多不超过 14 天。使用前应详细阅读说明书，注意与其他药物的相互作用、不良反应等问题。不建议在妊娠期和哺乳期使用，中重度肝、肾功能损伤患者慎用。

3. 莫诺拉韦胶囊：适用人群为发病 5 天以内的轻、中型且伴有进展为重症高风险因素的成年患者。用法：800 mg，每 12 小时口服 1 次，连续服用 5 天。不建议在妊娠期和哺乳期使。

4. 单克隆抗体：安巴韦单抗/罗米司韦单抗注射液联合用于治疗轻、中型且伴有进展为重症高风险因素的成人和青少年（12 ~ 17 岁，体重≥40 kg）患者。用法：二药的剂量分别为 1000 mg。在给药前两种药品分别以 100 mL 生理盐水稀释后，经静脉序贯输注给药，以不高于 4 mL/min 的速度静脉滴注，之间使用生理盐水 100 mL 冲管。在输注期间对患者进行临床监测，并在输注完成后对患者进行至少 1 小时的观察。

5. 静注 COVID-19：人免疫球蛋白可在病程早期用于有重症高风险因素、病毒载量较高、病情进展较快的患者。使用剂量为轻型 100 mg/kg，中型 200 mg/kg，重型 400 mg/kg，静脉输注，根据患者病情改善情况，次日可再次输注，总次数不超过 5 次。

6. 康复者恢复期血浆：可在病程早期用于有重症高风险因素、病毒载量较高、病情进展较快的患者。输注剂量为 200 ~ 500 mL（4 ~ 5 mL/kg），可根据患者个体情况及病毒载量等决定是否再次输注。

7. 国家药品监督管理局批准的其他抗新冠病毒药物。

（三）免疫治疗

1. 糖皮质激素：对于氧合指标进行性恶化、影像学进展迅速、机体炎症反应过度激活状态的重型和危重型患者，酌情短期内（不超过 10 日）使用糖皮质激素，建议地塞米松 5 mg/日或甲泼尼龙 40 mg/日，避免长时间、大剂量使用糖皮质激素，以减少副作用。

2. 白细胞介素6（IL-6）抑制剂：托珠单抗。对于重型、危重型且实验室检测 IL-6 水平升高者可试用。用法：首次剂量 4 ~ 8 mg/kg，推荐剂量 400 mg，生理盐水稀释至 100 mL，输注时间大于 1 小时；首次用药疗效不佳者，可在首剂应用 12 小时后追加应用一次（剂量同前），累计给药次数最多为 2 次，单次最大剂量不超过 800 mg。注意过敏反应，有结核等活动性感染者禁用。

（四）抗凝治疗

用于具有重症高危因素、病情进展较快的普通型、重型和危重型患者，无禁忌证情况下可给予治疗剂量的低分子肝素或普通肝素。发生血栓栓塞事件时，按照相应指南进行治疗。

（五）俯卧位治疗

具有重症高危因素、病情进展较快的普通型，重型和危重型患者，应当给予规范的俯卧位治疗，建议每天不少于 12 小时。

（六）心理干预

患者常存在紧张焦虑情绪，应当加强心理疏导，必要时辅以药物治疗。

（七）重型、危重型支持治疗

1. 治疗原则：在上述治疗的基础上，积极防治并发症，治疗基础疾病，预防继发感染，及时进行器官功能支持。

2. 呼吸支持

（1）鼻导管或面罩吸氧

PaO_2/FiO_2 低于 300 mmHg 的重型患者均应立即给予氧疗。接受鼻导管或面罩吸氧后，短时间（1~2 小时）密切观察，若呼吸窘迫和（或）低氧血症无改善，应使用经鼻高流量氧疗（HFNC）或无创通气（NIV）。

（2）经鼻高流量氧疗或无创通气

PaO_2/FiO_2 低于 200 mmHg 应给予经鼻高流量氧疗（HFNC）或无创通气（NIV）。接受 HFNC 或 NIV 的患者，无禁忌证的情况下，建议同时实施俯卧位通气，即清醒俯卧位通气，俯卧位治疗时间每天应大于 12 小时。部分患者使用 HFNC 或 NIV 治疗的失败风险高，需要密切观察患者的症状和体征。若短时间（1~2 小时）治疗后病情无改善，特别是接受俯卧位治疗后，低氧血症仍无改善，或呼吸频数、潮气量过大或吸气努力过强等，往往提示 HFNC 或 NIV 治疗疗效不佳，应及时进行有创机械通气治疗。

（3）有创机械通气

一般情况下，PaO_2/FiO_2 低于 150 mmHg，特别是吸气努力明显增强的患者，应考虑气管插管，实施有创机械通气。但鉴于重症、危重型患者低氧血症的临床表现不典型，不应单纯把 PaO_2/FiO_2 是否达标作为气管插管和有创机械通气的指征，而应结合患者的临床表现和器官功能情况实时进行评估。值得注意的是，延误气管插管，带来的危害可能更大。早期恰当的有创机械通气治疗是危重型患者重要的治疗手段。实施肺保护性机械通气策略。对于中重度急性呼吸窘迫综合征患者，或有创机械通气 FiO_2 高于 50% 时，可采用肺复张治疗。并根据肺复张的反应性，决定是否反复实施肺复张手法。应注意部分新冠病毒感染患者肺可复张性较差，应避免过高的呼气末正压导致气压伤。

（4）气道管理

加强气道湿化，建议采用主动加热湿化器，有条件地使用环路加热导丝保证湿化效果；建议使用密闭式吸痰，必要时气管镜吸痰；积极进行气道廓清治疗，如振动排痰、高频胸廓振荡、体位引流等；在氧合及血流动力学稳定的情况下，尽早开展被动及主动活动，促进痰液引流及肺康复。

（5）体外膜肺氧合（ECMO）

ECMO 启动时机：在最优的机械通气条件下（$FiO_2 \geqslant 80\%$，潮气量为 6 mL/kg 理想体重，$PEEP \geqslant 5$ cmH$_2$O，且无禁忌证），且保护性通气和俯卧位通气效果不佳，并符合以下之一，应尽早考虑评估实施 ECMO。符合 ECMO 指征，且无禁忌证的危重型患者，应尽早启动 ECMO 治疗，避免延误时机，导致患者预后不良。实施 ECMO 后，严格实施保护肺通气策略。对于氧合功能难以维持或吸气努力强、双肺重力依赖区实变明显或需气道分泌物引流的患者，应积极俯卧位通气。

儿童心肺代偿能力较成人弱，对缺氧更为敏感，需要应用比成人更积极的氧疗和通气支持策略，指征应适当放宽；不推荐常规应用肺复张。

3. 循环支持：危重型患者可合并休克，应在充分液体复苏的基础上，合理使用血管活性药物，密切监测患者血压、心率和尿量的变化，以及乳酸和碱剩余。必要时进行血流动力学监测。

4. 急性肾损伤和肾替代治疗：危重型患者可合并急性肾损伤，应积极寻找病因，如低灌注和药物等因素。在积极纠正病因的同时，注意维持水、电解质、酸碱平衡。连续性肾替代治疗（CRRT）的指征包括：①高钾血症；②严重酸中毒；③利尿剂无效的肺水肿或水负荷过多。

5. 儿童特殊情况的处理。①急性喉炎或喉气管炎：首先应评估上气道梗阻和缺氧程度，有缺氧者给予吸氧，同时应保持环境空气湿润，避免烦躁和哭闹。药物治疗首选糖皮质激素，轻症可单剂口服地塞米松（0.15～0.6 mg/kg，最大剂量为 16 mg）或口服泼尼松龙（1 mg/kg），中度、重度病例首选地塞米松（0.6 mg/kg，最大剂量为 16 mg）口服，不能口服者可静脉滴注或肌肉注射；也可给予布地奈德 2 mg 雾化吸入；气道梗阻严重者应给予气管插管或气管切开、机械通气，维持气道通畅。紧急情况下 L - 肾上腺素雾化吸入可快速缓解上气道梗阻症状，每次 0.5 mL/kg，最大量 5 mL，持续 15 分钟，患者若症状不缓解，15～20 分钟后可重复吸入。②喘息、肺部哮鸣音：可在综合治疗的基础上加用支气管扩张剂和激素雾化吸入，常用沙丁胺醇、异丙托溴铵、布地奈德；痰液黏稠者可加用 N 乙酰半胱氨酸雾化吸入。③脑炎、脑病等神经系统并发症：应积极控制体温，给予甘露醇等降颅压及镇静、止惊治疗；病情进展迅速者及时气管插管机械通气；严重脑病特别是急性坏死性脑病应尽早给予甲泼尼龙 20～30mg/（kg·d）连用 3 天，随后根据病情逐渐减量；丙种球蛋白静脉注射，总量 2 g/kg，分 1 天或 2 天给予。也可酌情选用血浆置换、托珠单抗或改善线粒体代谢的鸡尾酒疗法（维生素 B$_1$、维生素 B$_6$、左卡尼汀等）。脑炎、脑膜炎、吉兰 - 巴雷综合征等治疗原则与其他病因引起的相关疾病相同。④儿童多系统炎症综合征：治疗原则是尽早抗感染、纠正休克和出凝血功能障碍及脏器功能支持。首选丙种球蛋白 2 g/kg 和甲泼尼龙 1～2 mg/（kg·d）若无好转或加重，可予甲泼尼龙 10～30 mg/（kg·d）静脉滴注，或英夫利西单抗或托珠单抗。

6. 重型或危重型妊娠患者：应多学科评估继续妊娠的风险，必要时终止妊娠，剖宫产为首选。

7. 营养支持：应加强营养风险评估，首选肠内营养，保证热量 25～30 千卡/（kg·日）、蛋白质＞1.2 g/（kg·日）摄入，必要时加用肠外营养。可使用肠道微生态调节剂，维持肠道微生态平衡，预防继发细菌感染。

二、中医

本疾病属于中医"疫"病范畴，病因为感受"疫疠"之气，各地可根据病情、证候及气候等情况，参照下列方案进行辨证论治。涉及超药典剂量，应当在医师指导下使用。

1. 医学观察期

临床表现1：乏力伴胃肠不适。

推荐中成药：藿香正气胶囊（丸、水、口服液）。

临床表现2：乏力伴发热。

推荐中成药：金花清感颗粒、连花清瘟胶囊（颗粒）、疏风解毒胶囊（颗粒）。

2. 临床治疗期（确诊病例）

（1）清肺排毒汤、清肺排毒颗粒

适用范围：结合多地医生临床观察，适用于轻型、普通型、重型患者，在危重型患者救治中可结合患者实际情况合理使用。

基础方剂：麻黄9 g，炙甘草6 g，杏仁9 g，生石膏15～30 g（先煎），桂枝9 g，泽泻9 g，猪苓9 g，白术9 g，茯苓15 g，柴胡16 g，黄芩6 g，姜半夏9 g，生姜9 g，紫菀9 g，冬花9 g，射干9 g，细辛6 g，山药12 g，枳实6 g，陈皮6 g，藿香9 g。

服法：传统中药饮片，水煎服。每天1付，早晚各1次（饭后40分钟），温服，3付为一个疗程。

如有条件，每次服完药可加服大米汤半碗，舌干津液亏虚者可多服至1碗（注：如患者不发热则生石膏的用量要小，发热或壮热可加大生石膏用量）。若症状好转而未痊愈则服用第二个疗程，若患者有特殊情况或其他基础病，第二个疗程可以根据实际情况修改处方，症状消失则停药。

清肺排毒颗粒服法：开水冲服，一次2袋，一日2次。疗程3～6天。

（2）轻型

1）寒湿郁肺证

推荐处方：寒湿疫方。

基础方剂：生麻黄6 g，生石膏15 g，杏仁9 g，羌活15 g，葶苈子15 g，贯众9 g，地龙15 g，徐长卿15 g，藿香15 g，佩兰9 g，苍术15 g，云苓45 g，生白术30 g，焦三仙各9 g，厚朴15 g，焦槟榔9 g，煨草果9 g，生姜15 g。

服法：每日1剂，水煎600 mL，分3次服用，早中晚各1次，饭前服用。

寒湿疫方亦适用于普通型患者。

2）湿热蕴肺证

推荐处方：槟榔10 g，草果10 g，厚朴10 g，知母10 g，黄芩10 g，柴胡10 g，赤芍10 g，连翘15 g，青蒿10 g（后下），苍术10 g，大青叶10 g，生甘草5 g。

服法：每日1剂，水煎400 mL，分2次服用，早晚各1次。

推荐中成药：金花清感颗粒、连花清瘟胶囊（颗粒）。

金花清感颗粒服法：开水冲服，一次 1~2 袋，一日 3 次。疗程 5~7 天。

连花清瘟颗粒服法：口服。一次 1 袋，一日 3 次。疗程 7~10 天。

连花清瘟胶囊服法：口服。一次 4 粒，一日 3 次。

针灸治疗推荐穴位：合谷、后溪、阴陵泉、太溪、肺俞、脾俞。针刺方法：每次选择 3 个穴位，针刺采用平补平泻法，得气为度，留针 30 分钟，每日 1 次。

（3）普通型

1）湿毒郁肺证

推荐处方：宣肺败毒方。

基础方剂：麻黄 6 g，炒苦杏仁 15 g，生石膏 30 g，薏苡仁 30 g，麸炒苍术 10 g，广藿香 15 g，青蒿 12 g，虎杖 20 g，马鞭草 30 g，芦根 30 g，葶苈子 15 g，化橘红 15 g，甘草 10 g。

服法：每日 1 剂，水煎 400 mL，分 2 次服用，早晚各 1 次。

推荐中成药：宣肺败毒颗粒。

服法：开水冲服，一次 1 袋，每日 2 次。疗程 7~14 天，或遵医嘱。

2）寒湿阻肺证

推荐处方：苍术 15 g，陈皮 10 g，厚朴 10 g，藿香 10 g，草果 6 g，生麻黄 6 g，羌活 10 g，生姜 10 g，槟榔 10 g。

服法：每日 1 剂，水煎 400 mL，分 2 次服用，早晚各 1 次。

3）疫毒夹燥证

推荐处方：宣肺润燥解毒方。

基础方剂：麻黄 6 g，杏仁 10 g，柴胡 12 g，沙参 15 g，麦冬 15 g，玄参 15 g，白芷 10 g，羌活 15 g，升麻 8 g，桑叶 15 g，黄芩 10 g，桑白皮 15 g，生石膏 20 g。

服法：每日 1 剂，水煎 400 mL，分 2 次服用，早晚各 1 次。

推荐中成药：金花清感颗粒、连花清瘟胶囊（颗粒）。

金花清感颗粒服法：开水冲服，一次 1~2 袋，一日 3 次。疗程 5~7 天。

连花清瘟颗粒服法：口服。一次 1 袋，一日 3 次。疗程 7~10 天。

连花清瘟胶囊服法：口服。一次 4 粒，一日 3 次。

针灸治疗推荐穴位：内关、孔最、曲池、气海、阴陵泉、中脘。针刺方法：每次选择 3 个穴位，针刺采用平补平泻法，得气为度，留针 30 分钟，每日 1 次。

（4）重型

1）疫毒闭肺证

推荐处方：化湿败毒方。

基础方剂：生麻黄 6 g，杏仁 9 g，生石膏 15 g，甘草 3 g，藿香 10 g（后下），厚朴 10 g，苍术 15 g，草果 10 g，法半夏 9 g，茯苓 15 g，生大黄 5 g（后下），生黄芪 10 g，葶苈子 10 g，赤芍 10 g。

服法：每日 1~2 剂，水煎服，每次 100~1200 mL，一日 2~4 次，口服或鼻饲。

推荐中成药：化湿败毒颗粒。

服法：开水冲服，一次 2 袋，一日 2 次；或遵医嘱。

2）气营两燔证

推荐处方：生石膏 30 ~ 60 g（先煎），知母 30 g，生地 30 ~ 60 g，水牛角 30 g（先煎），赤芍 30 g，玄参 30 g，连翘 15 g，丹皮 15 g，黄连 6 g，竹叶 12 g，葶苈子 15 g，生甘草 6 g。

服法：每日 1 剂，水煎服，先煎石膏、水牛角后下诸药，每次 100 ~ 200 mL，每日 2 ~ 4 次，口服或鼻饲。

推荐中成药：喜炎平注射液、血必净注射液、热毒宁注射液、痰热清注射液、醒脑静注射液。功效相近的药物根据个体情况可选择一种，也可根据临床症状联合使用两种。中药注射剂可与中药汤剂联合使用。

针灸治疗推荐穴位：大椎、肺俞、脾俞、太溪、列缺、太冲。针刺方法：每次选择 3 ~ 5 个穴位，背俞穴与肢体穴位相结合，针刺平补平泻，留针 30 分钟，每日 1 次。

（5）危重型

内闭外脱证

推荐处方：人参 15 g，黑顺片 10 g（先煎），山茱萸 15 g，送服苏合香丸或安宫牛黄丸。

出现机械通气伴腹胀便秘或大便不畅者，可用生大黄 5 ~ 10 g。出现人机不同步情况，在镇静和肌松剂使用的情况下，可用生大黄 5 ~ 10 g 和芒硝 5 ~ 10 g。

推荐中成药：血必净注射液、热毒宁注射液、痰热清注射液、醒脑静注射液、参附注射液、生脉注射液、参麦注射液。功效相近的药物根据个体情况可选择一种，也可根据临床症状联合使用两种。中药注射剂可与中药汤剂联合使用。

注：重型和危重型中药注射剂推荐用法

中药注射剂的使用遵照药品说明书从小剂量开始、逐步辨证调整的原则，推荐用法如下：

病毒感染或合并轻度细菌感染：生理盐水 250 mL 加喜炎平注射液 100 mg，一日 2 次，或生理盐水 250 mL 加热毒宁注射液 20 mL，或生理盐水 250 mL 加痰热清注射液 40 mL，一日 2 次。

高热伴意识障碍：生理盐水 250 mL 加醒脑静注射液 20 mL，一日 2 次。

全身炎症反应综合征和（或）多脏器功能衰竭：生理盐水 250 mL 加血必净注射液 100 mL，一日 2 次。

免疫调节：葡萄糖注射液 250 mL 加参麦注射液 100 mL 或生脉注射液 20 ~ 60 mL，一日 2 次。

针灸治疗推荐穴位：太溪、膻中、关元、百会、足三里、素髎。针刺方法：选以上穴位，针刺平补平泻，留针 30 分钟，每日 1 次。

（6）恢复期

1）肺脾气虚证

推荐处方：法半夏 9 g，陈皮 10 g，党参 15 g，炙黄芪 30 g，炒白术 10 g，茯苓 15 g，藿香 10 g，砂仁 6 g（后下），甘草 6 g。

服法：每日 1 剂，水煎 400 mL，分 2 次服用，早晚各 1 次。

2）气阴两虚证

推荐处方：南北沙参各 10 g，麦冬 15 g，西洋参 6 g，五味子 6 g，生石膏 15 g，淡竹叶 10 g，桑叶 10 g，芦根 15 g，丹参 15 g，生甘草 6 g。

服法：每日 1 剂，水煎 400 mL，分 2 次服用，早晚各 1 次。

针灸治疗推荐穴位：足三里（艾灸）、百会、太溪。针刺方法：选以上穴位，针刺平补平泻，留针 30 分钟，每日 1 次。隔物灸贴取穴：大椎、肺俞、脾俞、孔最，每次贴敷 40 分钟，每日 1 次。

3. 儿童中药治疗：儿童患者的中医证候特点、核心病机与成人基本一致，治疗参照成人中医治疗方案，结合儿童患者临床证候和小儿生理特点，辨证酌量使用。可选择儿童适用中成药辨证使用。

【预防】

1. 新冠病毒疫苗接种。接种新冠病毒疫苗可以减少新冠病毒感染和发病，是降低重症和死亡发生率的有效手段，符合接种条件者均应接种。符合加强免疫条件的接种对象，应进行加强免疫接种。

2. 一般预防措施。保持良好的个人及环境卫生均衡营养、适量运动、充足休息，避免过度疲劳。提高健康素养，养成"一米线"、勤洗手、戴口罩、公筷制等卫生习惯和生活方式，打喷嚏或咳嗽时应掩住口鼻。保持室内通风良好，做好个人防护。

【护理】

根据患者病情，明确护理重点并做好基础护理。重型病例密切观察生命体征和意识状态，重点监测血氧饱和度。危重型病例 24 小时持续心电监测患者的心率、呼吸频率、血压、SpO_2，每 4 小时测量并记录体温。合理、正确使用静脉通路并保持各类管路通畅，妥善固定。卧床患者定时变更体位，预防压力性损伤。按护理规范做好无创机械通气、有创机械通气、人工气道、俯卧位通气、镇静镇痛、ECMO 治疗的护理。特别注意患者口腔护理和液体出入量管理，有创机械通气患者防止误吸。清醒患者及时评估心理状况，做好心理护理。

【医疗机构内感染预防与控制】

落实门急诊预检分诊制度，做好患者分流。提供手卫生、呼吸道卫生和咳嗽礼仪指导，有呼吸道症状的患者及陪同人员应当佩戴医用外科口罩或医用防护口罩。加强病房通风，并做好诊室、病房、办公室和值班室等区域物体表面的清洁和消毒。医务人员按照标准预防原则，根据暴露风险进行适当的个人防护。在工作期间佩戴医用外科口罩或医用防护口罩，并严格执行手卫生。按照要求处理医疗废物，患者转出或离院后进行终末消毒。

【住院患者的出院标准】

病情明显好转，生命体征平稳，体温正常超过 24 小时，肺部影像学显示急性渗出性病变明显改善，可以转为口服药物治疗，没有需要进一步处理的并发症等情况时，可考虑出院。

第三节 肺结核

肺结核（pulmonary tuberculosis）在 21 世纪仍然是严重危害人类健康的主要传染病，是全球关注的公共卫生和社会问题，也是我国重点控制的主要疾病之一。

自 20 世纪 80 年代以来，在结核病疫情很低的发达国家或原结核病疫情较严重的发展中国家，结核病疫情均出现明显回升并呈现全球性恶化的趋势。世界卫生组织于 1993 年宣布结核病处于"全球紧急状态"，动员和要求各国政府大力加强结核病的控制工作以遏制这次结核病危机，同时将积极推行全程督导短程化学治疗策略作为国家结核病规划的核心内容。当前结核病疫情虽出现缓慢下降，但由于耐多药结核病（multidrug-resistant tuberculosis，MDR-TB）的增长，人类免疫缺陷病毒与结核分枝杆菌的双重感染（HIV/TB）和移民及流动人口中结核病难以控制，结核病仍然是危害人类健康的公共卫生问题。

肺结核属中医"肺痨"范畴。肺痨是具有传染性的慢性虚弱疾病，以咳嗽、咯血、潮热、盗汗及身体逐渐消瘦为主要临床特征。病轻者不一定诸症悉具，重者则每多兼见。对于本病的名称，历代变迁不一，归纳而言，大致有两大类：一类是以其具有传染性而定名的，如尸注、虫疰、传尸、鬼疰等；一类是以其症状特点而定名的，如骨蒸、劳嗽、肺痿、伏连、急痨等。

【病因及发病机制】

一、西医

（一）流行病学

据世界卫生组织报道，全球有 1/3 的人（约 20 亿）曾受到结核分枝杆菌的感染。结核病的流行状况与经济水平大致相关，结核病的高流行与国民生产总值的低水平相对应。据WHO 估计，2015 年全球新发结核病数量约为 1040 万例，其中 120 万新发结核病例为艾滋病病毒感染者（占 11%），约 140 万人死于结核病，还有 40 万艾滋病病毒感染者死于结核病。虽然从 2000 年到 2015 年结核病死亡数量下降了 22%，但结核病仍然是 2015 年全世界十大死因之一。印度、印度尼西亚、中国、尼日利亚、巴基斯坦和南非这六个国家占新发病例数的 60%。要在全球取得进展，这些国家的结核病预防和诊疗就必须取得重大进展。值得关注的是，据估计 2015 年新发 48 万例耐多药结核病，此外还有 10 万新符合耐多药结核病治疗条件的耐利福平结核病患者，而印度、中国和俄罗斯三国就占了 45%。

据 2010 年我国第五次结核病流行病学抽样调查估计：结核病年发病例 100 万，发病率为 78/10 万；全国现有活动性肺结核患者 499 万，患病率为 459/10 万；涂阳肺结核患者 72万，患病率为 66/10 万；菌阳肺结核患者 129 万，患病率为 119/10 万；结核病年死亡人数5.4 万，死亡率为 4.1/10 万；TB/HIV 双重感染患者约 2 万；每年新发 MDR-TB 约 10 万人。通过加强结核病防治工作和落实现代结核病控制措施，近十年来我国的结核病疫情呈下降趋势，与 2000 年比较，涂阳肺结核患病率和结核病死亡率下降幅度分别达 60.9% 和 52.8%，年递降率分别达 9% 和 8.3%。我国原结核病疫情比较严重，各地区差异大，西部地区肺结核患病率明显高于全国平均水平。结核病防控工作任重而道远，必须坚持不懈地加强结核病防控工作。

（二）结核分枝杆菌

结核病的病原菌为结核分枝杆菌复合群，包括结核分枝杆菌、牛分枝杆菌、非洲分枝杆菌和田鼠分枝杆菌。人肺结核的致病菌 90% 以上为结核分枝杆菌。典型的结核分枝杆菌是细长、稍弯曲、两端圆形的杆菌，痰标本中的结核分枝杆菌可呈现为"T、V、Y"字形及丝状、球状、棒状等多种形态。结核分枝杆菌抗酸染色呈红色，可抵抗盐酸酒精的脱色作用，故称抗酸杆菌。结核分枝杆菌对干燥、冷、酸、碱等抵抗力强。在干燥的环境中可存活数个月或数年。在室内阴暗潮湿处，结核分枝杆菌能数个月不死。结核分枝杆菌对紫外线比较敏感，太阳光直射下痰中结核分枝杆菌经 2~7 小时可被杀死，实验室或病房常用紫外线灯消毒，10 W 紫外线灯距照射物 0.5~1 m，照射 30 分钟具有明显杀菌作用。

结核分枝杆菌的增代时间为 14~20 小时，培养时间一般为 2~8 周。结核分枝杆菌菌体成分复杂，主要是类脂质、蛋白质和多糖类。类脂质占总量的 50%~60%，其中的蜡质约占 50%，与结核病的组织坏死、干酪液化、空洞发生及结核变态反应有关。菌体蛋白质以结合形式存在，是结核菌素的主要成分，诱发皮肤变态反应。多糖类与血清反应等免疫应答有关。

（三）结核病在人群中的传播

结核病在人群中的传染源主要是结核病患者，即痰直接涂片阳性者，主要通过咳嗽、喷嚏、大笑、大声谈话等方式把含有结核分枝杆菌的微滴排到空气中而传播。飞沫传播是肺结核最重要的传播途径，经消化道和皮肤等其他途径传播现已罕见。传染性的大小除取决于患者排出结核分枝杆菌量的多少外，还与空间含结核分枝杆菌微滴的密度及通风情况、接触的密切程度和时间长短及个体免疫力的状况有关。通风换气，减少空间微滴的密度是减少肺结核传播的有效措施。当然，减少空间微滴数量最根本的方法是治愈结核病患者。影响机体对结核分枝杆菌自然抵抗力的因素除遗传因素外，还包括生活贫困、居住拥挤、营养不良等社会因素。婴幼儿细胞免疫系统不完善，老年人、HIV 感染者、免疫抑制剂使用者、慢性疾病患者等免疫力低下，都是结核病的易感人群。

（四）结核病在人体的发生与发展

1. 原发感染：首次吸入含结核分枝杆菌的气溶胶后，是否感染取决于结核分枝杆菌的毒力和肺泡内巨噬细胞固有的吞噬杀菌能力。结核分枝杆菌的类脂质等成分能抵抗溶酶体酶类的破坏作用，如果结核分枝杆菌能够存活下来，并在肺泡巨噬细胞内外生长繁殖，这部分肺组织即出现炎症病变，称为原发病灶。原发病灶中的结核分枝杆菌沿着肺内引流淋巴管到达肺门淋巴结，引起淋巴结肿大。原发病灶和肿大的气管支气管淋巴结合称为原发复合征。

原发病灶继续扩大，可直接或经血流播散到邻近组织器官，发生结核病。

当结核分枝杆菌首次侵入人体开始繁殖时，人体通过细胞介导的免疫系统对结核分枝杆菌产生特异性免疫，使原发病灶、肺门淋巴结和播散到全身各器官的结核分枝杆菌停止繁殖，原发病灶炎症迅速吸收或留下少量钙化灶，肿大的肺门淋巴结逐渐缩小、纤维化或钙化，播散到全身各器官的结核分枝杆菌大部分被消灭，这就是原发感染最常见的良性过程。但仍然有少量结核分枝杆菌没有被消灭，长期处于休眠期，成为继发性结核病的来源之一。肺结核的发生发展过程见图5-3。

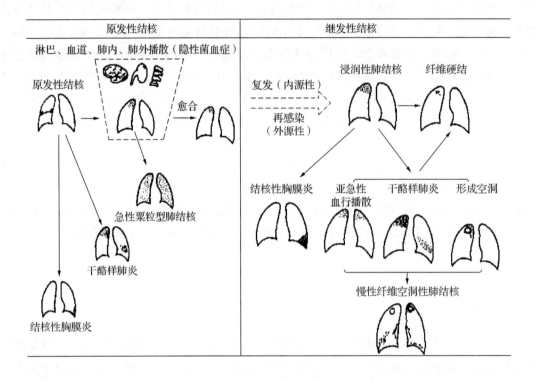

图5-3 肺结核的发生发展过程

2. 结核病免疫和迟发性变态反应：结核病主要的免疫保护机制是细胞免疫，体液免疫对控制结核分枝杆菌感染的作用不重要。人体受结核分枝杆菌感染后，首先是巨噬细胞做出反应，肺泡中的巨噬细胞大量分泌白细胞介素（简称白介素）-1、白介素-6和肿瘤坏死因子（TNF）-α等细胞因子，使淋巴细胞和单核细胞聚集到结核分枝杆菌入侵部位，逐渐形成结核肉芽肿，限制结核分枝杆菌扩散并杀灭结核分枝杆菌。T淋巴细胞具有独特作用，其与巨噬细胞相互作用和协调，对完善免疫保护作用非常重要。T淋巴细胞有识别特异性抗原的受体，CD4[+]T细胞促进免疫反应，在淋巴因子作用下分化为第一类和第二类辅助性T细胞（Th1和Th2）。细胞免疫保护作用以Th1为主，Th1促进巨噬细胞的功能和免疫保护力。白介素-12可诱导Th1的免疫作用，刺激T细胞分化为Th1，增加干扰素的分泌，激活巨噬细胞抑制或杀灭结核分枝杆菌的能力。结核病免疫保护机制十分复杂，一些确切机制尚需进一步研究。

1890年Koch观察到，将结核分枝杆菌皮下注射到未感染的豚鼠，10~14日后局部皮肤红肿、溃烂，形成深的溃疡，不愈合，最后豚鼠因结核分枝杆菌播散到全身而死亡。而对3~6周前受少量结核分枝杆菌感染和结核菌素皮肤试验阳转的动物，给予同等剂量的结核分枝杆菌皮下注射，2~3日后局部出现红肿，形成表浅溃烂，继之较快愈合，无淋巴结肿大，无播散和死亡。这种机体对结核分枝杆菌再感染和初感染所表现出不同反应的现象称为Koch现象。较快的局部红肿和表浅溃烂是由结核菌素诱导的迟发性变态反应的表现；结核分枝杆菌无播散，引流淋巴结无肿大及溃疡较快愈合是免疫力的反映。免疫力与迟发性变态反应之间的关系相当复杂，尚不十分清楚，大致认为两者既有相似的方面，又有独立的一面，变态反应不等于免疫力。

3. 继发性结核：继发性结核病与原发性结核病有明显的差异，继发性结核病有明显的临床症状，容易出现空洞和排菌，有传染性，所以，继发性结核病具有重要的临床和流行病学意义，是防治工作的重点。继发性肺结核的发病有两种类型：一种类型发病慢，临床症状少而轻，多发生在肺尖或锁骨下，痰涂片检查阴性，一般预后良好；另一种类型发病较快，几周前肺部检查还是正常，发现时已出现广泛的病变、空洞和播散，痰涂片检查阳性。这类患者多发生在青春期女性、营养不良、抵抗力弱的群体及免疫功能受损的患者。

继发性结核病的发病，目前认为有两种方式：原发性结核感染时期遗留下来的潜在病灶中的结核分枝杆菌重新活动而发生的结核病，此为内源性复发；据统计，约10%的结核分枝杆菌感染者，在一生的某个时期发生继发性结核病。另一种方式是由于受到结核分枝杆菌的再感染而发病，称为外源性重染。两种不同发病方式主要取决于当地的结核病流行病学特点与严重程度。

(五) 病理学

1. 基本病理变化：结核病的基本病理变化是炎性渗出、增生和干酪样坏死。结核病的病理过程特点是破坏与修复常同时进行，故上述三种病理变化多同时存在，也可以某一种变化为主，而且可相互转化。渗出为主的病变主要出现在结核性炎症初期阶段或病变恶化复发时，可表现为局部中性粒细胞浸润，继之由巨噬细胞及淋巴细胞取代。增生为主的病变表现为典型的结核结节，直径约为0.1 mm，数个融合后肉眼能见到，由淋巴细胞、上皮样细胞、朗格汉斯细胞及成纤维细胞组成。结核结节的中间可出现干酪样坏死。大量上皮样细胞互相聚集融合形成的多核巨细胞称为朗汉斯巨细胞。增生为主的病变发生在机体抵抗力较强、病变恢复阶段。干酪样坏死为主的病变多发生在结核分枝杆菌毒力强、感染菌量多、机体超敏反应增强、抵抗力低下的情况。干酪坏死病变镜检为红染、无结构的颗粒状物，含脂质多，肉眼观察呈淡黄色，状似奶酪，故称干酪样坏死。

2. 病理变化转归：抗结核化学治疗问世前，结核病的病理转归特点为吸收愈合十分缓慢、多反复恶化和播散。采用化学治疗后，早期渗出性病变可完全吸收消失或仅留下少许纤维条索。一些增生病变或较小的干酪样病变在化学治疗下也可吸收缩小逐渐纤维化，或纤维组织增生将病变包围，形成散在的小硬结灶。未经化学治疗的干酪样坏死病变常发生液化或形成空洞，含有大量结核分枝杆菌的液化物可经支气管播散到对侧肺或同侧肺其他部位引起新病灶。经化疗后，干酪样病变中的大量结核分枝杆菌被杀死，病变逐渐吸收缩小或形成钙化。

二、中医

《内经》对本病的临床特点即有较具体的记载，认为本病属于"虚劳"范围的慢性虚损性疾病，如《素问·玉机真脏论》说："大骨枯槁，大肉陷下，胸中气满，喘息不便，内痛引肩项，身热，脱肉破䐃……肩髓内消。"《灵枢·玉版》云"咳，脱形，身热，脉小以疾"，均生动地描述了肺痨的主症及其慢性消耗表现。汉代张仲景《金匮要略·虚劳病脉证并治》叙述了本病及其合并症，指出"若肠鸣，马刀侠瘿者，皆为劳得之"。华佗《中藏经·传尸》已认识到本病具有传染的特点，认为"人之血气衰弱，脏腑虚羸，……或因酒食而遇，或问病吊丧而得……中此病死之气，染而为疾。"唐代王焘《外台秘要·传尸》则进一步说明了本病的危害："传尸之候……莫问老少男女，皆有斯疾……不解疗者，乃至灭门。"到唐宋晚清时期，明确了本病的病位、病机和治则。唐代孙思邈《千金要方》把"尸注"列入肺脏病篇，明确病位主要在肺。宋代许叔微《普济本事方·诸虫尸鬼注》提出本病是由"肺虫"引起，说："肺虫居肺叶之内，蚀人肺系，故成瘵疾，咯血声嘶。"元代朱丹溪倡"痨瘵主乎阴虚"之说，确立了滋阴降火的治疗大法。葛可久《十药神书》收载十方，为我国现存治疗肺痨的第一部专著。明代虞抟《医学正传·劳极》则提出"杀虫"和"补虚"的两大治疗原则。

根据本病临床表现及其传染特点，与西医学的肺结核基本相同。若因肺外结核引起的劳损，也可参照本节辨证论治。

肺痨的致病因素，不外内外两端。外因系指痨虫传染，内因系指正气虚弱，两者往往互为因果。痨虫蚀肺，耗损肺阴，进而演变发展，可致阴虚火旺，或导致气阴两虚，甚则阴损及阳。

（一）病因

1. 感染"痨虫"：与患者直接接触，致痨虫侵入人体为害。举凡酒食、问病、看护，或与患者朝夕相处，都是导致感染的条件。宋代前即有"痨证有虫，患者相继，诚有是理"的说法。《仁斋直指方论》亦有"痨虫食人骨髓"之论。《世医得效方》更指出"有骨肉亲属绵绵相传，以至于灭族"者。从互相感染的情况推断，本病有致病的特殊因子，在病原学说上，提出痨虫感染是形成本病的病因。

2. 正气虚弱

（1）禀赋不足

由于先天素质不强，小儿发育未充，"筋虫"入侵致病。如唐《外台秘要·灸骨蒸法图》指出："婴孺之流，传注更苦。"明代皇甫中《明医指掌》说："小儿之劳，得之母胎"。

（2）酒色劳倦

酒色过度，耗损精血，正虚受感。正如《名医杂著》所云："男子二十前后，色欲过度，损伤精血，必生阴虚动火之病"，指出青壮之年，摄生不当者，最易感染发病。或劳倦太过，忧思伤脾，脾虚肺弱，痨虫入侵。如清代沈芊绿《杂病源流犀烛·虚损痨瘵》说："思虑过度，郁热熏蒸胸中，因而生热，而成痨瘵。"

（3）病后失调

大病或久病后失于调治（如麻疹、哮喘等病）；外感咳嗽，经久不愈；胎产之后失于调养（如产后劳）等，正虚受感。

（4）营养不良

生活贫困，营养不充，体虚不能抗邪而致感受痨虫。正如明代绮石《理虚元鉴·虚证有六因》说："或贫贱而窘迫难堪，皆能乱人情志，伤人气血"。

（二）病机

从"痨虫"侵犯的病变部位而言，则主要在肺。由于肺主呼吸，受气于天，吸清呼浊，若肺脏本体虚弱，卫外功能不强，或因其他脏器病变耗伤肺气，导致肺虚，则"痨虫"极易犯肺，侵蚀肺体，而致发病。《证治汇补》曾说"虽分五脏见症，然皆统归于肺"，均明确突出病位主要在肺，因而在临床表现上，多见干咳、咽燥、痰中带血，以及喉疮声嘶等肺系症状。故瘵疾中以肺痨为最常见。

由于脏腑之间有互相滋生、制约的关系，因此在病理情况下，肺脏局部病变，也必然会影响其他脏器和整体，故有"其邪辗转，乘于五脏"之说，其中与脾肾两脏的关系最为密切，同时可涉及心肝。

肺肾相生，肾为肺之子，肺虚肾失滋生之源，或肾虚相火灼金，上耗母气，可致肺肾两虚。在肺阴亏损的基础上，伴见骨蒸、潮热、男子遗精、女产月经不调等肾虚症状。若肺虚不能制肝，肾虚不能养肝，肝火偏旺，上逆侮肺，可见性急善怒、胸胁掣痛等症，今如肺虚心火乘之，肾虚水不济火，还可伴见虚烦不寐、盗汗等症。

脾为肺之母。《素问·经脉别论》云："脾气散精，上归于肺。"脾虚子盗母气则脾亦虚，脾虚不能化水谷精微，上输以养肺，则肺亦虚，终致肺脾同。土不生金，肺阴虚与脾气虚两候同时出现，伴见疲乏、食少、便溏等脾虚症状。

肺痨久延而病重者，因精血亏损可以发展到肺、脾、肾三脏交亏。或因肺病及肾，肾虚不能助肺纳气；或因脾病及肾，脾不能化精以资肾，由后天而损及先天；甚则肺虚不能佐心治节血脉之运行，而致气虚血瘀，出现气短、喘息、心慌、唇紫、浮肿、肢冷等重症。

病理性质主要在阴虚，并可导致气阴两虚，甚则阴损及阳。肺喜润而恶燥，痨虫犯肺，侵蚀肺叶，肺体受病，阴分先伤，故见阴虚肺燥之候。故《丹溪心法·痨瘵》云："痨瘵主乎阴虚。"由于病情有轻重之分，病变发展阶段不同，病理也随之演变转化。一般而言，初起肺体受损，肺阴耗伤，肺失滋润，故见肺阴亏损之候；继则阴虚生内热，而致阴虚火旺；或因阴伤气耗，阴虚不能化气，导致气阴两虚，甚则阴损及阳，而见阴阳两虚之候。

一般而言，凡正气较强，病情轻浅，为时短暂，早期治疗者，均可获康复。若正气虚弱，治疗不及时，迁延日久，每多演变恶化，全身虚弱症状明显，出现大骨枯槁，大肉尽脱，肌肤甲错，兼有多种合并症。如喉疮声哑，咯血浅红色，似肉似肺；久泻不能自制，腹部冷痛，或有结块；猝然胸痛，喘息胸高，不能平卧；喘息短气，口如鱼口，面浮足肿，面色青晦；内热不退，或时寒时热，汗出如水；脉小数疾者，俱属难治的恶候。

此外，少数患者可呈急性发病，出现剧烈咳嗽、喘促倚息、咳吐大量鲜血、寒热如疟等严重症状，俗称"急痨""百日痨"，预后较差。

【诊断与辨证】

一、西医诊断

（一）临床表现

肺结核的临床表现不尽相同，但有共同之处。

1. 症状

（1）呼吸系统症状：咳嗽、咳痰2周以上或痰中带血是肺结核的常见可疑症状。咳嗽较轻，干咳或有少量黏液痰。有空洞形成时，痰量增多，若合并其他细菌感染，痰可呈脓性。若合并支气管结核，表现为刺激性咳嗽。约1/3的患者有咯血，多数患者为少量咯血，少数为大咯血。结核病灶累及胸膜时可表现胸痛，为胸膜性胸痛，随呼吸运动和咳嗽加重。呼吸困难多见于干酪样肺炎和大量胸腔积液患者。

（2）全身症状：发热为最常见症状，多为长期午后潮热，即下午或傍晚开始升高，翌晨降至正常。部分患者有倦怠乏力、盗汗、食欲减退和体重减轻等。育龄期女性患者可以有月经不调。

2. 体征：体征多寡不一，取决于病变性质和范围。病变范围较小时，可以没有任何体征；渗出性病变范围较大或干酪样坏死时，则可以有肺实变体征，如触觉语颤增强、叩诊呈浊音、听诊闻及支气管呼吸音和细湿啰音。较大的空洞性病变听诊也可以闻及支气管呼吸音。当有较大范围的纤维条索形成时，气管向患侧移位，患侧胸廓塌陷、叩诊呈浊音、听诊呼吸音减弱并可闻及湿啰音。结核性胸膜炎时有胸腔积液体征：气管向健侧移位，患侧胸廓望诊饱满、触觉语颤减弱、叩诊呈实音、听诊呼吸音消失。支气管结核可有局限性哮鸣音。

少数患者可以有类似风湿热样表现，称为结核性风湿症。多见于青少年女性。常累及四肢大关节，在受累关节附近可见结节性红斑或环形红斑，间歇出现。

（二）辅助检查

1. 影像学诊断：胸部X线检查是诊断肺结核的常规首选方法。计算机X线摄影和数字X线摄影等新技术广泛应用于临床，可增加层次感和清晰度。胸部X线检查可以发现早期轻微的结核病变，确定病变范围、部位、形态、密度、与周围组织的关系、病变阴影的伴随影像；判断病变性质、有无活动性、有无空洞、空洞大小和洞壁特点等。肺结核病影像特点是病变多发生在上叶的尖后段、下叶的背段和后基底段，呈多态性，即浸润、增殖、干酪、纤维钙化病变可同时存在，密度不均匀、边缘较清楚和病变变化较慢，易形成空洞和播散病灶。诊断最常用的摄影方法是正、侧位胸片，常能将心影、肺门、血管、纵隔等遮掩的病变及中叶和舌叶的病变显示清晰。其中各种征象为：①活动性征象，包括多发性结节状病灶，片状、云絮状及大叶性肺实变，团块状阴影，以及肺门或纵隔淋巴结增大等。这些病灶具有密度不均、中间密度高周边密度低、分布不均、呈浸润性改变等特点；可伴有厚壁、薄壁、张力性空洞及多发虫蚀状空洞；还可伴有邻近"卫星灶"、支气管播散灶、引流性支气管、淋巴管炎、胸腔积液等。②稳定性征象，包括致密的结节及斑块状病灶、钙化灶、纤维条索状病灶、肺气肿，以及治疗后残留的净化性空洞等，这些病灶边界清晰锐利，可伴有胸膜和（或）纵隔淋巴结钙化。双肺尖的胸膜增厚也是既往肺结核感染的证据之一。③不确定性征象，包括毁损肺、肺不张、结核瘤、斑块状病灶等尚未完全钙化的病变，不能据此做出非活动性肺结核判断，需完善 CT 检查后做进一步分析。

CT 能提高分辨率，对病变细微特征进行评价，减少重叠影像，易发现隐匿的胸部和气管、支气管内病变，早期发现肺内粟粒状阴影和减少微小病变的漏诊；能清晰显示各型肺结核病变特点和性质，与支气管关系，有无空洞及进展恶化和吸收好转的变化；能准确显示纵隔淋巴结有无肿大。常用于对肺结核的诊断及与其他胸部疾病的鉴别诊断，也可用于引导穿刺、引流和介入性治疗等。各种征象为，①活动性征象：包括小叶中心结节状病灶、树芽征、病灶边缘模糊、中低密度的结节及肿块状病灶、不同范围的肺实变、磨玻璃样密度影、小叶间隔增厚、结节状病灶簇集征、空洞（厚壁、薄壁、张力性、虫蚀样）伴或不伴引流支气管、支气管壁增厚、反晕征、弥漫性分布的粟粒结节状病灶、淋巴结肿大、胸腔积液（含包裹性）等。活动性肺结核患者的肺野可检出多种形态的活动性病变，往往以"征象群"的形式存在。其中，以小叶中心结节、树芽征、边缘模糊结节和大小不等的斑片状实变影在活动性肺结核中较为常见，这些征象在活动性判断上具有较高价值。②稳定性征象：包括发生钙化的结节或斑块状病灶、纤细锐利的线状及条索状影、支气管聚拢迂曲、支气管扩张、肺气肿、胸膜钙化、包裹性钙化或线样增厚、净化性空洞（具有规律治疗史）或空洞内容物钙化等。③不确定性征象：包括未发生钙化的结核瘤、斑块状或界限清楚的不规则实变、空气潴留征、肺不张、支气管闭塞或狭窄、胸膜不规则增厚与包裹等。这些征象往往提示肺结核病变主体稳定，但部分病变经治疗观察可获得不同程度的好转，提示部分仍具有潜在的活动性。

胸部 MRI 无辐射性，因此可以作为特殊人群，如儿童、育龄妇女孕妇（在妊娠的前 3 个月应避免做 MRI 检查），或行 CT 增强扫描时发生对比剂过敏的患者，肺结核活动性判断的替代性检查手段。胸部 MRI 也可以用于特殊人群肺结核治疗后的随访。胸部 MRI 具有较高的组织对比度和多参数成像的优势，对于评估结核病灶组织特征方面明显优于 CT，可用于肺内结核病灶、纵隔淋巴结的活动性和治疗后评价。有研究显示，根据 T_2WI 的病灶信号强度，可以预测不同的病理阶段或肺结核进程的演变：①T_2WI 呈轻度高信号，提示渗出性炎症阶段；②病灶内 T_2WI 呈现显著高强度，提示液化坏死形成；③中心区 T_2WI 等信号伴周围 T_2WI 高信号，提示干酪样坏死形成；④病变内 T_2WI 呈相对低信号，提示病灶以纤维化为主；⑤T_2WI 呈显著低信号，提示为钙化成分，为愈合阶段。胸部 MR 增强扫描也有助于评估肺结核的不同病理阶段：呈均一的显著强化时，提示急性期肉芽肿阶段；呈特征性环形强化、中央无强化区域时，提示为干酪成分，环形强化区域提示为纤维肉芽组织；未强化时，提示静止期或愈合阶段。

2. 痰结核分枝杆菌检查：痰结核分枝杆菌检查是确诊肺结核病的主要方法，也是制定化疗方案和考核治疗效果的主要依据。每一个有肺结核可疑症状或肺部有异常阴影的患者都必须查痰。

（1）痰标本的收集：肺结核患者的排菌具有间断性和不均匀性的特点，所以要多次查痰。通常初诊者至少要送 3 份痰标本，包括清晨痰、夜间痰和即时痰，复诊患者每次送 2 份痰标本。无痰患者可采用痰诱导技术获取痰标本。

（2）痰涂片检查：是简单、快速、易行和可靠的方法，但欠敏感。每毫升痰中至少含 5000 ~ 10 000 个细菌时可呈阳性结果。除常采用的齐 – 内（Zichl-Neelsen）染色法外，目前 WHO 推荐使用 LED 荧光显微镜检测抗酸杆菌，具有省时、方便的优点，适用于痰检数量较大的实验室。痰涂片检查阳性只能说明痰中含有抗酸杆菌，不能区分是结核分枝杆菌还是非结核性分枝杆菌，由于非结核性分枝杆菌致病的机会非常少，故痰中检出抗酸杆菌对诊断肺结核有极重要的意义。

（3）培养法：结核分枝杆菌培养为痰结核分枝杆菌检查提供准确、可靠的结果，灵敏度高于涂片法，常作为结核病诊断的"金标准"。同时也为药物敏感性测定和菌种鉴定提供菌株。沿用的改良罗氏法（Lowenstein-Jensen）结核分枝杆菌培养费时较长，一般为 2 ~ 8 周。近期采用液体培养基和测定细菌代谢产物的 BACTEC-TB 960 法，10 日可获得结果并提高 10% 分离率。

（4）药物敏感性测定：主要是初治失败、复发及其他复治患者应进行药物敏感性测定，为临床耐药病例的诊断、制定合理的化疗方案及流行病学监测提供依据。WHO 把比例法作为药物敏感性测定的"金标准"。由于采用 BACTEC-TB 960 法及显微镜观察药物敏感法和噬菌体生物扩增法等新生物技术，药物敏感性测定的时间明显缩短，准确性提高。

（5）其他检测技术：如 PCR、核酸探针检测特异性 DNA 片段、色谱技术检测结核硬脂酸和分枝菌酸等菌体特异成分及采用免疫学方法检测特异性抗原和抗体、基因芯片法等，使结核病快速诊断取得一些进展，但这些方法仍在研究阶段，尚需改进和完善。

3. 纤维支气管镜检查：纤维支气管镜检查常应用于支气管结核和淋巴结支气管瘘的诊断，支气管结核表现为黏膜充血、溃疡、糜烂、组织增生、形成瘢痕和支气管狭窄，可以在病灶部位钳取活体组织进行病理学检查和结核分枝杆菌培养。对于肺内结核病灶，可以采集分泌物或冲洗液标本做病原体检查，也可以经支气管肺活检获取标本检查。

4. 结核菌素试验：结核菌素试验广泛应用于检出结核分枝杆菌的感染，而非检出结核病。结核菌素试验对儿童、少年和青年的结核病诊断有参考意义。由于许多国家和地区广泛推行卡介苗接种，结核菌素试验阳性不能区分是结核分枝杆菌的自然感染还是卡介苗接种的免疫反应。因此，在卡介苗普遍接种的地区，结核分枝杆菌感染的检出受到很大限制。目前 WHO 推荐使用的结核菌素为纯蛋白衍化物（purified protein derivative，PPD）和 PPD-RT23。

结核分枝杆菌感染后需 4 ~ 8 周才能建立充分的变态反应，在此之前，结核菌素试验可呈阴性；营养不良、HIV 感染、麻疹、水痘、癌症、严重的细菌感染包括重症结核病如粟粒型结核和结核性脑膜炎等，结核菌素试验结果则多为阴性或弱阳性。

5. γ – 干扰素释放试验：有研究发现，γ – 干扰素释放试验（interferon-gamma release as-

says，IGRAs）对于新近感染的判断较 TST 具有一定优势，50% 的活动性肺结核患者经治疗后可出现 IGRAs 阴转，提示 IGRAs 对肺结核转归判断可能具有一定意义。通过特异性抗原 ESAT-6 和 GFP-10 与全血细胞共同孵育，然后检测 γ - 干扰素水平或采用酶联免疫斑点试验测量计数分泌 γ - 干扰素的特异性 T 淋巴细胞，可以区分结核分枝杆菌自然感染与卡介苗接种和大部分非结核分枝杆菌感染，因此诊断结核感染的特异性明显高于 PPD 试验，但由于成本较高等原因，目前多用于研究评价工作，尚未广泛推行。

6. 血清学评价。炎性指标：血红细胞沉降率（erythrocyte sedimentation rate，ESR）增快和 CRP 升高常提示炎症反应的持续存在；贫血可作为活动性肺结核的慢性消耗性指标。但这些指标应在排除其他疾病的基础上用于辅助判断肺结核活动性。

（三）诊断要点

1. 肺结核诊断流程

（1）可疑症状患者的筛选：约 86% 活动性肺结核患者和 95% 痰涂片阳性肺结核患者有可疑症状。主要可疑症状为：咳嗽、咳痰持续 2 周以上和咯血，其次是午后低热、乏力、盗汗、月经不调或闭经，有肺结核接触史或肺外结核。上述情况应考虑到肺结核病的可能性，要进行痰抗酸杆菌和胸部 X 线检查。

（2）是否为肺结核：凡 X 线检查肺部发现有异常阴影者，必须通过系统检查确定病变性质是结核性或其他性质。如一时难以确定，可经 2 周左右观察后复查，大部分炎症病变会有所变化，肺结核则变化不大。

（3）有无活动性：如果诊断为肺结核，应进一步明确有无活动性，因为结核活动性病变必须给予治疗。活动性病变在胸片上通常表现为边缘模糊不清的斑片状阴影，可有中心溶解或空洞，或出现播散病灶。胸片表现为钙化、硬结或纤维化，痰检查不排菌，无任何症状，为无活动性肺结核。

（4）是否排菌：确定活动性后还要明确是否排菌，是确定传染源的唯一方法。

（5）是否耐药：通过药物敏感性试验确定是否耐药。

（6）明确初、复治：病史询问明确，初、复治患者的治疗方案迥然不同。

2. 结核病分类标准：我国实施的结核病分类标准（WS196 - 2017）突出了对痰结核分枝杆菌检查和化疗史的描述，取消按活动性程度及转归分期的分类，使分类法更符合现代结核病控制的概念和实用性。

（1）结核病分类和诊断要点

1）原发型肺结核：含原发复合征及胸内淋巴结结核。多见于少年儿童，无症状或症状轻微，多有结核病家庭接触史，结核菌素试验多为强阳性，胸部 X 线表现为哑铃型阴影，即原发病灶、引流淋巴管炎和肿大的肺门淋巴结，形成典型的原发复合征。原发病灶一般吸收较快，可不留任何痕迹。若胸部 X 线只有肺门淋巴结肿大，则诊断为胸内淋巴结结核。肺门淋巴结结核可呈团块状、边缘清晰和密度高的肿瘤型或边缘不清、伴有炎性浸润的炎症型。

2）血行播散型肺结核：含急性血行播散型肺结核（急性粟粒型肺结核）及亚急性、慢性血行播散型肺结核。急性粟粒型肺结核多见于婴幼儿和青少年，特别是营养不良、患传染病和长期应用免疫抑制剂导致抵抗力明显下降的小儿，多同时伴有原发型肺结核。成人也可发生急性粟粒型肺结核，起病急，持续高热，中毒症状严重。身体浅表淋巴结肿大，肝和脾大，有时可发现皮肤淡红色粟粒疹，可出现颈项强直等脑膜刺激征，眼底检查约1/3的患者可发现脉络膜结核结节。胸部 X 线和 CT 检查开始为肺纹理重，在症状出现 2 周左右可发现由肺尖至肺底呈大小、密度和分布均匀的粟粒状结节阴影，结节直径为 2 mm 左右。亚急性、慢性血行播散型肺结核起病较缓，症状较轻，胸部 X 线呈双上、中肺野为主的大小不等、密度不同和分布不均的粟粒状或结节状阴影，新鲜渗出与陈旧硬结和钙化病灶共存。

3）继发型肺结核：继发型肺结核含浸润性肺结核、纤维空洞性肺结核和干酪样肺炎等。临床特点如下。

①浸润性肺结核：浸润渗出性结核病变和纤维干酪增殖病变多发生在肺尖和锁骨下，影像学检查表现为小片状或斑点状阴影，可融合和形成空洞。渗出性病变易吸收，而纤维干酪增殖病变吸收很慢，可长期无改变。

②空洞性肺结核：空洞形态不一，多由干酪渗出病变溶解形成洞壁不明显的、多个空腔的虫蚀样空洞；伴有周围浸润病变的、新鲜的薄壁空洞，当引流支气管壁出现炎症半堵塞时，因活瓣形成，而出现壁薄的、可迅速扩大和缩小的张力性空洞及肺结核球干酪样坏死物质排出后形成的干酪溶解性空洞。空洞性肺结核多有支气管播散病变，临床症状较多，发热、咳嗽、咳痰和咯血等。空洞性肺结核患者痰中经常排菌。应用有效的化学治疗后，出现空洞不闭合，但长期多次查痰阴性，空洞壁由纤维组织或上皮细胞覆盖，诊断为"净化空洞"。但有些患者空洞还残留一些干酪组织，长期多次查痰阴性，临床上诊断为"开放菌阴综合征"，仍须随访。

③结核球：多由干酪样病变吸收和周边纤维膜包裹或干酪空洞阻塞性愈合而形成。结核球内有钙化灶或液化坏死形成空洞，同时 80% 以上的结核球有卫星灶，可作为诊断和鉴别诊断的参考。直径为 2~4 cm，多小于 3 cm。

④干酪性肺炎：多发生在机体免疫力和体质衰弱，又受到大量结核分枝杆菌感染的患者，或有淋巴结支气管瘘，淋巴结中的大量干酪样物质经支气管进入肺内而发生。大叶性干酪性肺炎 X 线影像呈大叶性密度均匀磨玻璃状阴影，逐渐出现溶解区，呈虫蚀样空洞，可出现播散病灶，痰中能查出结核分枝杆菌。小叶性干酪性肺炎的症状和体征都比大叶性干酪性肺炎轻，X 线影像呈小叶斑片播散病灶，多发生在双肺中下部。

⑤纤维空洞性肺结核：纤维空洞性肺结核的特点是病程长，反复进展恶化，肺组织破坏严重，肺功能严重受损，双侧或单侧出现纤维厚壁空洞和广泛的纤维增生，造成肺门抬高和肺纹理呈垂柳样，患侧肺组织收缩，纵隔向患侧移位，常见胸膜粘连和代偿性肺气肿。结核分枝杆菌长期检查阳性且常耐药。在结核病控制和临床上均为"老大难"问题，关键在最初治疗中要给予合理的化学治疗，以预防纤维空洞性肺结核的发生。

4）结核性胸膜炎：含结核性干性胸膜炎、结核性渗出性胸膜炎、结核性脓胸。

5）其他肺外结核：按部位和脏器命名，如骨关节结核、肾结核、肠结核等。

6）菌阴肺结核。菌阴肺结核为 3 次痰涂片及 1 次培养均阴性的肺结核，其诊断标准为：

①典型肺结核临床症状和胸部 X 线表现；②抗结核治疗有效；③临床可排除其他非结核性肺部疾病；④PPD（5 IU）强阳性，血清抗结核抗体阳性；⑤痰结核菌 PCR 和探针检测呈阳性；⑥肺外组织病理证实结核病变；⑦支气管肺泡灌洗液中检出抗酸分枝杆菌；⑧支气管或肺部组织病理证实结核病变。具备①~⑥中 3 项或⑦~⑧中任何 1 项可确诊。

3. 痰菌检查记录：格式以涂（+）、涂（－）、培（+）、培（－）表示。当患者无痰或未查痰时，则注明（无痰）或（未查）。

4. 治疗状况记录

（1）初治。有下列情况之一者为初治：①尚未开始抗结核治疗的患者；②正进行标准化疗方案用药而未满疗程的患者；③不规则化疗未满 1 个月的患者。

（2）复治。有下列情况之一者为复治：①初治失败的患者；②规则用药满疗程后痰菌又复阳的患者；③不规则化疗超过 1 个月的患者；④慢性排菌患者。

按结核病分类、病变部位、范围、痰菌情况、化疗史程序书写。如：原发型肺结核右中涂（－），初治。继发型肺结核双上涂（+），复治。血行播散型肺结核可注明（急性）或（慢性）；继发型肺结核可注明（浸润性）（纤维空洞性）等。并发症（如自发性气胸、肺不张等）、并存病（如硅沉着病、糖尿病等）、手术（如肺切除术后、胸廓成形术后等）可在化疗之后按并发症、并存病、手术等顺序书写。

（四）鉴别诊断

1. 肺炎：主要与继发型肺结核鉴别。各种肺炎因病原体不同而临床特点各异，但大都起病急，伴有发热，咳嗽、咳痰明显，血白细胞和中性粒细胞增高。胸片表现为密度较淡且较均匀的片状或斑片状阴影，抗菌治疗后体温迅速下降，1~2 周时阴影有明显吸收。

2. 慢性阻塞性肺疾病：多表现为慢性咳嗽、咳痰，少有咯血。冬季多发，急性加重期可以有发热。肺功能检查为阻塞性通气功能障碍。胸部影像学检查有助于鉴别诊断。

3. 支气管扩张：慢性反复咳嗽、咳痰，多有大量脓痰，常反复咯血。轻者胸部 X 线无异常或仅见肺纹理增粗，典型者可见卷发样改变，CT 特别是高分辨 CT 能发现支气管腔扩大，可确诊。

4. 肺癌：肺癌多伴有长期吸烟史，表现为刺激性咳嗽、痰中带血、胸痛和消瘦等症状。胸部 X 线或 CT 表现为肺癌肿块常呈分叶状，有毛刺、切迹。癌组织坏死液化后，可以形成偏心厚壁空洞。多次痰脱落细胞和结核分枝杆菌检查及病灶活体组织检查是鉴别的重要方法。

5. 肺脓肿：多有高热，咳大量脓臭痰。胸片表现为带有液平面的空洞伴周围浓密的炎性阴影。血白细胞和中性粒细胞增高。

6. 纵隔和肺门疾病：原发型肺结核应与纵隔和肺门疾病相鉴别。小儿胸腺在婴幼儿时期多见，胸内甲状腺多发生于右上纵隔，淋巴系统肿瘤多位于中纵隔，多见于青年人，症状多，结核菌素试验可呈阴性或弱阳性。皮样囊肿和畸胎瘤多呈边缘清晰的囊状阴影，多发生于前纵隔。

7. 其他疾病：肺结核常有不同类型的发热，需与伤寒、败血症、白血病等发热性疾病鉴别。伤寒有高热、白细胞计数减少及肝脾大等临床表现，易与急性血行播散型肺结核混淆。但伤寒常呈稽留热，有相对缓脉、皮肤玫瑰疹，血、尿、便的培养检查和肥达试验可以确诊。败血症起病急，有寒战，呈弛张热型，白细胞及中性粒细胞增多，常有近期感染史，血培养可发现致病菌。急性血行播散型肺结核有发热、肝脾大，偶见类白血病反应或单核细胞异常增多，需与白血病鉴别。后者多有明显出血倾向，骨髓涂片及动态胸部 X 线随访有助于诊断。

二、中医辨证

对于本病的辨证，当辨病变脏器及病理性质。其病变脏器主要在肺，以肺阴虚为主。久则损及脾肾两脏，肺损及脾，以气阴两伤为主；肺肾两伤，元阴受损，则表现阴虚火旺之象；甚则由气虚而致阳虚，表现阴阳两虚之候。同时注意四大主症的主次轻重及其病理特点，结合其他兼症，辨其证候所属。

1. 肺阴亏损证：干咳，咳声短促，或咳少量黏痰，皮肤干灼，或痰中带有血丝，色鲜红，胸部隐隐闷痛，午后自觉手足心热，或见少量盗汗，口干咽燥，疲倦乏力，纳食不香，苔薄白，边尖红，脉细数。

2. 虚火灼肺证：呛咳气急，痰少质黏，或吐痰黄稠量多，时时咯血，血色鲜红，混有泡沫痰涎，午后潮热，骨蒸，五心烦热，颧红，盗汗量多，口渴心烦，失眠，性情急躁易怒，或胸胁掣痛，男子可见遗精，女子月经不调，形体日益消瘦，舌干而红，苔薄黄而剥，脉细数。

3. 气阴耗伤证：咳嗽无力，气短声低，咳痰清稀色白，量较多，偶或夹血，或咯血，血色淡红，午后潮热，伴有畏风，怕冷，自汗与盗汗可并见，纳少神疲，便溏，面色㿠白，颧红，舌质光淡，边有齿印，苔薄，脉细弱而数。

4. 阴阳虚损证：咳逆喘息，少气，咳痰色白有沫，或夹血丝，血色暗淡，潮热，自汗，盗汗，声嘶或失音，面浮肢肿，心慌，唇紫，肢冷，形寒，或见五更泄泻，口舌生糜，大肉尽脱，男子遗精阳痿，女子经闭，苔黄而剥，舌质光淡隐紫，少津，脉微细而数，或虚大无力。

【治疗】

一、西医

(一) 结核病的化学治疗

1. 化学治疗的原则：肺结核化学治疗的原则是早期、规律、全程、适量、联合。整个治疗方案分强化和巩固两个阶段。
2. 化学治疗的主要作用
(1) 杀菌作用：迅速地杀死病灶中大量繁殖的结核分枝杆菌，使患者由传染性转为非传染性，减轻组织破坏，缩短治疗时间，可早日恢复工作，临床上表现为痰菌迅速阴转。

（2）防止耐药菌产生：防止获得性耐药变异菌的出现是保证治疗成功的重要措施，耐药变异菌的发生不仅会造成治疗失败和复发，而且会造成耐药菌的传播。

（3）灭菌：彻底杀灭结核病变中半静止或代谢缓慢的结核分枝杆菌是化学治疗的最终目的，使完成规定疗程治疗后无复发或复发率很低。

3. 化学治疗的生物学机制

（1）药物对不同代谢状态和不同部位的结核分枝杆菌群的作用：结核分枝杆菌根据其代谢状态分为 A、B、C、D 4 个菌群。A 菌群：快速繁殖，大量的 A 菌群多位于巨噬细胞外和肺空洞干酪液化部分，占结核分枝杆菌群的绝大部分。由于细菌数量大，易产生耐药变异菌。B 菌群：处于半静止状态，多位于巨噬细胞内酸性环境和空洞壁坏死组织中。C 菌群：处于半静止状态，可有突然间歇性短暂的生长繁殖，许多生物学特点尚不十分清楚。D 菌群：处于休眠状态，不繁殖，数量很少。抗结核药物对不同菌群的作用各异。抗结核药物对 A 菌群作用的强弱依次为异烟肼 > 链霉素 > 利福平 > 乙胺丁醇；对 B 菌群依次为吡嗪酰胺 > 利福平 > 异烟肼；对 C 菌群依次为利福平 > 异烟肼。随着药物治疗作用的发挥和病变变化，各菌群之间也互相变化。通常大多数抗结核药物可以作用于 A 菌群，异烟肼和利福平具有早期杀菌作用，即在治疗的 48 小时内迅速杀菌，使菌群数量明显减少，传染性减少或消失，痰菌转阴。这显然对防止获得性耐药的产生有重要作用。B 和 C 菌群由于处于半静止状态，抗结核药物的作用相对较差，有"顽固菌"之称。杀灭 B 和 C 菌群可以防止复发。抗结核药物对 D 菌群无作用。

（2）耐药性：耐药性是基因突变引起的药物对突变菌的效力降低。治疗过程中如单用一种敏感药，菌群中大量敏感菌被杀死，但少量的自然耐药变异菌仍存活并不断繁殖，最后逐渐完全替代敏感菌而成为优势菌群。结核病变中结核菌群数量越大，则存在的自然耐药变异菌也越多。现代化学治疗多采用联合用药，通过交叉杀菌作用防止耐药性产生。联合用药后中断治疗或不规律用药仍可产生耐药性。其产生机制是各种药物开始早期杀菌作用速度的差异，某些菌群只有一种药物起灭菌作用，而在菌群再生长期间和菌群延缓生长期药物抑菌浓度存在差异所造成的结果。因此，强调在联合用药的条件下也不能中断治疗，短程疗法最好应用全程督导化疗。

（3）间歇化学治疗：间歇化学治疗的主要理论基础是结核分枝杆菌的延缓生长期。结核分枝杆菌接触不同的抗结核药物后产生不同时间的延缓生长期。如接触异烟肼和利福平24 小时后分别可有 6 ~ 9 日和 2 ~ 3 日的延缓生长期。药物使结核分枝杆菌产生延缓生长期，就有间歇用药的可能性，而氨硫脲没有延缓生长期，就不适于间歇应用。

（4）顿服抗结核药物血中高峰浓度的杀菌作用要优于经常性维持较低药物浓度水平的情况。每日剂量一次顿服要比一日 2 次或 3 次分服所产生的高峰血药浓度高 3 倍左右。临床研究已经证实顿服的效果优于分次口服。

4. 常用抗结核病药物

（1）异烟肼（isoniazid，INH，H）：是单一抗结核药物中杀菌力特别是早期杀菌力最强者。INH 对巨噬细胞内外的结核分枝杆菌均具有杀菌作用。最低抑菌浓度为 0.025 ~ 0.05 μg/mL。口服后迅速吸收，血中药物浓度可达最低抑菌浓度的 20 ~ 100 余倍。脑脊液中药物浓度也很高。用药后经乙酰化而灭活，乙酰化的速度决定于遗传因素。成人剂量每日300 mg，顿服；儿童为每日 5~10 mg/kg，最大剂量每日不超过 300 mg。结核性脑膜炎和血行播散型肺结核的用药剂量可加大，儿童 20~30 mg/kg，成人 10~20 mg/kg。偶可发生药物性肝炎，肝功能异常者慎用，需注意观察。如果发生周围神经炎可服用维生素 B_6（吡哆醇）。

（2）利福平（rifampicin，RFP，R）最低抑菌浓度为 0.06~0.25 μg/mL，对巨噬细胞内外的结核分枝杆菌均有快速杀菌作用，特别是对 C 菌群有独特的杀菌作用。INH 与 RFP 联用可显著缩短疗程。口服 1~2 小时后达血药峰浓度，半衰期为 3~8 小时，有效血药浓度可持续 6~12 小时，药量加大则持续时间更长。口服后药物集中在肝脏，主要经胆汁排泄，胆汁药物浓度可达 200 μg/mL。未经变化的药物可再经肠吸收，形成肠肝循环，能保持较长时间的高峰血药浓度，故推荐早晨空腹或早饭前半小时服用。利福平及其代谢物为橘红色，服后大小便、眼泪等为橘红色。成人剂量为每日 8~10 mg/kg，体重在 50 kg 及以下者为450 mg，50 kg 以上者为 600 mg，顿服。儿童每日 10~20 mg/kg。间歇用药为 600~900 mg，每周 2 次或 3 次。用药后如出现一过性转氨酶上升可继续用药，加保肝治疗观察，如出现黄疸应立即停药。流感样症状、皮肤综合征、血小板减少多在间歇疗法出现。妊娠 3 个月以内者忌用，超过 3 个月者要慎用。其他常用利福霉素类药物有利福喷汀（rifapentine，RFT），该药血清峰浓度（C_{max}）和半衰期分别为 10~30 μg/mL 和 12~15 小时。RFT 的最低抑菌浓度为 0.015~0.06 μg/mL，比 RFP 低很多。上述特点说明 RFT 适于间歇使用。使用剂量为450~600 mg，每周 2 次。RFT 与 RFP 之间完全交叉耐药。

（3）吡嗪酰胺（pyrazinamide，PZA，Z）具有独特的杀菌作用，主要是杀灭巨噬细胞内酸性环境中的 B 菌群。在 6 个月标准短程化疗中，PZA 与 INH 和 RFP 联合用药是 3 个不可缺少的重要药物。对于新发现初治涂阳患者，PZA 仅在前 2 个月使用，因为使用 2 个月的效果与使用 4 个月和 6 个月的效果相似。成人用药为 1.5 g/d，每周 3 次用药为 1.5~2.0 g/d，儿童每日为 30~40 mg/kg。常见不良反应为高尿酸血症、肝损害、食欲缺乏、关节痛和恶心。

（4）乙胺丁醇（ethambutol，EMB，E）对结核分枝杆菌的最低抑菌浓度为 0.95~7.5 μg/mL，口服易吸收，成人剂量为 0.75~1.0 g/d，每周 3 次用药为 1.0~1.25 g/d，不良反应为视神经炎，应在治疗前测定视力与视野，治疗中密切观察，提醒患者发现视力异常应及时就医。鉴于儿童无症状判断能力，故不用。

（5）链霉素（streptomycin，SM，S）对巨噬细胞外碱性环境中的结核分枝杆菌有杀菌作用。肌内注射，每日量为 0.75 g，每周 5 次间歇用药每次为 0.75~1.0 g，每周 2~3 次。不良反应主要为耳毒性、前庭功能损害和肾毒性等，应严格掌握使用剂量，儿童、老人、孕妇、听力障碍和肾功能不良等要慎用或不用。

（6）抗结核药品固定剂量复合制剂的应用：抗结核药品固定剂量复合制剂（fixed-dose combination，FDC）由多种抗结核药品按照一定的剂量比例合理组成，由于 FDC 能够有效防止患者漏服某一药品，而且每次服药片数明显减少，对提高患者治疗依从性，充分发挥联合用药的优势具有重要意义，成为预防耐药结核病发生的重要手段。目前 FDC 的主要使用对象为初治活动性肺结核患者。复治肺结核患者、结核性胸膜炎及其他肺外结核也可以用FDC 组成治疗方案。常用抗结核药物的用法、用量及主要不良反应见表 5-6。

表5-6 常用抗结核药物成人剂量和主要不良反应

药名	缩写	每日剂量（g）	间歇疗法 一日量（g）	主要不良反应
异烟肼	H，INH	0.3	0.3～0.6	周围神经炎，偶有肝功能损害
利福平	R，RFP	0.45～0.6*	0.6～0.9	肝功能损害、过敏反应
利福喷汀	RFT		0.45～0.6	肝功能损害、过敏反应
链霉素	S，SM	0.75～1.0△	0.75～1.0	听力障碍、眩晕、肾功能损害
吡嗪酰胺	Z，PZA	1.5～2.0	2～3	肠胃不适、肝功能损害、高尿酸血症、关节痛
乙胺丁醇	E，EMB	0.75～1.0**	1.5～2.0	视神经炎
对氨基水杨酸钠	P，PAS	8～12***	10～12	胃肠不适、过敏反应、肝功能损害
乙硫异烟胺	Eto	0.5～1.0		肝、肾毒性，光敏反应
丙硫异烟胺	Pto	0.5～1.0	0.5～1.0	肠胃不适、肝功能损害
阿米卡星	Am	0.4～0.6		听力障碍、眩晕、肾功能损害
卡那霉素	K，Km	0.75～1.0	0.75～1.0	听力障碍、眩晕、肾功能损害
卷曲霉素	Cm，CPM	0.75～1.0	0.75～1.0	听力障碍、眩晕、肾功能损害
氧氟沙星	Ofx	0.6～0.8		肝、肾毒性，光敏反应
左氧氟沙星	Lfx	0.6～0.75		肝、肾毒性，光敏反应
莫西沙星	Mfx	0.4		肝、肾毒性，光敏反应
环丝氨酸	Cs	0.5～1.0		惊厥、焦虑
固定复合剂				
卫非特（R120，H80，Z250）	Rifater	4～5片/顿服		同H、R、Z
卫非宁（R150，H100）	Rifinah	3片/顿服		同H、R

注：*体重<50 kg用0.45 g，>50 kg用0.6 g；S、Z、Th用量亦按体重调节；△老年人每次用0.75 g；**前2个月25 mg/kg；***每日分2次服用（其他药物为每日1次）。

（二）标准化学治疗方案

为充分发挥化学治疗在结核病防治工作中的作用，解决滥用抗结核药物、化疗方案不合理和混乱造成的治疗效果差、费用高、治疗期过短或过长、药物供应和资源浪费等实际问题，在全面考虑到化疗方案的疗效、不良反应、治疗费用、患者接受性和药源供应等条件下，经国内外严格对照研究证实的化疗方案，可供选择作为标准方案。实践证实，执行标准方案符合投入效益原则。

1. 初治活动性肺结核（含涂阳和涂阴）治疗方案

（1）每日用药方案。①强化期：异烟肼、利福平、吡嗪酰胺和乙胺丁醇，顿服，2 个月；②巩固期：异烟肼、利福平，顿服，4 个月。简写为 2HRZE/4HR。

（2）间歇用药方案。①强化期：异烟肼、利福平、吡嗪酰胺和乙胺丁醇，隔日 1 次或每周 3 次，2 个月；②巩固期：异烟肼、利福平，隔日 1 次或每周 3 次，4 个月。简写为 $2H_3R_3Z_3E_3/4H_3R_3$。

2. 复治涂阳肺结核治疗方案：复治涂阳肺结核患者强烈推荐进行药物敏感性试验，敏感患者按下列方案治疗，耐药患者纳入耐药方案治疗。

（1）复治涂阳敏感用药方案。①强化期：异烟肼、利福平、吡嗪酰胺、链霉素和乙胺丁醇，每日 1 次，2 个月；②巩固期：异烟肼、利福平和乙胺丁醇，每日 1 次，6~10 个月。巩固期治疗 4 个月时，痰菌未转阴，可继续延长治疗期 6~10 个月。简写为 2HRZSE/6~10HRE。

（2）间歇用药方案。①强化期：异烟肼、利福平、吡嗪酰胺、链霉素和乙胺丁醇，隔日 1 次或每周 3 次，2 个月；②巩固期：异烟肼、利福平和乙胺丁醇，隔日 1 次或每周 3 次，6 个月。简写为 $2H_3R_3Z_3S_3E_3/6~10H_3R_3E_3$。

上述间歇方案为我国结核病规划所采用，但必须采用全程督导化疗管理，以保证患者不间断地规律用药。

（三）耐多药肺结核

耐药结核病，特别是耐多药结核病（至少耐异烟肼和利福平）和当今出现的广泛耐药结核病（extensive drug resistant tuberculosis，XDR-TB）（除耐异烟肼和利福平外，还耐二线抗结核药物）对全球结核病控制构成严峻的挑战。制定耐多药结核病治疗方案的通则是：详细了解患者用药史，该地区常用抗结核药物和耐药流行情况；尽量做药敏试验；严格避免只选用一种新药加到原失败方案；WHO 推荐尽可能采用新一代的氟喹诺酮类药物；不使用交叉耐药的药物；治疗方案至少含 4 种二线的敏感药物；至少包括吡嗪酰胺、氟喹诺酮类、注射用卡那霉素或阿米卡星、乙硫或丙硫异烟肼和对氨基水杨酸钠或环丝氨酸；药物剂量依体重决定；加强期应为 9~12 个月，总治疗期为 20 个月或更长，以治疗效果决定。监测治疗效果最好以痰培养为准。

MDR-TB 治疗药物的选择见表 5-7，第 1 组药为一线抗结核药，依据药敏试验和用药史选择使用。第 2 组药为注射剂，首选为卡那霉素和阿米卡星，两者效果相似并存在百分之百的交叉耐药；如对链霉素和卡那霉素耐药，应选择卷曲霉素。链霉素尽可能不用，因其毒性大。第 3 组为氟喹诺酮类药，菌株敏感按效果从高到低选择是莫西沙星、左氧氟沙星和氧氟沙星。第 4 组为口服抑菌二线抗结核药，首选为乙硫异烟胺/丙硫异烟胺，该药疗效确定且价廉，应用从小剂量 250 mg 开始，3~5 天后加大至足量。对氨基水杨酸也应考虑为首选，只是价格贵些。环丝氨酸国内使用较少。第 5 组药物的疗效不确定，只有当第 1 至第 4 组药物无法制定合理方案时，方可考虑至少选用 2 种。

表 5-7　治疗耐多药结核病结核药物分组

第1组：一线口服抗结核药物	异烟肼（H）；利福平（R）；乙胺丁醇（E）；吡嗪酰胺（Z）；利福布汀（Rfb）ᵃ
第2组：注射用抗结核药物	卡那霉素（Km）；阿米卡星（Am）；卷曲霉素（Cm）；链霉素（S）
第3组：氟喹诺酮类药物	莫西沙星（Mfx）；左氧氟沙星（Lfx）；氧氟沙星（Ofx）
第4组：口服抑菌二线抗结核药物	乙硫异烟胺（Eto）；丙硫异烟胺（Pto）；环丝氨酸（Cs）；特立齐酮（Trd）；对氨基水杨酸钠（PAS）
第5组：疗效不确切的抗结核药物（未被WHO推荐为耐多药结核病治疗常规药物）	氯法齐明（Cfz）；利奈唑胺（Lzd）；贝达喹啉（Bdq）；德拉马尼（Dlm）；阿莫西林/克拉维酸（Amx/Clv）；氨硫脲（Th）；克拉霉素（Clr）；高剂量异烟肼（H）ᵇ

注：ᵃWHO 未把此药包含在基本药物中，但许多地方常规用于蛋白酶抑制的患者；ᵇ 高剂量异烟肼（H）为 16 ~ 20 mg/kg。

（四）其他治疗

1. 对症治疗：肺结核的一般症状在合理化疗下很快减轻或消失，无须特殊处理。咯血是肺结核的常见症状，一般少量咯血，多以安慰患者、消除紧张、卧床休息为主，可用氨基己酸、氨甲苯酸（止血芳酸）、酚磺乙胺（止血敏）、卡巴克洛（安络血）等药物止血。大咯血时先用垂体后叶素 5 ~ 10 U 加入 25% 葡萄糖液 40 mL 中缓慢静脉滴注，一般为 15 ~ 20 分钟，然后将垂体后叶素加入 5% 葡萄糖液按 0.1 U/（kg·h）速度静脉滴注。垂体后叶素收缩小动脉，使肺循环血量减少而达到较好止血效果。高血压、冠状动脉粥样硬化性心脏病、心力衰竭患者和孕妇禁用。对支气管动脉破坏造成的大咯血可采用支气管动脉栓塞法。

2. 糖皮质激素：糖皮质激素治疗结核病的应用主要是利用其抗感染、抗毒作用。仅用于结核毒性症状严重者。必须确保在有效抗结核药物治疗的情况下使用。使用剂量依病情而定，一般用泼尼松口服每日 20 mg，顿服，1 ~ 2 周，以后每周递减 5 mg，用药时间为 4 ~ 8 周。

3. 肺结核外科手术治疗：当前肺结核外科手术治疗主要的适应证是经合理化学治疗后无效、多重耐药的厚壁空洞、大块干酪灶、结核性脓胸、支气管胸膜瘘和大咯血保守治疗无效者。

（五）肺结核与相关疾病

1. 获得性免疫缺陷综合征：结核病是获得性免疫缺陷综合征最常见的机会感染性疾病，获得性免疫缺陷综合征加速了潜伏结核的发展和感染，是增加结核病发病最危险的因素，两者互相产生不利影响，使机体自卫防御能力丧失，病情迅速发展，死亡率极高。

在获得性免疫缺陷综合征死亡病例中，至少有 1/3 病例是由 HIV 与结核分枝杆菌双重感染所致。HIV 与结核分枝杆菌双重感染病例的临床表现是症状和体征多，如体重减轻、长期发热和持续性咳嗽等，全身淋巴结肿大，可有触痛，肺部 X 线影像经常出现肿大的肺门纵隔淋巴结团块，下叶病变多见，胸膜和心包有渗出等，结核菌素试验常为阴性，应多次查痰。治疗过程中常出现药物不良反应。获得性免疫缺陷综合征易产生 MDR-TB 和 XDR-TB。

2. 肝炎：异烟肼、利福平和吡嗪酰胺均有潜在的肝毒性作用，用药前和用药过程中应定期监测肝功能。严重肝损害的发生率为 1%，但约 20% 患者可出现无症状的轻度转氨酶升高，无须停药，但应注意观察，绝大多数的转氨酶可恢复正常。如有食欲缺乏、黄疸或肝大应立即停药，直至肝功能恢复正常。在传染性肝炎流行区，确定肝炎的原因比较困难。如肝炎严重，肺结核又必须治疗，可考虑使用 2SHE/10HE 方案。

3. 糖尿病：糖尿病合并肺结核有逐年增高趋势。两病互相影响，糖尿病对肺结核治疗的不利影响比较显著，肺结核的治疗必须在控制糖尿病的基础上才能奏效。肺结核合并糖尿病的化疗原则与单纯肺结核相同，只是治疗期可适当延长。

4. 硅沉着病：硅沉着病患者是并发肺结核的高危人群。Ⅲ期硅沉着病患者合并肺结核的比例可高达 50% 以上。硅沉着病合并结核的诊断强调多次查痰，特别是采用培养法。硅沉着病合并结核的治疗与单纯肺结核的治疗相同。

（六）结核病控制策略与措施

1. 全程督导化学治疗：全程督导化学治疗是指肺结核患者在治疗过程中，每次用药都必须在医务人员或经培训的家庭督导员的直接监督下进行，因此未用药时必须采取补救措施以保证按医嘱规律用药。督导化疗可以提高治疗依从性和治愈率，并减少多耐药病例的发生。

2. 病例报告和转诊：根据《中华人民共和国传染病防治法》，肺结核属于乙类传染病。各级医疗预防机构要专人负责，做到及时、准确、完整地报告肺结核疫情。同时要做好转诊工作。

3. 病例登记和管理：由于肺结核具有病程较长、易复发和具有传染性等特点，必须长期随访，掌握患者从发病、治疗到治愈的全过程。通过对确诊肺结核病例的登记，达到掌握疫情和便于管理的目的。

4. 卡介苗接种：普遍认为卡介苗接种对预防成年人肺结核的效果很差，但对预防常发生在儿童的结核性脑膜炎和粟粒型结核有较好作用。新生儿进行卡介苗接种后，仍须注意采取与肺结核患者隔离的措施。

5. 预防性化学治疗：主要应用于受结核分枝杆菌感染易发病的高危人群，包括 HIV 感染者、涂阳肺结核患者的密切接触者、未经治疗的肺部硬结纤维病灶（无活动性）、硅沉着病、糖尿病、长期使用糖皮质激素或免疫抑制剂者、吸毒者、营养不良者、儿童青少年结核菌素试验硬结直径≥15 mm 者等。常用异烟肼 300 mg/d，顿服 6~9 个月，儿童用量为 4~8 mg/kg；或利福平和异烟肼，每日顿服，持续 3 个月；或利福喷汀和异烟肼每周 3 次，持续 3 个月。最近研究发现，异烟肼和利福喷汀每周 1 次，共用药 12 次（3 个月），效果与上述方案效果一致，但尚待更多的验证。

二、中医

治疗当以补虚培元和抗痨杀虫为原则，根据体质强弱分别主次，但尤需重视补虚培元，增强正气，以提高抗病能力。调补脏器的重点在肺，并应注意脏腑整体关系，同时补益脾肾。治疗大法应根据"主乎阴虚"的病理特点，以滋阴为主，火旺的兼以降火，如合并气虚、阳虚见证者，则当同时兼顾。杀虫主要是针对病因治疗，如《医学正传·劳极》即指出"一则杀其虫，以绝其根本；一则补其虚，以复其真元"的两大治则。

（一）辨证论治

1. 肺阴亏损证

治法：滋阴润肺。

方药：月华丸（《医学心悟》）加减。

常用药：北沙参、麦冬、天冬、玉竹、百合、白及、百部。

加减：咳嗽频而痰少质黏者，加川贝母、甜杏仁，并可配合琼玉膏以滋阴润肺；痰中带血丝较多者，加蛤粉炒阿胶、仙鹤草、白茅根等以润肺和络止血；低热不退者，可配银柴胡、青蒿、胡黄连、地骨皮、功劳叶、葎草等以清热除蒸；咳久不已，声音嘶哑者，于前方中加诃子皮、木蝴蝶、凤凰衣等以养肺利咽，开音止咳。

2. 虚火灼肺证

治法：滋阴降火。

方药：百合固金汤（《医方集解》）合秦艽鳖甲散（《卫生宝鉴》）加减。

常用药：南沙参、北沙参、麦冬、玉竹、百合、白及、生地、五味子、玄参、阿胶、鳖甲、冬虫夏草。

加减：火旺较甚，热象明显者，加胡黄连、黄芩苦寒泻火、坚阴清热；骨蒸劳热再加秦艽、白薇等清热除蒸；痰热蕴肺，咳嗽痰黏色黄，酌加桑皮、花粉、知母、海蛤粉、马兜铃等以清热化痰；咯血较著者，加丹皮、黑山栀、紫珠草、醋制大黄等，或配合十灰丸以凉血止血。

3. 气阴耗伤证

治法：益气养阴。

方药：保真汤（《劳证十药神书》）或参苓白术散（《太平惠民和剂局方》）加减。

常用药：党参、黄芪、白术、甘草、山药、北沙参、麦冬、地黄、阿胶、五味子、冬虫夏草、白及、百合、紫菀、冬花、苏子。

加减：夹有湿痰者，可加姜半夏、橘红、茯苓等燥湿化痰；咯血量多者，可加山萸肉、仙鹤草、煅龙牡、三七等，配合补气药，共奏补气摄血之功；若见劳热、自汗、恶风，可宗甘温除热之意，取桂枝、白芍、红枣，配合党参、黄芪、炙甘草等和营气而固卫表；兼有骨蒸盗汗等阴伤症状者，酌加鳖甲、牡蛎、乌梅、地骨皮、银柴胡等以益阴配阳，清热除蒸；纳少腹胀，大便溏薄者，加扁豆、蔻仁、莲肉、橘白等健脾之品，忌用地黄、麦冬、阿胶等过于滋腻的药物。

4. 阴阳虚损证

治法：滋阴补阳。

方药：补天大造丸（《医学心悟》）加减。

常用药：人参、黄芪、白术、山药、麦冬、生地、五味子、阿胶、当归、枸杞、山萸肉、龟板、鹿角胶、紫河车。

加减：肾虚气逆喘息者，配冬虫夏草、诃子、钟乳石摄纳肾气；心慌者加紫石英、丹参、远志镇心安神；见五更泄泻，配煨肉蔻、补骨脂补火暖土，并去地黄、阿胶等滋腻碍脾药物。

总体而言，肺痨初期表现为肺阴亏损证，阴虚程度较轻，无明显火旺现象，病损主要在肺；而虚火灼肺证多见于肺痨中期，病程较长，阴伤程度较重，并有火象，病损由肺及肾；气阴耗伤证参见于肺痨中后期，病程较久，阴伤气耗，肺脾同病；阴阳虚损证则为肺脾同病、气阴耗损的进一步发展，因下损及肾，阴伤及阳，肺、脾、肾三脏交亏，病属晚期，病情重笃，预后多凶。

肺痨是具有传染性的慢性虚弱疾病，以咳嗽、咯血、潮热、盗汗及身体逐渐消瘦为主要临床特征。病为感染"痨虫"所致，病位主要在肺，并与脾、肾等脏有关。病理性质主在阴虚，进而阴虚火旺，或气阴两虚，甚则阴损及阳，在临床先后表现各个不同证候类型。治疗应以补虚培元和治痨杀虫为原则，调补脏器重点在肺，并应注意脏腑整体关系，同时补益脾肾。根据病理"主乎阴虚"的特点，应以滋阴为主法，火旺者兼以清火，如合并气虚、阳虚见证者，则当同时兼顾。

（二）临证备要

1. 辨主症治疗

（1）咳嗽：用润肺宁嗽法，方取海藏紫菀散，药用紫菀、贝母、桔梗润肺化痰止咳，知母、五味子、阿胶滋阴补血而退虚热。或用加味百花膏，药用紫菀、款冬花、百部止咳化痰，抗痨杀虫，百合、乌梅润肺血敛阴。属于气虚者，可用补肺汤，药用参芪益气，熟地、五味子补肾而纳气，紫菀、桑皮化痰止咳。痰浊偏盛者，可用六君子汤合平胃散治疗。

（2）咯血：一般常用补络止血法，取白及枇杷丸，药用白及、阿胶补肺止血，生地、藕节凉血止血，蛤粉与枇杷叶肃肺化痰而止咳。亦可采用补络补管汤，药用龙骨、牡蛎、山萸肉酸涩收敛，补络止血，佐以三七化瘀而止血。咯血较著者，加代赭石以降气镇逆止血；夹瘀者加三七、郁金、花蕊石之类；有实火者，配大黄粉或赭石粉等；属于虚寒出血者，宜加炮姜。

（3）潮热、骨蒸：一般患者多为阴虚，当用清热除蒸法。如柴胡清骨散，药用秦艽、银柴胡、青蒿、地骨皮清热除蒸，鳖甲、知母滋阴清热，佐以猪脊髓、猪胆汁等坚阴填髓。至于气阴两虚而潮热骨蒸者，可用黄芪鳖甲散固护卫阳，清热养阴。

（4）盗汗、自汗：用和营敛汗法。一般以阴虚盗汗为多见，方取当归六黄汤，药用黄芪固表，当归和营，黄芩、黄柏、地黄清热养阴。若气虚自汗，可用牡蛎散、玉屏风散以补气实卫，固表止汗。牡蛎散功在益气固表止汗，自汗、盗汗均可用之；若属于自汗，当重用黄芪，并加白术；盗汗再加糯稻根、瘪桃干等。玉屏风散功在固表止汗，主要用于气虚自汗。此外，无论自汗或盗汗均可应用五倍子末敷填神阙。

（5）泄泻：一般当用培土生金法，选方如参苓白术散。但辨证属于肾阳不足之五更泄者，当用四神丸。脾肾双亏者二方合用之。

（6）遗精、月经不调：当用滋肾保肺法以滋化源，选取大补元煎为主方，补益元气阴血。见阳痿遗精者，加煅龙骨、煅牡蛎、金樱子、芡实、莲须、鱼鳔胶等固肾涩精；女子月经不调或经闭者，合入芍药、丹参、丹皮、益母草调其冲任。

2. 重视补脾助肺：因脾为生化之源，功能输水谷之精气以养肺，故当重视补脾助肺，"培土生金"的治疗措施，以畅化源。脾为肺之母，"痨虫"伤肺，肺虚耗夺脾气以自养则脾亦虚，脾虚不能化水谷为精微上输以养肺，则肺更虚，终至肺脾同病，气阴两伤，伴见疲乏、食少、便溏等脾虚症状。治当益气养阴，补肺健脾，忌用地黄、阿胶、麦冬等滋腻药。进而言之，即使肺阴亏损之证，亦当在甘寒滋阴的同时，兼伍甘淡实脾之药，帮助脾胃对滋阴药的运化吸收，以免纯阴滋腻碍脾。但用药不宜香燥，以免耗气、劫液、动血，方宗参苓白术散意，药如橘白、谷芽、山药、白术、扁豆、莲肉、薏苡仁等。

3. 掌握虚中夹实的特殊性：本病虽属慢性虚弱疾病，但因感染"痨虫"致病，属于"外损"范围，故治疗不可拘泥于补虚，要根据补虚不忘治实的原则，同时"杀虫"抗痨，按照辨证论治，分别处理。如阴虚导致火旺者，当在滋阴的基础上参以降火；若阴虚火旺，灼津为痰，痰热内郁，咳嗽、咳痰稠黏，色黄量多，舌苔黄腻，口苦，脉弦滑，当重视清化痰热，配合黄芩、知母、花粉、海蛤壳、鱼腥草等。若气虚夹有痰湿，因肺脾气虚，气不化津，痰浊内生，咳嗽痰多，黏稠色白，纳差，物闷，舌苔白腻，当在补益肺脾之气的同时，参以宣化痰湿之品，配合法半夏、橘红、茯苓、杏仁、薏苡仁之类。必要时可暂从标治。如咯血而内有"蓄瘀"，因瘀阻肺络，络损不复，以致咯血反复难止，血出鲜紫相杂，夹有血块，胸胁刺疼或掣痛，舌质紫，脉涩者，当祛瘀止血，药用三七、血余炭、花蕊石、广郁金、醋大黄等品。此外，如见急性发病，病情严重，表现"急痨""百日痨"特殊情况，或出现类似"湿温""类疟"等证候者，亦不能囿于补虚一法，必须辨证结合辨病治疗。

4. 忌苦寒太过伤阴败胃：因本病虽具火旺之证，但本质在于阴虚，故当以甘寒养阴为主，适当佐以清火，不宜单独使用。即使肺火标象明显者，亦只宜暂予清降，中病即减，不可徒持苦寒逆折，过量或久用，以免苦燥伤阴，寒凉败胃伤脾。应用苦寒降火法，不但要清肺降火，用黄芩、桑白皮、知母、地骨皮之类，若因肺虚金不制木，肾虚不能养肝，而致木火刑金，性急善怒，胸胁掣痛者，当在清金养肺的同时，清肝泻火，药用丹皮、山栀、夏枯草、胡黄连、白薇等；如肺脾心火乘克，肾虚水不济火，而致心火偏亢、虚烦不寐者，可配黄连以泻心火；若肾阴亏虚，相火上乘灼金，而见骨蒸、梦遗者，可伍黄柏、知母以泻相火。

5. 在辨证基础上配合抗痨杀虫药物：根据药理实验结果分析和临床验证，很多中草药有不同程度的抗痨杀菌作用，如百部、白及、黄连、大蒜、冬虫夏草、功劳叶、葎草等，均可在辨证的基础上结合辨病，适当选用。

【预防】

对于本病应注意防重于治，要求在接触患者时，身佩安息香或用雄黄擦鼻，同时要饮食适宜，不可饥饿，体虚者可服补药。既病之后，不但要耐心治疗，还应重视摄生，禁烟酒，慎房事，怡情志，适当进行体育锻炼，加强食养，忌食一切辛辣刺激动火燥液之物。

【肺结核的中医药诊疗综述】

肺结核是危害人类健康的重要传染病之一，我国是肺结核高发国家，发病率近年来呈现逐年上升趋势，根据 WHO 发布的《2018 年全球结核病报告》，中国的结核病患者人数居全球第 3 位，是全球 30 个结核病高负担国家之一。人肺结核的致病菌 90% 为结核分枝杆菌，结核病患者尤其是痰菌阳性者是主要传染源，通过咳嗽、喷嚏、大声谈话等方式把含有结核菌的微粒排到空气中进行飞沫传播，肺结核包括原发型肺结核、血行播散型肺结核、继发性肺结核及结核性胸膜炎 4 种类型。现代医学主要采取化学治疗、对症治疗及手术治疗等，其中早期、规律、全程、适量、联合的化学治疗是核心，但存在耐药问题，随着耐药菌株的不断增加，给肺结核的西医治疗带来了严重影响。中医药治疗肺结核及其中医证候研究日益受到人们重视，制定肺结核中医证候规范化标准，研究中医药治疗肺结核，具有重要意义。近年来，许多中医学者对肺结核中医证候进行了探索性研究，得出了一些有意义的结论，以及相关的中医治疗方法，本文总结相关研究文献，综述如下。

1. 病名：中医学对肺结核的认识历史悠久，且逐渐深入，早在《内经》《金匮要略》等中医古籍中对肺结核已有认识，把肺结核归入"虚损""虚劳"等病证中。到唐代《外台秘要》称之为"传尸"；至宋代《三因极一病证方论》称之为"痨瘵""痨病"后，至晚清前都统称痨病。到近现代时期，随着现代医学的发展，人们更加深入地认识到痨病与肺部的关系，因此统称为肺痨。

对于肺痨传染性的研究，古代医家也有认识，如宋代严用和在《济生方》写到"夫痨瘵一证，为人之大患，凡受此病者，传变不一，积年疰易，甚至灭门，……夫疰者，注也，自上注下，病源无异，……感此疾而获安者，十无一二也"。又如明代李梴《医学入门》也说道"传尸，蛊瘵之症，父子兄弟，互相传染，甚至绝户。"这都说明该病为人传人，与患者亲密接触者极易传染，而且因为治疗困难，预后不佳，在古代死亡率极高。

2. 病因病机：肺痨的致病因素不外乎内外因，正如陈修园"痨症，大抵外感、内伤、七情过用皆能致之。"内因为正气虚弱，患者抵抗力降低，如《内经》"而气虚血痿，最不可入痨瘵之门，吊丧问疾，衣服器用中，皆能乘虚而染触"。又如徐春甫"凡人平素保养元气，爱惜精血，瘵不可得而传，惟夫纵欲多淫，若不自觉，精血内耗，邪气外乘。"皆明确指出本病的发生，主要原因为自身气虚血痿，正气先不足，机体抵抗力减弱，以致外界病邪入侵机体后，正气不能御敌于外而被传染得病。

对正邪相争之后的病理变化，元代朱震亨《丹溪心法·劳瘵十七法》就说到"劳瘵主乎阴虚"，明代龚延贤《寿世保元·劳瘵》也认为"夫阴虚火动。劳瘵之痰，由相火上乘肺金而成之也。伤其精则阴虚而火动，耗其血则火亢而金亏。"都是说正气不足，以阴虚为主。清初名医喻昌在《医门法律》更是说道"阴虚者，十之八九"，现代研究也表明阴虚的证型占八成以上。

正气不足，痨虫侵入机体，正邪相争，正弱而邪盛，正弱机体营卫失调，不能有效抵御外邪于外，外邪由呼吸进入机体，而肺主呼吸，病邪首先感染肺脏，再由肺脏传至他脏，或因他脏传至肺脏。如《证治汇补·传尸痨》言"五脏见病，然皆统归于肺"，肺虚不能抵抗外邪，痨虫常常通过呼吸首先犯肺，又因为脏器相连，相互孳生、制约，当肺脏受损病变后，极易传至他脏，故有"其邪辗转，乘于五脏"之说，就说明肺痨除与肺相关外，与其他四脏，尤其是脾、肾相关性高。

3. 辨证分型：对于肺结核的辨证，大多发现的时候已转为慢性为主，该病主要以阴虚为主，夹杂其他证候。但因肺阴虚后所传至其他脏腑不同，表现不同，因而对于具体证型仍不统一，周仲瑛等主张分为肺阴亏虚、虚火灼肺、气阴耗伤、阴阳虚损4型，曹剑昆主要分为肺阴亏虚、气阴两虚、阳虚型、虚实夹杂型。王胜圣等在临床基础上又结合现在的检索工具，把结核病中医证型主要分为肺阴虚、阴虚火旺、气阴两虚、阴阳两虚、肺肾阴虚、肺脾两虚等6个常见证型及其他非常见证型，总检出率分别是12.39%、11.89%、11.50%、10.79%、10.69%、10.00%，但是南北又有差异性，北方分别为11.47%、18.24%、13.10%、12.49%、7.28%、7.27%；南方为7.64%、7.26%、10.33%、9.56%、13.20%、12.00%。结合各研究表明，肺痨最大的病机为阴虚，肺阴虚所致比例最大，其次为气阴两虚。

以上分类皆有临床症状为依据，而在实际工作中，可见一部分患者，尤其是年轻患者的肺部影像学显示病灶明确存在，但患者自身无咳嗽、咳痰、疲倦等临床症状，纳眠、二便、舌脉等如同常人。2010年我国抽样调查的1301例活动性肺结核患者中，有561（43.1%）例患者无肺结核症状。结合张振朝、威志成等老先生的观点，将其归为匿期。

4. 治疗：中医学认为肺痨患者，先正气不足，后外邪痨虫侵入，既需补其不足，还需抗痨杀虫。如明代虞抟《医学正传·劳极》就已经归纳为"一杀其虫，以绝其根本，一则补其虚，以复其真元。"按照个体体质差异及病情轻重程度，来确定治疗方案的主次。病因治疗以抗痨杀虫为主。扶正补虚的关键在于肺，肺阴虚为病因，肺病不治又可传至其他脏腑，尤以脾肾为主，所以，补肺当兼补脾肾不足。肺痨的主要病理表现为"阴虚"，治疗方法当以滋阴为主，兼顾其他治法，如气虚者兼顾益气，火旺者兼以降火，脾肾脏器不足者治以健脾补肾等对症治之。

谭选江对于阴虚火旺型肺结核患者，用肺泰胶囊（由芜湖绿叶制药有限公司生产）进行治疗。肺泰胶囊的用法是：口服，5粒/次，3次/日，连续用药2个月。对于气阴耗伤型肺结核患者，用参苓白术散（由山西华康药业股份有限公司生产）进行治疗。参苓白术散的用法是：冲服，6~9 g/次，2~3次/日，连续用药2个月。对于肺阴亏虚型肺结核患者，用百合固金汤进行治疗。百合固金汤的药物组成及制用法是：麦冬10 g，生地10 g，赤芍10 g，浙贝母10 g，熟地10 g，当归10 g，甘草6 g，桔梗6 g，玄参10 g，百合10 g。水煎服，1剂/日，分早晚2次温服，连续用药2个月。结果证实，在对肺结核患者进行西医常规治疗的基础上，加用中医辨证疗法进行治疗的效果显著，能有效地改善其肺功能，提高其临床疗效，且能减少利福平、乙胺丁醇等药物所导致的不良反应，提高治疗的安全性。

补仕友为西医＋中医治疗组患者在采用西医治疗组患者治疗方案的基础上，加用中医养阴清肺方进行治疗。中医养阴清肺方的药物组成为：全蝎 10 g，黄连 15 g，牡蛎 10 g，甘草 10 g，芍药 10 g，蛤蚧 10 g，百部 20 g，猫爪草 20 g，夏枯草 15 g，白及 30 g，黄芪 25 g。制用法为：将上述中药烘干后研磨成粉，制成药丸，每丸 15 g。每次服 1 丸，每天服 2 次，连续服用 2 周。若患者伴有喘息气少、浮肿和消瘦的表现，可在基本方中加入适量的人参和虫草；若患者伴有气阴耗损的表现，可在基本方中加入适量的生脉饮；若患者伴有阴虚火旺的表现，可在基本方中加入适量的知母。结果显示，与西医治疗组患者相比，西医＋中医治疗组患者治疗的总有效率明显更高，其不良反应的发生率明显更低，差异具有统计学意义（$P < 0.05$）。

5. 小结：肺结核具有呼吸道传染性，不及时治疗会造成家庭甚至社会的传播流行，因此必须坚持早诊断、早治疗的原则，及时采取有效的治疗措施。中医药治疗肺结核具有增强机体抗病能力、调节免疫功能、减毒增效等效果，但是目前关于肺结核中医证候的诊断及疗效评价尚无统一、规范、客观化的标准。中医证候是中医临床诊断和治疗的起点，是辨证论治的核心，进行中医证候学研究具有重要意义。中医药在治疗肺结核方面具有降低不良反应、安全性高独特的优势。

综上所述，进一步通过研究探索肺结核的中医证候分布情况，制定符合临床客观规律、能够在临床广泛应用的辨证分型标准仍是现阶段中医证候研究的重点之一。

第四节　肺真菌病

肺真菌病是最常见的深部真菌病，由于艾滋病和其他原因导致的免疫损害宿主不断增加，肺真菌病的患病率上升，已成为免疫损害宿主因激发感染致死的最主要原因之一。近年来由于广谱抗生素、糖皮质激素、细胞毒药物及免疫抑制剂的广泛使用，器官移植的开展，各种导管的体内介入、留置及免疫缺陷病如艾滋病患者的增多等，肺真菌病有增多的趋势。

中医学没有肺真菌病的病名，但根据患者基础疾病及临床表现，该病可归属于中医学"咳嗽""虚劳""肺胀""肺痿"等范畴。

【病因及发病机制】

一、西医

肺真菌病大多为条件致病性真菌所致，免疫抑制是患病的高危因素，临床以曲霉菌和念珠菌最常见，其次为新生隐球菌、毛霉菌。肺真菌病的诊断同其他肺部感染性疾病一样，需要从临床、胸部影像学和实验室检查等方面综合分析，而确诊有赖于真菌培养分离和（或）组织学上真菌感染的形态学依据。真菌病的治疗以抗真菌药物治疗为主，部分病例可辅以手术治疗，必须强调的是治疗基础疾病和调整免疫功能同样十分重要。

真菌多在土壤中生长，孢子飞扬于空气中，被吸入到肺部可引起肺真菌病（外源性）。

有些真菌为寄生菌，当机体免疫力下降时可引起感染。体内其他部位真菌感染亦可经淋巴或血液到肺部，为继发性肺真菌病。

二、中医

中医对肺真菌病的研究是以发病情况和临床表现为依据的，一般认为有高危因素的肺真菌病以内伤体虚为基本病机。内伤体虚，肺脏功能失调，内邪干肺，是发病的内在因素。本病病位在肺，并可涉及脾、肾，病理机制是肺气虚弱，升降无权，肺气上逆。肺主气，司呼吸，上连气道、喉咙，开窍于鼻，外合皮毛，为五脏华盖，其气盈百脉而通他脏，不耐寒热，易受内外之邪而为病。内伤体虚可分为肺脏自病和其他脏腑病变涉及于肺。肺系多种疾病迁延不愈而致肺脏虚弱，阴伤气耗，宣肃失常，肺气上逆而咳嗽，病程日久，可见阴虚火旺，气阴两伤；饮食失节，脾失健运，津液内停，聚而成痰，痰浊内生上干于肺而致咳嗽、咳痰。

患者体质素虚，正气不足，致邪气入侵是本病发生的关键。病因主要有：①正气亏虚；②外感风温邪气；③感受"霉邪"侵袭；④湿毒侵袭；⑤药邪：广谱抗生素、糖皮质激素、免疫抑制剂及中药苦寒之品的长期大量使用。肺真菌病病位主要涉及肺、脾、肾。病机可归纳为：各种内外因素致肺脏受损，正气亏虚，邪恋于肺，日久化热，灼伤肺阴；或肺脾肾受损，水液运行失常，痰浊湿邪内生，上干于肺；或肺气亏虚，升降失常，肺气上逆。总之，内外合邪是发生本病的主要机理，又以正气不足为根本。

【诊断与辨证】

一、西医诊断

病理改变有过敏、化脓性炎症或形成慢性肉芽肿。X线影像表现无特征性，可为支气管肺炎、大叶性肺炎、单发或多发结节，乃至肿块状阴影和空洞。由于肺真菌病临床表现无特异性，诊断时必须综合考虑宿主因素、临床特征、微生物学检查和组织病理学资料，病理学诊断仍是肺真菌病的金标准。

（一）宿主因素

1. 外周血中性粒细胞减少：中性粒细胞计数 $<0.5\times10^9/L$，且持续 >10 日。
2. 体温 >38 ℃或小于 36 ℃，并伴有以下情况之一：
（1）之前60日内出现过持续的中性粒细胞减少（>10 日）；
（2）之前30日内曾接受或正在接受免疫抑制剂治疗；
（3）有侵袭性真菌感染病史；
（4）患有艾滋病；
（5）存在移植物抗宿主病的症状和体征；
（6）持续应用类固醇激素3周以上；
（7）有慢性基础疾病，或外伤、手术后长期住ICU，长期使用机械通气，体内留置导管，全胃肠外营养和长期使用广谱抗生素治疗等。

（二）临床特征

1. 主要特征

（1）侵袭性肺曲霉菌感染的胸部 X 线和 CT 影像学特征：早期出现胸膜下密度增高的结节实变影；数天后病灶周围可出现晕轮征；10～15 日后肺实变区液化、坏死，出现空腔阴影或新月征。

（2）肺孢子菌肺炎（pneumocystis pneumonia，PCP）的胸部 CT 影像学特征：两肺出现毛玻璃样肺间质病变征象，伴有低氧血症。

2. 次要特征：肺部感染的症状和体征；影像学出现新的肺部浸润影；持续发热 96 小时，经积极的抗菌治疗无效。

微生物学检查符合以下条件之一，可考虑为微生物学诊断依据。

（1）气管吸引物或合格痰镜检见菌丝。且培养≥2 次同样真菌。

（2）支气管肺泡灌洗液（bronchoalveolar lavage fluid，BALF）镜检见菌丝，培养出同样真菌。

（3）BALF 或合格痰镜检发现新生隐球菌。

（4）血、胸腔积液等无菌体液镜检、细胞学和培养检出真菌。

（5）乳胶凝集法隐球菌荚膜多糖抗原阳性。

（6）血清（1，3）–β–D 葡聚糖抗原检测（G 试验）阳性。

（7）血清半乳甘露聚糖抗原检测（GM 试验）连续 2 次阳性。

（三）常见疾病

1. 肺念珠菌病：又称支气管肺念珠菌病是由白色念珠菌或其他念珠菌所引起的急性、亚急性或慢性下呼吸道真菌病。念珠菌有黏附黏膜组织的特性，其中白色念珠菌对组织的黏附力尤强，故其致病力较其他念珠菌更强。念珠菌被吞噬后，在巨噬细胞内仍可长出芽管，穿破细胞膜并损伤巨噬细胞。念珠菌尚可产生致病性强的水溶性毒素，引起休克。近年非白色念珠菌（如热带念珠菌、光滑念珠菌、克柔念珠菌等）感染有升高的趋势，可能与抗真菌药广泛应用有关。

念珠菌病临床可分为两种类型，亦是病程发展中的两个阶段。

（1）支气管炎型：表现为阵发性刺激性咳嗽，咳大量白泡沫塑料状稀痰，偶带血丝，随病情进展，痰稠如糨糊状。憋喘、气短，尤以夜间为甚。乏力、盗汗，多无发热。X 线影像仅示两肺中下叶纹理增粗。

（2）肺炎型：表现为畏寒、高热，咳白色泡沫黏痰，有酵臭味，痰或呈胶冻状，有时咯血，临床酷似急性细菌性肺炎。胸部 X 线检查显示双下肺纹理增多，有纤维条索影，伴散在的大小不等、形状不一的结节状阴影，呈支气管肺炎表现；或融合的均匀大片浸润，自肺门向周边扩展，可形成空洞。多为双肺或多肺叶病变，但肺尖较少受累。偶可并发胸膜炎。

诊断肺念珠菌病，要求合格的痰或支气管分泌物标本 2 次显微镜检酵母假菌丝或菌丝阳性及真菌培养有念珠菌生长且两次培养为同一菌种（血行播散者除外）。另外，血清1,3 - β - D - 葡聚糖抗原检测（G试验）连续2次阳性。但确诊仍需组织病理学的依据。

2. 肺曲霉病

（1）临床表现

肺曲霉病可由多种曲霉引起，烟曲霉为主要致病原。烟曲霉常定植在上呼吸道，患者免疫力的高低对临床曲霉病的类型有明显的影响，如免疫力正常，可发生变应性支气管肺曲霉病和曲霉相关的过敏性肺炎，免疫力极度低下时，可致侵袭性肺曲霉病（invasive pulmonary aspergillosis，IPA）。曲霉属广泛存在于自然界，空气中到处有其孢子，在秋冬及阴雨季节，储藏的谷草霉变更多。吸入曲霉孢子不一定致病，如大量吸入可能引起急性气管 - 支气管炎或肺炎。曲霉的内毒素使组织坏死，病灶可为浸润性、实变、空洞、支气管炎或粟粒状弥漫性病变。

肺曲霉病的确诊有赖于组织培养（病变器官活检标本）及组织病理学检查，镜检可见锐角分支分隔无色素沉着的菌丝，直径为2～4 μm；无菌组织或体液培养有曲霉属生长。如呼吸道标本（痰液、支气管肺泡灌洗液和支气管毛刷）镜检真菌成分显示为曲霉或培养阳性，或肺、脑、鼻窦CT或X线检查有特征性改变，患者为免疫抑制宿主，应怀疑曲霉病。免疫抑制宿主侵袭性肺曲霉病其支气管肺泡灌洗液涂片、培养和（或）抗原测定有很好的特异性和阳性预测值。用曲霉浸出液做抗原皮试，变应性患者有速发型反应，表明有IgE抗体存在；对曲霉过敏者血清IgE可明显升高。血、尿、脑脊液及肺泡灌洗液曲霉半乳甘露聚糖测定（GM试验）和PCR测定血中曲霉DNA对本病诊断亦有帮助，动态观察其变化对诊断更有价值。

临床上肺曲霉病可分5种类型。

1）侵袭性肺曲霉病：IPA是最常见的类型，肺组织破坏严重，治疗困难，病死率高。侵袭性肺曲霉病多为局限性肉芽肿或广泛化脓性肺炎，伴脓肿形成。病灶呈急性凝固性坏死，伴坏死性血管炎、血栓及霉栓，甚至累及胸膜。症状以干咳、胸痛常见，部分患者有咯血，病变广泛时出现气急和呼吸困难，甚至呼吸衰竭。胸部X线表现为以胸膜为基底的多发的楔形、结节、肿块阴影或空洞；有些患者有典型的胸部CT表现，早期为晕轮征，即肺结节影（水肿或出血）周围环绕有低密度影（缺血），后期为新月体征部分患者可有中枢神经系统感染，出现中枢神经系统的症状和体征。

2）侵袭性气管支气管曲霉病（invasive tracheobronchial aspergillosis，ITBA）：ITBA病变主要局限于大气道，支气管镜检查可见气道壁假膜、溃疡、结节等。常见症状为频繁咳嗽、胸痛、发热和咯血。本病需经支气管镜确诊。

3）慢性坏死性肺曲霉病（chronic necrotizing pulmonary aspergillosis，CNPA）：CNPA亦称半侵袭性（semi-invasive）肺曲霉病，曲霉直接侵袭肺实质，是一种亚急性或非血管侵袭性病变。患者表现为肺部空洞性病变，长期呼吸道症状和血清抗曲霉属抗体阳性。未治疗患者1年生存率仅50%。

4）曲霉肿：曲霉肿又称曲菌球，常继发于支气管囊肿、支气管扩张、肺脓肿和肺结核空洞，系曲霉在慢性肺部疾病原有的空腔内繁殖、蓄积，与纤维蛋白、黏液及细胞碎屑凝聚成曲霉肿。曲霉肿一般不侵犯组织，但可发展成侵袭性肺曲霉病。可有刺激性咳嗽，常反复咯血，甚至发生威胁生命的大咯血。因为曲霉肿和支气管多不相通，故痰量不多，痰中亦难以发现曲霉。胸部 X 线或 CT 片显示在原有的慢性空洞内有一球形影，可随体位改变而在空腔内移动。

5) 变应性支气管肺曲霉病：是多由烟曲霉引起的气道高反应性疾病。对曲霉过敏者吸入大量孢子后，阻塞小支气管，引起短暂的肺不张和喘息的发作，亦可引起肺部反复游走性浸润。患者喘息、畏寒、发热、乏力、胸痛、刺激性咳嗽、咳棕黄色脓痰，偶带血。痰中有大量嗜酸性粒细胞及曲霉丝，烟曲霉培养阳性。体检时肺部可闻及湿啰音或哮鸣音。晚期患者可出现杵状指和发绀。由于黏液嵌塞可引起肺不张甚至肺萎缩，体格检查可发现呼吸音减弱或闻及管状呼吸音。肺部浸润累及肺外周时，可发生胸膜炎，吸气时可伴胸壁活动受限和胸膜摩擦音。哮喘发作为其突出的临床表现，一般解痉平喘药难以奏效。

(2) 辅助检查

1) 皮肤试验

皮肤试验是检测过敏原简单、快速的方法，包括点刺试验和皮内试验。建议首选皮肤点刺试验，若结果阴性，可继续进行皮内试验，因为有的患者可能仅在皮内试验时出现变态反应。针对烟曲霉的阳性速发型皮肤反应是诊断 ABPA 的必备条件之一。但由于其他真菌也可致病，当烟曲霉皮试呈阴性反应，而临床又高度疑诊时，则应进行其他曲菌或真菌的皮肤试验，例如：白色念珠菌、交链孢菌、特异青霉等。需要注意的是受试者的受试部位、年龄、性别、试验时间，尤其是服用 H_1 受体阻断剂等药物均可影响皮试结果。

2) 血清学检查

①血清 IgE（TIgE）测定：血清 TIgE 水平是 ABPA 诊断及随访中最重要的免疫学指标之一。健康人、过敏性哮喘及 ABPA 患者血清 TIgE 水平均存在较大波动。就诊前接受治疗，尤其是全身激素治疗，可导致血清 TIgE 下降。因此，一旦怀疑 ABPA 应尽早在治疗前进行 TIgE 测定，在治疗过程中应动态监测 TIgE 的变化以指导药物调整。关于诊断 ABPA 的血清 TIgE 界值，目前大多数学者建议为 >1000 U/mL（1 U/mL = 2.4 ng/mL）。ABPA 经治疗后，血清 TIgE 水平可降低，但大多数患者血清 TIgE 水平不会降至正常，因此需要多次随访并确定其个人的基线值。如果 TIgE 水平出现明显回升，提示疾病复发。如果在未经全身激素治疗时血清 TIgE 处于正常水平，一般可除外活动性 ABPA。

②特异性 IgE（sIgE）测定：曲霉 sIgE 是 ABPA 特征性的诊断指标，用于诊断 ABPA 的界值为 >0.35 kUA/L（A 指的是过敏原）。在诊断 ABPA 的过程中，建议进行曲霉过敏原皮试和烟曲霉 sIgE 水平联合检测（后者更加灵敏）。目前可用于检测 sIgE 的方法有多种，其中以 ImmunoCAP 系统的荧光免疫法最为可靠，推荐使用该方法同时检测 TIgE 及烟曲霉 sIgE［和（或）其他过敏原 sIgE］。

③烟曲霉血清沉淀素或特异性 IgG（sIgG）测定：采用双向琼脂扩散法、酶联免疫法、荧光免疫法等均可检测血清特异性沉淀抗体。69% ~ 90% 的 ABPA 患者可出现曲霉血清沉淀素阳性，但对于 ABPA 的诊断特异性不高。如果 ABPA 患者出现高滴度的曲霉 sIgG 抗体，同时伴有胸膜纤维化或持续性肺部空洞形成，则提示为慢性肺曲霉病。ImmunoCAP 系统的

荧光免疫法测定曲霉 sIgG，灵敏度高且重复性好，可用于治疗过程中 sIgG 水平的动态检测。

3）胸部影像学表现

ABPA 常见的影像表现为肺部浸润影或实变影，其特点为一过性、反复性、游走性。肺浸润呈均质性斑片状、片状或点片状，部位不定，可累及单侧或双侧，上、中、下肺均可，但以上肺多见。对于 ABPA 具有一定特征性的表现包括黏液嵌塞、支气管扩张、小叶中心性结节、树芽征等。气道黏液嵌塞在 ABPA 很常见，HRCT 上表现为指套征或牙膏征。气道黏液栓通常为低密度影，但约 20% 可表现为高密度影，即气道内黏液栓密度高于脊柱旁肌肉的 HRCT 值，被认为是 ABPA 特征性的影像表现之一。外周细支气管黏液阻塞可致"树芽征"。中心性支气管扩张曾是 ABPA 的诊断标准之一，但诊断 ABPA 的敏感度仅为 37%；而 30% 左右的 ABPA 只有周围性支气管扩张。因此，目前认为支气管扩张只是 ABPA 的表现之一，而非诊断所必需。

部分患者在疾病后期可出现肺部空腔、曲霉球形成及上肺纤维化，提示并发慢性肺曲霉病。

4）血嗜酸性粒细胞计数

ABPA 患者常有外周血嗜酸性粒细胞计数升高，但对于诊断 ABPA 的敏感性和特异性不高；由于外周血嗜酸性粒细胞与肺部嗜酸性粒细胞浸润程度并不平行，即使外周血嗜酸性粒细胞计数正常，亦不能排除 ABPA。目前建议外周血嗜酸性粒细胞增多作为 ABPA 辅助诊断指标，诊断界值为 $>0.5 \times 10^9$ 个/L。

5）痰液检查

痰液（特别是痰栓）显微镜检查可发现曲霉菌丝，偶尔可见到分生孢子，嗜酸性粒细胞常见，有时可见夏科 – 莱登（Charcot-Leyden）结晶。痰培养中曲霉易于造成污染，必须重复进行，多次出现同一真菌才有意义。ABPA 患者痰曲霉培养阳性率为 39%~60%，但对于 ABPA 的诊断并非必需。但考虑到耐药问题，建议对需要使用抗曲霉药物的患者，在治疗前进行痰培养，可根据药敏试验结果选择用药。

6）肺功能检查

对有反复呼吸道症状的患者，肺通气功能和支气管舒张（或激发）试验有助于诊断哮喘，评价肺功能受损状况。ABPA 急性期表现为可逆性阻塞性通气功能障碍，慢性期则可表现为混合性通气功能障碍和弥散功能降低。不推荐采用曲霉抗原进行支气管激发试验，因为可能引起致死性支气管痉挛。肺功能检查可作为治疗效果的评价指标。

7）病理学检查

ABPA 的诊断一般不需要进行肺组织活检，但对于不典型的病例，肺活检有助于除外其他疾病，例如：肺结核、肺部肿瘤等。ABPA 的病理学特征包括：①支气管腔内黏液栓塞，嗜酸性粒细胞等炎症细胞浸润，可见夏科 – 莱登结晶；②富含嗜酸性粒细胞的非干酪性肉芽肿，主要累及支气管和细支气管；③嗜酸性粒细胞性肺炎；④支气管扩张。有时病变肺组织中可见曲霉菌丝。

（3）诊断要点

诊断 ABPA 通常根据相应的临床特征、影像表现和血清学检查结果，包括：①哮喘病史；②血清 TIgE 升高（通常＞1000 U/mL）；③血清曲霉 sIgE 升高；④皮肤试验曲霉速发反应阳性；⑤血清曲霉 sIgG 升高和（或）沉淀素阳性；⑥胸片或肺部 CT 显示支气管扩张。其他有助于诊断的临床特征或辅助检查还包括咳黏液栓，外周血嗜酸性粒细胞增多，胸片或肺部 CT 显示片状游走性阴影、黏液嵌塞征，痰培养曲霉阳性等。

在这一诊断标准的基础上，结合我国的疾病分布特点和临床实际情况，提出以下诊断标准。诊断 ABPA 须具备下列 3 项中的至少 2 条。

1）相关疾病：①哮喘，特别是难治性哮喘或重症哮喘；②其他疾病，支气管扩张症、慢阻肺、肺囊性纤维化等。

2）必需条件：同时具备①血清烟曲霉 sIgE 水平升高（＞0.35 kUA/L）或烟曲霉皮试速发反应阳性；②血清 TIgE 水平升高（＞1000 U/mL），如果满足其他条件，＜1000 U/mL 也可考虑诊断。

3）其他条件：①外周血嗜酸性粒细胞＞0.5×10^9 个/L；使用激素者可正常，以往的数据可作为诊断条件；②影像学与 ABPA 一致的肺部阴影：一过性病变包括实变、结节、牙膏征或手套征、游走性阴影等，持久性病变包括支气管扩张、胸膜肺纤维化等；③血清烟曲霉 sIgG 抗体或沉淀素阳性。

3. 肺隐球菌病：肺隐球菌病为新型隐球菌感染引起的亚急性或慢性内脏真菌病。主要侵犯肺和中枢神经系统，但也可以侵犯骨骼、皮肤、黏膜和其他脏器。本菌感染后仅引起轻度炎症反应，多发于免疫抑制宿主，如艾滋病患者；约 20% 发生在免疫功能正常的健康人。

隐球菌中具有致病性的主要是新型隐球菌及格特变种（目前至少有 9 种），细胞多呈圆形或卵圆形，不形成菌丝和孢子，出芽生殖。新型隐球菌是一种腐物寄生性酵母菌，能在 37 ℃生长，具有荚膜。根据其荚膜抗原分为 A、B、C、D 4 个血清型。不同变种及不同血清型所致感染呈现一定的地域性差异。A、D 型和 AD 型呈全球性分布，广泛存在于土壤和鸽粪中，与免疫抑制（尤其是 AIDS）患者感染有关，而格特变种（B、C 血清型）和上海变种（B 型）则见于热带和亚热带地区。我国以 A 型居多，未见 C 型。本菌可以从土壤、鸽粪和水果中分离到，也可从健康人的皮肤、黏膜和粪便中分离出来。环境中的病原体主要通过呼吸道，也可通过皮肤或消化道进入人体引起疾病，或成为带菌者。新型隐球菌病在 HIV 感染患者的发生率近 10%，居感染性并发症的第 4 位。隐球菌病可发生于任何年龄，儿童多见，多发于 40 岁以上年龄组。新型隐球菌不产生毒素，感染不引起组织破坏、出血、梗死或坏死，也不引起纤维化和钙化。病原菌对组织的直接作用是酵母细胞增加占据空间和压迫所致。

肺部隐球菌感染时起病多隐匿，可有发热、咳嗽、咳少量白痰或并有气短、胸痛、咯血、体重降低、盗汗等，亦可无症状。胸片常见肺局限性小斑片影，多误诊为肺结核或非典型病原体肺炎。患者可在未用抗真菌药物治疗时肺病变即自行吸收，但有部分患者可缓慢发展或形成播散：缓慢发展者则逐渐形成慢性炎症和肉芽肿，在胸片上显示结节或斑块影，此时易误诊为肺癌；形成播散者则发生肺外感染，尚可见少数病例在肺感染已有吸收或吸收后才出现脑膜脑炎或其他部位的肺外感染。免疫功能受抑制的肺感染患者，其胸片呈双肺多发实质性斑片状或弥漫性间质浸润，或呈结节、斑块影，可累及胸膜而发生渗液、气胸，或伴有肺门淋巴结肿大。痰培养有隐球菌生长对肺隐球菌病的诊断很有帮助,但不足以确诊,因为它可以作为呼吸道定植菌,不一定引起发病。确诊需要从下呼吸道或肺组织直接采样培养。脑脊液可墨汁染色直接镜检,若见到外圈透光的圆形厚壁菌体即可确定新型隐球菌。组织经六铵银染色或 Fontana-Masson 银染色,能使隐球菌选择性染色。乳胶凝集试验检测隐球菌抗原对隐球菌感染具有很高的诊断价值。

4. 肺孢子菌肺炎:肺孢子菌肺炎是机会性感染疾病。肺孢子菌(pneumocystis, PC)是在哺乳动物和人的呼吸道发现的单细胞真菌属,以往称为卡氏肺囊虫(pneumocystis carinii, PC),20 世纪 80 年代基因组序列分析结果显示其应归属于真菌。2002 年重新命名为伊氏肺孢子菌。

(1)临床表现

PC 有 3 种结构形态,即滋养体、包囊和子孢子(囊内体)。PC 可寄生于多种动物,如鼠、犬、猫、兔、羊、猪、马、猴等体内,也可寄生于健康人体。它广泛分布于自然界,如土壤、水等。PC 的不同株型存在宿主特异性,伊氏肺孢子菌是感染人类特异的病原体,其包囊壁薄、圆形,大小为 $5 \sim 8 \ \mu m$。PCP 是免疫功能低下患者最常见、最严重的机会性感染疾病。

PCP 的感染途径为空气传播和体内潜伏状态肺孢子菌的激活。在肺内繁殖并逐渐充满整个肺泡腔,并引起肺泡上皮细胞空泡化,脱落。肺间质充血水肿、肺泡间隔增宽。间质中淋巴细胞、巨噬细胞和浆细胞浸润,亦可见中性粒细胞和嗜酸性粒细胞。

PCP 潜伏期一般为 2 周,而艾滋病患者潜伏期约 4 周。发病无性别和季节差异。在不同个体及疾病的不同病程,PCP 临床表现差异甚大。

1)流行型或经典型:主要见于早产儿、营养不良儿,年龄多在 $2 \sim 6$ 个月,可在育婴机构内流行。起病常隐匿,进展缓慢。初期大多有拒睡、食欲下降、腹泻、低热,体重减轻,逐渐出现干咳、气急,并呈进行性加重,发生呼吸困难、鼻翼煽动和发绀。有时可有脾大。病程一般持续 $3 \sim 8$ 周,如不及时治疗,可死于呼吸衰竭,病死率为 $20\% \sim 50\%$。

2)散发型或现代型:多见于免疫缺陷者,偶见于健康者。化疗或器官移植患者并发 PCP 时病情进展迅速,而艾滋病患者并发 PCP 时的进展较缓慢。初期表现有食欲缺乏、体重减轻。继而出现干咳、发热、发绀、呼吸困难,很快发生呼吸窘迫,未及时发现和治疗的患者其病死率高达 $70\% \sim 100\%$。

PCP 患者常表现症状和体征分离现象,即症状虽重,体征常缺如。少数患者可有数次复发,尤其在艾滋病患者中更为常见。

(2)辅助检查

1)血液学检查:白细胞增高或正常,亦与基础疾病有关。嗜酸性粒细胞轻度增高。血清乳酸脱氢酶明显升高。

2)血气和肺功能:动脉血气常有低氧血症和呼吸性碱中毒。肺功能检查肺活量减低。DLCO 低于 70% 估计值。

3)病原学检查:痰、支气管肺泡灌洗液,经纤支镜肺活检做特异性的染色,如吉姆萨染色、亚甲胺蓝染色、Gomori 大亚甲基四胺银染色,查获含 8 个囊内小体的包虫为确诊依据。

4）血清学检查：常见的方法有对流免疫电泳检测抗原、间接免疫荧光试验、免疫印迹试验。检测血清中抗体及补体结合试验等，但缺乏较好的敏感性和特异性。

5）X线表现：胸部X线检查早期典型改变为弥漫性肺泡和间质浸润性阴影，表现为双侧肺门周围弥漫性渗出，呈网状和小结节状影，然后迅速进展成双侧肺门的蝶状影，呈肺实变，可见支气管充气征。

（3）诊断要点

1）多见于免疫缺陷或激素、免疫抑制剂治疗后的患者。

2）早期有发热、干咳、气短，晚期常有严重呼吸困难、发绀、进行性低氧血症、呼吸衰竭，肺部体征可闻及散在的干湿啰音。

3）胸部X线检查：早期呈粟粒状或网状、结节状的间质性炎症，以肺门周围浸润为主，向肺的外周播散，继而出现肺泡性炎症改变，病变广泛而呈向心性分布，与肺水肿相仿。

4）痰液、气管内抽吸物、支气管肺泡灌洗液或肺活检标本，找到肺孢子菌包囊或滋养体为确诊依据。

二、中医辨证

1. 风邪犯肺证：症状突起，喉间哮鸣，咳嗽，胸闷，或伴寒热，舌质淡，苔薄白，脉浮数或浮紧。

2. 温邪犯肺证：高热，剧烈咳嗽，吐黄色黏稠痰，胸痛，若热邪伤及营血，引起高热不退，咯血，甚则神昏，舌红苔薄黄，脉浮数。

3. 外寒内饮证：咳嗽，其痰质稀薄色白、量少易咳出，气急，喘息，胸膈满闷，周身疼痛，恶寒身冷，食欲欠佳，无汗出。

4. 痰浊阻肺证：胸闷，咳嗽气喘，咳声重浊，吐白痰量多质黏，苔白滑腻或霉苔，脉弦滑。

5. 痰热蕴肺型：烦热或发热，口渴、口干、口苦、喜饮，咳嗽气喘，咳声气粗，吐痰黄稠，咳吐不利，或有腥味，或吐血痰，咳时痛甚或有身热，舌红苔黄腻，脉滑数。

6. 气阴两虚型：干咳无力，咳声低微，气短而喘，声低或音哑，无痰或少痰，或咳喘吐白沫甚难咳出，痰质清白，神疲乏力，五心烦热，舌淡苔少，脉细无力。

7. 脾肾阳虚型：咳嗽气短，声低无力，痰质稀，色白，量少易咳出，神疲倦怠，自汗，纳差，大便溏稀，舌淡苔薄，脉沉细。

【治疗】

一、西医

（一）肺念珠菌病

轻症患者在消除诱因后，病情常能逐渐好转，病情严重者则应及时应用抗真菌药物。氟康唑、伊曲康唑、伏立康唑和泊沙康唑均有效果。氟康唑每日 200 mg，首剂加倍，病情重者可用 400 mg/d，甚或更高剂量，6 ~ 12 mg/（kg·d）。两性霉素 B 亦可用于重症病例，0.5 ~ 1.0 mg/（kg·d），但毒性反应较大。棘白菌素类抗真菌药，如卡泊芬净、米卡芬净等对念珠菌也有效。临床上应根据患者的状态和真菌药敏结果选用。

1. 对于侵袭性念珠菌病的高危患者，当原有肺部细菌感染经恰当抗菌药物治疗无效，下呼吸道标本多次念珠菌培养或直接镜检阳性时，应考虑念珠菌气管 – 支气管炎或肺炎可能，可酌情考虑经验性抗念珠菌治疗。推荐选用棘白菌素类药物或伏立康唑或两性霉素 B 脂质体。

2. 重症念珠菌下呼吸道感染推荐棘白菌素类药物治疗，轻症者根据药敏试验也可选用氟康唑、伊曲康唑或伏立康唑治疗。

3. 对于血行播散型念珠菌肺炎治疗，急性期初始治疗首选棘白菌素类单用或联合氟胞嘧啶，亦可选择两性霉素 B 或其脂质体。恢复期维持治疗多选用氟康唑或伏立康唑治疗，但具体治疗方案和疗程可参照所累及器官感染的推荐。

4. 对于肺脓肿或胸腔积液培养出念珠菌等特殊临床类型的念珠菌病，慢性播散型念珠菌病初始治疗首选棘白菌素类药物或两性霉素 B 脂质体；两性霉素 B 0.5 ~ 0.7 mg/（kg·d）治疗；对于病情较轻且为氟康唑敏感菌株，也可采用氟康唑（400 ~ 800 mg/d）治疗。初始治疗数周患者病情稳定后，推荐长期口服氟康唑 400 ~ 800 mg/d [6 ~ 12 mg/（kg·d）] 治疗，疗程提倡个体化，需影像学检查随访至病灶吸收或者钙化，通常随访 6 个月以上。伏立康唑作为备选药物，主要用于对氟康唑天然耐药的克柔念珠菌病。

（二）肺曲霉病

侵袭性肺曲霉病、侵袭性气管支气管曲霉病和慢性坏死性肺曲霉病的治疗首选伏立康唑，首日剂量 6 mg/kg，随后 4 mg/kg，每 12 小时 1 次；病情好转后可转为口服，200 mg 每 12 小时 1 次。疗程至少 6 ~ 12 周。以往两性霉素 B 被视为治疗真菌的金标准，由于新的抗真菌药的出现，目前已不作为首选，但其具有价廉、疗效好的优点。首次宜从小剂量开始，每日 0.1 mg/kg 溶于 5% 葡萄糖溶液中缓慢避光静脉滴注，逐日增加 5 ~ 10 mg，尽快尽可能给予最大耐受剂量 [1 ~ 1.5 mg/（kg·d）]，然后维持治疗。目前对疗程、总剂量还没有统一的意见，可根据患者病情的程度、对治疗的反应、基础疾病或免疫状态个体化给予。主要不良反应为畏寒、发热、心慌、腰痛及肝肾功能损害等。但用药过程中出现中度肾功能损害并非停药的指征。两性霉素 B 脂质复合体，其肾毒性较小，主要适合已有肾功能损害或用两性霉素 B 后出现肾毒性的患者，剂量 5 mg/（kg·d）。还可选用卡泊芬净和米卡芬净等棘白菌素类药物。

曲霉肿的治疗主要是预防威胁生命的大咯血，如条件许可应行手术治疗。支气管动脉栓塞可用于大咯血的治疗。支气管内和脓腔内注入抗真菌药或口服伊曲康唑可能有效。

急性 ABPA 的治疗首选糖皮质激素，开始可用泼尼松 0.5 mg/（kg·d），2 周后改为隔日 1 次。慢性 ABPA 糖皮质激素剂量 7.5 ~ 10 mg/d。疗程根据情况决定，一般需 3 个月或更长。抗真菌治疗可选伊曲康唑，200 mg/d，口服，疗程大于 16 周。伏立康唑和泊沙康唑也有效。可酌情使用 β₂ 受体激动剂或吸入糖皮质激素。

ABPA 的治疗目标包括控制症状，预防急性加重，防止或减轻肺功能受损。治疗药物在抑制机体曲霉变态反应的同时，清除气道内曲霉定植，防止支气管及肺组织出现不可逆损伤。

1. 避免过敏原：接触 ABPA 患者应尽量避免接触曲霉等过敏原，脱离过敏环境对于控制患者症状、减少急性发作非常重要。

2. 激素：口服激素是治疗 ABPA 的基础治疗，不仅抑制过度免疫反应，同时可减轻曲霉引起的炎症损伤。早期应用口服激素治疗，可防止或减轻支气管扩张及肺纤维化造成的慢性肺损伤。绝大多数 ABPA 患者对口服激素治疗反应良好，短时间内症状缓解、肺部阴影吸收。口服激素的剂量及疗程取决于临床分期。对于 I 期和 III 期患者，通常使用的泼尼松起始剂量为 0.5 mg/kg，1 次/日，2 周；继以 0.25 mg/kg，1 次/日，4~6 周。然后根据病情试行减量，一般每 2 周减 5~10 mg，建议采用隔日给药方法。治疗时间依据疾病严重程度不同而有所差异，总疗程通常在 6 个月以上。对于 IV 期患者，可能需要长期口服小剂量激素维持治疗。吸入激素（ICS）不作为 ABPA 的首选治疗方案，单独使用 ICS 并无临床获益。但对于全身激素减量至 <10 mg/d（泼尼松当量）的患者，联合使用 ICS 可能有助于哮喘症状的控制，同时可减少全身激素用量。

3. 抗真菌药物：抗真菌药物可能通过减少真菌定植、减轻炎症反应而发挥治疗作用。对于激素依赖患者、激素治疗后复发患者，建议使用。研究发现伊曲康唑可减轻症状，减少口服激素用量，同时降低血清 TIgE 水平、减少痰嗜酸性粒细胞数目。成年患者通常的用量为 200 mg，口服，2 次/日，疗程 4~6 个月；如需继续用药，亦可考虑减至 200 mg，1 次/日，4~6 个月。伊曲康唑有口服胶囊和口服液两种剂型。服用胶囊制剂需要胃酸以利吸收，可与食物或酸性饮料一起服用，应避免同时服用质子泵抑制剂和抗酸药；而口服液则需空腹时服用。由于口服伊曲康唑生物利用度个体差异大，有条件者建议进行血药浓度监测。伊曲康唑在肝脏代谢，肝功能不全者慎用。总体而言，伊曲康唑不良反应少见，包括皮疹、腹泻、恶心、肝毒性等。建议用药期间监测肝功能。对于伊曲康唑治疗无改善的患者，换用伏立康唑仍可见疗效。伏立康唑的用法用量：200 mg，口服，1 次/12 h（体重 ≥40 kg），或 100 mg，口服，1 次/12 h（体重 <40 kg）。疗程同伊曲康唑。

（三）肺隐球菌病

1. 对于免疫功能正常无症状的患者更推荐积极治疗，可服用氟康唑治疗，200~400 mg/d，疗程 6 个月。对轻中度症状的患者，推荐氟康唑 400 mg/d，疗程 6~12 个月。对于重度患者建议采用与播散性隐球菌病相同的治疗原则，分为诱导治疗、巩固治疗和维持治疗。诱导期首选两性霉素 B[（0.5~1.0）mg/（kg·d）]联合氟胞嘧啶[100 mg/（kg·d）]，疗程至少 4 周；巩固治疗建议使用氟康唑 400 mg/d，8 周，之后建议使用氟康唑 200 mg/d 维持治疗 6~12 个月。

2. 对于免疫抑制的肺隐球菌病的患者，治疗方案取决于肺部病变的严重程度。对于无症状、轻至中度症状但没有隐球菌播散的患者，建议接受 6~12 个月，400 mg/d 氟康唑治疗。对于严重肺部受累和重度症状的患者，即使没有隐球菌播散证据，也建议采用与播散性隐球菌病相同的治疗原则，分为诱导治疗、巩固治疗和维持治疗。HIV 感染患者诱导期首选两性霉素 B［(0.5~1.0) mg/(kg·d)］联合氟胞嘧啶［100 mg/(kg·d)］，疗程至少 2 周；巩固治疗建议使用氟康唑 400 mg/d，持续至少 8 周；之后建议使用氟康唑 200 mg/d 维持治疗至少 12 个月或直至宿主免疫功能恢复。同样的方案用于患肺隐球菌病的器官移植患者，但推荐用两性霉素 B 脂质体复合物代替两性霉素 B，两性霉素 B 脂质体复合物推荐 3~4 mg/(kg·d)，而维持治疗建议氟康唑 200~400 mg/d，6~12 个月。对于非 HIV 感染、非移植患者，诱导治疗建议两性霉素 B［(0.5~1.0) mg/(kg·d)］联合氟胞嘧啶［100 mg/(kg·d)］，疗程至少 4 周；巩固治疗建议使用氟康唑 400 mg/d，8 周；之后建议使用氟康唑 200 mg/d 维持治疗 6~12 个月。如果患者不能耐受两性霉素 B，诱导和巩固治疗的其他方案包括：氟康唑（>800 mg/d）联合氟胞嘧啶［100 mg/(kg·d)］治疗 6 周或氟康唑（≥1200 mg/d）治疗 10~12 周。

3. 无论是免疫功能抑制还是正常患者，伊曲康唑、伏立康唑和泊沙康唑均可作为不耐受氟康唑或更多常规治疗无效的补救治疗。对于复发的肺隐球病患者，诱导治疗的疗程需要更长（4~10 周），而氟康唑的敏感性可能会下降，可考虑改用伊曲康唑或伏立康唑治疗。

4. 对于常规药物治疗症状或体征持续无缓解，影像提示肺部病灶持续存在的患者，可考虑外科手术切除治疗，而不是继续抗真菌治疗或予以观察。胸腔镜或胸腔镜辅助小切口手术是治疗局限性肺隐球菌病的优选有效手段，但应强调术中避免挤压，术后给予抗真菌治疗至少 2 个月，以避免造成隐球菌播散。因误诊为肿瘤或其他疾病而行手术切除者，最后确诊为单一的肺隐球菌病的患者，如果这些患者无症状，且血清隐球菌抗原阴性，建议密切观察。术前未经化疗而手术切除的肺隐球菌病，建议术后口服氟康唑 200~400 mg/d，疗程为 2~4 个月。

（四）肺孢子菌肺炎

除了对症治疗和基础病治疗之外，主要是病原治疗。首选复方磺胺甲噁唑（TMP-SMZ），TMP（15~20）mg/(kg·d) 或 SMZ（75~100）mg/(kg·d)，分 3~4 次口服或静脉滴注，疗程 2~3 周；如对 TMP-SMZ 耐药或不耐受，也可选用氨苯砜、克林霉素 + 伯氨喹、甲氧苄啶 + 氨苯砜、阿托伐醌等。棘白菌素类抗真菌药如卡泊芬净等对 PCP 也有良好的疗效。此外，糖皮质激素可抑制 PCP 的炎症反应，降低病死率，对于 PaO_2≤70 mmHg 者，应尽早使用泼尼松 40 mg，每日 2 次口服，连续 5 天，随后 40 mg/d，连续 5 天，然后 20 mg/d 直至停用。临床对高危人群可行预防性化学治疗。

1. 对症及支持治疗：卧床休息，吸氧以改善通气功能，注意水及电解质的平衡。如有进行性呼吸困难者应采用呼吸机辅助呼吸；缺氧症状严重者需在 ICU 进行监护和治疗。合并其他病原体感染时应予相应治疗。

2. 病原治疗：在艾滋病患者，抗 PCP 治疗和抗 HIV 治疗具有潜在累加和药物叠加的可能，因此建议在抗 PCP 治疗结束后再开始抗 HIV 治疗。

一线治疗首选复方磺胺甲噁唑［按体重计算，甲氧苄啶 15~20 mg/(kg·d)，磺胺甲基异噁唑 75 ~ 100 mg/（kg·d）］，疗程为 14 天。因为可能发生严重的药物不良反应，上述药物应避免与甲氨蝶呤的合用。对于非常肥胖的患者，没有特定的剂量限制。虽然常规难以进行，但是以磺胺甲噁唑的目标峰浓度为 100 ~ 200 mg/L 为目标，推荐治疗药物监测进行个体化用药，对甲氧苄啶/磺胺甲噁唑有禁忌的患者的替代治疗方案包括静脉用喷他脒［4 mg/（kg·d）］、伯氨喹/克林霉素（30 mg/d + 600 mg q8 h/d）和阿托伐醌［750 mg q（8 ~ 12）h/d］。在使用伯氨喹之前，应检查患者有无葡萄糖 – 6 – 磷酸脱氢酶缺乏症。在轻度 PCP（虽然在血液病患者中很少见到）的患者中，当患者肠内吸收未受影响的情况下可选择口服用药。口服和静脉给药的药物剂量应当相同。对于中至重度 PCP 的治疗应当选择静脉给药。当患者的胃肠道吸收功能完好并病情得以改善后，考虑换为口服用药。

当出现对磺胺类药物不耐受或大剂量复方磺胺甲噁唑治疗失败时须考虑二线用药。在这种情况下，首选药物是伯安喹和克林霉素的联合方案（伯安喹 + 克林霉素 30 mg/d + 600 mg q8 h）。应用伯氨喹之前，应当检查患者是否存在葡萄糖 – 6 – 磷酸脱氢酶缺乏症。替代方案是静脉给予喷他脒［4 mg/（kg·d）］，或大剂量的复方磺胺甲噁唑联合卡泊芬净［（50 ~ 70）mg/d］。

3. 激素治疗：中重度 PCP 患者（PaO_2 < 70 mmHg 或肺泡 – 动脉血氧分压差 > 35 mmHg），应尽早使用泼尼松 40 mg，每日 2 次口服，连续 5 天，随后 40 mg/d，连续 5 天，然后 20 mg/d 直至停用；如静脉用甲泼尼龙，用量为上述泼尼松的 75%。激素应在早期应用，因为较晚应用的疗效不明确。

4. 呼吸机辅助呼吸：如患者进行性呼吸困难明显，无法维持正常血氧饱和度，应给予无创呼吸机辅助呼吸。如无创呼吸机仍无法维持正常血氧饱和度，可给予气管插管或切开，由呼吸机辅助通气。一般选择 SIMV 模式，注意机械通气的气道护理，并检测患者的血气等指标，及时调整呼吸机参数。

5. 预防

（1）预防指征：CD4[+]T 淋巴细胞计数 < 200/μL 的成人和青少年，包括孕妇及接受高效抗反转录病毒治疗者。

（2）药物选择：首选复方磺胺甲噁唑，体重 ≥ 60 kg 者 2 片/日，体重 < 60 kg 者 1 片/日。若患者对该药不能耐受，替代药品有氨苯砜和 TMP。PCP 患者经高效抗反转录病毒治疗使 CD4[+]T 淋巴细胞增加到 > 200/μL 并持续 > 6 个月时，可停止预防用药。如果 CD4[+]T 淋巴细胞计数又降低到 < 200/μL 时，应重新开始预防用药。

二、中医

1. 风邪犯肺证

治法：疏风散邪。

方药：三拗汤（《太平惠民和剂局方》）合止嗽散（《医学心悟》）加减。

常用药：麻黄、杏仁、甘草、紫菀、百部、荆芥、桔梗、陈皮、白前等。

加减：若夹痰湿，咳而痰黏，胸闷，苔腻，加半夏、川朴、茯苓以燥湿化痰；表寒未解，里有郁热，热为寒遏，咳嗽音哑，气急似喘，痰黏稠，口渴，心烦，或有身热，加生石膏、桑皮、黄芩以解表清里。

2. 温邪犯肺证

治法：清肺解毒。

方药：银翘散（《温病条辨》）加减。

常用药：金银花、连翘、竹叶、荆芥、牛蒡子、香豉、薄荷、甘草、桔梗、芦根等。

加减：若发热甚，加黄芩、石膏、大青叶；若头胀痛甚，加桑叶、菊花、蔓荆子；若咽喉肿痛，加山豆根、玄参；若咳嗽，痰黄稠，加黄芩、浙贝母、瓜蒌皮；若口渴多饮，加天花粉、知母。

3. 外寒内饮证

治法：温肺散寒化饮。

方药：小青龙汤（《伤寒论》）加减。

常用药：麻黄、芍药、五味子、干姜、甘草、细辛、桂枝、半夏等。

加减：若咳而上气，喉中如有水鸣声，表寒不著，可用射干麻黄汤。若饮郁化热，烦躁而喘，脉浮，用小青龙加石膏汤。

4. 痰浊阻肺证

治法：健脾益肺，燥湿化痰。

方药：夏陈六君汤（《医学正传》）加减。

常用药：人参、白术、茯苓、甘草、陈皮、半夏等。

加减：痰湿较重，舌苔厚腻者，加苍术、厚朴；脾虚，纳少，神疲，便溏者，加党参、白术；痰从寒化，色白清稀，畏寒者，加干姜、细辛。

5. 痰热蕴肺证

治法：清热化痰。

方药：麻杏石甘汤（《伤寒论》）合千金苇茎汤（《备急千金药方》）加减。

常用药：麻黄、杏仁、石膏、甘草、苇茎、桃仁、薏苡仁、冬瓜子等。

加减：若痰热郁肺，咳痰黄稠，可加桑白皮、瓜蒌、射干、海蛤壳；胸闷喘满、咳唾浊痰量多者，宜加瓜蒌、桑白皮、葶苈子；便秘者，加大黄、枳实；胸痛甚者，加枳壳、丹参、延胡索、郁金。

6. 肺气阴两虚

治法：治宜益气养阴。

方药：生脉散（《医学启源》）合沙参清肺汤加减。

常用药：麦冬、五味子、人参、黄芪、太子参、粳米、北沙参、石膏、薏苡仁、冬瓜仁、半夏、白及、合欢皮等。

加减：咳嗽痰白者，可加姜半夏、橘红等；咳嗽痰稀量多，可加白前、紫菀、款冬花、苏子；咯血色红量多者，加仙鹤草、地榆等；若骨蒸盗汗者，酌加鳖甲、牡蛎、地骨皮、银柴胡等。

7. 脾肾阳虚型

治法：补肺纳肾、降气平喘。

方药：金匮肾气丸（《金匮要略》）加减。

常用药：熟地、怀山药、山茱萸、茯苓、附子、泽泻、牡丹皮、桂枝。

加减：若畏寒怕冷，四肢不温，腰膝酸软，加鹿角、附子；若虚不纳气，加钟乳石、五味子。

【肺真菌病的中医药诊疗综述】

肺真菌病是最常见的深部真菌病。近年来，由于 AIDS 和其他原因所致免疫受损宿主不断增加及抗生素附加损害日趋严重，肺真菌病的患病率上升。目前因肺部真菌病的流行病学和临床特征发生了某些变化，且可供选择的有效西药相对较少，毒副作用大，价格又昂贵，患者尤其是老年久病者较难接受。故现代医学在诊治肺真菌病方面困难颇多。真菌病已成为免疫受损宿主最主要的致死原因之一。现在，中医药在这一领域取得了可喜成就。现将近年来所了解到的中医在研究肺真菌方面取得的部分成果加以论述，以期加深大家对中医药诊治肺真菌病的认识，发挥中医药的优势，提高临床疗效，降低毒副作用，造福广大患者。

1. 病名：目前关于中医治疗肺真菌病的文献较少，尚未制定统一的辨证论治标准。近年来对肺真菌病的文献报道散见于"喘证""哮病""肺胀""肺痹""肺痿""肺积"等疾病中。但也有极少数学者认为某些肺真菌病属于中医"温病、风温"的范畴。如王鹏等人从病因、病机、症状特点等方面分析，认为肺真菌病属于中医"风温、咳嗽、肺痿、虚劳"等病的范畴，病机属正虚邪实、虚实夹杂，其中正虚主要以阴虚、气虚为主，邪实主要以风温邪气为主。

2. 病因病机：肺真菌病的病因主要包括：①正气亏虚，如肺脾肾、阴阳气血亏虚等；②外感邪气，如风温邪气、霉邪、湿毒之邪等；③药物毒邪，如长期大量应用广谱抗生素、糖皮质激素、抗肿瘤、抗结核、免疫抑制剂或长期大量服用苦寒中药等；④过用侵袭性操作方法等。其病机主要概括为：各种外感或内伤因素导致正气亏虚，肺脏受损，或肺脾肾三脏受损，导致水液代谢障碍，蕴湿生痰，痰浊阻肺，肺失宣降，肺气上逆。日久化热，伤阴耗气，或可阴损及阳，阳虚水泛，上扰于肺，肺失宣降，肺气上逆。总之，肺真菌病的病机为正虚邪实，虚实夹杂。

（1）正气亏虚

《黄帝内经》曰："正气存内，邪不可干，邪之所凑，其气必虚。"明确指出感受外邪后，如果机体正气旺盛，正邪相争，正气胜邪，则不会发病，或即使发病，病情也轻，容易痊愈；只有机体正气亏虚时，感受外邪才容易生病，甚至不愈、死亡。因此，中医认为肺真菌病的患者多存在正气亏虚。

1）气阴亏虚

中医认为"肺喜润恶燥"，当外邪侵袭肺脏时，肺体受病，肺之阴分先受伤；且痰浊阻肺，日久化热，热伤津液，因此，临床可表现为干咳、无痰或少痰，或痰中带血、盗汗、五心烦热、舌红少苔或无苔等肺阴亏虚的症状。肺阴虚日久，肺体失用，肺主气功能失常，吸入的自然界清气减少，亦可导致肺气亏虚，出现神疲乏力、声低懒言、气短咳喘等临床表现。刘兰萍通过临床观察发现，肺真菌病的临床表现多为咳嗽、咳吐黏痰、舌红无苔或少苔，病机多为痰热蕴肺，日久伤阴，治以清热养阴、润肺化痰为法，取得了较好疗效。既往研究发现，用养阴清热的方法，应用冬地三黄汤治疗慢性阻塞性肺疾病继发白色念珠菌感染，有良好疗效。

2）阳气亏虚

中医认为，阴阳之间存在互根互用、相互转化的关系。因此，阴精亏虚日久，可导致阳气化生不足；而且，应用大量抗生素，苦寒伤阳，损伤阳气，最终可出现畏寒肢冷、咳吐白色泡沫稀痰、身体浮肿、舌苔水滑等阳虚水泛的表现。王凯军认为肺真菌病的病因病机为疾病日久，失治误治，导致肺脏亏虚，痰浊内阻，肺气上逆则出现咳嗽、气喘的表现，痰浊日久化热，热伤津液，耗气动血，故见神疲乏力、气短懒言、舌红而干、少苔或无苔等气阴亏虚的表现，最后阴病及阳，出现形寒肢冷、咳吐白色泡沫稀痰、舌淡苔白水滑等阳虚水泛的表现。范洪等分为肺热壅盛证、痰湿内盛证、脾肾阳虚证、外寒内饮证4个证型，其中随着病情的发展，肺热壅盛证可能演变成痰湿内盛证，痰湿内盛证可能演变成脾肾阳虚证，脾肾阳虚证可能演变成痰湿内生证，而外寒内饮证未发生中医证型演变。

（2）邪气盛实

1）痰热内阻

真菌喜欢温暖潮湿的环境，机体内痰饮内停，是真菌生长繁殖的良好培养基。因此，肺病日久，痰浊内阻是肺真菌病发病的重要原因。痰浊日久化热，还可出现咳黄黏痰、舌红苔黄腻等痰热阻肺的表现。程金波等人认为肺真菌病的病因病机为久病或老年体虚，肺、脾、肾三脏功能失常，又因外感、劳累、情志所伤，导致气化功能及水液代谢功能失常，聚湿成痰而发病。黄瞧霞认为"痰饮"是老年人肺部真菌感染的重要病理产物，也是肺部真菌感染病情发展、病机演变过程中的重要原因，临证中从痰论治老年肺部真菌感染，取得了良好疗效。白留江通过对30例白色念珠菌感染患者的临床观察发现，此类患者多为痰热证，应用痰热清注射液治疗白色念珠菌肺炎具有较好的疗效。赵竞秀亦发现，应用清热化痰的方法，用加减温胆汤治疗变应性支气管肺曲菌病，可取得良好的疗效。

2）痰瘀互结

《金匮要略》曰"血不利则为水，水不利则为血"，明确指出痰浊水湿内停，阻滞气机，气机不畅，血液运行受阻，可产生瘀血；瘀血内停，气机阻滞，水液代谢失常，亦可产生痰饮水湿。同时，痰浊阻肺，肺失宣降，"肺主治节"的功能失常，不能调节血液的运行，也可产生瘀血。痰浊阻肺，肺失宣降，"肺主气"的功能失常，肺气虚，宗气生成障碍，不能贯心肺行气血，亦可产生瘀血，最终形成痰瘀互结证。宫晓燕等认为肺真菌病的病机除肺脾肾三脏亏虚、气阴两虚之外，还有瘀血的因素存在，在益气健脾、养阴润肺、补肾纳气用药治疗的基础上，加用紫草活血化瘀，取得了良好疗效。林如平等亦认为肺真菌病的病机为气阴两虚、痰热壅盛、瘀血阻络证，在处方用药时，常在益气养阴、清热化痰的基础上，加用丹参等活血化瘀之品，往往取得良好的效果。

（3）本虚标实

在临床上，肺真菌病的中医证型更常表现为正虚邪实、虚实夹杂，正虚多为气阴亏虚，邪实多为疾痰互阻。气阴亏虚之人，容易感受"霉邪"，一旦受邪，迅速入里，进一步损伤正气，形成正虚邪实、虚实夹杂的证型。尤其是随着广谱抗生素及苦寒中药的大量应用，损伤正气；或长期应用激素，抑制免疫，加重正气亏虚。因此，肺真菌病患者中正虚夹杂证更为常见。王凯军认为肺真菌病常为继发性感染，多继发于免疫功能低下或既往有慢性基础疾病的患者，病变首先犯肺，随后影响脾肾，并以肺、脾、肾三脏亏虚为本，痰浊等病理产物为标，病性属虚实夹杂，治疗当标本同治。李爱华等人亦认为肺真菌病的病机多为正气亏虚，感受湿邪，或脾气亏虚，脾失健运，水湿不化，聚湿生痰，蕴阻于肺，郁久化热，热伤气阴；病性属虚实夹杂，中医证型可分为痰湿蕴肺证、痰热阻肺证、肺阴亏虚证三类，临床治疗以祛湿化痰、清热解毒、润肺养阴、肃肺止咳为法，取得了良好疗效。

3. 病位：肺真菌病的病位主要在肺，与五脏相关。

（1）主要在肺

中医认为，肺为五脏六腑之"华盖"，脏腑娇嫩，不耐寒热，主一身之表，《温热论》言"风邪上受，首先犯肺"，明确指出外邪侵袭人体，肺脏首当其冲，肺脏较其他脏腑更容易感受外邪侵袭。因此真菌感染的患者多见于肺部真菌感染，与现代西医研究结果一致。

中医认为"肺主一身之气"，包括宗气的生成。如果患者素有咳嗽、哮病、喘证、肺胀等肺部疾病，日久肺脏亏虚，功能失常，肺脏吸入自然界的清气不足，不能和脾胃化生的水谷精微之气相合转化为宗气，宗气不足则不能帮助肺脏进行呼吸，形成恶性循环。且肺主宣发肃降，能够将水谷精微散布全身，内到脏腑经络，外到肌肉皮毛，从而有助于卫气发挥抵御外邪侵袭的卫外功能。如果肺病日久，肺脏亏虚，肺失宣降，卫外功能不能正常进行，更容易感受外邪，若感受真菌邪气，则发为肺部真菌感染。因此肺部真菌感染的患者多合并呼吸系统疾病的基础疾病，这与现代医学的研究进展也是一致的。

（2）与五脏相关

中医认为五脏六腑是一个五行系统，存在生克制化关系。肺部疾病日久，功能失常，导致肺脏气血阴阳失调，可影响其他脏腑功能，最终导致五脏系统紊乱。如果其他脏腑病变，功能失常，日久也可影响及肺，导致肺部疾病。与现代医学研究发现肺真菌病的患者除合并肺部基础疾病外，还常常合并糖尿病、系统性红斑狼疮（systemic lnpus erythematosus，SLE）、恶性肿瘤等其他基础疾病的结果一致。

中医认为肺真菌病的病位多与肺脾肾相关，后期可影响及心。古人言，"肺为储痰之器""脾为生痰之源""肾为生痰之本"，指出正常情况下，水液代谢正常需要肺脾肾三脏功能活动正常，如果其中一脏功能失常，就会化生痰饮。真菌邪气首先犯肺，肺失宣降，肺气上逆则咳嗽、喘息；肺通调水道的功能失常，影响水液代谢，聚湿成痰，痰浊上扰于肺，肺失宣降，肺气上逆，亦可出现咳嗽、咳痰、痰多、水肿等痰饮内停的表现。肺病日久，子病犯母，影响及脾，脾气亏虚，运化失司，水液吸收、转输功能失健，水液停滞，产生痰饮水湿等病理产物，痰饮水湿上扰于肺，又可导致肺失宣降，出现咳痰、喘息、胸闷、水肿等临床表现。肺与肾存在金水相生的关系，肺病日久，金不生水，影响肾，不仅会导致肾失气化，关口不利，水泛肌表为肿，水饮上逆为喘等临床表现；还会导致肾不纳气，动则气喘的临床表现；肾病日久，水不润金，肺脏失于濡养，肺体失用，宣降失职，又可出现咳嗽、喘息等临床表现。肺真菌病日久，损伤气阴，心失濡养；或阴损及阳，心阳亏虚；或痰浊上扰于心，心神不宁，导致心悸、烦躁、失眠等心神不宁的症状。

宫晓燕等人认为侵袭性肺部真菌感染属于中医虚劳的范畴，认为本病是因为慢性呼吸系统疾病日久，失治误治，导致肺脏受损，肺体失用，肺脏功能失常，日久子盗母气，肺病影响脾，导致脾失健运；母病及子，金水不相生，肺病及肾，导致肾精亏虚，最终出现肺、脾、肾三脏亏虚的表现。王凯军认为肺真菌病属于中医肺胀的范畴，多因年老体虚或久病体虚，导致肺脏亏虚，痰浊内留，又感外邪所发，其病位首先在肺，随后影响脾和肾，病变以肺、脾、肾三脏亏虚为本，病理因素以痰为标，治当标本兼顾，分清主次，当以本虚为主要表现时，治当补肺、健脾、纳肾为主，当以标实为主要表现时，治当从祛痰为主。毕云等通过临床观察亦发现，"霉"邪犯肺，肺失宣降，水液代谢失常，生痰化热，可出现咳嗽、咳痰、喘息等呼吸系统的临床表现。"霉"邪侵犯脾胃，脾失健运，可出现腹痛、腹泻等伪膜性肠炎的临床表现；脾开窍于口，"霉"邪内犯，蕴湿生热，可出现口中覆有白膜等口腔真菌感染的临床表现。

综上所述，肺真菌病可导致肺、脾、肾三脏功能失常，水液代谢失常，生痰化饮，痰饮内停，进一步影响肺、脾、肾的脏腑功能失常，形成恶性循环。因此，肺真菌病病位主要在肺，与五脏相关。

4. 药理研究：目前，中医药对治疗肺真菌病的药理研究主要集中于两方面，具有抗真菌活性的中药研究和具有增强机体免疫功能作用的中药研究。

（1）具有抗真菌活性的中药研究

1）具有抗真菌活性的中药随着肺真菌病的日益增加，在中医药领域寻找治疗肺真菌病的有效方法极其迫切，从20世纪20年代，医学研究人员就开始在中医药中寻找有效的抗真菌药物，并成功筛选出很多具有抗真菌活性的中草药物。如现代研究发现，中药栀子、黄连、黄柏、龙胆、秦艽、防己、山豆根、乌梅、川芎、紫草、丁香、使君子、白芷等中药有较好的抗真菌活性。宫毓静等人通过对164种中药提取物进行抗真菌活性的研究，发现牡丹皮、丹参、土槿皮、黄芩、黄连、黄柏、地骨皮、萆薢、防己、知母、丁香、木香、青木香、肉桂、桂枝、肉豆蔻、高良姜、五倍子、石菖蒲、徐长卿、凤仙花等中药对一种或多种真菌具有较强的抑菌作用，其中牡丹皮和土槿皮对3种真菌都有抑菌作用。

2）具有抗真菌活性的中药作用机制

随着中药有效成分抗真菌作用研究的不断深入，对于中药抗真菌作用的机制研究也逐渐增加。目前实验研究发现中药抗真菌的作用机制主要有3个方面：①抑制真菌细胞壁和细胞膜的合成，破坏真菌细胞壁和细胞膜的结构，从而达到抗真菌的作用；②干扰真菌细胞核酸和蛋白质的正常合成，抑制真菌细胞的正常分裂，从而达到抗真菌的作用；③减少真菌能量的合成和利用，抑制真菌酶的合成，影响真菌的正常代谢，从而达到抗真菌的作用。

（2）具有增强机体免疫功能作用的中药研究

患者免疫力低下，给真菌的生长提供了一个良好环境，因此，提高机体免疫力，对提高抗真菌的疗效有重要作用。王晓波等研究发现，当归补血汤可提高白色念珠菌感染小鼠巨噬细胞的吞噬能力，从而增强白色念珠菌感染小鼠的免疫力，提高存活率。姜欣等人研究亦发现，免疫力低下的小鼠感染白色念珠菌后，在应用抗真菌治疗的同时加用十全大补汤，有助于提高抗真菌药物的治疗效果；但如果单用十全大补汤对白色念珠菌感染的小鼠并无明显抗真菌的治疗作用。

5. 小结：通过中医药工作者的辛勤工作，在中医药诊治肺真菌病方面已取得了可喜成就，但在许多方面和环节还不成熟、不完善。主要表现在以下几个方面：因肺真菌病的病源谱不单一、宿主的基础疾病不同、体质各异，以及地域、季节时间差异，故临床证型繁多，现阶段尚未做出规范的临床分型，对肺真菌病的辨证分型及治疗多散在于众多中医文献中，有待进一步探索、归纳和总结。现阶段对于肺真菌病主要是治疗于既病之后，未做到预防于既病之前。应在应用抗生素或激素等其他免疫抑制剂之前或同时，让中医药积极参与预防真菌感染，发挥中医药的优势，起到治"未病"的效果。中药抗真菌的临床与实验研究多局限于水煎剂和粗提取物，当努力从生药中提取有效的抗真菌成分，积极研制高质量的动物模型，并做好中药抗真菌活性的研究，尤其是中药体内抗真菌活性的研究。

第五节　肺炎支原体肺炎

肺炎支原体肺炎是由肺炎支原体引起的呼吸道和肺部的急性炎症改变，常同时有咽炎、支气管炎和肺炎。肺炎支原体是引起人类社区获得性肺炎的重要病原体，约占所有社区获得性肺炎病原体的5%~30%，它由口、鼻分泌物经空气传播，终年散发并可引起小流行的呼吸道感染。主要见于儿童和青少年，在成人中也较常见。支原体肺炎大多症状轻，预后较好，但肺炎支原体感染也可引起严重的双侧肺炎和其他系统的肺外并发症而导致死亡，如脑膜炎、脊髓炎、心肌炎、心包炎、免疫性溶血性贫血和肾炎等。

中医将本病归属于"肺炎喘嗽"范畴，以发热、咳嗽、咳痰、气急、鼻煽为主要症状，重者涕泪俱出、面色苍白发绀。肺炎喘嗽的病名首见于《麻科活人全书》，该书叙述麻疹出现"喘而无涕，兼之鼻煽"症状时，称为"肺炎喘嗽"。本病全年皆有，冬春两季为多，好发于婴幼儿，一般发病较急，若能早期及时治疗，预后良好。

【病因及发病机制】

一、西医

支原体是介于细菌和病毒之间、兼性厌氧、能独立生活的最小微生物。存在于呼吸道分泌物中的支原体随飞沫以气溶胶颗粒形式传播给密切接触者，潜伏期为2~3周，传染性较小。支原体肺炎以儿童及青年人居多，婴儿间质性肺炎亦应考虑本病的可能。发病前2~3天直至病愈数周，均可在呼吸道分泌物中发现支原体。肺炎支原体入侵呼吸道后，首先借助表面蛋白与呼吸道上皮细胞表面的神经氨酸受体黏附，并移动到纤毛的基底部位，从而保护了支原体免受纤毛系统的清除。肺炎支原体通过诱导免疫损伤及释放毒性代谢产物如过氧化氢和超氧化物等，引起支气管、细支气管黏膜层破坏，纤毛运动减弱甚至消失，并可累及间质、肺泡壁等。肺炎支原体感染和发病除病原体的直接致病作用外，尚存在复杂的免疫病理机制。支原体感染后血清中产生特异性 IgM、IgG 及 IgA，呼吸道局部也产生相应的分泌性抗体，后者具有较强的保护作用，在儿童或青少年可促使再感染时病变和症状加重。支原体感染后 IgE 反应亦见增强，可出现 IgE 介导的超敏反应，促使哮喘患者的急性发作。肺炎支原体感染后还可以产生多种非特异性抗体，如冷凝集素、MG 链球菌凝集素及抗脑、心、肺、肝及平滑肌的自身抗体，可能与患者肺外并发症的发生有关。此外，有报道肺炎支原体肺炎患者血清中测出免疫复合物，在并发肾炎者的肾小球中测出含肺炎支原体抗原的免疫复合物。支原体感染可产生特异性细胞免疫，并随年龄增长而上升，也可产生酷似结核菌素反应的迟发型变态反应。支原体细胞膜与宿主细胞膜有共同抗原成分，使之逃避宿主的免疫监视，导致长期寄居。

肺部病变为支气管肺炎、间质性肺炎和细支气管炎。肺泡内可含少量渗出液，并可发生局灶性肺不张。肺泡壁与间隔有中性粒细胞、单核细胞、淋巴细胞及浆细胞浸润。支气管黏膜充血，上皮细胞肿胀，胞质空泡形成，有坏死和脱落。胸腔可有纤维蛋白渗出和少量渗出液。开胸肺活检的资料表明肺炎支原体感染还可引起闭塞性细支气管炎伴机化性肺炎。

二、中医

引起肺炎喘嗽的病因主要有外因和内因两大类。外因主要是感受风邪，寒温失调，风邪外袭而为病，风邪多夹热或夹寒为患，其中以风热为多见。肺脏娇嫩，卫外不固，如先天禀赋不足，或后天饮食失宜，久病不愈，病后失调，则致正气虚弱，卫外不固，腠理不密，而易为外邪所致。

肺炎喘嗽的病变主要在肺。肺为娇脏，性喜清肃，外合皮毛，开窍于鼻。感受风邪，首先侵犯肺卫，致肺气郁闭，清肃之令不行，而出现发热、咳嗽、痰壅、气促、鼻煽等症。痰热是其病理产物，常见痰热胶结，阻塞肺络，亦有痰湿阻肺者，肺闭可加重痰阻，痰阻又进一步加重肺闭，形成宣肃不行，病情加重。

肺主治节，肺气郁闭，气滞血瘀，心血运行不畅，可致心失所养，心气不足，心阳虚衰的危重变证。亦可因邪热炽盛化火，内陷厥阴，出现高热动风证候。若影响脾胃升降，浊气停聚，大肠之气不行，可出现腹胀、便秘等腑实证候。

重症肺炎或素体虚弱，患病之后常迁延不愈，难以恢复，如体禀营虚卫弱者，可致长期不规则发热，或寒热往来，自汗；体禀阴液不足者，可形成发热以夜间为甚、手足心灼热、盗汗、夜寐不宁等症。

【诊断与辨证】

一、西医诊断

（一）临床表现

肺炎支原体感染起病缓慢，起初有数天至 1 周的无症状期，继而乏力、头痛、咽痛、肌肉酸痛，咳嗽明显，多为发作性干咳，夜间为重，也可产生脓痰，持久的阵发性剧咳为支原体肺炎较为典型的表现。一般为中度发热，也可以不出现发热。可伴有鼻咽部和耳部的疼痛，也可伴有气促或呼吸困难。咽部和鼓膜可以见到充血，颈部淋巴结可肿大。有 10% ~ 20% 的患者出现斑丘疹或多形红斑等。胸部体征不明显，与肺部病变程度不相符。可闻鼾音、笛音及湿啰音。很少肺实变体征，亦有在整个病程中无任何阳性体征者。

（二）辅助检查

血白细胞总数正常或略增高，以中性粒细胞为主。起病 2 周后，约 2/3 的患者冷凝集试验阳性，滴度为 1∶32，如果滴度逐步升高，更有诊断价值。如血清支原体 IgM 抗体≥1∶64，或恢复期抗体滴度有 4 倍增高，可进一步确诊。直接检测呼吸道标本中肺炎支原体抗原，可用于临床早期快速诊断。单克隆抗体免疫印迹法、核酸杂交技术及 PCR 技术等具有高效、特异而敏感等优点。

X 线检查显示肺部多种形态的浸润影，呈节段性分布，以肺下野为多见，有的从肺门附近向外伸展。病变常经 3 ~ 4 周后自行消散。部分患者出现少量胸腔积液。

（三）诊断与鉴别诊断

需综合临床症状、X 线影像表现及血清学检查结果做出诊断。培养分离出肺炎支原体虽对诊断有决定性意义，但其检出率较低，技术条件要求高，所需时间长。血清学试验有一定参考价值，尤其血清抗体有 4 倍增高者，但多为回顾性诊断。本病应与病毒性肺炎、军团菌肺炎等鉴别。外周血嗜酸性粒细胞数正常，可与嗜酸性粒细胞肺浸润相鉴别。

二、中医辨证

肺炎喘嗽病初与感冒相似，均为表证，但表证时间短暂，很快入里化热，主要特点为咳嗽、气喘。初起应分清风热还是风寒，风寒者多恶寒无汗，痰多清稀，风热者则为发热重，咳痰黏稠。痰阻肺闭时应辨清热重、痰重，热重者高热稽留不退，面红唇赤，烦渴引饮；痰重者喉中痰鸣，痰声辘辘，胸高气急。若高热炽盛，喘憋严重，呼吸困难，为毒热闭肺重症。若正虚邪盛出现心阳虚衰，热陷厥阴，为病邪猖獗、正气不支的危重变证。

1. 常证

（1）风寒闭肺证：恶寒发热，无汗不渴，咳嗽气急，痰稀色白，舌淡红，苔薄白，脉浮紧。

（2）风热闭肺证：发热恶风，微有汗出，口渴欲饮，咳嗽，痰稠色黄，呼吸急促，咽红，舌尖红，苔薄黄，脉浮数。

（3）痰热闭肺证：壮热烦躁，喉间痰鸣，痰稠色黄，气促喘憋，鼻翼煽动，或口唇青紫，舌红，苔黄腻，脉滑数。

（4）痰浊闭肺证：咳嗽气喘，喉间痰鸣，咳吐痰涎，胸闷气促，食欲不振，舌淡苔白腻，脉滑。

（5）阴虚肺热证：低热不退，面色潮红，干咳无痰，舌质红而干，苔光剥，脉数。

（6）肺脾气虚证：病程迁延，低热起伏，气短多汗，咳嗽无力，纳差，便溏，面色苍白，神疲乏力，四肢欠温，舌质偏淡，苔薄白，脉细无力。

2. 变证

（1）心阳虚衰证：突然面色苍白、发绀，呼吸困难加剧，汗出不温，四肢厥冷，神萎淡漠或烦躁不宁，右胁下肝脏增大、质坚，舌淡紫，苔薄白，脉微弱虚数。

（2）内陷厥阴证：壮热神昏，烦躁谵语，四肢抽搐，口噤项强，两目上视，咳嗽气促，痰声辘辘，舌质红绛，指纹青紫，达命关，或透关射甲，脉弦数。

【治疗】

一、西医

早期使用适当抗生素可减轻症状及缩短病程。本病有自限性，多数病例不经治疗可自愈。大环内酯类抗生素为首选，如红霉素、罗红霉素和阿奇霉素。对大环内酯不敏感者则可选用呼吸喹诺酮类，如左氧氟沙星、莫西沙星等，四环素类也用于肺炎支原体肺炎的治疗。疗程一般为 2～3 周。因肺炎支原体无细胞壁，青霉素或头孢菌素类等抗生素无效。对剧烈呛咳者，应适当给予镇咳药。若合并细菌感染，可根据病原学检查，选用针对性的抗生素治疗。

二、中医

（一）辨证论治

本病治疗，以宣肺平喘、清热化痰为主法。痰多壅盛者，首先降气涤痰；喘憋严重者，治以平喘利气；气滞血瘀者，治以活血化瘀；病久气阴耗伤者，治以补气养阴，扶正祛邪；出现变证者，随证施治。因本病易于化热，病初风寒闭肺治方中宜适当加入清热药。肺与大肠相表里，壮热炽盛时宜早用通腑药，致腑通热泄。病之后期，阴虚肺燥，余邪留恋，用药宜甘寒，避免用滋腻之品。

1. 常证

（1）风寒闭肺

治法：辛温开肺，化痰止咳。

方药：三拗汤（《医学正传》）合葱豉汤（《肘后备急方》）加减。

常用药：麻黄、杏仁、甘草、荆芥、豆豉、桔梗、防风、金银花、连翘。

加减：若痰多白黏，苔白腻，加苏子、陈皮、半夏、莱菔子化痰止咳平喘；寒邪外束，肺有伏热，加桂枝、石膏表里双解。

（2）风热闭肺

治法：辛凉宣肺，清热化痰。

方药：银翘散（《温病条辨》）合麻杏石甘汤（《伤寒论》）加减。

常用药：麻黄、杏仁、生石膏、生甘草、金银花、连翘、薄荷、桔梗、牛蒡子。

加减：若壮热烦渴，倍用石膏，加知母，清热宣肺；喘息痰鸣者加葶苈子、浙贝母泻肺化痰；咽喉红肿疼痛，加射干、蝉蜕利咽消肿；津伤口渴加天花粉生津清热。

（3）痰热闭肺

治法：清热宣肺，涤痰定喘。

方药：五虎汤（《仁斋直指方论》）合葶苈大枣泻肺汤（《金匮要略》）加减。

常用药：麻黄、杏仁、生石膏、生甘草、细茶、桑白皮、葶苈子、苏子、前胡、黄芩、虎杖等。

加减：痰重者加猴枣散豁痰；热甚腑实加生大黄、玄明粉通腑泄热；痰多加天竺黄、制胆南星化痰；唇紫加丹参、当归、赤芍活血化瘀。

（4）痰浊闭肺

治法：温肺平喘，涤痰开闭。

方药：二陈汤（《太平惠民和剂局方》）合三子养亲汤（《医方集解》）加减。

常用药：法半夏、陈皮、莱菔子、苏子、白芥子、枳壳、前胡、杏仁等。

加减：若咳甚加百部、紫菀、款冬花止咳化痰；便溏加茯苓、白术健脾。

（5）阴虚肺热

治法：养阴清肺，润肺止咳。

方药：沙参麦冬汤（《温病条辨》）加减。

常用药：南沙参、麦冬、玉竹、天花粉养阴生津，桑叶、款冬花止咳，生扁豆、甘草健脾。

加减：若低热缠绵加青蒿、知母清虚热；咳甚加泻白散泻肺；干咳不止加五味子、诃子敛肺止咳；盗汗加地骨皮、煅龙骨敛汗固涩。

（6）肺脾气虚

治法：健脾益气，肃肺化痰。

方药：人参五味子汤（《幼幼集成》）加减。

常用药：人参、五味子、茯苓、白术、百部、橘红、生甘草等。

加减：动则汗出加黄芪、煅龙骨、煅牡蛎固表敛汗；咳甚加紫菀、款冬花止咳化痰；纳谷不香加神曲、谷芽、麦芽；大便不实加淮山药、炒扁豆健脾益气。

2. 变证

（1）心阳虚衰

治法：温补心阳，救逆固脱。

方药：参附龙牡救逆汤加减。

常用药：人参、附子、龙骨、牡蛎、白芍、甘草等。

加减：面色口唇发绀，肝脏肿大者，加当归、红花、丹参活血化瘀；兼痰热实证，须扶正祛邪，标本同治。

（2）内陷厥阴

治法：平肝息风，清心开窍。

方药：羚角钩藤汤（《通俗伤寒论》）合牛黄清心丸（《痘疹心法》）加减。

常用药：羚羊角、钩藤、茯神、白芍、甘草、生地、黄连、黄芩、山栀仁、郁金、辰砂、牛黄等。

加减：昏迷痰多者加胆南星、天竺黄化痰开窍；高热神昏者，加安宫牛黄丸清心开窍。

（二）其他中医特色疗法

1. 中药敷胸疗法：白芥子末、面粉各 30 g，加水调和，用纱布包后，敷贴胸背部，每日 1 次，每次约 15 分钟，出现皮肤发红为止，连敷 3 日。适用于痰多、两肺啰音经久不消者。

2. 中药离子导入：选择宣肺止咳，化痰平喘的中药，将药物浓煎备用。每次取药液 50～100 mL 浸入治疗垫，置于肺俞、定喘、膻中等穴，通过中药离子导入治疗仪导入，使药物通过皮肤直接浸透和吸收。适用于 6 个月以上患儿，每日 1 次，每次 10 分钟。

3. 耳穴贴压：选穴肺、气管、交感、神门等以助止咳平喘，减轻症状。

4. 捏脊疗法：提捏背部的督脉、足太阳膀胱经，每日 1 次，每次 3～5 分钟，以达到调理脏腑，增强体质，防止反复外感诱发喘息发作。

5. 针刺疗法：主穴选尺泽、孔最、列缺、合谷、肺俞、足三里。根据不同证型选取配穴，一般快速进针，行平补平泻手法，捻转或提插，不留针。

6. 推拿疗法：补脾经，清肺经，清天河水，揉二马，揉按足三里，推涌泉，揉肺俞，揉脾俞等。

7. 穴位贴敷：北沙参、炒白术、白芥子等研细末，生姜汁调糊，敷肺俞穴等，每日 1 次，每次约 10 分钟，出现皮肤发红为止，连敷 3 日。

【支原体肺炎的中医药诊疗综述】

肺炎支原体是介于病毒和细菌之间的病原微生物，通过咳嗽、喷嚏或讲话时的飞沫传播，常可引起小儿的呼吸道感染症状。肺炎支原体肺炎是感染肺炎支原体后引起的肺部炎症，其发病率呈上升趋势，已成为儿科门诊的多发病。本病潜伏期较长，初期常表现为干咳，大多患儿有发热表现，后期出现黄色或白色黏痰，偶见痰中带血丝，部分患儿伴有喘息。急性期患儿大小气道同时受损，恢复期大气道恢复正常，部分小气道损伤持续存在，出现慢性咳嗽、喘息、哮喘等后遗症。中医根据其症状的主要特点，将其归属于"肺炎喘嗽"范畴。肺炎支原体的繁殖能力非常强，因其自身结构的特殊性，可长期寄居于人体，难以清除，导致本病病程较长。现结合文献研究和临床病案对支原体肺炎进行证候讨论，以及临床上常采用中西医结合治法，中医治法又包括内治法和外治法，现总结如下。

1. 中医古代典籍对咳嗽和风温肺热病的病因病机认识。从古至今有关咳嗽的中医论著记述很多，如外感咳嗽致病原因在刘完素《河间六书》提出为寒、暑、燥、湿、风、火六气；在喻嘉言《医门法律》中指出六气主病，风、寒、热、暑、湿、燥皆能乘肺，皆能致咳及秋伤干燥，冬生咳嗽。《素问·咳论》中指出肺寒则外内合邪，因而客之，则为肺咳。……人与天地相参，故五脏各以治时，感于寒则受病，微则为咳，甚则为泄为痛，指出咳嗽与外感寒邪相关。《诸病源候论·咳嗽病》中对"风咳，欲语因咳，言不得竟是也"的描述提示了咳嗽有风邪致病特征。

肺易受内外之邪气侵袭而致病，故又有"肺为娇脏"之称。肺居于胸中高位，外合皮毛，开窍于鼻，其性喜润恶燥。外邪致病的病机为：风邪侵袭，肺气失于宣降，上逆则咳，肺气清肃失职，气机郁闭则喘。肺为水之上源，水液失于敷布，聚集成痰，痰阻气道，又进一步加重肺闭，导致咳嗽剧烈，咳痰增多。邪客肌表，卫外失司，正邪相争，故见恶寒发热。鼻为肺窍，肺气失宣，鼻窍不利，鼻塞流涕。从而出现发热、咳嗽、咳痰、喘憋、鼻塞流涕等临床症状。

风温肺热病是风温病与肺热病的合称。病位在肺，症状主要为发热，咳嗽，咳痰，痰白或痰黄、黏稠，或带血。西医学的急性肺炎、支气管周围炎和急性支气管炎等急性肺部感染疾病，均可参照风温肺热病辨证论治。叶天士指出"温邪上受，首先犯肺，逆传心包"，为风温的传变及辨治规律提供了理论依据。风温肺热病的表现在下列条文有所记述：《素问·刺热》"肺热病者，先淅然厥，起毫毛，恶风寒，舌上黄身热，热争则喘咳，痛走胸膺背，不得太息，头痛不堪，汗出而寒"，描述了发病的整体过程。又如"肺热病者，右颊先赤"，从面色强调热病的征兆。《素问·热论》"未满三日者，可汗而已；已满三日者，可泄而已"，《难经·四十九难》讲到肺经正经受病是"形寒饮冷则伤肺"，提出了肺病发病原因。证候症状方面提到"肺主声，入肝为呼，入心为言，入脾为歌，入肾为呻，自入为哭。故知肺邪入心，为谵言妄语也。其病身热，洒洒恶寒，甚则喘咳，其脉浮大而涩"。《温病条辨》说"风温之为病，春月与冬季为多，必身热咳，烦渴"，风温为阳邪，易化热而持续高热，外邪侵袭，肺失清肃，气机不利，肺气郁闭而咳嗽频繁，甚或喘愁，风温之邪耗伤阴液而出现肺燥阴伤，则干咳痰少、口鼻干燥。

本病主要由于外邪侵犯于肺卫，使肺气失于宣降，致气机不利，气逆而咳；外邪阻塞清窍则咽痛、鼻塞流涕、耳部痛痒；邪客卫表，正邪相争，发热头身痛。其病位主要在肺卫，其主要病机是肺气郁闭，痰热是主要的病理产物。

2. 支原体肺炎相关中医药的研究和诊治进展对病因病机的认识。赵兰才提出了病名用"时行咳嗽"的观点，因为其传染性特点可归属为"时行病"或"疫疾"范畴，亦符合风温及风温肺热的特点，"时行咳嗽"既明确了外感热病的属性，以别于非传染性疾病，又反映出本病以咳嗽为主症的证候特征。病机分析重在正虚、邪侵两方面，分急性期和恢复期两期，概括为邪侵卫表、邪热壅肺、邪犯气营等多个证型。谢泉馨认为外邪袭肺、肺失宣降、气机不利、津液代谢不畅是支原体肺炎的病机，导致痰阻气滞而发病。吴振起等总结支原体肺炎临床表现：发热、鼻干咽燥、干咳少痰、黏痰或痰中带血等，提出从燥论治。病程中干咳是其特征性症状，恰如燥邪伤肺、肺失肃降之干咳，初期伴有头痛、发热等症。因燥邪初袭肺卫，随病情发展，燥邪入里，壅郁不宣，化热伤津，炼液成痰，气道受阻，宣肃不畅，故见"百日咳"样疫咳，或痰中带血、高热不退，后期由于肺胃阴伤，干咳持续。李向红认为小儿形气未充，脏腑娇嫩，易感风邪，风邪自口鼻入肺，肺失宣降，肺气闭塞，则郁而化"热"，肺气闭塞则水液凝聚为"痰"，或肺病及脾，脾失健运，聚湿成"痰"，肺气闭塞，血行不畅而成"瘀"。痰、热、瘀互结，壅阻肺道为本病之症结，患儿易虚易实，故患病后期易出现正虚邪恋之证。刘长红等认为支原体肺炎易感性强，把支原体肺炎归属于中医"时行疫病"范畴，按照温病卫气营血传变规律归纳病程演变过程，病情进展易出现化燥伤阴、耗营动血、内陷生变的病机特点。施益农认为，支原体肺炎病机分常证和变证之不同，常证的病机是肺脾不足，木火刑金；变证的病机是病邪内陷心包，邪入营分，耗营动血，邪陷厥阴，故认为支原体肺炎的治疗应为健脾补金、清温肃肺、平肝化痰、活血化瘀。郑艳萍等研究发现：外邪袭肺，肺气郁闭，化热生痰，痰阻气道，气不得宣而气滞，气滞则生瘀，气滞与血瘀常在病理机制上互为因果，在临床治疗中针对瘀血致病的病机佐用"活血化瘀"法，能够提高疗效。胡鹏总结李秀亮教授的经验，认为小儿支原体肺炎属于中医"疫咳"的范畴，其感在肺，其病在肝；其咳在肺，其治在肝。肝为刚脏，体阴而用阳，阴液足则阳不亢。小儿本"阴常不足"，且患儿久咳，则肺虚阴伤，阴伤则阳亢，肺虚则金不制木，故木亢侮金，发为疫咳。

3. 对辨证分型的认识。王珍结合文献研究和临床病案回顾性研究结果，将小儿支原体肺炎的临床常见基本证型归纳为以下4类：肺阴虚证、痰热壅肺证、气虚兼表证、风热犯肺证。张翠玲将支原体肺炎中医证型分为风邪闭肺、瘀热闭肺、痰湿闭肺、湿热闭肺、毒热闭肺、正虚邪恋，以痰热闭肺型和湿热闭肺型为主；认为肺炎支原体病邪以湿热之邪为主；痰热闭肺型、痰湿闭肺型和湿热闭肺型发病病程相对较长；病情相对较重，支原体肺炎变证的病机是湿热、痰湿之邪互结，痰阻气滞，导致血行不畅，心失所养，见到心肌损伤的表现。刘长红经过临床实践，将支原体肺炎归纳为5种证候类型：①时邪闭肺型：表现咳不甚，舌苔薄白；②肺胃燥热型：表现咳声高亢，痰质黏稠难出，口干口渴，苔黄而干；③痰热恋肺型：表现咳声重浊，痰多，苔黄厚腻；④热入营血型：表现咳嗽夜重伴各种充血出血症状；⑤气阴两伤型：表现干咳自汗，舌红，苔少。变证辨证分型：①疫邪侵心：心悸，喘憋，心电图异常，心肌酶谱及同工酶升高；②热蕴肝胆：咳引胁痛，肝功能异常或见皮肤巩膜黄染；③疫邪内陷：高热，神昏，嗜睡，抽搐，头痛，脑脊液异常；④热灼血络各种出血症状，如皮肤紫癜、血尿等。杨晓等研究发现：证型分布以痰热阻肺和痰湿阻肺最为常见，在疾病发展及治疗过程中出现证候转化，其中大部分向痰湿阻肺转化，还有部分出现了虚证或虚实夹杂证，其中虚证以肺脾气虚常见。潘启明等认为在其病变的不同时期，病机表现不尽相同，发病早期痰热壅肺，阻于气道，肺卫郁闭，肺失肃降，治疗应清热宣肺，化痰定喘；热退咳甚期肺阳受损，清肃不力，体内津液不归正化而生痰饮，滞留于肺道，治疗应温肺化饮，止咳平喘；祛邪与扶正兼顾：邪结于肺，致肺失宣发肃降，其病理是阳虚饮停，故祛邪的同时要与扶正兼顾，扶助肺阳，治其虚寒之本证。邓雪梅针对小儿肺炎支原体感染后咳辨证认为小儿支原体肺炎多因脏腑娇嫩，肺常虚，形气未充，易感外邪，又为纯阳之体感邪后易从热化，痰热胶结肺络阻塞不畅，而出现刺激性痉挛咳嗽，所以感染早期、中期多表现为痰热困肺型，用清金化痰汤加减。吕淑云认为，支原体肺炎中医辨证分型为风寒闭肺型、风热闭肺型、痰热闭肺型、毒热闭肺、阴虚肺热型和肺脾气虚型。其研究认为儿童支原体肺炎以风寒闭肺型、风热闭肺型和痰热闭肺型多见，风寒闭肺型病情相对较轻，痰热闭肺型病情相对较重，婴幼儿时期痰热闭肺证型最多。痰热闭肺型具有反复感染肺炎支原体的特征。

4. 对治疗的认识

（1）内治

吴振起根据燥邪致病的理论提出治燥三方：根据不同的临床表现、不同病程阶段，可分别运用清宣润燥的桑杏汤、清燥救肺汤、沙参麦冬汤治疗。桑杏汤适用于初期，属燥热初袭肺卫之表证阶段，具有轻宣凉润、宣肺止咳之功；清燥救肺汤适用于急性期，燥邪深入、热灼肺伤、耗气伤阴、肺失清肃、为燥热伤肺之重症，主以清燥润肺、益气养阴；沙参麦冬汤适用于恢复期，燥热日久、耗伤肺阴、阴虚未复、肺燥失润、为阴虚肺热证，治疗以养阴清肺、生津润燥。苏小慰在西药抗生素治疗的基础上，配合中医辨证论治，根据痰热壅肺、肺失清肃之病机，治以清宣肺热、化痰降气、和络解痉。自拟基本方药物组成：黄芩、桑白皮、鱼腥草、苏子、莱菔子、白芥子、姜半夏、竹茹、蝉衣、全蝎、广地龙、粉甘草等。胡鹏总结李教授经验将小儿支原体肺炎在临床上辨证分为 4 型论治：①肝经风热型：咳频作，痰少，流浊涕，目眵多或颜面、躯干出现红色皮疹，烦躁，头晕，胸闷，舌红苔薄黄或黄少，脉弦数或浮数。治宜疏风清热，镇肝止咳方以桑菊饮加减。②木火刑金型：症见咳嗽频频，痰中带血，甚至咯血，咳甚则面红耳赤，心烦易怒咽干口苦，额赤便秘，舌红苔黄，脉弦数。治宜清肝宁肺，凉血止血，方以咯血方或龙胆泻肝汤加减。③阴虚肺燥型：咳嗽日久，痰少难咳或干咳无痰，咳引呕吐，胸闷痛，唇红声嘶，咽干口渴，大便干燥，舌红苔少，脉细数。治宜滋阴润肺，柔肝缓急，方以清燥救肺汤加减。④横逆犯脾型：症见咳嗽久作，痰多，黏稠难咳，伴有面色萎黄，烦躁，夜卧不宁，神乏困倦，胸闷纳呆，舌淡红、苔黄腻或白腻脉滑数。治宜疏肝健脾，化痰止咳，方以六安煎加减。

（2）外治

1）穴位贴敷

穴位贴敷法有着上千年的历史，操作简单便捷，适于治疗多种疾病。医家们常将药材通过研磨、调和等程序制备成糊状、膏状或丸饼状，敷贴于相应腧穴，在穴位和药效的双重引导下，发挥综合治疗作用。小儿皮肤敏感，用此治法更易发挥药效。熊燕治疗风热和痰热闭肺型肺炎支原体肺炎患儿，在阿奇霉素的基础上用石膏、地龙、葶苈子、白芥子、胆南星、乳香、没药，按 3：1：2：1：1：1：1 的比例研为粉末，用生姜煎煮出的浓汁调和成泥状，敷贴于天突、膻中、大椎、阿是穴（肺部音明显处）和双侧肺俞、涌泉，疗效理想，安全性高。张梅在小儿肺炎支原体肺炎的治疗中，提倡在对症支持治疗的基础上提供更高质量的护理服务，同时在患儿双侧肺俞穴予中药贴敷（药物组成：麻黄、金银花、黄芩、鱼腥草、板蓝根、石膏、桔梗、生甘草），通过其清热解毒润肺的功效最大限度地缓解症状，患儿及其家属的满意度很高。穴位贴敷法经过多年发展与实践，制作工艺和技术已相对成熟，在用药和选穴准确的基础上，均可发挥疗效，且依从性高、无痛苦，尤适用于服药困难的患儿。

2）推拿

推拿不仅是一种常用的养生保健方式，也能通过对相应经络穴位的推、按、揉、捏等治疗多种疾病。尚洪等治疗肺炎支原体肺炎患儿，在中成药、祛痰剂和免疫调节剂的基础上，予推拿法（刺激补脾经、运内八卦、补肺经、揉板门；摩中脘、按揉足三里；揉掌小横纹、按揉肺俞），发现患儿治疗前后的 CRP、血沉和纤维蛋白原均明显减低，临床症状得到缓解。刘艳琼治疗小儿肺炎，在一般西药治疗的基础上加强护理，同时提供推拿（主要按压肺俞穴、拿捏风池穴、捏揉大椎穴）、穴位贴敷（药物组成：红花、大黄、白芥子、细辛、赤芍、延胡索；选穴：天突、膻中、肺俞）中药塌渍（药物组成：细辛、延胡索、甘遂；选穴：膈俞、脾俞），患儿及家属反响好，治疗效果可观。推拿法对行医者的手法要求较高，但无须服药、无须开创、副作用极小，尤适于儿科疾病的治疗，其疗效也得到越来越多儿科医家的肯定。

3）足浴

足浴能刺激足部及小腿部的相应反射区，促进全身气血运行，调节脏腑功能，作为中医外治法之一，常能有效预防和改善临床症状。宋桂华等治疗肺炎支原体肺炎伴发热（体温超过37.4℃）的患儿，在抗感染治疗的基础上，予大柴芩足浴方（主要成分：大青叶、黄芩、紫花地丁、柴胡、连翘、荆芥、绵马贯众、蒲公英、板蓝根）煎煮后恒温泡足，记录患儿体温变化情况并做统计分析，发现此足浴法比退热贴退热效果好，且简单方便，经济实用。

5. 小结。肺炎支原体肺炎的临床治疗，通常选择阿奇霉素，虽能取得一定疗效，但存在不同程度的副作用，如恶心呕吐、腹痛腹泻、过敏反应等，研究显示不论静脉或口服给药均存在引起药物不良反应的可能。近年来抗生素滥用后，肺炎支原体的耐药率明显增高，使得单纯西医治疗越来越不尽如人意，因而肺炎支原体肺炎已成为中医优势病种，内、外治法相结合又是中医治疗的特色，值得推广应用。

参考文献

[1] 葛均波，徐永健，王辰. 内科学［M］. 9版. 北京：人民卫生出版社，2018.

[2] 邵长荣. 邵长荣实用中医肺病学［M］. 北京：中国中医药出版社，2009.

[3] 中华人民共和国国家卫生健康委员会. 新型冠状病毒感染诊疗方案（试行第九版）［J］. 中华临床感染病杂志，2022，15（2）：81－89.

[4] 周仲瑛. 中医内科学［M］. 北京：中国中医药出版社，2003.

[5] 宋玉莹. 217例肺炎支原体肺炎中医证型与相关因素的相关性分析［D］. 济南：山东中医药大学，2015.

[6] 沈元良. 名老中医话肺系疾病［M］. 北京：金盾出版社，2014.

[7] 钟南山. 传染性非典型肺炎（SARS）诊疗方案［J］. 中华医学杂志，2003，83（19）：1731－1752.

[8] 李传智. 张忠鲁教授中医治疗病毒性肺炎经验总结［D］. 沈阳：辽宁中医药大学，2016.

[9] 段华，董静，程斌. 肺部真菌感染的中医治疗概况［J］. 四川中医，2004，22（1）：21－23.

[10] 许勇，李涛，唐苗苗，黄小朋. 肺部真菌感染中医治疗概况［J］. 中国中医急症，2008，17（8）：1133－1134.

[11] 林杏华. 流感和流感病毒性肺炎中医证候规律研究［D］. 广州：广州中医药大学，2015.

[12] 魏群. 侵袭性肺真菌病的中医证型临床研究［D］. 济南：山东中医药大学，2011.

[13] 陈河雨，陈滢宇. 中医药治疗病毒性肺炎临床研究进展［J］. 广东药科大学学报，2020，36（5）：747－751.

[14] 张赛，程燕. 中医诊疗小儿肺炎支原体肺炎概况［J］. 中医药学报，2016，44（1）：73－76.

[15] 赵洪杰. 75例成人支原体肺炎中医证候研究［D］. 北京：北京中医药大学，2014.

[16] 何文星. 《伤寒论》经方治疗肺炎的文献计量分析及临床证候研究［D］. 广州：广州中医药大学，2015.

[17] 梁文其. 病毒性肺炎中医证候特征的研究［D］. 广州：广州中医药大学，2014.

[18] 高峰. 肺结核的中医证候流行病学调查及分析［D］. 广州：广州中医药大学，2014.

［19］中华医学会，中华医学会杂志社，中华医学会全科医学分会，等．成人社区获得性肺炎基层诊疗指南（2018 年）［J］．中华全科医师杂志，2019，18（2）：117 – 126.

［20］中华医学会呼吸病学分会感染学组．中国成人医院获得性肺炎与呼吸机相关性肺炎诊断和治疗指南（2018 年版）［J］．中华结核和呼吸杂志，2018，41（4）：255 – 280.

［21］中华人民共和国国家卫生健康委员会．流行性感冒诊疗方案（2020 年版）［J］．中华临床感染病杂志，2020，13（6）：401 – 405，411.

［22］中华人民共和国国家卫生和计划生育委员会．人感染 H7N9 禽流感诊疗方案（2017 年第一版）［J］．中华临床感染病杂志，2017，10（1）：1 – 4.

［23］中华医学会呼吸病学分会，中华医学会儿科学分会．流行性感冒抗病毒药物治疗与预防应用中国专家共识［J］．中华医学杂志，2016，96（2）：85 – 90.

［24］国家感染性疾病临床医学研究中心．肺结核活动性判断规范及临床应用专家共识［J］．临床医学研究与实践，2020，5（13）：201.

［25］中华医学会呼吸病学分会哮喘学组．变应性支气管肺曲霉病诊治专家共识［J］．中华医学杂志，2017，97（34）：2650 – 2656.

［26］许攀峰，周华，符一骐．肺隐球菌病诊治浙江省专家共识［J］．中华临床感染病杂志，2017，10（5）：321 – 326.

［27］中国成人念珠菌病诊断与治疗专家共识组．中国成人念珠菌病诊断与治疗专家共识［J］．中华传染病杂志，2020，38（1）：29 – 43.

［28］谭选江．用中医辨证疗法治疗肺结核的效果探讨［J］．当代医药论丛，2018，16（8）：52 – 53.

［29］补仕友．用中医养阴清肺方治疗肺结核的效果观察［J］．当代医药论丛，2018，16（5）：211 – 212.

［30］王世强，郭静，李广志．中医药诊治肺真菌病概况［J］．河南中医，2008，28（2）：80 – 82.

［31］胡秋爽．中医治疗小儿肺炎支原体肺炎进展探究［J］．中国疗养医学，2018，27（10）：1028 – 1030.

第六章 弥漫性实质性肺疾病

第一节 中西医概述

弥漫性实质性肺疾病（diffuse parenchymal lung disease，DPLD）亦称作间质性肺疾病（interstitial lung diseases，ILD），是一组主要累及肺间质和肺泡腔，导致肺泡－毛细血管功能单位丧失的弥漫性肺疾病。临床主要表现为进行性加重的呼吸困难、限制性通气功能障碍伴弥散功能降低、低氧血症及影像学上的双肺弥漫性病变，ILD可最终发展为弥漫性肺纤维化和蜂窝肺，导致呼吸衰竭而死亡。

中医经典中有关本病症状的描述常见于"肺痿""喘证""肺痹""咳嗽""肺胀"等疾病。目前大多数医家认同肺纤维化归于中医"肺痿"范畴。肺痿是指肺叶痿弱不用，为肺脏慢性虚损性疾病，以咳吐浊唾涎沫为临床主症。

中医学对肺痿的认识历史悠久，最早见于张仲景的《金匮要略》。该书将肺痿列为专篇，对本病的主症特征、病因病机、辨证等做了较为系统的介绍。如《金匮要略·肺痿肺痈咳嗽上气病脉证治第七》说："痿者萎也，如草木之萎而不荣……寸口脉数，其人咳，口中反有浊唾涎沫何？师曰：为肺痿之病。"唐代孙思邈《千金要方·肺痿门》将肺痿分为热在上焦、肺中虚冷之类，认为"肺痿虽有寒热之分，以及实热之别"。并提出虚寒肺痿可用生姜甘草汤、甘草汤；虚热肺痿可用炙甘草汤、麦门冬汤等。历代医家均认识到肺痿是多种肺病的慢性转归，故常与相关疾病合并叙述，并且提出肺痈、肺痨、久嗽、哮喘等伤肺，均有转化为肺痿的可能。王焘《外台秘要·咳嗽门》引许仁则云："肺气嗽经久将成肺痿，其状不限，四时冷热，昼夜嗽常不断，唾白如雪，细沫稠黏，喘息气上，乍寒乍热，发作有时，唇、口、喉、舌干焦，亦有时唾血者，渐觉瘦悴，小便赤，颜面青白，毛耸，亦成蒸。"明代王肯堂《证治准绳·诸气门》曰："久咳咯血成肺痿。"

间质性肺疾病包括200多种急性和慢性肺部疾病，既有临床常见病，也有临床少见病，其中大多数疾病的病因还不明确。根据病因、临床和病理特点，2002年美国胸科学会（The American Thoracic Society，ATS）和欧洲呼吸学会（European Respiratory Society，ERS）将ILD按以下分类：①已知原因的ILD；②特发性间质性肺炎（idiopathic interstitial pneumonia，IIP）；③肉芽肿性ILD；④其他罕见ILD，见表6-1。其中特发性间质性肺炎是一组病因不明的间质性肺炎，2013年ATS/ERS将其分为三大类：①主要的特发性间质性肺炎；②少见的特发性间质性肺炎；③未能分类的特发性间质性肺炎，见表6-2。

表 6-1　间质性肺疾病的临床分类

1. 已知原因的 ILD

（1）职业或家居环境因素相关

吸入有机粉尘——过敏性肺炎

吸入无机粉尘——石棉沉着病、硅沉着病、肺尘埃沉着病（又称尘肺）等

（2）药物或治疗相关

药物如胺碘酮、博来霉素、甲氨蝶呤等，放射线治疗，高浓度氧疗

（3）结缔组织疾病（connective tissue diseases，CTD）或血管炎相关

系统性硬皮病、类风湿关节炎、多发性肌炎/皮肌炎（polymyositis/dermatomyositis，PM/DM）、干燥综合征、系统性红斑狼疮

ANCA 相关性血管炎：坏死性肉芽肿血管炎、变应性肉芽肿血管炎、显微镜下多血管炎

2. 特发性间质性肺炎

3. 肉芽肿性 ILD：结节病

4. 罕见 ILD

（1）肺淋巴管平滑肌瘤病（pulmonary lymphangioleiomyomatosis，PLAM）

（2）肺朗格汉斯细胞组织细胞增生症（pulmonary Langerhans cell histiocytosis，PLCH）

（3）慢性嗜酸性粒细胞性肺炎（chronic eosinophilic pneumonia，CEP）

（4）肺泡蛋白沉积症（pulmonary alveolar proteinosis，PAP）

（5）特发性肺含铁血黄素沉着症（idiopathic pulmonary haemosiderosis）

（6）肺泡微结石症（alveolar microlithiasis）

（7）肺淀粉样变（pulmonary amyloidosis）

表 6-2　特发性间质性肺炎的分类

	分类	临床 - 影像 - 病理诊断	相应影像和（或）组织病理形态学类型
主要的 IIPs	慢性纤维化性 IP	特发性肺纤维化（IPF） 特发性非特异性间质性肺炎（iNSIP）	普通型间质性肺炎（UIP） 非特异性间质性肺炎（NSIP）
	吸烟相关性 IP	呼吸性细支气管炎伴间质性肺疾病（RB-ILD） 脱屑性间质性肺炎（DIP）	呼吸性细支气管炎（RB） DIP
	急性/亚急性 IP	隐源性机化性肺炎（COP） 急性间质性肺炎（AIP）	机化性肺炎（OP） 弥漫性肺泡损伤（DAD）
少见的 IIPs		特发性淋巴细胞性间质性肺炎（iLIP） 特发性胸膜肺实质弹力纤维增生症（iPPFE）	淋巴细胞性间质性肺炎（LIP） PPFE
未能分类的 IIPs			

第二节　特发性肺纤维化

特发性肺纤维化（idiopathic pulmonary fibrosis，IPF）是一种慢性、进行性、纤维化性间质性肺炎，组织学和（或）胸部 HRCT 特征性表现为普通型间质性肺炎（usual interstitial pneumonia，UIP），病因不清，发于老年人居多，男性多于女性，以呼吸困难和肺功能进行性恶化为特征，预后不良。IPF 是临床最常见的一种特发性间质性肺炎，其发病率呈现上升趋势。美国 IPF 的患病率和年发病率分别是（14～42.7）/10 万和（6.8～16.3）/10 万。我国缺乏相应的流行病学资料，但是临床实践中发现近年来 IPF 病例呈明显增多的趋势。普通型间质性肺炎是 IPF 的特征性病理改变类型。UIP 的组织学特征是病变呈斑片状分布，主要累及胸膜下外周肺腺泡或小叶。低倍镜下病变呈时相不一，表现纤维化、蜂窝状改变、间质性炎症和正常肺组织并存，致密的纤维瘢痕区伴散在的成纤维细胞灶。

【病因及发病机制】

一、西医

迄今有关 IPF 的病因还不清楚。危险因素包括吸烟和环境暴露（如金属粉尘、木尘等），吸烟指数超过 20 包/年，患 IPF 的危险性明显增加。还有研究提示了 IPF 与病毒感染（如 EB 病毒）的关系，但是病毒感染在 IPF 的确切作用不明确。IPF 常合并胃食管反流，提示胃食管反流致微小吸入可能与 IPF 发病有关，但是二者之间的因果关系还不十分清楚。家族性 IPF 病例的报道提示 IPF 存在一定的遗传易感性，但是还没有特定的遗传异常被证实。

目前认为 IPF 起源于肺泡上皮反复发生微小损伤后的异常修复。在已知或未知的遗传/环境因素的多重持续损伤下，受损的肺上皮细胞启动"重编程"，导致细胞自噬降低，凋亡增加，上皮再生修复不足，残存细胞发生间充质样转化，呈现促纤维化表型，大量分泌促纤维化因子，形成促纤维化微环境，使成纤维细胞活化转变为肌成纤维细胞，产生过量的细胞外基质沉积，导致纤维瘢痕与蜂窝囊形成、肺结构破坏和功能丧失。

二、中医

特发性肺纤维化与中医无直接对应的病名，近代医家结合有关症状体征及疾病特点，将其归于"肺痿""肺痹""咳嗽""喘证""肺胀"等范畴，而多从"肺痹""肺痿"论述。汉代张仲景以"肺痿"独立作为病名后，后世医家认为肺痿的发生是久病损肺和误治津伤两方面，而以前者为主。发病机理为肺虚、津气失于濡养所致。

（一）久病损肺

如痰热久嗽，热灼阴伤；或肺痨久嗽，潮热内灼，耗伤阴津；或肺痈余毒未清，灼伤肺阴；或消渴津液耗伤；或热病之后，邪热伤津，津液大亏，以灼肺津，变生涎沫，肺燥阴竭，肺失濡养，血渐枯萎。若大病久病之后，耗伤阳气或内伤久咳，冷哮不愈，肺虚久喘等致肺气日耗，渐而伤阳；或虚热、肺痿日久，阴伤及阳，亦可致肺虚有寒，气不化津，津液失于温摄，反为涎沫，肺失濡养，肺叶渐痿不用，此即《金匮要略》所谓"肺中冷"之类。

（二）误治津伤

因医者误治，滥用汗、吐、泻、下等治法，重亡津液，肺失濡养，发为肺痿。如《金匮要略·肺痿肺痈咳嗽上气病脉证治第七》说："热在上焦者，因咳为肺痿，肺痿之病……或汗，或从呕吐，或从消渴，小便利数，或从便难，又被快药下利，重亡津液，故得之。"

肺痿发病机理总源于肺脏虚损，津气严重耗伤以致肺叶枯萎，阴津伤则燥，燥盛则干，肺叶弱而不用作痿。清代喻嘉言《医门法律·肺痿肺痈门》说："肺痿者，肺气萎而不振也……总由胃中津液不输于肺，肺失所养，转枯转燥，……肺火日炽，肺热日深，肺中小管日窒。"

肺痿病因有肺燥津伤、肺气虚冷之分。尤在泾《金匮要略·肺痿肺痈咳嗽上气病脉证治第七》说："盖肺为娇脏，热则气烁，故不用而痿；冷则气阻。故亦不用而痿也。"是以其病有虚热、虚寒两类，①虚热肺痿：一为本脏自病所转归，二为失治误治或他脏之疾。因热在上焦，消亡津液，阴虚生内热、津枯则肺大燥，肺燥且热，清降之令不行，脾胃上输之津液转从热化，煎熬成涎沫；或因脾阴胃液耗伤，不能上输于肺，肺失濡养，遂致肺叶枯萎。②虚寒肺痿：肺气虚冷，不能温化、固摄津液，由气虚导致津亏；或阴伤及阳，气不化津，以致肺失濡养，渐致肺叶枯萎不用。肺气虚冷，不能温化、布散脾胃上输之津液则反而聚为涎沫；肺气失于治节，"上虚不能制下"，膀胱失于约束，则小便频数，或遗尿失禁。

由上可知，肺痿总由肺虚、津气大伤，失于濡养，以致肺叶枯萎不用。其病位在肺，但与脾、胃、肾等脏密切相关。脾虚气弱无以生化，布散津液；或胃阴耗伤，不能上输养肺，土不生金，均可致肺燥津枯，肺失濡养。若久病及肾，肾气不足，气不化津或因肾阴亏耗，肺失濡养，亦可发为肺痿。

【诊断与辨证】

一、西医诊断

（一）临床表现

多于50岁以后发病，呈隐匿起病，主要表现为活动性呼吸困难，渐进性加重，常伴干咳。全身症状不明显，可以有不适、乏力和体重减轻等，但很少发热，75%的患者有吸烟史。约50%的患者可见杵状指，90%的患者可在双肺基底部闻及吸气末细小的velcro啰音。在疾病晚期可出现明显发绀、肺动脉高压和右心功能不全征象。

（二）辅助检查

1. X线：胸部X线通常显示双肺外带、胸膜下和基底部分布明显的网状或网结节模糊影，伴有蜂窝样变和下叶肺容积减低（图6-1）。

2. 胸部HRCT：胸部HRCT可以显示UIP的特征性改变（图6-2），诊断UIP的准确性大于90%，因此HRCT已成为诊断IPF的重要方法，可以替代外科肺活检。HRCT的典型UIP表现为：①病变呈网格改变，蜂窝改变伴或不伴牵拉支气管扩张，无规律性小叶间隔增厚，可有细网格和少许磨玻璃，可见肺骨化；②病变以胸膜下、基底部分布为主，偶有弥漫或不对称受累。

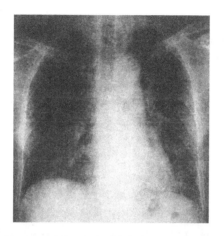

胸片显示双肺弥漫网状影，胸膜下和基底部尤为明显。

图6-1　特发性肺纤维化的胸部X线改变

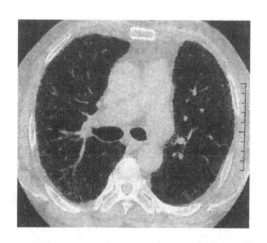

胸部HRCT显示两肺外带胸膜下分布为主的斑片性网状模糊影，伴有蜂窝状改变。

图6-2　特发性肺纤维化的胸部HRCT改变

3. 肺功能：主要表现为限制性通气功能障碍、弥散量降低伴低氧血症或Ⅰ型呼吸衰竭。早期静息肺功能可以正常或接近正常，但运动肺功能表现$P_{(A-a)}O_2$增加和氧分压降低。

4. 血液化验：血液涎液化糖链抗原（KL-6）增高，ESR、抗核抗体和类风湿因子可以轻度增高，但没有特异性。结缔组织疾病相关自身抗体检查有助于IPF的鉴别。

5. BALF/TBLB：BALF细胞分析：多表现为中性粒细胞和（或）嗜酸性粒细胞增加。

TBLB 对于 IPF 无诊断意义。

6. 外科肺活检：对于 HRCT 呈不典型 UIP 改变，诊断不清楚，没有手术禁忌证的患者应该考虑外科肺活检。IPF 的组织病理类型是 UIP，UIP 的病理诊断标准为：①伴有结构扭曲的斑片状致密纤维化（即破坏性瘢痕和（或）蜂窝状）；②好发于胸膜下和中隔旁肺实质；③成纤维细胞灶；④缺乏提示替代诊断的特征。

（三）诊断要点

1. IPF 诊断遵循如下标准：①ILD，但排除了其他原因（如环境、药物和结缔组织疾病等）；②HRCT 表现为 UIP 型；③联合 HRCT 和外科肺活检病理表现诊断 UIP。

2. IPF 急性加重：IPF 患者出现新的弥漫性肺泡损伤导致急性或显著的呼吸困难恶化即 IPF 急性加重。诊断标准：①过去或现在诊断为 IPF；②1 个月内发生显著的呼吸困难加重；③CT 表现为 UIP 背景下出现新的双侧磨玻璃影伴或不伴实变影；④不能完全由心力衰竭或液体过载解释。

（四）鉴别诊断

IPF 的诊断需要排除其他原因的 ILD。UIP 是诊断 IPF 的金标准，但 UIP 也可见于慢性过敏性肺炎、石棉沉着病、CTD 等。过敏性肺炎多有环境抗原暴露史（如饲养鸽子、鹦鹉等），BAL 细胞分析显示淋巴细胞比例增加。石棉沉着病、硅沉着病或其他职业尘肺多有石棉、二氧化硅或其他粉尘接触史。CTD 多有皮疹、关节炎、全身多系统累及和自身抗体阳性。

IPF 与其他类型特发性间质性肺炎的鉴别见表 6-3。

二、中医辨证

肺痿辨证总属虚证，是指肺气虚弱，无力主气布津所致，以咳吐浊涎沫为主症的一种疾病。肺热叶焦，津血不足，失于濡养，是肺痿的基本病机特点。肺纤维化缠绵不愈，转化由气及血，由肺及肾，肺肾两虚，气血不足。

肺痿发病多是肺脏的慢性虚损性疾病，多由于慢性肺系疾病迁延日久，久病脏气亏虚。临床以咳吐涎沫为主症，或白或如雪，或带血丝，咳嗽声怯或不咳，气息短，或动则气喘，常伴有面色㿠白或青苍，形体消瘦，神疲，头晕，或时有寒热等全身症状，苔多薄白，脉象多细弱。常见辨证分型如下。

1. 燥热伤肺证：气短喘憋，和（或）胸闷，动则加重，干咳无痰，或痰少难咳，或痰中带血，咳嗽剧烈，阵咳，咳甚胸痛，口鼻咽干，可伴有发热、恶寒。舌尖红，苔少或薄黄，脉细略数。

2. 痰热壅肺证：气短喘憋，和（或）胸闷，动则加重，呼吸急促，咳嗽痰多，白黏痰不易咳出，或咳吐黄痰，心烦口苦，身热汗出，大便秘结。舌红苔白或黄腻，脉弦滑或滑数。

3. 气虚血瘀证：气短喘憋，和（或）胸闷干咳无痰，心慌乏力，口唇、爪甲紫暗，肌肤甲错，杵状指，舌质暗或有瘀点、瘀斑，脉沉细或涩。

表6-3 特发性间质性肺炎的临床、影像、病理及预后比较

临床/影像/病理诊断/预后		IPF	NSIP	COP	DIP	RB-ILD	LIP	AIP
病程		慢性（>12个月）	慢性（数个月~数年）	亚急性（<3个月）	亚急性/慢性（数周~数个月）	慢性	慢性（>12个月）	急性（1~2周）
发病年龄		>50	50	55	40~50	40~50	40~50	50
男：女		3:2	1:1	1:1	2:1	2:1	1:5	1:1
HR CT		外周，胸膜下，基底部明显	外周，胸膜下，基底部，对称	胸膜下，支气管周围	弥漫，外周，基底部明显	弥漫	弥漫，基底部明显	弥漫，两侧
		网格，蜂窝肺，牵拉性支气管/细支气管扩张，肺结构变形	磨玻璃影，网格，实变（不常见），偶见蜂窝肺	斑片实变，常常多发，伴磨玻璃影；结节	磨玻璃影，伴网格	斑片磨玻璃影，小叶中心结节，气体陷闭，支气管和细支气管壁增厚	磨玻璃影，小叶中心结节，小叶间隔，薄壁囊腔	斑片实变，主要影响重力依赖区，斑片磨玻璃影，间或有正常小叶，支气管扩张，肺结构变形
组织学类型		UIP	NSIP	OP	DIP	RB-ILD	LIP	DAD
组织学特征		时相不一，斑片，胸膜下纤维化，成纤维细胞灶	时相一致，轻到中度间质性炎症	肺泡腔内机化，呈斑片分布，肺泡结构保持	肺泡腔巨噬细胞聚集，肺泡间隔增厚	轻度纤维化，黏膜下淋巴细胞渗出，斑片，细支气管中心分布，肺泡管内色素巨噬细胞聚集	密集的间质淋巴细胞浸润，细胞渗出型肺泡上皮增生，偶见淋巴滤泡	早期：时相一致，肺泡间隔增厚，肺泡腔渗出，透明膜，后期：机化，纤维化
治疗		对激素或细胞毒制剂反应差	对激素反应较好	对激素反应好	戒烟/激素效果好	戒烟/激素效果好	对激素反应好	对激素的效果不清楚
预后		差，5年病死率为50%~80%	中等，5年病死率<10%	好，很少死亡	好，5年病死率为5%	好，5年病死率为5%	中等	差，病死率>50%，且多在发病后1~2个月死亡

4. 肺肾不足、气阴两虚证：气短喘憋，和（或）胸闷，动则加重，干咳无痰或少痰，气怯声低，神疲乏力，汗出恶风，腰膝酸软，形瘦便溏，五心烦热。舌红少苔，脉沉细无力。

5. 邪盛肺实证：肺间质纤维化急性加重期，正邪均盛患者，表现为喘促，息高，脉沉弦有力。无乏力、纳差、气短等虚象。

6. 寒热错杂证：气短喘憋，和（或）胸闷，动则加重，咳嗽甚，黄白痰量多，易咳出，口干不欲饮，舌淡，苔白，脉弦。

【治疗】

一、西医

IPF 不可能治愈，治疗目的是延缓疾病进展，改善生活质量，延长生存期。包括抗纤维化药物治疗、非药物治疗、合并症治疗、姑息治疗、疾病的监测、患者教育和自我管理。

1. 药物治疗：循证医学证据证明吡非尼酮和尼达尼布治疗可以减慢 IPF 肺功能下降，为 IPF 患者带来希望。吡非尼酮是一种多效性的吡啶化合物，具有抗感染、抗纤维化和抗氧化特性。尼达尼布是一种多靶点酪氨酸激酶抑制剂，能够抑制血小板衍化生长因子受体、血管内皮生长因子受体及成纤维细胞生长因子受体。两种药物作为抗纤维化药物，已开始在临床用于 IPF 的治疗。N-乙酰半胱氨酸作为一种祛痰药，高剂量（1800 mg/d）时具有抗氧化，进而抗纤维化作用，对部分 IPF 患者可能有用。

2. 非药物治疗：IPF 患者尽可能进行肺康复训练，静息状态下存在明显的低氧血症（$PaO_2 < 55$ mmHg）患者还应该实行长程氧疗，但是一般不推荐使用机械通气治疗 IPF 所致的呼吸衰竭。

3. 肺移植：肺移植是目前 IPF 最有效的治疗方法，合适的患者应该积极推荐肺移植。IPF 患者行肺移植治疗的适应证：①DLCO 占预计值的百分比降至 39% 以下；②FVC 绝对值在 6 个月内下降 10% 以上；③6 分钟步行试验中末梢血氧饱和度在 88% 以下；④高分辨率 CT 上出现蜂窝状影。

4. 合并症治疗：积极治疗合并存在的胃-食管反流、肺动脉高压、阻塞性睡眠呼吸暂停、肺癌等合并症，但是对 IPF 合并的肺动脉高压多不推荐给予波生坦等进行针对性治疗。

5. IPF 急性加重的治疗：由于 IPF 急性加重病情严重，病死率高，虽然缺乏随机对照研究，临床上仍然推荐高剂量激素治疗。氧疗、防控感染、抗凝血、对症支持治疗是 IPF 急性加重患者的主要治疗手段。一般不推荐使用机械通气治疗 IPF 所致的呼吸衰竭，但酌情可以使用无创机械通气。

6. 对症治疗：减轻患者因咳嗽、呼吸困难、焦虑带来的痛苦，提高生活质量。

加强患者教育与自我管理，建议吸烟者戒烟，预防流感和肺炎。给予常规治疗后，还应该密切监测 IPF 患者的疾病进程：①每 4~6 个月或频繁地复查肺功能和 6 分钟步行试验；②一年常规复查 1 次 HRCT 评估病情是否加重或合并肺癌；③急性加重时复查 HRCT；④怀疑肺栓塞时考虑 CT 肺动脉造影。

二、中医

（一）辨证论治

1. 燥热伤肺证

治法：清肺润燥，宣肺止咳。

方药：麦门冬汤（《金匮要略》）加减。

常用药：麦冬、半夏、人参、甘草、大枣、浙贝母、炙杷叶、天花粉、炙紫菀、五味子、蝉衣、百部等。

加减：若痰中带血，加白茅根、侧柏叶；若痰黏难出，加瓜蒌子；若咽痛明显，加玄参、马勃。

2. 痰热壅肺证

治法：清肺渗湿化痰，软坚散结。

方药：清肺渗湿汤加减。

常用药：麻黄、杏仁、石膏、冬瓜仁、薏苡仁、车前草、川贝母、蝉蜕、射干、鱼腥草、茯苓、石苇、蚤休、双花、玄参、牡蛎等。

加减：若痰热较甚，咳黄脓痰或痰有热腥味，可加鲜竹沥；若胸闷咳逆痰多，便秘，可加葶苈子、大黄、芒硝；若口干明显，舌红少津，加北沙参、麦冬、天花粉。

3. 气虚血瘀证

治法：益气活血，通络散瘀。

方药：补肺活血方加减。

常用药：西洋参、三七、山萸肉、五味子、紫菀、麦冬、白果、红景天、炙甘草等。

加减：若乏力明显，可加黄芪；若胸闷胸痛，可加厚朴、桃仁、红花。

4. 肺肾不足、气阴两虚证

治法：调补肺肾，养阴益气。

方药：调补肺肾方加减。

常用药：党参、仙灵脾、补骨脂、山茱萸、云苓、生熟地、赤芍、紫菀、蛤蚧粉等。

加减：若气虚明显，加黄芪、白术；若阴虚明显，加麦冬、知母、五味子。

5. 邪盛肺实证

治法：泻肺平喘。

方药：十枣汤（《伤寒论》）加减。

常用药：甘遂、大戟、芫花、大枣。（用法：甘遂、大戟、芫花各0.5 g，研极细粉，晨起空腹，用10枚大枣煎汤送服。得泻即止，药后糜粥自养。）

加减：若气滞腹胀，大便秘结，加大黄、瓜蒌仁；若身热重，可加石膏；若喘甚痰多，黏稠色黄，可加葶苈子、鱼腥草、冬瓜仁、薏苡仁。

6. 寒热错杂证

治法：清肺渗湿化痰，温中软坚散结。

方药：渗湿汤加减。

常用药：麻黄、杏仁、冬瓜仁、薏苡仁、车前草、川贝母、鱼腥草、茯苓、石韦、蚤休、双花、玄参、牡蛎、紫菀、百部、干姜、五味子等。

（二）其他中医特色疗法

1. 中药穴位贴敷

（1）药物选择：偏于寒证者，固本咳喘膏。主要选用白芥子、延胡索、甘遂、细辛、肉桂等药物，磨成粉，炒制加工，姜汁调敷。偏于热证者，清肺膏。主要选用胆南星、芒硝、桔梗、栀子、丹参、青黛、冰片等药物，磨成粉，炒制加工，白醋调敷。

（2）穴位选择：急性加重期选大椎、大杼、风门、中府为基本穴；喘重者加定喘、外定喘；痰多者加丰隆；胸膈满闷者膻中、中府、天突并用；稳定期选取肺俞、心俞、膈俞。

（3）操作方法：患者取坐位，暴露所选穴位，穴位局部常规消毒后，取贴敷剂敷于穴位上，于2~6小时后取下即可。

（4）外敷后反应及处理：严密观察用药反应。①外敷后多数患者局部有发红、发热、发痒感，或伴少量小水疱，此属外敷的正常反应，一般不需处理；②如果出现较大水疱，可先用消毒毫针将疱壁刺一针孔，放出疱液，再消毒。要注意保持局部清洁，避免摩擦，防止感染；③外敷治疗后皮肤可暂有色素沉着，但5~7天会消退，且不会留有瘢痕，不必顾及。

急性加重期穴位贴敷每周2次、稳定期每10天一次，视患者皮肤敏感性和反应情况对贴敷次数进行调整。

2. 艾灸疗法：温通经络、行气活血。适用于阳气不足，阴寒内盛的患者。推荐穴位：肺俞、膏肓俞、大椎、足三里、气海等。

3. 其他

（1）耳穴贴压：取穴肺、气管、皮质下等，王不留行贴压。

（2）中药足浴：行气活血、温阳通络。

（3）拔罐：取穴肺俞、膈俞、定喘等，以及听诊啰音较明显的相应区（背部及胸部）。留罐20分钟，日一次。

（4）中药灌肠：对于不能口服中药汤剂的患者，可给予辨证中药灌肠治疗。

（5）肺康复训练：病情稳定者可进行肺康复训练，如呼吸吐纳功。

（6）根据病情可辨证选择其他有明确疗效的治疗方法，例如：中药定向透药治疗、中药塌渍治疗、模拟针刺手法、电针治疗、机械辅助排痰、中药蒸汽浴治疗。稳定期还可应用中药膏方——辨证选用不同的补益方剂。

【预后】

IPF诊断后中位生存期为2~3年，但IPF自然病程及结局个体差异较大。大多数患者表现为缓慢逐步可预见的肺功能下降；少数患者在病程中反复出现急性加重；极少数患者呈快速进行性发展。影响IPF患者预后的因素包括：呼吸困难、肺功能下降和HRCT纤维化及蜂窝样改变的程度，6分钟步行试验的结果，尤其是这些参数的动态变化。基线状态下DLCO

<40% 预计值和 6 分钟步行试验时 $SpO_2 < 88\%$，6 ~ 12 个月内 FVC 绝对值降低 10% 以上或 DLCO 绝对值降低 15% 以上都是预测死亡风险的可靠指标。肺纤维化治疗，包括糖皮质激素、细胞毒药物、免疫抑制剂，以及延缓纤维化的药物等。这些药物对改善肺纤维化有一定的效果，然而长期使用这些药物，毒副作用很大，疗效不满意。中药治疗肺纤维化无论临床还是基础研究都有不少进展，但仍处于探索阶段。肺纤维化严重性各异，但晚期多引起心肺功能衰竭，预后不良。

第三节　硅沉着病

硅沉着病是人体长期或大量吸入含游离二氧化硅粉尘引起的，以肺部弥漫性纤维化为主的一种职业性尘肺病。临床表现为呼吸短促、胸闷或疼痛、咳嗽、痰多或瘀血、神疲乏力等症状，常并发肺结核。硅沉着病一般在接尘后 20 ~ 45 年均可能发病，故也称为慢性硅沉着病。按我国《职业病分类和目录》，硅沉着病属于尘肺病的一种。

硅沉着病是现代医学的病名，中医古典著作中还未见到明确的记载，但与一些医案记载的"矿工咳嗽病""石匠痨病""金石肺""挖煤工痨病"较为近似。宋代《孔氏谈苑》有一段比较符合硅沉着病的记载："贾谷山采石人，末石伤肺，肺焦多死。"阐明了患者的职业是"采石人"，病因是"末石伤肺"，病机和转归是"肺焦"，预后则是"多死"。可惜，《孔氏谈苑》是一本小说杂记类的书籍，没能提供更多的资料，尤其是治疗方面的内容。根据硅沉着病的症状，中医治疗大多归于肺痿、咳喘、胸痛、胸痹、虚劳等病证范畴。

【病因及发病机制】

一、西医

游离二氧化硅是硅沉着病的致病因子。硅沉着病的发生、发展与矽尘中游离二氧化硅的含量及生产环境中矽尘的浓度、分散度、从事矽尘作业的工龄及机体防御功能等因素有关。矽尘粒子越小，分散度越密，在空气中的沉降速度越慢，被吸入的机会就越多，致病作用越强。吸入肺泡内的矽尘微粒被肺巨噬细胞吞噬，沿肺淋巴管经细支气管周围、小血管周围、小叶间隔和胸膜再到达肺门淋巴结。当淋巴道阻塞后，矽尘沉积于肺间质内引起硅沉着病病变。若局部沉积的矽尘量多，引起肺巨噬细胞局灶性聚积，可导致矽结节形成；若矽尘散在分布，则引起弥漫性肺间质纤维化。

硅沉着病的发病机制目前尚未得到完全阐明。一般认为，矽尘被肺巨噬细胞吞噬后，在游离二氧化硅的毒性作用下，巨噬细胞大量死亡崩解或发生功能和生物学行为改变，释放出一些致纤维化因子，包括巨噬细胞生长因子、IL-1 和纤维连接蛋白等，促进成纤维细胞增生和胶原形成，导致纤维化。至于巨噬细胞死亡的原因，主要是由于矽尘被巨噬细胞吞噬后，存在于次级溶酶体中，矽尘表层中的 SiO_2 逐渐与水聚合成硅酸（系一种强的成氢键化合物），其羟基基团与溶酶体膜脂蛋白结构上的受氢原子（氧、氮或硫）间形成氢键，改变了溶酶体膜的脂质分子构型，从而破坏了膜的稳定性或完整性。溶酶体膜通透性增高或破裂，其中所含的大量水解酶溢出到细胞内，导致巨噬细胞自溶崩解。巨噬细胞死亡崩解后，释出的矽尘又被其他巨噬细胞吞噬。如此反复进行，使病变不断发展、加重。这也可解释为何患者脱离矽尘作业后肺部病变仍然会继续发展的缘由。

随着免疫学的发展，大量关于硅沉着病免疫的研究表明，在硅沉着病发生、发展过程中，有免疫因素参与。根据对矽结节玻璃样变组织的生化分析，其中球蛋白含量明显高于胶原含量，而有别于一般的玻璃样变组织的成分。动物实验证明，硅沉着病病变的纤维化程度与浆细胞反应强度呈正相关，提示硅沉着病的纤维化与抗原抗体反应有关。用荧光免疫组织化学方法观察矽结节，发现在胶原纤维及其间隙中有大量 γ - 球蛋白沉积，主要是 IgG 和 IgM。如将尸检取得的矽结节玻璃样变组织制成匀浆，给家兔注射后，能产生抗人 γ - 球蛋白抗体。有人认为，浆细胞产生的免疫球蛋白通过形成抗原抗体复合物参与硅沉着病的发病。对硅沉着病患者做体液免疫测定发现，血清中 IgG 和 IgM 浓度增高，抗肺自身抗体、抗核抗体和类风湿因子检出率也较高。但关于硅沉着病免疫的抗原物质目前还未提取出来，多认为有 3 种可能性：①矽尘作为半抗原与机体的蛋白质结合构成复合抗原；②矽尘表面吸附的 γ - 球蛋白转化为自身抗原；③矽尘导致巨噬细胞死亡崩解后释放自身抗原。现已有很多证据表明，巨噬细胞死亡崩解后释放抗原的可能性最大。总之，硅沉着病的病因是明确的，发病机制极为复杂，在发病过程中可能有多种因素参与，它们互相影响，互为因果，共同促进硅沉着病的发生和发展。

硅沉着病的基本病变是肺组织内矽结节形成和弥漫性间质纤维化。矽结节是硅沉着病的特征性病变，结节边界清楚，直径 2 ~ 5 mm，呈圆形或椭圆形，灰白色，质硬，触之有砂样感。随着病变的发展，结节可融合成团块状，团块的中央由于缺血、缺氧而发生坏死、液化，形成硅沉着病性空洞。矽结节的形成过程大致分为 3 个阶段：①细胞性结节，由吞噬矽尘的巨噬细胞局灶性聚集而成，巨噬细胞间有网状纤维，这是早期的矽结节；②纤维性结节，由成纤维细胞、纤维细胞和胶原纤维构成；③玻璃样结节，玻璃样变从结节中央开始，逐渐向周围发展，往往在发生玻璃样变的结节周围又有新的纤维组织包绕。电子显微镜下，典型的矽结节是由呈同心圆状或旋涡状排列的、已发生玻璃样变的胶原纤维构成结节，中央往往可见内膜增厚的血管。用偏光显微镜观察，可以发现沉积在矽结节和肺组织内呈双屈光性的矽尘微粒。除矽结节外，肺内还有不同程度的弥漫性间质纤维化，范围可达全肺 2/3 以上。此外，胸膜也因纤维组织弥漫增生而广泛增厚，在胸壁上也可形成胸膜胼胝，甚至可厚达 1 ~ 2 cm。肺门淋巴结内也有矽结节形成和弥漫性纤维化及钙化，淋巴结因而肿大、变硬。矽尘沿血流转运，可在肝、脾、骨髓等处形成矽结节。

二、中医

硅沉着病病因是长期吸入金石粉尘后，沉淀于肺，息道不畅，痰瘀交阻成结节，最终因肺脉阻塞，失于滋养而痿。由于临床硅沉着病患者一旦发病，病程少则几年，多则十几年，乃至几十年。因此，症状表现无论轻重缓急都有不同程度的虚实夹杂征象。

其病机主要是由于早期粉尘入肺，阻塞气道，肺气失宣，肃降不利，则出现胸闷、咳嗽、气急等症状；粉尘性燥，而肺喜湿恶燥，燥邪恋肺，炼津为痰，则出现咳痰，且黏滞不畅；粉尘燥痰阻肺日久，耗伤肺之气阴，必致肺气、肺阴亏虚，出现气短、乏力、口干、咽燥等症。五脏一体，互为通用，肺的损伤必然会累及他脏。肺为气之主、脾为气之源、肾为气之根，所以肺气不利，脾肾最易受累。若脾不健运，则生化无源，就可出现气短、痰多、面浮足肿等症；肺肾同源，肺主吸气，肾主呼气，肺虚及肾，则肾气亏损，进而发展为阴阳两亏，可见咳喘气短、呼多吸少、头晕耳鸣、腰膝酸软、畏寒肢冷、小便频数或短赤等症状。肝为刚脏，疏泄不畅，旺而动火，木火刑金，则可出现咯血、胁胀等症；心主血脉，肺主治节。血脉不通，心失所养，则可出现心悸、失眠、面色紫暗等症状。可见硅沉着病的发生发展是肺伤累及他脏所致，尤其是肺、脾、肾三脏。

【诊断与辨证】

一、西医诊断

（一）临床表现

1. 症状：本病患者早期无明显症状，随病情进展，或有并发症时，出现气短、胸闷、胸痛、咳嗽、咳痰等症状和体征。胸闷、气急程度与病变范围及性质有关，这是由于肺组织的广泛纤维化，使肺泡大量破坏，支气管变形、狭窄、痉挛，以及胸膜增厚和粘连，使通气及换气功能损害。当活动或病情加重时，呼吸困难可加重。

2. 体征：早期患者多数无明显的阳性体征，少数患者两肺可听到呼吸音粗糙、减弱或干啰音；支气管痉挛时可闻及哮鸣音，合并感染可有湿啰音，若有肺气肿，则呼吸音降低。询问病史，患者有长期或大量吸入含游离二氧化硅粉尘史时，应考虑诊断为本病。

（二）辅助检查

1. X线表现
（1）基本病理变化：肺组织内有特征性的结节形成和弥漫性间质纤维化，在胸部X线上表现为肺纹理增多、增粗，出现圆形或不规则小阴影。随着病变的进展，小阴影可逐渐由少到多，密集度逐渐增高，晚期X线片上显示融合块状大阴影。根据这些改变的分布范围及密集程度，通过综合分析可确定硅沉着病分期。
（2）肺门改变：由于尘细胞有肺门淋巴结积聚，纤维组织增生，可使肺门阴影扩大，密度增高。晚期由于肺部纤维组织收缩和团块的牵拉，使肺门上举外移、肺门阴影可呈"残根样"改变。如果在淋巴结包膜下有钙质沉着，可呈现蛋壳样钙化。
（3）胸膜改变：由于淋巴管阻塞致淋巴阻滞和逆流而累及胸膜，引起胸膜广泛纤维化增厚。晚期由于肺部纤维组织收缩牵拉和粘连，横膈可呈现"天幕"状影像，肺底胸膜粘连，使肋膈角变钝。
2. 呼吸功能改变：早期硅沉着病，由于病变轻微，对呼吸功能影响不大，肺功能常无明显改变，随着病变进展，肺组织纤维增多，肺泡弹性改变，肺功能显示肺活量和肺总量减低，病变进一步发展至弥漫性结节纤维化和并发肺气肿时，肺活量进一步减低，当肺泡大量损害和肺泡毛细血管壁因纤维化而增厚时，可引起肺弥散功能障碍，肺功能以限制性障碍为特点。

（三）鉴别诊断

1. 血行播散型肺结核：Ⅱ期硅沉着病须与血行播散型肺结核相鉴别。后者无矽尘接触史，有明显的全身中毒症状，胸部 X 线显示两肺粟粒病灶阴影致密、大小一致，两肺尖更为密集，无网状和肺纹理改变。经抗结核治疗粟粒病灶可以吸收。

2. 细支气管肺泡癌：表现为两肺弥漫性结节阴影的肺泡癌，应与Ⅱ期、Ⅲ期硅沉着病相鉴别。肺泡癌 X 线表现为结节性或浸润性病变，分布不均，大小不等，不成团块或大片融合，很少有网织阴影和肺气肿，且病情和病变进展快，痰中可找到癌细胞。患者无矽尘接触史。

3. 肺含铁血黄素沉着症：本症可见于二尖瓣狭窄的风湿性心脏病，有反复发作心力衰竭的患者，无矽尘接触史。其 X 线表现为两肺弥散性小结节阴影，与Ⅱ期硅沉着病相似，但本症近肺门处阴影较密，中外带变稀，心影示左心房扩大。

4. 肺泡微结石症：该病为一种不明原因的少见病，往往有家族史。无粉尘接触史。胸部 X 线示两肺满布细砂粒状结节阴影，大小在 1 mm 左右，边缘清楚，以肺内侧多见，肺门阴影不大，无肺纹理改变。病程进展缓慢，可达数十年。

（四）合并症/并发症

1. 尘肺合并呼吸系统感染：尘肺患者由于长期接触生产性粉尘致肺间质纤维化，纤维组织收缩、牵拉使细支气管扭曲、变形、狭窄、引流受阻，导致呼吸系统的正常生理清除功能下降；尘肺病慢性长期的病程加上患者免疫功能紊乱导致机体抵抗力低下，在外环境不利的情况下常发生气道炎症反应；临床上长期、反复滥用抗生素和激素，加之治疗过程中常用侵袭性诊疗，常致复杂多菌群感染。尘肺易合并病毒、细菌、真菌感染，也可以合并肺炎支原体、肺炎衣原体感染。

2. 尘肺并发气胸：尘肺肺组织纤维化部位通气功能下降，周边部位代偿性气肿，泡性气肿互相融合形成肺大疱，细支气管狭窄、扭曲，产生活瓣机制也是形成肺大疱的原因。肺脏脏层胸膜下的肺大疱破裂是发生气胸的主要原因，胸膜的纤维化及纤维化组织的牵拉和收缩，也可发生气胸。胸部 X 线检查是诊断气胸既可靠又经济的手段。

3. 尘肺并发肺结核：肺结核是尘肺病最常见的并发症，是尘肺病快速进展和死亡的重要原因，其中硅沉着病合并肺结核最常见，其次是煤工尘肺合并肺结核。硅沉着病患者已被 WHO 列为肺结核高危人群。尘肺患者临床症状突然加重，胸部 X 射线尘肺改变明显进展，应考虑到合并肺结核的可能性。肺结核的诊断以病原学（包括细菌学、分子生物学）检查为主，结合病史、临床表现、胸部影像、相关辅助检查及鉴别诊断等进行综合分析，做出诊断。病原学和病理学结果是确诊的依据。

4. 尘肺并发 COPD：由于在长期粉尘暴露过程中造成气道慢性炎症，导致不可逆气流受限。因此 COPD 是尘肺病常见的并发症。尘肺合并 COPD 患者以慢性和进行性加重的呼吸困难、咳嗽和咳痰为主要表现。

5. 尘肺并发呼吸衰竭：尘肺病晚期肺通气和换气功能严重障碍，以至于不能进行有效的气体交换而致呼吸衰竭，即在呼吸空气（海平面大气压、静息状态下）时，产生严重缺氧（或）伴高碳酸血症，从而发生一系列生理功能和代谢紊乱的临床综合征。根据患者尘肺病病史及缺氧和高碳酸血症的临床表现，动脉血气分析 $PaO_2 < 8.0\ kPa$，$PaCO_2$ 正常或偏低，则诊断为 Ⅰ 型呼吸衰竭；缺氧伴高碳酸血症，$PaCO_2 > 6.7\ kPa$，即可诊断为 Ⅱ 型呼吸衰竭。

6. 尘肺并发慢性肺心病：尘肺并发慢性肺心病是由于尘肺病肺间质纤维化引起的肺循环阻力增加致肺动脉高压，伴或不伴右心衰竭的一类疾病。在尘肺病（慢性病史）基础上，影像学检查、心电图、心向量图或超声心动图检查提示肺动脉高压、右心室肥厚扩大，伴或不伴右心功能不全，可诊断尘肺合并慢性肺心病。

二、中医辨证

1. 燥热伤肺证：胸闷气急，咳嗽，咳痰黏稠，口渴咽干，心烦失眠，小便黄短，大便秘结，舌苔黄燥少津，脉弦数。

2. 痰火郁结证：胸闷气急，咳嗽咳痰，痰多不爽，或咯血，头晕、肢体倦怠，舌淡红或暗，苔黄腻，脉弦。

3. 痰瘀郁肺证：胸闷刺痛，咳嗽咯血或痰中带血，头痛，心悸怔忡，烦躁不寐，舌暗红或紫，有瘀斑或瘀点，苔黄腻，脉涩或弦紧。

4. 肺脾两虚证：胸闷痛，咳嗽痰多，气短懒言。纳呆，腹胀便溏，倦怠，面色萎黄，舌淡嫩、有齿痕，苔白，脉缓弱或沉细。

5. 肺肾两虚证：咳喘气短，呼多吸少，动辄汗出，胸痛，头晕耳鸣，腰膝酸软，夜尿多，舌淡嫩或红绛，苔白或干，脉沉细或细弱。

【治疗】

一、西医

尘肺病的治疗原则应该是：加强全面的健康管理，积极开展临床综合治疗，包括对症治疗、并发症治疗和康复治疗，达到减轻患者痛苦，延缓病情进展，提高生活质量和社会参与程度，增加生存收益，延长患者寿命的目的。

尘肺病临床表现以咳嗽、咳痰、胸闷、气喘为主，应予以药物治疗，呼吸困难和缺氧时需考虑控制性氧疗。药物治疗主要包括平喘、化痰和止咳的相关药物。

（一）平喘治疗

1. $β_2$ 受体激动剂：主要通过刺激 $β_2$ 肾上腺素受体，增加环腺苷酸（cAMP），使气道平滑肌放松。不良反应较少，主要有肌肉震颤、窦性心动过速等。

短效 $β_2$ 受体激动剂（SABA）：沙丁胺醇气雾剂每次吸入 $100 \sim 200\ \mu g$（喷吸 $1 \sim 2$ 次），

3~4 次/日，吸入后 5 分钟起效，10~15 分钟出现最大疗效，作用维持 4~5 小时。特布他林雾化溶液，每次雾化吸入 5 mg，不超过 4 次/日。

长效 $β_2$ 受体激动剂（LABA）：此类药物一次剂量的支气管扩张作用可持续 12 小时，2次/日。沙美特罗气雾剂或与氟替卡松联合吸入给药，每次吸入 50 μg，30 分钟起效。福莫特罗干粉吸入或与布地奈德联合吸入给药，吸入后 2 分钟起效。

2. 茶碱类药物：具有相对弱的支气管扩张作用，同时有抗感染及免疫调节作用。因茶碱有效血药浓度与其发生毒副作用的浓度十分接近，因此有条件时，建议检测茶碱类药物血药浓度，指导临床调整剂量。氨茶碱，此类药物口服后易引起胃肠道反应，宜饭后服用或选择肠溶片剂。口服每次 100~200 mg，3~4 次/日，现临床多用控释或缓释制剂。静脉用药应控制速度，以免产生严重不良反应。静脉滴注，一般 0.25 g 加入 5% 葡萄糖注射液 250~500 mL 稀释后缓慢滴注，1~2 次/日。二羟丙茶碱，此类药物扩张支气管作用比氨茶碱弱，口服每次 0.2 g，2~3 次/日；静脉滴注每次 0.25~0.5 g，加入 5% 葡萄糖溶液 250~500 mL 中滴注。多索茶碱，此类药物支气管扩张作用是氨茶碱的 10~15 倍，且有镇咳作用，但无茶碱的中枢和胃肠道不良反应，亦无药物依赖性。口服每次 200~400 mg，2 次/日；也可 300 mg 加入 5% 葡萄糖溶液或生理盐水 100 mL 中静脉滴注，1 次/日。

3. 抗胆碱能药物：通过阻滞乙酰胆碱与位于呼吸道平滑肌、气道黏膜下腺体的胆碱能 M_3 受体结合，发挥松弛支气管平滑肌、抑制腺体分泌的作用。少数患者出现口干、咽部刺激感、恶心和咳嗽。青光眼和前列腺肥大患者慎用。

短效抗胆碱能药物（SAMA）——异丙托溴铵。气雾或雾化吸入，5 分钟起效，30~60分钟达最大作用，维持 4~6 小时，气雾吸入每次 40~80 μg，4 次/日。雾化溶液吸入，每次 0.5~1 mg，3~4 次/日。

长效抗胆碱能药物（LAMA）——噻托溴铵。干粉或软雾吸入，1 次/日给药，作用持续 15 小时以上，干粉每次吸入 18 μg，软雾每次吸入 5 μg。

（二）祛痰治疗

粉尘对气道的刺激可致慢性非特异性炎症，如并发呼吸道感染则痰量明显增多，大量痰液阻塞气道引起气急甚至窒息，同时又容易滋生病原菌引起继发感染，故祛痰治疗是重要的对症治疗措施之一。祛痰药物的种类很多，其中黏液溶解剂因祛痰效果好，不良反应少，在临床上使用广泛。

1. 蛋白分解酶制剂：此类药物裂解糖蛋白中蛋白质部分，使痰液黏度降低。舍雷肽酶，口服一次 5~10 mg，3 次/日。副作用主要为皮疹及消化道反应。

2. 多糖纤维分解剂：此类药物使酸性糖蛋白纤维断裂，从而降低痰液黏稠度，同时有一定镇咳作用。

溴己新，口服每次 8~16 mg，3 次/日，不良反应有轻度的胃肠道刺激作用，偶见血清转氨酶升高。

氨溴索，溴己新衍生物，作用较溴己新更强。口服每次 30~60 mg，3 次/日。静脉滴注，每次 15 mg，2~3 次/日。

3. 二硫键裂解剂：此类药物分裂糖蛋白分子间的二硫键，使痰液黏稠度减低。

N-乙酰半胱氨酸，有片剂、颗粒剂、泡腾片等剂型，每次600 mg，1~2次/日。对胃肠道有刺激性，可引起恶心、呕吐。

羧甲司坦，不良反应少，每次口服500 mg，3次/日。

4. 新型黏痰溶解剂：此类药物为挥发性植物油（桉柠蒎类），强力稀化黏素，具有溶解黏液、促进浆液分泌和支气管扩张作用，并可提高纤毛清除功能，每次口服300 mg，3次/日。

（三）镇咳治疗

镇咳药有中枢性和外周性两大类，前者通过直接抑制延髓咳嗽中枢而发挥作用，适用于干咳患者；后者通过抑制咳嗽反射感受器及效应器而发挥作用。

1. 可待因：该药为中枢性镇咳药，镇咳作用强，故不利于排痰，且有成瘾性和依赖性，可用于干咳和刺激性咳嗽，尤其伴有胸痛的患者。口服或皮下注射，每次15~30 mg，3次/日。

2. 右美沙芬：该药为中枢性镇咳药，是目前临床上应用最广的镇咳药，作用与可待因相似，但无成瘾性和镇痛作用。适用于痰量少或无痰的咳嗽，痰多者不宜使用。口服每次15~30 mg，3次/日。

3. 那可丁：该药属于外周性镇咳药，为阿片所含的异喹啉类生物碱，作用与可待因相当，但无依赖性，适用于不同原因引起的咳嗽。口服每次15~30 mg，3次/日。

（四）合理氧疗

氧疗是通过增加吸入氧浓度（FiO_2），提高肺泡氧分压（PAO_2），加大肺泡膜两侧氧分压差，促进氧气弥散，从而提高动脉血氧分压（PaO_2）和血氧饱和度（SaO_2），改善全身器官的氧气供给。研究表明，长期氧疗（每天吸氧超过15小时）可提高静息状态下严重低氧血症的慢性呼吸衰竭患者的生存率，而对轻到中度低氧血症或只在夜间氧饱和度降低的患者没有提高生存率的作用。因此，在临床实践中需要根据患者情况，选择个体化治疗策略。

1. 氧疗指征：①尘肺病患者静息呼吸室内空气时，PaO_2 < 7.3 kPa，或 SaO_2 < 88%，伴或不伴高碳酸血症；②PaO_2 在 7.3~8.0 kPa，伴有充血性心力衰竭或继发性红细胞增多症（红细胞比容 >55%）。

2. 氧疗方法：①鼻导管（或鼻塞）给氧。鼻导管和鼻塞用具简单，价廉方便，是临床最常用的针对轻中度低氧血症患者的给氧方法。吸入氧浓度与吸氧流量、患者通气量和吸呼气时间比有关，推算增加1 L氧流量可提高4%吸氧浓度。鼻导管或鼻塞吸氧缺点是吸氧浓度不稳定，吸氧流量较高时，干燥氧气致鼻黏膜和痰液干燥。②面罩给氧。面罩给氧浓度稳定，可提供中等氧浓度，一般适用于需要较高氧浓度的患者。简单面罩给氧适用于无 CO_2 潴留的明显低氧血症的患者；储气囊面罩适用于严重低氧血症伴通气过度呼吸性碱中毒的患者；可调式面罩（文丘里面罩）吸氧浓度不受通气量影响，可以准确控制，适用于低氧血症伴高碳酸血症的患者。面罩给氧缺点是使用时不方便咳痰、进食和说话。

（五）合并症/并发症的治疗

1. 尘肺合并呼吸系统感染：临床诊断尘肺合并流感病毒所致肺炎，须及时给予神经氨酸酶抑制剂（奥司他韦、扎那米韦）口服，无须等待病毒核酸检测结果；合并细菌性肺炎应合理选择相应抗生素；合并肺真菌病是应及时抗真菌治疗，合理选用抗真菌药物。

2. 尘肺并发气胸：并发气胸应立即就诊，就诊不及时可造成严重后果，应十分重视。发生气胸即应绝对卧床休息，减少活动有利于气体吸收，有胸闷、气急感觉者可增加氧疗（氧流量 3 L/min，面罩呼吸），明显呼吸困难的患者可行胸腔穿刺术，必要时进行外科干预。

3. 尘肺并发肺结核：尘肺并发肺结核抗结核治疗的原则和药物与单纯肺结核基本一样。2015 年 WHO 在《隐匿性结核感染管理指南》中，将硅沉着病患者列为高危人群，并建议进行预防性治疗。推荐预防方案：异烟肼单药 5 mg/（kg·d），最大剂量 300 mg/d，6～9 个月；异烟肼 5 mg/（kg·d），最大剂量 300 mg/d，联用利福平 10 mg/（kg·d），最大剂量 600 mg/d，3～4 个月。

4. 尘肺合并 COPD：治疗包括使用支气管扩张剂，在此基础上加用糖皮质激素，可雾化或口服，或静脉用药；可根据临床表现是否合并感染和实验室检查如血常规、CRP 和降钙素原检查确定是否使用抗菌药物；必要时氧疗及无创机械通气。

5. 尘肺并发呼吸衰竭：一般情况下并不需要机械通气等特殊治疗，但如发生慢性呼吸衰竭急性加重，应紧急积极治疗。

6. 尘肺并发慢性肺心病：心功能代偿期的治疗是稳定肺心病和预防发生心力衰竭的关键。减少感冒、预防各种呼吸系统感染，提高抵抗力是稳定期治疗的主要内容。镇咳、祛痰、平喘和抗感染等对症治疗，以及通过康复治疗逐渐使肺、心功能得到部分恢复。

二、中医

1. 燥热伤肺证
治法：清燥润肺，养阴止咳，佐以化矽排矽。
方药：清燥救肺汤（《医门法律》）加减。
常用药：桑叶、杏仁、沙参、麦冬、丹参、瓜蒌皮、枇杷叶、石膏、白及、贝母、知母、淡竹叶等。
加减：若痰中带血，加白茅根、侧柏叶；若痰黏难出，加瓜蒌子、天花粉；若咽痛明显，加玄参、马勃。

2. 痰火郁结证
治法：清热化痰，宽胸理气，散结止血化矽。
方药：清气化痰汤（《医方考》）加减。
常用药：全瓜蒌、黄芩、茯苓、枳实、胆南星、陈皮、制半夏、贝母、芦根、茅根、桃仁、丹参、海金沙、海蛤壳、平地木、地骨皮、白及。
加减：若痰热较甚，可加鱼腥草、鲜竹沥、薏苡仁；若腑气不通，加大黄。

3. 痰瘀郁肺证

治法：化痰通络，佐以化矽祛邪。

方药：血府逐瘀汤（《医林改错》）加减。

常用药：桃仁、红花、当归、生地、川芎、赤芍、牛膝、桔梗、瓜蒌、蒲黄炭、藕节炭、侧柏叶、茜草、鸡内金、金钱草。

加减：若痰多气急，加细辛、干姜、五味子；胸闷明显可加陈皮、厚朴。

4. 肺脾两虚证

治法：补脾益肺，佐以化矽祛邪。

方药：六君子汤（《医学正传》）加减。

常用药：党参、白术、茯苓、制半夏、陈皮、怀山药、黄芪、芡实、黄精、木贼草等。

加减：若气虚明显，加黄芪；痰多者加旋覆花、白前。

5. 肺肾两虚证

治法：补肺益肾，佐以化矽祛邪。

方药：麦味地黄汤（《医部全录》引《体仁汇编》）加减。

常用药：麦冬、熟地、怀山药、五味子、山茱萸、丹皮、茯苓、泽泻、黄芪、丹参、仙灵脾、补骨脂、巴戟天、桑寄生。

加减：若偏肾阴虚，加七味都气丸（《张氏医通》）；偏肾阳虚加用金匮肾气丸（《金匮要略》）；肾虚不纳用参蛤散（《御药院方》）。

【预后】

硅沉着病是一种慢性、可预防的疾病。患者的预后主要与硅沉着病分期、肺功能情况、是否有合并症/并发症等有关。病情稳定的单纯性的硅沉着病患者，可以没有症状，肺功能正常，基本不影响日常生活和工作。病情进展的单纯性硅沉着病患者或复杂性硅沉着病患者，可导致呼吸困难、肺功能障碍，出现并发症，预后不良。

第四节 结缔组织疾病相关间质性肺病

结缔组织疾病（CTD）是一种以全身血管和结缔组织的慢性非感染性炎症为病理基础的自身免疫性疾病。肺脏是 CTD 最常侵犯的脏器，不同的 CTD 侵犯中有不同的临床表现，侵犯肺间质造成间质性肺病，称为 CTD-ILD。CTD-ILD 是一种以肺间质、肺泡壁和肺泡腔具有不同形式和不同程度的炎症和纤维化为主要病理改变的异质性疾病，以活动性呼吸困难、胸部影像提示弥漫性浸润阴影、限制性通气障碍、弥散功能降低和低氧血症为临床特征。CTD-ILD 可见于多种 CTD，如系统性硬化症（systemic sclerosis，SSc）、多发性肌炎/皮肌炎（PM/DM）、类风湿关节炎（RA）、干燥综合征（sicca syndrome，SS）和系统性红斑狼疮（SLE），患病率由于检测方法的不同而差异较大，为 3%～7%，且不同 CTD-ILD 在临床表现、影像学和病理特征上表现为不同类型，呈现不同的发展和转归，导致诊断和治疗的困难。

【病因和发病机制】

一、西医

目前 CTD-ILD 的病因及发病机制尚不明确，免疫、药物、遗传、环境等因素均可引起 CTD-ILD，目前认为可能是由于疾病早期免疫损伤介导的肺部损伤和炎症反应，致多细胞因子，如转化生长因子 β（transforming growth factor-β，TGF-β）、过氧化物酶体增殖物激活受体（peroxisome proliferators-actived receptors，PPARγ）等和炎症介质释放，共同作用于成纤维细胞，随病情进展成纤维细胞活化、异常增生，大量细胞外胶原沉积，肺泡结构破坏，不可逆肺纤维化形成。

二、中医

中医学认为 CTD-ILD 大致归属于"肺痿""肺痹"范畴，但其病因繁杂，辨证分型标准尚无统一。肺痹多由痹证日久，毒瘀阻肺，缓慢形成，对此《黄帝内经》早有深刻的认识："五脏皆有所合，病久而不去者，内舍于其合也……皮痹不已，复感于邪，内舍于肺。"肺痿则是间质性肺病的最终归宿，毒瘀阻于肺络，肺失宣降，肺气痿弱，津液不能正常输布，导致津枯叶焦，形成肺痿。肺痹、肺痿代表本病不同的病理状态，二者常相互影响，互患为病。结合古今文献及众多医家学者见解，CTD-ILD 属本虚标实之证，本虚以肺脾肾气阴亏虚或肺络气血空虚，标实为痰浊、痰热、血瘀、毒邪，病位初期在肺，累及脾肾等多个脏腑，虚者之责在于肺、脾、肾，实者为痰、热、瘀互阻于肺。

【诊断与辨证】

一、西医诊断

目前尚无确切的诊断标准用于 CTD-ILD 的确诊，主要是风湿科和呼吸科医师分别对 CTD 和 ILD 进行诊断，并通过病史询问、影像学检查、痰或支气管肺泡灌洗检查，甚至肺活检病理检查鉴别排除肺部感染、肿瘤、心脏疾病及药物和过敏等其他原因引起的肺间质病变，最终确诊 CTD-ILD。

（一）临床表现

1. ILD 相关临床症状和体征：如干咳、胸闷、活动后气短、发绀、听诊闻及肺底爆裂音及杵状指等。

2. CTD 常见临床症状：如发热、消瘦、关节肿痛、晨僵、口眼干、皮疹、肌痛、肌无力和雷诺现象等。

CTD 常见临床体征：如关节肿胀/压痛，Gottron 丘疹/征、技工手、甲周红斑、指端血管炎、猖獗齿、硬指等。

（二）辅助检查

1. 肺部高分辨率CT：胸部高分辨率CT较胸部X线片和普通CT提高了ILD的诊断敏感性，因此被认为对ILD的诊断至关重要。CTD相关ILD常对称性累及双下肺，多位于胸膜下区域。借鉴IIP的影像学分类特征，CTD相关ILD的影像学特征也可分为普通型间质性肺炎、纤维型或富细胞型非特异性间质性肺炎、机化性肺炎、淋巴细胞性间质性肺炎和弥漫性肺泡损伤。不同CTD常见的ILD影像学分型及特征见表6-4。

表6-4　CTD相关ILD常见组织病理学和胸部高分辨率CT的影像学特征

CTD	组织病理学特征	胸部高分辨率CT影像学典型特征
系统性硬化病	非特异性间质性肺炎 普通型间质性肺炎	网格影，磨玻璃密度影，双侧肺底为著 外周和双肺底网格影伴蜂窝样改变
类风湿关节炎	普通型间质性肺炎 非特异性间质性肺炎	外周和双肺底网格影伴蜂窝样改变 肺底磨玻璃密度影
多肌炎/皮肌炎	非特异性间质性肺炎 普通型间质性肺炎 机化性肺炎 弥漫性肺泡损伤	肺底磨玻璃密度影 外周和双肺底网格影伴蜂窝样改变 气道不均匀实变，磨玻璃密度影 弥漫磨玻璃密度影
干燥综合征	非特异性间质性肺炎 淋巴细胞性间质性肺炎	肺底磨玻璃密度影 薄壁囊性改变，磨玻璃密度影，小叶中心结节
系统性红斑狼疮	弥漫性肺泡损伤	磨玻璃密度影
混合性结缔组织病	非特异性间质性肺炎	网格影、磨玻璃密度影，双侧肺底为著

2. 肺功能检查：应检测FVC、FEV_1、TLC和DLCO。FVC、FEV_1采用肺量计测量，TLC采用一氧化氮稀释法，DLCO测定采用单口呼吸法，CTD-ILD患者的肺功能检查结果主要为限制性通气功能障碍和弥散功能减低，FVC、DLCO下降，可同时伴TLC下降。FEV_1和FVC成比例下降或FVC下降更加明显，故二者比值（FEV_1/FVC）正常甚至升高。

3. 支气管肺泡灌洗液的细胞学检查：对ILD的诊断和预后的意义仍存在广泛争议。肺活检虽然是诊断ILD的金标准，但因其为有创性检查，且存在一定诱发病情恶化的可能，确诊CTD的ILD患者行外科肺活检的获益始终存在争议。支气管肺泡灌洗液和肺活检对鉴别诊断的意义更大，通常用于ILD与感染、过敏和肿瘤等疾病的鉴别诊断。

4. 自身抗体谱检测：应作为ILD的常规检查，包括抗核抗体（ANA）、抗可提取核抗原抗体（ENA）、肌炎特异性抗体（如抗合成酶抗体谱、抗MDA5抗体等）、抗CCP抗体、抗中心粒细胞胞质抗体（ANCA）等，有助于发现临床表现隐匿的CTD。

（三）诊断要点

CTD-ILD 的筛查策略分为两个方面：①CTD 患者尚未出现明显的 ILD 相关临床症状时，风湿科医师对高危患者进行规律随诊和有效筛查，在呼吸科等相关科室的协助下确诊 ILD；②呼吸科医师对 ILD 患者的肺外多系统受累表现进行排查，完善血清自身抗体谱检测，并在风湿科医师的协助下确诊 CTD。

（四）鉴别诊断

1. 系统性红斑狼疮：SLE-ILD 的影像特点是肺内密度增高影分布范围较广且多变，与同等程度影像表现的染性肺炎相比，SLE 患者的咳嗽症状相对较轻，痰量较少，一般不咳黄色黏稠痰，一旦出现明显的咳嗽和黄痰，则提示 SLE 合并细菌感染。严重的肺感染与急性狼疮肺炎的影像学表现相似，但后者临床上起病急，有发热、咳嗽、呼吸困难等症状，血白细胞升高，红细胞沉降率加快，经抗生素治疗无效，而经肾上腺皮质激素治疗可明显好转，但是短期内可发生反复，需经血培养、痰培养、支气管肺泡灌洗液涂片培养或支气管肺活检除外细菌感染。

2. 类风湿关节炎：RA-ILD 可在 HRCT 影像上观察到 IPF 患者少见的异常表现，如支气管扩张（21%）、实变（6%）、淋巴结肿大（9%）、胸膜异常（16%~33%）和主要分布在胸膜下区域或小叶间隔旁的直径为 3~30 mm 的结节。RA 中的大结节可能为坏死性（类风湿）结节。而当小叶中炎性结节位于胸膜下和支气管周围，直径为 1~4 mm，偶尔可超过 10 mm，可为考虑为滤泡性细支气管炎。

3. 多肌炎/皮肌炎：当 PM/DM 合并肺内病变出现磨玻璃影或肺内实变时，需除外肺部感染，影像学常无法鉴别，需结合临床进行综合判断。

4. 干燥综合征：大多数的 SS 患者为女性，当其胸部 HRCT 表现为弥漫性的囊状影或胸腔积液时，则强烈提示 SS 合并 ILD 的可能，且本病常合并肺间质性病变和其他气道异常。朗格汉斯细胞组织细胞增生症多见于男性，且其囊状影多呈不规则外形，以中上肺分布为主，下肺尤其是肋膈角区基本正常。当 SS-LD 表现为磨玻璃影和网格影时，与 IPF、RA-ILD、SSc-ILD 和混合性结缔组织病常难以鉴别，更多的研究应致于此。

5. 系统性硬化症：当 SSc 合并 ILD 的 HRCT 影像表现为肺间质性病变时，常与 IPF、特发性 NSIP 和混合性结缔组织病等难鉴别。但是相对于 IPF 患者，本病的蜂窝肺改变相对少见且多呈局灶性。影像学检查发现食管扩张是诊断本病的重要线索。

（五）并发症

1. 感染：感染是 CTD 相关 ILD 患者治疗过程中最常见、最重要的并发症，应该在治疗全程中高度重视，并在制定和调整免疫抑制治疗时予以兼顾。高龄、肺部结构病变、长期使用激素和免疫抑制剂及环境暴露等均为感染的危险因素，常见机会感染有 EB 病毒、巨细胞病毒、伊氏肺孢子菌、结核或非结核分枝杆菌、肺炎支原体和曲霉菌等，感染可诱发 ILD 急性加重，甚至危及生命。当患者有迹象提示感染，需要积极寻找感染源，并及时予以广谱抗生素经验性治疗，除常见致病菌外，应该覆盖伊氏肺孢子菌、曲霉菌或巨细胞病毒。

2. 纵隔气肿：纵隔气肿是 CTD-ILD 罕见而高危的并发症，尤其好发于 PM/DM-ILD。对于不明原因突发胸痛、气促加重的患者，需要尽早行胸部 X 线或肺 CT 检查。PM/DM-ILD 患者中，并发纵隔气肿 1 个月内的死亡率高达 25%~41%。

二、中医辨证

1. 肺气虚证：咳嗽或喘息，或气短神疲乏力，自汗，恶风，或易感冒，舌淡、脉沉细或虚弱。

2. 阴虚内热证：喘促，干咳，或咳嗽少痰或咳痰不爽，口干或咽干，手足心热或午后潮热，盗汗，舌红、舌苔少或花剥，或无苔、干燥，或脉细数。

3. 肺肾气虚证：喘促或咳嗽，或腰膝酸软，耳鸣或气短，神疲乏力或自汗、动则加重，易感冒，或畏风寒、头昏，面目浮肿，小便频数、夜尿增多或咳时遗尿，舌质淡、脉沉细。

4. 肺肾气阴两虚证：喘促或气短，神疲乏力或肢体倦怠，自汗，易感冒，腰膝酸软，耳鸣或头昏，咳嗽或干咳或少痰、咳痰不爽，手足心热，盗汗，舌质红或淡，或舌苔少或花剥，或无苔、干燥，脉沉细或细数或细弱。

5. 痰热壅肺证：喘促或咳嗽，痰黏色黄发热或口渴，大便秘结，舌质红或舌苔黄或黄腻，脉滑数或脉数。

6. 痰浊阻肺证：喘促或咳嗽，痰多色白或黏稠、易咳出，纳呆或食少，胃脘痞满或腹胀，舌苔白腻，脉滑或弦滑。

7. 血瘀证：面色晦暗，口唇青紫，舌质紫暗或暗红，或有瘀斑，舌下脉络迂曲、粗乱，胸闷，脉弦、沉、涩、结、代。

【治疗】

一、西医

CTD 相关 ILD 的治疗原则为早期、规范、个体化治疗。CTD 相关 ILD 治疗方案的选择应综合考虑 CTD 病情活动度、ILD 严重程度和进展倾向，决定免疫抑制治疗及抗纤维化治疗的权重和主次关系（表6-5）。

表6-5　结缔组织病相关间质性肺病的治疗策略

疾病状态	治疗方案	推荐免疫抑制药物	抗纤维化治疗
CTD 活动而 ILD 进展	积极诱导缓解的免疫抑制治疗 +/- 抗纤维化治疗	环磷酰胺、霉酚酸酯、硫唑嘌呤、环孢素、他克莫司、利妥昔单抗等	适时试用吡非尼酮、尼达尼布等抗纤维化药物
CTD 活动而 ILD 达标	根据 CTD 活动度决定免疫抑制治疗强度 +/- 抗纤维化治疗维持或逐渐减停	环磷酰胺、霉酚酸酯或硫唑嘌呤、环孢素、他克莫司等	适时试用吡非尼酮、尼达尼布等抗纤维化药物

续表

疾病状态	治疗方案	推荐免疫抑制药物	抗纤维化治疗
CTD 缓解而 ILD 进展	根据 ILD 进展病变可逆与否决定加强或维持免疫抑制治疗 +/- 抗纤维化治疗加量或联合	霉酚酸酯、硫唑嘌呤、雷公藤多苷、羟氯喹等	适时试用吡非尼酮、尼达尼布等抗纤维化药物
CTD 缓解而 ILD 达标	仅需要维持缓解治疗 +/- 抗纤维化治疗维持或逐渐减停	霉酚酸酯、硫唑嘌呤、雷公藤多苷、羟氯喹等	适时试用吡非尼酮、尼达尼布等抗纤维化药物

1. 药物治疗：近年来，以吡非尼酮为代表的新型小分子抗纤维化药物在特发性肺纤维化的多项国际多中心随机双盲对照研究中被证实可以延缓肺功能恶化，延长无疾病进展生存时间。目前已有个案报道和队列研究的亚组分析显示，应用吡非尼酮有可能改善 SSc 相关 ILD 患者的肺功能，还可能改善临床无肌病皮肌炎伴亚急性间质性肺炎的生存期，而且具有良好的耐受性和安全性。在应用糖皮质激素和免疫抑制剂治疗 CTD 相关 ILD 的同时，可考虑适时试用抗纤维化治疗，以期最大限度地保持肺功能稳定。

2. 免疫抑制治疗：针对 CTD 的免疫抑制治疗对改善和稳定 ILD 的病情至关重要。根据 CTD 的病情是否活动、ILD 病变是否可逆或进展及肺功能是否达标来尽可能确定治疗方案：①CTD 活动而 ILD 进展时，通常需要积极的诱导缓解治疗，即大剂量糖皮质激素和环磷酰胺、霉酚酸酯、硫唑嘌呤、环孢素、他克莫司等作用较强的免疫抑制剂，对 CTD 病程短、ILD 进展迅速的患者，甚至可考虑甲泼尼龙冲击治疗，疗效不佳者，还可考虑利妥昔单抗；②CTD 活动而 ILD 已达标时，应兼顾 CTD 其他受累系统的病情，由风湿科医师决定，通常需要适度的诱导巩固缓解治疗，即中至大剂量糖皮质激素，免疫抑制剂可考虑作用较强的药物；③CTD 缓解而 ILD 未达标时，通常在 CTD 维持缓解治疗的基础上加强针对 ILD 的治疗（如新型抗纤维化药物联合治疗），如果 ILD 的影像学特征显示病情可逆，但肺功能仍未改善或进展，则需重新评估考虑 CTD 病情仍活动的可能性，并由风湿科和呼吸科医师根据患者的具体情况共同讨论制定个体化治疗方案；④CTD 缓解且 ILD 已达标时，通常仅需维持缓解治疗，即小剂量糖皮质激素和霉酚酸酯、硫唑嘌呤、甲氨蝶呤、雷公藤多苷等免疫抑制剂或羟氯喹。

3. 肺移植：已有研究证实，肺移植可改善 IPF 患者的生活质量，将 5 年生存率提高至 50% ~ 56%。国内已有多家医疗机构开展肺移植，供体捐赠与资源共享网络的逐步健全，脏器移植准入制度的建立与完善，使 CTD 相关 ILD 患者筛选和等待肺移植的登记随访成为可能。推荐符合肺移植适应证的 CTD 相关 ILD 患者纳入等待名单，进行移植前评估。

4. 氧疗和肺康复：氧疗可以改善患者的缺氧状况。从慢性阻塞性肺疾病氧疗得出的间接证据表明，长程氧疗对患者预后有显著的改善作用。推荐参照慢性阻塞性肺疾病氧疗指征，静息状态低氧血症（动脉血氧分压≤55 mmHg，或动脉血氧饱和度≤88%）的 CTD 相关 ILD 患者应接受长期氧疗，氧疗时间 > 15 h/d。肺康复是对有慢性肺部疾病伴运动耐量减少的患者进行基于循证医学证据的多学科强化性干预措施，有助于改善 CTD 相关 ILD 患者的肺功能和生活质量，稳定或延缓疾病发展，降低医疗花费。肺康复包括呼吸生理治疗、肌肉训练（全身性运动和呼吸肌锻炼）、营养支持、精神治疗和教育。肺康复已经用于有呼吸功能障碍的慢性阻塞性肺疾病患者的治疗，CTD 相关 ILD 患者肺康复治疗的研究虽然有限，但大多数患者仍可考虑接受肺康复治疗。

二、中医

1. 肺气虚证

治法：补肺益气。

方药：补肺汤（《永类钤方》）加减。

常用药：人参、黄芪、熟地黄、五味子、紫菀、桑白皮等。

加减：若气短息促，加冬虫夏草，重用人参、黄芪；肺卫不固，易于感冒者，加防风、白术；自汗较多者，加牡蛎、麻黄根。

2. 阴虚内热证

治法：养阴清热，润肺止咳。

方药：沙参麦冬汤（《温病条辨》）加减。

常用药：沙参、麦冬、玉竹、天花粉、桑叶、白扁豆、甘草等。

加减：咳嗽甚者，加百部、款冬花；咯血者，加白及、仙鹤草、小蓟；潮热者，加地骨皮、秦艽、鳖甲；盗汗者，加牡蛎、浮小麦。

3. 肺肾气虚证

治法：补益肺肾，化痰通络。

方药：生脉地黄汤（《医宗金鉴》）合金水六君煎（《景岳全书》）加减。

常用药：熟地黄、山药、茯苓、泽泻、党参、麦冬、五味子、山茱萸、陈皮、半夏、甘草、浙贝母、三棱、莪术、水蛭、当归等。

加减：本虚无标实，可用金匮肾气丸（《金匮要略》）；肾阴虚用七味都气丸。

4. 肺肾气阴两虚证

治法：补肺益肾，益气养阴。

方药：生脉散（《医学启源》）加减。

常用药：太子参、沙参、麦冬、五味子、百合、当归、川芎、丹参、牡丹皮、浙贝母、全蝎等。

加减：若自汗乏力明显，加黄芪、白术；潮热盗汗明显，加地骨皮、秦艽、浮小麦。

5. 痰热壅肺证

治法：清热化痰，肃肺止咳。

方药：桑白皮汤（《古今医统大全》）

常用药：桑白皮，半夏，苏子，杏仁，贝母，栀子，黄芩，黄连等。

加减：若身热重，加石膏；喘甚痰多，黏稠色黄者，加葶苈子、海蛤壳、鱼腥草、冬瓜仁、薏苡仁；腑气不通，便秘者，加瓜蒌仁、大黄。

6. 痰浊阻肺证

治法：祛痰平喘，健脾益气。

方药：二陈汤（《太平惠民和剂局方》）合三子养亲汤（《韩氏医通》）。

常用药：半夏、橘红、茯苓、甘草、生姜、乌梅、苏子、白芥子、莱菔子、苍术、厚朴等。

加减：若痰湿较重，舌苔厚腻，可加苍术、厚朴；脾虚，纳少，神疲，便溏者，加党参、白术；痰从寒化，色白清稀，畏寒者，加干姜、细辛。

7. 血瘀证

治法：活血化瘀。

方药：葶苈大枣泻肺汤（《金匮要略》）合血府逐瘀汤（《医林改错》）加减。

常用药：葶苈子、大枣、当归、地黄、桃仁、红花、枳壳、牛膝、川芎、柴胡、赤芍、甘草、桔梗等。

加减：痰多者，合用三子养亲汤；腑气不利，大便不畅者，加大黄、厚朴。

【预防调摄、预后】

ILD 作为 CTD 的高危并发症，除对患者进行疾病相关知识的教育外，应强调规律随诊、遵嘱服药，还应联合康复理疗科、心理科医师进行更专业的生活指导和心理指导。主要包括，①适当运动：避免高强度运动或缺氧条件的旅行（如高原、飞行）；②预防感染/疫苗接种：基于 CTD 相关 ILD 患者固有的免疫缺陷和长期使用免疫抑制剂，必须强化预防感染，平衡免疫抑制治疗的强度，定期进行流感疫苗、肺炎疫苗及其他灭活疫苗的接种；③戒烟：吸烟不仅与 ILD 的发生具有一定的相关性，也与部分 CTD 发病及病情活动相关，如类风湿关节炎和系统性红斑狼疮，因此必须劝导和帮助吸烟的患者戒烟；④教育患者坚定治疗信心，避免悲观和放弃治疗的情绪，积极配合诊治。

第五节　特殊类型间质性肺疾病

一、外源性过敏性肺泡炎

外源性过敏性肺泡炎（extrinsic allergic alveolitis，EAA）也称过敏性肺炎，是指易感个体反复吸入有机粉尘抗原后诱发的一种主要通过细胞免疫和体液免疫反应介导的肺部炎症反应性疾病。以淋巴细胞渗出为主的慢性间质性肺炎、细胞性细支气管炎（气道中心炎症）和散在分布的非干酪样坏死性肉芽肿为特征性病理改变。农民肺是过敏性肺炎的典型形式，是农民吸入霉干草中的嗜热放线菌或热吸水链霉菌孢子所致。吸入含动物蛋白的羽毛和排泄物尘埃引起饲鸟者肺（如鸽子肺、鹦鹉肺），生活在有嗜热放线菌污染的空调或湿化器的环境引起空调器肺等。各种病因所致 EAA 的临床表现相同，可以是急性、亚急性或慢性。

急性形式是最常见和具有特征的表现形式。一般在职业或家居环境抗原接触后 4～8 小时出现畏寒、发热、全身不适伴胸闷、呼吸困难和咳嗽。如果脱离抗原接触，病情可于24~48小时内恢复。如果持续暴露，反复急性发作导致几周或几个月内逐渐出现持续进行性发展的呼吸困难，伴体重减轻，表现为亚急性形式。慢性形式是长期暴露于低水平抗原或急性或亚急性反复发作后的结果，主要表现为进行性发展的呼吸困难，伴咳嗽和咳痰及体重减轻，肺底部可以闻及吸气末 velcro 啰音，少数有杵状指。

根据明确的抗原接触史，典型的症状发作特点，胸部 HRCT 具有细支气管中心结节，斑片磨玻璃影间或伴实变，气体陷闭形成的马赛克征象等特征性表现，BALF 检查显示明显增加的淋巴细胞，可以做出明确的诊断。TBLB 取得的病理资料能进一步支持诊断，通常不需要开胸肺活检。

根本的治疗措施是脱离或避免抗原接触。急性重症伴有明显的肺部渗出和低氧血症，激素治疗有助于影像学和肺功能明显改善。

二、嗜酸性粒细胞性肺炎

嗜酸性粒细胞性肺炎是一种以肺部嗜酸性粒细胞浸润伴有或不伴有外周血嗜酸性粒细胞增多为特征的临床综合征，既可以是已知原因所致，如 Loeffler 综合征、热带肺嗜酸性粒细胞增多、变应性支气管肺曲霉菌病、药物或毒素诱发，又可以是原因不明的疾病，如急性嗜酸性粒细胞性肺炎、慢性嗜酸性粒细胞性肺炎、变应性肉芽肿血管炎。

慢性嗜酸性粒细胞性肺炎（CEP）的发病原因不明，最常发生于中年女性，通常于数周或数个月内出现呼吸困难、咳嗽、发热、盗汗、体重减轻和喘鸣，呈现亚急性或慢性病程。胸部 X 线的典型表现有肺外带的致密肺泡渗出影，中心带清晰，这种表现称作"肺水肿反转形状"，而且渗出性病变多位于上叶。80% 的患者有外周血嗜酸性粒细胞增多。血清 IgE 增高也常见。如果患者有相应的临床和影像学，BALF 嗜酸性粒细胞大于 40，高度提示嗜酸性粒细胞性肺炎。治疗主用糖皮质激素。

三、肺朗格汉斯细胞组织细胞增生症

肺朗格汉斯细胞组织细胞增生症（PLCH）是一种吸烟相关的 ILD，多发生于成年人，临床罕见。病变以呈细支气管中心分布的朗格汉斯细胞渗出形成的肉芽肿性改变，并机化形成"星形"纤维化病灶，伴囊腔形成，为病理改变特征。起病隐匿，表现为咳嗽和呼吸困难，1/4 为胸部影像偶然发现，也有部分患者因气胸就诊发现。胸部 X 线显示结节或网格结节样渗出性病变，常分布于上叶和中叶肺，肋膈角清晰。HRCT 特征性地表现为多发的管壁厚薄不等的不规则囊腔，早期多伴有细支气管周围结节（直径 1~4 mm），主要分布于上、中肺野。主要涉及上、中肺野的多发性囊腔和结节或 BALF 朗格汉斯细胞（OKT6 或抗 CDla 抗体染色阳性）超过 5% 高度提示 PLCH 的诊断。

治疗为首先劝告患者戒烟。对于严重或进行性加重的患者，尽管已经戒烟，还需要应用糖皮质激素。

四、肺淋巴管平滑肌瘤病

肺淋巴管平滑肌瘤病（PLAM）是一种临床罕见病，可以散发，也可以伴发于遗传疾病结节性硬化复合症（tuberous sclerosis complex，TSC）。散发的 PLAM 几乎只发生于育龄期妇女。病理学以肺泡壁、细支气管壁和血管壁的类平滑肌细胞（LAM 细胞，HMB-45）呈弥漫性或结节性增生，导致局限性肺气肿或薄壁囊腔形成，最终导致广泛的蜂窝肺为特征。

临床上主要表现为进行性加重的呼吸困难、反复出现的气胸和乳糜胸，偶有咯血。肺功能呈现气流受限和气体交换障碍，有时伴有限制性通气功能障碍。胸部 HRCT 特征性地显示大小不等的薄壁囊腔（直径 2～20 mm）弥漫性分布于两侧肺脏。LAM 与 PLCH 在 CT 上的主要区别是 PLCH 一般不影响肋膈角，囊腔壁更厚，疾病早期有更多的结节。

对于 PLAM 尚无有效的治疗方法。目前临床上还在使用的孕激素治疗并没有研究证实有效。近来研究显示免疫抑制剂西罗莫司（雷帕霉素）可以使一些患者的肺功能稳定或改善。终末期 PLAM 可以考虑肺移植。

五、肺泡蛋白沉着症

肺泡蛋白沉着症（PAP）以肺泡腔内积聚大量的表面活性物质为特征，主要是由于体内存在的抗粒细胞 – 巨噬细胞集落刺激因子自身抗体导致肺泡巨噬细胞对表面活性物质的清除障碍所致。隐匿起病，10%～30% 诊断时无症状。常见症状是呼吸困难伴咳嗽，偶有咳痰。胸部 X 线显示两侧弥漫性的肺泡渗出，分布于肺门周围，形成"蝴蝶"样图案。经常是广泛的肺部渗出与轻微的临床症状不相符合，胸部 HRCT 特征性的表现：①磨玻璃影与正常肺组织截然分开，形成"地图"样图案；②小叶间隔和小叶内间隔增厚，形成多边形或"不规则铺路石"样图案。特征性生理功能改变是肺内分流导致的严重低氧血症。BAL 回收液特征性地表现为奶白色，稠厚且不透明，静置后沉淀分层，BALF 细胞或 TBLB 组织的过碘酸雪夫染色阳性和阿辛蓝染色阴性可以证实诊断。

1/3 的患者可以自行缓解。对于有明显呼吸功能障碍的患者，全肺灌洗是首选和有效的治疗。近来发现部分患者对 GM-CSF 替代治疗的反应良好。

六、特发性肺含铁血黄素沉着症

特发性肺含铁血黄素沉着症（idiopathic pulmonary hemosiderosis，IPH）的发病原因不明，多发生于儿童和青少年，以反复发作的弥漫性肺泡出血，导致咯血、呼吸困难和缺铁性贫血为临床特点。胸部 X 线的典型表现是两肺中、下肺野弥漫性分布的边缘不清的斑点状阴影。

诊断主要根据反复的咯血、肺内弥漫分布的边缘不清的斑点状阴影及继发的缺铁性贫血做出初步诊断。常规进行 BAL 检查确诊有无肺泡出血，并可以发现隐匿性出血。BALF 发现游离红细胞或含吞噬红细胞的肺泡巨噬细胞提示近期肺泡出血，发现许多含铁血黄素巨噬细胞提示远期肺泡出血。同时应该常规检测循环自身免疫抗体（如 anti-GBM、ANCA、ANA、RF 等）以除外其他原因所致的弥漫性肺泡出血。

一般而言，IPH 的临床过程比较轻，尤其在成年人，25% 可以自行缓解。但是弥漫性肺泡出血可导致死亡。治疗以支持治疗为主。糖皮质激素联合硫唑嘌呤或环磷酰胺治疗对于改善急性加重期的预后和预防反复出血有益，但是尚无确定的疗效判断指征。

【弥漫性实质性肺疾病的中医药诊疗综述】

弥漫性实质性肺疾病亦称作间质性肺疾病，是一组主要累及肺间质和肺泡腔，导致肺泡－毛细血管功能单位丧失的弥漫性肺疾病。近年来，中医药在防治间质性肺疾病方面得到了较好的效果，并且显示出良好的前景，现就中医药治疗间质性肺疾病的研究进展综述如下。

1. 关于病名的认识：间质性肺疾病最突出的症状是呼吸困难，短气，活动后加重，进行性加重，可伴咳嗽、咳痰。中医文献中有关症状的描述见于"肺痿""肺痹""喘证""咳嗽""肺胀"等疾病。

（1）间质性肺疾病与肺痹相关

"肺痹"最早见于《内经》，其中共有五篇内容论及本病。《素问·五脏生成》："喘而虚，名曰肺痹寒热，得之醉而使内也。"《素问·玉机真脏论》："风寒客于人，使人毫毛毕直，皮肤闭而为热……弗治，患者舍于肺，名曰肺痹，发咳上气。"《素问·痹论》："风寒湿三气杂至，合而为痹……皮痹不已；复感于邪，内舍于肺……凡痹之客五脏者，肺痹者，烦满喘而呕……淫气喘息，痹聚在肺……痹……其入脏者死……荣卫之气亦令人痹乎……逆其气则病，从其气则愈，不与风寒湿气合，故不为痹。"《素问·四时刺逆从论》曰："少阴有余病皮痹隐疹，不足病肺痹。"《灵枢·邪气脏腑病形》曰："肺痹引胸背，起恶日光。"结合以上所说，《内经》所论肺痹主要是因足少阴肾气不足、房劳伤肾、营卫气逆、风寒湿邪内舍于肺，肺络痹阻，肺失其宣发肃降、主气朝百脉之功，临床可见咳喘、上气烦满、胸背痛等症，预后不良。与间质性肺疾病类似。

（2）间质性肺疾病与肺痿相关

肺痿最早见于张仲景的《金匮要略·藏腑经络先后病脉证第一》："息张口短气者，肺痿唾沫。"《金匮要略·肺痿肺痈咳嗽上气病脉证治第七》："寸口脉数，其人咳，口中反有浊唾涎沫者何？师曰：肺痿之病也。""大逆上气，咽喉不利，止逆下气者，麦门冬汤主之。""肺痿吐涎沫而不咳者，其人不渴，必遗尿，小便数，所以然者，以上虚不能制下故也。此为肺中冷，必眩，多涎唾，甘草干姜汤以温之。"而所言肺痿，多责其气阴两虚，或肺气虚寒。表现为咳吐浊唾涎沫为主症，与间质性肺疾病类似。

（3）间质性肺疾病与咳嗽相关

间质性肺疾病，可出现刺激性干咳或深吸气咳嗽，可有少量白黏痰，故与咳嗽相关。

（4）间质性肺疾病与喘证相关

间质性肺疾病表现为呼吸困难，短气，活动后加重，进行性加重，稍重者伴有口唇发绀，张口抬肩、鼻翼煽动，但大多数尚能平卧。晚期严重者可并喘促持续不解，烦躁不安，面色青紫，肢冷，汗出如珠，脉浮大无根，甚者喘脱。

（5）间质性肺疾病与肺胀相关

间质性肺疾病后期，累及心脏形成肺源性心脏病表现为呼吸困难、喘息上气、咳嗽痰多，烦躁，心悸，面色晦暗，或唇甲发绀，脘腹胀满，肢体浮肿等症状，与肺胀相关。

2. 病因病机与治疗：对其病因病机的认识也是仁者见仁，智者见智，目前尚未统一。近几年，国内大多数学者认为间质性肺疾病的病机多为虚实夹杂，或以本虚为主，或以标实为主，五脏涉及肺、肾、脾、心、肝，标实涉及气滞、血瘀、痰湿、水饮、外感邪毒六淫等；本虚又有气血阴阳的不同。肺为娇脏，易受邪侵；肾主纳气，故肾虚也容易影响肺，为一身之本，推动脏腑气化，肾虚易致五脏俱虚；肺病日久，子盗母气，脾气亏虚，运化功能失常，水谷精微不归正化，而成水湿、痰饮；肺主治节，朝百脉，肺病气机不利，宗气生成不利，血液运行不利，气滞血瘀；肺病日久不愈，肺虚，肝木易晦金，而致肺气阴两伤。另外，近些年来环境污染日益严重，肺外合皮毛而司呼吸，空气污染危害人体则肺首当其冲。再有，肺朝百脉，通过其他方式进入体内的有害物质亦可通过血脉影响肺脏。

（1）名医经验

1）宋建平认为间质性肺疾病与《金匮要略》的肺痿、虚劳、湿痹、历节、胸痹等病的病机可能有相似之处。特发性肺纤维化的病机责之肺肾虚弱、风湿等邪入中，邪气痹阻胸中，日久脉络瘀滞，肺因痹而痿。本病是正虚邪实之病，治疗可考虑补益肺肾、宣痹祛邪、活血通络等法。

2）姚景春认为本病病位在肺，涉及脾肾，病属本虚标实，肺脾肾气（阴）亏虚为本虚，痰、瘀为标实，虚实互相影响，互为因果，尤以肺络痹阻、气虚血瘀多见。

3）吕晓东认为病机是肺肾气阴两虚，血瘀肺络。治疗以补益肺肾，祛瘀通络，方选黄芪、当归、地龙补气活血化瘀通络，北沙参补肺阴津、清肺热；当归养血活血，达到标本兼顾之作用。

4）李国勤认为本病的病机是气虚血瘀，自拟益气活血通络方黄芪、莪术、党参、川芎、全蝎、杏仁等药，以扶正补虚，化瘀通络。

5）苗青等将特发性肺间质纤维化分为：①风热闭肺型，方用消风散加减，以祛风除痹，清热凉血活血，用于外感病或外感后急性加重期的治疗；②湿热郁闭型，方用甘露消毒丹加减，以除湿清热、宣肺开窍；③肝郁气滞、痰饮内阻型，方用四逆散和杏仁甘草汤加减，以理气开郁、化痰除饮；④燥热伤肺型，方用清燥救肺汤加减，以益气养阴，清肺润燥；⑤气虚血瘀型，方用补阳还五汤加减，以益气活血、化瘀软坚；⑥肺肾两虚、痰瘀内阻型，方用生脉饮和六味地黄丸加减，以补肺益肾，活血利水。

6）赵勤萍认为肺间质纤维化的病机特点为虚、痰、瘀，在疾病早期或急性期，多强调以实为主的虚实相兼为患，突出痰、瘀与气血互结致病的重要性，治以化痰祛瘀、降逆行气，寓以益气润肺，多以千金苇茎汤、小陷胸汤、补肺汤等合方加减。在疾病进展的中期，认为此期肺功能受碍，而致饮停于肺，日久变生痰浊，与瘀胶结相搏，阻碍肺气运行，因此，治疗当以化痰祛瘀、软坚散结、培土生金的标本兼治法为妥，以桃红四物汤、宣肺渗湿汤等合方加减。而在病变的后期，则应据其病变日已波及肺、脾、肾，气阴耗损严重的特点，强调肺肾双补，气阴兼顾，以金水六君煎、参蛤散、右归饮等合方加减，同时兼以涤痰逐瘀、通络软坚等法的配合使用。

7）岳会杰把特发性肺间质纤维化可分为三期六型。三期即挟感发热期、慢性迁延期、重证多变期。六型为，①气虚风寒犯肺型，病机：肺气不足，卫外不固，风寒束肺，肺失宣降。方药：止嗽散合玉屏风散加减。桔梗、荆芥、炙紫菀、炙百部、白前、黄芪、白术、浙贝母、炒牛蒡子、炙杏仁、炙冬花、蝉蜕、甘草。②阴虚燥热伤肺型，病机：肺燥津伤之体，风热或燥热犯肺，津伤气耗，痰热互结，肺失宣降。治则：清肺化痰，疏风润燥。方药：清燥救肺汤或桑杏汤加减。桑白皮、黄芩、炙杏仁、栀子、石膏、川贝母、鱼腥草、南北沙参、橘红、桔梗、知母、甘草。③气阴两虚痰喘型，病机：肺肾气阴两虚，痰浊阻肺。治则：补肺益肾，化痰平喘。方药：三子养亲汤合二陈汤加减。苏子、白芥子、炒莱菔子、陈皮、半夏、茯苓、南北沙参、淫羊藿、杜仲、煅瓦楞子、浙贝母、海蛤壳、枳壳。④气阴两虚瘀喘型，病机：肺脾肾气阴两虚，痰瘀阻络。治则：益气养阴，化痰活血。方药：保肺汤加减。南北沙参、麦冬、五味子、茯苓、陈皮、浙贝母、款冬花、阿胶、半夏、丹参、海蛤壳、凌霄花、白芍、白术。⑤阳虚水犯型，病机：肺脾肾阳虚，瘀血水泛。治则：温补阳气，化瘀利水。方药：真武汤合补肺汤加减。茯苓、白芍、白术、制附子、干姜、南北沙参、川贝母、阿胶珠、生熟地黄、山药、麦冬、炙百部、白僵蚕。水肿甚加泽兰、车前子；瘀血重加丹参、益母草；喘重加山茱萸、补骨脂以治本，麻黄、葶苈子以治标；阳虚加淫羊藿、杜仲。⑥阴阳两虚型，病机：脾肾阴阳两虚。治则：大补阴阳，佐以活血化瘀。方药：参蛤散合右归饮加减。南北沙参、蛤蚧、熟地黄、山药、山茱萸、枸杞子、菟丝子、杜仲、当归、桂圆、制附子、凌霄花。阳虚加冬虫夏草、补骨脂；阴虚重加玄参、麦冬、枸杞子；痰多加半夏、陈皮；喘甚加白果、紫苏子。

8）武维屏等针对本病肺肾虚损、痰瘀阻络的病机特点，确立益肺肾、化痰瘀、通肺络的治疗总则。将该病分为三期八候，①急性加重期：常见证候有痰热阻肺候，痰瘀阻肺候，气虚风寒犯肺候和阴虚燥热伤肺候。痰热阻肺候治宜清肺化痰，千金苇茎汤合漏芦连翘散化裁；痰瘀阻肺候治宜理气化痰行瘀，方选四逆散合苏子降气汤化裁；气虚风寒犯肺候治宜疏风散寒，宣肺平喘，方用止嗽散合玉屏风散加减；阴虚燥热伤肺候治宜清肺化痰，疏风润燥，方用清燥救肺汤或桑杏汤加减。②慢性迁延期：常见证候有气阴两虚痰喘候和气阴两虚瘀喘候。气阴两虚痰喘候治宜补肺益肾，化痰平喘，方用金水六君煎加减；气阴两虚瘀喘候治宜益气养阴，化痰活血，方用《丹台玉案》保肺汤加减。③重证多变期：常见证候为阳虚水泛候和阴阳两虚候。阳虚水泛候治以温补阳气，化瘀利水，方用真武汤合补肺汤化裁；阴阳两虚候治宜大补阴阳，佐以活血化瘀，方以参蛤散合右归饮加减。

9）董瑞认为正气先虚，淫之邪乘虚而入。肺脏失去了正常的生理功能。肺气贲郁，宣降失司，津液输布不利，壅结为痰，气机不畅。血滞为瘀，痰瘀交阻，阻塞络脉，日久形成肺纤维化。这是因虚得病，因虚而致实。虚为病之本，实为病之标。虚是全身性，实为局部性的。肺痿、肺痹整个病程，皆贯穿"虚、痰、瘀、毒"四证及痰浊瘀血、痰瘀痹阻、痰瘀化热、外感湿热之邪等。又因肺为娇脏，喜润而恶燥，邪毒郁肺化热，最易耗伤阴，故本病的虚以阴虚、气阴两虚为多见。以通络益肺、化痰祛毒、活血化瘀、扶正固本为治疗原则，认为分为6型较为合适：①肺气虚型，治则为通络益肺、调和营卫；②肺阳虚型，治则为通络益肺、扶阳固本、温肺散寒；③脾肺气虚型，治则为通络益肺、健脾化痰；④肺肾阴虚型，治则为通络益肺、养阴生津；⑤毒损肺络型，治则为通络益肺、活血化瘀、祛毒；⑥络虚不荣型，治则为通络益肺、扶正固本。临床辨证各种类型需根据患者的证候、舌象、脉象等。在"通络益肺协定方"的基础处方组成方剂：西洋参10 g，水蛭3 g，全蝎6 g，僵蚕10 g，蝉蜕10 g，蛤蚧1对，皂荚3 g，黄芪60 g，白术10 g，冬虫夏草2 g，蚤休6 g，川贝母10 g，防风10 g，甘草10 g。进行辨证、辨病加减治疗。

10）宋康认为热毒为该病的发病源头，治疗时应当以清热解毒之法为主，辅以活血化瘀、益气健脾养阴。经验方中重用虎杖30 g为君药，清热解毒兼活血化瘀；佛耳草、鱼腥草、云雾草、黄芩、七叶一枝花、败酱草增强清热解毒；丹参、紫草、茜草凉血活血；天竺黄、生竹茹、竹沥半夏等清热化痰；白术、扁豆、陈皮、茯苓、谷麦芽和胃健脾；南北沙参、鲜芦根、鲜石斛益气养阴；并根据患者的具体情况辨证加减。

11）晁恩祥认为本虚不唯在肺，可涉及脾、肾；标实则多为痰（热）、瘀。有瘀象者约占75%，而亚急型发病患者常因并发呼吸道感染（约占34.38%）而出现反复的咳嗽、咳痰、发热、咯血等，是为夹痰夹热之象。拟定肺痿方，治以益气润肺、化瘀解毒：黄芪入肺、脾经，补中益气；三七祛瘀生新而助君之补益；麦冬养阴润肺，助君之润肺；太子参补肺止咳；苏子消痰下气定喘；牛膝补肝肾，兼活血；鱼腥草清热解毒，止咳化痰；虎杖止咳、祛痰、平喘、消炎；鱼腥草、虎杖二药兼佐制全方之温。炙甘草调和诸药，润肺解毒。

12）彭福丽认为：①病位在肺，与脾、肾密切相关；②病性属本虚标实之证，肺脾肾气（阴）亏虚为本，瘀血、痰浊、热毒、外邪为标实，二者互为因果，互相影响，上盛（痰热瘀肺）下虚（肾精肾气虚损）候较多见；③病势：初期在肺，以邪实为主；中期影响肝脾肾，本虚标实并见；晚期累于心，五脏阴阳并损，转为喘脱，虚劳重症。

根据病程之长短及病情的轻重分早、中、晚三期，各期又有夹感发作与慢性迁延之别，夹感发作时可见风寒痰阻及风热痰壅等标实证候，治疗以解表化痰、宣肺降气为主。风寒痰阻候用麻杏二三汤加减，风热痰壅候用桑杏汤，清肺化痰化裁，病程早期多表现为肺脾气虚，痰瘀阻肺候，治以益气活血，宣肺化痰，用麻黄连翘赤小豆汤合桂枝汤加减。中期分肺肾阴虚、痰热瘀阻候和肺肾气阴两虚、痰瘀阻络候，前者治以养阴清热，化痰活血，用百合固金合漏芦连翘散加减，后者治以补益肺肾，化痰通络，用保肺饮加丹参、地龙、漏芦等化痰瘀通络之品；用养阴活血中药抑制肺纤维化细胞因子产生；用沙参、生地、麦冬养阴生津，润肺止咳；五味子、黄芪、白及补气敛气固本；阿胶、白芍活血养血，缓急化瘀而不伤正；紫菀、桑白皮、杏仁清肺润燥。晚期常见脾肾阳虚证候为阴虚水泛候和阴阳两虚候。阳虚水泛候治以温补阳气，化瘀利水，方用真武汤合补肺汤化裁；阴阳两虚候治宜大补阴阳，佐以活血化瘀，方以参蛤散右归饮加减等药物治疗。

（2）临床观察

1）李夫贤对22例患者全部给予丹参注射液20 mL加生理盐水20 mL雾化吸入，每日1剂，根据辨证分型：痰瘀阻肺，治宜活血化痰，宣肺通络，方以血府逐瘀汤合二陈汤加减；气阴两虚，瘀阻肺络，治宜益气养阴，通宣肺络，方以补阳还五汤合沙参麦冬汤加减；肺肾两虚，治宜补肺养肾，散瘀通络，方以自拟补肺化纤汤加减，主要药物组成为：熟地25 g，当归 15 g，黄芪 25 g，山茱萸 9 g，冬虫夏草 6 g，三棱 9 g，莪术 9 g，水蛭 9 g，丝瓜络 15 g，炮山甲 9 g，甘草 9 g。22 例患者经 3 个疗程治疗结束后，显效 14 例，有效 7 例，无效 1 例，总有效率为 95.5%。

2）徐慧卿将确诊为特发性肺间质纤维化的 87 例患者随机分为联合组和激素组，联合组采用中药、针灸和激素联合治疗，取少商、商阳穴，行三棱针点刺放血，左右交替，隔日 1 次；取太渊、膻中、气海、定喘穴，予毫针针刺，行补法，每日 1 次；取双侧肺俞、膏肓俞、四花穴、肾俞麦粒灸，每穴 3 壮，每壮花生米大，每日 1 次，7 次为 1 个疗程，疗程间休息 2 日。共治疗 3 个月。急性期，表证者治拟解表化痰通络，风寒袭肺者用小青龙汤加减，风热犯肺者用银翘散加减，风燥伤肺者用桑杏汤加减；里热者治拟清热利湿解毒，活血化痰通络，方选小陷胸汤合当归贝母苦参丸加减。慢性迁延期，气虚者药用党参、黄芪、赤芍、川芎、地龙、桂枝、法半夏、旋覆花、皂角刺、白芥子等；阴虚者药用太子参、沙参、麦冬、五味子、百合、当归、丹参、牡丹皮、浙贝母、海蛤壳等；肺肾两虚可选用熟地黄、当归、冬虫夏草、山茱萸、浙贝母、三棱、莪术、水蛭、丝瓜络等。激素组只采用激素治疗，联合组临床疗效及肺功能 FVC、FEV_1、PaO_2 均明显高于激素组。结论为联合组能显著改善患者的肺功能，并在一定程度上改善呼吸困难症状。

3）李辉、代媛媛将 60 例特发性肺间质纤维化患者，随机分为两组。治疗组 30 例，口服益气破血方煎剂：黄芪 30~60 g，党参 10 g，水蛭 10 g，蛴虫 10 g，丹参 30 g，元胡 10 g，地龙 10 g，对照组 30 例，口服复方鳖甲软肝片，疗程均为 6 个月，治疗组治疗后在临床症状积分、肺功能方面均有明显改善。肺功能中用力肺活量（FVC）、一秒量（FEV_1）、一氧化碳弥散量（DLCO）较治疗前有明显升高，治疗组治疗后组织型纤溶酶原激活物较治疗前有明显升高，其抑制物较前明显下降。提示益气破血方改善特发性肺间质纤维化气虚血瘀型患者的临床症状和肺功能可能与改善纤溶有关。

4）魏耕树共搜集 56 例特发性肺间质纤维化患者，随机分组：治疗组在激素治疗基础上采用通肺活血汤治疗本病 36 例，方药组成为黄芪、金银花、丹参、茯苓、薏苡仁、当归、葶苈子、枳壳、桃仁、旋覆花、红花，随证加减，气虚者加用太子参、白术等；阴虚者加玄参、沙参等；痰湿盛者加用莱菔子等；痰热盛者加胆南星、黄芩。并设对照组对照。治疗组 1 个月后临床症状、动脉血氧分压及肺功能方面均有显著改善且优于对照组。

5）翁惠、马登峰将 84 例间质性肺疾病患者随机分为两组，治疗组采用中药清金汤合泼尼松治疗，对照组口服泼尼松，疗程 3~6 个月；比较两组治疗后患者肺功能、血气分析等指标改善情况。清金汤可以明显提高间质性肺疾病患者的肺功能，改善机体缺氧状况，改善动脉血气相关指标。方用清金汤中以黄芪、太子参补益肺气为君药；山茱萸、淫羊藿、桃仁、水蛭纳气平喘兼活血化瘀，为臣药；地龙入肺络涤痰饮；赤芍、川芎活血行气；全蝎镇痉息风，攻毒散结；土茯苓清热解毒，共为佐使。

6）董辉将 66 例患者随机分为两组：治疗组口服抗纤舒肺颗粒，每次 1 袋，每日 3 次。抗纤舒肺颗粒为自拟方，由黄芪、党参、黄芩、丹参、沙参、当归、白芍、葶苈子、鱼腥草、半夏、杏仁、全瓜蒌等 10 余味中药组成，水煎并浓缩干燥成粉，制成颗粒剂同时联合服用小剂量泼尼松片 5 mg，每日晨起顿服。对照组单纯服用泼尼松片，两组治疗疗程均为 3

个月。治疗组患者的 FVC/预计值、FEV_1/预计值、DLCO/预计值、PaO_2 水平、高分辨 CT 明显改善。

7）李玉盛、马淑荣认为间质性肺疾病中医病机主要为气阴两虚、痰瘀互结，以自拟益肺化纤汤治疗 34 例。治疗 12 周后，总有效率为 76.47%。益肺化纤汤：黄芪、太子参补肺之气阴，共为君药；当归养血活血行气，三七、丹参祛瘀生新而辅君药补益之力；麦冬、五味子养阴润肺，治肺燥咳嗽，助君药润肺之功；苏子、款冬花下气定喘消痰；炙甘草调和诸药兼润肺解毒。全方标本兼治，共奏益气养阴、化瘀祛痰之功。

8）谭漪、董澹认为肺肾气阴两虚，肺络瘀阻为特发性肺间质纤维化的主要病机，应治以"补虚通络"，40 例特发性肺间质纤维化患者分为两组，采用多途径给药，在口服泼尼松治疗的基础上，联合应用以下治法：①口服中药补肺汤加减：人参、黄芪、当归、丹参、水蛭、生地、蛤蚧、紫菀、银杏等。②超声雾化吸入器中雾化吸入，雾化剂组成：蝉衣，炙麻黄，红花。③静脉滴注丹红注射液疗程 3 个月。对照组给予泼尼松常规治疗，观察疗效治疗组总有效率为 75.00%，对照组总有效率为 45.00%，治疗组在症状总积分及喘息、咳嗽、velcro 啰音等积分下降方面和肺功能改善情况均较对照组明显。补虚通络法治疗特发性肺间质纤维化疗效优于对照组，且用药安全，副作用小。

9）王增祥认为肺络瘀阻是特发性肺间质纤维化的基本病机。治以活血、化痰、益气。应用黄精、白术、水蛭、穿山甲、半夏等药物制成克肺宁胶囊长期服用，其随机选择 70 例肺间质纤维化患者作为治疗组，给予克肺宁胶囊，对照组 75 例给予泼尼松 0.5 mg/kg；两组疗程均为 3～6 个月，每 1～3 个月随诊 1 次。比较两组治疗后的症状、体征、肺部 HRCT 及肺功能变化。结果治疗 6 个月后，治疗组症状、体征改善优于对照组；治疗组治疗 3 个月和 6 个月后肺功能改善亦优于对照组。结论为克肺宁胶囊可不同程度地改善肺间质纤维化患者的症状和体征，使患者肺功能停止恶化，并且用药期间未见任何副作用，耐受性良好。

10）钟勇认为特发性肺间质纤维化为肺虚、津气失于濡养所致。故临床以补肺益气为其治则，自拟芪参益气汤：黄芪，丹参，三七，水蛭，降香，虫草、五味子，细辛，甘草。将 112 例诊断为间质性肺疾病的患者随机分为观察组和对照组各 56 例。对照组予雾化吸入布地奈德治疗；观察组在对照组治疗基础上予芪参益气汤治疗。观察组总有效率为 89.3%，明显优于对照组的 69.3%（$P < 0.05$）。

11）陈山泉认为特发性肺间质纤维化证属气虚血瘀，痰湿内阻，治宜补益肺气，健脾化痰，补肾活血化瘀，予 2006 年 4 月—2010 年 3 月中搜集的确诊为间质性肺疾病的患者 49 例以自拟方用北冬虫夏草、紫菀、百部、川芎、当归、黄芪、太子参、灵芝、白术、黄精、炙甘草。治疗一个半月。49 例患者中显效 27 例，好转 14 例，无效 8 例，总有效率为 83.7%。

12）周健认为素体肺卫不固感邪而发，肺失清肃，痰浊内生，瘀血阻滞肺络，久病及肾，肾不纳气而喘促。自拟方用当归、桃仁、红花、赤芍活血理气以平喘降逆；茯苓涤痰，地龙、川芎搜经络痰浊，枳壳破气下行，白果有清热劫喘之功，加用生地、山茱萸、黄芪以补肾益气养阴，以壮肾之极，共奏补肾益肺、活血化痰之功。选择本院临床诊断间质性肺疾病患者 30 例为治疗组（中西医结合组），其中，男 14 例，女 16 例；年龄 40～74 岁，平均

57 岁。对照组 30 例中，男 11 例，女 19 例；两组病例全部用糖皮质激素治疗，治疗组在加用丹参注射液 250 mL 每日 2 次静脉滴注，同时服自拟方加减。4 周为 1 个疗程，共用 3 个疗程。从治疗前后肺功能变化来看，治疗组肺功能改善优于对照组。

13）刘崇文认为其病机为气虚血瘀伏痰，致使肺失宣降。根据六淫、久病、体虚、劳欲诱因不同，审因求治。而注重虚、瘀、痰，治以益气、活血化痰。自拟芪丹平喘汤：黄芪、党参补益肺气，丹参、川芎、当归活血化瘀，浙贝母化痰止咳、软坚散结，辅紫菀、白果、瓜蒌、桑白皮等共奏化痰平喘之功。其对 12 例特发性肺间质纤维化患者以芪丹平喘汤辨证治疗。以 2 周为 1 个疗程，5 个疗程结束后评定疗效，总有效率为 92%。益气活血法对间质性肺疾病的治疗及预后有重要意义。临床疗效规律为：①随疗程的加长疗效提高；②女性比男性疗效好；③年轻者疗效好；④合并有其他慢性病者起效慢。

14）孙增涛认为气虚血瘀为基本病机表现，并贯穿疾病始终，益气活血散结法为其基本治则。方选肺通口服液黄芪、党参、北沙参、丹参、当归、川芎和莪术合剂黄芪、莪术。将 20 位受试者随机分入试验组和对照组，进行历时 12 周的双盲治疗期。治疗组给予肺通口服液，药用：黄芪、党参、北沙参、丹参、当归、川芎等，具有益气、养阴、清瘀化痰之功效。每次 20 mL，每天 3 次，分别于早、中、晚饭后半小时服用。对照组给予泼尼松口服，益气活血散结法不仅能明显改善特发性肺间质纤维化患者的临床症状，而且能抑制肺泡炎症，减少肺组织损伤，显著降低 TGF-β 的过度表达。

15）米烈汉、孙秀珍认为邪阻肺络，气虚血瘀。治疗主要以益肺通络，活血化瘀。方以抗纤汤。方选现代药理研究具有抗肺纤维化的药物和调节免疫功能的药物：红参、黄芪、沙参、甘草、苏子、百合、鸡血藤、冬虫夏草益肺通络；丹参、川芎、当归活血化瘀；鸡内金、砂仁消食健脾，苏子祛痰降气。用本方治疗 13 例特发性肺间质纤维化患者，30 天后，观察：症状、体征、胸片、CT、肺功能、血气分析。总有效率为 84.4%。

16）蒋云峰自拟黄芪桃红汤以黄芪、当归补气补血，顾扶正气，桃仁、红花、川芎、丹参活血化瘀，阳虚者加桂枝、附子以温阳通脉，顾护五脏，阴虚者加沙参、百合滋阴纳气。对 24 例患者予以中药加上方加减治疗，15 日为 1 个疗程。观察肺功能、血气分析等指标，总有效率为 83.3%。

17）刘玉庆认为特发性肺间质纤维化为气虚血瘀，治宜益气活血方：党参、黄芪补益脾肺，又能益气生血；丹参活血祛瘀，补血活血，以治血瘀之证；水蛭破血。加减：咳痰量多、色黄或黏白者加冬瓜仁、鱼腥草；喘甚者加麻黄、苦杏仁；咳甚者加前胡、款冬花；纳呆者加焦三仙、鸡内金；下肢浮肿、尿少者加益母草、车前草；大便干者加生地黄、肉苁蓉。在其治疗的 30 例患者中良好或改善共 19 例，稳定 6 例，不变 4 例，无效 1 例。能明显改善患者呼吸困难、发绀，可使部分患者胸部 X 线阴影明显改善，尤其是絮状阴影吸收好转。

（3）经方运用

1）陈萍、李素云认为特发性肺间质纤维化病位在肺，风寒外束、水饮内停为其病机，方用小青龙汤温肺散寒、化饮止咳。气虚者加黄芪、人参，瘀血者加丹参、川芎，脾虚者加炒薏苡仁、白术，肾虚者加补骨脂、山萸肉，纳差者加焦三仙、鸡内金。在西药治疗的基础上配合中药小青龙汤口服，有效率明显提高。将76例患者随机分为对照组和治疗组，两组均给予西药乙酰半胱氨酸颗粒口服。治疗组在西药治疗的基础上配合中药小青龙汤口服。小青龙汤应用能迅速改善患者症状，延缓病程的进展，提高其生存质量。

2）郭玉琴、杨洁将60例特发性肺间质纤维化患者随机分为两组，均予压缩雾化吸入布地奈德混悬液，治疗组加用血府逐瘀汤；活血化瘀中药联合吸入激素治疗特发性肺间质纤维化改善了患者肺功能，增强了免疫力；并提高其生活质量。

3）寇焰根据诊断标准入选的50例间质性肺疾病患者，随机分为治疗组和对照组。治疗组32例用清燥救肺汤加减：桑叶、生石膏、阿胶、麦冬、杏仁、炙杷叶、党参、甘草。随证加减：咳痰带血者加白茅根、三七粉，咳吐脓痰量多者加鱼腥草、瓜蒌，唇甲发绀舌暗者加丹皮、赤芍，气短肢冷畏寒者去生石膏加蛤蚧、肉桂。对照组予以服用养阴清肺丸和蛤蚧定喘胶囊，3个月后观察疗效明显，且优于对照组。

4）鱼龙应用加减麦门冬汤辅助治疗间质性肺疾病：麦冬35 g，半夏5 g，人参15 g，炙甘草15 g，粳米20 g，大枣7枚，黄芪20 g，五味子15 g，山萸肉15 g，蛤蚧15 g，川芎15 g，地龙10 g。发现加味麦门冬汤联合西医常规治疗能够显著改善患者的喘息、咳嗽、咳痰、口干咽燥、五心烦热及乏力等症状。加味麦门冬汤联合西医常规治疗能够改善患者肺功能（FVC、DLCO）能够提高患者的生存质量。

（4）文献研究

李辉将特发性肺间质纤维化分为两个阶段：前期邪毒阻络，肺为邪痹，气血不通，络脉痹阻，属肺痹范畴，以邪实为主；后期络虚不荣，气血不充，肺叶挛缩，丧失功能，属肺痿范畴，以本虚为主。认为间质性肺疾病是以肺气不足、肺络痹阻、气虚血瘀、痰浊内生，甚或阴阳俱虚为基本病机，治疗亦应以益气活血、疏通络脉、祛除痰浊、滋阴温阳为重点。

（5）单纯研究方剂

1）许坚应用生脉注射液和丹参注射液静脉滴注配合西药治疗本病30例。观察症状、体征及血尿便常规、肝肾功能、胸部X片、CT、心电图、血沉、肺功能、血气分析、T淋巴细胞亚群、血液流变学等，总有效率为80%。本方法对本病具有益气养阴、活血通络的功效。

2）易高众、张贻秋、贺兼斌、向志、唐建新对47例特发性肺间质纤维化患者除常规抗感染及吸氧等基本治疗外，分组采用糖皮质激素联合黄芪治疗或糖皮质激素治疗。比较两组患者治疗前及治疗后6个月呼吸困难、胸部影像学、血气分析、肺功能、静息PO_2和运动SaO_2指标的变化。两组特发性肺间质纤维化患者治疗前与治疗后比较，症状及肺部CT表现均得到明显改善（$P < 0.05$），肺总量、肺活量及PO_2、SaO_2、DLCO治疗后明显上升（$P < 0.05$），采用糖皮质激素联合黄芪治疗组与单纯糖皮质激素治疗组比较，肺总量、肺活量及PO_2有显著性差异（$P < 0.05$）。结论：黄芪联合糖皮质激素治疗特发性肺间质纤维化，能更有效改善患者的肺功能和血气，缓解症状，提高患者的生活质量和改善预后。

3）白数培在2003—2009年共收治39例慢性间质性肺疾病患者，随机分成治疗组、对照组两组；对照组进行常规治疗，治疗组在常规治疗的基础上辅用川芎，对两组分别进行临床观察并比较。发现川芎辅助治疗慢性间质性肺疾病临床症状改善明显优于常规治疗。

4）龙涛、李莹将收治的特发性肺间质纤维化患者62例，随机分为治疗组32例和对照组30例。对照组患者规律口服泼尼松；治疗组在对照组的基础上加用芪参益气滴丸，口服芪参益气滴丸可显著改善IPF患者的FVC、FEV_1、DLCO及PaO_2，与常规治疗特发性肺间质纤维化患者比较，其疗效和肺功能各项指标均有显著改善。起到了缓解临床症状，提高运动耐量的作用。

5）赵青文、秦北宁应用红花注射液治疗特发性肺间质纤维化患者2周，观察呼吸困难、刺激性干咳、乏力等临床症状均减轻。查体肺部啰音明显减少及范围减小。胸部X线双下肺阴影较治疗前减少且变淡。与治疗前比较，各项指标均升高，其中VC、FEV_1、MVV、TLCOSB差异均有统计学意义。

6）张伟、谢世光对13例特发性肺间质纤维化患者使用泼尼松和丹参联合治疗。呼吸困难、刺激性干咳、乏力等临床自觉症状均有不同程度减轻。与治疗前比较，VC、TLC、FEV_1、MVV及PaO_2均升高，差异有显著性意义，分别为$P < 0.05$或$P < 0.01$。

7）李蓉对26例特发性肺间质纤维化患者在尽量不使用其他治疗的情况下用刺五加注射液治疗后症状，体征明显改善，肺功能、血气分析、超氧化物歧化酶、脂质过氧化物都有显著性差异。

8）杨美菊、朱红军通过分组分别联合应用参附注射液和泼尼松治疗15例特发性肺间质纤维化患者，参附注射液对特发性肺间质纤维化有明显的治疗作用，具体机制可能是通过抑制肺泡巨噬细胞释放TNF-α，减少中性粒细胞的黏附和聚集，从而减轻炎症反应和间质纤维化。二者联合应用提高疗效。

9）尹世琦、桑玉兰将确诊的82例特发性肺间质纤维化患者随机分为两组，对照组常规给予泼尼松口服，治疗组给予口服泼尼松加丹红注射液，发现丹红注射液对改善特发性肺间质纤维化患者临床症状及提高PaO_2、DLCO有较好的效果。

10）贾莉将56例间质性肺疾病患者随机分为两组，全部口服泼尼松每日治疗；治疗组注射用苦参碱，联合组早期、中晚期患者临床疗效优于对照组。认为苦参碱可用于间质性肺疾病的联合治疗。

11）雷樟根对27例特发性肺间质纤维化患者进行治疗，在西医常规应用泼尼松治疗下，随机分组，治疗组予以口服丹参、川芎治疗。观察得丹参、川芎能促使肺泡炎症吸收和防止纤维化，还可增强免疫功能，减少呼吸道感染，与泼尼松或其他药物合用，可增加疗效，减少副作用。对不能使用泼尼松或免疫抑制剂的患者也可单独使用。两药在治疗剂量内未见明显毒副作用，因此可长期使用。

12）侯杰、蔡后荣、戴令娟在将1996—1999年确诊为间质性肺疾病的40例患者应用泼尼松治疗的基础下，随机抽取20例联合应用川芎和丹参口服治疗，发现36个月后观察长期疗效，病情稳定率高，病死率低于单纯泼尼松组。

3. 小结：中医学在治疗本病时注重整体观念和辨证论治，作用机制全面，常常是不同性味归经的药物合用，各药物相辅相成，共同起效，在其综合作用下，整体调节机体各项功能，临床效果明显，而中医学的优势不但在于缓解患者的症状，明显提高患者的生活质量，而且延缓病情的发展。但是中医学的特殊性，同病异治，又可异病同治，分标本缓急，因人、因地、因时制宜，把握动态平衡，故用药方便灵活，方药众多，且因为各中医专家用药习惯的不同，所以形成了治疗间质性肺疾病的众多方剂，它们表现为药量、药味的差异、剂型的差异等，在其辨证论治上不能达成共识，现为间质性肺疾病辨证论治提供借鉴，查阅现代中医药治疗间质性肺疾病的临床研究性文献，总结各中医专家系统用药，分析间质性肺疾病的病因、病机、辨证、治则、方药，总结现代应用方药的规律和特点。以期为临床治疗间质性肺疾病用药提供借鉴，为治疗间质性肺疾病的新药的研发提供借鉴。

参考文献

［1］ 葛均波，徐永健，王辰．内科学［M］.9 版．北京：人民卫生出版社，2018.

［2］ 邵长荣．邵长荣实用中医肺病学［M］.北京：中国中医药出版社，2009.

［3］ 周仲瑛．中医内科学［M］.北京：中国中医药出版社，2003.

［4］ 毛翎，彭莉君，王焕强．尘肺病治疗中国专家共识（2018 年版）［J］.环境与职业医学，2018，35（8）：677 – 689.

［5］ 沈元良．名老中医话肺系疾病［M］.北京：金盾出版社，2014.

［6］ 廖强．基于数据挖掘技术探析国医大师晁恩祥治疗间质性肺疾病用药规律［D］.北京：北京中医药大学，2019.

［7］ 孙明月．周仲瑛教授辨治间质性肺疾病的临证经验及病案研究［D］.南京：南京中医药大学，2018.

［8］ 孙庆亮．基于聚类分析对常见间质性肺疾病中医证型特点的研究［D］.北京：北京中医药大学，2016.

［9］ 赵国静．现代中医药治疗特发性肺纤维化的文献研究［D］.济南：山东中医药大学，2012.

［10］ 王迁，李梦涛．2018 中国结缔组织病相关间质性肺病诊断和治疗专家共识［J］.中华内科杂志，2018，57（8）：558 – 565.

［11］ 中华中医药学会肺系病专业委员会．弥漫性间质性肺疾病的中医证候诊断标准（2012 版）［J］.中医杂志，2012，53（13）：1163 – 1165.

［12］ 张咪．结缔组织病相关间质性肺病中医证候及其与临床指标相关性研究［D］.济南：山东中医药大学，2020.

第七章 肺血管与循环疾病

第一节 肺动脉高压

肺动脉高压（pulmonary hypertension，PH）是由多种已知或未知原因引起的肺动脉压异常增高的一种生理病理状态，血流动力学诊断标准为：在海平面、静息状态下，右心导管测量的平均肺动脉压大于等于 25 mmHg（1 mmHg = 0. 133 kPa）。

1998 年第二届 WHO 肺动脉高压会议上，根据病因、病理生理机制、临床表现、血流动力学特征等将肺动脉高压分为了 5 大类，即动脉型肺动脉高压（pulmonary arterial hypertension，PAH）、左心疾病所致肺动脉高压、肺部疾病和（或）低氧所致肺动脉高压、慢性血栓栓塞性肺动脉高压（pulmonary hypertension due to chronic thrombotic and/or embolic disease，CTEPH）和（或）其他肺动脉阻塞性病变所致肺动脉高压及未明和（或）多因素所致肺动脉高压。动脉型肺动脉高压作为第一大类肺动脉高压，以多种病因导致肺动脉（主要为肺小动脉）本身病变从而引起肺血管阻力和肺动脉压力增高为特点，临床上主要分为特发性 PAH、遗传性 PAH、药物和毒物诱发的 PAH、结缔组织病相关 PAH、HIV 感染相关 PAH、门脉高压性 PAH、先天性心脏病相关 PAH、血吸虫相关 PAH、对钙通道阻滞剂长期有效的 PAH、具有明显肺静脉或肺毛细血管受累的 PAH 及新生儿持续性 PAH。

【病因及发病机制】

一、西医

PAH 的发生、发展过程与肺血管结构和（或）功能异常（即肺血管重构）密切相关。肺血管床内膜损伤、中层肥厚、外膜增殖/纤维化导致肺动脉管腔进行性狭窄、闭塞，肺血管阻力不断升高，进而导致右心功能衰竭甚至死亡。但 PAH 的发病机制尚未完全阐明。现认为，肺血管重构是遗传因素（基因突变）、表观遗传因素（DNA 甲基化、组蛋白乙酰化、微小 RNA 等）及环境因素（如低氧、氧化应激、机械剪切力、炎症、药物或毒物等）共同作用的结果。多种血管活性分子（内皮素、血管紧张素 Ⅱ、前列环素、一氧化氮、一氧化碳、硫化氢及二氧化硫、雌激素等）、多种离子通道（钾离子通道、钙离子通道）、多条信号通路［MAPK 通路、Rho/ROCK 通路、PI3K/AKT 通路、骨形态发生蛋白（BMP）/转化生长因子 β（TGF-β）通路、核因子 κB（NF-κB）通路和 Notch 信号通路］也在肺血管重构中发挥重要调节作用。

二、中医

本病可归属于中医"肺胀""喘证""心悸""痰饮""喘肿""水肿"等范畴。中医早在东汉时期就有对本病症状的描述，如《金匮要略·痰饮咳嗽病脉证并治第十二》指出："咳逆倚息，短气不得卧，其形如肿。"《灵枢·胀论》提到"肺胀者，虚满而咳喘"。《金匮要略·肺痿肺痈咳嗽上气病脉证治第七》说："上气，喘而躁者，属肺胀。"本病主要病变在肺，与脾肾相关，涉及心，故病情复杂，变化甚多。《素问·咳论》中有"皮毛者，肺之合也；皮毛先受邪气，邪气以从其合也。其寒饮食入胃，从肺脉上至肺则肺寒，肺寒则外内合邪，因而客之，则肺咳。五脏各以其时受病，非其时各传以与之。""五脏六腑皆令人咳，非独肺也。"指出咳喘气逆之类疾病部位首发在肺，而肺为娇脏，外合皮毛，如外邪侵袭，首先犯肺，肺失宣降，引发咳喘。或为邪气所致，正气虚弱，或因平素饮食起居失调，劳逸失衡，情绪失调。外感所伤，而致脏气失和。营卫不调，外遇邪气，引发而致。或因肺病久久不愈，影响脾胃及肾，脾失健运，水湿内停，蕴湿生痰，上涌于肺，则为咳痰；肾虚不能制水，水湿停聚而成痰饮，痰饮上犯则为痰、咳、喘。心主血，肺主气，共济而行血脉，肺气不足，则气虚无以推动心血，气虚而血行不畅，血脉瘀阻，故肺病及心，心气、心血不足，出现心悸、胸闷等；气虚血瘀，可致水道不通，水气凌心。如果病久，正气不足，外邪侵袭，痰瘀内阻，则病愈不易。如痰阻内盛，迷闭心窍，则可见神昏谵语、烦躁不安；痰热相加，热极生风，肝风内动，则可见筋惕肉瞤、惊厥抽搐。肺气虚极，气不摄血，血失统帅，或气滞血瘀，或火热上行，血热妄行，都可致血不归经，血溢经脉之外。如热炙伤阴，则气阴两伤，阴损及阳，气衰血微，气闭痰壅，使气阴衰败，阳气欲脱，大汗淋漓，四肢厥冷，脉衰欲绝。

【诊断与辨证】

一、西医诊断

（一）临床表现

1. 症状：肺动脉高压早期没有特异性临床表现，绝大多数患者就诊时间明显延迟，至少1/5患者从症状出现至确诊时间超过2年。超过半数的特发性肺动脉型肺动脉高压（idiopathic pulmonary arterial hypertention, IPAH）患者确诊时WHO心功能为Ⅲ~Ⅳ级。部分肺动脉高压患者早期可能仅表现为基础疾病相关症状，当肺动脉压力明显升高时可出现右心功能衰竭症状。肺动脉高压最常见症状为活动后气促，其他症状包括乏力、头晕、胸痛、胸闷、心悸、黑蒙、晕厥等。合并严重右心功能不全可出现下肢浮肿、腹胀、食欲缺乏、腹泻和肝区疼痛等。部分患者因肺动脉扩张引起机械压迫症状（如压迫左喉返神经引起声音嘶哑，压迫气道引起干咳，压迫左冠状动脉主干导致心绞痛等）；肺动静脉畸形破裂或代偿扩张的支气管动脉破裂引起咯血。此外，还应询问患者是否具有可导致肺动脉高压基础疾病相关症状，如结缔组织病可出现雷诺现象、关节疼痛、口干、眼干、龋齿、脱发、皮肤硬化等。儿童患者还应格外注意发育情况，如发育明显异常或迟缓，则应重点筛查遗传代谢性疾病和内分泌疾病。

2. 体征：右心扩大可导致心前区隆起，肺动脉压力升高可出现肺动脉瓣第二心音亢进，三尖瓣关闭不全引起三尖瓣区收缩期杂音。严重右心功能不全时可出现颈静脉充盈或怒张、肝大、下肢水肿、多浆膜腔积液、黄疸和发绀等体征。右心室肥厚可导致剑突下抬举性搏动，出现第三心音表示右心室舒张充盈压升高及右心功能不全，约38%的患者可闻及右心室第四心音奔马律。

需要强调体格检查可能发现肺动脉高压潜在病因，如儿童及中青年患者或既往有先天性心脏病患者出现发绀和杵状指，往往提示艾森曼格综合征或复杂先天性心脏病；差异性发绀和杵状指是动脉导管未闭合并 PAH 的特征性表现；反复自发性鼻衄、体表皮肤毛细血管扩张提示遗传性出血性毛细血管扩张症；肩胛区收缩期血管杂音往往提示肺动脉阻塞性疾病，如大动脉炎或纤维纵隔炎累及肺动脉；肺野外围闻及血管杂音提示肺动静脉瘘可能；双肺吸气相爆裂音，考虑肺间质疾病。

3. 既往史及个人史：应重点询问有无先天性心脏病、结缔组织病、左心疾病、慢性肺部疾病、睡眠呼吸暂停、静脉血栓栓塞症、HIV 感染、慢性肝病、血液系统疾病、甲状腺疾病、血吸虫感染和鼻衄病史等。儿童还需询问有无遗传代谢性疾病史。个人史需注意有无危险因素接触史，如印刷厂和加油站工人接触油类物质、高原居住史、特殊用药史（食欲抑制剂类减肥药、达沙替尼、来氟米特和干扰素等）及吸毒史（甲基苯丙胺和可卡因）等。

4. 婚育史和家族史：需询问肺动脉高压患者血缘关系的亲属中有无确诊或可疑肺动脉高压患者，有无反复鼻衄和皮肤毛细血管扩张史，有助于判断是否为遗传性 PAH 或遗传性出血性毛细血管扩张症。女性 CTEPH 患者要注意有无习惯性流产史，男性 CTEPH 患者要询问其母亲、姐妹等直系亲属有无习惯性流产等病史，有助于判断是否存在抗磷脂综合征。

（二）辅助检查

1. 心电图：PH 心电图可表现为肺性 P 波、QRS 电轴右偏、右室肥厚、右束支传导阻滞、QTc 间期延长等。心电图对 PH 诊断的敏感性低，正常心电图并不能排除 PH。异常心电图多见于严重的 PH。

2. 胸部 X 线：有助于筛查 PH 的病因，如左心疾病、肺部疾病、先天性心脏病和栓塞性疾病等在胸部 X 线上具有相应的影像学特征。PH 的严重程度与胸片异常程度并无相关，正常的胸部 X 线不能排除 PH。

3. 肺功能和动脉血气分析：肺功能和动脉血气分析不仅可以帮助发现潜在的气道或肺部疾病，还和 PAH 的严重程度相关。

4. 超声心动图：超声心动图可用于 PH 诊断筛查、病因鉴别和心功能评价。

5. 核素肺通气/灌注（ventilation/perfusion，V/Q）显像：是判断 PH 患者是否存在肺动脉狭窄或闭塞性病变（包括栓塞性疾病等）的重要检查手段。

6. 胸部 CT：CT 可显示右心室和右心房扩大、主肺动脉扩张，并可通过测量主肺动脉与升主动脉直径比来评估 PH 可能性。

7. 肺动脉造影：肺动脉造影主要用于了解肺血管形态和血流灌注情况，是肺血栓栓塞症的"参比"诊断标准，也常用于其他肺血管堵塞、狭窄、闭塞和肺动静脉畸形等肺血管病变的鉴别。

8. 心血管磁共振（cardiac magnetic resonance，CMR）成像：可直接评价右心室大小、形态和功能，并可无创评估血流量，包括心输出量、每搏输出量和右心室质量。

9. 血液学检查：血液学检查主要用于筛查 PH 的病因和评价器官损害情况。

10. 腹部超声：腹部超声可以了解腹部脏器的结构和功能，为 PH 的病因筛查提供依据。

11. 右心导管检查（right heart catheterization，RHC）和急性血管反应试验：RHC 是诊断和评价 PH 的标准方法，通过 RHC 可获得血流动力学数据，有助于判断有无心内左向右分流、评价对肺血管扩张剂的反应性和制定治疗策略。

12. 基因检测：遗传学诊断有助于 PAH 家族成员明确自身是否携带致病突变基因及其临床意义。

（三）诊断要点

对于肺动脉高压的确诊，唯一的手段就是通过 RHC 直接测定肺动脉压力。对疑诊肺动脉高压的患者首先考虑常见疾病如第二大类的左心疾病和第三大类的呼吸系统疾病，然后考虑 CTEPH，最后考虑 PAH 和未知因素所致。对疑诊 PAH 的患者应考虑相关疾病和（或）危险因素导致的可能，仔细查找有无家族史、先天性心脏病、结缔组织病、HIV 感染、门脉高压、与肺动脉高压有关的药物服用史和毒物接触史等。

二、中医辨证

本病出现的咳喘，多为久病，肺肾气虚，外感引动，痰瘀内恋所致，故常反复不愈。

多种证候夹杂而行，既有外感，又有内伤，故有急性期和稳定期之区别。辨证时要内外有别，治疗时更应注意轻重缓急。特别是不要被一时的外感所迷惑，而忽视了内因在本病中所起的重要作用。在咳痰、喘肿等证候中，急性期以寒热辨证为主，稳定期以肺脾肾之虚为重，各期都要以本虚标实为特点，痰、瘀为标实，肺脾肾为本虚。

（一）急性期

急性期常以肺部感染为多，从中医辨治，则可分为风热、风寒、热毒、痰浊。病机多为肺气失宣，痰浊壅塞；或热瘀络伤，或痰浊蒙窍，或阳虚水泛等。

1. 风邪外感（合并感染）

（1）风寒袭肺证：咳嗽，白痰清稀，或泡沫，或恶寒，周身不适，或喘，脉浮，苔薄白。

（2）痰热伤肺证：咳嗽、痰黄稠厚黏，咳痰不爽，或伴口干或发热，便秘尿赤，口唇发绀，舌红或紫暗，舌苔黄或腻，脉弦滑数。

2. 阳虚水泛（心衰）：肺心病合并肺部感染，在心衰阶段以水肿者尤需密切注意。此阶段有心肾阳虚、脾虚水泛等，治疗也应温阳健脾利水。以下肢浮肿为主，心悸气短，不能平卧，口唇发绀，肝大，四肢不温，有时大便清稀，脉沉缓或结或代。

3. 痰浊闭窍（肺性脑病）：神昏或谵语，甚至昏迷，呼吸急促，喉中有痰声辘辘，汗出如油，口唇青紫，舌下静脉曲张严重，脉弦数。

4. 气虚欲绝（休克）：神昏，声低，手脚不温，四肢湿冷，脸色暗，气促，口唇发绀，脉微或沉。

5. 热瘀伤络（出血倾向）：患者表情淡漠，喘息，皮肤瘀斑，痰中带血，咯血或吐血、便血，舌质紫暗，少苔或无苔，舌下静脉曲张，脉细数或沉弱。

（二）慢性期

1. 肺脾两虚证：素有肺胀史，久咳咳痰，晨起较重，食少纳呆，气短懒言，易感冒，苔薄白或腻，脉细滑。

2. 肺肾气虚证：平素易感冒，平时咳嗽、咳痰，伴喘息，动辄气短，痰少，舌质淡，脉细。

【治疗】

一、西医

（一）一般性治疗

1. 体力活动和专业指导下的康复：PAH 患者应在药物治疗的基础上、在专业指导下进行运动康复训练。

2. 妊娠、避孕及绝经后激素治疗：随着靶向药物的广泛应用，妊娠 PAH 患者死亡率有所下降，但仍在 5%～23%，且妊娠并发症多，因此，建议 PAH 患者避免怀孕。

3. 择期手术：对 PAH 患者即使进行择期手术也会增加患者风险，接受择期手术者，硬膜外麻醉可能比全身麻醉耐受性好。

4. 预防感染：PAH 患者容易合并肺部感染，推荐 PAH 患者预防性应用流感疫苗和肺炎链球菌疫苗。

5. 社会心理支持：应充分评估患者的精神心理状态，鼓励家属给予心理支持，必要时请专科进行干预和支持。

6. 旅行：对于 WHO 功能分级为Ⅲ～Ⅳ级、动脉血氧分压低于 60 mmHg 的 PAH 患者，在航空旅行时建议吸氧。PAH 患者应避免前往海拔高于 2000 m 的地区。

7. 遗传咨询：对筛查出基因突变的患者，需要告知关于遗传学变异的可能性，以及家庭成员可能携带相关的突变致 PAH 的风险增加，并建议相关家庭成员进行筛查及早期诊断。

（二）支持性治疗

1. 抗凝治疗：近年 PAII 注册登记研究和系统性回顾分析显示抗凝治疗存在不一样的效果。

2. 利尿剂：PAH 患者出现失代偿性右心衰竭时导致液体潴留、中心静脉压升高、肝淤血、多浆膜腔积液等，利尿剂可改善上述状况，但目前尚没有应用利尿剂的随机对照研究。常用利尿剂包括袢利尿剂（呋塞米、托拉塞米）和醛固酮受体抑制剂（螺内酯）。

3. 氧疗：目前尚缺乏随机对照研究证实 PAH 患者长期氧疗获益。

4. 地高辛及其他心血管药物：不建议应用血管紧张素转化酶抑制剂、血管紧张素 II 受体拮抗剂、β 受体阻滞剂、硝酸酯类或伊伐布雷定等药物治疗 PAH。

5. 贫血的治疗：研究显示 PAH 包括 IPAH、CHD-PAH 及 CTD-PAH 等患者常伴有铁缺乏，并且铁缺乏与 PAH 严重程度和预后相关。

（三）靶向药物治疗

1. 钙通道阻滞剂：急性血管反应试验阳性患者建议给予足量钙通道阻滞剂治疗，心率偏慢者考虑应用硝苯地平和氨氯地平，心率偏快者倾向于应用地尔硫䓬。

2. 内皮素受体拮抗剂（endothelin receptor antagonist，ERA）：内皮素 - 1 可通过与肺血管平滑肌细胞中的内皮素受体 A 和 B 结合，引起血管收缩，促进有丝分裂，参与 PAH 的发生发展。ERA 可以通过干预内皮素途径治疗 PAH。常见药物，①波生坦：波生坦是第一个合成的 ERA 类药物，为内皮素受体 A、B 双重拮抗剂。②安立生坦：安立生坦是高选择性内皮素 A 受体拮抗剂。研究显示安立生坦能改善 PAH 患者 12 周运动耐量、心功能等，序贯联合他达拉非治疗能改善运动耐量，降低临床恶化事件发生率。③马昔腾坦：马昔腾坦是新一代双重 ERA，具有更好的组织穿透力和受体亲和力。

3. PDE5 抑制剂：PDE5 抑制剂可以通过减少 cGMP 的降解，升高其浓度引起血管舒张。此外，PDE5 抑制剂还有抗增殖的作用。常见药物，①西地那非：西地那非是一种特异性 PDE5 抑制剂。②他达拉非：他达拉非是一种长效的 PDE5 抑制剂。③伐地那非：伐地那非是一种高选择性 PDE5 抑制剂。

4. 可溶性鸟苷酸环化酶（soluable guanylate cyclase，sGC）激动剂：利奥西呱是一种新型的 sGC 激动剂，具有独特的双重激活 sGC 机制，其作用效果不依赖于体内 NO 水平，可单独或与 NO 协同提高血浆中的 cGMP 水平，引起血管舒张和抗重塑作用。

5. 前列环素类似物和前列环素受体激动剂：前列环素由血管内皮细胞产生，具有强效扩张血管作用，也是目前最强的内源性血小板聚集抑制剂。常见药物，①依前列醇：依前列醇是第一个人工合成的前列环素类似物，半衰期短（3 ~ 5 分钟），需要持续深静脉滴注给药。②伊洛前列素：伊洛前列素是一种前列环素类化合物，可通过肺泡型雾化装置给药。③曲前列尼尔：曲前列尼尔在室温下化学性质稳定，半衰期长（2 ~ 4 小时），与依前列醇具有相似的药理学性质。④司来帕格：司来帕格是一种长效的口服前列环素受体激动剂。

（四）球囊房间隔造口术

通过球囊房间隔造口术（balloon atrial septostomy，BAS）建立心房内右向左分流可以降低右心的压力，增加左心室前负荷和心输出量。BAS 的实施尽管降低了动脉血氧饱和度，但可改善体循环氧气的转运，同时可降低交感神经过度兴奋。

（五）肺移植和心肺联合移植

肺移植和心肺联合移植治疗 PH 开始于 80 年代初。对于治疗无效或 WHO 功能分级维持在Ⅲ级或Ⅳ级的 PAH 患者建议行肺移植。

（六）进展期右心衰竭的治疗

1. 重症监护室管理：肺动脉高压患者由于各种诱因出现右心衰竭进展或接受外科手术时需转入重症监护室治疗。除监测常规生命体征外，还应监测中心静脉压、中心静脉血氧饱和度和血乳酸水平。若患者中心静脉血氧饱和度 <60%、血乳酸水平上升和尿量减少，预示右心衰竭恶化。部分患者需进行床旁漂浮导管监测，以便对血流动力学进行全面评估。肺动脉高压合并重症右心衰竭的治疗原则包括治疗诱发因素（如贫血、心律失常、感染或其他合并症）、优化容量管理（通常应用静脉利尿剂）、降低右心室后负荷（对于 PAH 和 CTEPH 患者，首选静脉或皮下或吸入前列环素类似物，可联合其他 PAH 靶向药物治疗）、应用正性肌力药物（首选多巴酚丁胺，对于心率偏快的患者可选择左西孟旦）改善心输出量及维持体循环血压（首选去甲肾上腺素和多巴胺）等。气管插管可导致血流动力学不稳定，右心衰竭患者应尽量避免。

2. 右心辅助装置：肺动脉高压合并严重右心衰竭且药物治疗效果不佳时可考虑使用体外膜肺氧合进行救治，但需提前明确下一步治疗方向，过渡到恢复，或过渡到肺移植或心肺联合移植。建议 ECMO 仅用于明确有恢复机会或等待移植的患者。

二、中医

（一）急性期

常以肺部感染为多，从中医辨治，则可分为风热、风寒、热毒、痰浊。病机多为肺气失宣，痰浊壅塞；或热瘀络伤，或痰浊蒙窍，或阳虚水泛等。

1. 风邪外感（合并感染）

（1）风寒袭肺证

治则：宣肺平喘，止咳化痰。

方药：小青龙汤（《伤寒论》）和射干麻黄汤（《金匮要略》）加减。

常用药：麻黄、桂枝、细辛、干姜、半夏、五味子、白芍、前胡、百部、射干。

加减：痰多可加白芥子、苏子、莱菔子顺气化痰；若恶寒发热，可加羌活、独活、白芷、川芎以散风止痛。

（2）痰热伤肺证

治则：清肺化痰。

方药：麻杏石甘汤（《伤寒论》）合千金苇茎汤（《金匮要略》）加减。

常用药：炙麻黄、杏仁、生石膏、生甘草、桃仁、薏苡仁、芦根、黄芩、桑白皮、冬瓜子、桔梗、鱼腥草。

加减：咳痰重而黏稠者加寒水石、海浮石、黛蛤散等；若胸闷憋气加苏子、葶苈子、全瓜蒌；大便秘结加大黄，小便不利加车前草。

2. 阳虚水泛（心衰）

治则：温阳利水。

方药：真武汤（《伤寒论》）合苓桂术甘汤（《金匮要略》）加减。

常用药：白术、白芍、干姜、茯苓、制附子、泽泻、车前子、薏苡仁、党参等。

加减：痰多加陈皮、半夏等，脉结代可加炙甘草、桂枝、苦参等。还可采用五苓散、济生肾气丸加减。

3. 痰浊闭窍（肺性脑病）

治则：涤痰开窍。

方药：涤痰汤（《奇效良方》）加减。

常用药：胆南星、竹沥、郁金、黄芩、半夏、茯苓、菖蒲、远志、葶苈子等。

加减：也可用安宫牛黄丸（《温病条辨》），或静脉滴注清开灵注射液、醒脑静注射液等。若神志模糊、呼吸急促、黄痰、口唇发绀、发热汗出、目赤口干、大便秘结、苔黄腻、脉滑数，可清热通腑，化痰开窍，方用承气汤加减，或合用凉膈散（《太平惠民和剂局方》）。药用大黄、芒硝、黄芩、栀子、鱼腥草、竹沥、厚朴、赤芍、丹参等。此阶段病情严重。

4. 气虚欲绝（休克）

治则：回阳救逆。

方药：参附汤（《正体类要》）合龙骨、牡蛎，并服黑锡丹等回阳救逆。

常用药：人参、炮附子、生姜、龙骨、牡蛎，黑锡丹由黑锡、硫黄、阳起石、附子、木香、胡芦巴、小茴香、肉豆蔻、桂心、沉香、川楝子、补骨脂组成。

加减：阳虚甚，气息微弱，汗出肢冷，舌淡，脉沉细者，加干姜；阴虚甚，气息急促，心烦内热，汗出黏腻，口干舌红，脉沉细数者，加麦冬、玉竹，人参改用西洋参；神昧不清者，加丹参、远志、菖蒲。

5. 热瘀伤络（出血倾向）

治则：养阴凉血，和络止血。

方药：生脉散（《医学启源》）合犀角地黄汤（《外台秘要》）加减。

常用药：西洋参、麦冬、五味子、生地、赤芍、白芍、茜草、大黄炭、三七粉、白及粉等，同时合用西药处理。

加减：咯血量多者，可合用十灰散（《十药神书》）；潮热、颧红者，加青蒿、鳖甲、地骨皮、白薇；盗汗者，加浮小麦，糯稻根，牡蛎等。

（二）慢性期

1. 肺脾两虚证

治则：健脾补肺，益气化痰。

方药：六君子汤（《医学正传》）加减。

常用药：党参、白术、茯苓、黄芪、半夏、陈皮、补骨脂、甘草等。

加减：脾阳不振，形寒肢冷者，加附子、干姜；脾虚气陷，少气懒言者，可改用补中益气汤加减治疗。

2. 肺肾气虚证

治则：补肾纳气。

方药：参蛤散（《济生方》）合都气丸（《症因脉治》）。

常用药：黄芪、蛤蚧、人参、山萸肉、淫羊藿、五味子、苏子等。

加减：若阳虚甚，酌加附片、肉桂、补骨脂、鹿角片；若阴虚甚，加生地黄、冬虫夏草。

【肺动脉高压的中医药诊疗综述】

肺动脉高压是由多种已知或未知原因引起的肺动脉压异常增高的一种生理病理状态。临床以肺动脉压力增高而出现的呼吸困难、胸痛、头晕、咯血等全身症状和最终导致右心室负荷增加等体征的表现为主，目前，靶向药物可以改善 PAH 患者的生活质量，但长期疗效和预后仍不佳。近年随着诊断水平的提高，越来越多的 PAH 患者得到诊断，而通过中医药干预 PH 也成为研究热点。现就对中医药诊疗 PH 的研究进行综述。

1. 病名的认识：目前，肺动脉高压在中医学中无直接对应的病名，但从症状上，各学者多将其归于以下疾病。

（1）肺胀

肺胀是指多种慢性肺系疾病反复发作，导致肺气胀满，不能敛降的一种病证。最早记载于《灵枢·胀论》"肺胀者，虚满而喘咳"。汉代张仲景在《金匮要略·肺痿肺痈咳嗽上气病脉证治第七》指出本病的主要症状为"咳而上气，此为肺胀，其人喘，目如脱状。"

（2）喘证

喘证的主要临床特征为呼吸困难，甚则张口抬肩，鼻翼煽动，不能平卧。肺动脉高压见喘促、活动后气短乏力等症状与之相符。

（3）胸痹

《圣济总录》记载"其证……或胸满短气，咳唾引痛，烦闷自汗出，或心痛彻背，……喘息咳唾，胸背痛，短气，寸口脉沉而迟，关上小紧数是也"，与本病喘促气短、胸痛症状极为相符。

（4）厥证

厥证以突然发生一时性昏倒，不知人事，或伴有四肢逆冷为主要症状。《景岳全书·厥逆》记载"气厥之证有二，以气盛气虚皆能厥也。气虚卒倒者，必其形气索然，色清白，身微冷，脉微弱，此气脱证也。……气实而厥者，其形气愤然勃然，脉沉弦而滑，胸膈喘满，此气逆证也"，与本病见证值晕厥相似。

（5）支饮

《金匮要略·痰饮咳嗽病脉证并治第十二》记载"咳逆倚息，短气不得卧，其形如肿，谓之支饮"，可见咳嗽、短气不能卧与本病极为相似。

（6）短气

《金匮要略·脏腑经络先后病脉证第一》曰："息摇肩者，心中坚，息引胸中，上气者，咳息张口，短气者，肺痿唾沫。"《金匮要略·痰饮咳嗽病脉证并治第十二》曰："肺饮不弦，但苦喘短气……胸中有留饮，其人短气而渴，四肢历节痛。"

2. 病因病机

（1）气虚致病

肺为华盖，外合皮毛，开窍于鼻，肺气亏虚，外邪易凑，肺卫为外邪所伤，肺气不得宣发，上气喘息，正如《证治准绳·喘》记载"肺虚则少气而喘"。《医贯·喘论》记载"真元损耗，喘出于肾气之上奔……乃气不归原也"正体现了肺为气之主，肾为气之根，一呼一纳，呼吸调匀，若两脏功能异常，可见呼多吸少、气不接续、动则喘甚的症状。

（2）血瘀致病

瘀血为常见病理产物之一，可影响脏腑的气机、水液的运行。瘀阻于心，则心脉痹阻，气血运行不畅，导致胸闷、心痛等症；瘀阻肺络，可致血溢脉外，见胸痛、咯血。唐荣川《血证论》"咳逆喘促……口目黑色……凡吐血即时毙命者，多是瘀血乘肺，壅塞气道"，考虑此病病机也与血瘀有关。此外《丹溪心法·咳嗽》记载"肺胀而咳，或左或右不得眠，此痰夹瘀血碍气而病"。

（3）痰饮致病

人体水液的代谢调节主要依赖肺脾肾三脏，若三者功能失调，水湿停聚，聚而成痰饮。"百病多由痰作祟"，痰饮流窜，停聚各处，可导致各种症状的发生，若痰聚于胸部则见胸闷、胸痛、心悸等症；痰随气升，上闭清窍则见晕厥等。《素问·逆调论》中记载"不得卧，卧则喘者，是水气之客也"。

3. 现代研究对病因病机的认识：现代医家对本病病因病机的理解多倾向于本虚标实，虚实夹杂。气虚为本，痰凝、血瘀为标。程茹等认为本病的病机主要总属本虚标实。肺气亏虚，行血不畅，导致心血闭阻，血脉瘀阻为患。翟佳滨认为肺气郁滞，痰瘀互阻，累及于心，引发心阳阻遏，乃至心阳虚衰是本病的病机关键。姚华等认为肺动脉高压之本为气虚，其中尤以肺气亏虚为主，且血瘀痰凝痹阻脉络是本病形成过程中的重要病理因素。

郑莉莉认为气虚为本病之本，日久继发痰瘀而致脉络痹阻，从而导致脏腑功能受损。陈海生等认为本病的主要病因病机是久病耗气，气虚则行血无力，病久致瘀；气行则血行，气滞则血瘀，血瘀又加重气滞；肺失宣降，津液内停，停聚成痰成结。病机的关键为气滞、血瘀、痰结，其中尤以血瘀为主要病变。闫素认为肺气虚为发病的根本，瘀血痰浊痹阻脉络为重要病机。本病病位在肺，故肺气虚为本病发病根本。综合古籍文献与现代文献的查询结果，肺动脉高压基本病机为气虚、血瘀及痰饮内停。"肺主气，司呼吸"，肺气亏虚则可见呼吸困难、喘息、气短等症状。肺位于胸腔，居横膈之上，外合皮毛，上连气道，为娇脏。肺受侵袭，致气虚都会影响肺主气的功能。"肺主宣肃"，肺气亏虚则通调水道功能减弱，水液运化、输布失常，导致痰饮等病理因素产生，可见胸闷气短等症。"肺主治节、肺朝百脉"，病理状态下肺助心行血无力，导致脏腑失养，可见乏力气短，甚则胸闷、心悸。同时气虚、血瘀及痰饮内停三者又相互影响，气虚则无力行血、行津，加重血瘀及痰饮内停，反之血瘀及痰饮的形成又阻碍气机的运行，三者相互牵制，加重病情。

4. 现代研究对分型的认识：房玉涛等通过研究 52 例除外慢阻肺等慢性肺疾病的肺动脉高压患者，临床中常见证型从高到低依次是大气下陷证、血瘀证、肺气虚证、心气虚证、脾气虚证。刘青等认为慢性阻塞性肺疾病所致肺动脉高压，包括痰瘀壅肺证、痰浊阻肺证、肺肾气虚证、阳虚水泛证。刘晓静等使用回顾性研究 269 例慢性血栓栓塞性肺动脉高压患者，认为气血亏虚、湿热内阻、肺脾气虚、痰瘀互结、痰浊阻滞及阴血耗伤证是本病的常见证型。秦莹认为慢性阻塞性肺疾病合并肺动脉高压患者以肺肾气虚证及痰瘀阻肺证多见。

5. 现代研究对治疗的认识

（1）经典方

补阳还五汤合二陈汤加减：曲妮妮等以此为出发点治疗慢性肺源性心脏病肺动脉高压患者，有效缓解了气虚血瘀兼痰阻型患者的临床症状及体征，各项指标均有好转，取得了显著疗效。刘晓静等将补阳还五汤合二陈汤加减，观察 60 例慢性肺血栓栓塞性肺动脉高压证属气血亏虚、痰瘀互结证的患者，证明该思路方向能够改善患者的症状及各项指标。王平生等采用益气活血、祛痰化瘀之法，观察临床 30 例慢性肺血栓栓塞性肺动脉高压患者，达到改善临床症状、提高临床疗效的目的。数味常用方药经现代机理研究证实作用显著，其中黄芪能舒张血管，并且能够抗血小板聚集及活化，调节血脂，改善血液黏滞状态；川芎嗪能够选择性扩张肺血管，提高改善心肺功能的疗效；地龙主要成分为蚓激酶，具有抗凝和纤溶作用；桃仁可以抗感染、抗凝、抗血栓形成，并能改善微循环；赤芍能够抗血栓、降血脂、抗血小板聚集，进而抗动脉硬化。

血府逐瘀汤加减：王培东观察该方治疗 AECOPD 合并肺动脉高压患者的中医证候评分、临床疗效、纤维蛋白原及 D - 二聚体水平等指标，结果显示观察组各项指标均优于对照组（$P < 0.05$），具有统计学意义，认为血府逐瘀汤联合常规西药可有效缩短病情时间，缓解临床症状，改善患者预后。赵慧研究血府逐瘀汤加味治疗 AECOPD 合并肺动脉高压，通过观察治疗组与对照组患者的发热、咳嗽、气喘等临床症状及机械通气时间、住院时间、呼吸困难指数（mMRC）分级、中医证候评分、氧合指数、平均肺动脉压等数项指标得出结论，血府逐瘀汤加味联合常规西医治疗能显著降低 AECOPD 合并肺动脉高压血瘀证患者以上诸多指标，改善氧合，且出血不良反应发生率低。现代研究表明血府逐瘀汤可促进血小板解聚，改善血黏度、血沉、红细胞压积等相关指标，扩张细动静脉，增加开放血管数量，以降低肺循环阻力，改善肺部血管的收缩状态，从而降低肺动脉压力的作用。

真武汤、五苓散及苓桂术甘汤加减：陈琴通过临床观察得出结论，真武汤联合西医治疗慢性肺源性心脏病急性期能够改善患者的症状体征、心肺功能及缺氧、二氧化碳潴留，提高临床疗效。真武汤合五苓散宣肺而通调水道，温阳化饮利水。李长海对其加味治疗慢性肺源性心脏病水肿的临床效果进行了观察，予对照组常规西药治疗，实验组真武汤合五苓散加味治疗，结果显示实验组患者临床治疗的总有效率明显高于对照组（$P < 0.05$）。叶寒露等观察真武汤合五苓散治疗阳虚水泛型肺心病患者 30 例，发现其在改善患者心脏前后负荷、消退水肿等方面效果显著。丁静观察了 98 例苓桂术甘汤结合西医治疗辨证分型为阳虚水泛证的肺源性心脏病急性发作期的患者，治疗组在中医证候、肺动脉压力等方面均有明显的改

善，优于对照组，各项指标差异有统计学意义（$P < 0.05$）。现代药理研究表明，苓桂术甘汤内白术具有较强的利尿作用，既能够增加水液代谢，又能够增加电解质的排泄。茯苓、桂枝、白术三者配伍，不仅能够振奋脾阳，而且借肺阳之温化作用，祛除痰饮。甘草性味甘平，归于脾、胃、心、肺经，具有益气补中、祛痰止咳、调和诸药等作用。诸药合用共奏补益肾肺、利水化瘀之效。

（2）经验方

谢少龙根据多年临床经验，自拟理肺益气方，通过补虚、化痰、行瘀的方法治疗肺脾肾虚兼有痰瘀的慢性阻塞性肺疾病合并肺动脉高压的患者，通过临床观察发现该方与硝苯地平均可降低肺动脉高压，并且理肺益气方对患者临床症状的改善明显优于硝苯地平。

秦莹等将 73 例辨证分型为肺肾气虚、痰瘀阻肺的慢性阻塞性肺疾病合并肺动脉高压的患者随机分成治疗组和对照组，治疗组予肺心宁（人参 10 g，生黄芪 30 g，丹参 15 g，鹿角片 5 g，水蛭 3 g，葶苈子 15 g），对照组予硝苯地平控释片。通过观察患者治疗前后的肺动脉收缩压水平、肺功能及血液流变学等指标的变化，发现肺心宁方能够改善患者的肺功能水平，降低患者的肺动脉压力，有效降低血液黏稠度。

张立山将补虚、化痰、行瘀、理肺四法同用，创制治疗气虚血瘀痰阻证候的肺康方，并通过临床研究证明该方能够降低肺动脉高压力，改善患者改善肺通气功能和缺氧，纠正血气分析和血液流变学等异常指标，改善咳嗽、咳痰和乏力的症状，综合疗效优于硝苯地平。

秦鸿自拟治疗 COPD 合并肺动脉高压稳定期患者的中药复方（黄芪 30 g，赤芍 20 g，车前草 20 g，瓜蒌 10 g，太子参 20 g，黄精 10 g，浙贝母 10 g，茯苓 15 g，葶苈子 9 g，丹参 15 g，川芎 9 g），全方共奏补气、活血、祛痰之功，取得了显著疗效。

吴定中等用川芎平喘合剂（川芎、赤芍、丹参、当归、白芍、细辛、胡须叶、蔓荆子、甘草）治疗慢性肺心病失代偿期患者，研究结果显示该合剂可影响肺心病急性发作期内皮素及血清一氧化氮含量，以对内皮素的影响更为显著，降低其收缩血管的作用，从而降低肺动脉压。

（3）中成药

参芎注射液：是由川芎嗪与丹参素组成的复方制剂，川芎嗪是川芎的提取物。桂萍等将 80 例 COPD 合并肺动脉高压患者随机平均分为两组，治疗组在常规治疗的基础上加参芎注射液 200 mL，静脉滴注，每日 1 次，连用 2 周。治疗后治疗组肺动脉收缩压、氧分压（PaO_2）、血氧饱和度（SaO_2）和肺功能均较对照组明显改善，各项指标比较差异有统计学意义，参芎注射液治疗 COPD 引起的肺动脉高压有较好的临床价值。张小河等通过临床试验研究证实参芎注射液能够改善 COPD 合并 PAH 患者的 SaO_2、FVC、FEV 和 PaO_2 指标，对于改善患者呼吸循环系统功能有着显著的疗效。

大株红景天：其主要化学成分为红景天苷及黄酮，有较好的抗氧化、增强免疫及扩张血管的功效。红景天苷可显著抑制缺氧导致的肺动脉平滑肌细胞增殖和 DNA 合成，从而可能对缺氧性肺动脉壁的增厚和肺动脉高压的发生起到预防的作用。朱峰等通过随机对照试验观察患者的临床疗效、血气分析、肺动脉压及肺功能及血清中 B 型脑钠肽、C - 反应蛋白水平，证明大株红景天注射液联合阿托伐他汀片治疗 COPD 合并肺动脉高压患者疗效良好。

疏血通：为水蛭、地龙提取物，具有延长凝血时间、降低血小板黏附率、抑制血栓形成等作用。沈斌等研究发现疏血通可显著性降低患者的三尖瓣血液反流速度、肺动脉压与血液黏度，从而提升临床疗效。张卓然等通过随机对照试验发现疏血通联合应用酚妥拉明治疗慢性阻塞性肺疾病合并肺动脉高压患者临床症状改善明显，肺动脉高压显著下降（$P < 0.05$）。

川芎嗪注射液：川芎嗪是从川芎根茎中提取分离的生物碱，具有降低心肌耗氧量并能扩张小动脉以改善微循环、增加冠状血管血流量从而抑制血栓等作用。万小平通过研究发现川芎嗪可能是选择性的作用于肺血管，抑制 ET-1 而增加 NO 的合成和释放，进而降低了肺动脉高压，以改善慢性阻塞性肺疾病急性加重期合并肺动脉高压患者的心肺功能。

补肺活血胶囊：该药内有补骨脂、黄芪及赤芍。遵循了扶正固本、益气活血、补肺固肾的治则。周翠华等通过随机对照试验观察患者临床疗效、血液流变学指标及动脉血气指标发现补肺活血胶囊配合穴位艾灸可有效降低慢性阻塞性肺疾病稳定期合并肺动脉高压患者的血黏度，并能改善缺氧状况及临床证候，提高患者生存的质量。

注射用血塞通：主要成分是三七总皂苷，性甘、温，味微苦。主入肝、胃、大肠经，具有化瘀止血、消肿止痛的功效。龚享文等通过观察患者临床疗效及治疗前后临床症状积分、血液流变学等指标、肺动脉平均压水平的变化，发现其对肺心病肺动脉高压患者的治疗具有较佳的疗效。

丹参注射剂：丹参多酚是从丹参中提取的有效成分，能够影响血流动力学，并具有抗血小板聚集、调节血脂代谢和改善内皮细胞的功能。严杰等通过观察阿托伐他汀联合丹参多酚治疗慢阻肺合并肺动脉高压患者的相关指标得知该法可明显降低患者肺动脉压力，提高患者的运动耐量。陈世莲等通过研究发现丹参多酚可降低血清 ET-1 水平，改善人体微循环，调节血管内皮功能。

（4）中医其他治法

穴位贴敷：穴位贴敷是一种中医常用的外治法，就是将药物贴于相应的穴位上，经过透皮吸收，以达到防病治病的目的。肺俞、肾俞、膏肓归于足太阳膀胱经有补肺健脾益肾之功；天突、膻中归于任脉有止咳平喘之效；大椎归于督脉有益气壮阳之用；定喘作为特定穴之一，能够止咳平喘，通宣理肺。

针刺：刘洁等采用针刺与西药合用的方法治疗肺心病急性加重期的患者并与仅用西药的患者进行对比观察，结果显示治疗组患者的症状、血气分析、静脉压及血液流变改善均优于对照组，各项指标均具有统计学意义。

灸法：灸法即艾灸治疗，其通过艾绒燃烧产生的热量来刺激穴位，具有温经通络的效果，从而发挥作用。腧穴是脏腑、经络、气血输注出入之处，艾灸配合穴位具有温经通络之功，达到气血畅达、消除诸病的目的。

6. 小结：综上所述，中医药在改善患者的心肺功能，抑制血栓形成，改善血管内皮功能，缓解患者症状等方面取得了良好的疗效。但是目前，肺动脉高压没有统一的病名和证型，在临床的辨证论治中缺乏统一的标准，且临床研究证据不充分等也是亟待解决的问题，未来还需要更多的专业人士致力于此，为中医药事业的发展和改善医疗效果贡献力量。

第二节　肺血栓栓塞症

肺栓塞（pulmonary embolism）是以各种栓子阻塞肺动脉或其分支为其发病原因的一组疾病或临床综合征的总称，包括肺血栓栓塞症（pulmonary thromboembolism，PTE）、脂肪栓塞综合征、羊水栓塞、空气栓塞等。

肺血栓栓塞症为肺栓塞最常见的类型，是来自静脉系统或右心的血栓阻塞肺动脉或其分支所导致的以肺循环和呼吸功能障碍为主要临床和病理生理特征的疾病。引起 PTE 的血栓主要来源于深静脉血栓形成（deep venous thrombosis，DVT）。DVT 与 PTE 实质上为一种疾病过程在不同部位、不同阶段的表现，两者合称为静脉血栓栓塞症（venous thromboembolism，VTE），急性肺栓塞是 VTE 最严重的表现形式。

PTE 和 DVT 的发病率较高，病死率亦高，已经构成了世界性的重要医疗保健问题。美国每年 VTE 的发病率约为 1.17/1000。欧盟 6 个主要国家，症状性 VTE 的年新发病例数超过 100 万，34% 的患者表现为突发性致死性 PTE。

过去我国医学界曾将 PTE 视为"少见病"，随着对该疾病认识的深入及诊断技术的提高，现在这种观念已被彻底改变。近年来国内 VTE 的诊断例数迅速增加，来自国内 60 家大型医院的统计资料显示，住院患者中 PTE 的比例从 1997 年的 0.26% 上升到 2008 年的 1.45%，且据 2019 年发表的肺栓塞与肺血管病防治协作组数据显示我国肺栓塞的住院率从 2007 年的 1.2/10 万上升到 2016 年的 7.1/10 万。尽管如此，由于 PTE 的症状缺乏特异性，确诊需特殊的检查技术，故 PTE 的检出率偏低，临床上仍存在较严重的漏诊和误诊现象，对此应当给予充分关注。

历代医家根据肺栓塞的症状进行归纳和分析，多将其归属于"喘证""胸痹""厥证""血证"等范畴。随着认识和医疗水平的不断提高，中西医结合治疗肺栓塞也日渐被重视，且其安全有效性已被证实，可在临床广泛推行。

【病因及发病机制】

一、西医

DVT 和 PTE 具有共同的危险因素，即 VTE 的危险因素，包括任何可以导致静脉血液淤滞、静脉系统内皮损伤和血液高凝状态的因素，即 Virchow 三要素。具体可以分为遗传性和获得性两类（表 7-1）。遗传性危险因素常引起反复发生的动、静脉血栓形成和栓塞。

表 7-1　静脉血栓栓塞症常见危险因素

遗传性危险因素	获得性危险因素		
	血液高凝状态	血管内皮损伤	静脉血流淤滞
抗凝血酶缺乏	高龄	手术（多见于全髋关节或膝关节置换）	瘫痪
蛋白 S 缺乏	恶性肿瘤		

遗传性危险因素	获得性危险因素		
	血液高凝状态	血管内皮损伤	静脉血流淤滞
蛋白C缺乏	抗磷脂抗体综合征	创伤/骨折（多见于髋部骨折和脊髓损伤）	长途航空或乘车旅行
V因子Leiden突变（活化蛋白C抵抗）	口服避孕药		急性内科疾病住院
	妊娠/产褥期	中心静脉置管或起搏器	
凝血酶原G20210A基因变异（罕见）	静脉血栓个人史/家族史	吸烟	居家养老护理
	肥胖	高同型半胱氨酸血症	
XII因子缺乏	炎症性肠病	肿瘤静脉内化疗	
纤溶酶原缺乏	肝素诱导的血小板减少症		
纤溶酶原不良血症	肾病综合征		
血栓调节蛋白异常	真性红细胞增多症		
纤溶酶原激活物抑制因子过量	巨球蛋白血症		
非"O"血型	植入人工假体		

获得性危险因素是指后天获得的易发生DVT和PTE的多种病理和病理生理改变。上述危险因素既可以单独存在，也可以同时存在、协同作用。年龄是独立的危险因素，随着年龄的增长，DVT和PTE的发病率逐渐增高，年龄大于40岁者较年轻者风险增高，其风险大约每10年增加1倍。

引起PTE的栓子可以来源于下腔静脉径路、上腔静脉径路或右心腔，其中大部分来源于下肢深静脉，特别是从股静脉上端到髂静脉段的下肢近端深静脉（占50%~90%）。PTE的形成机制见图7-1。

外周深静脉血栓形成后脱落，随静脉血流移行至肺动脉内，形成肺动脉内血栓栓塞。肺动脉血栓栓塞既可以是单一部位的，也可以是多部位的。病理检查发现多部位或双侧性的血栓栓塞更为常见。影像学发现栓塞更易发生于右侧和下肺叶。PTE发生后，栓塞局部可能继发血栓形成，参与发病过程。

1. 血流动力学改变：栓子阻塞肺动脉及其分支达一定程度（30%~50%）后，通过机械阻塞作用，加之神经体液因素和低氧所引起的肺动脉收缩，导致肺血管阻力（PVR）增加，肺动脉压力升高；右心室后负荷增加，右心室壁张力增高，右心室扩大，可引起右心功能不全；右心扩大致室间隔左移，使左心室功能受损，导致心输出量下降，进而可引起体循环低血压甚至休克；主动脉内低血压和右心室压力升高，使冠状动脉灌注压下降，心肌血流减少，特别是右心室内膜下心肌处于低灌注状态，加之PTE时心肌耗氧增加，可致心肌缺血，诱发心绞痛。右心室心肌耗氧量增加和右心室冠状动脉灌注压下降相互作用，导致右心室缺血和功能障碍，并且可能产生恶性循环最终导致死亡。

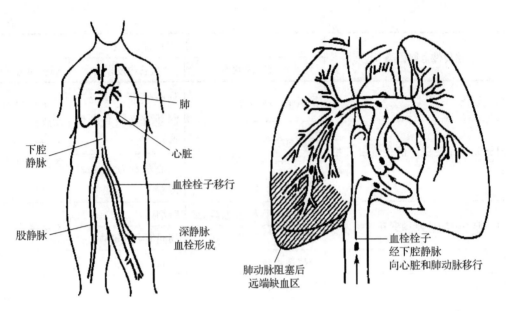

图7-1　PTE 的形成机制

2. 气体交换障碍：栓塞部位肺血流减少，肺泡无效腔量增大；肺内血流重新分布，通气/血流比例失调；右心房压力升高可引起未闭合的卵圆孔开放，产生心内右向左分流；神经体液因素引起支气管痉挛；栓塞部位肺泡表面活性物质分泌减少；毛细血管通透性增高，间质和肺泡内液体增多或出血；肺泡萎陷，呼吸面积减小；肺顺应性下降，肺体积缩小并可出现肺不张；累及胸膜，可出现胸腔积液。以上因素导致呼吸功能不全，出现低氧血症和代偿性过度通气（低碳酸血症）或相对性肺泡低通气。

3. 肺梗死：肺动脉发生栓塞后，若其支配区的肺组织因血流受阻或中断而发生坏死，称为肺梗死（pulmonary infarction）。由于肺组织同时接受肺动脉、支气管动脉和肺泡内气体三重氧供，故肺栓塞时只有约15%的患者出现肺梗死。一般只有在患有基础心肺疾病或病情严重影响肺组织的多重氧供时才发生肺梗死。

4. 慢性血栓栓塞性肺动脉高压：指急性 PTE 后肺动脉内血栓未完全溶解，或 PTE 反复发生，出现血栓机化、肺血管管腔狭窄甚至闭塞，导致肺血管阻力增加、肺动脉压力进行性增高、右心室肥厚甚至右心衰竭。

栓塞所致病情的严重程度取决于以上机制的综合和相互作用。栓子的大小和数量、多个栓子的递次栓塞间隔时间、是否同时存在其他心肺疾病、个体反应的差异及血栓溶解的快慢对发病过程有重要影响。

二、中医

中医多将肺栓塞归属于"血证""厥证""胸痹"等范畴。大量研究显示，本病多继发于长期卧床、术后、创伤等诱因诱导的深静脉血栓形成。总括中医对其发病机理的分析，具体为久卧伤气，金刃损伤，伤血耗气，诱导瘀血阻络，运行津液气血出现障碍，留津为饮为痰，随经而行，导致心肺闭阻，肺治节失调，心不主血脉，气血运行不畅，最终引发本病。故痰浊、血瘀、气虚为主要引发肺栓塞的病机。

【诊断与辨证】

一、西医诊断

（一）临床表现

1. 症状：PTE 的症状多样，缺乏特异性。可以从无症状、隐匿，到血流动力学不稳定，甚或发生猝死。常见症状有：①不明原因的呼吸困难及气促，尤以活动后明显，为 PTE 最多见的症状；②胸痛，包括胸膜炎性胸痛或心绞痛样疼痛；③晕厥，可为 PTE 的唯一或首发症状；④烦躁不安、惊恐甚至濒死感；⑤咯血，常为小量咯血，大咯血少见；⑥咳嗽、心悸等。各病例可出现以上症状的不同组合。临床上有时出现所谓"三联征"，即同时出现呼吸困难、胸痛及咯血，但仅见于约 20% 的患者。

2. 体征：呼吸系统体征以呼吸急促最常见。另有发绀、肺部哮鸣音和（或）细湿啰音，或胸腔积液的相应体征。循环系统体征包括心动过速，血压变化，严重时可出现血压下降甚至休克，颈静脉充盈或搏动，肺动脉瓣区第二音亢进（$P_2 > A_2$）或分裂，三尖瓣区收缩期杂音。其他可伴发热，多为低热，少数患者可有中度（38 ℃）以上的发热。

3. DVT 的症状与体征：主要表现为患肢肿胀、周径增粗、疼痛或压痛、皮肤色素沉着，行走后患肢易疲劳或肿胀加重。但需注意，半数以上的下肢 DVT 患者无自觉症状和明显体征。

应测量双侧下肢的周径来评价其差别。大、小腿周径的测量点分别为髌骨上缘以上 15 cm 处，髌骨下缘以下 10 cm 处。双侧相差 >1 cm 即考虑有临床意义。

（二）辅助检查与诊断要点

诊断 PTE 的关键是增强意识，诊断一般按疑诊、确诊、求因三个步骤进行。

1. 根据临床情况疑诊 PTE（疑诊）：如患者出现上述临床症状、体征，特别是存在前述危险因素的病例出现不明原因的呼吸困难、胸痛、晕厥、休克，或伴有单侧或双侧不对称性下肢肿胀、疼痛等，应进行如下检查。

（1）血浆 D-二聚体是交联纤维蛋白在纤溶系统作用下产生的可溶性降解产物，为一个特异性的纤溶过程标志物，对血栓形成具有很高的敏感性。急性 PTE 时 D-二聚体升高，若其含量正常，则对 PTE 有重要的排除诊断价值，但因特异性差，对 PTE 无诊断价值。D-二聚体一般采用酶联免疫吸附法测定，界值通常设为 500 mg/L。

（2）动脉血气分析：常表现为低氧血症、低碳酸血症，肺泡-动脉血氧分压差 $[P(A-a)O_2]$ 增大，部分患者的血气结果可以正常。

（3）心电图：大多数病例呈非特异性的心电图异常。最常见的改变为窦性心动过速。当有肺动脉及右心压力升高时，可出现 $V_1 \sim V_2$ 甚或 V_4 的 T 波倒置和 ST 段异常、SIQⅢTⅢ

征（即Ⅰ导S波加深，Ⅲ导出现Q/q波及T波倒置）、完全或不完全性右束支传导阻滞、肺型P波、电轴右偏及顺钟向转位等。对心电图改变需做动态观察，注意与急性冠状动脉综合征相鉴别。

（4）胸部X线。①肺动脉阻塞征：区域性肺纹理变细、稀疏或消失，肺野透亮度增加；②肺动脉高压征及右心扩大征：右下肺动脉干增宽或伴截断征，肺动脉段膨隆及右心室扩大；③肺组织继发改变：肺野局部片状阴影，尖端指向肺门的楔形阴影，肺不张或膨胀不全，肺不张侧可见横膈抬高，有时合并少至中量胸腔积液。

（5）超声心动图：对提示PTE和除外其他心血管疾病及进行急性PTE危险度分层有重要价值。对于严重的PTE病例，超声心动图检查发现右心室功能障碍的一些表现，可提示或高度怀疑PTE。若在右心房或右心室发现血栓，同时患者临床表现符合PTE，即可做出诊断。超声检查偶可因发现肺动脉近端的血栓而确诊。超声检查符合下述两项指标时即可诊断右心室功能障碍：①右心室扩张；②右心室壁运动幅度减低；③吸气时下腔静脉不萎陷；④三尖瓣反流压差>30 mmHg，而右心室壁增厚（>5 mm）对于提示是否存在CTEPH有重要意义。

（6）下肢深静脉检查：下肢为DVT最多发部位，超声检查为诊断DVT最简便的方法。另外，放射性核素或X线静脉造影、CT静脉造影、MRI静脉造影等对于明确是否存在DVT亦具有重要价值。

2. 对疑诊病例进一步明确诊断（确诊）：在临床表现和初步检查提示PTE的情况下，应安排PTE的确诊检查，包括以下4项，其中1项阳性即可明确诊断。

（1）CT肺动脉造影：是PTE的一线确诊手段，能够准确发现段以上肺动脉内的血栓。①直接征象：肺动脉内的低密度充盈缺损，部分或完全包围在不透光的血流之间（轨道征），或者呈完全充盈缺损，远端血管不显影；②间接征象：肺野楔形密度增高影，条带状高密度区或盘状肺不张，中心肺动脉扩张及远端血管分支减少或消失（图7-2）。

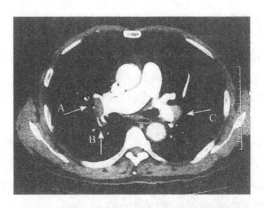

右肺动脉远端血栓（A）延续到右肺下叶背段动脉内（B）；左肺动脉远端外侧壁附壁血栓（C）。

图7-2 CT肺动脉造影（右肺动脉层面）

（2）放射性核素肺通气/血流灌注（V/Q）显像：是PTE的重要诊断方法。典型征象是呈肺段分布的肺血流灌注缺损，并与通气显像不匹配。一般可将V/Q显像结果分为3类，

①高度可能：其征象为至少 2 个或更多肺段的局部灌注缺损，而该部位通气良好或胸部 X 线无异常；②正常或接近正常；③非诊断性异常：其征象介于高度可能与正常之间。若结果呈高度可能，具有诊断意义。V/Q 显像对于远端肺栓塞诊断价值更高，且可用于肾功能不全和碘造影剂过敏患者。

（3）磁共振成像和磁共振肺动脉造影（magnetic resonance imaging/pulmonary angiography，MRI/MRPA）：MRPA 可以直接显示肺动脉内的栓子及 PTE 所致的低灌注区，可确诊 PTE，但对肺段以下水平的 PTE 诊断价值有限。可用于肾功能严重受损、对碘造影剂过敏或妊娠患者。

（4）肺动脉造影（pulmonary angiography）：是 PTE 诊断的"金标准"。其敏感性约为 98%，特异性为 95%~98%。直接征象有肺动脉内造影剂充盈缺损，伴或不伴轨道征的血流阻断；间接征象有肺动脉造影剂流动缓慢，局部低灌注，静脉回流延迟或消失等。肺动脉造影是一种有创性检查，发生致命性或严重并发症的可能性分别为 0.1% 和 1.5%，应严格掌握适应证。

3. 寻找 PTE 的成因和危险因素（求因）：明确有无 DVT 对某一病例只要疑诊 PTE，无论其是否有 DVT 症状，均应进行下肢深静脉加压超声等检查，以明确是否存在 DVT 及栓子的来源。

寻找发生 DVT 和 PTE 的诱发因素，如制动、创伤、肿瘤、长期口服避孕药等。同时要注意患者有无易栓倾向，尤其是对于年龄小于 40 岁，复发性 PTE 或有 VTE 家族史的患者，应考虑易栓症的可能性，应进行相关原发性危险因素的检查。对不明原因的 PTE 患者，应对隐源性肿瘤进行筛查。

4. PTE 的临床分型

（1）急性肺血栓栓塞症

①高危 PTE 临床上以休克和低血压为主要表现，即体循环动脉收缩压 <90 mmHg，或较基础值下降 40 mmHg，持续 15 分钟以上。须除外新发生的心律失常、低血容量或感染中毒症所致的血压下降。此型患者病情变化快，预后差，临床病死率 >15%，需要积极予以治疗。

②中危 PTE 血流动力学稳定，但存在右心功能不全和（或）心肌损伤。右心功能不全的诊断标准：临床上出现右心功能不全的表现，超声心动图提示存在右心室功能障碍，或脑钠肽（BNP）升高（>90 pg/mL）或 N - 末端脑钠肽前体（NT-proBNP）升高（>500 pg/mL）。心肌损伤：心电图 ST 段升高或压低，或 T 波倒置；cTNI 升高（>0.4 ng/mL）或 cT-NT 升高（>0.1 ng/mL）。此型患者可能出现病情恶化，临床病死率为 3%~15%，故需密切监测病情变化。

③低危 PTE 血流动力学稳定，无右心功能不全和心肌损伤，临床病死率 <1%。

（2）慢性血栓栓塞性肺动脉高压

慢性血栓栓塞性肺动脉高压常表现为呼吸困难、乏力、运动耐量下降。多可追溯到呈慢性、进行性发展的肺动脉高压的相关临床表现，后期出现右心衰竭；影像学检查证实肺动脉阻塞，经常呈多部位、较广泛的阻塞，可见肺动脉内贴血管壁、环绕或偏心分布、有钙化倾向的团块状物等慢性血栓栓塞征象；常可发现 DVT 的存在；右心导管检查示静息肺动脉平均压 >25 mmHg；超声心动图检查示右心室壁增厚，符合慢性肺源性心脏病的诊断标准。

（三）鉴别诊断

1. 冠状动脉粥样硬化性心脏病（冠心病）：一部分 PTE 患者因血流动力学变化，可出现冠状动脉供血不足，心肌缺氧，表现为胸闷、心绞痛样胸痛，心电图有心肌缺血样改变，易误诊为冠心病所致心绞痛或心肌梗死。冠心病有其自身发病特点，冠脉造影可见冠状动脉粥样硬化、管腔阻塞证据，心肌梗死时心电图和心肌酶水平有相应的特征性动态变化。需注意，PTE 与冠心病有时可合并存在。

2. 肺炎：当 PTE 有咳嗽、咯血、呼吸困难、胸膜炎样胸痛，出现肺不张、肺部阴影，尤其同时合并发热时，易被误诊为肺炎。肺炎有相应肺部和全身感染的表现，如咳脓性痰伴寒战、高热，外周血白细胞和中性粒细胞比例增加等，抗生素治疗有效。

3. 主动脉夹层：PTE 可表现胸痛，需与主动脉夹层相鉴别。后者多有高血压，疼痛较剧烈，胸片常显示纵隔增宽，心血管超声和胸部 CT 造影检查可见主动脉夹层征象。

4. 胸腔积液：PTE 患者可出现胸膜炎样胸痛，合并胸腔积液，需与结核、肺炎、肿瘤、心力衰竭等其他原因所致的胸腔积液相鉴别。

5. 晕厥：PTE 有晕厥时，需与迷走反射性、脑血管性晕厥及心律失常等其他原因所致的晕厥相鉴别。

6. 休克：PTE 所致的休克属心外梗阻性休克，表现为动脉血压低而静脉压升高，需与心源性、低血容量性、血容量重新分布性休克等相鉴别。

7. 慢性血栓栓塞性肺动脉高压：CTEPH 有肺动脉压力高，伴右心肥厚和右心衰竭，需与特发性肺动脉高压等相鉴别。

二、中医辨证

目前肺栓塞的中医证型尚未完全统一，各家分型各不相同，有研究总结发现以下证候为肺栓塞常见中医证候。

1. 气虚血瘀证：呼吸困难，乏力，胸部固定刺痛，包块固定不移，如合并出血可见血色紫暗或夹血块，舌有瘀点瘀斑，脉象多细涩或结、代等。

2. 痰瘀互结证：胸部刺痛、满闷，咳嗽痰多，舌质有瘀斑，苔腻，脉弦涩。

3. 痰浊闭阻证：气促，咳嗽痰多，痰质黏稠，胸脘痞闷，呕恶，纳呆，头晕目眩，形体肥胖，神昏而喉中痰鸣，口干不欲饮，舌体胖大，苔腻，脉滑、弦、沉、迟。

4. 气滞血瘀证：胸胁胀闷，走窜疼痛，渐成刺痛拒按，烦躁不安，易怒，舌质紫暗或有瘀斑，脉涩。

5. 阳虚水泛证：呼吸困难，胸痛，全身浮肿，四肢沉重，小便不利，恶寒肢冷，舌质淡胖，舌苔白滑，脉沉细。

6. 阳气暴脱证：呼吸困难，四肢厥冷，面色苍白，冷汗淋漓，气息微弱，脉微欲绝，肌肤不温，神情淡漠，舌淡。

【治疗】

一、西医

急性肺栓塞的处理原则是早期诊断，早期干预，根据患者的危险度分层选择合适的治疗方案和治疗疗程。

（一）一般处理与呼吸循环支持治疗

对高度疑诊或确诊 PTE 的患者，应进行严密监护，监测呼吸、心率、血压、心电图及血气的变化。卧床休息，保持大便通畅，避免用力，以免深静脉血栓脱落；可适当使用镇静、止痛、镇咳等相应的对症治疗。

采用经鼻导管或面罩吸氧，以纠正低氧血症。对于出现右心功能不全并血压下降者，可应用多巴酚丁胺和多巴胺及去甲肾上腺素等。

（二）抗凝治疗

抗凝治疗为 PTE 和 DVT 的基本治疗方法，可以有效地防止血栓再形成和复发，为机体发挥自身的纤溶机制溶解血栓创造条件。抗凝药物主要有普通肝素（unfractionated heparin，UFH）、低分子量肝素（low molecular weight heparins，LMWH）、磺达肝癸钠（fondaparinux sodium）、华法林（warfarin）及新型的直接口服抗凝药物等。抗血小板药物的抗凝作用不能满足 PTE 或 DVT 的抗凝要求。

临床疑诊 PTE 时，如无禁忌证，即应开始抗凝治疗。

抗凝治疗前应测定基础活化部分凝血活酶时间（activated partial thromboplastin time，APTT）、凝血酶原时间（prothrombin time，PT）及血常规（含血小板计数、血红蛋白）；应注意是否存在抗凝的禁忌证，如活动性出血、凝血功能障碍、未予控制的严重高血压等。对于确诊的 PTE 病例，大部分禁忌证属相对禁忌证。

1. 普通肝素予 2000 ~ 5000 U 或 80 U/kg 静脉滴注，继之以 18 U/（kg·h）持续静脉滴注。测定 APTT，根据 APTT 调整剂量，尽快使 APTT 达到并维持于正常值的 1.5 ~ 2.5 倍。肝素亦可皮下注射给药，一般先予负荷量 2000 ~ 5000 U 静脉滴注，然后按 250 U/kg 的剂量每 12 小时皮下注射一次。调节注射剂量，使注射后 6 ~ 8 小时的 APTT 达到治疗水平。

肝素应用期间，应注意监测血小板，以防出现肝素诱导的血小板减少症（heparin-induced thrombocytopenia，HIT）。若出现血小板迅速或持续降低达 50% 以上，和（或）出现动、静脉血栓的征象，应停用肝素。

2. 低分子量肝素必须根据体重给药（anti-XaU/kg 或 mg/kg，不同 LMWH 的剂量不同），每日 1 ~ 2 次，皮下注射。对于大多数病例，按体重给药是有效的，不需监测 APTT 和调整剂量，但对过度肥胖或孕妇宜监测血浆抗 Xa 因子活性，并据此调整剂量。

各种 LMWH 的具体用法：①那曲肝素钙：86 U/kg 皮下注射，每 12 小时 1 次，单日总量不超过 17 100 U；②依诺肝素钠：1 mg/kg 皮下注射，每 12 小时 1 次，单日总量不超过

180 mg；③达肝素钠：100 U/kg 皮下注射，每 12 小时 1 次，单日总量不超过 18 000 U。不同厂家制剂需参照其产品使用说明。

3. 磺达肝癸钠是一种小分子的合成戊糖，通过与抗凝血酶特异结合，介导对 Xa 因子的抑制作用，无 HIT 作用，可用于 VTE 的初始治疗。应用方法：5 mg（体重 < 50 kg）、7.5 mg（体重 50 ~ 100 kg）、10 mg（体重 >100 kg），皮下注射，每日 1 次。

4. 华法林是维生素 K 拮抗剂，通过抑制维生素 K 依赖的凝血因子 H、VK、IX、X 的合成发挥抗凝作用。在肝素/磺达肝癸钠开始应用后的第 1 天即可加用口服抗凝剂华法林，初始剂量为 3.0 ~ 5.0 mg。由于华法林需要数天才能发挥全部作用，因此与肝素类药物需至少重叠应用 5 天，当国际标准化比值（international normalized ratio，INR）达到 2.5（2.0 ~ 3.0），持续至少 24 小时，方可停用肝素，单用华法林抗凝治疗，根据 INR 调节其剂量，维持 INR 目标值一般为 2.0 ~ 3.0。

5. 直接口服抗凝药物这是一类新型的抗凝药物，直接作用于凝血因子，抗凝活性不依赖其他辅助因子（如抗凝血酶），包括直接凝血酶抑制剂达比加群酯，直接 Xa 因子抑制剂利伐沙班、阿哌沙班等。这些直接口服抗凝药物与食物、药物之间相互作用少，不需要常规检测凝血指标，应用更为方便。

6. 其他抗凝药物包括阿加曲班、比伐卢定等主要用于发生 HIT 的患者。抗凝治疗的持续时间因人而异。一般口服华法林的疗程至少为 3 个月。部分病例的危险因素短期可以消除，例如：服用雌激素或临时制动，疗程 3 个月即可；对于栓子来源不明的首发病例，需至少给予 6 个月的抗凝；对复发性 VTE 或危险因素长期存在者，抗凝治疗的时间应更为延长，达 12 个月或以上，甚至终身抗凝。抗凝治疗的主要并发症是出血，临床应用中需要注意监测。

（三）溶栓治疗

主要适用于高危 PTE 病例（有明显呼吸困难、胸痛、低氧血症等）。对于部分中危 PTE，若无禁忌证可考虑溶栓，PTE 的溶栓适应证仍有待确定。对于血压和右心室运动功能均正常的低危病例，不宜溶栓。溶栓的时间窗一般定为 14 天以内，但若近期有新发 PTE 征象可适当延长。溶栓应尽可能在 PTE 确诊的前提下慎重进行。对有明确溶栓指征的病例宜尽早开始溶栓。

溶栓治疗的绝对禁忌证包括：活动性内出血和近期自发性颅内出血。相对禁忌证包括：2 周内的大手术、分娩、有创检查如器官活检或不能压迫止血部位的血管穿刺；10 天内的胃肠道出血；15 天内的严重创伤；1 个月内的神经外科或眼科手术；难以控制的重度高血压（收缩压 >180 mmHg，舒张压 >110 mmHg）；3 个月内的缺血性脑卒中；创伤性心肺复苏；血小板计数 <100 × 10^9/L；抗凝过程中（如正在应用华法林）；心包炎或心包积液；妊娠；细菌性心内膜炎；严重肝、肾功能不全；糖尿病出血性视网膜病变；高龄（年龄 >75 岁）等。对于致命性大面积 PTE，上述绝对禁忌证亦应被视为相对禁忌证。

溶栓治疗的主要并发症是出血。最严重的是颅内出血，发生率为 1% ~ 2%，发生者近半数死亡。用药前应充分评估出血的危险性，必要时应配血，做好输血准备。溶栓前宜留置外周静脉套管针，以方便溶栓中取血监测，避免反复穿刺血管。

常用的溶栓药物有尿激酶（UK）、链激酶（SK）和重组组织型纤溶酶原激活剂（rt-PA）。溶栓方案与剂量，①尿激酶：2 小时溶栓方案，按 20 000 U/kg 剂量，持续静脉滴注 2 小时；另可考虑负荷量 4400 U/kg，静脉滴注 10 分钟，随后以 2200 U/（kg·h）持续静脉滴注 12 小时。②链激酶：负荷量 250 000 U，静脉滴注 30 分钟，随后以 100 000 U/h 持续静脉滴注 12~24 小时。链激酶具有抗原性，故用药前需肌内注射苯海拉明或地塞米松，以防止过敏反应。链激酶 6 个月内不宜再次使用。③rt-PA：50 mg 持续静脉滴注 2 小时。

溶栓治疗后，应每 2~4 小时测定一次 APTT，当其水平降至正常值的 2 倍（≤60 秒）时，即应启动规范的肝素治疗。

（四）肺动脉导管碎解和抽吸血栓

对于肺动脉主干或主要分支的高危 PTE，并存在以下情况者：溶栓治疗禁忌；经溶栓或积极的内科治疗无效；或在溶栓起效前（在数小时内）很可能会发生致死性休克。如果具备相当的专业人员和技术，可采用导管辅助去除血栓（导管碎解和抽吸肺动脉内巨大血栓），一般局部小剂量溶栓和机械碎栓联合应用。

（五）肺动脉血栓摘除术

风险大，病死率高，需要较高的技术条件，仅适用于经积极的内科治疗或导管介入治疗无效的紧急情况，如致命性肺动脉主干或主要分支堵塞的高危 PTE，有溶栓禁忌证，或在溶栓起效前（在数小时内）很可能会发生致死性休克。

（六）放置腔静脉滤器

对于急性 PTE 合并抗凝禁忌的患者，为防止下肢深静脉大块血栓再次脱落阻塞肺动脉，经审慎评估后可考虑放置下腔静脉滤器。对于能耐受抗凝治疗的患者不建议常规植入下腔静脉过滤器。对于上肢 DVT 病例，还可应用上腔静脉滤器。置入滤器后如无禁忌证（出血风险去除），建议常规抗凝治疗，定期复查有无滤器上血栓形成。

（七）CTEPH 的治疗

长期口服华法林抗凝治疗，根据 INR 调整剂量，维持 INR 在 2~3。若阻塞部位处于手术可及的肺动脉近端，首选肺动脉血栓内膜剥脱术治疗；无法手术治疗的远端病变患者，可考虑介入方法行球囊肺动脉成形术，或应用肺动脉高压治疗药物缓解症状；反复下肢深静脉血栓脱落者，可放置下腔静脉滤器。

二、中医

1. 气虚血瘀证
治法：益气健脾，活血化瘀。
方药：六君子汤（《医学正传》）合血府逐瘀汤（《医林改错》）。

常用药：当归、地黄、桃仁、红花、枳壳、牛膝、川芎、柴胡、赤芍、甘草、桔梗等。

2. 痰瘀互结证

治法：益气温阳，宣痹开结。

方药：附子汤（《伤寒论》）合枳实薤白桂枝汤（《金匮要略》）加减。

常用药：人参（可根据情况用党参代替）、黄芪、附子、茯苓、白芍、桂枝、薤白、瓜蒌、杏仁、桔梗、枳实、厚朴。

加减：水肿明显者，加车前子、泽泻；有痰热者，加黄芩、竹茹；咳嗽明显者，加紫菀、前胡；兼阴虚者，加生地、麦冬；大便干结者，加大黄、芒硝；喘促气急者，加苏子、葶苈子；大便稀者，去瓜蒌、厚朴，加白术。

3. 痰浊闭阻证

治法：祛痰止咳，理气和胃。

方药：瓜蒌薤白半夏汤（《金匮要略》）及温胆汤（《备急千金要方》）加减。

常用药：瓜蒌、薤白、半夏、白酒、竹茹、枳实、陈皮、茯苓、甘草、生姜、大枣等。

加减：如痰热明显者则常合用苇茎汤（《金匮要略》）、清金化痰汤（《杂病广要》引《医学统旨》）、菖蒲郁金汤；兼有瘀血表现者则常以桃红四物汤或血府逐瘀汤联合二陈汤（《太平惠民和剂局方》）加减。

4. 气滞血瘀证

治法：理气疏肝，活血化瘀。

方药：柴胡疏肝散（《证治准绳》）和桃红四物汤（《医宗金鉴》）。

常用药：柴胡、白芍、枳壳、陈皮、炙甘草、香附、川芎、熟地、当归、桃仁、红花等。

5. 阳虚水泛证

治法：温阳利水。

方药：真武汤（《伤寒论》）加减。

常用药：茯苓、白术、白芍、制附子、生姜等。

6. 阳气暴脱证

因病情危重，常用中药针剂如参附针等静脉滴注。

【预防】

早期识别危险因素并进行预防是防止 VTE 发生的关键。对存在发生 DVT-PTE 危险因素的病例，宜根据临床情况采用相应的预防措施。主要方法有：①机械预防措施，包括梯度加压弹力袜、间歇充气压缩泵和静脉足泵等；②药物预防措施，包括低分子量肝素、磺达肝癸钠、低剂量普通肝素、华法林等。对重点高危人群，应根据病情轻重、年龄、是否合并其他危险因素等来评估发生 DVT-PTE 的危险性及出血的风险，给予相应的预防措施。

【肺血栓栓塞症的中医药诊疗综述】

肺血栓栓塞症为肺栓塞最常见的类型，是来自静脉系统或右心的血栓阻塞肺动脉或其分支所导致的以肺循环和呼吸功能障碍为主要临床和病理生理特征的疾病。近年来，其发病具有逐年增长的趋势，且随年龄增高而显著增加。目前，相关研究表明，中西医结合治疗肺栓塞的疗效、安全性较好，在临床上值得推广。以下是对中医药诊治肺血栓栓塞研究的综述。

1. 中医病名：中医没有肺动脉血栓栓塞症的病名，历代医家根据肺动脉血栓栓塞症的症状进行归纳和分析，将其归属于"胸痹""厥证"等范畴。

2. 肺血栓栓塞症的病因病机：肺血栓栓塞症病位主要在心、肺，其主要病机为气虚、血瘀、痰浊，常因气虚血瘀痰阻或气滞痰瘀互结于心肺或气闭阳脱而致病。

（1）感受外邪：寒主收引，既可抑遏阳气，即暴寒折阳，又可使血行瘀滞；湿性黏滞、重浊，使气血运行不畅；寒湿之邪郁久化热，壅于经络，痹阻气血经脉，发而为病。《重订广温热论·温热兼证医案》言："寒遏伏热，肺为邪侵，气不通利，肺痹喘咳上逆，一身气化不行。"刘一仁《医学传心录》曰："风寒湿气侵入肌肤，流注经络，则津液为之不清，或变痰饮，或成瘀血，闭塞隧道"。

（2）大病久病：失于调理大病，邪气过盛，脏气损伤，耗伤气血阴阳，正气短时难以恢复，加之病后失于调摄，久病迁延失治，日久不愈，病情传变日深，耗伤人体的气血阴阳，或产后失于调理，正虚难复，或年老体弱，脏腑功能失调，气虚推动无力、血行不畅，故而发病。

（3）饮食不节。《素问·痹论》言："饮食自倍，肠胃乃伤。"暴饮暴食，或过食肥甘，长期饮食不节，使水谷精微聚为膏脂，另外损伤脾胃，不能布散水谷精微及运化水湿，致使痰湿内生，酝酿成痰，痰湿聚集体内，阳气不展，气机痹阻，脉络阻滞，发而为病。

（4）劳逸失调。《素问·宣明五气》说："久卧伤气，久坐伤肉。"妇女在妊娠或产后缺乏运动，加之营养过多，或外伤、术后，气血运行不畅，脾胃呆滞，则运化失司，化为膏脂痰浊，聚于肌肤、脏腑、经络，阻滞气血运行。

3. 肺动脉血栓栓塞症中医证型的研究：韩文忠等将肺动脉血栓栓塞症分为气虚血瘀型、气虚水停型、痰浊阻肺型、阳气暴脱型。杨惠琴等将肺动脉血栓栓塞症分为心血瘀阻型、痰浊闭阻型、气滞心胸型、气阴两虚型、寒凝心脉型。王晋军将其分为阳气欲脱型、虚热内炽型、脾虚痰湿型、气滞血瘀型。张霞将其分为阳气暴脱兼血瘀型、血瘀胸腑型、痰瘀互结型。但相关文献中均没有详细描述不同证型的临床症状。

4. 肺血栓栓塞症的中医治疗：目前肺血栓栓塞症中医治疗大致采用活血祛瘀通络、宽胸化痰祛瘀、行气活血通络、滋阴益气养血、散寒温经通脉等治疗原则。

（1）阳气暴脱（或兼瘀血）型：王生浩等治疗上给予注射用盐酸川芎嗪（川青）或疏血通注射液，每日1次，14日为1个疗程，结果表明有益于急性肺血栓栓塞症住院患者病情恢复，减少住院时间。刘建博对其在活血祛瘀的同时予以参附汤加味，王晋军等对其以参附汤加味治疗，结果均显示中西医结合治疗肺血栓栓塞症病死率较低。刘玉红对其用六味回阳饮加减治疗取得良好疗效。

（2）痰瘀互阻型：张霞等给予千金苇茎汤合桃红四物汤加减，中医药治疗总疗程为1个月并随访半年，得出中西医结合治疗是一种安全有效的方法。余昆山在常规溶栓、抗凝基础上予以中药以清热利湿、活血通络，每日1剂，分2次服用，14日为1个疗程，临床疗效明显优于单纯西医治疗。安丽英在常规治疗基础上联合活血化瘀、清热利湿等中药,采用补阳还五汤加减,同时加银杏达莫静脉滴注,连用15日,得出中西医结合治疗下肢深静脉血栓形成并发肺血栓栓塞症安全、有效。

(3)心血瘀阻(血瘀胸腑)型:张霞等给予血府逐瘀汤加减,中医药治疗总疗程为1个月并随访半年,得出中西医结合治疗是一种安全有效的方法。

(4)气虚血瘀型:韩文忠等在抗凝治疗基础上,加用益气温阳活血利水方药,每日1剂,观察疗程为15日,发现可快速明显改善患者的临床症状,优于单纯抗凝治疗。李云华等研究云南省名中医陈乔林治疗慢性肺动脉血栓栓塞症的临床经验,发现其注重补肺气以运肺,善用黄芪;运用虫类药通肺络;适当宽胸宣痹、养阴润肺;主张中西医结合治疗,取得较好的临床疗效。张守军等探讨西医常规治疗基础上应用补肺化瘀通络汤治疗,患者症状有明显改善。

(5)痰浊闭阻(痰浊阻肺或脾虚痰湿)型:王晋军等在治疗上予以六君子汤加减,中药治疗3个月取得良好效果。姬玉昆等以瓜蒌薤白半夏汤为基础方,加用活血化瘀药物治疗可以减轻再灌注损伤。

(6)阳虚水泛型:刘玉红对患者予以真武汤加减,取得良好疗效。

5.总结:目前肺血栓栓塞症没有统一的中医病名及证型,在临床辨证论治中缺乏统一标准,其中医证型的分类存在一定的差异,部分症状缺乏必要的量化指标,因此在中医证型的具体辨证方面存在差异。在今后的研究中应加大肺血栓栓塞症中医辨证论治疗样本量,规范肺血栓栓塞症的病名,探究其病因病机,规范其临床辨证分型,为今后辨证论治、中西医结合治疗提供理论依据,为医疗事业的发展、改善医疗效果贡献力量。

参考文献

[1] 葛均波,徐永健,王辰.内科学 [M].9版.北京:人民卫生出版社,2018.

[2] 邵长荣.邵长荣实用中医肺病学 [M].北京:中国中医药出版社,2009.

[3] 周仲瑛.中医内科学 [M].北京:中国中医药出版社,2003.

[4] 沈元良.名老中医话肺系疾病 [M].北京:金盾出版社,2014.

[5] 中华医学会心血管病学分会肺血管病学组,中华心血管病杂志编辑委员会.中国肺高血压诊断和治疗指南2018 [J].中华心血管病杂志,2018,46 (12):933 – 964.

[6] 中华医学会呼吸病学分会肺栓塞与肺血管病学组,中国医师协会呼吸医师分会肺栓塞与肺血管病委员会,全国肺栓塞与肺血管病防治协作组,等.中国肺动脉高压诊断与治疗指南 (2021版) [J].中华医学杂志,2021,101 (1):11 – 51.

[7] 秦一冰.基于德尔菲法关于低氧相关性肺动脉高压中医病证分析的研究 [D].沈阳:辽宁中医药大学,2018.

[8] 李冬.肺栓塞危险分层与中医证型的相关性研究 [D].乌鲁木齐:新疆医科大学,2018.

[9] 邵翔.住院患者静脉血栓栓塞症中医证候及风险评估模型研究 [D].北京:北京中医药大学,2020.

[10] 中华医学会心血管病学分会,中国医师协会心血管内科医师分会肺血管疾病学组,中国肺栓塞救治团队 (PERT) 联盟.急性肺栓塞多学科团队救治中国专家共识 [J].中华心血管病杂志,2022,50 (1):25 – 35.

第八章　原发性支气管肺癌

第一节　中西医概述

原发性支气管肺癌（primary bronchogenic carcinoma）简称肺癌（lung cancer），是原发于各级支气管上皮的恶性肿瘤。近年来，国内外肺癌的发病率与死亡率明显增加，肺癌发病率在男性常见肿瘤中占首位，在女性常见肿瘤中仅次于乳腺癌占第二位，死亡率均列首位。工业发达的美、英、日等国家发病率上升更为显著，我国东北、华北、华东沿海等几个较大的工业城市和云南等地的矿区，肺癌的发病率和死亡率也有不断增长的趋势。肺癌的发病率随着年龄的增长而升高，一般在 40 岁以后开始增加，50~60 岁上升特别显著。男性发病率高于女性，但近年来女性发病率增高，使男女发病比例逐渐缩小（约为 2∶1）。根据世界卫生组织的调查报告，全人类每年大约有 59 万新增的肺癌患者，其发病率仅次于胃癌而高于其他癌瘤。我国也曾报道每年大约有 15 万人死于肺癌。本病病死率高，5 年生存率约 10%，已成为威胁人类健康的常见疾病之一。

中医文献中尚未有肺癌之病名，但有不少类似肺脏肿瘤的记载，散见于中医"肺积""肺胀""息贲""咳嗽""痰饮"等文献之中。中医学认为风、寒、暑、湿、燥、火等外因容易侵袭肺脏，日久不散，郁而化热，可以致癌。同时患者的素体较弱，营养不良，吸烟习惯，环境多尘，以及七情太过或不及等，也属肺癌发病的重要因素。肺癌的病理表现为外界邪毒侵袭于肺，肺气壅塞，宣肃失司，脉络不通，气血瘀滞，形成瘤块。外邪袭肺，肺失宣肃，通调失司，脾失运化，湿浊内生，痰湿阻遏，壅塞于肺，久而形成肿块。或外邪内伤，毒气入体，可引起阴阳亏损、脾虚不运、肾气不足等脏腑阴阳失调病变，而致肺气失调，气机不舒，血行不畅，滞而成瘤。或正气虚损，邪乘于肺，郁结胸中，肺气闭郁，宣降失司，积聚成痰，瘀阻脉络，久而成块，遂致肺癌。或常年吸烟，或吸入有害物质，致肺阴灼伤，升降失常，气机壅塞，血行阻滞，而成积块。

第二节　中西医诊治

【病因和发病机制】

一、西医

肺癌的病因和发病机制迄今尚未明确，但有证据显示与下列因素有关。

（一）吸烟

吸烟是引起肺癌最常见的原因，约 85% 肺癌的患者有吸烟史，包括吸烟和已戒烟者（定义为诊断前戒烟至少 12 个月）。吸烟 20～30 包年（定义为每天 1 包，吸烟史 20～30年）者罹患肺癌的危险性明显增加。与从不吸烟者相比，吸烟者发生肺癌的危险性平均高10 倍，重度吸烟者可达 10～25 倍。已戒烟者罹患肺癌的危险性比那些持续吸烟者降低，但与从未吸烟者相比仍有 9 倍升高的危险，随着戒烟时间的延长，发生肺癌的危险性逐步降低。吸烟与肺癌之间存在着明确的关系，开始吸烟的年龄越小，吸烟时间越长，吸烟量越大，肺癌的发病率和死亡率越高。

环境烟草烟雾（environmental tobacco smoke，ETS）或称二手烟或被动吸烟也是肺癌的病因之一。来自 ETS 的危险低于主动吸烟，非吸烟者与吸烟者结婚共同生活多年后其肺癌风险增加 20%～30%，且其罹患肺癌的危险性随配偶吸烟量的增多而升高。烟草已列为 A 级致癌物，吸烟与所有病理类型肺癌的危险性相关。由于仅约 11% 的重度吸烟者罹患肺癌，基因敏感性可能在其中起一定的作用。

（二）职业致癌因子

某些职业的工作环境中存在许多致癌物质。已被确认的致癌物质包括石棉、砷、双氯甲基乙醚、铬、芥子气、镍、多环芳香烃类，以及铀、镭等放射性物质衰变时产生的氡和氦气，电离辐射和微波辐射等。这些因素可使肺癌发生危险性增加 3～30 倍。吸烟可明显加重这些危险。由于肺癌的形成是一个漫长的过程，其潜伏期可达 20 年或更久，故不少患者在停止接触致癌物质很长时间后才发生肺癌。

（三）空气污染

室外大环境污染：城市中的工业废气、汽车尾气等都有致癌物质，如苯并芘、氧化亚砷、放射性物质、镍、铬化合物、SO_2、NO 及不燃的脂肪族碳氢化合物等。有资料显示，城市肺癌发病率明显高于农村。

室内小环境污染：室内被动吸烟，燃料燃烧和烹调过程中均可产生致癌物。室内接触煤烟或其不完全燃烧物为肺癌的危险因素，特别是对女性腺癌的影响较大。烹调时加热所释放出的油烟雾也是不可忽视的致癌因素。

（四）电离辐射

电离辐射可以是职业性或非职业性的，有来自体外或因吸入放射性粉尘和气体引起的体内照射。不同射线产生的效应也不同，如在日本广岛原子弹释放的是中子和 α 射线，长崎则仅有 α 射线，前者患肺癌的危险性高于后者。据美国 1978 年报道，一般人群中电离辐射49.6% 来源于自然界，44.6% 为医疗照射，其中来自 X 线诊断的占 36.7%。

（五）饮食与体力活动

有研究显示，成年期水果和蔬菜的摄入量低，肺癌发生的危险性升高。血清中 β 胡萝卜素水平低的人，肺癌发生的危险性高。也有研究显示，中、高强度的体力活动使发生肺癌的风险下降 13%～30% 。

（六）遗传和基因改变

遗传因素与肺癌的相关性受到重视。例如：有早期肺癌（60 岁前）家族史的亲属罹患肺癌的危险性升高 2 倍；同样的香烟暴露水平，女性发生肺癌的危险性高于男性。肺癌可能是外因通过内因而发病的，外因可诱发细胞的恶性转化和不可逆的基因改变，包括原癌基因的活化、抑癌基因的失活、自反馈分泌环的活化和细胞凋亡的抑制。肺癌的发生是一个多阶段逐步演变的过程，涉及一系列基因改变，多种基因变化的积累才会引起细胞生长和分化的控制机制紊乱，使细胞生长失控而发生癌变。与肺癌发生关系较为密切的癌基因主要有 *HER* 家族、*RAS* 基因家族、*Myc* 基因家族、*ALK* 融合基因、*Sox* 基因及 *MDM2* 基因等。相关的抑癌基因包括 *p53*、*Rb*、*p16*、*nm23*、*PTEN* 基因等。与肺癌发生、发展相关的分子发病机制还包括生长因子信号转导通路激活、肿瘤血管生成、细胞凋亡障碍和免疫逃避等。

（七）其他因素

美国癌症学会将结核列为肺癌的发病因素之一，其罹患肺癌的危险性是正常人群的 10 倍，主要组织学类型为腺癌。某些慢性肺部疾病，如慢性阻塞性肺疾病、结节病、特发性肺纤维化、硬皮病，以及病毒感染、真菌毒素（黄曲霉）等，与肺癌的发生可能也有一定关系。

二、中医

肺癌多属中医学中的"肺积"范围，主要由于正气虚损，阴阳失调，六淫之邪乘虚入肺，邪滞于肺，导致肺脏功能失调，肺气郁结，宣降失司，气机不利，血行受阻，津液失于输布，津聚为痰，痰凝气滞，瘀阻络脉，于是痰气瘀毒胶结，日久形成肺部积块。因此，肺癌是因虚而得病，因虚而致实，是一种全身属虚、局部属实的疾病。

【诊断与辨证】

一、西医诊断

（一）临床表现

临床表现与肿瘤大小、类型、发展阶段、所在部位、有无并发症或转移有密切关系。5%～15% 的患者无症状，仅在常规体检、胸部影像学检查时发现。其余患者或多或少地表现与肺癌有关的症状与体征。

（1）原发肿瘤引起的症状和体征

1）咳嗽：为早期症状，常为无痰或少痰的刺激性干咳，当肿瘤引起支气管狭窄后可加重咳嗽。多为持续性，呈高调金属音性咳嗽或刺激性呛咳。黏液型腺癌可有大量黏液痰。伴有继发感染时，痰量增加，且呈黏液脓性。

2）痰血或咯血：多见于中央型肺癌。肿瘤向管腔内生长者可有间歇或持续性痰中带血，如果表面糜烂严重侵蚀大血管，则可引起大咯血。

3）气短或喘鸣：肿瘤向气管、支气管内生长引起部分气道阻塞，或转移到肺门淋巴结致使肿大的淋巴结压迫主支气管或隆突，或转移引起大量胸腔积液、心包积液、膈肌麻痹、上腔静脉阻塞，或广泛肺部侵犯时，可有呼吸困难、气短、喘息，偶尔表现为喘鸣，听诊时可发现局限或单侧哮鸣音。

4）胸痛：可有胸部隐痛，与肿瘤的转移或直接侵犯胸壁有关。

5）发热：肿瘤组织坏死可引起发热。多数发热是肿瘤引起的阻塞性肺炎所致，抗生素治疗效果不佳。

6）消瘦：为恶性肿瘤常见表现，晚期由于肿瘤毒素及感染、疼痛所致食欲减退，可表现为消瘦或恶病质。

（2）肿瘤局部扩展引起的症状和体征

1）胸痛：肿瘤侵犯胸膜或胸壁时，产生不规则的钝痛或隐痛，或剧痛，在呼吸、咳嗽时加重。肋骨、脊柱受侵犯时可有压痛点。肿瘤压迫肋间神经，胸痛可累及其分布区域。

2）声音嘶哑：肿瘤直接或转移至纵隔淋巴结后压迫喉返神经（多见左侧）使声带麻痹，导致声音嘶哑。

3）吞咽困难：肿瘤侵犯或压迫食管，引起吞咽困难，尚可引起气管 – 食管瘘，导致纵隔或肺部感染，抗生素治疗效果不佳。

4）胸腔积液：肿瘤转移累及胸膜或肺淋巴回流受阻，可引起胸腔积液。

5）心包积液：肿瘤可通过直接蔓延侵犯心包，也可阻塞心脏的淋巴引流导致心包积液。迅速产生或者大量的心包积液可有心脏压塞症状。

6）上腔静脉阻塞综合征：肿瘤直接侵犯纵隔，或转移的肿大淋巴结压迫上腔静脉，或腔静脉内癌栓阻塞，均可引起静脉回流受阻。表现上肢、颈面部水肿和胸壁静脉曲张。严重者皮肤呈暗紫色，眼结膜充血，视物模糊，头晕、头痛。

7）Horner 综合征：肺上沟瘤是肺尖部肺癌，可压迫颈交感神经，引起病侧上睑下垂、瞳孔缩小、眼球内陷，同侧额部与胸壁少汗或无汗，称为 Horner 综合征。

（3）肿瘤远处转移引起的症状和体征

1）病理解剖发现，鳞癌患者 50% 以上有胸外转移，腺癌和大细胞癌患者为 80%，小细胞癌患者则为 95% 以上。约 1/3 有症状的患者是胸腔外转移引起的。肺癌可转移至任何器官系统，累及部位出现相应的症状和体征。

2）中枢神经系统转移：脑转移可引起头痛、恶心、呕吐等颅内压增高的症状，也可表现眩晕、共济失调、复视、性格改变、癫痫发作，或一侧肢体无力甚至偏瘫等症状。脊髓束受压迫，出现背痛、下肢无力、感觉异常、膀胱或肠道功能失控。

3）骨骼转移：表现为局部疼痛和压痛，也可出现病理性骨折。常见部位为肋骨、脊椎、骨盆和四肢长骨。多为溶骨性病变。

4）腹部转移：可转移至肝脏、胰腺、胃肠道，表现为食欲减退、肝区疼痛或腹痛、黄疸、肝大、腹水及胰腺炎症状。肾上腺转移亦常见。

5）淋巴结转移：锁骨上窝淋巴结是常见部位，多位于胸锁乳突肌附着处的后下方，可单个、多个，固定质硬，逐渐增大、增多，可以融合，多无疼痛及压痛。腹膜后淋巴结转移也较常见。

（4）肺癌的胸外表现

肺癌的胸外表现指肺癌非转移性的胸外表现，可出现在肺癌发现的前、后，称之为副癌综合征。副癌综合征以小细胞癌（small cell lung carcinoma，SCLC）多见，可以表现为先发症状或复发的首发征象。某些情况下其病理生理学是清楚的，如激素分泌异常，而大多数是不知道的，如厌食、恶病质、体重减轻、发热和免疫抑制。

1）内分泌综合征

12% 的肺癌患者出现内分泌综合征。内分泌综合征系指肿瘤细胞分泌一些具有生物活性的多肽和胺类物质，如促肾上腺皮质激素（adrenocorticotropic hormone，ACTH）、甲状旁腺激素、抗利尿激素和促性腺激素等，出现相应的临床表现。

抗利尿激素分泌异常综合征：表现为低钠血症和低渗透压血症，出现厌食、恶心、呕吐等水中毒症状，还可伴有逐渐加重的嗜睡、易激动、定向障碍、癫痫样发作或昏迷等神经系统症状。低钠血症还可以由于异位心钠肽分泌增多引起。大多数患者的症状可在初始化疗后 1 ~ 4 周缓解。

异位 ACTH 综合征：表现为库欣综合征，如色素沉着、水肿、肌萎缩、低钾血症、代谢性碱中毒、高血糖或高血压等，但表现多不典型，向心性肥胖和紫纹罕见。由 SCLC 或类癌引起。

高钙血症：轻症者表现为口渴和多尿；重症患者可有恶心、呕吐、腹痛、便秘，甚或嗜睡、昏迷，是恶性肿瘤最常见的威胁生命的代谢并发症。切除肿瘤后血钙水平可恢复正常。常见于鳞癌患者。

其他：异位分泌促性腺激素主要表现为男性轻度乳房发育，常伴有肥大性肺性骨关节病，多见于大细胞癌。因 5 - 羟色胺等分泌过多引起的类癌综合征，表现为喘息、皮肤潮红、水样腹泻、阵发性心动过速等，多见于 SCLC 和腺癌。

2）骨骼 - 结缔组织综合征

原发性肥大性骨关节病：30% 的患者有杵状指，多为非小细胞癌（non-small cell lung carcinoma，NSCLC）受累骨骼可发生骨膜炎，表现疼痛、压痛、肿胀，多在上、下肢长骨远端。X 线显示骨膜增厚、新骨形成，γ 骨显像病变部位有核素浓聚。

神经 - 肌病综合征：原因不明，可能与自身免疫反应或肿瘤产生的体液物质有关。

肌无力样综合征：类似肌无力的症状，即随意肌力减退。早期骨盆带肌群及下肢近端肌群无力，反复活动后肌力可得到暂时性改善。体检腱反射减弱。有些患者化疗后症状可以改善。70% 以上病例对新斯的明试验反应欠佳，低频反复刺激显示动作电位波幅递减，高频刺激则引起波幅暂时性升高，可与重症肌无力鉴别。多见于 SCLC。

其他：多发性周围神经炎、亚急性小脑变性、皮质变性和多发性肌炎可由各型肺癌引起；而脑脊髓炎、感觉神经病变、小脑变性、边缘叶脑炎和脑干脑炎由小细胞肺癌引起，常伴有各种抗神经元抗体的出现，如抗 Hu 抗体、抗 CRMP5 抗体和抗 ANNA-3 抗体。

3）血液学异常

1%~8% 的患者有凝血、血栓或其他血液学异常，包括游走性血栓性静脉炎、伴心房血栓的非细菌性血栓性心内膜炎、弥散性血管内凝血伴出血、贫血，粒细胞增多和红白血病。肺癌伴发血栓性疾病的预后较差。

4）其他

还有皮肌炎、黑棘皮病，发生率约为 1%；肾病综合征和肾小球肾炎发生率≤1%。

（二）辅助检查

1. 影像学检查

（1）胸部 X 线：是发现肺癌最常用的方法之一。但分辨率低，不易检出肺部微小结节和隐蔽部位的病灶，对早期肺癌的检出有一定的局限性。常见肺癌胸部 X 线特征表现如下。

中央型肺癌：肿瘤生长在主支气管、叶或段支气管。①直接征象：向管腔内生长可引起支气管阻塞征象。多为一侧肺门类圆形阴影，边缘毛糙，可有分叶或切迹，与肺不张或阻塞性肺炎并存时，下缘可表现为"倒 S"状影像，是右上叶中央型肺癌的典型征象。②间接征象：由于肿瘤在支气管内生长，可使支气管部分或完全阻塞，形成局限性肺气肿、肺不张、阻塞性肺炎和继发性肺脓肿等征象。

周围型肺癌：肿瘤发生在段以下支气管。早期多呈局限性小斑片状阴影，边缘不清，密度较淡，也可呈结节、球状、网状阴影或磨玻璃影，易被误诊为炎症或结核。随着肿瘤增大，阴影逐渐增大，密度增高，呈圆形或类圆形，边缘常呈分叶状，伴有脐凹征或细毛刺，常有胸膜牵拉。如肿瘤向肺门淋巴结转移，可见引流淋巴管增粗成条索状阴影伴肺门淋巴结增大。癌组织坏死与支气管相通后，表现为厚壁，偏心，内缘凹凸不平的癌性空洞。继发感染时，空洞内可出现液平。腺癌经支气管播散后，可表现为类似支气管肺炎的斑片状浸润阴影。侵犯胸膜时引起胸腔积液。侵犯肋骨则引起骨质破坏。

（2）CT：具有更高的分辨率，可发现肺微小病变和普通胸部 X 线难以显示的部位（如位于心脏后、脊柱旁、肺尖、肋膈角及肋骨头等）。增强 CT 能敏感地检出肺门及纵隔淋巴结肿大，有助于肺癌的临床分期。螺旋式 CT 可显示直径 <5 mm 的小结节、中央气道内和第 6~7 级支气管及小血管，明确病灶与周围气道和血管的关系。低剂量 CT 可以有效发现早期肺癌，已经取代胸部 X 线成为较敏感的肺结节评估工具。CT 引导下经皮肺病灶穿刺活检是重要的组织学诊断技术。应用 CT 模拟成像功能，可以引导支气管镜在气道内或经支气管壁进行病灶的活检。

（3）MRI：与 CT 相比，在明确肿瘤与大血管之间的关系、发现脑实质或脑膜转移上有优越性，而在发现肺部小病灶（<5 mm）方面则不如 CT 敏感。

（4）核素闪烁显像

骨 γ 闪烁显像：可以了解有无骨转移，其敏感性、特异性和准确性分别为 91%、88% 和 89%。若采用核素标记生长抑素类似物显像则更有助于 SCLC 的分期诊断。核素标记的抗 CEA 抗体静脉滴注后的显像，可提高胸腔内淋巴结转移的检出率。

PET 和 PET/CT：PET 通过跟踪正电子核素标记的化合物在体内的转移与转变，显示代谢物质在体内的生理变化，能无创性地显示人体内部组织与器官的功能，并可定量分析。PET/CT 是将 PET 和 CT 整合在一起，患者在检查时经过快速的全身扫描，可以同时获得 CT 解剖图像和 PET 功能代谢图像，可同时获得生物代谢信息和精准的解剖定位，对发现早期肺癌和其他部位的转移灶，以及肿瘤分期与疗效评价均优于任何现有的其他影像学检查。需要注意 PET/CT 阳性的患者仍然需要细胞学或病理学检查进行最终确诊。

2. 获得病理学诊断的检查

（1）痰脱落细胞学检查：是重要的诊断方法之一。要提高痰检阳性率，必须获得气道深部的痰液，及时送检，至少送检 3 次。敏感性 <70%，但特异性高。

（2）胸腔积液细胞学检查：有胸腔积液的患者，可抽液找癌细胞，检出率为 40% ~ 90%。多次送检可提高阳性率。

（3）呼吸内镜检查

支气管镜：是诊断肺癌的主要方法之一。对于中央型肺癌，直视下组织活检加细胞刷刷检的诊断阳性率可达 90% 左右。对于周围型肺癌，可行经支气管镜肺活检，直径 >4 cm 病变的诊断率可达 50%~80%；也可在 X 线的引导下或导航技术（如磁导航、虚拟导航或支气管路径规划与导航系统等）引导下活检，阳性率更高。自荧光支气管镜可分辨出支气管黏膜的原位癌和癌前病变，提高早期诊断的阳性率。支气管镜内超声引导下针吸活检术有助于明确大气道管壁浸润病变、气道外占位性病变和纵隔淋巴结的性质，同时有助于肺癌的 TNM 分期；外周病变可用小超声探头引导下肺活检。

胸腔镜：用于经支气管镜等方法无法取得病理标本的胸膜下病变，并可观察胸膜有无转移病变。

纵隔镜：可作为确诊肺癌和手术前评估淋巴结分期的方法。

（4）针吸活检

经胸壁穿刺肺活检：在 X 线透视、胸部 CT 或超声引导下可进行病灶针吸或切割活检。创伤小、操作简便，可迅速获得结果，适用于紧贴胸壁或离胸壁较近的肺内病灶。

浅表淋巴结活检：锁骨上或腋窝肿大的浅表淋巴结可做针吸活检，也可手术行淋巴结活检或切除。操作简便，可在门诊进行。

闭式胸膜针刺活检：对胸膜结节或有胸腔积液的患者也可得到病理诊断。

（5）开胸肺活检：若经上述多项检查仍未能明确诊断，可考虑开胸肺活检。必须根据患者的年龄、肺功能等仔细权衡利弊后决定。

3. 肿瘤标志物检测：迄今尚无诊断敏感性和特异性高的肿瘤标志物。癌胚抗原（CEA）、神经元特异性烯醇化酶、细胞角蛋白 19 片段和胃泌素释放肽前体检测或联合检测时，对肺癌的诊断和病情的监测有一定参考价值。

4. 肺癌的基因诊断及其他：肺癌的发生认为是由于原癌基因的激活和抑癌基因的缺失所致，因此癌基因产物如 C-myc 基因扩增，抑癌基因 Rb、p53 异常等有助于诊断早期肺癌。同时，基因检测可识别靶向药物最佳用药人群。目前主要检测 NSCLC 患者 EGFR 基因突变、间变性淋巴瘤激酶融合基因和 ROS1 融合基因重排等。还可检测耐药基因，如 EGFR 耐药突变的 T790M、C797S 等。当难以获取肿瘤组织标本时，可采用外周血游离肿瘤 DNA（cell-free tumor DNA，ctDNA）作为补充标本评估基因突变状态，即所谓的"液体活检"。抗程序性死亡受体配体 – 1（programmed death-ligand 1，PD-L1）免疫组化检测可筛选对免疫检查点抑制剂可能获益的 NSCLC 患者。

（三）诊断要点

1. 诊断：对 40 岁以上长期大量吸烟者，有以下情况时应注意排查肺癌的可能：①刺激性咳嗽持续 2 ~ 3 周治疗无效；②原有慢性呼吸道疾病，咳嗽性质改变者；③持续痰中带血而无其他原因可解释者；④反复发作的同一部位的肺炎；⑤原因不明的肺脓肿无中毒状，无大量脓痰抗感染，治疗效果不显著者；⑥原因不明的四肢关节疼痛及杵状指；⑦X 线的曲线性肺气肿或断液性肺不张，孤立性圆形病灶和单侧性肺门阴影增大者；⑧原有肺结核病灶稳定而形态或性质发生改变者；⑨无中毒症状，胸腔积液由于血性进行性增加者。

肺癌诊断可按下列步骤进行。

（1）CT 确定部位：有临床症状或放射学征象怀疑肺癌的患者先行胸部和腹部 CT 检查，发现肿瘤的原发部位、纵隔淋巴结侵犯和其他解剖部位的播散情况。

（2）组织病理学诊断：怀疑肺癌的患者必须获得组织学标本诊断。肿瘤组织多可通过微创技术获取，如支气管镜、胸腔镜。但不推荐痰细胞学确诊肺癌。浅表可扪及的淋巴结或皮肤转移也应活检。如怀疑远处转移病变，也应获得组织标本，如软组织肿块、溶骨性病变、骨髓、胸膜或肝病灶。胸腔积液则应获得足量的细胞团或胸腔镜检查。目前建议对高度怀疑为Ⅰ期和Ⅱ期肺癌可直接手术切除。

（3）分子病理学诊断：有条件者应在病理学确诊的同时检测肿瘤组织的 *EGFR* 基因突变、*ALK* 融合基因和 *ROS1* 融合基因等，NSCLC 也可考虑检测 PD-L1 的表达水平，以利于制定个体化的治疗方案。

2. 分类

（1）按解剖学部位分类

1）中央型肺癌：发生在段及以上支气管的肺癌，以鳞状上皮细胞癌和小细胞肺癌较多见。

2）周围型肺癌：发生在段支气管及其分支以下的肺癌，以腺癌较多见。

（2）按组织病理学分类

肺癌的组织病理学分为非小细胞肺癌和小细胞肺癌两大类，其中，非小细胞肺癌最为常见，约占肺癌总发病率的 85%。

1）非小细胞肺癌

①鳞状上皮细胞癌（简称鳞癌）：目前分为角化型、非角化型和基底细胞样型鳞状上皮细胞癌。典型的鳞癌显示来源于支气管上皮的鳞状上皮细胞化生，常有细胞角化和（或）细胞间桥；非角化型鳞癌因缺乏细胞角化和（或）细胞间桥，常需免疫组化证实存在鳞状分化；基底细胞样型鳞癌，其基底细胞样癌细胞成分至少 > 50%。免疫组化染色癌细胞 CK5/6、P40 和 P63 阳性。

鳞癌多起源于段或亚段的支气管黏膜，并有向管腔内生长的倾向，早期常引起支气管狭窄，导致肺不张或阻塞性肺炎。癌组织易变性、坏死，形成空洞或癌性肺脓肿。常见于老年男性。一般生长较慢，转移晚，手术切除机会较多，5 年生存率较高，但对化疗和放疗敏感性不如小细胞肺癌。

②腺癌：a. 原位腺癌（adenocarcinoma in situ，AIS），旧称细支气管肺泡癌，直径≤3 cm；b. 微浸润性腺癌（microinvasive adenocarcinoma，MIA），直径≤3 cm，浸润间质最大直径≤5 mm，无脉管和胸膜侵犯；c. 浸润性腺癌（包括旧称的非黏液性 BAC），包括贴壁样生长为主型（浸润间质最大直径 >5 mm）、腺泡为主型、乳头状为主型、微乳头为主型和实性癌伴黏液形成型；d. 浸润性腺癌变异型：包括黏液型、胶样型、胎儿型和肠型腺癌。腺癌可分为黏液型、非黏液型或黏液/非黏液混合型。免疫组化染色癌细胞表达 CK7、甲状腺转录因子（TTF-1）和 NapsinA。

腺癌是肺癌最常见的类型。女性多见，主要起源于支气管黏液腺，可发生于细小支气管或中央气道，临床多表现为周围型。腺癌可在气管外生长，也可循肺泡壁蔓延，常在肺边缘部形成直径 2～4 cm 的结节或肿块。由于腺癌富含血管，局部浸润和血行转移较早，易累及胸膜引起胸腔积液。

③大细胞癌：大细胞癌是一种未分化的非小细胞癌，较为少见，占肺癌的 10% 以下，其在细胞学和组织结构及免疫表型等方面缺乏小细胞癌、腺癌或鳞癌的特征。诊断大细胞癌只用手术切除的标本，不适用小活检和细胞学标本。免疫组化及黏液染色鳞状上皮样及腺样分化标志物阴性。大细胞癌的转移较晚，手术切除机会较大。

④其他：腺鳞癌、肉瘤样癌、淋巴上皮瘤样癌、NUT（the nuclear protein of the testis）癌、唾液腺型癌（腺样囊性癌、黏液表皮样癌）等。

2）小细胞肺癌：肺神经内分泌肿瘤包括类癌、非典型类癌、小细胞癌和大细胞神经内分泌癌。SCLC 是一种低分化的神经内分泌肿瘤，包括小细胞癌和复合性小细胞癌。小细胞癌细胞小，呈圆形或卵圆形，胞质少，细胞边缘不清。核呈细颗粒状或深染，核仁缺乏或不明显，核分裂常见。小细胞肺癌细胞质内含有神经内分泌颗粒，具有内分泌和化学受体功能，能分泌 5－羟色胺、儿茶酚胺、组胺、激肽等物质，可引起类癌综合征。癌细胞常表达神经内分泌标志物如 CD56、神经细胞黏附分子、突触素和嗜铬粒蛋白。Ki-67 免疫组化对区分 SCLC 和类癌有很大帮助，SCLC 的 Ki-67 增殖指数通常为 50%～100%。

SCLC 以增殖快速和早期广泛转移为特征，初次确诊时 60%～88% 已有脑、肝、骨或肾上腺等转移，只有约 1/3 的患者局限于胸内。SCLC 多为中央型，典型表现为肺门肿块和肿大的纵隔淋巴结引起的咳嗽和呼吸困难。SCLC 对化疗和放疗较敏感。

在所有上皮细胞来源的肺癌中，鳞癌、腺癌、大细胞癌和小细胞癌是主要类型的肺癌，约占所有肺癌的 90%。

（四）鉴别诊断

肺癌常与某些肺部疾病共存，或其影像学的表现与某些疾病相类似，故常易误诊或漏诊，临床应与下列疾病鉴别。

1. 肺结核

（1）肺结核球：见于年轻患者，多无症状。病灶多位于肺上叶尖后段和下叶背段，边界清楚，密度高，可有包膜，有时含钙化点，周围有纤维结节状病灶，多年不变。

（2）肺门淋巴结结核：易与中央型肺癌相混淆，多见于儿童、青年，有发热、盗汗等结核中毒症状。结核菌素试验常阳性，抗结核治疗有效。

（3）血行播散型肺结核：年龄较轻，有发热、盗汗等全身中毒症状。X 线影像表现为细小、分布均匀、密度较淡的粟粒样结节病灶。腺癌两肺多有大小不等的结节状播散病灶，边界清楚，密度较高，进行性发展和增大。

2. 肺炎：肺炎患者有发热、咳嗽、咳痰等症状，抗生素治疗有效。若无中毒症状，抗生素治疗后肺部阴影吸收缓慢，或同一部位反复发生肺炎时，应考虑肺癌可能。肺部慢性炎症机化，形成团块状的炎性假瘤，也易与肺癌相混淆。但炎性假瘤往往形态不整，边缘不齐，核心密度较高，易伴有胸膜增厚，病灶长期无明显变化。

3. 肺脓肿：肺脓肿起病急，中毒症状严重，有寒战、高热、咳嗽、咳大量脓臭痰等症状。影像学可见均匀的大片状阴影，空洞内常见液平。癌性空洞患者一般不发热，继发感染时，可有肺脓肿的临床表现，影像学癌肿空洞偏心、壁厚、内壁凹凸不平。支气管镜和痰脱落细胞学检查有助鉴别。

4. 胸腔积液：结核性胸膜炎应与癌性胸腔积液相鉴别。可参阅胸腔积液。

5. 肺隐球菌病：肺隐球菌病可肺内单发或多发结节和肿块，大多位于胸膜下，单发病变易与周围型肺癌混淆。肺活检和血清隐球菌荚膜多糖抗原检测有助于鉴别。

6. 其他：如肺良性肿瘤、淋巴瘤等，需通过组织病理学鉴别。

二、中医辨证

（一）肺癌的辨证分型

1. 热毒蕴结证：身热，气促，咳嗽，咳痰黄稠或血痰，胸痛，口苦，口渴欲饮，便秘，小便短赤，舌质红，苔黄，脉大而数。多见于早、中期肺癌。

2. 脾虚痰湿证：咳嗽，痰多不易咳出，甚至喘息不能平卧，胸闷，胸痛，食欲不振，倦怠乏力，苔白腻或白厚，脉滑。多见于早、中期肺癌。

3. 气滞血瘀证：咳嗽，咳痰，咯血，气急，胸胁胀满或刺痛，大便干结，舌质紫暗或有瘀斑，苔薄，脉弦或涩。多见于中、晚期肺癌。

4. 阴虚内热证：干咳，无痰或少痰，咯血或痰中带血，午后发热，五心烦热，口干咽燥，声嘶，胸闷，胸痛，大便干结，舌质红，苔薄黄或花剥，或光而无苔，脉细数。多见于中、晚期肺癌。

5. 气阴两虚证：咳嗽少痰，咳声低微，痰中带血，胸痛，气促，神疲乏力，自汗畏风或盗汗，口干不多饮，舌质淡红或红，苔薄，脉细弱。多见于晚期肺癌。

6. 肺肾两虚证：咳嗽，喘促，气短，动则更甚，不能平卧，呼多吸少，咳痰无力，面色苍白，形瘦神疲，汗出肢冷，腰膝酸软，舌质淡或舌体胖大，脉沉细。多见于晚期肺癌。

（二）肺癌术后的中医辨证分型

1. 气血两虚证：咳嗽痰白，少气懒言，自汗乏力，面色苍白或萎黄，头晕心悸，夜寐不安，食欲不振，舌质淡，苔薄，脉细弱。

2. 气阴两虚证：头晕乏力，面色少华，口干舌燥，盗汗自汗，食欲不振，大便或秘或溏，舌质偏红，苔薄或少苔，脉细略数。

（三）肺癌放疗后的辨证分型

1. 热毒伤阴证：咳嗽，气急，痰黄，发热，口干，局部灼热疼痛，舌红苔黄，脉数。

2. 脾胃虚弱证：食欲减退，腹胀，恶心呕吐，神疲乏力，肠鸣泄泻，舌质淡，苔薄腻，脉虚细。

3. 痰瘀阻肺证：咳嗽有痰，动则气喘、气急，胸闷刺痛，舌质紫暗，边有瘀点、瘀斑，苔白或黄，脉细。

（四）肺癌化疗后的辨证分型

1. 脾虚湿阻证：食欲减退，胃脘不适，嗳气，恶心呕吐，腹痛腹泻，苔薄白腻，脉濡细。

2. 肝肾不足证：头晕乏力，面色白，腰膝酸软，神疲乏力，食欲不振，夜寐不安，舌质淡，苔薄，脉细软无力。

【治疗】

一、西医

肺癌的治疗应当根据患者的机体状况、病理学类型（包括分子病理诊断）、侵及范围（临床分期），采取多学科综合治疗模式，强调个体化治疗。有计划、合理地应用手术、化疗、生物靶向和放射治疗等手段，以期达到根治或最大限度地控制肿瘤，提高治愈率，改善患者的生活质量，延长生存期的目的。

（一）手术治疗

手术治疗是早期肺癌的最佳治疗方法，分为根治性与姑息性手术，应当力争根治性切除，以期达到切除肿瘤，减少肿瘤转移和复发的目的，并可进行 TNM 分期，指导术后综合治疗。

1. NSCLC：主要适于 Ⅰ 期及 Ⅱ 期患者，根治性手术切除是首选的治疗手段，T_3N_1 和 $T_{1\sim3}N_2$ 的 Ⅲa 期患者需通过多学科讨论采取综合治疗的方法，包括手术治疗联合术后化疗或序贯放化疗，或同步放化疗等。除了 Ⅰ 期外，Ⅱ～Ⅲ 期肺癌根治性手术后需术后辅助化疗。术前化疗（新辅助化疗）可使原先不能手术的患者降低 TNM 分期而可以手术。术后根据患者最终病理 TNM 分期、切缘情况，选择再次手术、术后辅助化疗或放疗。对不能耐受肺叶切除的患者也可考虑行楔形切除。

2. SCLC：90% 以上的患者就诊时已有胸内或远处转移，一般不推荐手术治疗。如经病理学纵隔分期方法如纵隔镜、纵隔切开术等检查阴性的 $T_{1\sim2}N_0$ 的患者，可考虑肺叶切除和淋巴结清扫，单纯手术无法根治 SCLC，因此所有术后的 SCLC 患者均需采用含铂的两药化疗方案化疗 4~6 个疗程。

（二）药物治疗

药物治疗主要包括化疗和靶向治疗，用于肺癌晚期或复发患者的治疗。化疗还可用于手术后患者的辅助化疗、术前新辅助化疗及联合放疗的综合治疗等。

化疗应当严格掌握适应证，充分考虑患者的疾病分期、体力状况、自身意愿、药物不良反应、生活质量等，避免治疗过度或治疗不足。如患者体力状况评分≤2 分，重要脏器功能可耐受者可给予化疗。常用的药物包括铂类（顺铂、卡铂）、吉西他滨、培美曲塞、紫杉类（紫杉醇、多西他赛）、长春瑞滨、依托泊苷和喜树碱类似物（伊立替康）等。目前一线化疗推荐含铂的两药联合方案，二线化疗推荐多西他赛或培美曲塞单药治疗。一般治疗 2 个周期后评估疗效，密切监测及防治不良反应，并酌情调整药物和（或）剂量。

靶向治疗是以肿瘤组织或细胞的驱动基因变异及肿瘤相关信号通路的特异性分子为靶点，利用分子靶向药物特异性阻断该靶点的生物学功能，选择性地从分子水平逆转肿瘤细胞的恶性生物学行为，从而达到抑制肿瘤生长甚至使肿瘤消退的目的。目前靶向治疗主要应用于非小细胞肺癌中的腺癌患者，例如：以 EGFR 突变阳性为靶点 EGFR - 酪氨酸激酶抑制剂的厄洛替尼、吉非替尼、阿法替尼、奥希替尼，ALK 重排阳性为靶点的克唑替尼、艾乐替尼、色瑞替尼、布加替尼等和 ROS1 重排阳性为靶点的克唑替尼、恩曲替尼及 BRAF V600E 突变/NTRK 融合阳性为靶点的达拉非尼、拉罗替尼可用于一线治疗或化疗后的维持治疗，对不适合根治性治疗局部晚期和转移的 NSCLC 有显著的治疗作用，并可延长患者的生存期。靶向治疗成功的关键是选择特异性的标靶人群。此外，以肿瘤血管生成为靶点的贝伐珠单抗，联合化疗能明显提高晚期 NSCLC 的化疗效果并延长肿瘤中位进展时间。采用针对免疫检查点 PD-L1 的单克隆抗体可抑制 PD-1 与肿瘤细胞表面的 PD-L1 结合，产生一系列抗肿瘤的免疫作用，也有一定的治疗效果。

1. NSCLC 对化疗的反应较差，对于晚期和复发 NSCLC 患者联合化疗方案可缓解症状及提高生活质量，提高生存率，30%~40% 的部分缓解率，近 5% 的完全缓解率，中位生存期为 9~10 个月，1 年生存率为 30%~40%。目前一线化疗推荐含铂两药联合化疗，如卡铂或顺铂加上紫杉醇、长春瑞滨、吉西他滨、培美曲塞或多西他赛等，治疗 4~6 个周期。对于化疗之后肿瘤缓解或疾病稳定而没有发生进展的患者，可给予维持治疗。一线治疗失败者，推荐多西他赛或培美曲塞单药二线化疗。

对 EGFR 突变阳性的Ⅳ期 NSCLC，一线给予 EGFR-TKI（厄洛替尼、吉非替尼和阿法替尼）治疗较一线含铂的两药化疗方案，其治疗反应、无进展生存率更具优势，且毒性反应更低。也可用于化疗无效的二线或三线口服治疗。如发生耐药（一般在治疗后 9~13 个月）

或疾病进展，如 *T790M* 突变，可使用二线 TKI 奥希替尼。对于 *ALK* 和 *ROS1* 重排阳性的患者可选择克唑替尼治疗。对于Ⅳ期非鳞状细胞癌的 NSCLC，若患者无咯血及脑转移，可考虑在化疗基础上联合抗肿瘤血管药物如贝伐珠单抗。PD-L1 表达阳性 > 50% 者，可使用 PD-1 药物，如派姆单抗、纳武单抗和阿特珠单抗、度伐利尤单抗、卡瑞利珠单抗等。

2. SCLC 对化疗非常敏感，是治疗的基本方案。一线化疗药物包括依托泊苷或伊立替康联合顺铂或卡铂共 4 ~ 6 个周期，《2022 CSCO 小细胞肺癌诊疗指南》将"度伐利尤单抗 + 依托泊苷 + 卡铂或顺铂 4 周期后度伐利尤单抗维持治疗"由Ⅲ级推荐修订为Ⅰ级推荐。手术切除的患者推荐辅助化疗。对于局限期 SCLC（Ⅱ ~ Ⅲ期）推荐放、化疗为主的综合治疗。对于广泛期患者则采用以化疗为主的综合治疗，广泛期和脑转移患者，取决于患者是否有神经系统症状，可在全脑放疗之前或之后给予化疗。大多数局限期和几乎所有的广泛期 SCLC 都将会复发。复发 SCLC 患者根据复发类型选择二线化疗方案或再次使用一线方案。

（三）放射治疗（放疗）

放疗可分为根治性放疗、姑息性放疗、辅助放疗、新辅助化放疗和预防性放疗等。根治性放疗用于病灶局限、因解剖原因不便手术或其他原因不能手术者，若辅以化疗，可提高疗效；姑息性放疗的目的在于抑制肿瘤的发展，延迟肿瘤扩散和缓解症状，对肺癌引起的顽固性咳嗽、咯血、肺不张、上腔静脉阻塞综合征有肯定疗效，也可缓解骨转移性疼痛和脑转移引起的症状。辅助放疗适用于术前放疗、术后切缘阳性的患者。预防性放疗适用于全身治疗有效的小细胞肺癌患者全脑放疗。

放疗通常联合化疗治疗肺癌，因分期、治疗目的和患者一般情况的不同，联合方案可选择同步放疗、序贯放化疗。接受放化疗的患者，潜在不良反应会增大，应当注意对肺、心脏、食管和脊髓的保护；治疗过程中应当尽可能避免因不良反应处理不当导致放疗的非计划性中断。

肺癌对放疗的敏感性，以 SCLC 为最高，其次为鳞癌和腺癌，故照射剂量以 SCLC 最小，腺癌最大。一般 40 ~ 70 Gy 为宜，分 5 ~ 7 周照射，常用的放射线有 ^{60}Co-γ 线，电子束 β 线和中子加速器等。应注意减少和防止白细胞减少、放射性肺炎和放射性食管炎等放疗反应。对全身情况太差，有严重心、肺、肝、肾功能不全者应列为禁忌。放疗时可合理使用更安全、先进的技术，如三维适形放疗技术和调强放疗技术等。

NSCLC 主要适用于：①局部晚期患者，需与化疗结合进行；②因身体原因不能手术的早期 NSCLC 患者的根治性治疗；③选择性患者的术前、术后辅助治疗；④局部的复发与转移治疗；⑤晚期不可治愈患者的姑息性治疗。

SCLC 主要适用于：①局限期 SCLC 经全身化疗后部分患者可以达到完全缓解，但胸内复发和脑转移的风险很高，加用胸部放疗和预防性颅脑放疗不仅可以显著降低局部复发率和脑转移，死亡风险也显著降低。②广泛期 SCLC 患者，远处转移病灶经过化疗控制后加用胸部放疗也可以提高肿瘤控制率，延长生存期。

（四）介入治疗

支气管动脉灌注化疗适用于失去手术指征，全身化疗无效的晚期患者。此方法毒副作用小，可缓解症状，减轻患者痛苦。

经支气管镜介入治疗，①血叶琳染料激光治疗和 YAG 激光切除治疗：切除气道腔内肿瘤，解除气道阻塞和控制出血，可延长患者的生存期。②经支气管镜行腔内放疗：可缓解肿瘤引起的阻塞和咯血症状。③超声引导下的介入治疗：可直接将抗癌药物等注入肿瘤组织内。

二、中医

肺癌早期，对全身影响较小，患者起居饮食基本如常，自觉症状较轻，此时正气未虚，邪气尚浅，因此治疗上要以祛邪为主，同时注意祛邪而不伤正。肺癌中期，病情已发展到一定阶段和程度，患者自觉症状明显，机体正气受损，此时治疗要采取攻补兼施的原则。肺癌晚期，癌肿多有远处或多处转移，患者全身状况明显衰弱，表现正气衰败，此时倘若一味用药性峻烈的药物祛邪，不但不能缓解病情，反而更伤人体正气，因此治疗上宜扶正为主，祛邪抗癌为佐，通过调补气血阴阳，调治脏腑，以增强患者体质，提高抗癌能力。

（一）肺癌中医治疗

1. **热毒蕴结证**

治法：清热解毒，肃肺止咳。

方药：清金化痰汤（《杂病广要》引《医学统旨》）加减。

常用药：黄芩、栀子、炙桑白皮、知母、瓜蒌皮、鱼腥草、白花蛇舌草、龙葵、贝母、黛蛤散（包）、炙蟾皮。

加减：痰多黄稠加金荞麦根、生薏苡仁、冬瓜子；气急加射干、葶苈子；胸痛加旋覆花（包）、郁金、橘络；痰中带血加茜草根、紫珠、羊蹄根；便秘加大黄、芒硝；发热加金银花、大青叶、生石膏（先煎）。

2. **脾虚痰湿证**

治法：健脾化痰，宣肺止咳。

方药：六君子汤（《医学正传》）加减。

常用药：党参、白术、苍术、茯苓、法半夏、陈皮、杏仁、甘草、山慈菇、八月札。

加减：痰多、喘息不能平卧加白芥子、紫苏子、莱菔子；胸闷、胸痛加瓜蒌皮、厚朴、桔梗、炒延胡索；痰郁化热加黄芩、葶苈子、鱼腥草。

3. **气滞血瘀证**

治法：活血化瘀，理气化痰。

方药：旋覆花汤（《金匮要略》）合血府逐瘀汤（《医林改错》）加减。

常用药：旋覆花（包）、茜草、桃仁、红花、柴胡、枳壳、桔梗、赤芍药、莪术、白花蛇舌草、露蜂房。

加减：咳痰加海藻、煅瓦楞子；咯血较多加三七粉（吞服）；胸痛加延胡索、降香、失笑散（包）、制乳香、制没药。

4. 阴虚内热证

治法：养阴清热，润肺止咳。

方药：沙参麦冬汤（《温病条辨》）合百合固金汤（《慎斋遗书》）加减。

常用药：沙参、麦冬、百合、天花粉、贝母、杏仁、桑白皮、天门冬、鳖甲（先煎）、白花蛇舌草。

加减：咳而气促加五味子、诃子；低热加白薇、青蒿、功劳叶、地骨皮；咳吐黄痰加海蛤壳、白僵蚕；胸痛加郁金、制乳香、制没药；咯血加仙鹤草、藕节、白茅根。

5. 气阴两虚证

治法：益气养阴，补肺止咳。

方药：生脉散（《医学启源》）合补肺汤（《永类钤方》）加减。

常用药：党参、黄芪、麦冬、五味子、天门冬、炙紫菀、炙桑白皮、天花粉、猫爪草、夏枯草。

加减：咳痰不爽加瓜蒌皮、南沙参、北沙参；胸闷、胸痛加丝瓜络、郁金、八月札、片姜黄；口干加川石斛、玄参、玉竹；盗汗加乌梅、糯稻根、浮小麦。

6. 肺肾两虚证

治法：补肺益肾，降气化痰

方药：金匮肾气丸（《金匮要略》）合参蛤散（《济生方》）加减。

常用药：制附子、淫羊藿、冬虫夏草、熟地黄、山茱萸、沉香（后下）、紫苏、党参、五味子、诃子、泽漆。

加减：气喘不能平卧加钟乳石、紫石英；咳痰加紫菀、款冬花、炙白僵蚕；言语无力、自汗加黄芪、甘草、白术；形寒肢冷、大便溏薄加巴戟天、补骨脂、肉桂（后下）。

（二）肺癌术后中医治疗

肺癌手术后常表现为气血亏虚、气阴两伤等情况，中医药治疗的目的是恢复体质，改善和减轻术后的不良反应。手术后长期应用中药，除增强体质外，还能避免或减少复发、转移，提高远期疗效。

1. 气血两虚证

治疗：益气养血。

方药：八珍汤（《瑞竹堂经验方》）加减。

常用药：黄芪、党参、炒白术、茯苓、当归、川芎、生地黄、橘皮、前胡。

加减：头晕目眩加白蒺藜、枸杞子；食欲不振加炒谷芽、炒麦芽、焦山楂、神曲；动则汗出加五味子、浮小麦；心悸、失眠加炒酸枣仁、夜交藤；咳嗽有痰加浙贝母、杏仁、厚朴、半夏；预防癌症复发加白花蛇舌草、泽漆、八月札。

2. 气阴两虚证

治法：益气养阴。

方药：生脉散（《医学启源》）合沙参麦冬汤（《温病条辨》）加减。

常用药：太子参、生黄芪、麦冬、北沙参、天门冬、天花粉、枸杞子、制黄精、炙鳖甲、

（先煎）。

加减：咳嗽少痰加南沙参、杏仁；食欲不振加砂仁（后下）、六神曲、炙鸡内金；预防癌症复发加夏枯草、山慈菇、猫爪草。

（三）肺癌放疗后的辨证治疗

中医药治疗与放疗配合，不仅可减轻放疗副反应，同时对放疗有增效作用。在放疗的过程中，常表现出"热邪、热毒、火邪"致病的特点。由于邪热内侵，灼伤阴液，邪干脾胃，和降失司，多见热毒伤阴或脾胃两虚证；热毒蕴郁、络脉不通，则可见痰瘀阻肺证。放疗后配合运用中医药治疗，能够巩固疗效，防止复发和转移，提高患者的生活质量和生存率。

1. 热毒伤阴证

治法：养阴生津，清肺止咳。

方药：清燥救肺汤（《医门法律》）加减。

常用药：沙参、桑叶、天门冬、枇杷叶、麦冬、天花粉、玄参、杏仁、炙百部、白毛藤、龙葵。

加减：痰中带血加仙鹤草、白茅根；发热加生石膏（先煎）、炙桑白皮；痰黄加黄芩、瓜蒌皮。

2. 脾胃虚弱证

治法：健脾和胃，降逆止呕。

方药：四君子汤（《太平惠民和剂局方》）加味。

常用药：党参、炒白术、陈皮、茯苓、半夏、竹茹、旋覆花（包）、炒麦芽、神曲、半枝莲、八月札。

加减：大便见有不消化物加炙鸡内金、炒扁豆、炒怀山药；腹胀痛加煨木香、炒枳壳；咳嗽痰多加桔梗、生薏苡仁、杏仁。

3. 痰瘀阻肺证

治法：清养肺气，化痰通络。

方药：旋覆花汤（《金匮要略》）加味。

常用药：旋覆花（包）、茜草根、丹参、赤芍药、郁金、桃仁、莪术、丝瓜络、炙白僵蚕、泽漆。

加减：短气乏力加太子参、生黄芪；口干舌燥加天花粉、北沙参、麦冬；咳嗽痰多加桑白皮、杏仁、半夏。

（四）肺癌化疗后的辨证治疗

中药与化疗配合的目的是减轻化疗药物的毒副作用，使化疗顺利完成，以提高疗效。在化疗中随着化疗药物在体内累积量的增加而出现副反应，其病机主要为气血损伤、脾胃失调、肝肾亏损，临床多见脾虚湿阻、肝肾不足证。

1. 脾虚湿阻证

治法：健脾化湿，和胃降逆。

方药：平胃散（《简要济众方》）合四君子汤（《太平惠民和剂局方》）加减。

常用药：党参、炒苍术、炒白术、茯苓、厚朴、姜半夏、竹茹、砂仁（后下）、石见穿、八月札。

加减：腹泻加炒扁豆、怀山药；食欲不振加鸡内金、炒麦芽、焦山楂；腹痛加广木香、炒延胡索、炒白芍药；胃脘不适、泛酸加黄连、淡吴茱萸。

2. 肝肾不足证

治法：补益肝肾，益气养血。

方药：十全大补汤（《太平惠民和剂局方》）合六味地黄汤（《小儿药证直诀》）加减。

常用药：生黄芪、党参、炒白术、茯苓、生地黄、熟地黄、川芎、枸杞子、茱萸、白花蛇舌草。

加减：白细胞减少，以气虚为主者加黄精、怀山药、菟丝子；红细胞减少、夜寐不安、心悸怔忡加当归、血藤、紫河车、阿胶；血小板减少、有出血加仙鹤草、女贞子、侧柏叶、花生衣。

【预后】

肺癌的预后取决于早发现、早诊断、早治疗。由于早期诊断不足致使肺癌的预后差，86%的患者在确诊后5年内死亡；只有15%的患者在确诊时病变局限，这些患者的5年生存率可达50%。

【原发性支气管肺癌的中医诊疗综述】

原发性支气管肺癌为起源于呼吸上皮细胞（支气管、细支气管和肺泡）的恶性肿瘤，是最常见的肺部原发性恶性肿瘤，根据组织病变，肺癌可分为小细胞癌和非小细胞癌。主要引起原发肿瘤、肿瘤扩展、转移的症状和体征和一些胸外表现。引起的西医治疗肺癌的方法包括手术治疗、化疗（包括分子靶向治疗）、放疗、免疫治疗等，以期达到根治或最大程度控制肿瘤，提高治愈率，改善患者生活质量，延长生存期的目的。中医药在肺癌诊治的各个阶段起到越来越重要的作用，与西医治疗的结合使用也取得了较好的疗效，以下是对中医药诊治肺癌情况的一些总结。

1. 病名与症状

（1）病名来源

中医学中并没有"肺癌"之名，而"癌"字首见于宋代东轩居士所著的《卫济宝书》，在中医学著作中较多地结合各种癌病的临床特点而予以相应的命名，以此而论肺癌属于中医学"肺积""肺痈""息贲""积聚"等范畴。在古代医学文献中有类似于肺癌病名的描述，如《济生方·癥瘕积聚门》："息贲之状，在右胁下，大如覆杯，喘息奔溢，是为肺积。"记载了与肺癌比较相似的病名，即肺积、息贲。

（2）症状描述

古代医学文献中也有不少对肺癌症状的描述，如《素问·咳论》中的"肺咳之状，咳而喘息有音，甚则唾血，而面浮气逆"，《景岳全书·积聚论治》记载："劳嗽，声哑，声不能出或喘息气促者，此肺脏败也，必死。"王叔和《脉经》亦载"诊得肺积脉浮而毛，按之辟易，胁下气逆，背相引痛，少气善忘，目暝，皮肤寒，秋差夏剧"，皆描述了与肺癌类似的咳嗽、咳痰、咯血、胸闷、胸痛、声音嘶哑等症状并表明此病预后不佳。《素问·玉机真脏论》说："大骨枯槁，大肉陷下，胸中气满，喘息不便，内痛引肩项，脱肉破腘，真脏见，十日之内死。"《青囊秘诀》谓："人有久嗽之后，肺管损伤，皮肤黄瘦，咽喉嘶哑……人以为肺中痛也，谁知是肺痿生疮乎？此等之症，不易解救。"所述症状与肺癌晚期恶病质的临床表现极为相似。

2. 病因病机

（1）古代医家的认识

古代医学著作中对"肺癌"病因病机明确论述的较少，多以癥瘕积聚等的病因病机描述为主。《医宗必读》云："积之成者，正气不足，而后邪气踞之。"《黄帝内经》记载："正气存于内，邪不可干；邪之所凑，其气必虚。"古代医家大多认为正气不足是积聚形成的基础，正益虚，邪益盛，日久结为肿块。《医门补要》："表邪遏伏于肺，失于宣散，并嗜烟酒，火毒上熏，久郁热积，烁腐肺叶，发为本病。"认为烟酒化生火毒，损伤肺叶易致癌变。《杂病源流犀烛》中记载："邪居胸中，阻塞气逆，气不得运，为痰，为食，为血，皆得与正相搏，邪即胜，正不得制之，遂结成形而有块。"论述了肺癌的基本病因病机乃正气亏损于内，邪毒外侵，与气、血、痰相互胶结日久发为肿块。

（2）现代医家的认识

林丽珠等认为，痰邪为体内津液输布失常所致，既是致病因素，又是其病理产物，是肺癌发生的重要病理因素，痰浊与诸邪相互搏结有利于癌毒增殖、恶变及转移，使得病情缠绵不愈，病机繁杂多样。沈绍功将肺癌的病因病机分为虚实二证：肺癌实证病因多为气滞、血瘀、痰阻、毒结，虚证病因多为脾虚、阴虚、气虚。概括其基本病机为阴阳失调，正气内虚，热毒、湿聚、气滞、血瘀、痰结等相互搏结，日久形成肺癌。患者因病情迁延不愈导致出现气阴两虚之证，尤其是肺癌晚期因多疗程治疗损伤中焦，易出现脾虚。侯仰韶认为，热毒之邪是肺癌发生的根本外因，气滞血瘀痰聚是毒邪致病最常见的病理因素，诸邪胶结，损伤正气，故肺癌在发生发展的不同阶段都有不同程度的正气亏虚。何伟着眼于"伏毒入络"理论阐述中晚期肺癌的病因病机，认为肺癌发病的主要病因是伏毒，中晚期肺癌的核心病机是伏毒入络，并将伏毒分为烟毒、瘀毒、浊毒、火毒、痰毒等，提出在疾病的发生发展过程中不同的伏毒占据的主导地位也不同。徐和芬认为本病以肺肾两虚为本，肺为华盖、肾为先天之本，在正气亏虚的基础上癌毒内积、耗伤气阴，同时与情绪有关，情志郁结不舒、气血运行失常，使水谷精微输布失常，痰邪易盛，不利于疾病向康复发展。高冰认为，肺癌是由于人体正气不足，肺脾肾三脏俱虚，外邪乘虚而入，肺金首当受邪，肺气失于宣降，津液凝聚为痰结于肺中，气血运行不畅，气滞血瘀阻塞络脉，致痰瘀毒胶结，日久而成积。

3. 肺癌辨证施治的研究

（1）肺癌辨证分型的研究

何任在气阴盛衰的基础上将肺癌分为气阴两虚型、痰热壅盛型、阴虚火旺型3个常见证型。孙桂芝结合病因病机及临床经验，将肺癌辨证为气虚痰阻型、气血瘀滞型、阴虚内热型、肺肾两虚型4个常见证型。李斯文根据多年临床经验将肺癌总结为瘀毒内阻型、气虚痰湿型、阴虚热毒型、气阴两虚型4个证型。王灿晖针对肺癌的复杂病机及发病特点将肺癌分为4型：气阴两虚型、饮停胸胁型、肺脾气虚型、气滞血瘀型。胡小梅等运用现代数理统计学方法对282例Ⅲ期、Ⅳ期非小细胞肺癌患者的中医辨证分型进行规范化处理分析，结果得出中晚期NSCLC有气虚、气虚痰湿、气阴两虚兼血瘀、气虚血瘀、气虚兼痰湿血瘀、气滞血瘀、痰湿兼血瘀、气虚兼气滞血瘀、气虚痰热、气虚兼气滞阴虚、痰湿、阴虚等13种证型。黄立中等回顾性分析117例非小细胞肺癌患者经根治术后复发转移至Ⅲ、Ⅳ期，其中气虚血瘀占41.88%、气虚痰湿占19.66%；3个或以上单证相兼气虚痰湿血瘀占23.77%、气虚血瘀气滞占17.95%。何文峰等采取回顾性调查方式对121例Ⅲb/Ⅳ期非小细胞肺癌患者进行辨证分型，结果显示气阴两虚型、脾虚痰湿型多见，分别占24.0%、52.1%。杨小兵等收集207例晚期非小细胞肺癌患者进行辨证分型研究，结果其中气虚痰湿型最多，占76.3%，其次为气阴两虚型、气滞血瘀型、阴虚毒热型及热毒炽盛型，分别占9.2%、5.8%、5.8%及2.9%。

（2）肺癌中医治疗原则的认识

曾普华在分阶段辨证论治为纲的基础上，以益气养阴、化痰散结、化瘀解毒为基本治法，依据患者的症状表现灵活化裁方药，配合止咳平喘、健脾祛痰、补肾纳气等法。蔡小平亦主张中医药分阶段治疗肺癌，并将肺癌病情分为4个阶段：初始萌芽期，以邪实为主，多以清热解毒、补益肺气之药；肿块形成期，治疗多以健脾化积、润肺止咳、扶正抗癌之法，维持气血阴阳的平衡；肿瘤恶化期，此期西医治法多以放化疗或靶向治疗，皆可产生毒副作用，因此多以健脾和胃、益气养血、化瘀解毒之法，共奏减毒增效之功；复发转移期，此阶段以正气亏虚为主，脏腑精气耗损，治疗多用顾护正气的药物以恢复机体免疫力。冯正权主张从“脾”论治肺癌，倡导“培土生金”之法，与此同时不忘顾护胃气，以健脾益气、燥湿化痰为基础，临证灵活加减，以求达到扶正以祛邪、祛邪而不伤正的目的，另外也提出肺癌的预后也与患者的心理因素相关，治疗过程中要重视情志疗法。贾英杰认为非小细胞肺癌维持期乃正气内虚为主，“虚”“瘀”“毒”三者贯穿疾病的整个发展过程中，并以此提出“扶正解毒祛瘀法”，强调攻补兼施作为立方施药的原则，主张补法之中以补益脾气为要，但不能一味用大补或养血敛邪之品；攻法之中以祛除瘀毒为主，可通过疏利三焦以畅达气血经络的方法给邪以出路。

（3）肺癌中医辨证治疗方药的认识

顾检波等运用扶正祛邪抗癌方（由黄芪、当归、党参、石见穿、白花蛇舌草按70 g：30 g：30 g：20 g：20 g组成）治疗恶性肿瘤，对照组予最佳支持治疗，结果显示，治疗组在缩小肿瘤体积、缓解患者症状、延长生存时间、提高生活质量等方面疗效优于对照组，差异有统计学意义。说明扶正祛邪抗癌方中的相关药物在抗癌抑瘤、增强机体免疫力等方面发挥着重要的作用。邬明歆等用消岩汤治疗未行手术及放化疗的晚期非小细胞肺癌患者，试验组31例患者口服消岩汤联合对症治疗（蜂房15 g，生黄芪30 g，郁金10 g，太子参15 g，白花蛇舌草15 g，姜黄10 g，夏枯草15 g，生牡蛎30 g），对照组35例患者对症治疗，结果两组在中位无进展生存期、中位生存期的卡氏评分均有统计学意义，说明消岩汤可以改善肿瘤患者的生存质量，延长生存期。宋康将肺癌分为 4 型即热毒阻肺型以清肺解毒汤合消瘰丸、泻白散为基础方，痰瘀壅肺型以千金苇茎汤合消瘰丸、苍白二陈汤为基础方，气阴两虚型以百合固金汤合二冬汤、清骨散为基础方，肾气不足型以金匮肾气丸去附子合人参蛤蚧散、苏子降气汤为基础方。王晞星将老年非小细胞肺癌归为 4 种证型，阴虚肺热型方选一贯煎合清气化痰丸加减：生地黄、沙参、鱼腥草、猫爪草、百合、龙葵、甘草、芦根、麦冬、瓜蒌、冬瓜子、冬凌草、清半夏、天南星；气阴两虚型方药选四君子汤合一贯煎或生脉散加减：太子参、云茯苓、白术、百合、鱼腥草、猫爪草、生地黄、冬凌草、冬瓜子、沙参、麦冬、天南星、龙葵、甘草、黄芩、浙贝母、芦根；痰热互结方选苇茎汤合清气化痰丸加减：黄芩、桑白皮、鱼腥草、猫爪草、浙贝母、芦根、杏仁、瓜蒌、地骨皮、冬瓜子、甘草、金银花、金荞麦、秦艽、山豆根；肺肾两虚型方选补肺汤合生脉散加减：浙贝母、生黄芪、桑白皮、党参（太子参）、五味子、生地黄（熟地黄）、山萸肉、麦冬、天龙、甘草。

4. 展望：中医学源远流长，中医药治疗肿瘤历史悠久，疗效颇著。越来越多的中医学者孜孜不倦地探索肺癌，积累丰富的临床经验，努力提高肺癌患者的疗效，以求不仅要延长患者的生存质量还要提高患者的生活质量。但目前总结的肺癌证型虽有类似之处但尚未达到统一，不利于临床经验的推广，也在一定程度上阻挠了中医药治疗肺癌的进程。规范统一的晚期肺癌辨证标准是提高中医临床疗效的重要环节，对晚期肺癌证型进行客观化研究，有利于达到最佳治疗和预后效果。

参考文献

[1] 葛均波，徐永健，王辰. 内科学 [M].9 版. 北京：人民卫生出版社，2018.

[2] 邵长荣. 邵长荣实用中医肺病学 [M].北京：中国中医药出版社，2009.

[3] 周仲瑛. 中医内科学 [M].北京：中国中医药出版社，2003.

[4] 吴勉华，周学平. 肺癌的中医特色疗法 [M].上海：上海中医药大学出版社，2003.

[5] 沈元良. 名老中医话肺系疾病 [M].北京：金盾出版社，2014.

[6] 王春英. 晚期肺癌中医症候观察及辨证分型研究 [D].济南：山东中医药大学，2020.

第九章　其他疾病

第一节　睡眠呼吸暂停低通气综合征

睡眠呼吸疾病是以睡眠期呼吸节律异常及通气功能异常为主要表现的一组疾病，伴或不伴清醒期呼吸功能异常，包括阻塞性睡眠呼吸暂停低通气综合征（obstructive sleep apnea hypopnea syndrome，OSAHS）、中枢性睡眠呼吸暂停综合征（central sleep apnea syndrome，CSAS）、睡眠相关低通气疾病（sleep-related hypoventilation disorder，SHVD）、睡眠相关低氧血症、单独证候群和正常变异（鼾症和夜间呻吟）五个大类。本章将重点介绍阻塞性睡眠呼吸暂停低通气综合征。阻塞性睡眠呼吸暂停低通气综合征是由多种原因导致睡眠状态下反复出现低通气和（或）呼吸中断，引起慢性间歇性低氧血症伴高碳酸血症及睡眠结构紊乱，进而使机体发生一系列病理生理改变的临床综合征。主要临床表现为睡眠打鼾伴呼吸暂停及日间嗜睡、疲乏、记忆力下降等。目前认为，它是高血压、冠心病、心律失常、心力衰竭、卒中等心脑血管病的独立危险因素，与难治性高血压、胰岛素依赖密切相关。

【定义和分型】

1. 睡眠呼吸暂停：是指睡眠过程中口鼻气流消失或明显减弱（较基线幅度下降≥90%）持续时间≥10秒。其类型可分为：①中枢性睡眠呼吸暂停（central sleep apnea，CSA）：表现为口鼻气流及胸腹部的呼吸运动同时消失，主要由呼吸中枢神经功能调节异常引起，呼吸中枢神经不能发出有效指令；②阻塞性睡眠呼吸暂停（obstructive sleep apnea，OSA）：口鼻气流消失但胸腹呼吸运动仍存在，常呈现矛盾运动，主要由于上气道阻塞引起呼吸暂停；③混合型呼吸暂停（mixed apnea，MA）：指一次呼吸暂停过程中，一开始口鼻气流与胸腹式呼吸同时消失，数秒或数十秒后出现胸腹式呼吸运动，仍无口鼻气流。即一次呼吸暂停过程中，先出现CSA，后出现OSA。

2. 低通气：是指睡眠过程中口鼻气流较基础水平降低≥30%伴动脉血氧饱和度（SaO_2）减低≥4%，持续时间≥10秒；或口鼻气流较基础水平降低≥50%伴SaO_2减低≥3%，持续时间≥10秒。睡眠呼吸暂停低通气指数（apnea hypopnea index，AHI）：每小时出现呼吸暂停和低通气的次数，结合临床症状和并发症的发生情况，可用于评估病情的严重程度。

3. 微觉醒：非快速眼球运动睡眠过程中持续3秒以上的脑电图频率改变，包括θ波，α波频率＞16 Hz的脑电波（不包括纺锤波）。

【流行病学】

在欧美等发达国家，OSAHS 的成人患病率为 2% ~ 4% ，我国多家医院的流行病学调查显示 OSAHS 的患病率为 3.5% ~ 4.8% 。男女患者的比例为（2 ~ 4）：1，绝经期后女性的患病率明显升高。老年人睡眠呼吸暂停的发生率增加。

【主要危险因素】

1. 肥胖：体重超过标准体重的 20% 或以上，即体重指数（BMI）> 28 kg/m^2。
2. 年龄：成年后随年龄增长患病率增加，女性绝经期后患病者增多，70 岁以后患病率趋于稳定。
3. 性别：女性绝经前发病率显著低于男性，绝经后与男性无显著性差异。
4. 上气道解剖异常：包括鼻腔阻塞（鼻中隔偏曲、鼻甲肥大、鼻息肉、鼻部肿瘤等）、Ⅱ度以上扁桃体肥大、软腭松弛、悬雍垂过长或过粗、咽腔狭窄、眼部肿瘤、咽腔黏膜肥厚、舌体肥大、舌根后坠、下颌后缩及小颌畸形等。
5. 遗传因素：具有 OSAHS 家族史。
6. 饮酒和药物：长期大量饮酒和（或）服用镇静、催眠或肌肉松弛类药物。
7. 吸烟：长期吸烟可加重 OSAHS。
8. 其他：易引起 OSAHS 的相关疾病，如甲状腺功能减退、肢端肥大症、心功能不全、脑卒中、胃食管反流及神经肌肉疾病等。

【病因和发病机制】

一、西医

1. 中枢性睡眠呼吸暂停综合征（CSAS）：CSAS 一般不超过呼吸暂停患者的 10% ，原发性比较少见，继发性 CSAS 的常见病因包括各种中枢神经系统疾病、脑外伤、充血性心力衰竭、麻醉和药物中毒等。神经系统病变主要有血管栓塞或变性疾病引起的脑干、脊髓病变，脊髓灰质炎，脑炎，枕骨大孔发育畸形和家族性自主神经功能异常等。一半以上的慢性充血性心力衰竭患者出现伴有陈 - 施（Cheyne-Stokes）呼吸模式的中枢性睡眠呼吸暂停。中枢性睡眠呼吸暂停的发生主要与呼吸中枢呼吸调控功能的不稳定性增强有关。2014 年国际睡眠疾病分类第三版将 CSAS 分为：伴陈 - 施呼吸的中枢性呼吸暂停、不伴陈 - 施呼吸的中枢性呼吸暂停、高海拔周期呼吸致中枢性呼吸暂停、药物或毒物致中枢性呼吸暂停、原发性中枢性呼吸暂停、婴儿原发性中枢性呼吸暂停、早产儿原发性中枢性呼吸暂停、治疗后中枢性呼吸暂停 8 种类型。

2. 阻塞性睡眠呼吸暂停低通气综合征（OSAHS）：OSAHS 是最常见的睡眠呼吸疾病，分为成年和儿童两个类型。其发病有家庭聚集性和遗传倾向，多数患者肥胖或超重，存在上呼吸道包括鼻、咽部位的解剖结构狭窄，如鼻腔阻塞（过敏性鼻炎、鼻中隔偏曲、鼻甲肥大、鼻息肉、鼻部肿瘤）、扁桃体腺样体肥大、软腭下垂松弛、悬雍垂过长过粗、咽腔狭窄、咽部肿瘤、舌体肥大、舌根后坠、下颌后缩、颞颌关节功能障碍和小颌畸形等。部分内分泌疾病，如甲状腺功能减退症、肢端肥大症常合并 OSAHS。OSAHS 的发生与上气道解剖学狭窄直接相关，呼吸中枢反应性降低及内分泌紊乱等因素亦与发病有关。

3. 复杂性睡眠呼吸暂停综合征：这是一类特殊类型的睡眠呼吸暂停，主要在无创通气治疗后出现，它是指 OSAHS 患者在持续气道正压通气治疗过程中，当达到最佳治疗水平时，阻塞性呼吸暂停事件消失，但 CSA 增多，使得残余的中枢性睡眠呼吸暂停指数 ≥5 次/小时，或以陈 - 施呼吸为主。

二、中医

鼾症的发生可由先天禀赋异常，气道不畅、呼吸不利导致；或因饮食不节、过食肥甘厚味、喜嗜酒酪，痰湿上阻于气道，壅滞不畅而发；或因外感六淫，感受风温热邪，灼津成痰，咽喉肿胀壅塞、气血痹阻，亦可感受风寒湿之邪，引动痰湿，诱发或加重本病；素体虚弱、病后体虚、劳倦内伤，脏腑功能失调，呼吸不和而致病亦为多见。

【诊断与辨证】

一、西医诊断

（一）临床表现

CSAS 患者除了原发病表现外，主要表现为睡眠时反复出现呼吸暂停，以 CSA 为主。

临床上最常见的是 OSAHS，其临床特点是睡眠时打鼾、他人目击的呼吸暂停和日间嗜睡，患者多伴发不同器官的损害，生活质量受到严重影响。

1. 夜间临床表现

（1）打鼾：几乎所有的 OSAHS 患者均有打鼾。典型者表现为鼾声响亮且不规律，伴间歇性呼吸停顿，往往是鼾声 - 气流停止 - 喘气 - 鼾声交替出现。夜间或晨起口干是自我发现夜间打鼾的可靠征象。

（2）呼吸暂停：是主要症状，多为同室或同床睡眠者发现患者有呼吸间歇停顿现象。一般气流中断的时间为数十秒，个别长达 2 分钟以上，多伴随大喘气、憋醒或响亮的鼾声而终止。患者多有胸腹呼吸的矛盾运动，严重者可出现发绀、昏迷。

（3）夜间憋醒：多数患者只出现脑电图觉醒波，少数会突然憋醒而坐起，感觉心慌、胸闷、心前区不适，深快呼吸后胸闷可迅速缓解，有时伴有胸痛，症状与不稳定型心绞痛极其相似。有食管反流者可伴剧烈呛咳。

（4）睡眠时多动不安：患者夜间睡眠多动与不宁，频繁翻身，肢体舞动甚至因窒息而挣扎。

（5）夜尿增多：部分患者诉夜间小便次数增多，少数患者出现遗尿。以老年人和重症者表现最为突出。

（6）睡眠行为异常：表现为磨牙、惊恐、呓语、幻听和做噩梦等。

2. 白天临床表现

（1）嗜睡：是主要症状，也是患者就诊最常见的主诉。轻者表现为开会时或看电视、报纸时困倦、瞌睡，重者在吃饭、与人谈话时即可入睡。入睡快是较敏感的征象。

（2）疲倦乏力：患者常感睡觉不解乏，醒后没有清醒感。白天疲倦乏力，工作效率下降。

（3）认知障碍：注意力不集中，精细操作能力下降，记忆力、判断力和反应能力下降，症状严重时不能胜任工作，可加重老年痴呆症状。

（4）头痛头晕：常在清晨或夜间出现，隐痛多见，不剧烈，可持续 1~2 小时。与血压升高、高 CO_2 致脑血管扩张有关。

（5）性格变化：烦躁、易激动、焦虑和多疑等，家庭和社会生活均受一定影响，可表现抑郁症状。

（6）性功能减退：约有 10% 的男性患者可出现性欲减退甚至阳痿。

3. 并发症：OSAHS 患者由于反复发作的夜间间歇性缺氧和睡眠结构破坏，可引起一系列靶器官功能受损，包括高血压、冠心病、心律失常（特别是以慢 - 快心律失常为主）、2 型糖尿病、慢性肺源性心脏病、缺血性或出血性脑卒中、代谢综合征、胃食管反流、心理异常和情绪障碍等。此外，儿童患有 OSAHS 可导致发育迟缓、智力降低。

4. 体征：多数患者肥胖，可见颈粗短、下颌短小、下颌后缩，鼻甲肥大和鼻息肉、鼻中隔偏曲、口咽部阻塞、软腭垂肥大下垂、扁桃体和腺样体肥大、舌体肥大等。

（二）辅助检查

血常规及动脉血气分析：病程长、低氧血症严重者，血红细胞计数和血红蛋白可有不同程度的增加。当病情严重或已并发肺心病、呼吸衰竭者，可有低氧血症、高碳酸血症和呼吸性酸中毒。

多导睡眠（polysomnography，PSG）监测：通过多导生理记录仪进行睡眠呼吸监测是确诊本病的主要手段，通过监测可确定病情严重程度并分型，并与其他睡眠疾病相鉴别，评价各种治疗手段对 OSAHS 的疗效。可参照 AHI 及夜间最低 SaO_2 对疾病严重程度进行分级，分级标准见表9-1，实践中多需要结合临床表现和并发症的发生情况综合评估。家庭或床旁应用的便携式监测仪也可用来进行 OSAHS 的初筛。

表9-1 SAHS 的病情程度分级

病情分度	AHI（次/小时）	夜间最低 SaO_2（%）
轻度	5~15	85~90
中度	15~30	80~85
重度	>30	<80

胸部 X 线检查：并发肺动脉高压、高血压、冠心病时，可有心影增大、肺动脉段突出等相应表现。

肺功能检查：患者可表现为限制性肺通气功能障碍，流速容量曲线的吸气部分平坦或出现凹陷。肺功能受损程度与血气改变不匹配提示有 OSAHS 的可能。

心电图及超声心动图检查：有高血压、冠心病时，出现心肌肥厚、心肌缺血或心律失常等变化。动态心电图检查发现夜间心律失常提示 OSAHS 的可能。

其他：头颅 X 线检查可以定量地了解颌面部异常的程度，鼻咽镜检查有助于评价上气道解剖异常的程度，对判断阻塞层面和程度及是否考虑手术治疗有帮助。

（三）诊断要点

根据患者睡眠时打鼾伴呼吸暂停、白天嗜睡、肥胖、颈围粗、上气道狭窄及其他临床症状可初步考虑 OSAHS 诊断，进一步需行多导睡眠监测，若多导睡眠监测显示每夜至少 7 小时的睡眠过程中呼吸暂停和（或）低通气反复发作 30 次以上，或者 AHI≥5 次/小时，且以 OSA 为主，可以确诊 OSAHS。美国睡眠医学会界定的诊断标准是：AHI≥15 次/小时，伴或不伴临床症状（如白天嗜睡和疲劳）；或 AHI≥5 次/小时，伴有临床症状可确诊。

（四）鉴别诊断

1. 鼾症：睡眠时有明显的鼾声，规律而均匀，可有日间嗜睡、疲劳。PSG 检查 AHI < 5 次/小时，睡眠低氧血症不明显。

2. 上气道阻力综合征：上气道阻力增加，PSG 检查反复出现 α 醒觉波，夜间微醒觉 > 10 次/小时，睡眠连续性中断，有疲倦及白天嗜睡，可有或无明显鼾声，无呼吸暂停和低氧血症。食管压力测定可反映与胸腔内压力的变化及呼吸阻力相关的觉醒。试验性无创通气治疗常可缓解症状。

3. 发作性睡病：发作性睡病是引起白日嗜睡的第二大病因，仅次于 OSAHS。主要表现为白天过度嗜睡、发作性猝倒、睡眠瘫痪和睡眠幻觉，多发生在青少年。除典型的猝倒症状外，主要诊断依据为多次小睡，睡眠潜伏时间试验时平均睡眠潜伏期 <8 分钟伴≥2 次的异常快速眼动睡眠。鉴别时应注意询问家族史、发病年龄、主要症状及 PSG 监测的结果，同时应注该病与 OSAHS 合并发生的机会也有很多，临床上不可漏诊。少数有家族史。

二、中医辨证

1. 痰湿内阻证：夜寐不实，睡则打鼾，鼾声沉闷，时断时续，反复出现呼吸暂停及憋醒，白天头晕昏沉，睡意浓浓，不分昼夜，时时欲睡，但睡不解乏，形体肥胖，身体重着，口干不欲饮，或有咳喘，或有咳白黏痰，舌体胖大、边有齿痕，舌色淡红，舌苔白厚腻，脉多濡滑。

2. 痰瘀互结证：夜寐不宁，时时鼾醒，鼾声响亮，寐时可见张口呼吸，甚或呼吸暂停，夜间或有胸闷不适，形体肥胖，头重身困，面色晦暗，口唇青紫，或伴有头晕头痛，半身不遂，肢体疼痛或麻木，或有鼻塞不适，或有咽中堵塞感，舌淡胖、有齿痕，或有舌色紫暗或见瘀点，脉弦滑或涩。

3. 痰热内蕴证：寐时打鼾或喘，鼾声响亮，呼吸急促，鼻息灼热，喉间气粗痰鸣，咳黄黏痰，甚者面红、憋气，胸部满闷或痛，日间口干喜饮，身热烦躁，口臭，多汗，小便短赤，大便干结，舌红，苔黄腻，脉滑数。

4. 气虚痰瘀证：睡时鼾声，时有暂停，进行性体重增加或肥胖，晨起昏沉嗜睡，平日精神不振，健忘，甚至出现烦躁或有行为、智能的改变，或自觉胸闷或胸痛，或有口干、口苦，舌体胖大，舌质暗，苔白厚腻，或伴有舌底络脉青紫，脉沉涩或弦滑。

5. 肺脾气虚证：睡时打鼾，甚或呼吸反复暂停，鼾声低弱，胸闷气短，动则气促，神疲乏力，嗜睡，或动则气促，头晕健忘，形体虚胖，食少便溏，记忆力衰退，小儿可见发育不良，注意力不集中，舌淡，苔白，脉细弱。

6. 脾肾两虚证：鼾声轻微，呼吸浅促，甚至呼吸暂停，白天昏昏欲睡，呼之能醒，旋即复寐，神衰色悴，神情淡漠，反应迟钝，头晕健忘，喘息气促，腰膝酸软。偏阴虚者，伴颧红，口干咽燥，耳鸣耳聋，舌红少苔，脉沉细；偏阳虚者，伴畏寒肢冷，小便清长，夜尿频多或遗尿，性欲减退，肢体浮肿，舌淡苔白，脉沉无力。

【治疗】

一、西医

睡眠呼吸暂停低通气综合征的治疗目的是消除睡眠低氧和睡眠结构紊乱，改善临床症状，防止并发症的发生，提高患者生活质量，改善预后。下面主要介绍 OSAHS 的治疗方法。

（一）一般治疗

1. 控制体重：包括饮食控制、药物或手术。
2. 睡眠体位改变：侧位睡眠，抬高床头。
3. 戒烟酒，慎用镇静催眠或肌肉松弛药物。

（二）病因治疗

纠正引起 OSAHS 或使之加重的基础疾病，如应用甲状腺素治疗甲状腺功能减低等。

（三）药物治疗

因疗效不肯定，目前尚无有效的药物治疗。

（四）无创正压通气治疗

中至重度 OSAHS 患者的一线治疗，包括连续气道正压通气（continuous positive airway pressure，CPAP）和双水平气道正压通气（bilevel positive airway pressure，BPAP）治疗。受睡眠体位、睡眠阶段、体重和上气道结构等因素的影响，不同患者维持上气道开放所需的最低有效治疗压力不同，同一患者在一夜睡眠中的不同阶段所需压力也不断变化。因此，在进行无创通气治疗前应先行压力滴定，设定个体所需最适治疗压力后在家中长期治疗，并定期复诊，根据病情变化调整治疗压力。

鼻持续气道内正压通气：是治疗中重度 OSAHS 患者的首选方法，采用气道内持续正压送气，可降低上气道阻力，使患者的功能残气量增加，特别是通过机械压力使上气道畅通，同时通过刺激气道感受器增加上呼吸道肌张力，从而防止睡眠时上气道塌陷。可以有效地消除夜间打鼾、改善睡眠结构、改善夜间呼吸暂停和低通气、纠正夜间低氧血症，也显著改善白天嗜睡、头痛及记忆力减退等症状。

适应证：①中、重度 OSAHS 患者（AHI > 15 次/小时）；②轻度 OSAHS 患者（AHI < 15 次/小时），但症状明显（如白天嗜睡、认知障碍、抑郁等），合并或并发心脑血管疾病和糖尿病的患者；③手术治疗失败或复发者；④OSAHS 合并慢性阻塞性肺疾病；⑤OSAHS 患者的围术期治疗。

不良反应：口鼻黏膜干燥、憋气、局部压迫、结膜炎和皮肤过敏等。选择合适的鼻罩和加用湿化装置可以减轻不适症状。

禁忌证：昏迷，有肺大疱、咯血、气胸和血压不稳定者。

水平气道正压治疗：使用鼻（面）罩呼吸机时，在吸气和呼气相分别给予不同的送气压力，在患者自然吸气时，送气压力较高，而自然呼气时，送气压力较低。因而既保证上气道开放，又更符合呼吸生理过程，利于 CO_2 排出，增加了治疗依从性。适用于：①CO_2 潴留明显及 CPAP 压力需求较高的患者，治疗压力超过 15 cmH_2O（1 cmH_2O = 0.098 kPa）；②不耐受 CPAP 者；③OSAHS 合并慢性阻塞性肺疾病且 CO_2 潴留的患者。

（五）口腔矫治器治疗

下颌前移器是目前临床应用较多的一种，通过前移下颌位置，使舌根部及舌骨前移，上气道扩大。优点是简单、温和、费用低。适应证：①单纯性鼾症；②轻、中度 OSAHS 患者；③不能耐受 CPAP、不能手术或手术效果不佳者可以试用，也可以作为 CPAP 治疗的补充或替代治疗措施。禁忌证：重度颞颌关节炎或功能障碍，严重牙周病，严重牙齿缺失者。

（六）手术治疗

仅适用于确实有手术可解除的上气道解剖结构异常患者，需严格掌握手术适应证。通常，手术不作为 OSAHS 的初始治疗手段。手术治疗包括耳鼻咽喉科手术和口腔颌面外科手术两大类，其主要目标是纠正鼻部及咽部的解剖狭窄、扩大口咽腔的面积，解除上气道阻塞或降低气道阻力。包括鼻手术（如鼻中隔矫正术、鼻息肉摘除术、鼻甲切除术等）、扁桃体手术、气管切开造瘘术、腭垂腭咽成形术（uvulo palato pharyngo plasty，UPPP）和正颌手术（如下颌前移术、颏前移术、颏前移和舌骨肌肉切断悬吊术、双颌前移术等）。

二、中医

鼾症多属本虚标实之证。标实以痰浊贯穿始终，渐而瘀血内生，痰瘀并重互结，并兼见痰浊化热为患；本虚以肺、脾、肾虚衰为主。治疗当根据邪实正虚的偏胜，分别选用扶正与祛邪的治则。标实者，根据病邪性质分别采用化痰祛瘀、开窍醒神、清热化痰、平肝泻火之法，佐以健脾益气；本虚者，根据脏腑阴阳虚损情况，可选用健脾益肺、固肾培元、调和阴阳之法，佐以化痰通窍。

（一）辨证论治

1. 痰湿内阻证

治法：燥湿化痰，益气健脾。

方药：二陈汤（《太平惠民和剂局方》）合四君子汤（《太平惠民和剂局方》）加减。

常用药：半夏、陈皮、茯苓、人参、白术、甘草、石菖蒲、郁金等。

加减：形盛体胖者，可加莱菔子、山楂消食化痰；湿邪较甚者，可加苍术、泽泻、薏苡仁渗利水湿；若清阳不升见头晕头痛、睡不解乏者，可加黄芪、升麻、柴胡益气升清；咳嗽痰多者，加胆南星、苦杏仁、白前燥湿化痰、降逆止咳；鼻渊者，加辛夷、苍耳子通鼻窍。

2. 痰瘀互结证

治法：化痰顺气，祛瘀开窍。

方药：涤痰汤（《奇效良方》）合血府逐瘀汤（《医林改错》）加减。

常用药：姜半夏、胆南星、陈皮、枳实、茯苓、党参、石菖蒲、竹茹、红花、桃仁、当归、郁金、桔梗、丹参、甘草等。

加减：偏痰热者，酌加天竺黄、浙贝母、桑白皮、蛤壳、海浮石清化热痰；偏血瘀者，酌加苏木、川芎、路路通活血祛瘀；鼻塞不通，可加白芷、辛夷、川芎通鼻窍；咽喉阻塞不适或喉核增生，加用山慈菇、皂角刺软坚散结；夜寐不宁者，加酸枣仁、首乌藤、珍珠母潜镇安神。

3. 痰热内蕴证

治法：清热化痰，醒脑开窍。

方药：黄连温胆汤（《备急千金要方》）加减。

常用药：黄连、半夏、陈皮、茯苓、枳壳、竹茹、大枣、甘草等。

加减：咳痰色黄量多者，可加桑白皮、鱼腥草、黄芩、鲜竹沥等清解痰热；喉核肿大疼痛，加猫爪草、牛蒡子、桔梗、胖大海清利咽喉。

4. 气虚痰瘀证

治法：健脾燥湿，化痰祛瘀。

方药：四君子汤（《太平惠民和剂局方》）、半夏白术天麻汤（《医学心悟》）合血府逐瘀汤（《医林改错》）加减。

常用药：人参、茯苓、白术、甘草、姜半夏、天麻、川芎、桃仁、红花等。有文献证据推荐鼾症一号方，具体药物组成为黄芪、白术、茯苓、僵蚕、地龙、石菖蒲、郁金、川芎、法半夏、桃仁、白芍、天麻、甘草。

加减：眩晕头痛、面色潮红者，可加天麻、钩藤、石决明平肝潜阳；目赤口苦者，加夏枯草、龙胆草清肝泻火；心烦不寐者，加黄连、淡竹叶、龙齿清热安神除烦。

5. 肺脾气虚证

治法：补脾益肺，益气升清。

方药：补中益气汤（《脾胃论》）加减。

常用药：人参、黄芪、白术、甘草、当归、陈皮、升麻、柴胡、石菖蒲等。

加减：表虚自汗加浮小麦、大枣益气敛汗；恶风、易感冒者，可加桂枝、白芍、防风调和营卫、祛风散寒；脘痞纳呆可加枳壳、木香、厚朴理气运脾。

6. 脾肾两虚证

治法：益气健脾，固肾培元。

方药：四君子汤（《太平惠民和剂局方》）合金匮肾气丸（《金匮要略》）加减。

常用药：党参、白术、茯苓、甘草、桂枝、附子、熟地黄、山萸肉、山药、茯苓、牡丹皮、泽泻、石菖蒲、郁金等。

加减：四肢不温、阳虚明显者，可加肉桂、干姜、淫羊藿、巴戟天、鹿角胶温补肾阳；头晕耳鸣、颧红咽干、肾阴亏虚者，可加女贞子、枸杞子、何首乌、黄精滋养肾阴。

（二）针刺治疗

取安眠、四神聪、廉泉、旁廉泉、神门、膻中、丰隆、血海、三阴交、照海等穴位，毫针针刺或电针治疗，每日1次，10次为1个疗程，可连续应用2~4个疗程。

（三）耳针治疗

取耳穴神门、交感、皮质下、心、肺、脾、肾、垂前、咽喉，用王不留行贴压，每日按压3~5次，每次每穴按压10~20次，10日为1个疗程。

【预防与调护】

重视健康宣教，提高患者对疾病的认识及治疗配合度。饮食有节，适当控制进食量，少食肥甘厚味，戒除烟酒，加强运动、减轻体质量。起居有常，日间避免过度劳累，卧寐时宜取侧卧位或适当抬高床头。积极防治外感及鼻咽部疾病。

【睡眠呼吸暂停低通气综合证的中医诊疗综述】

睡眠呼吸暂停综合征在中医学可归属于"多寐""鼾症"范畴，中医对该病的病因、病机具有一定认识，并采用整体调节、辨证分型进行施治，取得了良好成效。现就近年来中医对鼾症病因病机及辨证治疗的研究进展做一综述。

1. 历史沿革：中医虽无睡眠呼吸暂停综合征这一病名，但在多年前就有相似记载。《素问·逆调论》言："不得卧而息有音者，是阳明之逆也，足三阳者下行，今逆而上行，故息有音也。阳明者，胃脉也，胃者六腑之海，其气亦下行，阳明逆不得从其道，故不得卧也。"《内经》首次提及鼾症症状并讨论其病因病机。东汉张仲景在《伤寒杂病论》第6条提到"风温为病，脉阴阳俱浮，自汗出，身重，多眠睡，鼻息必鼾，语言难出"，指出风温为鼻息必鼾的病因。隋朝巢元方在《诸病源候论》中首次提到鼾眠这一病名"鼾眠者，眠里喉咽间有声也。人喉咙，气上下也，气血若调，虽寤寐不妨宣畅。气有不和，则冲击喉咽而作声也。其有肥人眠作声者，但肥人气血沉浓，迫隘喉间，涩而不利，亦作声"。巢元方对该病从定义、病因、病机进行了详尽描述。在病因病机阐述中，除却上述描述外，有些医家从心肺论鼾症病因。《杂病源流犀烛》云："有方卧即大声鼾睡，少顷即醒，由于心肺有火者，宜加味养心汤。"《寿世保元》也提到："睡倒即大声打鼾睡，醒即不寐。余以羚羊角、乌犀角，各用水磨浓汁。睡前所用养心汤，或复睡汤内，服之立效。盖打鼾睡者，心肺之火也。"有从胆论治鼾症，《圣惠总录》云："夫胆热多睡者，由荣卫气涩者，阴阳不和，胸膈多痰，脏腑壅滞，致使精神昏油，昼夜耽眠，此皆积热不除，肝胆气实，故令多睡也。"《圣济总录》言："胆热多睡者，胆腑清净，决断所自出。今肝胆俱实，荣卫壅塞，则清净者浊而扰，故精神昏愦，常欲寝卧也。"有些从风湿论，《伤寒论纲目·鼻燥口舌燥咽燥》"鼻息鼾睡者，风湿也。"有的从中气论，《长沙方歌括》提到"中气不运，升降不得自如，故多眠鼻鼾，语言难出。当用杏仁、甘草以调气。"有从肺肾论，《温热经纬》云"鼻鼾是肺肾相关，子母同病。"

在治疗上古人也有不同见解。如《杂病源流犀烛》《寿世保元》均用养心汤治疗鼾症。《本草易读》中用葳蕤汤（葳蕤、石膏、白薇、麻黄、独活、杏仁、大黄、甘草、青木香）治风温脉尺寸俱浮，沉之涩，常自汗，身重多睡，鼻息鼾，语难出。《得配本草》提到白薇苦、咸、寒，阳明冲任之药。治风温灼热，自汗身重，多眠鼻鼾，语言难出。《本草简要方》用麻杏石甘汤治风温表里俱热，无汗自汗，头疼身痛，身重多眠，鼻鼾艰语，烦闷恶热，脉浮者。《千金方》中用镇心省睡益智方及止睡方等治疗白日嗜睡等症。

2. 病因病机：现代流行病学研究调查认为，肥胖、鼻腔咽部疾病、性别、内分泌疾病等是导致鼾症产生的主要因素。传统医学则认为鼾症多发生于肥胖的痰湿体质患者。先天禀赋异常，后天饮食调摄失当，或因病失治误治等均可引起鼾症。痰湿、瘀血与该病密切相关，痰湿内阻，气滞血瘀，肺气不利，继而发病。鼾症病位多位于肺、脾、肾，病性虚实夹杂。鼾症患者大多肥胖，研究证明肥胖是打鼾发生的高危因素，而肥胖的主要病因又与脾胃密切相关。

刘坤等认为鼾症与脾胃密切相关。脾为后天之本，脾失健运，不能运化水谷，酿湿生痰，日积月累，则成肥胖。胃纳过旺，加重脾的运化，日久脾运不健，痰湿蕴热，也造成肥胖。肥胖患者，痰湿内生，阻滞气机，气机不利，迫隘咽喉，而发鼾声。

洪广祥认为阴气盛、卫气行迟是鼾症发病的基础。《内经》云：阳气尽，阴气盛则瞑；阴气尽，阳气盛则寤。卫气特性剽疾滑利，且昼日行于阳，夜则行于阴。卫气由阳至阴则体止而目瞑，卫气由阴至阳则卧起而目张。阴气盛，卫气久留于阴，不得入于阳，则可见白天嗜睡、乏力、睡不解乏，睡时打鼾等症状。洪氏还认为痰湿内生是鼾症重要的发病因素。痰湿同为阴邪，二者均属阴气盛范畴，鼾症患者大多肥胖，肥者多痰，脾胃失运，水湿停聚，故阴气盛，所以引起嗜睡。瘀血内生是鼾症病程久羁的征象。久病入络可以产生瘀血，痰湿阻滞也可形成瘀血。鼾症患者出现的口唇发绀、舌质暗紫、舌底络脉迂曲、面色晦暗等均为瘀血内生的表现。

骆仙芳等认为鼾症的发生是先天禀赋异常，后天调摄失当所致。先天禀赋异常，如先天性鼻中隔偏曲、扁桃体肥大、舌体肥大、下颌后缩等上气道解剖结构异常导致的发声。后天或因饮食不节，脾失运化，聚湿生痰，痰湿阻滞气道，鼾声如雷。或因烟草熏蒸清道，灼津成痰，上阻咽喉，发为鼾症；或因外感风温热邪，伤阴耗气，灼津成痰，咽喉肿胀，气机壅塞；或外受风寒湿邪，引动痰湿，诱发或加重鼾症；或因体虚病后，脏腑受损，心肺肾虚或肺脾肾虚导致气机不利，而成鼾症。

崔红生认为多因长期饮食不当，或久病失治误治引起。长期饮食不节，或过食生冷，或过食肥甘厚味，或饮酒成好，导致脾胃损伤，聚湿生痰。久病失治误治，病损及肾，肾失蒸腾，津凝为痰。诸多病因导致脾肾二脏功能失调，痰浊阻滞，血瘀内停，痰瘀互结，气机不利，而成鼾症。

施运涛等认为肥胖与烟酒是引起鼾症的重要因素，痰湿内阻是鼾症的病因病机。湿痰蒙蔽清窍，清阳不升，令人嗜睡，身困乏力，头重如裹；若痰湿困阻咽喉，上气道不畅，则令人呼吸困难。施氏还认为气滞血瘀是鼾症的病理产物。王步青等认为痰湿和瘀血是鼾症的主要病理因素，与肺、脾、肾三脏关系密切。喉为肺之门户，肺不布津，痰气交阻于喉间，可见眠时鼾声阵阵。治肺，对于咽喉病变的缓解和消除有一定成效。脾胃者，仓廪之官。脾不能为胃行其津液，聚而生痰，上滞咽喉，发为本病。病久及肾，肾失蒸腾气化。阳不足，水液不得温煦，泛滥而生痰湿。肾阴不足，阴虚火旺，熏蒸体液，而成痰浊，痰阻气道，产生鼾症。肺、脾、肾三脏失调，均可致水液代谢失常，进而影响血液运行，而发生瘀血，瘀血又可加重痰湿，二者相互影响。

王永红等从痰湿困扰、脾气不足、阳气虚衰、瘀血阻窍4个方面概括了鼾症的病因病机。外受湿邪，湿邪束表，阳气不宣，或过食生冷、肥甘，饮酒无度，脾胃受损，聚湿生痰，阳气不振，生成鼾症。思虑劳倦，饮食不节，败脾伤胃，脾胃虚弱，化源不足，气血亏虚，亦成鼾症。年老久病，脾不足，阴寒内生；或亡血失精，肾阴亏损，阴病及阳，致阴阳俱虚，见委顿困倦，而成鼾症。情志失调，惊恐气郁，气机逆乱，血瘀气滞而成鼾症。

杨志敏认为该病是本虚标实之证。其本为肺脾肾阳气亏虚，痰湿内生，其标是痰气交阻于气道，气道不畅，呼吸不利。杨氏还认为，呼吸功能受损，可影响宗气生成。宗气为胸中之气，宗气者动气也，凡呼吸言语声音，以及肢体运动，筋力强弱者，宗气之用也。宗气不足，影响视听言动功能。宗气不能助心行血，日久则引起血行瘀滞。故鼾症患者临床常见嗜睡神疲、头晕乏力、口唇发绀等症状。

姚亮等提出痰浊是最主要的发病机理。长期饮食不当，或久病失治误治，或思虑伤脾，脾胃失于健运，聚湿生痰，痰湿胶结，肺气不利，肺司呼吸功能失常，发为该病。痰阻于内，气血运行不畅致气滞血瘀。痰浊久停，郁而化热，痰热互结，导致肺气不利，发生鼾症。虚证患者，肾阳不足，肾失开阖，水湿上泛，聚而成痰。命门火衰，脾阳失温，水谷不化，生湿成痰，发为该病。

3. 辨证与治则、治法：通过对鼾症病因病机的分析，现代医家辨证论治，在鼾症治疗上取得了显著的效果，然而临床对鼾症的辨证并没有统一的标准，故形成了百花齐放、百家争鸣的局面。赵莹从痰、瘀、虚3个方面来论治此病，将该病分为痰热内阻、肺气郁滞，痰浊内阻、心血瘀滞，痰瘀内阻、肝火旺盛，痰瘀内阻、心肺两虚，肺肾亏虚、心肾两虚，痰蒙清窍，心血闭阻7个证型。轻度者痰热内阻，肺气郁滞型为多；中度者主要见于痰浊内阻、心血瘀滞型；重度患者多虚实夹杂，涉及多脏器。久患此病则虚实夹杂证并见，痰瘀与脏腑亏虚并存。

刘薇从气虚、阳虚、痰湿、瘀血来辨证。肺、脾、肾不足，气虚或阳虚等导致痰湿内停，发生该病。刘氏认为痰湿体质与本病有着密切的因果关系，临床表现可见肥胖、头身困重或倦怠、苔腻脉滑等。气虚在痰湿体质的形成与本病的加重上起关键的作用。临床多表现为乏力困倦、工作紧张及劳累后病情加重、舌淡胖、脉沉细等。瘀血是发展到重症及产生并发症的主要因素。本虚标实是鼾症发病的根本，治疗上采用益气健脾之法对该病有一定疗效。苗青将分为痰湿内阻、痰热蕴结、痰瘀互结、血瘀、气阴两虚5个证型，认为痰证和瘀血在发病中起着重要作用。其演变规律为随着年龄的增长，体力活动减少、饮食不节，肺脾二脏不足，导致肺脾气虚及痰浊内生、气虚痰阻，进一步导致瘀血的发生。

杨永勤认为高原睡眠障碍需辨病与辨证相结合。辨证主要可分为痰湿中阻型、气滞血瘀型、肝郁气滞型、气血亏虚型。气滞血瘀型鼾症患者在高原地区最为多见，较平原地区以痰湿中阻型为主不同。在组方治疗时辨证以活血化瘀为主，四物汤为主方，辅以二陈汤、四逆散健脾除湿、疏肝理气。辨病治疗以酸枣仁汤合夜交藤、合欢皮加减。通过辨病与辨证结合，鼾症治疗在高原取得良好成效。

王步青从肺、脾、肾、瘀辨证论治，提出采用理肺法、健脾法、补肾法、活血法4种方法来治疗鼾症。理肺法包括清宣肺气、补肺益气、润肺养阴、降气化痰等，方用二陈汤加味及补肺汤合沙参麦冬汤治疗。健脾法以健脾、理气、化痰为主，通过健运脾胃而行津化湿，方用六君子汤化裁。补肾法中偏阳虚者用金匮肾气汤加减，偏阴虚者以六味地黄汤化裁。在补肾的同时，酌加祛实之品，以免补虚碍实，加重病情。活血法中气虚致瘀加当归、黄芪、川芎；阴虚致瘀加地黄、当归尾；因热致瘀者加丹参、桃仁。

林琳从湿盛、脾虚、阳虚来论治鼾症。湿盛型为痰湿内阻、脾阳不振，治宜燥湿健脾，以平胃散为主化裁。脾虚证多见于中老年患者，该型中气不足、脾虚失运，治宜益气健脾，以六君子汤为主方。阳虚型多见于老年患者，治宜温阳益气。中阳不足者以附子理中丸为主方，肾阳亏虚者以右归丸为主。姚亮从虚实辨证治疗。虚证包括气虚型、血虚型、肾阴虚型、肾阳虚型。实证包括痰湿型、痰热型、血瘀型。姚氏认为痰浊是鼾症最主要的发病机理，痰阻于内，气血运行失常，继而引起气滞、血瘀，进而导致气机不利，发生鼾症。在治疗上，实证痰浊主要以二陈汤为主方进行治疗，肾阳亏虚为主的虚证，选用金匮肾气丸为主方进行治疗。

张念志在对鼾症中医证候研究调查中发现，常见证型有痰热内蕴证、痰湿阻滞证、气滞瘀证和痰瘀互结证。患病初起，病情较轻者以痰热内蕴和痰湿阻滞证为主。中期以痰湿阻滞证为主，后期则以痰瘀互结证和气滞血瘀证多见。并且随着病情发展，病情程度加重，气滞血瘀证发病比率随之增高。张元兵等将鼾症分为4个证型，分别为痰浊内阻型、湿困脾阳型、心气阳虚型、肾气亏损型。痰浊内阻型多见于年轻患者，法用理气化痰、醒神开窍，药用温胆汤加杏仁、桔梗、远志等。湿困脾阳型也多见于青年患者，法当健脾除湿、升清降浊，药用平胃散加白术、半夏、葛根等。心气阳虚型见于老年患者，治疗以益心气、强心神为法，药用人参、生黄芪、茯苓、当归、半夏、酸枣仁、远志、炙甘草等。肾气亏损型也多见于老年人，法用补肾温阳、强神填精，药用肾气丸加减。

骆仙芳将鼾症分为5个证型论治。痰湿内阻、肺气壅滞型患者治疗以健脾化痰、顺气开窍为法，方用二陈汤化裁；痰浊壅塞、气滞血瘀型治疗以理气化痰、活血开窍等法，方用涤痰汤合血府逐瘀汤加减；肺脾肾亏、痰瘀交阻型患者治疗益肾健脾、祛瘀除痰，方用金水六君煎化裁；心肺两虚者治疗以温心阳、益肺气、运神机为法，方用麻黄附子细辛汤合参脉散加减；肺肾亏虚型患者治疗以益肺肾、开神窍为法，方用金匮肾气丸加味。鼾症患者老年人多见于肺脾肾亏、痰瘀交阻型证候，年轻人痰湿内阻、肺气壅滞型多见。

虽然诸多医家从不同角度对睡眠呼吸暂停综合征进行辨证分析，然总的思想不离痰、虚、瘀3个基本要素。在辨证论治鼾症时，我们应时时遵循整体观念、四诊合参的原则，这样才能不离中医根本。

4. 常用有效方剂。俞新中用苏子降气汤治疗睡眠呼吸暂停综合征，药用：苏子、半夏、当归、厚朴、前胡、肉桂、甘草，偏热者加黄芩、款冬花、桑叶，偏寒者加薏苡仁、杏仁、麻黄、白果。古立新用酸枣仁汤加味合生脉胶囊治疗阻塞性睡眠呼吸暂停综合征患者，药用如下：酸枣仁、知母、川芎、半夏、陈皮、茯苓、甘草。

杨海淼等用二陈汤合三子养亲汤治疗阻塞型睡眠呼吸暂停综合征，药用：法半夏、陈皮、茯苓、炙甘草、白芥子、苏子、莱菔子、生姜、乌梅。有便秘者加火麻仁。

关凤岭用自拟桔梗愈鼾汤治疗睡眠呼吸暂停综合征，药用：桔梗、甘草、杏仁、生地、枳壳、升麻、穿山甲（研面冲服）、柴胡、海浮石、桃仁、皂刺、棉芪。偏于脾虚者加党参、茯苓、土白术；痰浊偏盛者加天竺黄；瘀血偏重者加当归、地龙、红花。

杨水清用自拟化痰理气汤治疗阻塞型睡眠呼吸暂停低通气综合征，药用：川贝、陈皮、枳壳、瓜蒌皮、白术、茯苓、前胡、僵蚕、法半夏、桔梗、胆南星、甘草。脾虚者加党参、淮山药；痰热者加瓜蒌仁、桑白皮；扁桃体肿大者加白蒺藜、猫爪草；气虚者加北黄芪、党参；夹瘀者加郁金、丹参。刘薇用六君子汤加味治疗阻塞型睡眠呼吸暂停低通气综合征，药用：党参、白术、茯苓、陈皮、半夏、生黄芪、升麻、当归尾、石菖蒲、炙甘草。彭文用补阳还五汤加味治疗儿童鼾症，药用：黄芪、当归、桃仁、赤芍、红花、地龙、川芎、鳖甲、辛夷、海藻、昆布。

周宏胜止鼾汤治疗阻塞型睡眠呼吸暂停综合征，药用：法半夏、厚朴、桔梗、杏仁、陈皮、枳壳、丹参、桃仁、瓜蒌皮、地龙。食后困倦欲寐、腹胀便溏者加白术、党参；痰热明显者加黄芩、胆南星；夜间觉醒多者加牡蛎、龙骨。

5. 针灸治疗：针刺治疗辨证施治是中医学重要的理论和方法之一。针刺疗法中，以脏腑、气血证治为基础，以经络证治为核心，以八纲证治为纲领。针对不同的个体、不同的病情，辨别寒热阴阳、脏腑虚实，采用不同的穴位、不同的刺激方法和刺激量，通过正确地选取经、穴、法，对鼾症的改善取得良好的治疗效果。陈敏等取安眠、四神聪、神门、足三里、三阴交、照海为主穴治疗鼾症。肝气不舒或肝阳上亢者配太冲、行间；痰热内扰者配丰隆、内庭；阴虚火旺者配太溪、大陵辨证治疗。每日1次，10次为1个疗程。经针刺治疗后，患者的鼾声减轻，临床症状明显改善，精神状态好转，患者呼吸紊乱、低通气症状好转，浅睡眠时间减少，深睡眠时间增加，睡眠质量明显改善。黄蔚云通过针刺治疗鼾症患者，取主穴悬雍垂，配穴百会、四神聪、足三里。骆悠针刺治疗肥胖伴睡眠呼吸暂停综合征患者，取穴主穴为中脘、廉泉、天枢、气海、大横、梁门、水道、上巨虚；配穴为胃肠实热加支沟、曲池、内庭；脾虚湿盛加三阴交、阴陵泉；脾肾阳虚加复溜、三阴交；肝郁气滞加太冲、蠡沟；阴虚内热加太溪。陈波通过针刺对比与经鼻持续正压通气治疗患者的疗效。针刺组选穴为廉泉、旁廉泉、公孙、四神聪、膻中、列缺、神门、三阴交、照海、丰隆、天突、血海。刘桂玲等以痰湿壅盛立论，采用针刺百会、水沟等穴治疗无器质病变睡眠呼吸暂停综合征，效果明显。陈弘采用头针针刺运动区、感觉区治疗睡眠呼吸暂停综合征。

6. 耳穴治疗：耳穴就是分布于耳郭上的腧穴，是与人体脏腑、经络、组织器官相互沟通的部分，也是脉气输注所在。耳穴通过健脾、补肺、益肾、安神及调节自主神经功能等作用改善睡眠。王晓红等应用耳穴贴压治疗睡眠呼吸暂停综合征，耳穴取穴神门、心、肺、脾、肾、皮质下、交感、垂前，效果明显。因此，耳穴治疗是一种方便、经济、无副作用的治疗鼾症的有效方法。

7. 结语：睡眠呼吸暂停综合征近年来引起了越来越多人的关注。治疗的目的是减少患者发生心脑血管疾病的危险性和死亡率，减少生产和交通事故的发生，改善和提高患者的生活和生命质量。现代医学认为持续气道内正压通气是治疗的首选措施，良好的疗效已被临床实践所证实。然而治疗一方面在经济上给患者带来很大负担；另一方面随着应用时间的延长，患者依从性下降。中医对于鼾症的病因病机有丰富的认识，并在治疗方面积累了一定的经验，利用多种手段如中药治疗、针灸治疗、耳穴治疗等方法取得了比较明显的成效。中医药在经济消费上也易于被人们接受，所以中医在鼾症治疗上前景广阔。我们认为，鼾症的发生或因先天因素，或因饮食不节，过食肥甘厚腻，或情志失调，惊恐气郁阻滞气机，或久病失治误治，导致痰湿内停、气滞血瘀，阻碍气道，而发鼾症。痰湿、血瘀既为鼾症的主要发病因素，又是鼾症的病理产物，在辨证论治的基础上，可加用一些化痰活血祛湿之品。然而中医学对鼾症的认识仍有诸多不足。中医学对鼾症的描述散见于多寐、痰证、鼾眠等病名中，临床表现多样。鼾症的病因、病机、演变规律及辨证分型也未形成统一、成熟的标准，中医在鼾症的实验研究中，临床个案报道较多，实验研究样本不足，并且缺乏在充分认识该病发生发展规律的基础上加以辨证。因此，我们需进一步提高临床水平，扩大研究样本量，商讨出较为完善的统一的标准，以便更全面、客观地反映鼾症临床特点和证候演变规律，从而更好地指导临床工作。

第二节　胸腔积液

胸膜是覆盖在胸膜腔内表面的一层薄膜，由结缔组织和纤维弹力组织支持的间皮细胞层组成。脏层胸膜覆盖于肺表面，而壁层胸膜覆盖肋骨、膈肌和纵隔表面。脏层和壁层胸膜之间是连续的，闭合形成胸膜腔。壁层胸膜血供来自体循环，含有感觉神经和淋巴管；而脏层胸膜主要由肺循环供血，不含感觉神经。胸膜腔是位于肺和胸壁之间的一个潜在的腔隙。在正常情况下脏层胸膜和壁层胸膜表面有一层很薄的液体，在呼吸运动时起润滑作用。胸膜腔和其中的液体并非处于静止状态，在每一次呼吸周期中胸膜腔形状和压力均有很大变化，使胸腔内液体持续滤出和吸收并处于动态平衡。任何因素使胸膜腔内液体形成过快或吸收过缓，即产生胸腔积液。

现多数学者将其归属于中医学广义痰饮的一种，即饮停胁下的"悬饮"。

【胸腔积液循环机制】

胸腔积液的生成与吸收和胸膜的血供与淋巴管引流有关，与壁层、脏层胸膜内的胶体渗透压和流体静水压及胸膜腔内压力有关。壁层胸膜血供来自体循环，脏层胸膜血供则主要来自肺循环和支气管动脉。体循环的压力高于肺循环，由于压力梯度，液体从壁层和脏层胸膜的体循环血管进入间质，部分在间质内重吸收，剩余的通过有渗漏性的胸膜间皮细胞层滤出到胸膜腔，然后通过壁层胸膜间皮细胞下的淋巴管微孔经淋巴管回吸收。

毛细血管内流体静水压壁层胸膜与体循环相似，约 30 cmH_2O，而脏层胸膜是 24 cmH_2O；胶体渗透压壁层和脏层胸膜均为 34 cmH_2O；胸腔内压约为 -5 cmH_2O，胸腔内液体因含有少量蛋白质，其胶体渗透压为 5 cmH_2O。液体从胸膜滤出到胸膜腔的因素包括流体静水压、胸腔内压和胸腔积液胶体渗透压，而阻止滤出的压力为毛细血管内胶体渗透压。因此，壁层胸膜液体滤出到胸腔的压力梯度为毛细血管内流体静水压 + 胸腔内负压 + 胸液胶体渗透压 - 毛细血管内胶体渗透压，其压力梯度为 30 + 5 + 5 - 34 = 6 cmH_2O，液体从壁层胸膜滤出到胸膜腔。脏层胸膜的压力梯度是 24 + 5 + 5 - 34 = 0 cmH_2O，其在胸腔积液的循环中作用很小。胸腔积液滤过在胸腔的上部大于下部，吸收则主要在横膈和胸腔下部的纵隔胸膜。

【病因及发病机制】

一、西医

胸腔积液临床常见，肺、胸膜和肺外疾病均可引起。常见病因和发病机制如下。

1. 胸膜毛细血管内静水压增高：如充血性心力衰竭、缩窄性心包炎、血容量增加、上腔静脉或奇静脉受阻，产生漏出液。

2. 胸膜通透性增加：如胸膜炎症（肺结核、肺炎）、风湿性疾病（系统性红斑狼疮、类风湿关节炎）、胸膜肿瘤（恶性肿瘤转移、间皮瘤）、肺梗死、膈下炎症（膈下脓肿、肝脓肿、急性胰腺炎）等，产生渗出液。

3. 胸膜毛细血管内胶体渗透压降低：如低蛋白血症、肝硬化、肾病综合征、急性肾小球肾炎、黏液性水肿等，产生漏出液。

4. 壁层胸膜淋巴引流障碍：癌症淋巴管阻塞、发育性淋巴管引流异常等，产生渗出液。

5. 损伤：主动脉瘤破裂、食管破裂、胸导管破裂等，产生血胸、脓胸和乳糜胸。

6. 医源性：药物（如甲氨蝶呤、胺碘酮、苯妥英、呋喃妥因、受体阻滞剂）、放射治疗、消化内镜检查和治疗、支气管动脉栓塞术，卵巢过度刺激综合征、液体负荷过大、冠脉旁路移植手术或冠脉内支架置入、骨髓移植、中心静脉置管穿破和腹膜透析等，都可以引起渗出性或漏出性积液。

二、中医

正常生理状态下，人体水液的吸收、输布及排泄，主要依靠肺、脾、肾三脏及三焦发挥正常功能来维持。因外邪入侵或是诸脏腑功能失调而导致水液代谢失常，水液积聚于体内，停留于不同部位而形成不同的饮证。饮停胃肠则为狭义的痰饮；饮流胁下则为悬饮；饮溢肢体则为溢饮；饮撑胸肺则为支饮。现将悬饮病的病因病机阐述如下。

1. 寒湿侵袭，积聚成饮：寒湿之邪，易伤阳气。凡天气之寒冷潮湿，或淋雨涉水，或居湿处等，易致寒湿侵袭，中阳受困，运化无力，水湿停聚而为饮。脾为湿土，同气相求，外感寒湿之邪困犯脾阳，脾运化功能失调，水湿停留积聚于胁下而成悬饮。

2. 饮食不节，伤及脾阳：恣食生冷，或暴饮暴食，都可以阻遏脾阳，使中州健运失常，水湿凝聚而成为饮。《金匮玉函经二注》中曰："今所饮之水，或因脾土壅塞而不行，或因肺气涩滞而不通，以致流溢，随处停积。……水入胁下者，属足少阳经，少阳经脉从缺盆下胸中，循胁里，过季胁之部分，其经多气，属相火，今为水所积，其气不利，从火上逆胸中，遂为咳吐，吊引胁下痛，是名悬饮。"所饮用的水谷之物，或者是因为脾气的壅塞不通，脾运化无力，或是因为肺气郁滞，宣降、通调水道功能失常，不能正常地输送布散津液，导致水邪流滞，停留于胁下而成悬饮。其之所以咳唾引胁下疼痛者，是因为邪下为少阳经脉所过，现因为水饮的积聚而导致经气不利，故见咳嗽而引胁下痛。这同样强调了脾肺功能失调导致饮邪积聚于胁下而成悬饮，同时强调由于少阳经枢不利而导致悬饮相应的临床症状。

3. 劳欲久病，脾肾阳虚：水液属于阴邪，全赖阳气之温化才得以输转。若因劳欲太过，或年纪大、久病多病，或素来阳虚，脾肾阳气不足，水液不能正常气化转输而停聚为饮。如《太平圣惠方》曰："夫悬饮者，由脏腑虚冷，荣卫不和，三焦痞满，因饮水过多，停积不散，水流走于胁下，则令两胁虚胀，咳唾引胁痛，故谓之悬饮也。"由于脏腑虚寒，气化无力，营卫不和，三焦壅塞胀满，三焦不利，加之饮水过多，饮停积聚不散，流走于胁下，故见两胁肋部胀满，咳嗽牵引胁痛不适。其提示阳气虚衰容易导致悬饮病的发生，同时提示在治疗悬饮病的过程中，不能忽视阳气的重要性。总之，悬饮形成的病因，不外乎感受外邪及脏腑内伤两端，外邪多为寒湿之邪，或饮食不节而导致寒湿水饮内生；内伤则强调脾、肺、肾三脏功能的不正常，特别是脾阳和肾阳的不足。最终导致水饮内停，停留在胁下而成悬饮。

【诊断与辨证】

一、西医诊断

（一）临床表现

1. 症状：症状和积液量有关，积液量少于 0.5 L 时症状不明显，大量积液时心悸及呼吸困难明显，甚至可致呼吸衰竭。呼吸困难是最常见的症状，多伴有胸痛和咳嗽。呼吸困难与胸廓顺应性下降，患侧膈肌受压，纵隔移位，肺容量下降刺激神经反射有关。病因不同其症状有所差别。结核性胸膜炎多见于青年人，常有发热、干咳、胸痛，随着胸腔积液量的增加胸痛可缓解，但可出现胸闷气促。恶性胸腔积液多见于中年以上患者，一般无发热，胸部隐痛，伴有消瘦和呼吸道或原发部位肿瘤的症状。炎症性积液常伴有咳嗽、咳痰、胸痛及发热。心力衰竭所致胸腔积液为漏出液，有心功能不全的其他表现。肝脓肿所伴右侧胸腔积液可为反应性胸膜炎，亦可为脓胸，多有发热和肝区疼痛。

2. 体征：体征与积液量有关，少量积液可无明显体征，或可触及胸膜摩擦感及闻及胸膜摩擦音。中至大量积液时，患侧胸廓饱满，触觉语颤减弱，局部叩诊呈浊音，呼吸音减低或消失。可伴有气管、纵隔向健侧移位。肺外疾病如胰腺炎和类风湿关节炎等，胸腔积液时多有原发病的体征。

（二）辅助检查

1. 诊断性胸腔穿刺和胸腔积液检查：诊断性胸腔穿刺和胸腔积液检查对明确积液性质及病因诊断均至关重要，大多数积液的原因通过胸腔积液分析可确定。疑为渗出液必须做胸腔穿刺，如有漏出液病因则避免胸腔穿刺。不能确定时也应做胸腔穿刺抽液检查。

（1）外观和气味：漏出液透明清亮，静置不凝固，比重 < 1.016 ~ 1.018。渗出液多呈草黄色稍浑浊，易有凝块，比重 > 1.018。血性胸腔积液呈洗肉水样或静脉血样，多见于肿瘤、结核和肺栓塞。乳状胸腔积液多为乳糜胸。巧克力色胸腔积液考虑阿米巴肝脓肿破溃入胸腔的可能。黑色胸腔积液可能为曲霉感染。黄绿色胸腔积液见于类风湿关节炎。厌氧菌感染胸腔积液常有恶臭味。

（2）细胞：胸膜炎症时，胸腔积液中可见各种炎症细胞及增生与退化的间皮细胞。漏出液细胞数常少于 $100 \times 10^6/L$，淋巴细胞与间皮细胞为主。渗出液的白细胞常超过 $500 \times 10^6/L$。脓胸时白细胞多达 $10 \times 10^9/L$ 以上。中性粒细胞增多时提示为急性炎症；淋巴细胞为主则多为结核性或肿瘤性；寄生虫感染或结缔组织病时嗜酸性粒细胞常增多。胸腔积液中红细胞超过 $5 \times 10^9/L$ 时，可呈淡红色，多为恶性肿瘤或结核所致。胸腔穿刺损伤血管亦可引起血性胸腔积液，应谨慎鉴别。红细胞超过 $100 \times 10^9/L$ 时应考虑创伤、肿瘤或肺梗死。胸腔积液红细胞比容 > 外周血红细胞比容 50% 以上时为血胸。

恶性胸腔积液中有 40% ~ 90% 可查到恶性肿瘤细胞，反复多次检查可提高检出率。胸腔积液标本有凝块应固定及切片行组织学检查。胸腔积液中恶性肿瘤细胞常有核增大且大小不一、核畸变、核深染、核浆比例失常及异常有丝核分裂等特点，应注意鉴别。胸腔积液中的间皮细胞常有变形，易误认为肿瘤细胞。结核性胸腔积液中的间皮细胞比例常低于 5%。

（3）pH 和葡萄糖：正常胸腔积液 pH 接近 7.6。pH 降低见于脓胸、食管破裂、类风湿关节炎积液等，pH < 7.0 者仅见于脓胸及食管破裂所致胸腔积液。结核性和恶性积液也可降低。

正常胸腔积液中葡萄糖含量与血中含量相近。漏出液与大多数渗出液葡萄糖含量正常；脓胸、类风湿关节炎明显降低，系统性红斑狼疮、结核和恶性胸腔积液中含量可 < 3.3 mmol/L。若胸膜病变范围较广，使葡萄糖及酸性代谢物难以透过胸膜，葡萄糖和 pH 均较低，提示肿瘤广泛浸润，其胸腔积液肿瘤细胞发现率高，胸膜活检阳性率高，胸膜固定术效果差，患者存活时间亦短。

（4）病原体：胸腔积液涂片查找细菌及培养，有助于病原诊断。结核性胸腔积液沉淀后结核菌培养，阳性率仅为20%，巧克力色胸腔积液应镜检阿米巴滋养体。

（5）蛋白质：渗出液的蛋白含量较高（＞30 g/L），胸腔积液/血清比值＞0.5。漏出液蛋白含量较低（＜30 g/L），以白蛋白为主，黏蛋白试验（Rivalta试验）阴性。

（6）类脂乳糜：胸腔积液呈乳状浑浊，离心后不沉淀，苏丹皿染成红色，三酰甘油含量＞1.24 mmol/L，胆固醇不高，脂蛋白电泳可显示乳糜微粒，多见于胸导管破裂。假性乳糜胸的胸腔积液呈淡黄或暗褐色，含有胆固醇结晶及大量退变细胞（淋巴细胞、红细胞），胆固醇多大于5.18 mmol/L，三酰甘油含量正常，多见于陈旧性结核性胸膜炎，也见于恶性、肝硬化和类风湿关节炎胸腔积液等。

（7）酶：渗出液乳酸脱氢酶（LDH）含量增高，大于200 U/L，且胸腔积液/血清LDH比值＞0.6。LDH是反映胸膜炎症程度的指标，其值越高，表明炎症越明显。LDH＞500 U/L常提示为恶性肿瘤或并发细菌感染。

淀粉酶升高可见于急性胰腺炎、恶性肿瘤等。急性胰腺炎伴胸腔积液时，淀粉酶溢漏致使该酶在胸腔积液中含量高于血清中含量。部分患者胸痛剧烈、呼吸困难，可能掩盖其腹部症状，此时胸腔积液淀粉酶已升高，临床诊断应予注意。淀粉酶同工酶测定有助于肿瘤的诊断，如唾液型淀粉酶升高而非食管破裂所致，则恶性肿瘤可能性极大。

腺苷脱氨酶（ADA）在淋巴细胞内含量较高。结核性胸膜炎时，因细胞免疫受刺激，淋巴细胞明显增多，故胸腔积液中ADA多高于45 U/L。其诊断结核性胸膜炎的敏感度较高。HIV合并结核患者ADA不升高。

（8）免疫学检查：结核性胸膜炎胸腔积液中γ-干扰素增高，其敏感性和特异性高。系统性红斑狼疮及类风湿关节炎引起的胸腔积液中补体C3、C4成分降低，且免疫复合物的含量增高。系统性红斑狼疮胸腔积液中抗核抗体滴度可达1∶160以上。类风湿关节炎胸腔积液中类风湿因子＞1∶320。

（9）肿瘤标志物：癌胚抗原（CEA）在恶性胸腔积液中早期即可升高，且比血清更显著。若胸腔积液CEA升高或胸腔积液/血清CEA＞1，常提示为恶性胸腔积液。近年来还开展许多肿瘤标志物检测，如糖链肿瘤相关抗原、细胞角蛋白19片段、神经元特异烯醇化酶、间皮素等，可作为诊断的参考。联合检测多种标志物，可提高阳性检出率。

2．X线和核素检查：胸部X线是用于发现胸腔积液的首要影像学方法，其表现与积液量和是否有包裹或粘连有关。极小量的游离性胸腔积液，后前位胸片仅见肋膈角变钝；积液量增多时显示有向外侧、向上的弧形上缘的积液影。平卧时积液散开，使整个肺野透亮度降低。注意少量积液时平卧位时胸片可正常或仅见叶间胸膜增厚。大量积液时患侧胸部致密影，气管和纵隔推向健侧。液气胸时有气液平面。包裹性积液不随体位改变而变动，边缘光滑饱满，多局限于叶间或肺与膈之间。肺底积液可仅有膈肌升高或形状的改变。积液时常遮盖肺内原发病灶，故复查胸片应在抽液后，可发现肺部肿瘤或其他病变。

CT或PET/CT检查可显示少量的胸腔积液、肺内病变、胸膜间皮瘤、胸内和胸膜转移性肿瘤、纵隔和气管旁淋巴结等病变，有助于病因诊断。CT或PET/CT诊断胸腔积液的准确性，在于能正确鉴别支气管肺癌的胸膜侵犯或广泛转移，良性或恶性胸膜增厚，对恶性胸腔积液的病因诊断、肺癌分期与选择治疗方案至关重要。

3. 超声检查：探测胸腔积液的灵敏度高，定位准确。临床用于估计胸腔积液的深度和积液量，协助胸腔穿刺定位。B 超引导下胸腔穿刺用于包裹性和少量的胸腔积液。

4. 胸膜针刺活检：经皮闭式胸膜针刺活检对胸腔积液病因诊断有重要意义，可发现肿瘤、结核和其他胸膜肉芽肿性病变。拟诊结核病时，活检标本除做病理检查外，必要时还可做结核分枝杆菌培养。胸膜针刺活检具有简单、易行、损伤性较小的优点，阳性诊断率为40% ~ 75% 。CT 或 B 超引导下活检可提高成功率。脓胸或有出血倾向者不宜做胸膜活检。如活检证实为恶性胸膜间皮瘤，1 个月内应对活检部位行放射治疗。

5. 胸腔镜或开胸活检：对上述检查不能确诊者，必要时可经胸腔镜或剖胸直视下活检。由于胸膜转移性肿瘤 87% 在脏层，47% 在壁层，故此项检查有积极的意义。胸腔镜检查对恶性胸腔积液的病因诊断率最高，可达 70% ~ 100% ，为拟订治疗方案提供依据。通过胸腔镜能全面检查胸膜腔，观察病变形态特征、分布范围及邻近器官受累情况，且可在直视下多处活检，故诊断率较高，肿瘤临床分期亦较准确。临床上有少数胸腔积液的病因虽经上述诸种检查仍难以确定，如无特殊禁忌，可考虑剖胸活检。

6. 支气管镜：对咯血或疑有气道阻塞者可行此项检查。

（三）诊断

胸腔积液的诊断与鉴别诊断分 3 个步骤。

1. 确定有无胸腔积液：中量以上的胸腔积液诊断不难，症状和体征都较明显。少量积液（0.3 L）仅表现肋膈角变钝，有时易与胸膜粘连混淆，可行患侧卧位胸片，液体可散开于肺外带。体征上需与胸膜增厚鉴别，胸膜增厚叩诊呈浊音，听诊呼吸音减弱，但往往伴有胸廓扁平或塌陷，肋间隙变窄，气管向患侧移位，语音传导增强等体征。B 超、CT 等检查可确定有无胸腔积液。

2. 区别漏出液和渗出液：漏出液外观清澈透明，无色或浅黄色，不凝固；而渗出液外观颜色深，呈透明或浑浊的草黄或棕黄色，或血性，可自行凝固。两者划分标准多根据比重（以 1.018 为界）、蛋白质含量（以 30 g/L 为界）、白细胞数（以 500 × 10^6/L 为界），小于以上界限为漏出液，反之为渗出液，但其诊断的敏感性和特异性较差。目前多根据 Light 标准，符合以下任何 1 项可诊断为渗出液：①胸腔积液/血清蛋白比例 >0.5；②胸腔积液/血清 LDH 比例 >0.6；③胸腔积液 LDH 水平大于血清正常值高限的 2/3。此外，诊断渗出液的指标还有胸腔积液胆固醇浓度 >1.56 mmol/L，胸腔积液/血清胆红素比例 >0.6，血清 – 胸腔积液白蛋白梯度 <12 g/L 等。有些积液难以确切地划入漏出液或渗出液，系由于多种机制参与积液的形成，见于恶性胸腔积液。

3. 寻找胸腔积液的病因：漏出液常见病因是充血性心力衰竭，多为双侧，积液量右侧多于左侧，但强烈利尿可引起假性渗出液。在心力衰竭所致胸腔积液中 N 末端前脑利钠肽（NT-proBNP）明显升高。心包疾病引起的胸腔积液多为双侧，且左侧多于右侧。肝硬化胸腔积液多伴有腹腔积液，极少仅表现为胸腔积液。肾病综合征胸腔积液多为双侧，可表现为肺底积液。低蛋白血症的胸腔积液多伴有全身水肿。腹膜透析的胸腔积液类似于腹透液，葡萄糖高，蛋白质 <1.0 g/L。肺不张由于胸膜腔负压升高，也产生漏出液。如不符合以上特

点，或伴有发热、胸痛等症状，应行诊断性胸腔穿刺。

（四）鉴别诊断

1. 结核性胸膜炎：结核性胸膜炎是我国渗出液最常见的病因，多见于青壮年，胸痛、气短，常伴有干咳、潮热、盗汗、消瘦等结核中毒症状，胸腔积液以淋巴细胞为主，间皮细胞 <5%，蛋白质多大于 40 g/L，ADA 及 γ-干扰素增高，沉渣找结核分枝杆菌或培养可阳性，但阳性率仅约 20%。胸膜活检阳性率达 60%~80%，PPD 皮试强阳性。老年患者可无发热，结核菌素试验亦常阴性，应予注意。

2. 类肺炎性胸腔积液：类肺炎性胸腔积液系指肺炎、肺脓肿和支气管扩张感染引起的胸腔积液，如积液呈脓性则称脓胸。患者多有发热、咳嗽、咳痰、胸痛等症状，血白细胞计数升高，中性粒细胞增加和核左移。X 线先有肺实质的浸润影，或肺脓肿和支气管扩张的表现，然后出现胸腔积液，积液量一般不多。胸腔积液呈草黄色甚或脓性，白细胞计数明显升高，以中性粒细胞为主，葡萄糖和 pH 降低，诊断不难。脓胸是胸腔内致病菌感染造成积脓，多与未能有效控制肺部感染，致病菌直接侵袭穿破入胸腔有关。常见细菌为金黄色葡萄球菌、肺炎链球菌、化脓性链球菌及大肠杆菌、肺炎克雷伯菌和假单胞菌等，且多合并厌氧菌感染，少数可由结核分枝杆菌或真菌、放线菌、奴卡菌等所致。急性脓胸表现为高热、突然胸痛等；慢性脓胸有胸膜增厚、胸廓塌陷、慢性消耗和杵状指等。胸腔积液呈脓性、黏稠；涂片革兰氏染色找到细菌或脓液细菌培养阳性。

3. 恶性胸腔积液：恶性胸腔积液由恶性肿瘤侵犯胸膜引起，常由肺癌、乳腺癌和淋巴瘤等直接侵犯或转移至胸膜导致，其他部位肿瘤包括胃肠道和泌尿生殖系统。也可由原发于胸膜的恶性间皮瘤引起。以 45 岁以上中老年人多见，有呼吸困难，胸部钝痛、咳血丝痰和消瘦等症状，胸腔积液多呈血性、量大、增长迅速，CEA 或其他肿瘤标志物升高，LDH 多大于 500 U/L，胸腔积液脱落细胞检查、胸膜活检、胸部影像学、支气管镜及胸腔镜等检查，有助于进一步诊断和鉴别。疑为其他器官肿瘤需进行相应检查。

二、中医辨证

本病多因素体虚，或原有其他慢性疾病，肺虚卫弱，时邪外袭，肺失宣通，饮停胸胁，络气不和。如若饮阻气郁，久则可以化火伤阴或耗损肺气。在病程发生发展中，可见如下证型。

1. 邪犯胸肺：胸痛气急，伴寒热往来，身热起伏，汗少，或发热不恶寒，有汗而热不解，咳嗽，痰少，呼吸、转侧则疼痛加重，心下痞硬；舌苔薄白或黄，脉弦数。

2. 饮停胸胁：胸胁疼痛，咳唾引痛，痛势较前减轻，而呼吸困难加重，伴咳逆气喘，息促不能平卧，或仅能偏卧于停饮一侧，病侧肋间胀满，甚则可见偏侧胸廓隆起；舌苔白，脉沉弦或弦滑。

3. 络气不和：胸胁疼痛，如灼如刺，胸闷不舒，呼吸不畅，或有闷咳，甚则迁延，经久不已，阴雨天更甚，可见病侧胸廓变形；舌苔薄，质暗，脉弦。

4. 阴虚内热：咳呛时作，胸胁闷痛，咳吐少量黏痰，伴口干咽燥，或午后潮热，颧红，心烦，手足心热，盗汗，或伴胸胁闷痛，病久不复，形体消瘦；舌质偏红，少苔，脉小数。

【治疗】

一、西医

胸腔积液为胸部或全身疾病的一部分，病因治疗尤为重要。漏出液常在纠正病因后可吸收。

（一）结核性胸膜炎

1. 一般治疗：包括休息、营养支持和对症治疗。

2. 抽液治疗：由于结核性胸膜炎胸腔积液蛋白含量高，容易引起胸膜粘连，原则上应尽快抽尽胸腔内积液或肋间插细管引流。可解除肺及心血管受压，改善呼吸功能，使肺功能免受损伤。抽液后可减轻毒性症状，体温下降，有助于使被压迫的肺复张。大量胸腔积液者每周抽液 2~3 次，直至胸腔积液完全消失。首次抽液不要超过 700 mL，以后每次抽液量不应超过 1000 mL，过快、过多抽液可使胸腔压力骤降，发生复张后肺水肿或循环衰竭。表现为剧咳、气促、咳大量泡沫样痰，双肺满布湿性啰音，PaO$_2$ 下降，X 线显示肺水肿征。治疗应立即吸氧，酌情应用糖皮质激素及利尿剂，控制液体入量，严密监测病情与酸碱平衡，有时需气管插管机械通气。若抽液时发生头晕、冷汗、心悸、面色苍白、脉细等表现应考虑"胸膜反应"，应立即停止抽液，使患者平卧，必要时皮下注射 0.1% 肾上腺素 0.5 mL，密切观察病情，注意血压变化，防止休克。一般情况下，抽胸腔积液后，没必要胸腔内注入抗结核药物，但可注入链激酶等防止胸膜粘连。

3. 抗结核治疗：见"肺结核"一节。

4. 糖皮质激素：疗效不肯定。如全身毒性症状严重、大量胸腔积液者，在抗结核治疗的同时，可尝试加用泼尼松 30 mg/d，分 3 次口服。待体温正常、全身毒性症状减轻、胸腔积液量明显减少时，即应逐渐减量以至停用。停药速度不宜过快，否则易出现反跳现象，一般疗程为 4~6 周。注意不良反应或结核播散，应慎重掌握适应证。

（二）类肺炎性胸腔积液和脓胸

类肺炎性胸腔积液一般积液量少，经有效的抗生素治疗后可吸收，积液多者应胸腔穿刺抽液，胸腔积液 pH < 7.2 应肋间插管引流。

脓胸治疗原则是控制感染、引流胸腔积液及促使肺复张，恢复肺功能。抗菌药物要足量，体温恢复正常后再持续用药 2 周以上，防止脓胸复发，急性期可联合抗厌氧菌的药物，全身及胸腔内给药。引流是脓胸最基本的治疗方法，反复抽脓或肋间插管闭式引流。可用 2% 碳酸氢钠或生理盐水反复冲洗胸腔，然后注入适量链激酶或尿激酶，或组织纤溶酶原激活物＋脱氧核糖核酸酶，可使脓液变稀便于引流。对有支气管胸膜瘘者不宜冲洗胸腔，以免引起细菌播散。慢性脓胸应改进原有的脓腔引流，也可考虑外科胸膜剥脱术等治疗。此外，一般支持治疗亦相当重要，应给予高能量、高蛋白及富含维生素的食物，纠正水、电解质紊乱及维持酸碱平衡。

（三）恶性胸腔积液

恶性胸腔积液包括原发病和胸腔积液的治疗。例如：部分小细胞肺癌所致胸腔积液全身化疗有一定疗效，纵隔淋巴结有转移者可行局部放射治疗。胸腔积液多为晚期恶性肿瘤并发症，其胸腔积液生长迅速，常因大量积液的压迫引起严重呼吸困难，甚至导致死亡。常需反复胸腔穿刺抽液，但反复抽液可使蛋白丢失太多，效果不理想。可选择化学性胸膜固定术，在抽吸胸腔积液或胸腔插管引流后，胸腔内注入博来霉素、顺铂、丝裂霉素等抗肿瘤药物，或胸膜粘连剂，如滑石粉等，可减缓胸腔积液的产生。也可胸腔内注入生物免疫调节剂，如短小棒状杆菌疫苗、白介素 - 2、干扰素、淋巴因子激活的杀伤细胞、肿瘤浸润性淋巴细胞等，可抑制恶性肿瘤细胞、增强淋巴细胞局部浸润及活性，并造成胸膜粘连。此外，可胸腔内插管持续引流，目前多选用细管引流，具有创伤小、易固定、效果好、可随时胸腔内注入药物等优点。对插管引流后胸腔积液持续或肺不能复张者，可行胸腹腔分流术或胸膜切除术。也可经胸腔镜一次操作中同时进行诊断、胸腔积液引流和胸膜固定术。虽经上述多种治疗，恶性胸腔积液的预后不良。

二、中医

（一）辨证论治

1. 邪犯胸肺

治法：和解宣利。

代表方：柴枳半夏汤（《医学入门》）。

药物：柴胡、枳壳、半夏、黄芩、瓜蒌仁、桔梗、杏仁、青皮、甘草组成。

加减：痰饮内结，肺气失肃，见咳逆气急，加白芥子、桑白皮；胁痛甚者，加郁金、桃仁、延胡索；心下痞硬、口苦、干呕，加黄连；身热盛、汗出、咳嗽气粗，去柴胡，加麻黄、石膏。

2. 饮停胸胁

治法：泻肺祛饮。

代表方：椒目瓜蒌汤（《医醇賸义》）合十枣汤（《伤寒论》）。

常用药：川椒目、瓜蒌仁、桑白皮、葶苈子、橘红、半夏、茯苓、苏子、蒺藜、生姜组成；十枣汤由芫花、大戟、甘遂、大枣组成。前方主泻肺降气化痰；后方峻下逐水，用于形体壮实、积饮量多者，应从小量递增，一般连服 3～5 日，必要时停两三日再服。必须注意顾护胃气，中病即止，如药后出现呕吐、腹痛、腹泻过剧，应减量或停服。

加减：若痰浊偏盛，胸部满闷、舌苔浊腻，加薤白、杏仁；如水饮久停难去，胸胁支满、体弱、食少者，加桂枝、白术、甘草，不宜再予峻攻；若见络气不和之候，可同时配合理气和络之剂，以冀气行水行。

3. 络气不和

治法：理气和络。

代表方：香附旋覆花汤（《温病条辨》）。

常用药：本方由生香附、旋覆花、苏子霜、半夏、薏苡仁、茯苓、橘皮组成。

加减：痰气郁阻，胸闷、苔腻者，加瓜蒌、枳壳；久痛入络，痛势如刺者，加桃仁、红花、乳香、没药；饮留不净者，胁痛迁延，经久不已，加通草、路路通、冬瓜皮等。

4. 阴虚内热

治法：滋阴清热。

代表方：沙参麦冬汤（《温病条辨》）合泻白散（《小儿药证直诀》）。

常用药：沙参麦冬汤由北沙参、玉竹、麦冬、天花粉、生扁豆、桑叶、甘草组成；泻白散由桑白皮、地骨皮、甘草、粳米组成。前方清肺润燥，养阴生津，用于干咳、痰少、口干、舌质红；后方清肺降火，用于咳呛气逆、肌肤蒸热。

加减：若阴虚内热，潮热显著，可加鳖甲、功劳叶；咳嗽者，可加百部、川贝母；胸胁闷痛者，可酌加瓜蒌皮、枳壳、广郁金、丝瓜络；日久积液未尽，可加牡蛎、泽泻；兼有神疲、气短、易汗、面色白者，酌加太子参、黄芪、五味子。

（二）其他治法

1. 常用中成药

西黄片（水牛角、牛黄、麝香、乳香、没药），适用于痰瘀阻络证、痰热结胸证，每次1丸，每日1～2次。

2. 针灸治疗

治疗原则：治疗本病，当以温化为基本原则。

分型加减，分型如下：

饮停胸胁证：三焦俞、石门、列缺、期门、肝俞、肺俞、中府、阳池、光明、丘墟、太冲。

气虚饮停证：肺俞、脾俞、肾俞、阴陵泉、水分、水道。

3. 艾灸治疗

选穴：膻中、上脘、三阴交、脾俞、胃俞、丰隆、阴陵泉、大肠俞、髀关、气海、关元、肾俞、腰阳关、水分、水道。

4. 穴位敷贴（适用于阳虚水泛证型）

选穴以胸背部腧穴为主。

可取：膻中、上脘、脾俞、胃俞、丰隆、大肠俞、髀关、气海、关元、肾俞、腰阳关、水道、水分。

【预防调摄】

1. 凡痰饮病史者，平时应注意避免风寒湿冷，注意保暖；饮食宜清淡，忌肥甘生冷之物；戒烟酒；注意劳逸适度，以防诱发。

2. 气虚患者，增强体质，应嘱其进行适当体育锻炼，以提高肺的通气功能，增强抗病能力。

3. 本证多为慢性病，治疗期间注意全身整体治疗和全面调养为主，夏季可行三伏贴，冬季可行膏方及三九贴调理。

【胸腔积液的中医药诊疗综述】

胸腔积液，现多数学者将其归属于中医学的"悬饮"。中医对该病的病因、病机具有一定认识，现就中医对悬饮的病因病机及辨证治疗的研究进展做一综述。

1. 病名：悬饮病，始见于《金匮要略·痰饮咳嗽病脉证并治第十二》："问曰：夫饮有四，何谓也？师曰：有痰饮，有悬饮，有溢饮，有支饮。问曰：四饮何以为异？师曰：……饮后水流在胁下，咳唾引痛，谓之悬饮……"张仲景明确提出饮证有4种，包括支饮、溢饮、痰饮及悬饮，同时阐述了4种饮证的区别，同时指出悬饮的病因是体内水饮不能正常代谢，流积于胁下；病位在胁下；主要临床表现为咳嗽、咳涎唾、胁下疼痛不适。巢元方在《诸病源候论》以中指出："悬饮，谓饮水过多，留注胁下，令胁间悬痛，咳唾引胁痛，故云悬饮。"认为悬饮为饮水过多，以致人体无法正常代谢，而导致饮邪留积于胁部，导致局部气血不畅，故见两胁肋间疼痛不适，咳唾牵引胁肋部发生疼痛。其对悬饮病的认识宗张仲景之说，强调悬饮是由于饮水过多而停聚于胁下而发病。综上所述，饮邪停于两胁肋部引起的病证，因为有悬吊之意，所以称为悬饮。

2. 病因病机：胸腔积液病因可责之先天与后天两大因素。先天主要与脾肾相关，肾为先天之本，肾主水，其内寓元阴元阳，肾阳不足，命门火衰，蒸化失权，开阖失司，水液代谢出现障碍，积聚成饮；脾为后天之本，为水液代谢的枢纽，《内经》云："饮入于胃，游溢精气，上输于脾；脾气散精，上归于肺，通调水道，下输膀胱，水精四布，五经并行……"说明脾阳具有行和散的作用，脾阳不正，会导致水液输布失常，不能为胃行精气，不化津而化水，导致全身水液代谢障碍。后天因素主要指外感寒邪，水饮内停与外感寒湿，湿助饮积，损伤阳气。二者均可导致脏腑功能失调，水积内停之证。

胸腔积液属悬饮病，其病机与水液代谢相关，主要涉及脾阳不振，脾失健运；肺失宣降，水饮内停；肾气不足，气化失司；肝失条达，气机郁滞；三焦痞塞，水聚成饮。脾主运化，能够运化水湿，脾阳不正，运化失职，不能转输水谷精微，水谷不归正化，聚而为饮；肺朝百脉，主治节，通调水道，能够将水液下输膀胱。肺失肃降，不能将脾转输的水谷精微及水液布散周身，或不能将体内产生的浊液下输膀胱排出体外而在体内积聚；肾主水，开窍于前后二阴，肾的气化、固摄作用协调，则前后二阴开阖协调，才能将废液排出体外，肾气不足，不能协调各脏腑对水液代谢的影响，导致前后二阴开阖失调，水液积聚体内；肝主疏泄，能够条达气机，若情志不畅，肝气郁滞，气机运行不畅，水道不通，水液积聚发为该病。三焦者，决渎之官，水道出焉，被认为是水液代谢的通道。虽然水液输布和排泄与肺、脾、肾及肝的功能相关，但必须以三焦为通道，才能相互协调完成。《圣济总论·痰饮统论》中记载"三焦者，水谷之通道，气之所终始也。三焦通调，气脉平匀，则能宣通水液，行入于经，化而为血，灌溉全身。若三焦气塞，脉道壅闭，则水饮停积，不得宣行，聚成痰饮。"

3. 治疗：张仲景在《金匮要略》中提出对痰饮的总的治疗原则，即"病痰饮者，当以温药和之"。痰饮病，应当以温药调和之。痰饮，有广义与狭义之分。广义的痰饮是指体内水液代谢失常，停聚于身体某一部位的疾病的总称，包括悬饮、溢饮、支饮等。而狭义的痰饮是饮邪停留于胃肠，阻滞气机，胃失和降，可见泛吐清水，脘腹痞胀，腹部水声辘辘。而对于"病痰饮者，当以温药和之"中的痰饮，有学者认为该痰饮为狭义痰饮。笔者认为其当为广义痰饮。痰饮产生的总病机为体内水液输布运行失常，停留于体内而成。水为阴邪，无阳气的推动、温化则容易停滞，故不仅是停留于胃肠道的饮邪须温化，只要是饮邪均当温化之。

张仲景还提出了"病悬饮者，十枣汤主之"。十枣汤为治疗悬饮的名方，十枣汤攻水逐饮，属于下法范畴，方中大戟、芫花、甘遂泻水逐饮，大枣顾护肠胃。对于十枣汤的具体用法，大戟、芫花、甘遂等分为末，以大枣10枚煎煮送服上药末。强人服一钱匕，羸人服半钱匕，平旦服，得快利下后，糜粥自养。现代多将药末装入胶囊，每次服0.5~1 g，每日1次，以枣汤送服以。十枣汤主要是通过增加二便的次数，从而达到攻逐水饮的目的；十枣汤虽能攻逐水饮，但是其不能治疗水饮停留的病因，故在使用时配合其他治本之法更为妥当。李枚霜等以角叉莱胶注射到大鼠胸膜腔形成炎性胸腔积液动物模型，研究十枣汤对悬饮（胸腔积液）模型大鼠干预作用；实验结果表明十枣汤可以减少胸腔积液量，降低胸腔积液白细胞总数，减轻胸膜间质的水肿及胸膜组织炎性细胞的浸润；表明十枣汤对悬饮（胸腔积液）模型大鼠有积极的干预作用。对于十枣汤的使用，现代学者有在十枣汤基础上化裁使用者。如王桂芝报道以十枣汤加减治疗悬饮，保留十枣汤原方的大戟和甘遂，去芫花，以减轻药物的毒性作用，同时加用大黄以不减攻下力度；加清热解毒之药以祛除毒性和炎症；加用止咳药以消除"咳唾引痛"。马俊报道在常规西药治疗的基础上配合使用十枣汤治疗胸腔积液38例；辨证为虚实夹杂者用加味十枣汤，实证者用十枣汤。将芫花、甘遂、大戟三药等分研末，装入胶囊（每粒胶囊0.5 g，每次1~2粒），以枣汤送服。加味十枣汤即是在原方的基础上加用黄芪，研末与上三药装入胶囊以枣汤送服。

在查阅古代相关文献的过程中，笔者发现，古代医籍中记载的关于悬饮病的治疗方法比较单一，治疗首推下法，方用十枣汤者居多。现今中医学者对悬饮的治疗方面则相对比较丰富，现将其整理如下；刘春玉根据悬饮病发展过程将其分为三期，认为初期多邪实饮盛，中期多邪虚饮少，易变为痰热悬结不散、瘀水凝滞不易吸收之证，末期邪衰正虚，应扶正理脾。李可认为胸腔积液的病机为胸阳不振、浊阴窃居阳位、阻塞气机，在治疗上当调理三焦，宽胸利水。马一乾认为该病的病机是阳虚阴盛，输化失司，因虚致实，属本虚标实、虚实夹杂之证。在临床上多以葶苈大枣汤合防己黄芪汤为主方加减，并在早期配合抽取胸腔积液，往往显效。

（1）辨证分型论治

即将悬饮病依据不同的病因、临床表现分为不同的证型，然后辨证分治。

如魏江波将本病可分为5个证型，包括：邪郁少阳证，法当和解少阳，治以柴枳半夏汤加减；饮停胸胁证，法当攻水逐饮，治以十枣汤加减；气机郁结证，法当理气通络，治以香附旋覆花汤加减；阴虚内热证，法当清热滋阴，治以沙参麦冬汤加减；气虚不足证，法当健脾益气，治以补中益气汤加减。其将悬饮病辨证分为实证及虚证，实证强调邪郁少阳，气机郁结不畅及水饮之邪停于胁下；而虚证则强调气虚及阴虚。而笔者认为悬饮本质为水饮之邪积聚在胁下，故辨为饮停胸胁证；两胁肋为肝胆经循行之处，故可出现邪郁少阳、少阳枢机不利，而表现为邪郁少阳证；或是肝失于疏泄，气机运行不畅而出现气机郁结证；但是气为血之帅，气行则血行，气机不畅，则血行瘀滞；或是饮停血瘀；或是病久入络；故在治疗悬饮一病时不应当忽略瘀血这一实邪，当注意适当地辨证施用活血化瘀之法。而在虚证，除了气虚及阴虚外，笔者认为阳气虚衰在悬饮病的发生、发展过程中亦起着重要的作用。饮为阴邪，阳气虚衰无力温煦之，停饮于胁下而成悬饮，故当重视温阳之法的运用。

而林永乐、张启良等亦将本病分为 5 个证型，包括：阴虚内热证，方用沙参麦冬汤和小陷胸汤加减，以养阴清热；湿热蕴结证，方用龙胆泻肝汤合蠲痹汤加减，清热祛风化湿；瘀血阻胸证，方用复元活血汤加减，以活血行气、化瘀止痛；脾肾两虚证，方用真武汤合五苓散加减，以温肾健脾化饮；毒瘀犯胸证，方用白半清解汤（自拟方）加减，以清热解毒化瘀。其亦将悬饮病分为虚实两端，实证因湿热、瘀血、毒瘀之邪结于胁下、胸肺，虚证则因阴虚或是脾肾两虚。笔者认为在悬饮病的辨证治疗过程中，应当注意虚实夹杂者，分清实邪偏盛多亦或是正气虚偏多。

（2）经方加减治疗

经方加减治疗即以张仲景经典方剂或是经典时方加减治疗。如徐鸿海认为邪入少阳为本病的基本病机，导致少阳枢机运行不利，阳气不能正常地温化水饮，水饮之邪停留在胁下，致使少阳枢机更加运行不畅，所以发生寒热往来、胁肋疼痛、舌质淡红、苔白滑、脉弦滑等。其把柴胡桂枝干姜汤应用于渗出性胸膜炎见上证者。

又万文蓉、谢怡琳认为本病病机的关键是阳气虚衰、水邪泛滥、肺宣发肃降功能失调，在治疗方面应当根据"病痰饮者，当以温药和之"这一总则，以温阳宣肺化饮为治疗原则。具体方药可用小青龙汤加葶苈大枣泻肺汤。

周兆山以"和解通利"治疗胸腔积液，"和解"是针对少阳枢机不利，肝气失于条达及手少阳三焦主决渎功能失调而导致水邪停积于胸胁这一病机的，小柴胡汤和解少阳为主方治疗。"通利"则是针对水停胸胁的病机，因势利导，使水邪从小便而去，五苓散通利水饮。因水邪停聚，影响气血运行，有气滞留瘀之弊，故佐桃仁、赤芍、枳实、青皮等活血行气通瘀。

夏发铺、胡良勇报道以血府逐瘀汤加减治疗悬饮（结核性渗出性胸膜炎）52 例，认为本证病理变化的重点是饮邪引起的脉络受阻，气机不利，气血不和，血瘀水停。病位在胸胁。瘀血是饮停的结果，又是其病因。所以治疗时当从瘀论治。所以治疗上用血府逐瘀汤加减。其有瘀血的临床体征常见为：胁部胀痛，固定不变，日晡潮热，舌质暗或有瘀点，脉涩等。当以活血行气、化瘀止痛为则。

又王自立以复元活血汤治疗悬饮，其根据足厥阴肝经走向而用该方治疗悬饮，抓其主症：一侧胸胁痛不可忍，状如在高处跌下、瘀血停在胁下。水饮之邪停留在胁下，咳唾牵引致疼痛是辨证论治关键；灵活应用《金匮要略》中提出的"先病血，后病水，血和水自利；

先病水，后病血，水利血自和"理论为指导。

又何方敏报道以小柴胡汤加减治疗悬饮30例，总有效率为90%，治愈率为80%。基础方是小柴胡汤，同时根据患者的症状体征而加减治疗，加减：心下胀满不适，干呕，口中发苦者，加枳壳、黄连、瓜蒌以清热止呕、宽胸解郁；胁肋胀满不适，咳喘不能平躺者，加葶苈子、桑白皮、车前子、猪苓等平喘降肺气，利水渗湿；久痛入络，疼痛不已者，加玄胡、乳香、赤芍；肿瘤患者加半枝莲、白花蛇舌草。

又王雪梅茯苓导水汤加减治疗悬饮病患者18例，总有效率为88.9%。茯苓导水汤是《医宗金鉴》的方剂，原来用于治疗妊娠后肿满与水气，喘而难卧；产后咳嗽，水肿，小便不畅者；本方的主要功用是益脾利水、宣肺行气。具体方药：芍药、泽泻、猪苓、木香、桑白皮、木瓜、大腹皮、槟榔、苍术、麦冬、苏叶、砂仁。气虚甚者，加用黄芪、党参、山药、白术；湿盛重者，加白扁豆、冬瓜皮、生薏米；阳虚明显者，加制附子、肉桂、桂枝、干姜；咳喘重者，加枳实、杏仁、厚朴；瘀血明显者，加益母草、丹皮、桃仁、红花等。从以上论述可见，应用经方治疗者，虽然他们认识悬饮的病机各不相同，所用之方亦各异，但是均未离中医辨证论治这一总的治疗原则。从瘀论治者，活血化瘀、行气止痛为则，以血府逐瘀汤或复元活血汤加减治疗，但均不离悬饮者病位在胁下。从少阳枢机不利论治者，以小柴胡汤或柴胡桂枝干姜汤加减治疗。从阳虚水泛、肺气失宣论治者，以小青龙汤合葶苈大枣泻肺汤加减治疗。故从整体上看，其亦可看作为不同论述者间的分型论治，这可能与当地悬饮病的患者的病因不同相关，从而临床症状有别，故辨证分型、治疗亦不相同。其丰富了对悬饮病病因病机的认识，亦丰富了悬饮病的诊疗思路，为悬饮病的治疗积累了丰富的临床经验。

（3）自拟方治疗

曾绍裘以消饮方治疗悬饮病患者62例，消饮汤药物组成：瓜蒌、椒目、法半夏、陈皮、赤芍、旋覆花、猪苓、葶苈子、柴胡、黄芩、桑白皮、白蒺藜、苏子、鱼腥草。邪郁少阳为主者去苏子、赤茯苓、葶苈子；热甚咳剧痰多者加知母、浙贝、重用鱼腥草；肺络不畅者去鱼腥草、旋覆花、桑白皮，加桔梗、银柴胡、地骨皮；胸胁痛明显者加枳壳、郁金；呼吸急促者加杏仁；小便不畅者加车前子；便秘者加麻子仁；痰多加川贝。其以"病痰饮者，当以温药和之"为则，故方中以瓜蒌椒目汤加味以温阳化饮；柴芩和解少阳以疏调枢机。

李斯文以活血逐水法治疗恶性胸腔积液，自拟经验方消饮停：苍术，白术，茯苓，泽泻，猪苓，大腹皮，桂枝，穿山甲珠，椒目，黑丑末（兑服）。

（4）外治法

习哲欣、胡永进等报道以悬饮贴膏外敷佐治恶性胸腔积液36例，在西医治疗的基础上加用外敷悬饮贴膏。用中药悬饮贴膏辅助治疗恶性胸腔积液对于加强胸腔积液的吸收及防止积液的不断生成有一定的疗效，同时可以避免药物口服引起的毒副作用。悬饮贴膏方药为：葶苈子、鸦胆子、甘遂、半夏、大戟、白芍、胆南星、元胡、白芥子、吴茱萸、肉桂、五倍子、干姜、胡椒、香油、铅丹。悬饮贴膏直接贴于病位处，药物经体表吸收直接进入体内，直达病灶，更有利于改善局部症状。方中多用辛温走窜、性味浓烈、刺激性大之物，以加强局部刺激作用。膏药外敷可与穴位贴敷相结合，可以加强药物的治疗作用。

孙树枝、崔占义报道以文灸法联合温阳重剂治疗恶性胸腔积液35例。其于施灸前以细辛、黄芪、龙葵、肉桂、川椒目、桂枝研细末，取少许酒调，敷在要灸的穴位上，然后将艾条的一端点燃，对准应灸的腧穴部位进行熏烤。一般每穴灸10~20分钟为度，然后在下一穴位上用酒调药末敷药，继续施灸，以此类推。治疗恶性胸腔积液施灸穴位为百会、大椎、肺俞、膏肓、肾俞、脾俞、中脘、神阙、关元、水分、水道、复溜、足三里、背部穴位和腹部穴位，如上脘每日交替施灸，但神阙穴每日必灸。

4. 小结：中医对悬饮病的认识历史悠久，后世医家在前人认识的基础上不断地丰富对悬饮病的病因、病机认识及治疗用药方面的多元化。认为悬饮病的形成是内因及外因的相互作用，或以外因为主，或以内因为主，但终究由于机体肺、脾、肾、三焦等对水液的代谢失常，无法使其正常运行，水饮之邪积于胁下，而形成咳唾引痛之悬饮。治疗上也从单一的以十枣汤攻逐水饮之下法，到现代医家结合现代医学的认识，从辨证分型论治、经方加减论治、自拟方论治及结合中医外治法等，治疗上的思路呈现多样化，为悬饮病的治疗积累了宝贵的经验。

第三节 气 胸

气胸是指气体进入胸膜腔造成积气状态，以突发一侧胸痛、伴或不伴有呼吸困难、刺激性干咳等为主要症状的疾病。气胸可分成自发性、外伤性和医源性三类。自发性气胸又可分为原发性和继发性，前者发生在无基础肺疾病的健康人，后者常发生在有基础肺疾病的患者。外伤性气胸系胸壁的直接或间接损伤引起。医源性气胸则为诊断和治疗操作所致。气胸是常见的内科疾病，男性多于女性，原发性气胸的发病率男性为（18~28）/10万，女性为（1.2~6）/10万。发生气胸后，胸膜腔内负压可变成正压，致使静脉回心血流受阻，产生程度不同的心、肺功能障碍，复发率较高。本节主要叙述自发性气胸。古代医籍无此病名，多归于中医之"胸痛""喘证""咳嗽"等范畴。

【病因和发病机制】

正常情况下胸膜腔内没有气体，这是因为毛细血管血中各种气体分压的总和仅为706 mmHg，比大气压低54 mmHg。呼吸周期胸腔内压均为负压，系胸廓向外扩张，肺向内弹性回缩对抗产生的。胸腔内出现气体仅在3种情况下发生：①肺泡与胸腔之间产生破口；②胸壁创伤产生与胸腔的交通；③胸腔内有产气的微生物。临床上主要见于前两种情况。气胸时失去了胸腔负压对肺的牵引作用，甚至因正压对肺产生压迫，使肺失去膨胀能力，表现为肺容积缩小、肺活量降低、最大通气量降低的限制性通气功能障碍。由于肺容积缩小，初期血流量并不减少，因而通气/血流比率减少，导致动静脉分流，出现低氧血症。大量气胸时，由于吸引静脉血回心的负压消失，甚至胸膜腔内正压对血管和心脏的压迫，使心脏充盈减少，心搏出量降低，引起心率加快、血压降低，甚至休克。张力性气胸可引起纵隔移位，循环障碍，甚或窒息死亡。

原发性自发性气胸（primary spontaneous pneumothorax，PSP）多见于瘦高体型的男性青壮年，常规 X 线检查肺部无显著病变，但可有胸膜下疱，多在肺尖部，此种胸膜下肺大疱的原因尚不清楚，与吸烟、身高和小气道炎症可能有关，也可能与非特异性炎症瘢痕或弹性纤维先天性发育不良有关。

继发性自发性气胸（secondary spontaneous pneumothorax，SSP）多见于有基础肺部病变者，由于病变引起细支气管不完全阻塞，形成气肿性肺大疱破裂。如肺结核、COPD、肺癌、肺脓肿、肺纤维化、嗜酸性肉芽肿病、结节病、肺尘埃沉着病及淋巴管平滑肌瘤病等。月经性气胸仅在月经来潮前后 24 ~ 72 小时内发生，病理机制尚不清楚，可能是胸膜和膈肌上有异位子宫内膜结节破裂所致。妊娠期气胸可因每次妊娠而发生，可能与激素变化和胸廓顺应性改变有关。

脏层胸膜破裂或胸膜粘连带撕裂，如其中的血管破裂可形成自发性血气胸。航空、潜水作业而无适当防护措施时，从高压环境突然进入低压环境，以及机械通气压力过高时，均可发生气胸。抬举重物用力过猛、剧咳、屏气甚至大笑等，可能是气胸发生的诱因。

【诊断与辨证】

一、西医诊断

（一）临床表现

症状轻重与有无肺的基础疾病及功能状态、气胸发生的速度、胸膜腔内积气量及其压力大小 3 个因素有关。若原已存在严重肺功能减退，即使气胸量小，也可有明显的呼吸困难，即症状与气胸量不成比例；年轻人即使肺压缩 80% 以上，有的症状亦可以很轻。因此，SSP 比 PSP 患者症状更为明显或程度更重。

1. 症状突发：一侧胸痛或胸闷，伴或不伴呼吸困难，可有刺激性干咳。原发性气胸患者通常症状较轻微，而继发性气胸患者症状明显或程度更重，多以呼吸困难为主要表现，易致张力性气胸。张力性气胸有精神高度紧张、胸闷、挣扎坐起、烦躁不安、发绀、出汗等表现，甚至意识不清、呼吸循环衰竭。

2. 体征：少量气胸体征可不明显，大量气胸可见气管向健侧移位，患侧胸部隆起，肋间隙膨隆，呼吸运动及触觉语颤减弱，叩诊呈鼓音，心或肝浊音界缩小或消失，听诊患侧呼吸音减弱或消失。低氧血症和血流动力学不稳定提示可能存在张力性气胸。液气胸时，胸内有振水声。血气胸如失血量过多，可使血压下降，甚至发生失血性休克。

3. 严重程度评估：为了便于临床观察和处理，根据临床表现把自发性气胸分成稳定型和不稳定型，符合下列所有表现者为稳定型，否则为不稳定型：呼吸频率 <24 次/分；心率 60 ~ 120 次/分；血压正常；呼吸室内空气时 $SaO_2 > 90\%$；两次呼吸间隔说话成句。

（二）辅助检查

1. X 线：标准立位后前位吸气相胸片可作为判断气胸的首要诊断措施，可显示肺受压程度，肺内病变情况及有无胸膜粘连、胸腔积液及纵隔移位等。气胸的典型表现为外凸弧形的细线条形阴影，称为气胸线，线外透亮度增高，无肺纹理，线内为压缩的肺组织。大量气胸时，肺脏向肺门回缩，呈圆球形阴影。大量气胸或张力性气胸常显示纵隔及心脏移向健侧。合并纵隔气肿在纵隔旁和心缘旁可见透光带。

肺结核或肺部慢性炎症使胸膜多处粘连，气胸时多呈局限性包裹，有时气胸互相通连。气胸若延及下部胸腔，肋膈角变锐利。合并胸腔积液时，显示气液平面。局限性气胸在后前位胸片易遗漏，侧位胸片可协助诊断。

2. 胸部 CT：胸部 CT 对于诊断气胸较胸片更为敏感，但并不推荐为常规检查。当需要诊断气胸合并其他复杂肺部病变或接受外科治疗的患者可选择胸部 CT 扫描。气胸的 CT 表现为胸膜腔内出现极低密度的气体影，伴有肺组织不同程度的萎缩改变。

3. 气胸容量评估：可依据胸部 X 线判断。由于气胸容量近似于肺直径立方和单侧胸腔直径立方的比率 $[($单侧胸腔直径^3 − 肺直径^3)/单侧胸腔直径$^3]$，在肺门水平侧胸壁至肺边缘的距离为 1 cm 时，约占单侧胸腔容量的 25%，2 cm 时约为 50%。故从侧胸壁与肺边缘的距离 ≥2 cm 为大量气胸，<2 cm 为小量气胸。从肺尖气胸线至胸腔顶部估计气胸大小，距离 ≥3 cm 为大量气胸，<3 cm 为小量气胸。由于目前大多数医院已使用影像存储与传输系统（picture archiving and communication systems，PACS），故在测量气胸量可使用其辅助，对测定气胸量的大小可能更准确。

（三）诊断与鉴别诊断

1. 分型：根据脏层胸膜破裂情况不同及其发生后对胸腔内压力的影响，自发性气胸通常分为以下 3 种类型。

（1）闭合性（单纯性）气胸：胸膜破裂口较小，随肺萎缩而闭合，空气不再继续进入胸膜腔。胸膜腔内压接近或略超过大气压，测定时可为正压亦可为负压，视气体量多少而定。抽气后压力下降而不复升，表明其破裂口已不再漏气。

（2）交通性（开放性）气胸：破裂口较大或因两层胸膜间有粘连或牵拉，使破口持续开放，吸气与呼气时空气自由进出胸膜腔。胸膜腔内压在 0 cmH$_2$O 上下波动；抽气后可呈负压，但观察数分钟，压力又复升至抽气前水平。

（3）张力性（高压性）气胸：破裂口呈单向活瓣或活塞作用，吸气时胸廓扩大，胸膜腔内压变小，空气进入胸膜腔；呼气时胸膜腔内压升高，压迫活瓣使之关闭，致使胸膜腔内空气越积越多，内压持续升高，使肺脏受压，纵隔向健侧移位，影响心脏血液回流。此型气胸胸膜腔内压测定常超过 10 cmH$_2$O，甚至高达 20 cmH$_2$O，抽气后胸膜腔内压可下降，但又迅速复升，对机体呼吸循环功能的影响最大，必须紧急抢救处理。

2. 诊断：根据临床症状、体征及影像学表现，气胸的诊断通常并不困难。X 线或 CT 显示气胸线是确诊依据，若病情十分危重无法搬动患者做气胸 X 线检查，应当机立断在患侧胸腔体征最明显处试验穿刺，如抽出为气体，可证实气胸的诊断。

3. 鉴别诊断：自发性气胸尤其是老年人和患有慢性心、肺疾病者，临床表现酷似其他心、肺急症，必须认真鉴别。

（1）急性心肌梗死

有突然胸痛、胸闷、甚至呼吸困难、休克等临床表现，但常有高血压、动脉粥样硬化、冠状动脉粥样硬化性心脏病史。体征、心电图、X 线检查、血清酶学检查有助于诊断。

（2）肺血栓栓塞症

大面积肺栓塞可突发起病，呼吸困难，胸痛，烦躁不安，惊恐甚或濒死感，临床上酷似自发性气胸。但患者可有咯血、低热和晕厥，并常有下肢或盆腔血栓性静脉炎、骨折、手术后、脑卒中、心房颤动等病史，或发生于长期卧床的老年患者。CT 肺动脉造影检查可鉴别。

（3）肺大疱

位于肺周边的肺大疱，尤其是巨型肺大疱易被误认为气胸。肺大疱通常起病缓慢，呼吸困难并不严重，而气胸症状多突然发生。影像学上，肺大疱气腔呈圆形或卵圆形，疱内有细小的条纹理，为肺小叶或血管的残遗物。肺大疱向周围膨胀，将肺压向肺尖区、肋膈角及心膈角。而气胸则呈胸外侧的透光带，其中无肺纹理可见。从不同角度做胸部透视，可见肺大疱为圆形透光区，在大疱的边缘看不到发丝状气胸线。肺大疱内压力与大气压相仿，抽气后，大疱容积无明显改变。如误对肺大疱抽气测压，甚易引起气胸，须认真鉴别。

（4）哮喘与慢性阻塞性肺疾病

两者急性发作时均有不同程度的呼吸困难，体征亦与自发性气胸相似。哮喘患者常有反复阵发性喘息发作史，COPD 患者的呼吸困难多呈长期缓慢进行性加重。当哮喘及 COPD 患者突发严重呼吸困难、冷汗、烦躁，支气管舒张剂、抗感染药物等治疗效果不好且症状加剧，应考虑并发气胸的可能，X 线检查有助鉴别。

（5）其他

消化性溃疡穿孔、胸膜炎、肺癌、膈疝等，偶可有急起的胸痛、上腹痛及气促等，亦应注意与自发性气胸鉴别。

二、中医辨证

1. 瘀血阻滞证：胸部刺痛，固定不移，疼痛难忍，干咳无痰，咳时疼痛加剧，气急或气喘，甚至不能平卧，唇甲青紫，舌质紫暗或有瘀斑，脉涩。

2. 肝郁气滞证：常因大怒或劳伤后起病，突感胸闷胸痛，上气喘急，咳嗽，呼吸或咳嗽时疼痛加重，平素情志抑郁，善太息，病情多与情绪相关，夜寐不安，舌红苔薄白，脉弦。

3. 痰热壅肺证：胸痛，气短，气喘不能平卧，咳嗽，咳痰黄稠，胸中烦闷，身热，面赤，口干，口臭，大便秘结，小便色黄，舌红苔黄腻，脉滑数。

4. 肺气不固证：突发胸闷痛，气短，动则喘甚，咳嗽，咳声无力，心慌，倦怠懒言，语声低怯，自汗畏风，平素易感冒，舌色淡，苔薄白，脉细。

5. 肺肾两虚证：久咳不愈，排便或劳累后突然胸胁疼痛，喘促，呼多吸少，气不得续，咳嗽，胸闷心慌，少气懒言，形瘦神惫，腰膝酸软，偏阳虚者见畏寒肢冷，小便清长，舌淡，苔薄白，脉细弱；偏阴虚者见颧红盗汗、潮热烦躁，口咽干燥，舌红，少苔或无苔，脉细弱。

【治疗】

一、西医

目的是促进患侧肺复张、消除病因及减少复发。具体措施有保守治疗、胸腔减压、经胸腔镜手术或开胸手术等。应根据气胸的类型与病因、发生频次、肺压缩程度、病情状态及有无并发症等适当选择。部分轻症者可经保守治疗治愈，但多数需行胸腔减压帮助患肺复张，少数患者（10%~20%）需手术治疗。

影响肺复张的因素包括患者年龄、基础肺疾病、气胸类型、肺萎陷时间长短及治疗措施等。老年人肺复张的时间通常较长；交通性气胸较闭合性气胸需时长；有基础肺疾病、肺萎陷时间长者肺复张的时间亦长；单纯卧床休息肺复张的时间显然较胸腔闭式引流或胸腔穿刺抽气为长。有支气管胸膜瘘、脏层胸膜增厚、支气管阻塞者，均可妨碍肺复张，并易导致慢性持续性气胸。

（一）保守治疗

适用于稳定型小量气胸，首次发生的症状较轻的闭合性气胸。应严格卧床休息，酌情予以镇静、镇痛等药物。由于胸腔内气体分压和肺毛细血管内气体分压存在压力差，每日可自行吸收胸腔内气体容积（胸片的气胸面积）的 1.25%~2.20%。高浓度吸氧可加快胸腔内气体的吸收，经鼻导管或面罩吸入 10 L/min 的氧，可达到比较满意的疗效。保守治疗需密切监测病情改变，尤其在气胸发生后 24~48 小时。如患者年龄偏大，并有肺基础疾病如 COPD，其胸膜破裂口愈合慢，呼吸困难等症状严重，即使气胸量较小，原则上亦不主张保守治疗。

（二）排气疗法

1. 胸腔穿刺抽气：适用于小量气胸（20% 以下），呼吸困难较轻，心肺功能尚好的闭合性气胸患者。抽气可加速肺复张，迅速缓解症状。通常选择患侧胸部锁骨中线第 2 肋间为穿刺点，局限性气胸则要选择相应的穿刺部位。皮肤消毒后用气胸针或细导管直接穿刺入胸腔，连接于 50 mL 或 100 mL 注射器或气胸机抽气并测压，直到患者呼吸困难缓解为止。一次抽气量不宜超过 1000 mL，每日或隔日抽气 1 次。张力性气胸病情危急，应迅速解除胸腔内正压以避免发生严重并发症，如无条件紧急插管引流，紧急时亦需立即胸腔穿刺排气。无抽气设备时，为了抢救患者生命，可用粗针头迅速刺入胸膜腔以达到暂时减压的目的。在其尾部扎上橡皮指套，指套末端剪一小裂缝，插入胸腔做临时排气，此时高压气体从小裂缝排出，待胸腔内压减至负压时，套囊即行塌陷，小裂缝关闭，外界空气即不能进入胸膜腔。

2. 胸腔闭式引流：适用于不稳定型气胸，呼吸困难明显、肺压缩程度较重，交通性或张力性气胸，反复发生气胸的患者。无论其气胸容量多少，均应尽早行胸腔闭式引流。对经胸腔穿刺抽气效果不佳者也应插管引流。插管部位一般多取锁骨中线外侧第 2 肋间，或腋前线第 4~5 肋间，如为局限性气胸或需引流胸腔积液，则应根据胸部 X 线选择适当部位插管。在选定部位局部麻醉下沿肋骨上缘平行做 1.5 ~ 2 cm 皮肤切口，用套管针穿刺进入胸膜腔，拔去针芯，通过套管将灭菌胶管插入胸腔。或经钝性分离肋间组织达胸膜，再穿破胸膜将导管直接送入胸膜腔。目前多用带有针芯的硅胶管，经切口直接插入胸腔，拔去针芯即可，使用方便。16 - 22F 导管适用于大多数患者，如有支气管胸膜瘘或机械通气的患者，应选择 24 - 28F 的大导管。导管固定后，另一端可连接 Heimlich 单向活瓣，或置于水封瓶的水面下 1 ~ 2 cm（图 9-1），使胸膜腔内压力保持在 -1 ~ 2 cmH$_2$O，插管成功则导管持续溢出气泡，呼吸困难迅速缓解，压缩的肺可在几小时至数天内复张。对肺压缩严重、时间较长的患者，插管后应夹住引流管分次引流，避免胸腔内压力骤降产生肺复张后肺水肿。如未见气泡溢出 1 ~ 2 天，患者气急症状消失，胸片显示肺已全部复张时，可以拔除导管。有时虽未见气泡冒出水面，但患者症状缓解不明显，应考虑为导管不通畅，或部分滑出胸膜腔，需及时更换导管或行其他处理。

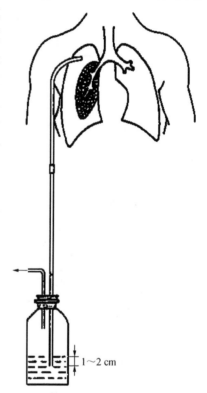

PSP 经导管引流后，即可使肺完全复张；SSP 常因气胸分隔，单导管引流效果不佳，有时需在患侧胸腔插入多根导管。两侧同时发生气胸者，可在双侧胸腔行插管引流。若经水封瓶引流后胸膜破口仍未愈合，表现为水封瓶中持续气泡溢出，可加用负压吸引装置（图 9-2）。用低负压可调节吸引机，如吸引机发生的负压过大，可用调压瓶调节，一般负压为 -10 ~ 20 cmH$_2$O，如果负压超过设置值，则空气由压力调节管进入调压瓶，因此胸腔所承受的吸引负压不会超过设置值，可避免过大的负压吸引对肺的损伤。

闭式负压吸引宜连续，如经 12 小时后肺仍未复张，

图 9-1　水封瓶闭式引流装置

应查找原因。如无气泡冒出，表示肺已复张，停止负压吸引，观察 2 ~ 3 天，经胸片证实气胸未再复发后，即可拔除引流管。

水封瓶应放在低于患者胸部的地方（如患者床下），以免瓶内的水反流进入胸腔。应用各式插管引流排气过程中，应注意严格消毒，防止发生感染。

（三）化学性胸膜固定术

由于气胸复发率高，为了预防复发，可胸腔内注入硬化剂，产生无菌性胸膜炎症，使脏层和壁层胸膜粘连从而消灭胸膜腔间隙。适于不宜手术或拒绝手术的下列患者：①持续性或复发性气胸；②双侧气胸；③合并肺大疱；④肺功能不全，不能耐受手术者。常用硬化剂有多西环素、米诺环素、滑石粉等，用生理盐水 60 ~ 100 mL 稀释后经胸腔导管注入，夹管 1 ~ 2 小时后引流；或经胸腔镜直视下喷洒粉剂。胸腔注入硬化剂前，尽可能使肺完全复张。为避免药物引起的局部剧痛，先注入适量利多卡因（标准剂量 200 mg），让患者转动体位，

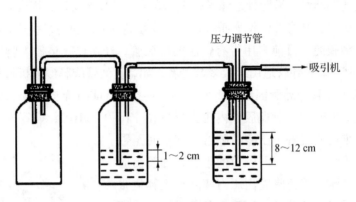

图9-2 负压吸引水瓶装置

充分麻醉胸膜，15～20分钟后注入硬化剂。若一次无效，可重复注药。观察1～3天，经胸部X线证实气胸已吸收，可拔除引流管。此法成功率高，主要不良反应为胸痛、发热，滑石粉可引起急性呼吸窘迫综合征，应用时应予注意。

（四）支气管内封堵术

采用微球囊或栓子堵塞支气管，导致远端肺不张，以达到肺大疱气漏处裂口闭合的目的。无论球囊或栓子封堵，患者一般应在肋间插管引流下进行。如置入微球囊（如硅酮球囊）后观察水封瓶气泡溢出情况，如气泡不再溢出，说明封堵位置正确，可观察数天后释放气囊观察气泡情况，如不再有气泡溢出说明气漏处已闭合。支气管内栓塞可用支气管内硅酮栓子、纤维蛋白胶、自体血等。

（五）手术治疗

经内科治疗无效的气胸为手术适应证，主要适用于长期气胸、血气胸、双侧气胸、复发性气胸、张力性气胸引流失败者、胸膜增厚致肺膨胀不全或多发性肺大疱者。手术治疗成功率高，复发率低。

1. 胸腔镜：直视下粘连带烙断术可促使受牵拉的破口关闭；对肺大疱或破裂口喷涂纤维蛋白胶或医用ZT胶，或喷洒胸膜硬化剂（如滑石粉）进行胸膜固定术；或用Nd-YAG激光或二氧化碳激光烧灼＜20 mm的肺大疱。电视辅助胸腔镜手术可行肺大疱结扎、肺段或肺叶切除，具有微创、安全、不易复发等优点。

2. 开胸手术：如无禁忌，亦可考虑开胸修补破口，或肺大疱结扎。手术过程中用纱布擦拭胸腔上部壁层胸膜，有助于促进术后胸膜粘连。若肺内原有明显病变，可考虑将肺叶或肺段切除。手术治疗远期效果最好，复发率最低。

（六）并发症及其处理

1. 脓气胸：由金黄色葡萄球菌、肺炎克雷伯菌、铜绿假单胞菌、结核分枝杆菌，以及多种厌氧菌引起的坏死性肺炎、肺脓肿及干酪样肺炎可并发脓气胸，也可由胸膜腔穿刺或肋间插管引流医源性感染导致。病情多危重，常有支气管胸膜瘘形成。脓液中可查到病原菌。除积极使用抗生素外，应插管引流，胸腔内生理盐水冲洗，必要时应根据具体情况考虑手术。

2. 血气胸：气胸伴有胸膜腔内出血常与胸膜粘连带内血管断裂有关，肺完全复张后，出血多能自行停止。若出血不止，除抽气排液及适当输血外，应考虑开胸结扎出血的血管。

3. 纵隔气肿与皮下气肿：由于肺泡破裂溢出的气体进入肺间质，形成间质性肺气肿。肺间质内的气体沿着血管鞘进入纵隔，甚至进入胸部或腹部皮下组织，导致皮下气肿。张力性气胸抽气或闭式引流后，亦可沿针孔或切口出现胸壁皮下气肿，或全身皮下气肿及纵隔气肿。大多数患者并无症状，但颈部可因皮下积气而变粗。气体积聚在纵隔间隙可压迫纵隔大血管，出现干咳、呼吸困难、呕吐及胸骨后疼痛，并向双肩或双臂放射。疼痛可因呼吸运动及吞咽动作而加剧。患者发绀、颈静脉怒张、脉速、低血压、心浊音界缩小或消失、心音遥远、心尖部可听到清晰的与心跳同步的"咔嗒"声（Hamman 征）。X 线检查于纵隔旁或心缘旁（主要为左心缘）可见透明带。皮下气肿及纵隔气肿随胸腔内气体排出减压而自行吸收。吸入较高浓度的氧气可增加纵隔内氧浓度，有利于气肿消散。若纵隔气肿张力过高影响呼吸及循环，可行胸骨上窝切开排气。

4. 难治性气胸：各种类型的气胸经持续肋间引流 7 日后仍存在活动性漏气时称难治性气胸。临床上传统的治疗方法包括外科手术及内科治疗两大类，均经胸膜腔进行处理，包括胸腔穿刺抽气、肋间引流、胸膜硬化术、内科胸腔镜治疗、外科胸腔镜手术、开胸手术等。也可选用近 20 年来才逐步发展成熟的新技术——选择性支气管封堵术（selective bronchial occlusion，SBO）。

二、中医

（一）辨证论治

1. 瘀血阻滞证

治法：活血行气、宁络止痛。

方药：血府逐瘀汤（《医林改错》）加减。

常用药：当归、生地黄、桃仁、红花、枳壳、赤芍、柴胡、甘草、桔梗、川芎、牛膝等。

加减：胸痛较甚者加乳香、延胡索活血行气止痛；咳喘较甚者加葶苈子、白芥子、杏仁泻肺止咳平喘；若腑气不利，大便不畅者，加用大黄、厚朴通腑泄热。

2. 肝郁气滞证

治法：理气开郁、降气止痛。

方药：柴胡疏肝散（《景岳全书》）加减。

常用药：陈皮、柴胡、枳壳、白芍、香附、川芎、炙甘草等。

加减：肝郁气滞较重者，可加用郁金、青皮疏肝理气；有心悸、失眠者加酸枣仁、合欢皮、远志养心解郁安神；气促明显者，加旋覆花、紫苏子、地龙降逆止咳平喘；咳嗽甚者，可加杏仁、百部、紫菀等降气止咳。

3. 痰热壅肺证

治法：清热化痰、止咳平喘。

方药：桑白皮汤（《景岳全书》）加减。

常用药：桑白皮、法半夏、紫苏子、杏仁、贝母、黄芩、黄连、山栀子、生姜等。

加减：如身热重，可加石膏清热泻火；喘甚痰多者，加用海蛤壳、鱼腥草、冬瓜仁清热泻肺、化痰泄浊。

4. 肺气不固证

治法：补益肺气、降逆止咳。

方药：补肺汤（《永类钤方》）加减。

常用药：人参、黄芪、熟地黄、五味子、紫菀、桑白皮等。

加减：喘咳较著者，可加用沉香、紫苏子、杏仁、百部、诃子降气止咳；偏阴虚者加用沙参、麦冬、玉竹、百合滋养肺阴；若兼有中气虚弱，肺脾同病，食少便溏等，配合四君子汤补脾养肺；伴有悬饮者，加用桔梗、茯苓、葶苈子、益母草活血利水。

5. 肺肾两虚证

治法：补肺益肾、纳气定喘。

方药：金匮肾气丸（《金匮要略》）合补肺汤（《永类钤方》）加减。

常用药：桂枝、附子、熟地黄、山茱萸肉、山药、茯苓、牡丹皮、泽泻、人参、黄芪、熟地黄、五味子、紫菀、桑白皮等。

加减：肾虚不纳、动则气喘者，可加用补骨脂、胡桃肉、紫河车补肾纳气；四肢不温、口唇发绀加肉桂、干姜温阳通脉；肾阴虚者，宜用七味都气丸合生脉散加减滋阴纳气；日久不愈者，可加白及、诃子敛肺生肌。

（二）其他治法

1. 针灸治疗：肝郁气滞证取尺泽、肺俞、定喘、膻中、肝俞、气海、足三里等穴位，毫针针刺或电针治疗，每日 1 次；痰热壅肺证取尺泽、曲池、偏历、阳溪、阴陵泉等穴位，毫针针刺或电针治疗，每日 1 次。

2. 中成药：痰热壅肺证可用痰热清注射液 20 mL 溶于 5% 葡萄糖注射液 250 mL 中静脉滴注，每日 1 次，7 日为 1 疗程，可持续 1~2 个疗程；肺气不固证用黄芪注射液 40 mL 溶于 5% 葡萄糖注射液 250 mL 中静脉滴注，每日 1 次，7 日为 1 疗程，可持续 1~4 个疗程。

【预后】

自发性气胸往往与吸烟相关，且吸烟增加气胸的发生及复发风险，故对于气胸患者应推荐戒烟。自发性气胸治疗后应重视对患者的健康宣教和复查随访，有呼吸困难等症状时应及时随诊，应随访直到气胸完全吸收为止。气胸患者禁止乘坐飞机，因为在高空上可加重病情，引致严重后果；如肺完全复张后 1 周可乘坐飞机。英国胸科学会则建议，如气胸患者未接受外科手术治疗，气胸发生后 1 年内不要乘坐飞机。禁止进行潜水、跳水活动。适寒温，预防外感，保持良好情绪。多进食粗纤维食物，保持大便通畅。

【气胸的中医药诊疗综述】

近年来，由于环境污染问题致空气质量不断下降，人均身高普遍增加，疾病谱不断扩展等导致自发性气胸的发病率逐年增加，加之此病复发率和再发率较高，医务人员也越来越关注本病。中医药治疗能扶助人体正气，调整人体气机，使机体达到"阴平阳秘"的无病状态，以达到预防自发性气胸的发生并防止其复发及再发的目的。现就中医对气胸的病因病机及辨证治疗的研究进展做一综述。

1. 病名："气胸"之病名在中医学中未见出现，历代中医文献中对其亦无专文记载。但根据其呼吸困难、咳喘、胸痛等发作时的症状及基础病变的情况在古代文献中亦可看到一些文字。如《灵枢·胀论》篇载"肺胀者，虚满而喘咳"；《金匮要略·肺痿肺痈咳嗽上气病脉证治第七》说"咳而上气，此为肺胀，其人喘，目如脱状"并言"肺胀，咳而上气，烦躁而喘，脉浮"；《金匮要略·胸痹心痛短气病》说"胸痹之病，喘息咳唾，胸背痛，短气"；《圣济总录·肺胀门》说"其证气胀满，膨膨而咳喘"；《丹溪心法·咳嗽》篇载有"肺胀而嗽，或左或右，不得眠"及"有嗽而肺胀壅遏不得眠者，难治"；《景岳全书·喘促》说："实喘者，胸胀气粗，声高息涌，膨膨然若不能容，唯呼出为快"。从以上古代文献记载可以得出：现代医学"气胸"一病与中医的"肺胀""喘促""胸痹""咳嗽"有一定关系，它们的症状和体征极其相似，因此现多把"气胸"一病归于其范畴论治。

2. 病因病机：肺脏具有主气司呼吸、主行水、朝百脉、主治节的生理功能，其气以宣发肃降为基本运行形式，是全身气机升降出入之枢纽，其各项生理功能的正常发挥全赖其气的宣发和肃降功能运动协调。肺为"华盖"，在五脏六腑中位置最高，覆盖诸脏，开窍于鼻，外合皮毛，职司卫外，为人身之藩篱，且又为"娇脏"，易受外邪侵袭。如若素有肺部疾病，久病咳喘致肺气亏虚，日久损伤肺膜；或者先天禀赋不足，先天之精无以化生充足的元阴元阳，进而肺脏不能得到足够的元阴元阳的温煦滋养，致肺膜发育不良且肾主纳气，为气之根，肾气不充，不能纳气归元，气浮越于上，日久肺膜受损；亦或者脾不健运，无以化生充足的水谷精微及津液来温煦滋养肺脏，致肺气日虚，更加不耐外邪入侵，均为本病的发生提供了基础。机体在存在以上基础因素（素有肺部疾病，先天禀赋不足，肺母不健、后天失养）的情况下，当受到外邪袭肺、咳喘损肺、用力努责、情志失调等因素时极易导致肺气受损，肺络失和，其宣发肃降功能失职，肺气闭塞，气体留于局部致肺膜破裂，气体外溢入胸胁而诱发本病。

然而一些自发性气胸患者在无明显诱因下亦发病，这与肺气亏虚生"邪"相关，肺气亏虚，其宣发肃降的生理功能亦减退，宣发功能减退致无法将脾运化的水谷精微及津液全部转输至全身脏腑组织，从而生成痰饮之有形实邪，又"肺为贮痰之器"，痰饮积于肺，作为致病因素又作用于机体，阻碍气机，肺气运行受阻，日久肺膜破裂发为气胸；肃降功能减退致不能吸入充足的自然界之清气，肺为生气之主，参与一身之气的生成，清气不足，一身之气亦不足，进而无法发挥其推动调控及温煦的作用，致气血运行缓慢而积聚于胸部，日久肺膜破裂而发为气胸。有学者认为少阳胆经受病，肝郁气滞，木火刑金，也可发为此病。因人体是一个完整的统一体，各脏腑之间相互联系，脾肾乃先后天之本，本病的发生与脾、肾相关，其反复发作亦可损伤脾、肾，故此病亦与脾、肾密切相关。但本病病本在肺，肺气亏虚为最基本的病理因素，故本病病机总为肺气亏虚致气机升降失调，气血运行缓慢而积于胸部，日久肺膜不固，破损发为气胸。

3. 病理性质：古人言"诸气膹郁，皆属于肺""邪之所凑，其气必虚""本气充实，邪不能入，本气亏虚，呼吸之间，外邪因而乘之""至虚之处，即留邪之所，邪留不去，其病为实"。可见人体正气在发病中有着主导性的作用，是决定发病的关键因素。自发性气胸的诸发病因素及机理也正是以上观点的体现。本病以肺脏虚损为基础，病位以肺为主，肺气亏虚是自发性气胸发病的根本因素，因其肺叶破损为虚，积气于胸为实，肺叶萎缩，肺络失和，气机不畅，肺朝百脉，全身血脉均会于肺，肺气壅滞则血不能行，血脉凝滞，故本病为本虚标实之证，在本为肺气亏虚，在标为气滞、血瘀等，但本质上还是以肺气虚为主。

4. 症状、分型及治疗：由于肺气不足，其推动调控作用减弱，肺脏亦不能正常行使其主气司呼吸的生理功能，《证治准绳》曰"肺虚则少气而喘"，故气胸发生后，多见胸闷，气短而喘，呼吸不畅，咳嗽无力；"气为血之帅""气能生血""气能行血"，血液的化生及运行均离不开气的推动和激发作用，气的亏虚会引起血液的化生和运行功能减弱，肺部气血衰少，不荣则痛，不通则痛，故气胸患者可见胸痛等。历代医家根据本病肺气虚的根本发病因素及诸发病机理，结合其本虚标实的病理性质及患者临床表现，以"治病必求于本"为原则，辨证本病的证型多以肺气虚为主，治疗多从肺气虚着手，且兼顾祛邪，选方多以经方、验方为基础方加减治疗。

龚氏认为本病的发病原因多为久病肺虚或素体不强，每因再感外邪而发病。根据症状，临床上分为肺气虚、肺阴亏虚及肺气阴两虚 3 型。

裴氏报道以补中益气法治疗自发性气胸，健脾益气，补气以生血、行血，能促进受损部位肉芽组织和毛细血管增生，有利于损伤组织修复。

茆氏以益气活血润肺止咳法治疗 42 例自发性气胸总有效率为 97.6%，疗效明显优于对照组，得出此法不仅能缩短疗程，提高治愈率，而且能明显降低复发率。

钟氏以血府逐瘀汤合补肺汤治疗特发性气胸 30 例，有效率达 86.7%，疗效明显优于西药试验组。

何氏治疗气胸证属脾肺气虚证，治宜益气健脾，方选四君子汤合生脉散；证属肺肾两虚，治宜补肾益肺，方选补肺汤合左归饮。

左氏在临床中：气虚血瘀证，予自拟补气活血降气汤；风寒湿阻证，予自拟解表利湿降气汤；劳伤证，予自拟活血化瘀降气汤。方中均用桔梗、杏仁、葶苈子以降气止咳平喘，认为可能有促进外溢气体吸收的作用。

王氏认为，如单纯性气胸，乃患者素有肺气不足，加之外邪客于皮毛，肺之窍道闭塞，而致呼吸不利，突发肺胀。《圣济总录》有云："治疗卒气喘，紫苏汤主之"。以辛开之法，配合祛痰止咳降逆之品，并以玉屏风散加味善后；如慢支、肺气肿患者，咳喘诱发气胸，为宿有肺痰，复加外感、外邪侵肺，宣肃失司，肺膜受损，气入胸腔，肺气壅塞，而致肺胀喘咳，治以清气平喘，百合固金汤主之，而以六味地黄丸善后；如肺心病合并气胸，多为脾肾阳虚，气不化水，水饮上凌心肺，饮邪阻肺，气道涩滞，若用力努责，骤伤肺络，而致肺膜受损，治以温阳化饮，益肺纳肾，苓桂术甘汤加味主之，而以皱肺丸善后。

刘氏将自发性气胸分为气实、气虚两证。来势急迫、气紧明显，属肺气壅滞之气实证，治以肃肺降气为主；来势缓慢、仅觉气短胸闷，属肺气不足气虚证，治以补益肺气为主，但应加用调气降逆。若反复发作，而且体弱肾虚者，则应加用补肾纳气法。这常见于原有肺部慢性疾病，如肺气肿、尘肺、肺结核、肺部肿瘤等的患者。若兼有表证，又当辅以宣肺解表治之；兼有痰热，又应加用清热化痰之品；兼有痰湿，则须选用燥湿祛痰佐之，这些常见于有肺部感染的病证。

林氏认为，老年人脏腑虚衰，气血津液常运行不畅，如感外邪，邪气与痰胶结，壅阻气道，填塞胸肺，损伤肺膜，致肺膜破裂，肺气宣发肃降失常，故出现胸胁喘满，予以加味定喘汤治疗本病，疗效满意。

洪氏等将气胸分为 4 型论治：肝肺气郁证，治宜疏肝理气，方用柴胡枳桔汤加减；胸阳不振证，治宜宽胸散结，温通胸阳，方用枳实薤白桂枝汤加减；气阴两虚证，治宜益气养阴，润肺化痰，方用玄妙散加减；上盛下虚证，治宜降气化痰，纳气定喘，方用苏子降气汤加减。

茹氏以生脉散合补中益气汤为主，血瘀胸痛者加延胡索、郁金；咳嗽、喘息加杏仁、浙贝母、葶苈子；阴虚甚者加玄参、生地，共达益气活血、润肺止咳、治愈气胸之目的。

潘氏分 3 型证治：痰热壅结型，治宜清热化痰，宽胸散结，以柴胡陷胸汤加减；脾虚痰湿型，治宜健脾燥湿化痰，用六君子汤加减；肺肾气阴两虚型，治宜补肺纳肾，益气养阴，用生脉散合七味都气丸加减。

胡氏治疗血气胸，气虚下陷者，治宜益气升陷，以补中益气汤合升陷汤加减主之；肺阴亏损者，治宜滋阴润肺，以清燥救肺汤加减主之；肺气郁闭者，治宜开郁降气，以五磨饮子主之。

欧阳氏归纳出 5 种类型：气滞血瘀型，治以活血祛瘀，宣肺化痰，方用血府逐瘀汤合止嗽散加减；胸阳不振型，治以温阳通痹，泻肺止咳，方用苓桂术甘汤合葶苈大枣泻肺汤加减；痰热壅肺型，治以清热泻肺，宽胸利气，方用小陷胸汤加味；肺阴不足型，治以滋阴润肺，方用百合固金汤；肝郁气滞型，治以疏肝理气，方用柴胡疏肝散。

王氏等应用血府逐瘀汤治疗血气胸以外伤血脉、血瘀气滞、肺气不宣为病机，疗效显著，复发甚少。

韩氏辨证治疗自发性气胸 34 例，气滞血瘀证见 16 例。

何氏中西医结合治疗自发性气胸 73 例，辨证为气滞血瘀型 69 例、痰热伤膜型 2 例、气虚血瘀型 2 例。

谭氏从三焦焦膜原理论治自发性气胸，通过调畅三焦气机，使水湿分利三焦来治疗自发性气胸，往往收效。

车氏应用补中益气膏贴敷配合艾灸法治疗特发性气胸，使药物与艾灸的作用相辅相成，更有效地起到培本固元的作用，证明此法疗效显著，简洁方便。

5. 小结：气胸是指气体进入胸膜腔造成积气状态，以突发一侧胸痛、伴或不伴有呼吸困难、刺激性干咳等为主要症状的病证，古代医籍无此病名，多归于中医之"胸痛""喘证""咳嗽"等范畴。临床上，现代医学多以保守治疗、排气治疗为主，同时积极处理原发病及并发症，但气胸的复发率高。中医药从整体观念出发进行辨证论治，有一定临床基础，配合西医治疗，有一定的临床疗效。未来还需更多专业人士充分发挥中医学的优势，从整体观念出发，辨证论治，审证求因，探求防治气胸的最佳手段。

第四节　呼吸系统疾病与心理健康

个体的生理活动经常是与其心理活动同时存在和进行的，不论疾病发生在人体的哪一部位，哪一个器官，都会影响这两个方面。由于工作学习压力，应激的适应反应能力、社会生活事件和心理因素导致的"身心性疾病"对人的健康危害最大。实际工作中来就诊的呼吸系统疾病的患者，大多表现出精神波动大、焦虑、紧张、强迫等心理障碍。呼吸的频率、深度和节律可因情绪状态而变化，但机制不明。

【病因和发病机制】

一、西医

1. 心理因素对呼吸道生理功能的影响：健康人在精神紧张或情绪激动时会有条件反射的咽部不适感或剧烈咳嗽的反应改变，这种紧张因素能改变人的行为，引起人的自发反应和情绪变化，如愤怒、焦虑不安等。反之，呼吸系统功能的改变也能影响调节情感的中枢神经系统。各种紧张因素会影响人的防御功能。致病菌较容易侵入人体并在体内增殖，而使机体感染致病。例如：在门诊可见到个别对过敏原过敏的孩子，在家里哮喘病一再复发，一旦离开家庭，即使过敏原依然存在，但孩子却不再发病了。说明家庭环境中的某些心理因素起了作用。

2. 社会环境和应激对疾病的影响：心理、社会紧张刺激是普遍存在的，每个人也都在特定的时间和空间中生活，其所处环境、文化程度、家庭、个性、道德规范等决定一个人的思维方式和心理状态。经过大脑评价的情绪反应既有积极的也有消极的。但不论积极的情绪反应或消极的情绪反应，都会引起心理上的紧张。生活环境中的各种刺激和矛盾（包括自然和社会灾害、生活事件、家庭和单位人际关系等）无不影响人的身心健康，人若经常处于这种紧张所致的生理状态，就会使躯体的某一器官或某一系统出现功能紊乱。呼吸系统可引起胸闷、气短、呃逆、哮喘等。现代医学认为，机体各系统的正常维系和运转需要身体内环境的稳定。当应激超过人体所能负荷的界值时，就会引起体内机能失衡或躯体的疾病，有时同一疾病对不同人反应不同，对症状的严重性、精神状态、生活质量和是否保健也有影响。

二、中医

中医学很早就认识到心理因素在某种情况下可以引发疾病，并将这一类病因集中概括为情志因素，情志致病学说也是中医病因学理论体系中"三因学说"的重要组成部分，情志致病是诸多心身疾病和隐性病理状态形成和维持的重要原因。情志变动是脏腑功能活动的产物，而脏腑功能依赖于气机的协调，气机郁滞，就会引发疾病。古人在进行情志病证的病机分析上多采用肝系辨证论治体系。有研究表明，情志因素引起或诱发的肺系病女性患者总比例明显高于男性。

所谓情志，是指七情（喜、怒、忧、思、悲、恐、惊）和五志（喜、怒、忧、思、恐），也涉及五神（神、魂、意、志、魄）内容。它包括了现代心理学的情绪、情感、激情、意志等心理过程，也与个性心理特征有关。广义地讲，中医学的情志是现代心理学中各种心理因素的概括。情志活动突然强烈或持久刺激，超过机体的耐受程度，便会损坏形体，引起多种疾病。《灵枢·本神》曰："肝藏血，血舍魂，肝气虚则恐，实则怒。脾藏营，营舍意，脾气虚则四肢不用，五脏不安，实则腹胀，经溲不利。心藏脉，脉舍神，心气虚则悲，实则笑不休。肺藏气，气舍魄，肺气虚，则鼻塞不利，少气，实则喘喝，胸盈仰息。肾藏精，精舍志，肾气虚则厥，实则胀。"阐述了情志变化同脏腑发病之间的关系。情志病证中与肺系病关系密切的，如郁证，气机郁结，当升不得升，当降不得降，而肺主一身之气，气之清浊升降，皆出于肺，气畅则郁不为，气郁则诸郁生。《素问·至真要大论》认为："诸气膹郁，皆属于肺。"

情志为病的特点：情志致病先伤神、后伤脏，先伤气、后伤形；七情可直接伤及内脏，五脏所主之情志损伤相应脏腑；情志为病，其病机离不开气机失调，而气机失调必然导致气血津液及脏腑功能失调，影响脏腑气机；情志为病，多发为情志病证，包括因情志刺激而发的病证（如郁证、癫、狂等），情志刺激而诱发的病证（如胸痹、真心痛、眩晕等心身疾病）及其他原因所致但具有情志异常表现的病证（如消渴、恶性肿瘤等多有异常情志表现）。

七情变化对病情的转归具有两方面的影响：一方面，情志反应适当，情绪积极乐观，有利于病情的好转乃至痊愈；另一方面，若患者情绪消沉，悲观失望，或情志异常波动，可使病情加重或引起体内宿疾的复发，甚则导致病情恶化。所以七情变化对病情的转归具有双重性，既有利于疾病的康复，也可以加重病情。

【临床常见疾病】

（一）过度换气综合征

过度换气综合征表现为反复发作的意识丧失，但无癫痫、发作性睡病的证据。这种病只要使患者快速呼吸 2~3 分钟就可诱发，患者先感眩晕，然后昏厥或感头昏产生脱离现实的情感；耳鸣、眼花、肢体的刺痛或麻木、肌肉僵硬、手足痉挛等均可发生；有时口干舌燥或产生控制不住的哭笑。可以在任何时候、任何地方发作，持续时间长短不一。

这类患者多有焦虑及癔症性格倾向。发作常与不安、过度紧张、恐惧等情绪因素有关。有报道，本病患者占内科患者的 2.1%~10.7%，女性为男性的 1.6~2.0 倍，25 岁左右的患者占 60%。

（二）支气管哮喘

心理社会因素不是支气管哮喘发作的基本因素，但是可以作为诱发因素来促使支气管哮喘发作。精神因素如强烈的情绪可促发或抑制支气管哮喘的发作，有的支气管哮喘患者在初感胸闷时，立即放松休息可以避免发生。有报道称有 5%～20% 的哮喘发作与情绪因素有关。情绪应激对急性和慢性哮喘都可以起到激发或加重的作用。对于某些易感儿童，任何能引起情绪反应的事件均可诱发哮喘发作，如焦虑、愤怒、激动等。

本病原因复杂且因人而异。现在已发现有许多不同的触发因素，除变态反应、感染、生化因素之外，心理社会因素也被认为起着始动机制的作用。支气管哮喘发病的关键是支气管平滑肌的高反应性，详细机制还未完全弄清，但一般倾向于认为，情绪因素是通过自主神经系统（迷走神经）而引起哮喘。

中医认为，情志不遂，忧思气结，肺气痹阻，气机不利，或肝失条达，气失疏泄，肺气痹阻，或郁怒伤肝，肝气上逆于肺，肺气不得肃降，升多降少，气逆而喘。《医学入门·喘》谓之："惊忧气郁，惕惕闷闷，引息鼻张气喘，呼吸急促而无痰声者。"

（三）慢性阻塞性肺疾病

慢性阻塞性肺疾病包括肺气肿、慢性哮喘及慢性支气管炎，其病程是进行性的又是不可逆的。它的后果是呼吸衰竭和脑缺氧，要通过长期氧治疗来处理。患者的日常活动受限制，Kaptein（1986）的研究表明，这种日常活动受限是由于心理因素，而与客观的肺功能参数无关；但完成 12 分钟的步行测试则与肺功能参数有关与心理因素无关。说明患者对慢性阻塞性肺疾病的负担不是客观参数而是心理因素，这一点可以应用于健康教育及临床监护。

中医学认为，慢性阻塞性肺疾病属"肺胀""喘证"等范畴。"肺主忧伤"与 COPD 合并抑郁焦虑状态关系非常密切。

【接诊与治疗】

一、西医

在接诊呼吸系统疾病的患者时，医生首先应尽力从患者的角度去理解疾病，在询问患者病情过程中，必须以委婉的、不受限制的方式提出问题，如果医生语言不当、态度不良、指导不对，医患之间的相互作用，就会变得消极，不但能增加患者的疑虑，加重患者的痛苦，还可能产生"医源性心理障碍"，使病情加重。医生应当注意患者有无精神心理因素的参与及影响程度，指导和制定一个个体化治疗方案，要理解患者的焦虑期待，制订患者信任及能够积极参与的治疗计划。在疾病基础治疗的基础上加入下列疗法。

1. 行为治疗：社会工作者，家人及医护人员对呼吸系统疾病的患者实施行为治疗，能减少他们的不安、焦虑紧张，教导患者提高自己的健康水平，使他们控制自己的治疗过程，放松心情，例如：生物反馈行为治疗能减少部分临床疾病的紧张因素，可以帮助缓解某些心理障碍和躯体疾病的症状，治疗哮喘等躯体疾病有明显疗效。

2. 心理治疗：如果患者有可治疗的心理障碍时应考虑心理疗法。对有病态心理的患者首先要了解病情，收集资料，让患者倾诉自己的问题和痛苦，鼓励患者要信任医生。建立良好的治疗性医患关系，对有紧张情绪的患者应采取持续期干预疗法，使患者重建新的认知和行为模式。呼吸系统与外界环境沟通，除了外界环境中的各种有害病原微生物，吸入肺部造成病害外，焦虑忧郁、神经过敏、睡眠障碍、疑病等因素，都能导致人身心疾病的发生。若排除心理障碍的因素，对患有各种不同呼吸道疾病的患者，临床上可根据慢性感染的因素，流行病学、物理、化学因素及过敏反应等进行抗感染对症治疗，同时让患者积极合理应对不同程度的社会生活事件，调整认知评估，避免和减轻负性情绪，从而激发机体和整体反应系统，保持生理、心理和社会适应的健全状态。

二、中医

1. 情志内伤可使气机升降失常，气血运行紊乱，五脏功能失调，从而引起病变。因此，应正确指导患者保持情志舒畅。注意：①消除悲忧情绪。悲忧伤心，心伤则五脏六腑皆受影响。因此，应及时鼓励、安慰、开导患者，用其他患者的成功事例激发其信心和勇气，使其极配合治疗。②消除怒恐情绪。怒恐伤肝，致气滞痰阻。因此，应消除患者紧张恐惧心理，保持心情舒畅，以利恢复健康。③克服盲目乐观情绪：一些患者经过一段时间治疗后效果不错，便放松了对疾病的重视。因此，要提醒患者，重视治疗与摄生，正确对待疾病与工作、修养的关系，促进机体康复。④排除不良刺激。生活、家庭或单位等方面因素的干扰，会致患者情绪波动，疾病加重。因此要区别不同情况，做好劝导安慰工作，同时提醒家人避免对患者的不良刺激。

2. 以情胜情法是指为使患者产生所预计的情志活动，去战胜或控制另一种能导致疾病的情志活动过程中，医生有目的地采取一定手段以达到愈病目的的一种治疗方法。《素问·五运行大论》中有"怒伤肝，悲胜怒""恐伤肾，思胜恐""喜伤心，恐胜喜""思伤脾，怒胜思""忧伤肺，喜胜忧"的论述，实为以情胜情法之滥觞。根据患者的人格体质差异，针对同种情志致病选择不同情志胜之，而针对不同情志致病，又可选择同种情志胜之，这充分体现了中医学同病异治，异病同治，因人制宜的治疗原则。以情胜情法对现代临床心理治疗亦产生了重大的影响，有些现代心理治疗的方法就是在以情胜情的具体方法的基础上演化而来的。如现代"发泄法"与"喜乐疗法"及"悲哀疗法"机制相同，就是让患者表达被压抑的情绪，通过发泄达到治疗的目的。

【情志因素致病的中医药诊疗综述】

先秦时期有关情志致病的论述只散见于各种文献中，尚未形成系统的理论认识。

秦汉时期是中医情志学说的雏形阶段，《黄帝内经》在情志医学方面有大量精辟的论述。据考证，《内经》162篇中，从篇名到主要内容讨论到心理学有关问题的多达32篇，共计236个词条（中心词要目），内容涉及情志致病的达129篇，占全书的80%。《难经》发挥了《内经》的病因学说，特别强调了忧愁、思虑、恚怒的病因学意义。《伤寒论》开创了情志医学辨证论治的先河，全书条文398条，以心理因素作为病因之一，以异常的心身现象作为主证之一的有 40 条，占 10%；88 条涉及心理现象，占 22%。

隋唐时期，《诸病源候论》在情志致病方面提出了独到的见解，使情志学说初步形成。

宋金元时期，陈无择写成《三因极一病证方论》，明确提出了"七情"的概念，突出强调了情志因素在疾病发生发展中所起的重大作用，使中医的"七情学说"达到成熟。

明清时期通过对文献的整理研究，使情志学说趋于成熟、臻于完善，《幼科发挥》《名医类案》《证治准绳》等均有与情志相关病证的记载。

现当代学者多结合现代理论对情志致病机理进行探讨，并深入脏腑与情志相关性的研究。如有学者认为情志致病学说与现代生物学关于心因性应激反应存在一致性，七情可通过影响神经递质及激素的水平和作用，降低机体免疫功能诱发疾病。乔明琦等提出"多情交织共同致病首先伤肝"假说，认为引起情志刺激的"社会事件"是情志致病的始发因素，肝气逆和肝气郁证是导致情志病证的主要证型。也有人提出"脑－脏整体调节"假说。丰富了情志致病机理的研究，开拓了情志病证防治的新思路。

参考文献

[1] 葛均波，徐永健，王辰. 内科学 [M].9 版. 北京：人民卫生出版社，2018.
[2] 邵长荣. 邵长荣实用中医肺病学 [M].北京：中国中医药出版社，2009.
[3] 周仲瑛. 中医内科学 [M].北京：中国中医药出版社，2003.
[4] 沈元良. 名老中医话肺系疾病 [M].北京：金盾出版社，2014.
[5] 任皎洁. 高血压合并 OSAHS 患者中医体质与失眠、躯体化、抑郁状态的多因子相关性分析 [D].兰州：甘肃中医药大学，2017.
[6] 胡海霞. 王雪京教授治疗胸腔积液临床经验总结 [D].北京：北京中医药大学，2016.
[7] 冯凡超. 胸腔积液证型分布及其基于 GC-MS 的代谢组学研究 [D].南京：南京中医药大学，2016.
[8] 张慧. 益气扶正法治疗自发性气胸临床观察 [D].济南：山东中医药大学，2014.
[9] 陈志斌，兰岚. 气胸中医诊疗专家共识 [J].中国中医急症，2019，28（2）：189－191，203.
[10] 赵春杰. 探讨呼吸系统疾病的心理社会因素与诊治措施 [J].中国保健营养，2013（5）：587－588.
[11] 孟婵. 情志因素与肺系病发病规律的关系 [D].济南：山东中医药大学，2012.

指南解读篇

第十章　国内外慢性阻塞性肺疾病诊断与治疗最新指南解读

第一节　《慢性阻塞性肺疾病诊治指南（2021 年修订版）》要点解读

《慢性阻塞性肺疾病诊治指南（2021 年修订版）》（以下简称修订版指南）距离上一次修订已经 9 年，国内外在慢阻肺诊疗方面已取得了较大进展。新版指南结合我国国情和国内外慢阻肺领域的最新进展，对慢阻肺诊疗提出了操作性更好、同时更注重个体化评价的临床指导，目标是使我国慢阻肺患者可以得到更好的医疗照护，实现早诊早治、全程管理，以降低漏诊率，减少急性加重事件，改善生活质量。

1. 定义及疾病负担：引用了最新的数据和研究成果，定义较上一版无重要更新。在我国，慢阻肺是导致呼吸衰竭和慢性肺源性心脏病最常见的病因，因肺功能进行性减退，严重影响患者的劳动力和生活质量，造成巨大的社会和经济负担。

2. 病因和危险因素：较上一版无重要更新，包括个体因素和环境因素两大部分，具有遗传倾向。

3. 发病机制、病理学表现及病理生理改变：引用了最新的数据和研究成果，较上一版无重要更新。

4. 临床表现、诊断及评估：修订版指南指出：慢阻肺的早期发现，对于延缓疾病进展、改善患者预后非常重要，并提出了慢阻肺的诊断流程，对于年龄≥40 岁和（或）有危险因素暴露史，有慢性咳嗽、咳痰、呼吸困难等症状的患者，应考虑行肺功能检查明确诊断。当不具备肺功能检查条件时，可以通过问卷筛查发现高危人群，提醒疑诊患者到上级医院行肺功能检查以便使患者早日接受诊治。非高危个体则建议由基层医院定期随访。肺功能检查提示吸入支气管舒张剂后第 1 秒用力呼气末容积（FEV_1）/用力肺活量（FVC）<0.7 即存在不完全可逆的气流受限，是确诊慢阻肺的必要条件。肺功能检查具有无创伤、重复检测方便、灵敏度高、价格便宜等优点，慢阻肺问卷筛查是一种经济、便捷的早筛方法，因此普及以上两种筛查方法对于识别高危人群、降低漏诊率具有重要意义。目前指南中推荐的是《中国慢性阻塞性肺疾病筛查问卷》，问卷内容包括：年龄、吸烟量、体重指数、主要症状、煤炉或柴草燃烧暴露史和家族史。当被调查者问卷总分≥16 分，即可认定其属于慢阻肺高危人群。根据指南，我们仍应重视慢阻肺与支气管哮喘、支气管扩张、弥漫性泛细支气管炎、充血性心力衰竭的鉴别诊断，重视肺部肿瘤、心血管疾病、代谢性疾病等合并症的评估和治疗；另一方面也推荐结合肺功能、HRCT 等各项指标对慢阻肺进行分级、分层及个体化

管理。

5. 稳定期管理。修订版指南指出：稳定期药物治疗是长期管理的核心内容。支气管舒张剂是慢阻肺药物治疗的基石。根据最新的循证医学证据，吸入剂型为首选，其中短效药用于按需缓解症状，长效药用于长期维持治疗。在使用长效支气管舒张剂的基础上可以考虑联合吸入性糖皮质激素（ICS）治疗。支气管舒张剂包括：①β_2 - 受体激动剂：短效 β_2 - 受体激动剂（SABA）主要包括特布他林和沙丁胺醇等；长效 β_2 - 受体激动剂（LABA）主要包括沙美特罗、福莫特罗、茚达特罗等。②抗胆碱能药物：短效抗胆碱能药物（SAMA）主要包括异丙托溴铵；长效抗胆碱能药物（LAMA）主要包括噻托溴铵、乌美溴铵和格隆溴铵等。③茶碱类药物：常见的有茶碱、氨茶碱、多索茶碱和二羟丙茶碱等，可与 LABA 联用，效果优于单用 LABA。在临床中应根据患者的个体化情况进行选择应用。同时我们应做好宣教，指导患者正确使用吸入装置，提高长期维持治疗的依从性。

6. 急性加重期管理：应对患者进行个体化管理。注意加强与心力衰竭、肺部感染、气胸、胸腔积液、肺栓塞等的鉴别。注意抗菌药物使用指征，避免在没有指征的患者中滥用抗菌药物。全身糖皮质激素的应用缩短使用疗程至 5 日。

7. 长期随访管理：长期规律随访有助于改善慢阻肺患者治疗依从性及预后。修订版指南指出，当慢阻肺患者诊断明确、病情稳定、由二级及以上医院在确定治疗和管理方案后，应到基层医疗机构接受长期管理。

（1）稳定期随访

修订版指南建议，对慢阻肺患者建立"回顾—评估—调整"的长期管理流程。由二级或以上医院确定初始治疗方案后，基层医疗机构评估患者使用吸入装置的能力、用药依从性和肺康复等非药物治疗方法，识别并调整可能影响治疗效果的因素。在此基础上，重点评估呼吸困难症状和急性加重事件是否改善，以此判断起始治疗的效果。如果起始治疗的疗效不佳，和（或）患者发生中度及以上的急性加重，应转诊或建议患者到二级医院就诊调整用药方案。

（2）急性加重患者出院后访视

慢阻肺急性加重患者出院后，按照分级诊疗原则，可在基层医疗机构接受出院后随访。修订版指南建议，在患者出院后 1~4 周首次访视，12~16 周应再次访视。首次访视中，医生应评价患者体力活动和日常活动的能力，进行症状评分，并评估合并症，特别是对存在心血管疾病、糖尿病和支气管扩张等慢性疾病史的患者，必要时建议转诊至上级医院进行综合治疗。再次访视时，除上述内容外，有条件的基层医院还应进行肺功能测定、检测血氧饱和度和血气分析以评估患者对长期氧疗的需求性。

（3）长期肺功能监测

定期肺功能检查有利于及早识别慢阻肺患者疾病进展速度和评价管理效果。指南建议对轻度/中度慢阻肺（FEV_1 占预计值的百分比≥50%）患者每年检查一次，对重度以上慢阻肺（FEV_1 占预计值的百分比<50%）患者每 6 个月检查一次。

8. 健康教育：修订版指南提出的健康教育的主要内容。①疾病认知教育：科普慢阻肺危险因素和常见症状，让患者知晓疾病的发生、发展规律。②鼓励戒烟，可以通过口头教育、发放书面材料或播放视频等方法实施戒烟宣教，帮助患者制订戒烟计划并监测落实情况。③强调长期规律用药的重要性：慢阻肺患者的气道变形、狭窄是不完全可逆的，病情呈进展性发展，肺功能会逐步下降，发展到后期会严重影响患者的生活自理能力、降低生活质量，长期、规律的用药有助于维持病情稳定，预防急性加重，改善疾病症状和健康状况。④告知需到医院就诊的时机。⑤训练缓解呼吸困难的技巧，科普吸氧治疗，做好居家氧疗指引。⑥吸入装置的使用教育：确保患者正确使用吸入装置是实现治疗效果的重要措施。⑦教导出现急性加重时的处理方式。⑧宣传呼吸康复相关知识。

9. 呼吸康复治疗：修订版指南对于有呼吸困难症状的患者，常规推荐呼吸康复，以期提高运动耐力、减轻症状、改善生活质量。目前最常用的呼吸肌训练内容是缩唇呼吸和腹式呼吸。缩唇呼吸指患者闭口经鼻吸气约 2 秒，缩唇呈吹口哨样缓慢呼气 4~6 秒，呼气时以能轻轻吹动前面 30 cm 的白纸为宜，尽量呼尽，强调吸气与呼气时间 1:2 或 1:3。腹式呼吸锻炼一般采取卧位，患者双腿蜷曲，双手分别置于胸前及腹部，用鼻缓慢吸气，吸气时小腹尽量鼓起，吸满气后稍作停顿；缓慢呼气，腹部尽量回收，同时手向上向内轻轻按压，帮助膈肌上升，做深长呼气。呼吸肌训练一般以 2~3 次/日、15~30 分钟/次为宜。稳定期患者康复疗程至少 6~8 周，医务人员监督下至少 2 次/周。

第二节　2022 年 GOLD 慢性阻塞性肺疾病诊断、治疗、管理及预防全球策略要点

1. 定义和概述：慢性阻塞性肺疾病（COPD）是一种常见的、可预防的、可治疗的疾病，其特征是持续的呼吸道症状和气流限制，这是由于气道和（或）肺泡异常，通常由大量暴露于有害颗粒或气体引起，并受到肺发育异常等宿主因素的影响。显著的并发症可能对发病率和死亡率有影响。慢性阻塞性肺疾病的慢性气流限制是由小气道疾病和实质破坏（肺气肿）的混合物引起的，其相对贡献因人而异。这些变化并不总是同时发生，而是随着时间的推移以不同的速度进化。慢性炎症引起结构改变、小气道狭窄和肺实质的破坏，导致肺泡与小气道的附着物丧失，并减少肺的弹性反坐力。反过来，这些变化降低了气道在呼气期间保持开放的能力。小气道的丢失也可能导致气流限制，黏液纤毛功能障碍是该疾病的一个特征。气流限制通常通过肺活量法来测量，因为这是最广泛可用和可重复的肺功能测试。肺气肿，或肺气体交换表面（肺泡）的破坏，是一个临床上经常使用的病理术语，仅描述 COPD 患者出现的几种结构异常中的一种。重要的是要认识到慢性呼吸道症状可能会出现先于气流限制的发展，并可能与急性呼吸事件的发展有关。肺活量测定正常的个体也存在慢性呼吸道症状，大量没有气流限制的吸烟者有肺部疾病的结构性证据，表现为肺气肿、气道壁增厚和气体捕获。慢性阻塞性肺疾病是造成了巨大且不断增加的经济和社会负担。慢性阻塞性肺疾病是长期累积暴露于有害气体和颗粒，以及多种宿主因素，包括遗传、气道高反应性和儿童时期肺生长不良的复杂相互作用的结果。

2. 影响疾病发展的因素和进展：虽然吸烟是研究最充分的慢性阻塞性肺疾病危险因素，但它不是唯一的危险因素，而且从流行病学研究中有一致的证据表明，非吸烟者也可能发展

为慢性气流限制。慢性阻塞性肺疾病是基因和环境之间复杂的相互作用的结果，包括遗传因素、年龄和性别、肺的生长发育、接触颗粒物、社会经济地位、哮喘和气道高反应性、慢性支气管炎、感染等方面。

3. 病理学、发病机制和病理生理学：COPD 的病理改变特征为气道、肺实质和肺血管系统。在 COPD 中观察到的病理变化包括慢性炎症，肺不同部位特定炎症细胞类型的数量增加，以及反复损伤和修复导致的结构改变。一般来说，气道的炎症和结构变化随着疾病的严重程度而增加，并在戒烟后持续存在。全身性炎症可能在 COPD 患者中发现的多种并发症条件中发挥作用。在 COPD 患者的呼吸道中观察到的炎症似乎是对呼吸道对吸烟等慢性刺激物的正常炎症反应的一种改变。包括氧化应激、蛋白酶 - 抗蛋白酶失衡、炎症细胞、炎症介质、细支气管周围和间质纤维化、COPD 和哮喘之间的炎症差异、端粒缩短等机制。COPD 的病理生理学改变包括气流限制和气体捕获、气体交换异常、黏液分泌过多、肺动脉高压和基础疾病导致的合并症等。

4. 诊断：对于任何有呼吸困难、慢性咳嗽或咳痰史和（或）有该疾病危险因素暴露史的患者，都应考虑 COPD。在这种临床背景下，需要进行肺活量测定来进行诊断；经支气管扩张剂治疗后出现 $FEV_1/FVC < 0.70$ 证实了在有适当症状和显著暴露于有害刺激的患者中存在持续的气流限制，从而存在 COPD。慢性进行性呼吸困难是 COPD 最典型的症状。显著的气流限制也可能存在，但没有慢性呼吸困难和（或）咳嗽和产痰，反之亦然。

（1）呼吸困难：呼吸困难是慢性阻塞性肺疾病的主要症状，是与该疾病相关的残疾和焦虑的主要原因。典型的慢性阻塞性肺疾病患者将他们的呼吸困难描述为一种呼吸用力增加、胸部沉重、空气饥饿或喘息的感觉。COPD 患者经常报告呼吸困难，特别是在用力时。这种症状在女性中更为突出。对于有呼吸困难主诉的患者，在鉴别诊断中应优先考虑 COPD。

（2）咳嗽：慢性咳嗽通常是慢性阻塞性肺疾病的第一个症状，患者经常认为这是吸烟和（或）环境暴露的预期后果。最初，咳嗽可能是间歇性的，但随后可能每天都出现，通常是一整天。在没有咳嗽的情况下，可能会出现明显的气流限制。

（3）咳痰：COPD 患者通常在咳嗽时产生少量的咳痰。连续两年定期咳嗽咳痰持续三个月或以上（在没有任何其他可以解释的情况下）是慢性支气管炎的经典定义，痰的产生可能是间歇性的，包括发作期和稳定期。产生大量痰液的患者可能会有潜在的支气管扩张。化脓性痰液的存在反映了炎症介质的增加。

（4）喘息和胸闷：喘息和胸闷的症状可能在几天之间和一天内发生变化。声音喘息可能出现在喉部，或者是广泛的吸气或呼气喘息。胸闷通常发生在运动后，局限性差，具有肌肉特征，并可能由肋间肌的等距收缩引起。没有喘息或胸闷并不排除 COPD 的诊断，这些症状的存在也不能证实哮喘的诊断。

（5）疲劳：疲劳是一种主观不适感觉，是慢性阻塞性肺疾病患者最常见和最痛苦的症状之一。疲劳会影响患者进行日常生活活动的能力和他们的生活质量。

（6）严重疾病的其他特征：疲劳、体重减轻、肌肉损失和厌食症是严重和非常严重的 COPD 患者的常见症状。他们有预后的重要性，也可能是其他疾病的征兆。咳嗽期间的晕厥是由于长时间咳嗽发作期间胸内压力迅速增加。咳嗽也可能导致肋骨骨折，有时无症状。踝关节肿胀可能是肺心病存在的唯一指标。抑郁和或焦虑的症状在慢性阻塞性肺疾病中很常见，并与较差的健康状况、病情恶化的风险增加和急诊入院有关。

5. 病史：已知或怀疑患有 COPD 的新患者的详细病史如下。

（1）患者暴露于危险因素，如吸烟和职业或环境暴露。

（2）既往病史，包括哮喘、过敏、鼻窦炎或鼻息肉；儿童呼吸道感染；艾滋病毒；结核病；其他慢性呼吸系统和非呼吸系统疾病。

（3）有慢性阻塞性肺疾病或其他慢性呼吸道疾病的家族史。

（4）症状发展模式：慢性阻塞性肺疾病通常在成年后发生，大多数患者在寻求医疗帮助前意识到呼吸困难增加，更频繁或更长期的"冬季感冒"，以及一些社会限制。

（5）有病情加重史或既往因呼吸系统疾病住院史。患者可能会意识到症状的周期性恶化，即使这些发作尚未被确定为 COPD 的恶化。

（6）存在并发症，如心脏病、骨质疏松症、肌肉骨骼疾病、焦虑和抑郁，以及恶性肿瘤，也可能导致活动的限制。

（7）疾病对患者生活的影响，包括活动受限、错过工作和经济影响、对家庭日常生活的影响、抑郁或焦虑感、幸福感和性活动。

（8）为患者提供的社会和家庭支持。

（9）减少风险因素的可能性，特别是戒烟。

6. 肺活量测定：肺活量测定法是最具可重复性和最具客观性的气流限制测量方法。肺活量法应测量从最大吸气点用力呼出的空气量（用力肺活量，FVC）和在该动作的第一秒呼出的空气量（一秒用力呼气量，FEV_1），并应计算这两种测量值的比率（FEV_1/FVC）。一秒用力呼气量 FEV_1 和慢肺活量（VC）之间的比率，FEV_1/VC，而不是 FEV_1/FVC。这往往会导致比率较低，特别是在明显的气流限制时。通过与参考值的比较来评估根据年龄、身高、性别和种族。COPD 患者通常表现为 FEV_1 和 FVC 两者共同的下降。气流限制的肺活量测定标准仍然是使用支气管扩张剂后 $FEV_1/FVC < 0.70$。由于肺活量测定只是确定 COPD 临床诊断的一个参数，因此使用固定比例作为诊断标准对个别患者进行误诊和过度治疗的风险有限；附加参数是症状和其他危险因素。基于对支气管扩张剂术后的单一测量来评估是否存在气流阻塞，如果 FEV_1/FVC 比值在 0.6～0.8，应通过单独的重复肺活量测定来确认。可逆性的程度尚未被证明可以增强 COPD 的诊断，区分诊断与哮喘，或预测长期使用支气管扩张剂或糖皮质激素治疗的反应。因此，在随访患者的肺活量测定前，没有必要停止吸入药物治疗。指南建议对有症状和（或）危险因素的患者进行肺活量测定，但不进行筛查肺活量测定。

7. 评估：COPD 评估的目标是确定气流限制的水平、它对患者健康状况的影响及未来事件（如病情恶化、住院或死亡）的风险，以便最终指导治疗。为了实现这些目标，COPD 评估必须单独考虑该疾病的以下方面：肺活量测定异常的存在和严重程度、患者症状的当前性质和程度、有中度和重度急性加重史及未来风险、并发症的存在。

（1）症状评估

指南建议对症状进行全面的评估，而不仅仅是测量呼吸困难。COPD 评估测试（CAT™）和 COPD 控制问卷（CCQ©）可用于比较简便的进行评估。

（2）加重风险评估

慢性阻塞性肺疾病加重被定义为呼吸道症状的急性恶化，导致额外的治疗。这些事件被分为轻度（仅使用短效支气管扩张剂治疗）、中度［使用短效支气管扩张剂加抗生素和（或）口服皮质类固醇治疗］或重度（患者需要住院或到急诊室就诊）。严重的病情加重也可能与急性呼吸衰竭有关。慢性阻塞性肺疾病加重住院与预后不良和死亡风险增加相关。肺活量测定的严重程度与病情加重和死亡的风险之间也有显著的关系。在人群水平上，大约 20% 的 GOLD2（中度气流限制）患者可能会经历频繁的病情恶化，需要使用抗生素和（或）全身糖皮质激素治疗。GOLD3（严重）和 GOLD4（非常严重）患者发生病情加重的风险明显更高。然而，FEV_1 本身就缺乏足够的精确度，在临床上被用作 COPD 患者病情加重或死亡率的预测因子。

（3）伴随的慢性疾病（合并症）的评估

COPD 患者在诊断时往往伴有重要的慢性疾病，COPD 是多病发展的重要组成部分，特别是在老年人应对常见的危险因素（例如：衰老、吸烟、饮酒、饮食和不活动）。COPD 本身也有显著的肺外（全身）影响，包括体重减轻、营养异常和骨骼肌功能障碍。骨骼肌功能障碍的特征是骨骼肌减少症（肌细胞的丢失）和剩余细胞的功能异常。其原因可能是多因素的（例如：缺乏活动、不良饮食、炎症和缺氧），它可导致 COPD 患者的运动不耐受和健康状况不佳。常见的并发症包括心血管疾病、骨骼肌功能障碍、代谢综合征、骨质疏松症、抑郁、焦虑和肺癌。COPD 的存在实际上可能会增加患其他疾病的风险；这对慢性阻塞性肺疾病和肺癌尤为显著。轻度、中度或重度气流受限的患者可出现并发症，独立地影响死亡率和住院率，应该得到特定的治疗。因此，任何 COPD 患者都应常规寻找并发症并适当治疗。建议 COPD 患者的诊断，严重程度的评估和个体并发症的管理应与所有其他患者相同。

（4）α1 - 抗胰蛋白酶缺乏症

α1 - 抗胰蛋白酶缺乏症（α1-antitrypsin deficiency，AATD）筛选。世界卫生组织建议，所有诊断为慢性阻塞性肺疾病的患者都应该进行一次筛查，特别是在 AATD 发病率高的地区。虽然典型的患者是年轻（<45 岁）伴有全小叶基底肺气肿，但人们已经认识到，延迟诊断导致一些 AATD 患者年龄较大，有更典型的肺气肿分布（小叶中心根尖）。低浓度（<20% 正常）高度提示纯合子 35 缺陷。

（5）其他评估

1）成像胸部 X 线片对确定慢性阻塞性肺疾病的诊断并没有帮助，但它能排除替代诊断和确定存在显著的并发症，如伴随的呼吸疾病（肺纤维化、支气管扩张、胸膜疾病）、骨骼疾病（脊柱后凸）和心脏疾病（心肌肥大）、与慢性阻塞性肺疾病相关的放射学变化包括肺恶性膨胀的迹象（膈肌扁平和胸骨后空气体积增加）、肺高透明和血管变细。除发现支气管扩张和符合肺癌风险评估标准的慢性阻塞性肺疾病患者外，不推荐常规进行胸部 CT。肺气肿可能增加患肺癌的风险。

2）肺体积：慢性阻塞性肺疾病患者从疾病早期阶段表现出气体捕获（残余体积增加），随着气流限制的恶化，会发生静态恶性膨胀（总肺活量增加）。这些变化可以通过体积描记术记录。单次屏气技术的临床应用为评价呼吸系统的气体转移特性提供了一个有用的临床工具。在慢性阻塞性肺疾病患者中，横断面获得的低 DLCO 值（＜为60%的预测）与运动能力下降、症状增加、健康状况恶化和死亡风险的增加有关，独立于其他临床变量和气流限制的程度。此外，在 COPD 患者中，低 DLCO 值有助于排除癌症患者的手术肺切除术，而在没有气流限制的吸烟者中，＜80%的预测值（作为肺气肿的标志）表明，随着时间的推移，患 COPD 的风险增加。随着时间的推移，与无该疾病的吸烟者相比，COPD 患者的 DLCO 有加速下降，而且女性的这种下降明显大于男性。

3）血氧测定和动脉血气测量：脉搏血氧仪可以用来评估患者的动脉血氧饱和度和是否需要补充血氧治疗。脉搏血氧仪应用于评估所有有临床体征提示呼吸衰竭或右心力衰竭的患者。如果外周动脉血氧饱和度＜92%，则应评估动脉或毛细血管血气分析。

4）运动测试和身体活动的评估：步行距离是健康状况损害的有力指标和预后的预测指标；运动能力可用于评估残疾和死亡风险，并被用于评估肺康复的有效性。

5）生物标志物：目前，对血液嗜酸性粒细胞的评估为吸入性糖皮质激素（ICS）的使用提供了最好的指导，特别是在预防一些病情恶化方面，需要继续谨慎和现实地解释生物标志物在已识别临床特征管理中的作用。

8. 稳定期 COPD 的药物治疗

（1）支气管扩张剂

支气管扩张剂是增加 FEV 的药物和（或）改变其他肺活量测量变量。它们通过改变气道平滑肌张力来发挥作用，呼气流量的改善反映了气道的扩大，而不是肺弹性反坐力的改变。慢性阻塞性肺疾病的支气管扩张剂药物通常定期使用，以预防或减轻症状。毒性也与剂量有关。一般不建议定期使用短效支气管扩张剂。

（2）β_2 受体激动剂

β_2 受体激动剂是通过刺激来放松气道平滑肌 β_2 - 肾上腺素能受体，它增加环 AMP，并对支气管收缩产生功能性拮抗作用。有短效（SABA）和长效（LABA）β_2 受体激动剂。SABA 的影响通常在4到6小时消失。定期和根据需要使用 SABA 可改善 FEV_1 和症状。对于慢性阻塞性肺疾病的单剂量使用，常规使用左旋沙丁胺醇似乎没有比传统的支气管扩张剂更好的优势。LABA 显示作用时间为12小时或更长，不排除根据需要的 SABA 治疗的额外好处。福莫特罗和沙美特罗每日2次可显著改善 FEV_1，还有肺容积、呼吸困难、健康状况、病情状况、病情恶化率和住院次数，但对死亡率或肺功能下降率没有影响。茚达特罗是一种每日1次的 LABA，可以改善呼吸困难、健康状态和加重率。一些患者在吸入茚达特罗后会出现咳嗽。奥达特罗和维兰特罗是每日1次的 LABA，可改善肺功能和症状。但此类药物可产生静息性窦性心动过速，并有可能诱发易感患者的心律失常。在一些接受更高剂量 β_2 激动剂治疗的老年患者中，会产生躯体震颤，无论给药途径如何。当与噻嗪类利尿剂联合治疗时，可能会产生低钾血症。而在静息条件下慢性心力衰竭患者的耗氧量可以增加。同时使用 SABAs 和 LABAs 后可出现氧分压（PaO_2）轻度下降，但这些变化的临床意义尚不确定。

（3）抗胆碱药

抗胆碱药物可阻断乙酰胆碱对气道平滑肌中表达的 M3 胆碱受体的支气管收缩作用。短效抗胆碱药物（SAMAs），即异丙托溴铵和氧托溴铵，也能阻断抑制性神经元受体 M2，这可能导致迷走神经诱导的支气管收缩。长效抗胆碱药物（LAMAs），如噻托溴铵、格隆溴铵（也称为甘罗溴铵）与 M3 胆碱受体的结合延长，与 M2 胆碱受体分离更快，从而延长支气管扩张作用的持续时间。LAMA 治疗（噻托溴铵）可改善症状和健康状况，还提高了肺康复的有效性并减少病情恶化和相关的住院治疗。临床试验显示，与 LABA 治疗相比，LAMA 治疗（噻托溴铵）对加重率的影响更大。这类药物在广泛的剂量和临床环境中的广泛使用表明它们是非常安全的。最主要的副作用是口干涩。虽然偶尔有尿路症状的报道，但没有数据证明有真正的因果关系。据报道，定期使用异丙托溴铵治疗的 COPD 患者的心血管事件意外地小幅增加。使用带有面罩的溶液可能会诱发急性青光眼，这可能是溶液和眼睛接触的直接结果。

（4）甲基黄嘌呤

关于黄嘌呤衍生物的确切作用仍存在争议。它们可能作为非选择性磷酸二酯酶抑制剂发挥作用，但也有报道说其有一系列非支气管扩张剂的作用。茶碱是最常用的甲基黄嘌呤，由细胞色素 P450 混合功能氧化酶代谢。对该药物的清除率随着年龄的增长而下降。所有显示茶碱对慢性阻塞性肺疾病有效的研究都是用缓释制剂进行的。有证据表明，与安慰剂相比，茶碱对稳定型 COPD 有适度的支气管扩张作用。在沙美特罗中加入茶碱可以更好地改善 FEV_1 和呼吸困难，比单用沙美特罗效果更明显。此类药物的毒性与剂量有关，这是黄嘌呤衍生物的一个特殊问题，因为它们的治疗比例很小，而且大多数益处只发生在给药剂量接近毒性的剂量时。毒副作用包括由房性和室性心律失常引起的心悸（有时是致命的）和惊厥（与既往癫痫史无关）。其他副作用包括头痛、失眠、恶心和胃烧灼感，这些可能发生在血清茶碱水平的治疗范围内。这些药物与常用药物，如红霉素（除外阿奇霉素）、某些喹诺酮类抗生素（环丙沙星，除外氧氟沙星）、别嘌呤醇、西咪替丁（除外雷尼替丁）、5 - 羟色胺摄取抑制剂（氟伏沙明）和 5 - 脂氧合酶抑制剂有显著的相互作用。

（5）联合支气管扩张剂治疗

与增加单一支气管扩张剂的剂量相比，联合使用具有不同机制和作用时间的支气管扩张剂可能会增加支气管扩张的程度，且产生副作用的风险更低。在改善 FEV 方面，SABA 和 SAMA 联合使用优于单独使用任何一种药物和症状。联合吸入福莫特罗和噻托溴铵对 FEV 的影响更大。LABA 和 LAMA 的组合改善了肺功能，这种改善始终大于长效支气管扩张剂单药治疗的效果。与单一治疗相比，联合支气管扩张剂对患者报告结局的影响更大。LABA/LAMA 联合治疗对基线症状负担更大的患者的生活质量有最大的改善。与长效支气管扩张剂单药治疗相比，LABA/LAMA 改善了低风险且未接受吸入糖皮质激素的有症状患者的肺功能和症状。较低剂量、每日 2 次的 LABA/LAMA 治疗方案也被证明可以改善 COPD 患者的症状和健康状况。研究表明，长效支气管扩张剂联合治疗比长效支气管扩张剂单药治疗更有效。LABA/LAMA 联合治疗比 LABA/ICS 联合治疗更能减少病情加重。在较高的血嗜酸性粒细胞浓度下，LABA/ICS 比 LABA/LAMA 联合治疗更大程度地减少了病情加重的发生。但在接受

LABA/ICS 治疗的患者中，发生肺炎的风险显著更高。

（6）吸入性皮质类固醇（ICS）

COPD 相关炎症对糖皮质激素的反应性有限。一些药物，包括 β_2 受体激动剂、茶碱或大环内酯可能部分促进 COPD 患者的皮质类固醇敏感性。定期单独使用 ICS 治疗并不能改变 FEV 的长期下降，也不能降低慢性阻塞性肺疾病患者的死亡率。与接受安慰剂或沙美特罗加丙酸氟替卡松联合治疗的患者相比，单独使用丙酸氟替卡松治疗的患者的死亡率有更高的趋势。对于中度至非常重度 COPD 和加重的患者，ICS 联合 LABA 在改善肺功能、健康状况和减少加重方面比单独使用任何一种成分更有效。大多数研究发现 LABA/ICS 固定剂量联合（FDC）比单独 LABA 对 COPD 加重率有有益影响。血液中的嗜酸性粒细胞计数可以预测 ICS（在常规维持性支气管扩张剂治疗的基础上添加）在预防未来病情恶化方面的作用大小。COPD 患者的平均血液嗜酸性粒细胞计数更高，尽管与对照组有重叠。COPD 患者中较高的血液嗜酸性粒细胞计数与肺嗜酸性粒细胞数量的增加和气道中较高水平的 2 型炎症标志物的存在相关。这些气道炎症的差异可以解释根据血液嗜酸性粒细胞计数对 ICS 治疗的不同反应。ICS 的使用与口腔念珠菌病、声音嘶哑、皮肤瘀伤和肺炎的较高患病率相关。ICS 治疗也可能与糖尿病风险的增加/糖尿病控制不良有关。在 ICS 治疗终止后，COPD 病情可能恶化和（或）症状增加。

（7）三联疗法（LABA/LAMA/ICS）

吸入治疗增加到 LABA + LAMA + ICS（三联疗法）已被证明可改善肺功能、患者预后并减少病情加重的发生。固定剂量三联吸入治疗和 LABA/LAMA 治疗与固定剂量联合治疗对有频繁和（或）严重加重史的症状性慢性阻塞性肺疾病患者的死亡率降低有益。

（8）口服糖皮质激素

口服糖皮质激素有许多副作用，包括类固醇肌病，这可能导致非常严重的 COPD 患者的肌肉无力、功能下降和呼吸衰竭。住院患者急性加重或急诊就诊期间全身糖皮质激素治疗，已被证明可以降低治疗失败率、复发率，改善肺功能和呼吸困难。虽然口服糖皮质激素在急性加重的 COPD 管理中可能发挥作用，但它们在 COPD 的慢性日常治疗中没有作用。

（9）PDE4 抑制剂

PDE4 抑制剂的主要作用是通过抑制细胞内环 AMP 的分解来减少炎症反应。罗氟司特是一种每日 1 次的口服药物，可减少慢性支气管炎、中度至重度慢性阻塞性肺疾病患者病情加重。罗氟司特对既往有急性加重住院史的患者的有益效果更大。PDE4 抑制剂对 COPD 的不良反应比吸入药物更大。最常见的症状是腹泻、恶心、食欲减退、体重减轻、腹痛、睡眠障碍和头痛。不良反应发生在治疗早期，是可逆的，并且随着时间的推移和持续的治疗而减少。对于抑郁症患者，也应谨慎使用罗氟司特。

（10）抗生素

研究表明，经常使用某些抗生素可能会降低病情恶化率。如阿奇霉素（250 mg/d 或 500 mg 每周 3 次）或红霉素（250 mg 每天 2 次）为期 1 年，与常规治疗相比，降低了病情恶化的风险。毒副作用方面，阿奇霉素的使用与细菌耐药性发生率增加、QTc 间期延长和听力测试受损相关。

（11）黏液调节剂和抗氧化剂（N－乙酰半胱氨酸、碳半胱氨酸、角胱氨酸）

在未接受 ICS 的慢性 COPD 患者中，定期使用碳半胱氨酸和 N－乙酰半胱氨酸等黏液溶解药物治疗可减少病情恶化并适度改善健康状况。研究表明，厄多胱氨酸可能对 COPD 患者的病情轻度加重有显著影响。

（12）其他药物治疗

α1－抗胰蛋白酶增强疗法可减少 AATD 患者肺部疾病的发展和进展。血管扩张剂尚未在严重/不成比例肺动脉高压的慢性阻塞性肺疾病患者中得到适当的评估。吸入性一氧化氮可因通气－灌注平衡的缺氧调节发生改变而恶化气体交换，在稳定型 COPD 中是禁忌证。研究表明，西地那非并不能改善 COPD 患者的康复结果，并能增加肺动脉压力。他达拉非并不能改善伴有轻度肺动脉高压的 COPD 患者的运动能力或健康状况。

9. 肺康复：肺康复包括但不限于运动训练、教育、自我管理干预，旨在改善慢性呼吸道疾病患者的身心状况，促进长期坚持促进健康的行为。肺康复应被视为患者综合患者管理的一部分，患者在入院前应进行仔细的评估，包括确定患者的目标、具体的医疗保健需求、吸烟状况、营养健康、自我管理能力、健康知识普及、心理健康状况和社会环境、并发症条件及运动能力和限制。持续 6~8 周的肺康复项目可以获得最佳疗效。现有证据表明，将肺康复延长到 12 周没有额外的好处。建议每周至少进行 2 次有监督的运动训练，包括耐力训练、间歇训练、阻力/力量训练；理想情况下应包括上肢和下肢，以及步行运动；灵活性、吸气肌肉训练和神经肌肉电刺激也可以纳入。康复干预（内容、范围、频率和强度）都应该个体化，以最大限度地提高生活质量。应向患者强调长期行为改变对改善身体功能和减少 COPD 的心理影响的重要性。肺康复对 COPD 患者的益处是相当大的，康复已被证明是改善呼吸短促、健康状况和运动耐量的最有效的治疗策略。肺康复适用于大多数 COPD 患者。运动诱导的氧饱和度降低可在相当一部分 COPD 患者中看到，并与生活质量受损、病情加重风险和死亡率相关，因此在肺康复期间，常见的做法是在运动训练中补充氧气。研究表明慢性阻塞性肺疾病患者接受补充氧气的训练，显著提高了运动能力和与健康相关的生活质量。HFNT 可降低呼吸肌肉负荷和呼吸频率，同时增加呼气时间。有证据表明，标准化的家庭肺康复方案可以改善 COPD 患者的呼吸困难，但传统的监督性肺康复仍然是标准和一线选择。

10. 姑息性疗法和临终关怀：姑息治疗包括症状控制的方法及对接近死亡的晚期患者的管理。无论疾病处于哪个阶段或是否需要其他治疗，姑息治疗的目标是预防和减轻痛苦，并支持患者及其家属尽可能最好的生活质量。慢性阻塞性肺疾病是一种高症状性的疾病，有许多因素，如疲劳、呼吸困难、抑郁、焦虑、失眠，需要基于症状的姑息治疗。姑息治疗扩大了传统的疾病治疗模式，增加了对提高生活质量、优化功能、帮助制定临终护理决策及为患者及其家属提供情感和精神支持等目标的关注。姑息治疗方法对于临终关怀是必不可少的。即使在接受最佳的药物治疗时，许多 COPD 患者仍会继续经历痛苦的呼吸困难、运动能力受损、疲劳，并遭受恐慌、焦虑和抑郁。其中一些症状可以通过更广泛地使用姑息治疗来改善。

（1）呼吸困难的姑息治疗

阿片类药物，神经肌肉电刺激、胸壁振动等疗法可以缓解呼吸困难。应用吗啡可延长晚期 COPD 患者的运动耐力时间。无创通气可以减少日间呼吸困难。针灸和穴位按压是晚期 COPD 患者的其他非药物方法，可能改善呼吸困难和生活质量。没有证据表明苯二氮䓬类药物具有有益的作用。

（2）营养支持

低 BMI，特别是低脂质量与 COPD 患者更差的预后相关。在营养不良的慢性阻塞性肺疾病患者中，营养补充促进了显著的体重增加，并导致显著改善呼吸肌力和整体健康相关的生活质量。营养抗氧化剂补充（维生素 C 和维生素 E、锌和硒）已被证明可以改善抗氧化缺陷、四头肌力量和血清总蛋白，而没有进一步改善四头肌耐力。

（3）恐慌、焦虑和抑郁、疲劳的治疗

慢性阻塞性肺疾病患者出现抑郁和焦虑症状的原因是多因素的，包括行为、社会和生物学因素。肺康复可能有助于减轻焦虑症状。抗抑郁药对 COPD 患者的疗效尚不确定。认知行为疗法和身心干预（例如：基于正念的疗法、瑜伽和放松）可以减少焦虑和抑郁；身心干预也能改善慢性阻塞性肺疾病患者的身体症状，如肺功能、呼吸困难、运动能力和疲劳及心理问题。COPD 患者的疲劳程度可以通过自我管理教育、肺康复、营养支持和身心干预等方式得到改善。

（4）临终关怀

进行性呼吸衰竭、心血管疾病、恶性肿瘤等疾病是因病情加重而住院的 COPD 患者死亡的主要原因。临终关怀应包括与患者及其家属讨论他们对复苏、预先指示和死亡偏好地点的看法。良好的提前护理计划可以通过谈论死亡及提供情感支持来减少患者及其家属的焦虑。它还可以确保护理符合他们的愿望，并避免不必要的和昂贵的侵入性方法。

11. 其他治疗方法

（1）氧气疗法

对慢性呼吸衰竭患者的长期给氧（＞每天 15 小时）已被证明可以提高严重静息性低氧血症患者的生存率。

（2）通气支持

无创正压通气形式的无创通气可降低 COPD 加重和急性呼吸衰竭住院患者的发病率和死亡率。稳定期的患者，使用持续气道正压通气对提高生存率和降低再住院风险都有明显的获益。

此外，还包括应用肺减容手术、大肠切除术、肺移植、支气管镜干预等手术治疗方式。

12. 稳定期 COPD 的管理：COPD 患者应评估其气流阻塞的严重程度、症状、病情加重史、暴露于危险因素和并发症，以指导管理。根据呼吸困难和运动受限的主要症状，以及在维持治疗期间持续发生病情恶化，治疗可升级或降级。在评估之后，初步管理应解决减少暴露的风险因素，包括戒烟。应提供疫苗接种，患者应接受关于健康生活的一般建议，包括饮食，以及体育锻炼对慢性阻塞性肺疾病患者是安全的和鼓励的。应向患者提供呼吸困难自我管理、节能和压力管理的指导，并给予患者书面行动计划。并发症也应进行管理。应检查吸入装置使用技术、坚持处方治疗（包括药物和非药物）、吸烟状况和持续暴露于危险因素的情况。应鼓励进行体育活动，并考虑转诊进行肺康复治疗。应回顾对氧疗、通气支持、肺容积减少和姑息治疗方法的需要。肺活量测定应至少每年重复 1 次。哮喘和慢性阻塞性肺疾病可能共存于个别患者。如果怀疑同时诊断为哮喘，药物治疗应主要遵循哮喘指南，但他们的 COPD 也可能需要药物和非药物方法。管理的目的是减少当前的症状和未来病情恶化的风险。识别和减少危险因素的暴露对 COPD 的治疗和预防非常重要。吸烟是慢性阻塞性肺疾病最常见和最容易识别的危险因素，应持续鼓励所有吸烟者戒烟。还应解决减少个人接触职业粉尘、烟雾和气体及室内和室外空气污染物的总问题。需要强调的是肺康复的组成部分可能各不相同，但循证的最佳实践包括：有结构化和有监督的运动训练、戒烟、营养咨询和自我管理教育。建议所有 COPD 患者都要接种流感疫苗。长期氧疗适用于病情稳定的患者：一旦接受长期氧疗（LTOT），患者应在 60 ~ 90 天后重新评估，重复动脉血气（ABG）或氧饱和度，同时激发相同水平的氧或室内空气，以确定是否仍然需要氧治疗。对 COPD 患者进行常规随访是必要的。肺功能可能会随着时间的推移而恶化。应监测症状、病情恶化和气流限制的客观措施，以确定何时修改管理方法，并确定可能出现的任何并发症。

13. 病情恶化的管理：慢性阻塞性肺疾病（COPD）的加重被定义为呼吸道症状的急性恶化。COPD 的加重是 COPD 管理中的重要事件，因为它们会对健康状况、住院率和再入院率及疾病进展产生负面影响。COPD 加重是一种复杂的事件，通常与气道炎症增加、黏液产生增加和明显的气体捕获有关。这些变化导致呼吸困难的增加，呼吸困难加重是主要症状。其他症状包括痰脓液增加和痰容量增加，以及咳嗽和喘息增加。由于其他可能加重呼吸道症状的并发症在 COPD 患者中很常见，因此在诊断 COPD 加重前应考虑进行临床评估以排除鉴别诊断。恶化的分类为：轻度（仅使用短效支气管扩张剂治疗）；中度［使用短效支气管扩张剂加抗生素和（或）口服糖皮质激素治疗］；重症（患者需要住院或去急诊室）。尽管细菌感染和环境因素，如污染和环境温度，也可能引发和（或）放大这些事件，但病情恶化主要是由呼吸道病毒感染引起的。短期暴露于细颗粒物（PM2.5）与急性加重住院率增加和 COPD 死亡率增加相关。分离出的最常见的病毒是人鼻病毒（普通感冒的病因），在病情加重后可在长达 1 周的时间内被检测到。当与病毒感染相关时，病情恶化往往更严重，持续时间更长。丝状真菌，特别是曲霉属，可在中度加重期间患者的痰样本中发现。在慢性阻塞性肺疾病加重期间，症状通常持续 7 ~ 10 天。一些慢性阻塞性肺疾病患者特别容易发生频繁的病情恶化（定义为每年 2 次或 2 次以上的病情加重），这些患者的健康状况和发病率比病情恶化较少的患者更差。维生素 D 具有免疫调节作用，并与病情恶化的病理生理学有关。慢性阻塞性肺疾病患者的维生素 D 水平低于健康状况患者。

COPD 加重的治疗目标是尽量减少当前加重的负面影响，并防止后续不良事件的发生。COPD 加重的临床表现是异质性的，因此我们建议住院患者的加重的严重程度应基于患者的临床体征，并建议进行以下分类。

无呼吸衰竭：呼吸频率，每分钟 20 ~ 30 次；不使用辅助呼吸肌；精神状态无变化；通过文丘里面罩补充氧气改善低氧血症 24% ~ 35% 吸入氧气；$PaCO_2$ 没有增加。

急性呼吸衰竭 – 不危及生命：> 每分钟 30 次呼吸；使用副呼吸肌；精神状态无变化；通过文丘里面罩补充氧气改善低氧血症 >35% FiO_2；高碳酸血症，即 $PaCO_2$ 与基线相比增加或升高 50 ~ 60 mmHg。

急性呼吸衰竭－危及生命：呼吸频率＞每分钟 30 次；使用辅助呼吸肌；精神状态的急性变化；通过文丘里面罩补充氧气或要求 FiO_2 ＞40% 时，低氧血症没有改善；高碳酸血症，即与基线相比，$PaCO_2$ 增加，或升高＞60 mmHg，或存在酸中毒（pH≤7.25）。

COPD 加重住院后的长期预后较差，5 年死亡率约为 50%。与不良预后独立相关的因素包括年龄较大、较低的 BMI、并发症（如心血管疾病或肺癌）、既往因 COPD 加重住院、指数恶化的临床严重程度及出院时需要长期氧疗。以 CT 扫描上呼吸道症状发生率较高和严重程度较高、生活质量较差、肺功能较差、运动能力较低、肺密度较低和支气管壁增厚为特征的患者，在急性 COPD 加重后死亡率较高的风险也更高。在寒冷的天气期间，死亡风险可能会增加。

最常用于 COPD 急性加重的 3 种药物是支气管扩张剂、皮质类固醇和抗生素。建议短效吸入 β_2 受体激动剂，加或不使用短效抗胆碱能药物，是急性治疗 COPD 急性加重的初始支气管扩张剂。不建议静脉滴注甲基黄嘌呤（茶碱或氨茶碱）使用，因为这些患者有明显的副作用。如果选择雾化器提供支气管扩张剂，在 COPD 急性加重中，空气驱动支气管扩张剂雾化比氧驱动雾化更可以避免导致 $PaCO_2$ 升高的潜在风险。系统性糖皮质激素治疗 COPD 加重可缩短恢复时间，改善肺功能。它们还能改善氧合作用，降低早期复发、治疗失败的风险及住院治疗的时间。建议每天服用 40 毫克泼尼松，连续 5 天。口服泼尼松龙治疗与静脉滴注同样有效。单独雾化布地奈德可能是治疗一些患者病情恶化的合适替代方案，并提供了与静脉滴注甲基泼尼松龙类似的好处。加强 LABA/ICS 联合治疗 10 天可能与减少病情加重相关，特别是在患有严重疾病的患者中。最近的研究表明，糖皮质激素对治疗血液嗜酸性粒细胞水平较低的患者的急性 COPD 加重可能效果较差。降钙素原是一种急性期反应物，在炎症和感染时反应增加，已被研究用于确定抗生素在 COPD 加重中的使用。我们目前不能建议使用基于降钙素原的方案来决定在 COPD 加重患者中使用抗生素。对于有 3 个主要症状的 COPD 急性加重者应给予抗生素：呼吸困难、痰量增加和痰脓，推荐的抗生素治疗时间为 5～7 天。抗生素的选择应基于当地的细菌耐药性模式。通常，最初的经验性治疗是使用克拉维酸、大环内酯或四环素。尽管口服抗生素更可取，但给药途径（口服或静脉滴注）取决于患者的进食能力和抗生素的药代动力学。根据患者的临床情况，应考虑适当的液体平衡、临床有需要时使用利尿剂、抗凝剂、并发症治疗和营养支持。在因加重住院的 COPD 患者中，高达 5.9% 被发现有肺栓塞。慢性阻塞性肺疾病住院患者发生深静脉血栓形成和肺栓塞的风险增加，应制定血栓栓塞预防措施。

COPD 急性加重的呼吸支持治疗有以下措施。氧气疗法：以改善患者的低氧血症，目标饱和度为 88%～92%。一旦开始使用氧气，应经常检查血气，以确保满意的氧合，没有二氧化碳保留和（或）恶化的酸中毒。经鼻高流量氧疗与呼吸频率降低、呼吸功减少、气体交换改善、肺容积和动态顺应性改善、经肺压力和均匀性有关。这些生理益处可积极改善急性低氧性呼吸衰竭患者的氧合和临床症状。在病情加重时，通气支持可通过无创（鼻罩或口罩）或有创（气管导管或气管切开术）通气提供。急性呼吸衰竭不推荐使用呼吸系统兴奋剂。对于 COPD 急性加重住院患者的急性呼吸衰竭，采用无创机械通气优于有创通气（插管和正压通气）。

14. COPD 及合并症：COPD 通常与其他可能对预后有重大影响的疾病（并发症）共存。其中一些独立于慢性阻塞性肺疾病，而另一些可能有因果关系，要么有共同的危险因素，要么由一种疾病增加风险或加重另一种疾病的严重程度。

（1）心力衰竭

COPD 患者心力衰竭事件是全因死亡率的一个重要的和独立的预测因子。未被识别的心力衰竭可能类似或伴随急性 COPD。β_1 受体阻滞剂可提高心力衰竭患者的生存率，并被推荐用于同时患有 COPD 的心力衰竭患者。选择性 β_1 受体阻滞剂应仅用于治疗已批准的心血管适应证的 COPD 患者。急性心力衰竭应按照通常的心力衰竭指南进行治疗。在常规治疗中增加无创通气可改善因慢性阻塞性肺疾病加重引起的高碳酸血症型呼吸衰竭和急性肺水肿的心力衰竭患者的预后。

（2）缺血性心脏病

所有 COPD 患者应考虑其危险因素。在急性 COPD 加重期间和之后至少 90 天内，伴随缺血性心脏病的高危患者发生心血管事件（死亡、心肌梗死、脑卒中、不稳定心绞痛和短暂性脑缺血发作）的风险增加。急性 COPD 加重的住院治疗与急性心肌梗死、缺血性卒中和颅内出血的 90 天死亡率相关。

（3）周围血管疾病

外周动脉疾病是一种动脉粥样硬化过程，是指下肢动脉闭塞；外周动脉通常与动脉粥样硬化性心脏病有关，可能对 COPD 患者的功能活动和生活质量有重要影响。

（4）高血压

高血压可能是 COPD 中最常见的并发症，并可能对预后有影响。高血压应按照常规指南进行治疗。慢性阻塞性肺疾病应正常治疗，因为没有直接证据表明 COPD 应在存在高血压的情况下进行不同的治疗。

（5）肺癌

有证据表明 COPD 和肺癌之间存在关联。COPD 中存在的遗传易感性、DNA 甲基化的表观遗传变化、局部肺慢性炎症和异常的肺修复机制也被认为是肺癌发展的最重要的潜在因素。对于吸烟相关的慢性阻塞性肺疾病患者，应对 50～80 岁、20 年吸烟史或过去 15 年内戒烟的患者每年进行 LDCT 肺癌筛查。慢性阻塞性肺疾病也是从不吸烟者肺癌发病率的独立危险因素。

（6）骨质疏松症

骨质疏松症是一种主要的并发症。骨质疏松症常与肺气肿、体重指数下降和低脂肪质量有关。即使在调整类固醇使用、年龄、吸烟年限、当前吸烟和病情加重后，COPD 患者也存在低骨密度和骨折。骨质疏松症应按照常规指南进行治疗。尽管存在骨质疏松症，COPD 仍应正常治疗。在药物流行病学研究中发现了 ICS 与骨折之间的关联。全身糖皮质激素显著增加骨质疏松的风险。

（7）焦虑和抑郁

焦虑和抑郁是 COPD 的重要并发症，而且两者都与不良预后有关。慢性阻塞性肺疾病应按正常方法进行治疗。应该强调肺康复的潜在影响，因为研究发现，体育锻炼对抑郁症具有有益的影响。慢性阻塞性肺疾病在其他精神疾病患者中非常常见，通常诊断和治疗不足。

（8）代谢综合征与糖尿病

研究表明，代谢综合征和明显的糖尿病在 COPD 中更为常见，后者很可能影响预后。代谢综合征的患病率估计超过 30%。糖尿病应按照通常的糖尿病指南进行治疗。慢性阻塞性肺疾病应照常治疗。

（9）胃食管反流

胃食管反流是病情恶化的独立危险因素，并与更差的健康状况相关。质子泵抑制剂常用于治疗胃食管反流。

（10）支气管扩张

慢性阻塞性肺疾病和并发症支气管扩张患者往往是有吸烟史的男性患者，会导致更多痰产生，更频繁的肺功能恶化，更高水平的炎症生物标志物，更多的慢性病原微生物感染，更高的铜绿假单胞菌感染和死亡率增加。支气管扩张应按照常规指南进行治疗。对于 COPD 的治疗，一些患者可能需要更积极和更长期的抗生素治疗。ICS 可能不适用于细菌定植或复发性下呼吸道感染的患者。

（11）认知障碍

认知功能障碍（CI）在 COPD 患者中很常见。中年慢性阻塞性肺疾病患者发生 CI 的风险更大，并且慢性阻塞性肺疾病与痴呆症的发展有关联。CI 已被报道发生在所有肺活量严重程度范围的患者中。CI 与日常生活基本活动的损害相关，并与健康状况受损有关。CI 和 COPD 共存与住院风险增加及急性加重期住院期间的住院时间延长相关。

15. 新型冠状病毒感染和 COPD：出现新的或恶化的呼吸道症状、发烧和（或）任何其他可能与新型冠状病毒感染相关的症状的 COPD 患者，即使这些症状是轻微的，也应检测可能的 SARS-CoV-2 感染。患者应继续按照指示服用口服和吸入性呼吸系统药物。在社区 COVID-19 高流行时期，肺活量测定应仅限于需要紧急或必要检测以诊断 COPD 和（或）评估介入手术或手术时的肺功能状态的患者。应鼓励患者利用良好的资源获取有关新型冠状病毒感染及其管理的医疗信息。

参考文献

[1] 中华医学会呼吸病学分会慢性阻塞性肺疾病学组，中国医师协会呼吸医师分会慢性阻塞性肺疾病工作委员会. 慢性阻塞性肺疾病诊治指南（2021 年修订版）[J]. 中华结核和呼吸杂志，2021，44（3）：170–205.

[2] 王凤燕，张冬莹，梁振宇，等. 面向全科医生的《慢性阻塞性肺疾病诊治指南（2021 年修订版）》解读 [J]. 中国全科医学，2021，24（29）：3660–3663，3677.

[3] 葛均波，徐永健，王辰. 内科学 [M]. 北京：人民卫生出版社，2018.

[4] 梁振宇，王凤燕，陈荣昌. 慢性阻塞性肺疾病诊治指南（2021 年修订版）的重要更新解读及展望 [J]. 国际呼吸杂志，2021，41（19）：1457–1461.

第十一章 成人社区获得性肺炎最新指南解读

1. 概述和发病机制：为了及时反映国内外研究进展，更好地指导我国成人社区获得性肺炎的临床诊疗，2019年2月由中华医学会等部门发布了《成人社区获得性肺炎基层诊疗指南（2018年）》。成人社区获得性肺炎（community acquired pneumonia，CAP）指在医院外罹患的肺实质（含肺泡壁，即广义上的肺间质）炎症，包括具有明确潜伏期的病原体感染在入院后于潜伏期内发病的肺炎。指南根据最新的流行病学调查结果指出，肺炎链球菌和肺炎支原体仍是我国成人CAP的重要致病原，同时指出了一些特殊人群如高龄或合并心脑血管疾病、糖尿病、慢性肾脏病等患者的常见致病菌为肺炎克雷伯菌和大肠埃希菌等革兰阴性菌，为我们临床经验性应用抗菌药物提供了依据。CAP的病理生理学改变和病理学方面较前无重要更新。

2. 临床表现、辅助检查、诊断和病情评估：根据指南，成人社区获得性肺炎的临床表现仍分为起病情况、胸部症状、全身症状、肺外症状及体征。辅助检查包括血常规、CRP、氧合、动脉血气分析、临床生化及胸部影像学。诊断标准是同时满足社区发病、胸部影像学检查显示新出现的斑片状浸润影、叶或段实变影、磨玻璃影或间质性改变，伴或不伴胸腔积液，以及肺炎相关的临床表现，除外肺结核、肺部肿瘤、肺栓塞、肺不张、肺血管炎等临床表现可能与肺炎相似的疾病后，诊断可建立。CAP定义和诊断标准明晰，医师在临床诊疗中需要根据诊断标准快速准确地识别、诊断肺炎，避免漏诊、误诊，从而为患者提供最及时、有效的治疗。CAP患者的临床表现和体征可能因年龄、性别、基础疾病、免疫状态、致病原、合并症等不同而有个体化差异，因此要求临床医师详细询问病史和仔细全面体格检查。在临床实践中，高龄CAP患者往往可能缺乏肺炎的典型临床表现，可表现为食欲不振、精神不振、神志障碍、活动能力减退等，需引起重视。胸部影像检查是诊断CAP、判断病情严重程度、推测致病原、评估治疗效果的非常重要的依据。临床医师应高度重视胸部CT检查的应用，但胸部影像检查也需避免CT的过度应用，尤其是已确诊CAP需要复查或复诊的患者。指南中给出了与急性气管－支气管炎、肺结核、肺癌和肺血栓栓塞症4种疾病的鉴别诊断内容，值得我们引起重视。对于CAP病情程度的评估，指南给出了包括CURB-65（C：confusion，U：uremia，R：respiratory rate，B：blood pressure）、CRB-65和肺炎严重指数（PSI）等在内的多项评分系统及其特点，还根据最新证据重新定义了重症CAP的标准。但正如指南中提出的，任何评分系统都仍需结合所在医疗机构、患者年龄、基础疾病、社会经济状况、胃肠功能及治疗依从性等综合判断，各评分系统简繁程度不一，且各有优劣，切忌生搬硬套，对医疗资源分布不均、病床资源有限、医保资金不充裕的我国而言，准确合理地对CAP的病情程度进行评估显得尤为重要。有学者建议对于CAP低危患者应该适当、规范地引导其至基层医疗机构就诊。因此诊疗指南的制定也有利于规范诊疗行为，缩小不同医疗机构和不同地区及临床医生间的诊疗水平差异，对降低患者就医成本和改善医疗保健管理质量具有重要意义。另外，指南还要求根据患者的年龄、发病季节、危险因素、基础疾病、免疫状态、病情严重程度、临床特点、胸部影像学特点、实验室检查、前期治疗情况等推测可能的病原体。与此同时，临床医师应及时对 CAP 患者进行精准的病原学及药敏试验检查，尤其对于诊断不明、经验性治疗效果欠佳、怀疑感染耐药病原体及重症患者。值得一提的是，目前宏基因组二代测序（mNGS）技术正在临床快速普及。同传统技术相比，此项检测技术有诸多优势，但技术成熟应用于临床尚有许多问题需要解决，我们应该秉持客观、审慎的态度，规范送检流程，并结合临床、流行病学等综合分析检测报告，使其真正、更好地服务于临床。

3. 治疗：诊断 CAP 后应尽早开始抗感染治疗。抗感染治疗在 CAP 治疗中属重中之重。指南指出应根据年龄、发病季节、临床和影像学特点、基础疾病、合并症、既往用药及治疗情况等，有倾向性地选择抗感染药物。有学者建议对于无特殊病原体感染危险因素患者，初始经验性治疗应覆盖肺炎链球菌、非典型病原体和流感嗜血杆菌。指南就 CAP 的抗感染治疗给出了全面、详尽的推荐意见，还以表格形式对不同患病群体及其常见病原体、常用药物的选择与剂量等给予了分门别类的介绍。临床医师应根据患者病情、所在地区、医院，从中选择合理的个体化方案。抗感染药物选择的多样性可减少单一药物导致的耐药风险。选择指南推荐的抗感染药物时，除详细地对患者进行个体化评估外，还需结合本地甚至本医院 CAP 感染病原体流行病学资料和耐药情况。临床医师应正确认识 CAP 病原学，在此基础上进行个体化评估，正确看待革兰阴性菌及 MRSA 等特殊病原体在 CAP 中的地位，合理使用抗菌药物，及时评估初始经验性治疗效果，并根据病原学检查结果调整方案，是优化 CAP 抗菌药物应用策略、避免过度治疗应当遵从的基本原则，对改善 CAP 患者预后、延缓抗菌药物耐药性意义重大。在临床实践中，除了针对病原体的抗感染治疗外，对于部分患者，氧疗、雾化、化痰、补液、营养支持及物理治疗等辅助治疗对 CAP 患者也非常重要，这一点指南也予以明确。指南还特别指出糖皮质激素不应常规用于 CAP 的治疗，尤其应避免用于改善症状和退热处理，因为应用糖皮质激素可能导致高血糖、消化道出血、潜伏结核复发、其他机会性感染等不良反应。有学者建议基层医疗机构医师可以将病因判断、诊断、抗菌治疗、辅助治疗和预防进行"一体化"的管理，值得我们思考和借鉴。

指南中并未提及对 CAP 的中医药治疗，但在临床实践中，规范准确的中医辨证治疗对于 CAP 患者减轻临床症状、缩短病程、提高生活质量有很大优势。CAP 多属于中医学的"风温肺热""咳嗽"等病证范畴。CAP 发病主要由于外邪侵袭、肺卫受邪，或正气虚弱、抗邪无力两个方面。感受风热之邪，经口鼻侵袭肺脏，或风寒之邪入里化热，炼津为痰，痰热壅肺。病理过程中可化火生痰、伤津耗气或风热邪盛而逆传心包，甚至邪进正衰、正气不固而邪陷正脱。恢复期邪气渐去，正气已损，多以正虚为主，或正虚邪恋，常以气阴两虚、肺脾气虚为主，兼有痰热或痰浊。邪实（痰热、痰浊）正虚（气阴两虚、肺脾气虚）贯穿疾病整个病程中。CAP 临床常见证候包括实证类、正虚邪恋类、危重变证类。治疗方面，以祛邪扶正为大法。祛邪则当分痰、热、毒、瘀、腑实，当以痰（热）、毒为主，佐以活血、通腑。祛邪同时佐以扶正，或益气养阴或补益肺脾。在治疗过程中注意清热解毒但不可过于寒凉免伤脾胃，注重宣降肺气以顺肺之生理特点。若出现热入心包、邪陷正脱，当需清心开窍、扶正固脱。老年患者出院后，病情虽然恢复，病机多为虚实夹杂以虚为主，正虚邪实贯穿整个过程，若体虚不固、外邪袭肺而致病情发作再次住院则易增加病死率。因此，该阶段的治疗当以扶正为主、佐以祛邪为大法。扶正为主，或益气养阴或补肺健脾，佐以祛邪，则当分痰、热、毒、瘀，以痰（热）、毒为主，佐以活血，注重宣降肺气。辨证论治是传统中医的特征与精髓，也是区别于现代医学的重要特征之一。全国老中医药专家周兆山主任医师在长期运用中医治疗 CAP 的医疗实践中重视气化、阴阳、尤擅寒热辨证，主张以辨证为主，辨证与辨病相结合。分清主次，善识寒热真假。尤其重视患者的主观感觉，如患者诉畏寒、背冷，哪怕其合并口干、痰黄、脉数等热象存在，均应辨为寒证，用温阳散寒法获取良效。周兆山主任医师深谙病机，善抓"兼证"论治，这里所说的"兼证"，是指患者出现主病以外的症状或综合征，能够构成一个独立的"证"（证候），这个"证"既不是主病的主症、又不是主病的次症，但是通过运用经方治疗这一证候，可使主病明显减轻或痊愈，笔者将其称作"兼证"。有的学者将其称为副症。周兆山教授尤善于经方论治 CAP。他认为《伤寒论》的许多方剂可治疗 CAP，在 CAP 的治疗中，仍遵从辨证论治的原则。针对肺炎初期存在恶寒发热、头痛、身痛、口不干、舌淡、苔白等症，常采用麻黄汤或大青龙汤治疗，往往汗出热退，明显缩短炎症吸收时间。

总之，CAP 指南的发布，在提高各级医务人员 CAP 的认知水平、规范其诊疗行为及实现诊疗质量同质化等方面，起到了重要作用。临床医师在诊疗 CAP 患者的过程中应遵循指南进行临床决策，切实规范诊疗行为，提升医疗质量。

参考文献

[1] 中华医学会，中华医学会杂志社，中华医学会全科医学分会，等 . 成人社区获得性肺炎基层诊疗指南（2018 年）[J]. 中华全科医师杂志，2019，18（2）：117 – 126.

[2] 刘凯雄，瞿介明 . 关于《成人社区获得性肺炎基层诊疗指南（2018 年）》的几点说明 [J]. 中华全科医师杂志，2019，18（2）：101 – 103.

[3] 刘熙，李琦 . 我国成人社区获得性肺炎诊疗现状及思考 [J]. 中华肺部疾病杂志（电子版），2021，14（3）：387 – 389.

[4] 曾军 . 优化社区获得性肺炎抗菌药物应用策略：避免过度治疗 [J]. 中国实用内科志，2017，37（2）：180 – 184.

[5] 中华中医药学会内科分会，中华中医药学会肺系病分会，中国民族医药学会肺病分会 . 社区获得性肺炎中医诊疗指南（2018 修订版）[J]. 中医杂志，2019，60（4）：350 – 360.

[6] 王宁，李莉莎，陆学超 . 周兆山学术思想探讨 [J]. 中医药通报，2012，11（6）：26 – 29.

第十二章 肺动脉高压诊断与治疗最新指南解读

随着对肺动脉高压（pulmonary hypertension，PH）病因及发病机制认识的不断深入，以及肺动脉高压靶向治疗药物的不断涌现，国内各地区对肺动脉高压的临床诊治工作也逐渐重视。为了更好地指导我国医师的临床实践，规范肺动脉高压的诊断与治疗，中华医学会呼吸病学分会肺栓塞与肺血管病学组、中国医师协会呼吸医师分会肺栓塞与肺血管病工作委员会等于 2021 年 1 月在中华医学杂志上发布了《中国肺动脉高压诊断与治疗指南（2021 版）》（以下简称"指南"），在肺动脉高压的诊断、治疗及不同类型肺动脉高压的处理上均给出了推荐或建议意见。

1. 关于肺动脉高压的血流动力学定义和临床分类：指南中肺动脉高压的诊断标准定义为在海平面静息状态下，经右心导管测量的平均肺动脉压（mPAP）≥25 mmHg（1 mmHg = 0.133 kPa）。根据病因、病理生理机制、临床表现、血流动力学特征等将肺动脉高压分为了五大类，即动脉性肺动脉高压、左心疾病所致肺动脉高压、肺部疾病和（或）低氧所致肺动脉高压、慢性血栓栓塞性肺动脉高压（chronic thromboembolic pulmonary hypertension，CTEPH）和（或）其他肺动脉阻塞性病变所致肺动脉高压及未明和（或）多因素所致肺动脉高压。

2. 流行病学及发病机制：指南引用了最新的数据和研究成果，发布了关于肺动脉高压流行病学相关内容。肺动脉高压的病理学方面，包括中膜增生肥厚、内膜增生、外膜增厚、肺小血管炎症，以及近年来研究发现的肺静脉"动脉化"表现，另外支气管动脉也参与了相关改变。肺动脉高压的发病机制复杂，是多因素、多环节共同作用的结果。除了指南中介绍的病理学和病理生理学改变的内容外，相关研究和资料指出动脉性肺动脉高压的病理学改变还包括，①肺动脉病变：中膜增生肥厚、内膜增生、外膜增厚及丛样病变。由于肌性动脉中膜内的平滑肌纤维肥厚、增生及结缔组织基质和弹力纤维增多，肺泡前和泡内肺动脉中膜截面积增加，表现为中膜增厚；内膜增生细胞可呈现成纤维细胞、肌成纤维细胞、平滑肌细胞特征，并表现为向心层状、非向心或向心性非层状增厚；外膜增厚较难判断，见于多数 PAH 患者；丛样病变是指局灶性内皮过度分化增生，并伴有肌成纤维细胞、平滑肌细胞、细胞外基质的增生；动脉炎以动脉壁炎细胞浸润和纤维素样坏死为特征，可能与丛样病变有关。②肺静脉病变：主要见于肺静脉闭塞症。特征表现在以下几个方面：不同直径的肺静脉和肺小静脉出现弥漫性、不同程度的闭塞，可为完全性闭塞或偏心性层状阻塞；肺泡巨噬细胞、Ⅱ型肺泡上皮细胞的胞质及细胞间质中含铁血黄素沉积；毛细血管扩张、突出变形，肺小动脉出现中膜肥厚和内膜纤维化；肺小叶间隔常出现渗出，进一步发展可出现肺间质纤维化。丛样病变和纤维素样动脉炎的改变不见于闭塞性肺静脉病。③肺微血管病变：也称肺毛细血管瘤。是一种罕见的病理情况。主要表现在以下几个方面：以肺内毛细血管局限性增殖为特征，呈全小叶和部分小叶分布；异常增生的毛细血管可穿过动静脉壁，侵犯肌层，引起管腔狭窄病变区域可见巨噬细胞和Ⅱ型肺上皮细胞含铁血黄素沉积；肺动脉也可出现明显的肌层肥厚和内膜增生。

相关研究和资料指出动脉性肺动脉高压的病理生理学机制可能还包括，①肺血管收缩：在 PAH 发生早期起主要作用，主要与以下几个因素有关：肺血管平滑肌细胞 K^+ 通道表达或功能异常；血管扩张剂和抗增殖物如血管活性肠肽的血浆水平降低；血管内皮功能异常时缩血管物质血栓素 A2（TXA2）和内皮素－1（endothelin-1，ET-1）生成增多，而舒血管物质一氧化氮（NO）和前列环素生成减少。②肺血管重塑：PAH 随病情进展，出现内皮细胞、平滑肌细胞、成纤维细胞等过度分化增生，并累及血管壁各层，导致闭塞性病变；血管壁外膜细胞外基质产物如胶原、弹力蛋白、纤维结合素及黏胶素增多；血管生成素－1：炎性细胞和血小板在 PAH 的发生中具有重要作用。炎症细胞在 PAH 的病变部位广泛存在，并且伴有促炎症介质明显升高。另外，观察到血小板中的缩血管物质 5－羟色胺（5-HT）的代谢途径在 PAH 时也发生了改变。③原位血栓形成研究证实 PAH 存在凝血状态异常，在弹性动脉和微循环血管中常可见血栓。④遗传机制：家族研究发现 FPAH 存在 BMPR2 基因突变，但此突变和 PAH 发生之间的确切关系仍不明确。BMPR2 突变者中仅有 20% 发病，显然还有其他因素参与发病。与 PAH 相关的其他基因多态性包括 5－羟色胺转运体基因、一氧化氮合酶（ee-NOS）基因、氨甲酰合成酶基因等，或任何能够破坏肺血管细胞生长调控的刺激。此外，在家族性或非家族性遗传性出血性毛细血管扩张症的 PAH 患者发现有 TGF-βv 受体、激活素受体样激酶－1 和内皮因子与内皮细胞增殖相关的抗原，调节组织修复和血管生成，被认为是一种 TGF-β 受体突变。血管收缩、血管重塑、原位血栓形成导致了肺血管阻力增加，钾通道表达和功能异常及内皮功能不全与过度的肺血管收缩有关，并且导致了血管舒张因子的缺乏，从而导致肺血管收缩和重塑，PAH 形成。PAH 患者体内可能存在血管舒张因子和收缩因子的失衡、生长抑制因子和促有丝分裂因子的失衡及抗栓和促凝因素的失衡。

3. 诊断：指南指出 PH 的主要表现为进行性右心功能不全的相关症状，常为劳累后诱发，表现为疲劳、呼吸困难、胸闷、胸痛和晕厥，部分患者还可表现为干咳和运动诱发的恶心、呕吐。晚期患者静息状态下可有症状发作。随着右心功能不全的加重可出现踝部、下肢甚至腹部、全身水肿。除了指南指出的这些症状外，在临床中，PH 患者还会出现一些相关体征，包括左侧胸骨旁抬举感、肺动脉瓣第二心音亢进、分裂，剑突下心音增强；胸骨左缘第 2 肋间收缩期喷射性杂音，肺动脉明显扩张时，可出现肺动脉瓣关闭不全的舒张早期反流性杂音，即 Graham-Steel 杂音；右室扩张时，胸骨左缘第 4 肋间闻及三尖瓣全收缩期反流性杂音，吸气时增强。右心衰竭的患者可见颈静脉充盈、肝大、外周水肿、腹水及肢端发冷，可出现中心型发绀。但在临床实践中，PH 临床表现缺乏特异性，诊断难度较大。而病理、病因识别技术的提高促进了 PAH 的临床诊断。因此，指南指出的诊断性检查包括心电图、胸部 X 线、肺功能和动脉血气分析、超声心动图、核素肺通气/灌注（ventilation/perfusion，V/Q）显像、胸部 CT、肺动脉造影、心血管磁共振、血液学检查、腹部超声、右心导管检查和急性血管反应试验及基因检测。该指南提供了从疑诊、确诊、求因和功能评价 4 个方面进行肺动脉高压诊断的策略。有学者建议心脏超声是疑诊肺动脉高压的主要筛查工具。根据三尖瓣反流速度或反流压差、右心和肺动脉结构的变化和提示压力升高的其他征象如右心室与左心室内径比值、肺动脉内径及吸气时下腔静脉塌陷率等可以帮助临床医师判断肺动脉高压的可能性，但应当注意的是，靠心脏超声并不能确诊肺动脉高压，因为确诊肺动脉高压的金标准就是通过右心导管检查（RHC）直接测定肺动脉压力，但在临床实践中，并非所有疑诊肺动脉高压患者都有必要或有条件进行 RHC。指南中强调了要进行规范的 RHC，这是进行准确的肺动脉高压血流动力学诊断的基础，并给出了具体操作规范。在求因方面，因为导致肺动脉高压的原因很多，而不同疾病所导致的肺动脉高压治疗方法不同，因此临床上需要准确判断肺动脉高压的病因，从而针对病因施以精准治疗。综上所述，肺动脉高压的诊断应包括以下 4 个方面：结合临床表现和危险因素识别可疑的肺动脉高压的患者；对高危或疑诊患者行血流动力学检查，明确是否存在肺动脉高压；对证实肺动脉高压患者进行病因学分析和临床归类；对肺动脉高压进行临床评估和功能评价。

4. 动脉型肺动脉高压（pulmonary arterial hypertension，PAH）属于第一大类的肺动脉高压，包括特发性 PAH、遗传性 PAH、药物和毒物相关 PAH、疾病相关 PAH（结缔组织疾病、人类免疫缺陷病毒感染、门脉高压、先天性心脏病和血吸虫病）、长期对钙通道阻滞剂有效的 PAH、具有明显肺静脉和（或）肺毛细血管受累的 PAH。本指南综合临床特征、运动耐量、生物标志物、超声心动图及血流动力学指标等多项指标对 PAH 患者病情严重程度进行评估，将患者分为低危、中危和高危。关于 PAH 的治疗，指南分为一般措施、基础治疗、特异性治疗、靶向药物联合治疗、球囊房间隔造口术（balloon atrial septostomy，BAS）肺移植和心肺联合移植、重症肺动脉高压右心衰竭患者的管理：ICU 管理和右心室的支持治疗等方面。需要注意的是，不同类型 PAH 治疗原则不尽相同，正确认识引起 PAH 的相关疾病，并针对相关疾病进行积极治疗，是治疗疾病相关性 PAH 的前提。指南中给出的一般治疗包括体力活动和康复、妊娠、避孕及绝经后激素治疗、择期手术、预防感染、社会心理支持、旅行和遗传咨询等方面。一般治疗措施中需要强调的是，PAH 患者发生肺部感染时应及早诊断、积极治疗。指南中推荐使用流感和肺炎疫苗预防感染。采用静脉导管输液的患者，若出现持续发热，应警惕导管相关感染。根据临床实践经验，给予 PAH 患者积极规范的社会心理支持，必要时给予精神心理治疗，对于缓解患者焦虑、抑郁等心境障碍，提高患者生活质量具有重要意义。基础治疗中包括抗凝治疗、氧疗、利尿剂、地高辛及其他心血管药物，以及对贫血的治疗。指南推荐对 IPAH、HPAH 和食欲抑制剂相关 PAH 患者进行个体化抗凝治疗。在抗凝治疗过程中我们应密切注意可能引发的消化道出血等副作用，因此在抗凝治疗过程中，应避免应用影响抗凝药物疗效及增加消化道出血风险的药物。在临床实践中，基础治疗中的抗心衰治疗可消除水肿，减少血容量，减轻右心负荷，改善患者症状，对于存在右心功能不全的患者尤为适用，除了指南中提到的地高辛，多巴胺、多巴酚丁胺能够增强心肌收缩，增加肾血流量，增大剂量尚能够维持血压，在晚期 PAH 患者适当应用有利于改善症状。指南中提到的特异性治疗措施包括钙通道阻滞剂、内皮素受体拮抗剂（endothelin receptor antagonist，ERA）、PDE5 抑制剂、可溶性鸟苷酸环化酶（soluable guanylate cyclase，sGC）激动剂、前列环素类似物和前列环素受体激动剂。有学者在临床上观察到有些血管反应试验阳性的 PAH 患者，长期使用大剂量钙通道阻滞剂可以维持在低风险状态，甚至某些患者肺动脉压力可下降到正常水平，但临床医师在临床实践中，应密切注意应用钙通道阻滞剂可能引起的心力衰竭、低血压甚至休克及下肢水肿等不良反应。同时指南明确提出若未行急性血管反应试验或结果阴性，不建议使用 CCBs 治疗。规范恰当的联合用药可增加疗效，减少药物剂量，减轻毒副作用。指南推荐 PAH 在病情早期（低危或中危）进行靶向药物联合治疗。在临床实践中，当重度 PAH 患者单一用药病情无明显改善、持续恶化或者加量过程中出现副作用时，应考虑联合用药。PAH 患者的治疗目标是将死亡风险降至低危状态，改善患者的活动耐力、生活质量及右心功能等预后指标。指南中推荐的对 PAH 患者进行危险分层是优化的治疗策略之一，其对治疗的指导意义是可以使临床医师对 PAH 患者进行危险分层来确定治疗目标。结合指南要求和学者的研究，临床医师在初次接诊和每次随访 PAH 患者时均应根据患者基线及随访指标准确地进行危险分层，给予充分的药物治疗，使 PAH 患者病情达到或维持低危状态。对于优化药物治疗仍不能达到低危的患者，需要考虑肺移植评估。对于病情持续恶化的患者，可考虑球囊房间隔造口术作为姑息性或肺移植术前的桥接治疗。

5. 其他类型动脉型肺动脉高压：有学者指出，先天性心脏病相关肺动脉高压最大的特点是存在一部分动力型肺动脉高压可以通过早期手术根治，降低肺动脉压力，阻断肺血管疾病的进展，获得临床治愈。而存在梗阻性肺血管疾病的阻力型肺动脉高压则为手术禁忌，应接受长期管理及药物治疗。有学者认为对于结缔组织病相关肺动脉高压需要全面评估，包括需要确定原发病是否活动和器官受累是否存在可逆性等针对原发病的评估和针对 PAH 的评估两方面内容。对于肺静脉闭塞病/肺毛细血管瘤病，指南的推荐是对符合条件的患者尽早行肺移植或心肺联合移植的评估。有学者指出，对于左心疾病相关性肺动脉高压以治疗原发左心疾病为主，包括控制心血管相关危险因素、药物治疗（包括利尿剂、血管紧张素转化酶抑制剂、β 受体阻滞剂、奈西立肽等）、非药物治疗（瓣膜置换、冠状动脉再灌注治疗、心室再同步化治疗、左心辅助装置、心脏移植等）及治疗合并症（慢性阻塞性肺疾病、睡眠呼吸暂停综合征、肺栓塞等）。对于肺部疾病和（或）低氧所致肺动脉高压，在治疗方面，指南推荐应针对原发疾病积极治疗，推荐长期氧疗，不推荐常规给予靶向药物治疗。

6. 关于中医药治疗的思考及探索：指南中并未提及对于肺动脉高压的中医药治疗，但在临床实践中，规范准确的中医辨证治疗对于肺动脉高压患者改善临床症状、提高患者生活质量有很大优势。肺动脉高压多属于中医学的"肺胀"病证范畴。早在《内经》就有关于肺胀病名的记载，指出病因病机及证候表现，如《灵枢·胀论》说："肺胀者，虚满而喘咳。"《灵枢·经脉》又说："肺手太阴之脉……是动则病，肺胀满，膨膨而喘咳。"汉代张仲景《金匮要略·肺痿肺痈咳嗽上气病脉证治第七》指出本病的主症为"咳而上气，此为肺胀，其人喘，目如脱状"，书中所载治疗肺胀之越婢加半夏汤、小青龙加石膏汤等方至今仍被临床所沿用。此外在《金匮要略·痰饮咳嗽病脉证并治第十二》中所述之支饮，症见"咳逆倚息，短气不得卧，其形如肿"，当亦属于肺胀范畴。隋代巢元方《诸病源候论·咳逆短气候》认为，肺胀的发病机理是由于"肺虚为微寒所伤则咳嗽，嗽则气还于肺间则肺胀，肺胀则气逆，而肺本虚，气力不足，复为邪所乘，壅痞不能宣畅，故咳逆短气也。"后世医籍多将本病附载于肺痿、肺痈之后，有时亦散见于痰饮、喘促、咳嗽等门，在认识上不断有所充实发展。如元代朱丹溪《丹溪心法·咳嗽》说："肺胀而咳，或左或右不得眠，此痰夹瘀血碍气而病。"提示肺胀的发生与痰瘀互结，阻碍肺气有关。清代张璐《张氏医通》认为肺胀以"实证居多"，而清代李用粹《证治汇补·咳嗽》认为，对肺胀的辨证施治当分虚实两端，"又有气散而胀者，宜补肺，气逆而胀者，宜降气，当参虚实而施治。"对肺胀的临床辨治有一定的参考价值。本病是临床常见的慢性疾病，病理演变复杂多端，还当与咳嗽、痰饮（支饮、溢饮）等互参，注意与心悸、水肿（喘肿）、喘厥等病证的联系。肺胀的发生，多因久病肺虚，痰浊潴留，而致肺不敛降，气还肺间，肺气胀满，每因复感外邪诱使病情发作或加剧。病变首先在肺，继则影响脾、肾，后期病及于心。因肺主气，开窍于鼻，外合皮毛，职司卫外，为人身之藩篱，故外邪从口鼻、皮毛入侵，每多首先犯肺，以致肺之宣降功能不利，气逆于上而为咳，升降失常则为喘。久则肺虚，肺之主气功能失常，影响呼吸出入，肺气壅滞，还于肺间，导致肺气胀满，张缩无力，不能敛降。若肺病及脾，子盗母气，脾失健运，则可导致肺脾两虚。肺为气之主，肾为气之根，若久病肺虚及肾，金不生水，致肾气衰惫，肺不主气，肾不纳气，则气喘日益加重，呼吸短促难续，吸气尤为困难，动则更甚。心脉上通于肺，肺气辅佐心脏治理、调节心血的运行，心阳根于命门真火，故肺虚治节失职，或肾虚命门火衰，均可病及于心，使心气、心阳衰竭，甚则可以出现喘脱等危候。病理因素主要为痰浊、水饮与血瘀互为影响，兼见同病。痰浊、水饮、血瘀三者之间又互相影响和转化。如痰从寒化则成饮；饮溢肌表则为水；痰浊久留，肺气郁滞，心脉失畅则血郁为瘀；瘀阻血脉，"血不利则为水"。但一般早期以痰浊为主，渐而痰瘀并见，终至痰浊、血瘀、水饮错杂为患。病程中由于肺虚卫外不固，尤易感受外邪而使病情诱发或加重。若复感风寒，则可成为外寒内饮之证。感受风热或痰郁化热，可表现为痰热证。病理性质多属标实本虚，但有偏实、偏虚的不同，且多以标实为急。外感诱发时则偏于邪实，平时偏于本虚。早期由肺而及脾、肾，多属气虚、气阴两虚；晚期以肺、肾、心为主，气虚及阳，或阴阳两虚，但纯属阴虚者罕见。正虚与邪实每多互为因果。如阳虚卫外不固，易感外邪，痰饮难蠲；阴虚则外邪、痰浊易从热化，故虚实诸候常夹杂出现，每致越发越频，甚则持续不已。

一般来说，本病病程缠绵，经常反复发作，难期根治。尤其是老年患者，发病后若不及时控制，极易发生变端。故《证治汇补·咳嗽》说："若肺胀壅遏，不得卧眠，喘息鼻煽者难治。"《金匮要略·肺痿肺痈咳嗽上气病脉证治第七》说："上气，面浮肿，肩息，其脉浮大，不治，又加利尤甚。"如气不摄血，则见咳吐泡沫血痰，或吐血、便血；若痰迷心窍，肝风内动，则谵妄昏迷、震颤、抽搐；如见喘脱、神昧、汗出、肢冷、脉微欲绝者，乃阴阳消亡危重之候。辨证总属标实本虚，但有偏实、偏虚的不同，因此应分清其标本虚实的主次。一般感邪时偏于邪实，平时偏于本虚。偏实者须分清痰浊、水饮、血瘀的偏盛。早期以痰浊为主，渐而痰瘀并重，并可兼见气滞、水饮错杂为患。后期痰瘀壅盛，正气虚衰，本虚与标实并重。偏虚者当区别气（阳）虚、阴虚的性质，肺、心、肾、脾病变的主次。早期以气虚为主，或为气阴两虚，病在肺、脾、肾；后期气虚及阳，甚则可见阴阳两虚，病变以肺、肾、心为主。治疗应抓住治标、治本两个方面，祛邪与扶正共施，依其标本缓急，有所侧重。标实者，根据病邪的性质，分别采取祛邪宣肺（辛温或辛凉），降气化痰（温化、清化），温阳利水（通阳、淡渗），甚或开窍、息风、止血等法。本虚者，当以补养心肺、益肾健脾为主，或气阴兼调，或阴阳两顾。正气欲脱时则应扶正固脱、救阴回阳。

总之，新的指南所推荐的新的治疗手段和治疗策略对改善预后产生了积极的影响。国内外的一系列研究已经为肺动脉高压的防治带来了新的希望。应该重视和加强包括肺动脉高压在内的肺循环疾病的基础与临床研究，提高临床医师的认识与认知，正确认识和把握肺动脉高压的研究现状，充分了解和跟踪肺动脉高压相关研究和发展趋势，加强国内的协作研究和国际的交流与合作，综合运用中医和西医的诊治方法，为肺动脉高压的防治事业做出积极贡献。

参考文献

[1] 中华医学会呼吸病学分会肺栓塞与肺血管病学组，中国医师协会呼吸医师分会肺栓塞与肺血管病工作委员会，全国肺栓塞与肺血管病防治协作组．中国肺动脉高压诊断与治疗指南（2021 版）［J］．中华医学杂志，2021，101（1）：11 – 51.

[2] 杨媛华．《中国肺动脉高压诊断与治疗指南（2021 版)》解读——肺动脉高压的诊断［J］．中国实用内科杂志，2021，41（8）：696 – 699.

[3] 王娜，季颖群．《中国肺动脉高压诊断与治疗指南（2021 版)》解读——动脉性肺动脉高压的危险分层［J］．中国实用内科杂志，2021，41（9）：789 – 793.

[4] 罗勤，柳志红．《中国肺动脉高压诊断与治疗指南（2021 版)》解读——动脉性肺动脉高压的治疗［J］．中国实用内科杂志，2022，42（3）：210 – 214.

[5] 王岚，易群．《中国肺动脉高压诊断与治疗指南（2021 版)》解读——肺部疾病和（或）低氧所致肺动脉高压［J］．中国实用内科杂志，2022，42（1）：55 – 59.

[6] 熊长明．《中国肺动脉高压诊断与治疗指南（2021 版)》解读——左心疾病所致肺动脉高压［J］．中国实用内科杂志，2022，42（2）：128 – 130.

[7] 钱君岩，赵久良，王迁，等．《中国肺动脉高压诊断与治疗指南（2021 版)》解读——结缔组织病相关肺动脉高压［J］．中国实用内科杂志，2021，41（12）：1030 – 1034.

[8] 顾虹．《中国肺动脉高压诊断与治疗指南（2021 版)》解读——聚焦先天性心脏病相关肺动脉高压［J］．中国实用内科杂志，2021，41（10）：855 – 858.

[9] 周仲瑛．中医内科学［M］．北京：中国中医药出版社，2003.

[10] 钟南山，刘又宁．呼吸病学［M］.2 版．北京：人民卫生出版社，2012.

第十三章　原发性支气管肺癌最新指南更新要点

第一节　CSCO 非小细胞肺癌诊疗指南 2022 更新要点

1. 分子分型：对于不可手术的Ⅲ期及Ⅳ期 NSCLC 患者，*ROS*1，*RET* 融合 *MET*14 外显子跳跃突变检测（3 类）由Ⅱ级推荐上升至Ⅰ级推荐，检测推荐级别上升。

（1）对于可手术Ⅰ～Ⅲ期 NSCLC 患者，术后Ⅱ/Ⅲ期非鳞癌进行 EGFR 突变检测，指导辅助靶向治疗作为Ⅰ级推荐。

（2）对于不可手术Ⅲ期及Ⅳ期 NSCLC，我们将①病理学诊断后保留足够组织标本进行分子检测，根据分子分型指导治疗（Ⅰ类）；对于非鳞癌组织标本进行：*EGFR* 突变，*ALK* 融合，*ROS*1，*RET* 融合，以及 *MET*14 外显子跳跃突变检测（3 类）作为Ⅰ级推荐；②*BRAF V600E* 突变、*KRAS* 突变、*ERBB2*（*HER*2）扩增/突变，*MET* 扩增及 *NTRK* 融合等基因变异可通过单基因检测技术或二代测序技术（NGS）在肿瘤组织中进行，若组织标本不可及，可考虑利用 cf/ctDNA 进行检测（2B 类）作为Ⅱ级推荐；③采用 NGS 技术检测肿瘤突变负荷（TMB）（2B 类）作为Ⅲ级推荐。

2. ⅡA、ⅡB 期 NSCLC 的治疗

（1）适宜手术患者

1）Ⅰ级推荐：解剖性肺组织切除 + 肺门及纵隔淋巴结清扫（Ⅰ类）；微创技术下（胸腔镜）的解剖性肺叶切除 + 肺门及纵隔淋巴结清扫术；ⅡB 期：含铂双药方案辅助化疗根治性手术且术后检测为 *EGFR* 敏感突变阳性患者，术后奥希替尼（辅助化疗后）或埃克替尼辅助治疗。

2）Ⅱ级推荐：微创技术下（机器人辅助）的解剖性肺切除 + 肺门及纵隔淋巴结清扫术；根治性手术后，阿替利珠单抗辅助治疗（限 PD-L1 TC＞1%）。

3）Ⅲ级推荐：ⅡA 期：含铂双药方案辅助化疗（2B 类）。

（2）不适宜手术患者

1）Ⅰ级推荐：放疗；同步放化疗（三维适形放疗/适形调强放疗 + 化疗）。

2）Ⅱ级推荐：放疗后含铂双药方案化疗（2A 类；如无淋巴结转移，2B 类）。

3）Ⅲ级推荐：无。

3. 可手术ⅢA 或ⅢB（T3NM0）期 NSCLC 的治疗

（1）T3-4N1 或 T4N0 非肺上沟瘤（侵犯胸壁、主支气管或纵隔）

1）手术（2A 类）+ 辅助化疗（1 类）根治性放化疗作为Ⅰ级推荐。

2）Ⅱ级推荐：新辅助化疗 ± 放疗 + 手术（2B 类）；根治性手术后，阿替利珠单抗辅助

治疗（限 PD-L1 TC >1% ）。

3）Ⅲ级推荐：无。

（2）T3-4N1 肺上沟瘤

1）Ⅰ级推荐：新辅助放化疗 + 手术 + 辅助化疗。

2）Ⅱ级推荐：根治性放化疗。

3）Ⅲ级推荐：无。

（3）同一肺叶内 T3 或同侧肺不同肺叶内 T4

1）Ⅰ级推荐：手术（2A 类）+ 辅助化疗（1 类）。

2）Ⅱ级推荐：无。

3）Ⅲ级推荐：无。

（4）临床 N2 单站纵隔淋巴结非巨块型转移（淋巴结短径 <2 cm），预期可完全切除

1）Ⅰ类：手术切除（2A 类）+ 辅助化疗 ± 术后放疗（2B 类），根治性同步放化疗（1 类）。

2）Ⅱ类：新辅助化疗 ± 放疗 + 手术 ± 辅助化疗 ± 术后放疗（2B 类）。

3）Ⅲ级推荐：无。

4. 不可手术ⅢA、ⅢB、ⅢC 期 NSCLC 的治疗：分层为 PS = 0 ~ 1 治疗部分，新增舒格利单抗作为同步或序贯放化疗后的巩固治疗作为Ⅲ级推荐。

1）Ⅰ级推荐：①多学科团队讨论。②根治性同步放化疗。a. 放疗：三维适形调强/图像引导适形调强放疗、累及野淋巴结区域放疗；b. 化疗：顺铂 + 依托泊苷、顺铂/卡铂 + 紫杉醇、顺铂或卡铂 + 培美曲塞（非鳞癌）。③度伐利尤单抗作为同步放化疗后的巩固治疗。

2）Ⅱ级推荐：①序贯化疗 + 放疗（2A 类）。a. 化疗：顺铂 + 紫杉醇、顺铂 + 长春瑞滨；b. 放疗：三维适形放疗。②MDT 讨论评价诱导治疗后降期手术的可行性，如能做到完全性切除，诱导治疗后手术治疗。

3）Ⅲ级推荐：舒格利单抗作为同步或序贯放化疗后的巩固治疗。

5. *EGFR* 突变阳性的晚期 NSCLC 的治疗

（1）Ⅳ期 *EGFR* 敏感突变 NSCLC 一线治疗

1）Ⅰ级推荐：吉非替尼、厄洛替尼、埃克替尼、阿法替尼、达可替尼、奥希替尼、阿美替尼。

2）Ⅱ级推荐：吉非替尼或厄洛替尼 + 化疗（PS = 0 ~ 1）（2A 类）、厄洛替尼 + 贝伐珠单抗（2A 类）、含铂双药化疗 ± 贝伐珠单抗（非鳞癌）（2A 类）。

3）Ⅲ级推荐：无。

（2）Ⅳ期 *EGFR* 敏感突变 NSCLC 耐药后治疗（广泛进展）

1）Ⅰ级推荐：一/二代 TKI 一线治疗失败再次活检，①T790M 阳性者。奥希替尼或阿美替尼或伏美替尼（3 类）；②再次活检 T790M 阴性者或者三代 TKI 治疗失败。含铂双药化疗 ± 贝伐珠单抗（非鳞癌）（2A 类）。

2）Ⅱ级推荐：再次活检评估其他耐药机制；再次检测 T790M 阳性者：含铂双药化疗 ± 贝伐珠单抗（非鳞癌）（2A 类）。

3）Ⅲ级推荐：信迪利单抗+贝伐单抗+培美曲塞+顺铂。

（3）Ⅳ期 *EGFR20* 外显子插入突变后线治疗

1）Ⅰ级推荐：参考Ⅳ期无驱动基因 NSCLC 的后线治疗。

2）Ⅱ级推荐：参与Ⅳ期无驱动基因 NSCLC 的后线治疗。

3）Ⅲ级推荐：Mobocertinib 或 Amivantamab（3 类）。

6. ALK 融合阳性的晚期 NSCLC 的后线治疗部分：上调恩沙替尼至Ⅰ级推荐

Ⅳ期 ALK 融合 NSCLC 靶向后线治疗（寡进展或 CNS 进展）

1）Ⅰ级推荐：原 TKI 治疗+局部治疗（2A 类）、阿来替尼或塞瑞替尼（2A 类）或恩沙替尼（3 类）（限一线克唑替尼）。

2）Ⅱ级推荐：无。

3）Ⅲ级推荐：无。

7. Ⅳ期无驱动基因突变非鳞癌 NSCLC 的治疗

（1）Ⅳ期无驱动基因非鳞癌 NSCLC 一线治疗（PS = 0～1）

1）Ⅰ级推荐：①培美曲塞联合铂类+培美曲塞单药维持治疗；②贝伐珠单抗联合含铂双药化疗+贝伐珠单抗维持治疗；③含顺铂或卡铂双药方案：顺铂/卡铂联合吉西他滨或多西他赛或紫杉醇或紫杉醇脂质体（2A 类）或长春瑞滨或培美曲塞；④阿替利珠单抗（限 PD-L1 TC≥50% 或 IC≥10%）；⑤帕博利珠单抗单药［限 PD-L1 TPS≥50%，PD-L1 TPS 1%～49%（2A 类）］；⑥培美曲塞+铂类联合帕博利珠或卡瑞利珠或信迪利或替雷利珠或阿替立利或舒格利单抗。

2）Ⅱ级推荐：①紫杉醇+卡铂+贝伐珠单抗联合阿替利珠单抗；②白蛋白紫杉醇+卡铂联合阿替利珠单抗；③培美曲塞+铂类联合特瑞利单抗；④重组人血管内皮抑制素联合长春瑞滨和顺铂+重组人血管内皮抑制素维持治疗（2B 类）。

3）Ⅲ级推荐：纳武利尤单抗和伊匹木单抗联合两周期培美曲塞+铂类。

（2）Ⅳ期无驱动基因非鳞癌 NSCLC 二线治疗（PS = 0～2）

1）Ⅰ级推荐：纳武利尤单抗或替雷利珠单抗或多西他赛或培美曲塞（如一线未用同一药物）。

2）Ⅱ级推荐：帕博利珠单抗（限 PD-L1 TPS≥1%）阿替利珠单抗。

3）Ⅲ级推荐：无。

8. Ⅳ期无驱动基因突变鳞癌的治疗

Ⅳ期无驱动基因突变鳞癌的一线治疗（PS = 0～1）

1）Ⅰ级推荐：①含顺铂或卡铂双药方案。顺铂/卡铂联合吉西他滨或多西他赛或紫杉醇或脂质体紫杉醇；②含奈达铂双药方案。奈达铂+多西他赛（1B 类）；③阿替利珠单抗（限 PD-L1 TC≥50% 或 IC≥10%）；④帕博利珠单抗单药［限 PD-L1 TPS≥50%，PD-L1 TPS 1%～49%）（2A 类）］；⑤紫杉醇/白蛋白紫杉醇+铂类联合帕博利珠或替雷利珠单抗；⑥紫杉醇+卡铂联合卡瑞利珠单抗或舒格利单抗；⑦吉西他滨+铂类联合信迪利单抗。

2）Ⅱ级推荐：①白蛋白紫杉醇+卡铂联合特瑞普利单抗；②紫杉醇+卡铂联合派安普利单抗。

3）Ⅲ级推荐：①白蛋白紫杉醇＋卡铂（2B类）；②纳武利尤单抗和伊匹木单抗联合两周期紫杉醇＋铂类。

第二节　CSCO小细胞肺癌诊疗指南2022更新要点

1. 病理学诊断

（1）形态学（常规HE染色）增加"依据2021版WHO肺癌神经内分泌肿瘤分类"作为Ⅰ级推荐。

1）Ⅰ级推荐：依据2021版WHO肺癌神经内分泌肿瘤分类。肿瘤细胞直径小于3个静止期淋巴细胞，圆形、卵圆形或梭形，染色质细颗粒状、无核仁/不明显、胞质少或裸核、细胞界限不清，坏死明显；小细胞肺癌需进一步免疫组化明确诊断。

2）Ⅱ级推荐：细胞学检查制作细胞蜡块。删除了"依据2015版WHO肺癌神经内分泌肿瘤分类"。

3）Ⅲ级推荐：无。

（2）组织学标本诊断原则

注释3：修改为"依据2021版WHO分类标准，肺神经内分泌肿瘤单独依靠形态学，根据核分裂象和是否坏死进行分类，Ki-67阳性指数目前还无法用来鉴别典型类癌及不典型类癌，但在小活检标本中建议增加Ki-67检测，有助于肿瘤科医生进行治疗决策，同时有助于区分不典型类癌和高级别神经内分泌癌的鉴别，并可以避免将伴有机械性损伤的类癌、不典型类癌诊断为小细胞肺癌。进行核分裂计数时，应该取和分裂象最多的区域进行计数（个/2 mm^2），应是明确的核分裂象，如果数值位于阈值附近，应选取3个2 mm^{2}区域进行计数，最后报告平均数"。

新增注释8"近年来研究表明，小细胞肺癌具有明显的分子水平异质性。如TP53和RB1双等位基因失活、Notch信号通路改变及体细胞基因拷贝数变异等。另外提出了基于谱系定义转录因子（iineage-defining transcription factors）的分子分型概念，按照ASCL1、NEUROD1、YAP1和POU2F3的高表达将SCLC分为四个分子亚型（SCLC-A，-N，-P，-Y）。SCLC-A和SCLC-N为神经内分泌表型，伴有神经内分泌分化驱动基因INSM1及TTF-1等高表达；SCLC-P和SCLC-Y亚型为非神经内分泌表型，伴有上皮间质转化、NOTCH、HIPPO信号通路等激活。体外实验研究及部分小样本临床试验观察到不同分子亚型的治疗敏感性不同。随着对SCLC异质性的深入认识，未来可能会践行出以分子生物学为指导的临床新兴疗法"。

2. 局限期SCLC的内科治疗

新增注释：免疫治疗在局限期SCLC也进行了初步探索。

3. 广泛期SCLC的治疗

Ⅰ级推荐：新增"度伐利尤单抗＋依托泊苷＋卡铂或顺铂4周期后度伐利尤单抗维持治疗（优选，1A类）"由既往的Ⅲ级推荐修订为Ⅰ级推荐。

Ⅱ级推荐：新增"曲拉西利或G-CSF（含铂化疗±免疫检查点抑制剂前预防应用）（2A

类）"。

Ⅲ级推荐：新增"斯鲁利单抗＋依托泊苷＋卡铂4周期后斯鲁利单抗维持治疗（1A类）"。

（1）无局部症状且无脑转移［PS 0～2、PS 3～4（由SCLC所致）］

1）Ⅰ级推荐。化疗＋免疫治疗：阿替利珠单抗＋依托泊苷＋卡铂4周期后阿替利珠单抗维持治疗（优选，1A类）；度伐利尤单抗＋依托泊苷＋卡铂或顺铂4周期后度伐利尤单抗维持治疗（优选，1A类）；依托泊苷＋顺铂（1类）、依托泊苷＋卡铂（1类）、伊立替康＋顺铂（1类）、伊立替康＋卡铂（1类）。

2）Ⅱ级推荐。①依托泊苷＋洛铂；②CR或PR患者：胸部化疗（2A类）、预防性脑放疗（2A类）、曲拉西利或G-CSF（含铂化疗±免疫检查点抑制剂前预防应用）（2A类）。

3）Ⅲ级推荐：斯鲁利单抗＋依托泊苷＋卡铂4周期后斯鲁利单抗维持治疗（1A类）。

（2）无局部症状且无脑转移［PS 3～4（非SCLC所致）］

1）Ⅰ级推荐：最佳支持治疗。

2）Ⅱ级推荐：无。

3）Ⅲ级推荐：无。

4. 复发SCLC的治疗

（1）小细胞肺癌的二线治疗

Ⅱ级推荐：新增"曲拉西利或G-CSF（拓扑替康前预防应用）（2A类）"。

1）≤6个月复发

Ⅰ级推荐：拓扑替康（1类）参加临床试验。

Ⅱ级推荐：伊立替康（2A类），紫杉醇（2A类），多西他赛（2A类），吉西他滨（2A类），口服依托泊苷（2A类），长春瑞滨（2A类），替莫唑胺（2A类），曲拉西利或G-CSF（拓扑替康前预防应用）（2A类）。

Ⅲ级推荐：苯达莫司汀（2B类）。

2）>6个月复发

Ⅰ级推荐：选用原方案。

Ⅱ级推荐：无。

Ⅲ级推荐：无。

（2）小细胞肺癌的三线及以上治疗

1）PS 0～2

Ⅰ级推荐：安罗替尼（2A类）。

Ⅱ级推荐：参加临床试验 nivolumab（2A类）pembrolizumab（2A类）。

Ⅲ级推荐：无。

2）注释2。安罗替尼：胸部放疗患者PFS延长了4.8个月，OS延长4.6个月。胸膜转移患者PFS延长了2.2个月，OS延长3.8个月；肝转移患者PFS延长了1.1个月，OS延长1.4个月。

3）注释5：新增安罗替尼联合PD-L1抑制剂TQB2450治疗实体瘤的1B期研究中也观

察到了初步疗效，在纳入 6 例多线治疗的 SCLC 中有 4 例获得了 PR。

参考文献

［1］ 中国临床肿瘤学会指南工作委员会. 中国临床肿瘤学会（CSCO）非小细胞肺癌诊疗指南 2022［M］. 北京：人民卫生出版社，2022.

［2］ 中国临床肿瘤学会指南工作委员会. 中国临床肿瘤学会（CSCO）小细胞肺癌诊疗指南 2022［M］. 北京：人民卫生出版社，2022.

［3］ 中国临床肿瘤学会指南工作委员会. 中国临床肿瘤学会（CSCO）非小细胞肺癌诊疗指南 2021［M］. 北京：人民卫生出版社，2021.

［4］ 中国临床肿瘤学会指南工作委员会. 中国临床肿瘤学会（CSCO）小细胞肺癌诊疗指南 2021［M］. 北京：人民卫生出版社，2021.

［5］ FELIP E, ALTORKI N, ZHOU C C, et al. Adjuvant atezolizumab after adjuvant chemotherapy in re-sected stage ⅠB-ⅢA non-small-cell lung cancer（IMpower010）: a randomised, muiticentre, open-label, phase 3 trial［J］. Lancet, 2021, 398（10308）: 1344 – 1357.

［6］ MOK T S, WU Y L, THONGPRASERT S, et al. Gefitinib or carboplatin-paclitaxel in pulmonary adenocarci-noma［J］. N Engl J Med, 2009, 361（10）: 947 – 957.

［7］ HORN L, LIN H M, PADDA S K, et al. Indirect comparison of TAK-788 vs real-world data outcomes in re-fractory non-small cell lung cancer（NSCLC）with EGFR exon 20 insertions［J］. J Clin Oncol, 2020, 38（suppl 5）: 9580.

［8］ YANG Y P, ZHOU J Y, ZHOU J Y, et al. Efficacy, safety, and biomarker analysis of ensartinib in crizotin-ib-resistant, ALK-positive non-small-cell lung cancer: a multicentre, phase 2 trial［J］. Lancet Respir Med, 2020, 8（1）: 45 – 53.

［9］ KIM D W, TISEO M, AHN M J, et al. Brigatinib in patients with crizotinib-refractory anaplastic lymphoma ki-nase-positive non-small-cell lung cancer: a randomized, multicenter phase Ⅱ trial［J］. J Clin Oncol, 2017, 35（22）: 2490 – 2498.

［10］ SPIGEL D R, TOWNLEY P M, WATERHOUSE D M, et al. Randomized phase Ⅱ study of bevacizumab in combination with chemotherapy in previously untreated extensive-stage small-cell lung cancer: results from the SALUTE trial［J］. J Clin Oncol, 2011, 29（16）: 2215 – 2222.

第十四章　支气管哮喘防治指南更新要点

GINA 报告已于 2022 年更新。具体更新内容整理总结如下。

1. GINA 制定指南的方法：扩展和明确了准备 GINA 报告年度更新方法的描述，包括相关的基于 GRADE 的审查，以及 GINA 报告在出版前经过广泛的外部审核。

2. 有关哮喘和 COVID-19 的指南：进一步的证据证实，控制良好的轻度至中度哮喘患者患重症 COVID-19 的风险并未增加，但需要口服皮质类固醇（OCS）治疗哮喘的患者和住院的重症哮喘患者患重症 COVID-19 的风险更高。关于气溶胶产生的问题，建议已更新。虽然使用管线过滤器可将肺功能测定期间的传播风险降至最低，但仍需要采取预防措施，因为许多患者在进行肺功能测定后会咳嗽。提供了有关 COVID-19 疫苗接种（包括加强剂）和流感疫苗接种的最新建议。

3. 哮喘的诊断：哮喘诊断流程和内容已经更新，强调诊断方法的选择应取决于患者是否接受过控制性药物治疗，并说明进行相关检查的原因。

4. 低收入和中等收入国家（LMIC）的哮喘诊断和管理：哮喘的高发病率和高死亡率大部分发生在低收入和中等收入国家，而大部分负担是可以避免的。指南提供了资源匮乏地区哮喘诊断和管理的更多详细信息，其中鉴别诊断通常包括地方性呼吸道疾病和感染，比如结核病和 HIV/AIDS。本次指南提供了有关 LMIC 治疗方案的建议。GINA 强烈支持世界卫生大会关于各国可公平获得负担得起的哮喘护理的倡议。

5. 症状控制评估：已提供更多详细信息说明为何在症状控制评估中排除每周使用 >2 或 ≤2 次按需 ICS - 福莫特罗的原因。GINA 正在寻求相关数据来澄清这个问题。与此同时，在治疗决策中仍应考虑按需使用 ICS - 福莫特罗的平均频率。这种缓解药物已经为患者提供了进一步的控制治疗，并且高使用频率显著降低了病情恶化的风险。

6. 轻度哮喘的定义：关于哮喘严重程度的部分在经过广泛讨论后被更新。目前对哮喘严重程度的定义是基于"治疗难度"的概念。严重哮喘的定义已被广泛接受，并且与临床实践相关。然而，轻度哮喘的相应定义的实用性和相关性还不太清楚。患者和临床医生通常认为"轻度哮喘"意味着没有风险，也不需要控制治疗，但高达 30% 的哮喘死亡病例发生在不经常发生症状的人群中。GINA 建议举行一次利益相关者讨论，以就未来是否及如何定义和使用"轻度哮喘"达成一致。同时，GINA 建议在临床实践中一般应尽可能避免使用"轻度哮喘"一词，但如果使用，则应提醒其严重恶化的风险和接受含 ICS 治疗的必要性。

7. 成人和青少年的 GINA 治疗：再次强调 2 个治疗途径的原因，途径 1 首选在不同治疗级别中按需使用 ICS - 福莫特罗作为缓解药物，理由是与使用短效 β_2 受体激动剂作为缓解药物相比，急性加重的风险更低且可获得相似或更好的症状控制。更新后，将抗胸腺基质淋巴细胞生成素作为重度哮喘的新生物疗法纳入第 5 级治疗，并指出参考重度哮喘指南以获得更多详细信息。在第 5 级治疗中，说明了"其他控制药物方案"是指具有特定适应证或安全性和（或）有效性证据少于治疗途径 1 或治疗途径 2 中的治疗方案。

8. 步骤 1~2：按需低剂量 ICS - 福莫特罗。GINA 2022 增加了循证医学证据，系统性回顾研究显示，按需使用 ICS - 福莫特罗相较于每日使用 ICS + 按需使用 SABA 可显著降低急诊就诊/住院；与每日使用 ICS + 按需使用 SABA 相比，先前单独使用 SABA + 按需使用 ICS - 福莫特罗的成人和青少年发生急性加重的可能性更小；以上结论在青少年和成人中均相似；并且增加了额外安全性数据。

9. 6~11 岁儿童的治疗：指南中更新解释了 6~11 岁儿童治疗中"其他控制药物选项"，基于一项随机对照试验，在此年龄段的第 5 级治疗中新增了抗 - IL4R（此处指度普利尤单抗）。维持性 OCS 仅应作为万不得已情况下的最后治疗手段。

10. 色酮类加压计量吸入器已在全球范围内停产。近年来，这些药物在哮喘控制中几乎没有作用，其与低剂量吸入皮质类固醇相比缺乏疗效，当作为维持吸入药物使用时，操作也相当烦琐。

11. 不应在哮喘患者中使用长效抗胆碱能药物单药治疗（例如：不联用 ICS）：与 LABA 单药治疗哮喘并不安全一样，患者采用 LAMA 单药治疗（不联用 ICS）会增加哮喘急性加重的风险。

12. 成人和青少年哮喘患者（第 5 级治疗）可在 ICS - 长效 β_2 受体激动剂基础上联用 LAMA：一项荟萃分析显示，ICS-LABA 基础上加用 LAMA 后，哮喘患者肺功能有轻度改善，急性加重在总体上轻度减少，但未发现患者在症状或生活质量方面有重要临床获益。证据不支持对存在持续性呼吸困难的患者加用 LAMA。使用 ICS-LABA 后仍有急性加重的患者应至少接受中等剂量的 ICS-LABA 后再考虑加用 LAMA。

13. 成人和青少年难治性和重度哮喘的 GINA 指南和决策树：用于评估和管理成人和青少年难治性和重度哮喘的 GINA 袖珍指南已经修订过，包含于 GINA 指南中的决策树也进行了更新，包括将 anti-TSLP 作为该年龄段的一种新型生物疗法。对于反复实验室评估证实无 2 型炎症反应哮喘患者新增了部分治疗选择。

14. 对血嗜酸性粒细胞升高患者的评估：对于血嗜酸性粒细胞 $\geqslant 300/\mu L$ 的难治性哮喘患者，在进行生物治疗之前应评估有无非哮喘病因，包括检测类圆线虫；类圆线虫感染通常是无症状的。对于嗜酸性粒细胞增多症（例如：血嗜酸性粒细胞 $\geqslant 1500/\mu L$）的患者，应考虑嗜酸性肉芽肿伴多血管炎（EGPA）等原因，最好避免使用抗 IL4R，因为此类患者未被纳入Ⅲ期研究。

15. 对成人和青少年哮喘患者额外使用抗胸腺基质淋巴细胞生成素（anti-TSLP）：对成年和青少年哮喘患者的研究发现，年龄 $\geqslant 12$ 岁的重症哮喘患者，可加用特泽佩鲁单抗作为备选疗法；特别是对于合并高水平血嗜酸性粒细胞或高 FeNO 的患者，该治疗可显著减少急性加重。一项关于抗 TSLP 的试验已将此类药物应用于年龄 $\geqslant 12$ 岁、经反复实验室评估证实无 2 型炎症反应者，作为备选疗法。但目前尚无充分证据证明此类药物可应用于接受 OCS 维持治疗的患者。

16. 成人和青少年的额外使用抗 IL4R：对于 $\geqslant 12$ 岁，在反复测试中没有 2 型炎症反应并需要 OCS 维持治疗的患者，抗 IL4R 试验性治疗是备用的选项。

17. 妊娠期哮喘患者额外使用抗 IgE：关于妊娠期严重哮喘治疗的证据很少，需要平衡妊娠期生物治疗的风险与母婴不受控制的哮喘的风险。一项注册研究发现妊娠期使用奥马珠单抗不会增加先天性畸形的风险。

18. ≥6 岁儿童的额外使用抗 IL4R：目前已批准在年龄≥6 岁合并重症嗜酸性粒细胞增多/2 型哮喘的患者中，将皮下注射度普利尤单抗作为附加治疗。

19. 额外使用抗 IgE、抗 IL5/5R、抗 IL4R：新指南已将包括嗜酸性粒细胞/2 型重症哮喘患者的系统评价和荟萃分析结果纳入。

20. 考虑将 OCS 维持治疗作为最后手段：由于存在严重长期不良反应的风险，如果其他治疗已优化且没有替代方案，则仅应将 OCS 维持治疗作为任何年龄组的最后手段。

21. 书面哮喘行动计划："书面"一词包括印刷品、数字或图片计划。应当向患者提供有关如何在哮喘恶化时更换缓解药物和控制药物及何时寻求医疗建议的书面说明，而不仅仅是口头说明。

22. 学龄前儿童喘息发作的管理：对于≤5 岁的儿童，有间歇性病毒性喘息，且发作间期没有或很少有呼吸道症状，治疗数据中增加了间歇性短程 ICS 的考虑。由于存在副作用的风险，只有当医生确信它会被适当地使用时，才应考虑这种治疗。

23. 医疗机构中的急性哮喘管理：目前，沙丁胺醇是急性哮喘管理中常用的支气管扩张剂。几项关于在急诊中使用福莫特罗的研究和一项在急诊中关于布地奈德福莫特罗的研究均显示出与沙丁胺醇相似的安全性和有效性；目前需要更多关于 ICS – 福莫特罗的初级保健和急诊科研究以对其进行评估。

24. 其他变化包括

（1）使用电子烟会增加呼吸道症状和哮喘发作的风险。

（2）使用空气过滤器可以减少细颗粒暴露，但对哮喘转归没有一致的影响。

（3）更新了关于空气污染与哮喘急诊就诊相关性的最新证据。

（4）电子吸入器监测可以识别难治性哮喘患者是否存在依从性差的问题。

（5）在中高剂量含 ICS 治疗后症状未得到控制的患者中，较高的血嗜酸性粒细胞和较高 FeNO 水平与较高的严重恶化风险相关。

（6）提醒因哮喘恶化而入院的患者应继续接受或接受含 ICS 的治疗。

参考文献

［1］ Global Initiative for Asthma. Global Strategy for Asthma Management and Prevention ［EB/OL］. 2022. Available from：www. ginasthma. org.

第十五章 特发性肺纤维化和进行性肺纤维化临床实践指南（2022）要点

特发性肺纤维化（IPF）是一种原因不明的慢性纤维化性间质性肺炎，与寻常型间质性肺炎（UIP）的放射学和组织学特征相关。它主要发生在老年人中，以呼吸困难和肺功能进行性恶化为特征，预后不良。

IPF 的诊断和管理已在之前的指南中提及。美国胸科协会（ATS）和欧洲呼吸协会（ERS）确定以前指南中的几个主题需要重新评估，包括以下内容：UIP 的放射学和组织病理学特征、诊断标准、诊断和治疗方法，以及先前关于抑酸药物和经支气管肺冷冻活检（TBLC）治疗的建议。此外，还决定解决有关抗反流手术和基因组分类测试的新问题。

IPF 的抗纤维化疗法的应用推动了其他肺纤维化疾病的治疗方法的更新。在更新 IPF 指南的同时，发表了一项临床试验，该试验报告了抗纤维化药物对 IPF 以外的间质性肺疾病（ILD）的有益作用，这些疾病表现为进行性肺纤维化（PPF），促使了抗纤维化治疗的整体范式转变。

第一部分：IPF 诊断和治疗更新

1. UIP 的放射学特征：UIP 的放射学特征是 IPF 的标志，在 2018 年 IPF 诊断指南中有详细描述。指南委员会的结论是，一些放射学特征值得在当前的指南中再次强调，他们重新考虑了高分辨率计算机断层扫描（HRCT）模式的类别。当发现牵引性支气管扩张/支气管扩张和（或）蜂窝化时，可以确定肺纤维化，但必须与肺气肿和纤维化的空间扩大区分开来。

蜂窝状改变对应于细支气管囊肿，在纤维化肺泡间隔塌陷和末端气道扩张后发生。囊性结构有时可以贯穿整个小叶核心，有时相互连接并与支气管树相连。蜂窝囊肿包括由于周围肺泡间隔纤维化引起的周围气腔扩张和切向观察的牵引性支气管扩张。典型 UIP 的 HRCT 表现和 HRCT 上的蜂窝状改变与支气管扩张在组织学上最相关。最近的研究显示，在 IPF 中，从牵引性支气管扩张到蜂窝状改变的重塑过程可能是连续的，将这两个过程概念分离可能会产生误导。

UIP 是 IPF（IPF-UIP）的标志，也可见于纤维化过敏性肺炎（HP）、结缔组织病（CTD）（CTD-UIP），或暴露相关的 ILD 患者中。HP-UIP 和 CTD-UIP 有时可以根据影像学表现初步诊断，但在影像学上无法区分 IPF-UIP。6%~10% 的 IPF 病例可能出现胸膜实质弹性纤维增生症，它可能与肺功能快速恶化、气胸和纵隔气肿的风险及低生存率有关。2018 年 IPF 指南将诊断 IPF 的 HRCT 表现分为四大类：UIP、可能 UIP、不确定 UIP 和其他诊断，并考虑将 UIP 和可能 UIP 合并为一个类别。然而，指导委员会决定保留 4 个类别，并稍作修改。

2. UIP 的组织病理学特征：UIP 诊断基于，①伴有结构扭曲的斑片状致密纤维化〔即破坏性瘢痕和（或）蜂窝状改变]；②好发于胸膜下和中隔旁肺实质；③成纤维细胞灶；④缺乏提示替代诊断的特征。当所有这些特征都存在时，可以确诊 UIP 型。委员会认为，对于 TBLC 标本，UIP 的组织病理学标准的应用更具挑战性，因为①胸膜下病理改变的主要特点不容易被观察和明确；②取样错误的可能性导致对排除可能提示替代诊断的特征的把握性降低。与外科肺活检（SLB）相比，鉴于在大多数情况下胸膜下肺实质的取样有限，TBLC 更可能显示出可能 UIP 而不是明确的 UIP 型。尽管如此，斑片状纤维化、成纤维细胞灶和缺乏提示替代诊断的特征的组合通常足以在 TBLC 上诊断可能 UIP 型。在多学科讨论（MDD）的背景下诊断 UIP 和可能 UIP 型，可以发现 IPF 患者 SLB 和 TBLC 的诊断概率相当。

3. IPF 诊断的循证建议：我们建议将 TBLC 视为 SLB 的可接受替代方案，用于在组织病理学诊断具有执行和解释 TBLC 经验的医疗中心中仍未确定类型的 ILD 患者（有条件推荐，极低质量证据）。对于新检出的类型不明的 ILD 患者，临床上怀疑患有 IPF，是否应该接受 TBLC 获取样本进行组织病理学诊断，指导委员会的结论委员会得出结论认为 TBLC 可被视为可接受的 SLB 替代方案，他们已经将此项方案标准化，包括最小化的步骤风险和最大化诊断产量。低氧血症（PaO_2，55~60 mmHg）与较高的不良结局风险相关，被认为是相对禁忌证。对于因严重肺功能损害或合并症而不会进行 SLB 的受试者，提供了有关于 TBLC 的安全性和诊断率的新数据。

指导委员会的结论：由于委员会成员之间的共识不足，指南委员会没有支持或反对基因组分类测试。委员会成员中有两种思想流派。那些支持基因组分类测试的人认为，高特异性提供了可用于 MDD 的重要诊断信息，因此可以减少对组织病理学诊断进行额外采样的需要。那些反对基因组分类测试的人认为，支持测试的建议为时过早，因为：测试敏感性需要提高（否则，阴性结果不能明确排除 UIP）；需要更好地理解和评估假阴性结果的一系列后果；需要更多的研究来获得更精确的敏感性和特异性估计；现有数据未能完全解决基因组分类测试所赋予的增量诊断价值，超出了已经提供的临床和放射学数据范围，特别是考虑到 UIP 模式存在于各种 ILD 中的可能性；结果没有提供组织病理学的详细细节，仅在 MDD 的背景下有用；此类测试尚未广泛应用等。许多人还认为，在考虑基因组分类测试的同时，还需要考虑经支气管活检检测，因为经支气管活检可能有并发症（经支气管肺活检的并发症在之前的指南中报告过）。

诊断方法：委员会更新了 2018 年 IPF 诊断指南的关键数据。诊断方法的主要变化是，可能存在 UIP 的 HRCT 表现的患者现在的管理方式与 UIP 患者相似，这意味着在初始 MDD 后进行肺采样的可能性较小。描述 HRCT 和组织学表现组合的图表的关键变化是，提示替代诊断的 HRCT 表现结合可能 UIP 的组织病理学表现现在被认为对于诊断 IPF 是不确定的。理由是委员会观察到具有这种综合表现的患者可能是不同疾病导致的行为和结果表现，这些疾病有时与 IPF 患者的表现相似。

IPF 治疗的循证建议：我们不要使用抑酸药物治疗 IPF 患者来改善呼吸功能（有条件的推荐，极低质量的证据）。备注：抑酸药物和其他干预措施可能适用于同时患有 IPF 和胃食管反流病（GERD）症状的患者，应根据 GER 特定指南来改善胃食管反流（GER）相关症状。在以前的指南中，建议使用抑酸药改善 IPF 患者的呼吸功能。这些建议是基于若干观察结果提出的。第一，高达90%的IPF患者存在胃食管酸性物质反流。第二，IPF患者的食管裂孔疝患病率较高。第三，理论上，微量误吸可能会使IPF恶化。第四，一项回顾性队列研究报道，抑酸治疗与IPF患者的生存获益相关。第五，另一项观察性研究发现应用抑酸药物可减少FVC下降程度及IPF急性加重。

指导委员会的结论无论GER是否被证实（即存在直接证据的人群），在没有任何明确益处的情况下，委员会反对使用抑酸药物治疗IPF患者。然而，委员会强调了3件事。首先，抑酸剂治疗可能对确诊GER的患者产生有益效果，但在纳入所有IPF患者的研究中，纳入无GER的IPF患者的研究结果否定了这种效果。因此，如果将IPF患者分层为有或没有确诊GER，并且针对每个亚组确定抑酸药物的疗效，则指南可能会改变。其次，证据质量非常低。最后，对于有GERD症状的IPF患者可能需要抑酸药物以改善GER相关症状，委员会建议读者参考GER特定的临床实践指南。我们建议不要转诊IPF患者进行抗反流手术以改善呼吸功能（有条件的推荐，极低质量的证据）。

第二部分：除IPF外，纤维化ILD中PPF的诊断和治疗

1. PPF的定义：在已知或未知病因（IPF除外），具有肺纤维化影像学证据的ILD患者，在过去一年内发生无其他原因可解释且满足以下至少2条标准。

（1）呼吸道症状加重。

（2）病理学证据提示疾病进展。

（3）影像学证据表明疾病进展。

指导委员会强调了4点。首先，PPF与IPF分开定义，IPF在之前的指南中定义过。其次，PPF不是一种诊断，而且PPF的定义与潜在疾病无关。再次，PPF的标准反映了多项临床试验，因为委员会认为没有任何单一试验可以指导抗纤维化治疗。最后，PPF的标准仅与预后相关。

2. PPF的生理学标准：委员会将疾病进展的生理学证据定义为存在以下发现之一，这些发现可归因于纤维化恶化。

（1）随访1年内FVC绝对下降值≥5%。

（2）随访1年内DLCO（校正血红蛋白值）绝对下降值≥10%。

FVC绝对值下降：FVC是最常用于追踪IPF患者的生理参数，因为它与预后相关。

尽管一些试验使用FVC的相对变化值来评估肺纤维化的进展，但委员会更喜欢使用绝对变化值，因为它预测较差的预后，并被认为是IPF死亡率的重要预测指标。重要的是FVC的绝对和相对变化值可以识别不同的人群。FVC的绝对下降值为初始FVC测量值减去最终FVC测量值，而FVC的相对下降值计算为初始和最终FVC测量值之间的差除以初始FVC测量值。强调FVC作为疾病进展指标的重要性。尽管存在一些限制，DLCO的变化（针对Hb进行了校正）是各种纤维化肺病患者死亡率的共同且强有力的预测指标。在此基础上，委员会将DLCO作为PPF的标准是合理的。但需要注意的是，在将DLCO的下降归因于进行性纤维化之前，必须排除导致DLCO恶化的其他原因。

3. PPF的放射学标准：纤维化的进展通常通过视觉评估，依赖于上、中、下肺区域中包含纤维化特征的肺体积百分比。在调整肺容量变化后，同时比较初始和后续CT检查的横

断面、冠状面和矢状面连续 HRCT 切片。纤维化特征程度的增加表示进展。这些可能包括牵拉性支气管扩张和支气管扩张增加、新的磨玻璃样混浊伴牵拉性支气管扩张、新出现细网格影、异常网格影范围增大或异常网格影粗糙程度增加、新出现蜂窝影或蜂窝影增多及肺叶容积丢失增多。

在 IPF 中，进展通常表现为 UIP 表现在横向和冠状面上的范围增加。随着疾病的进展，蜂窝状囊肿的大小和数量通常会增加。牵引性支气管扩张和支气管扩张的进展是 IPF 死亡率的一个强有力的独立预测因子。然而，在 IPF 以外的 ILD 中，进展模式是可变的，可能包括磨玻璃异常演变为网状异常，网状异常演变为蜂窝状改变，和（或）牵引性支气管扩张/支气管扩张增加。

非特异性间质性肺炎（NSIP）患者可能会进展为 UIP 样 CT 模式并伴有蜂窝状改变。当临床怀疑纤维化恶化时，需要进行 HRCT 随访。随访 HRCT 以确定疾病进展的最佳间隔时间目前尚不明确。有限的数据表明，对于系统性硬化症和肺功能稳定的患者，在基线后 12 ～ 24 个月复查 HRCT 有助于及时发现疾病进展并可能影响预后。每年 1 次的 HRCT 也被考虑用于筛查并发症，特别是肺癌。

很难预测非 IPF 型 ILD 患者发展为进行性纤维化改变的比例。然而，个别患者的一些 HRCT 结果被认为是疾病进展的预测因子。例如：除了与预后较差相关的蜂窝状改变和牵拉性支气管扩张外，已知更大程度的纤维化变化可预测 IPF、类风湿关节炎相关 ILD、系统性硬化症相关 ILD、纤维化过敏性肺炎、肺结节病和 uILD。早期肺纤维化的 CT 特征包括细小网状影、小叶内线和结构变形（不规则、曲折的肺血管和气道或扭曲的小叶解剖结构），可以单独看到或叠加在磨玻璃影上。这种模式提示早期间质改变，可能偶然在胸部或腹部 CT 扫描中发现，用于筛查肺癌，并且通常与纤维化的组织学证据相关。这些偶然发现的间质性肺异常（ILA）是患者死亡的独立危险因素。肺纤维化进展的定量评估基于计算机的定量 CT（QCT）可以提供比视觉评估更客观和可重复的进展测量方法。这些方法已成功确定疾病的范围和进展并预测死亡率。在 QCT 在社区中广泛使用之前，需要进一步验证和采用标准化协议。

4. PPF 的治疗：除 IPF 以外的 PPF 治疗的循证建议是吡非尼酮，我们建议进一步研究吡非尼酮在非 IPF ILD 中的有效性和安全性。在 IPF 中减缓疾病进展的抗纤维化药物也可能减缓 PPF 的进展。其中一种抗纤维化药物吡非尼酮是一种具有抗感染、抗氧化和抗增殖作用的口服药物，在之前的指南中推荐用于治疗 IPF。指导委员会在 PPF 患者中做出有条件推荐使用尼达尼布的决定基于 2 个主要因素：疾病进展在统计学上显著减少，以 FVC 的年度下降来衡量；停药后不良反应是可逆的。值得注意的是，委员会承认治疗的效果可能因潜在 ILD 的类型而异，并且未来的疾病管理可能是基于潜在的 ILD。委员会建议继续研究尼达尼布对特定类型 ILD 引起的 PPF 患者的疗效、有效性和不良事件。

参考文献

[1] RAGHU G, REMY-JARDIN M, RICHELDI L, et al. Idiopathic pulmonary fibrosis (an update) and progressive pulmonary fibrosis in adults: an official ATS/ERS/JRS/ALAT clinical practice guideline [J]. Am J Respir Crit Care Med, 2022, 205 (9): e18 - e47.

中西医新技术、
新理论、新药物篇

第十六章　介入肺病学

第一节　电子支气管镜

电子支气管镜内涵：电子支气管镜指的是由玻璃纤维制作而成的内窥镜。电子支气管镜是由现代高科技制作而成的一种弯曲内窥镜，通过患者的鼻孔，将内窥镜送入患者的气道内，可以明确了解患者的气管、支气管及肺组织的具体情况，从而可以对病变部位进行直接观察，明确病变范围、病变大小，从而可以对病变做出一定的判断。而且还可以在支气管镜下，进行细胞学检查、细菌学检查、病理活检检查等，从而可以对疾病做出明确的诊断。电子支气管镜不仅可以用于检查，还可以在电子支气管镜下进行治疗。

一、支气管镜的历史沿革

1897 年，有"支气管镜之父"之称的德国科学家柯连古斯塔夫斯（Gustav Killian，1860—1921 年），首先报道了用长 25 cm、直径为 8 mm 的食管镜为一名青年男性从气道内取出骨性异物，从而开创了硬直窥镜插入气管和对支气管进行内窥镜操作的历史先河。从 1897 年至今的 126 年间，支气管镜的发展经历了传统硬质支气管镜（rigid bronchoscope，RB）阶段，纤维支气管镜（flexible fiberoptic bronchoscope，FFB）阶段，和现代电子支气管镜、纤维支气管镜、电视硬支气管镜共用的 3 个历史阶段。我国的支气管镜技术起步略晚于西方发达国家，著名耳鼻咽喉科专家徐荫祥教授曾于 1940—1941 年赴美国费城坦伯尔大学师从 Jackson 教授，专门学习气管食管学。徐荫祥教授学成之后在中国最早开展气管食管镜手术。20 世纪 50 年代初已有多家医院可以将硬质支气管镜用于气道异物的摘取和气管结核的诊断。后来由于种种原因，我国的支气管镜技术发展相对缓慢，20 世纪 70 年代初，一些单位开始使用纤支镜。改革开放以后，随着对外交流的增加，支气管镜技术也逐渐得到重视和发展。

1. 传统硬质支气管镜阶段：继 Killian 之后，美国医生薛瓦利埃·杰克逊（Chevalier Jackson，1865—1958 年）对传统硬质支气管镜的发展做出了非凡的贡献，并被誉为美国的"气管食管学之父"。1899 年，Jackson 改良了食管镜，安装了独立的目镜，并在其末端设置了一个小灯，发明了用以照亮远端气道的辅助管道照明系统及气道分泌物的吸引管。Jackson 为支气管镜技术制定了规范化的操作程序，利用他改进的支气管镜挽救了无数气道异物患者的生命。他还特别注重培养学生，在他和学生们的不懈努力下，从 1912 年以后，人们开始逐渐接受用支气管镜检查气管和主支气管，但在当时它的应用几乎完全局限在取气道异物上。1934 年 W. B. Saunders 公司出版了 Jackson 的气管镜、食管镜和胃镜的专著。20 世纪中叶，Broyles 等进一步发展了光学长焦距镜头，使其既能观察前方，又能旋转角度观察其他方向，从而能够检查双肺的上下肺叶支气管，并对操作器械进行了改进，使支气管镜发展到治疗气管主支气管疾病和肺结核，并且用于诊断肺癌，使硬质支气管镜检查成为胸外科的主要诊疗手段之一。Mayo Clinic 的 Anderson 等在 1965 年描述了运用硬质支气管镜获取一例疑诊结核的弥漫性肺病患者的肺组织标本，并确诊为转移性腺癌，这是历史上第一次经支气管镜肺活检。但毕竟传统硬质镜操作过程烦琐，对麻醉要求高，患者痛苦程度很大，而且设备的局限性使其对支气管的可视范围有限，大大限制了硬镜在临床的使用和发展，特别是后来纤维支气管镜（纤支镜）的问世更加使传统硬质支气管镜遭到了不可避免的淘汰。

2. 纤维支气管镜阶段：1968 年日本国立癌中心气管食管镜室主任池田茂人（Shigeto Ikeda，1925—2001 年），在 Johns Hopkins 医学院向世人介绍了纤维支气管镜，这被誉为支气管镜发展历史上的里程碑。池田从 1964 年还是胸外科医生时就开始认识到传统硬支气管镜的局限性，并着手研制以能传导光线的玻璃纤维束为光传导源的可曲式支气管镜。他和 Asahi Pentax 公司的 Haruhiko Machida 紧密合作，终于在 1967 年当试验进行到第 7 次时取得了成功，制成了历史上第一台纤维支气管镜。1970 年池田教授来到了著名的 Mayo Clinic，将由 Olympus 公司制造的纤支镜介绍给 Anderson 等人，并由他们在美国首先试用了 3 个月。随后纤支镜技术在世界迅速普及，直到今天仍然是胸外科医生、呼吸内科医生、麻醉医生、急诊医生、耳鼻喉科医生等临床工作中不可缺少的工具。1974 年，池田发起成立了世界支气管学协会（World Association of Bronchology，WAB），并在东京举行的第一届世界支气管学大会（World Congress for Bronchoscopy，WCB）上当选为协会主席。WCB 从那时起在亚洲、美洲和欧洲轮流举行，每两年一届，至 2004 年已举办了 13 届。纤支镜的问世使人们第一次完整地观察到了支气管树的腔内结构，池田等为包括亚段在内的各级气管、支气管、肺组织进行了重新命名，并于 1972 年出版了英文版的纤支镜图谱。纤支镜在肺癌的诊断中起到了划时代的作用。池田等很快发现了纤支镜在中心型肺癌的诊断中可以起到决定性作用，他与病理学家们一起将经纤支镜病灶活检和刷片细胞学检查作为诊断肺癌的常规手段，使纤支镜检查成为肺癌分期的重要依据。纤支镜在早期肺癌的发现中起到了重要作用，使早期肺癌手术后 5 年生存率上升至 83%。除了常规检查外，纤支镜还被用于肺组织活检、肺泡灌洗、纵隔内支气管旁淋巴结针吸活检、肺部疾病的介入治疗、引导气管插管、机械通气的气道管理等。但纤支镜的管腔狭小、操作器械单一受限，吸引管道口径小易堵塞，使其对于很多气道疾病如大咯血及气道异物的治疗又受到了限制；光导纤维等光学器件传导的清晰度欠佳，使其对气管、支气管黏膜的早期细微病变无法识别，这些即纤支镜的劣势所在。

3. 现代电子支气管镜、纤维支气管镜、电视硬支气管镜共用时代：随着电子技术和光学技术的不断发展，1983 年美国 Welch Allyn 公司研制成功了电子摄像式内镜。该镜前端装有高敏感度微型摄像机，将所记录下的图像以电讯号方式传至电视信息处理系统，然后把信号转变成为电视显像机上可看到的图像。后不久，日本 Asahi Pentax 公司即推出了电子支气管镜。电子支气管镜的清晰度高，影像色彩逼真，能观察到支气管黏膜细微的病变，配合以高清晰度电视监视系统和图像处理系统，极大地方便了诊断、教学和病案管理。自荧光支气管镜（autofluorescence bronchoscopy，AFB）是利用细胞自发性荧光和电脑图像分析技术开发的一种新型纤维支气管镜，可使气管镜对原位癌及癌前病变早期诊断的敏感性显著提高。近2年来，Olympus公司生产的超声支气管镜问世，其原理为在气道内利用超声设备观察气道壁、纵隔周围淋巴结及肺结构。主要用于观察病变部位大小、肿瘤侵及部位、血管、肺血管结构鉴别及引导经支气管壁针吸活检术，并且使一些气管内操作更为简单，如正确评估肿瘤大小的同时进行支气管镜下光力学和放射治疗，进一步干涉气道重建。EBUS的临床应用在一定程度上会减少胸腔镜和纵隔镜的操作。虽然电子支气管镜优势明显，操作简便，但电子支气管镜由于价格昂贵、不便于携带等原因仍无法完全取代纤维支气管镜的部分功能，如不便于患者床旁操作，对于辅助气管插管、判定气管插管位置、床旁镜下吸引、活检等电子支气管镜目前均不能替代。所以目前大多数医疗机构的电子支气管镜仅限于在支气管镜室内进行诊断性操作，而纤维支气管镜在病房和床旁辅助治疗上仍发挥着重要作用。

近10年来，随着全麻技术安全性的提高和介入性肺脏病学技术的飞速发展，硬质支气管镜又重新受到许多医生的重视。硬质支气管镜具有操作孔道大、气道控制好、吸引好的优势，如出现大出血，可通过器械、大孔径吸引管激光、电刀、氩气刀等相关治疗而进行有效控制；另外由于其孔径大，可插入大活检钳直接钳取气道肿瘤。也可用硬镜尖端斜面对肿瘤进行直接剥离，还可以用弯曲式支气管镜和其他各种介入器械进行镜下治疗，同时可通过侧孔进行高频机械通气，适用于复杂气道病变的治疗，相对安全性高，有纤维支气管镜和电子支气管镜无法比拟的优势。对于摘取气道异物、治疗复杂气道狭窄、治疗大咯血等仍是硬质支气管镜很好的治疗指征。近年硬质支气管镜亦得到发展，许多厂家对其进行了改造，使用电荷耦合元件作为其图像采集元件，辅以电视影像系统，为气道内介入治疗提供了很好的操作平台。在国内外有许多家医院把硬质支气管镜和可弯曲支气管镜相结合创造了许多种联合介入治疗方法。这些都表明电子支气管镜、纤维支气管镜和硬质支气管镜各具特色，可以在诊断、治疗上优势互补，发挥各自的作用，在目前的医疗活动中缺一不可。

4. 我国支气管镜介入治疗发展历史：支气管镜技术在我国自1954年开展以来，已有66年的历史。1992年的一项全国性调查结果表明，国内拥有600张床位以上的综合医院已全部开展了支气管镜检查和治疗，拥有300张床位以上的医院也已有约81.5%开展了纤维支气管镜检查。1994年6月在天津召开了第一届全国纤维支气管镜学术大会，2000年3月中华医学会支气管镜学组在《中华结核和呼吸杂志》发表了《纤维支气管镜（可弯曲支气管镜）临床应用指南（草案）》。2002年在上海进行的可弯曲支气管镜（包括纤维支气管镜和电子支气管镜）应用的调查结果显示，2001年国内二级以上医院普遍开展的支气管镜诊疗项目总数已达14项。2002年，欧洲呼吸病学会和美国胸科学会提出了"介入肺脏医学"的概念，将其定义为"是一门涉及呼吸病侵入性诊断和治疗操作的医学科学和艺术"。该学科以支气管镜为主要工具，涉及呼吸科、胸外科、麻醉科等临床多学科，从此开启了支气管镜介入治疗的新篇章，在呼吸界涌现出一批致力于发展支气管镜介入事业的领军人物。作者自2012年1月至12月调查了全国54家医院（其中三级甲等医院43家），74.1%的医院有单独的气管镜室（部分为医院公用的内镜室），绝大多数医院不但有多条纤维支气管镜，96%的医院还拥有平均5.5条电子支气管镜，且80%以上医院已经开展氩等离子体凝固术、球囊导管扩张、高频电刀、冷冻、镜下药物注射和内支架置入等技术。硬质支气管镜起源于欧洲，自 1965 年可弯曲支气管镜问世后，RB 应用逐渐减少。但由于近年来支气管镜介入技术的发展，RB 又重新引起人们的重视。我国 RB 技术开展较晚，2012 年调查中显示，我国虽然 RB 拥有率为 40.7%，但使用频率极低，平均每家医院每年操作不到 15 例。作者采用王氏硬质镜插入法（软镜引导下插入硬质支气管镜），5 秒内可快速插入硬质镜，使这操作简单、快速，硬质镜的适应证较前也大大拓宽，对高位气道梗阻不再是禁忌证，如下咽癌、喉癌、甲状腺气管侵犯和其他声门下肿瘤及狭窄，均在硬质镜下成功进行了介入治疗，且在硬质镜铲切、电圈套器、导航支气管镜等应用方面积累了丰富的经验。自 2014 年 3 月 Dumon 气道硅酮支架获准进入中国，很多国内大型呼吸内镜中心开展了硬质支气管镜及相关操作，2018 年国内出现了"硬质支气管镜热"的局面。

二、电子支气管镜的适应证

支气管镜检查的适应证见表 16-1。

表 16-1　支气管镜检查的适应证

诊断方面	治疗方面
不明原因咯血	取出支气管异物
不明原因慢性咳嗽	清除气道内异常分泌物
不明原因局限性哮鸣音	明确出血部位后局部止血
不明原因声音嘶哑	引导气管插管
痰中发现癌细胞或可疑癌细胞	肺癌患者支气管内局部放疗或局部化疗
影像（胸片或 CT）检查异常	经电子支气管镜对气道肿瘤行冷冻、激光等治疗
手术前检查指导手术范围及估计预后	
怀疑有胸外伤造成的气管支气管裂伤或断裂	
肺或支气管感染性疾病的病因学诊断	
疑有食管–气管瘘	
机械通气时气道管理	

三、禁忌证

1. 活动性大咯血。
2. 严重的高血压及心律失常。
3. 新近发生的心肌梗死或不稳定型心绞痛（6 周内）。
4. 严重心、肺功能障碍。
5. 不能纠正的出血倾向。
6. 严重的上腔静脉阻塞综合征。
7. 疑有主动脉瘤。
8. 全身情况极度衰竭。

四、术前准备

1. 签署知情同意书，检查过程须家属陪同。

2. 检查前详细询问病史，测量血压。

3. 术前须行影像学检查以确定病变部位。

4. 术前 4 小时开始禁食，术前 2 小时禁水。

5. 术前行常规检查、血常规、凝血和感染四项。

6. 60 岁以上患者常规行心电图，慢阻肺患者建议术前行肺功能检查。

7. 慢阻肺及哮喘患者术前预防性使用支气管扩张剂。

8. 脾切除、人工心脏瓣膜或有心内膜炎病史患者术前预防性使用抗生素。

五、诊断性操作的实施标准

1. 对于镜下所见支气管黏膜呈浸润性改变，应联合活检、刷检和冲洗。

2. 镜下所见新生物活检应至少取 6 块活检标本送病理。

3. 弥漫性肺疾病患者，行经支气管肺活检时应尽可能从一侧肺取 3 ~ 6 块标本。

4. 弥漫性肺疾病患者，支气管肺泡灌洗液灌入量以 100 ~ 300 mL 为宜，分 3 ~ 6 次灌入，回收量应 > 30% 灌入量，否则细胞分类结果不可靠。

六、超声引导下经支气管针吸活检

1. 主要用于恶性肿瘤的诊断与分期，亦可用于肉芽肿性、囊性及感染性病变的诊断还可用于邻近气管及支气管旁的气道腔外病变的诊断。

2. 可安全穿刺第 2、第 4、第 7、第 10、第 11 组淋巴结。

3. 诊断肺癌的敏感性达 90% 以上，特异性接近 100%。

4. 超声引导下经支气管针吸活检的禁忌证及并发症发生率与普通支气管镜相同。

七、术后处理

1. 2 小时后才可进食、饮水。

2. TBLB 患者应在活检后留院观察至少 1 小时，必要时拍摄胸片以除外气胸。

3. 应告知 TBLB 患者，离院后仍有发生气胸可能。

4. 使用镇静剂的门诊患者，应有人陪同回家，且应告知 24 小时内禁止驾车、签署法律文书或操作机械设备。

5. 部分患者术后出现一过性发热，一般不需特别处理，但需与术后感染相鉴别。

八、常用呼吸内镜治疗技术

1. 激光

（1）激光器的分类

固体激光器（包括半导体激光器），气体激光器，液体（染料）激光器，光纤激光器

（工业），生物激光器。

（2）激光的消融特性

以血红蛋白为靶组织吸收——血红蛋白吸收：①热损伤深，易伤至基底组织及周边组织，创面结痂厚；②止血效果好，术中止血效果理想。

以水为靶组织吸收——水吸收：①热损伤浅，术中安全，不易伤至周边组织，切割效果好；②止血效果差。

（3）目前常见激光器及特点

①固体激光器：介质是固体的激光器，此种工作物质通过灯、半导体激光器阵列、其他激光器光照泵浦得到激发。最常用的为 Nd：YAG（掺钕钇铝石榴石）激光器，工作波长一般为 1064 nm，这一波长为四级能级系统，还有其他能级可以输出其他波长的激光，血红蛋白吸收。其他包括：Ho：YAG（钬激光）：钬激光波长 2.1 μm，脉冲式激光，水吸收；Tm：YAG（铥激光）：也称 2 微米激光，波长 2.0 μm，水吸收；Er：YAG（铒激光）：波长为 2940 nm 的固体脉冲激光，水吸收；KTP（磷酸氧钛钾）："绿激光"，波长 532 nm，可倍频，血红蛋白吸收；半导体激光：980 nm 和 1470 nm，水吸收 + 血红蛋白吸收。

②气体激光器（CO_2 激光器）：波长 10 600 nm，处于水吸收的高峰，组织穿透深度极低，无法用光纤传播，因此只有非接触式工作模式。因半导体激光具有穿透深度浅、切割效果好、热损伤小的特点，目前常用的为半导体激光器，半导体激光器具有两个波长，可以针对相应的组织选择合适的波长，软组织和含血量丰富的组织，可以选择 980 nm，对于含血量相对少的组织，优先选择 1470 nm。

2. 电凝切：电凝切为高压高频电流转化热能，以达到病变组织切除。特点：直接接触组织，危险较大，设备便宜。电凝切技术作用表浅，效率低，已被氩等离子体凝固技术替代，电凝切技术切除病变速度与激光相当。

3. 氩等离子体凝固（APC）

（1）原理：为新型电刀，通过电离的氩气将高频电流输送到组织，热能产生 3 条均匀的带：脱水干燥区、凝固区、失活区。

（2）特点：非直接接触电凝，不粘连组织，不会发生腐蚀性灼伤，安全性高，热凝固深度恒定可控，一般为 0.5 ~ 3 mm，大大减少穿孔的可能性。切除气道内肿物与激光及传统高频电相当，可曲线切除角落病变；是止血效果最好的消融技术。

（3）适应证：适用于增生型气道狭窄、瘢痕型气道狭窄、气道内肿瘤、气道内大出血、黏膜出血、支架后再狭窄、腔内局灶性感染等。

（4）禁忌证：①管外型病变；②严重呼吸衰竭及心律失常；③气管 - 食管肿瘤贯通性浸润；④严重凝血功能障碍者。

（5）操作注意事项：①电极要指向活组织进行烧灼；②一般烧灼深度在 3 mm 以内；③保持视野清晰，APC 电极应始终控制在视野之内；④应采取短促并多次重复的烧灼方法；⑤烧灼形成的结痂要及时清除，或保持局部湿润；⑥初学者 APC 烧灼时可停止高频通气；⑦术后清理坏死物。

（6）常见并发症。①心血管：低血压、心律失常；②低氧血症；③气管内着火；④气道黏膜损伤：充血水肿、气道痉挛；⑤大出血；⑥气道感染；⑦气道瘘。

并发症处理：①烧灼时停止高频通气；②及时注水；③术中、术后给予激素及支气管扩张剂；④备足止血药品（静脉、喷洒、注射）、抢救药品（血压、心率、心功能）；⑤及时清理坏死物。

4. 冷冻

（1）定义：经支气管镜将冷冻探头尖端送至支气管或肺内病变区域，通过制冷剂的快速释放吸收周围环境热量，从而使冷冻探头迅速降温，将探头周围的组织冷冻凝固。

（2）适应证。①病变组织活检：对间质性肺疾病患者行肺组织的冷冻活检，获取标本质量比 TBLB 高，创伤较电视胸腔镜外科手术小；②切除气道内良恶性肿瘤；③取出各种异物：尤其擅长取出柔软、易碎的异物；④局部止血。

（3）常见并发症：同支气管镜操作并发症。

5. 球囊扩张

（1）定义：支气管球囊扩张术是在电子气管镜引导下，将球囊导管置于有病变的狭窄的气管内，加压充注球囊一定时间，从而达到对已狭窄的气道进行扩张的作用。

（2）适应证

①良性气道狭窄：结核性气管支气管瘢痕狭窄、支气管异物刺激所致的增殖性狭窄、气道插管或切开后的损伤性瘢痕狭窄，外伤性支气管挫伤修复后狭窄、支气管袖状切除术后、吻合口狭窄、气道支架术后再狭窄、气道内肿瘤及气道罕见病（如淀粉样变等）引起的气道狭窄等。

②恶性气道狭窄：外压性或以外压性为主的恶性气道狭窄，当估计外压压力比较大、置入支架难以充分扩张时，宜在支架置入前先用球囊导管扩张。

气道支架置入后出现扩张不理想时，可用球囊导管插入到支架腔内，协助扩张支架，为其他介入治疗创造条件；当狭窄十分严重，支气管镜未能插到远端或导丝未能通过狭窄段时，无法进行如后装治疗或置入支架等治疗，此时应先予球囊扩张狭窄管腔。

（3）禁忌证

同电子支气管镜及硬质镜检查的禁忌证：①狭窄远端肺功能丧失，或狭窄段远端存在广泛无法解除的气道病变者；②管腔完全闭塞或狭窄严重致球囊导管无法通过狭窄段者不能进行球囊扩张，宜先采用其他手段扩张管腔。

（4）常见并发症

①胸痛：发生率为 12.5% ~ 82.5%，多数患者在进行球囊扩张时会有轻微的胸骨后隐痛，随着治疗的终止一般会自然缓解大多数患者可耐受，不需处理。在对球囊导管加压的过程中患者突然出现剧烈胸痛即予终止治疗，需拍片明确有无气胸。

②出血：包括术中黏膜出血及术后的痰中带血、小量咯血，发生率为 8.3% ~ 93.1%，局部喷洒肾上腺素、冰盐水、血凝酶等止血，若球囊过度扩张导致严重气道撕裂伤时可引发较大量的出血，需行靶动脉栓塞止血。

③气胸与纵隔气肿：球囊过粗或扩张过度导致支气管撕裂而形成气胸或纵隔气肿。轻度气胸或纵隔气肿可自行吸收，不需特殊处理。发生率约为 2.63%。

④纵隔炎：扩张过度时可发生支气管撕裂并感染纵隔，发生率极低。

⑤气管软化：多次反复球囊扩张可导致气道软骨的断裂及破坏导致软骨软化，如累及气道长度过长，可能发生气道塌陷。

⑥黏膜裂伤：发生率为 7.02%，系球囊选择过长，压迫远端的正常支气管黏膜所致。

⑦气道痉挛：部分患者在球囊扩张刺激后可能出现气道痉挛发生率较低，表现为咳嗽、气促加重，使用氨茶碱、糖皮质激素静脉或雾化吸入处理可缓解。

⑧肺不张：比较少见，多为扩张时间过久或是扩张间隔时间太短引起局部支气管黏膜水肿、坏死物及分泌物堵塞管腔所致雾化吸入糖皮质激素后可减轻黏膜水肿，利于症状缓解。

⑨球囊滑脱阻塞气道导致窒息：因此在选择球囊时，球囊的长度一般以 2~4 cm 为宜，球囊过长导致远端支气管撕裂，球囊过短容易造成扩张时球囊滑脱。术中应在直视下观察球囊导管，使其位置恰好保持在狭窄段支气管的中部。

6. 光动力疗法

（1）定义：光动力疗法（photodynamic therapy，PDT）是利用光敏剂经激光照射后，促使其发生化学反应，通过氧自由基（Ⅰ型反应）和单线态氧（Ⅱ型反应）而引起肿瘤细胞凋亡和死亡的一种方法，是能真正达到细胞水平的精准治疗。

（2）适应证

①早期病变的治疗：包括早期中央型肺癌和原发性气管恶性肿瘤。需满足如下条件：需经过 CT、EBUS 或光学相干断层成像技术、窄波光支气管镜或荧光支气管镜确认。病理证实为恶性肿瘤，且病变累及黏膜、黏膜下层，未累及软骨，病变厚度及长度均 <1 cm，无淋巴结及远处转移，患者无法耐受手术或不接受手术治疗。此类患者经过光动力疗法后，有望达到根治目的。

②姑息性治疗：原发或转移性气管恶性肿瘤，管腔堵塞 <50%；原发或转移性支气管恶性肿瘤；多源发中央型肺癌；肺癌手术后残端局部复发；中央型肺癌放疗后局部复发。

（3）禁忌证：光动力疗法也是有一定禁忌证的。如果 1 个月内需要做眼科的光检查患者是不可以进行光动力疗法的。另外，一些对光敏剂过敏的患者，也是不能够应用光动力疗法的。光动力疗法主要针对的是光纤所能够达到的部位的恶性肿瘤，主要包括一些消化系统、妇科的疾病，还有一些气管疾病，以及呼吸系统的疾病，其中气管的肿瘤，由于肿瘤压迫堵塞了管腔，有的甚至超过了 90%，呼吸非常困难，建议消瘤以后进行光动力疗法。

（4）常见并发症

①治疗和肿瘤及黏膜组织水肿，出现黏液栓坏死、组织阻塞等，引起呼吸困难的症状。

②气道阻塞，引起阻塞性肺炎，患者可出现咳嗽、咳痰、发热。

③经过光动力疗法和细胞坏死脱落患者可出现痰中带血，甚至咯血的情况。

④治疗前行光敏剂的皮肤过敏实验，部分患者可出现暴露部位的皮疹水疱皮肤破溃的局部的并发症。

7. 内支架置入

（1）定义

气道金属支架是治疗气管、支气管狭窄的重要手段，可迅速重建气道，缓解呼吸困难等症状。近三十年来，气道支架技术得到了迅速发展，临床应用越来越广泛，但缺乏临床应用共识。为规范气道金属支架技术的临床应用，世界内镜医师协会呼吸内镜协会、中国抗癌协会肿瘤光动力疗法专业委员会、中国医师协会呼吸整合医学分会特邀请业内部分专家，组成专家委员会，通过检索 PubMed、Embase、Cochrane Library、中国期刊全文数据库、中文科技期刊数据库和万方全文数据库等，基于国际研究进展、中国临床实践经验和研究积累，经专家委员会多次讨论修改后达成共识，供临床参考。

气道金属支架的种类根据材质，气道支架可分为金属支架和非金属支架两种。金属支架根据材质分为：①镍钛记忆合金包括螺旋丝支架、Ultraflex 针织样支架、Wallstent 网状支架和 Aero 支架；②不锈钢支架包括 Palmaz 网状不锈钢支架、Gianturco-Z 型不锈钢支架。根据有无覆膜和覆膜多少，金属支架又分为完全覆膜支架、部分覆膜支架和裸支架。覆膜支架的薄膜是用硅橡胶、尼龙、聚氯乙烯、涤纶等材料制成。目前国内应用的金属裸支架主要为镍钛记忆合金网状支架，由于金属裸支架不能阻挡肿瘤或肉芽组织沿网眼生长而易导致气道再狭窄，故可以短期放置以缓解气道梗阻，不易放置时间太久。金属裸支架的优点是不易移位，气道分泌物不易潴留。金属覆膜支架应用比较广泛，良恶性气道病变均可放置。优点是长期放置，容易取出；不足是气道分泌物易在支架表面潴留，增加气道感染机会。根据病变部位金属支架可做成直筒形、哑铃形、L 形、Y 形等多种形状。如其携带放射性粒子则称为放射性粒子支架，常用的放射性粒子为 I125。

目前国内常用的金属支架主要有镍钛记忆合金网状支架（南京微创、常州佳森）、镍钛记忆合金丝针织样支架（UltraflexTM 支架）和 Z 型不锈钢支架（西格玛支架）。

①镍钛记忆合金网状支架（南京微创支架）：分裸支架和覆膜支架，是目前国内使用最广泛的气道支架之一。该支架是由一根或多根根丝丝径为 0.2~0.3 mm 的镍钛记忆合金丝网格状编织而成，可做成不同直径和形状的支架，顺应性较好，置入及取出方便。李氏支架即是其中之一，两端带有回收线，取出时可牵拉下端的回收线，反向取出支架，不易造成黏膜撕裂。网状支架的缺点是：支架放置时长度会有变化，带支架放疗时散射线多。

②Ultraflex 支架：由美国波士顿科学公司生产，是由丝径为 0.16~0.2 mm 镍钛记忆合金丝针织样编织而成，包括裸支架和部分覆膜支架（中间覆膜，两端裸露）。优点：质地较柔软，横向顺应性好，不易移位。缺点组织可向裸支架内生长。支架一旦释放回收和调整位置困难，带支架放疗时散射线多。

③Z 型不锈钢支架（西格玛支架）：由西格玛医用实业有限公司生产。骨架丝径为 0.4~0.5 mm，不锈钢材质，分为全覆膜和部分覆膜支架。优点是支撑力强、释放时无长度变化，覆膜支架可阻挡肿瘤及肉芽组织向支架腔内生长，可回收，带支架放疗时散射线少。缺点是覆膜支架影响分泌物排出。

④放射性 I125 粒子支架：在 Z 型覆膜支架或网状覆膜支架外壁上定制粒子口袋，将 I125 粒子装载在口袋内，放置到恶性病变部位（根据病变部位制订治疗计划，确定放置粒子数量和位置），既起支撑作用，又对附近的肿瘤进行近距离放疗。

⑤涂层支架：涂层支架是将药物直接或者通过适当的载体涂布于支架表面，使支架成为一个局部药物缓慢释放系统。既可用于裸支架或覆膜支架，目前处于临床研究阶段，未

上市。

（2）适应证

①恶性气道狭窄：腔内型狭窄经削瘤治疗，气道狭窄仍 > 70%，或腔外型狭窄，气道狭窄 > 70% 者。

②继发性气道壁瘘：具体可分为气管 - 消化道瘘、气道 - 纵隔瘘。

③良性复杂性气道狭窄。

④气管软化塌陷。

（3）禁忌证

①同支气管镜检查的禁忌证。

②用于治疗良性疾病时，禁止使用不可回收的金属裸支架。

③中央气道管内型病病变慎用金属裸支架。

④因肿瘤累及声门引起声门及声门下狭窄为相对禁忌证。

⑤气道黏膜炎症如结核等未控制，或远端气道闭塞或伴肺不张，均不宜放置支架。

（4）常见并发症

①是肿瘤及肉芽组织增生导致气管支架内的再狭窄。

②是气管内支架移位，在硅酮气管支架植入中比较常见。

③是支架本身机械性的损伤，比如肿瘤组织的持续压迫，咳嗽时平滑肌的强力收缩均可引起支架的损伤。

④是嵌入和穿透气道的管壁引起气管、支气管瘘，如果侵及周围的大血管还可造成致命性的大出血。

⑤对气道黏液清除功能的影响，不利于分泌物的排出。

8. 经支气管镜肺减容术

（1）定义

肺减容技术的原理是基于对肺气肿的解剖学、病理生理学的认识。美国胸科学会对肺气肿定义如下："肺气肿是肺内与终末细支气管相通的气腔持久性地异常扩大，并伴有肺泡壁的破坏，但无明显的纤维化。所谓肺泡壁的破坏系指呼吸气腔不均匀性扩大，肺泡及其结构成分排列紊乱，甚至缺失。"正常的小气道在很大程度上是靠肺组织的弹性回缩力维持其开放状态，肺气肿患者由于肺泡壁破坏及扩大，使肺组织的弹性回缩力降低，失去了对小气道的牵引支持作用，从而导致其陷闭，肺泡内气体难以排出，增加了呼气用功，在压迫周围正常肺组织的同时加剧了肺脏的过度膨胀，使通气/血流比例失调，气体交换功能受损；由于肺脏持续过度膨胀，可导致胸廓膨隆，横膈下降，位置低平，膈肌失去最佳的长度 - 张力比例，致膈肌收缩时产生的跨膈压降低，吸气功能受损。以上分析不难发现肺气肿使肺脏通气及换气功能降低，胸廓呼吸动力泵受损，产生一系列临床症状如气短、呼吸困难等。肺减容术技术是基于以上认识，通过各种方法切除过度充气、无功能的靶区肺组织，减少肺容量，使其周围相对正常的肺组织的功能得以改善和恢复。许多文献表明，肺减容术明显增加了支气管壁和肺的弹性回缩力，使小气道复张；使横膈位置及膨隆的胸廓得到恢复，从而改善了其呼吸泵的功能；使被气肿肺泡压迫的正常肺泡得以复张并恢复其功能，改善了肺的通气/

血流比值；其临床症状、生存质量、肺功能监测指标因此得到了明显的改观。

（2）常见 BLVR 技术

①支气管内活瓣（endobronchial valve，EBV）技术：EBV 类类似气管支架，具有单向活瓣功能，将其植入靶肺叶支气管内，把靶支气管封闭，使靶肺叶内气体在呼气时排出，但吸气时，气流压力使活瓣闭合，阻止空气进入靶肺叶，从而发生靶肺叶肺不张，实现"减容"。目前支气管内活瓣有 2 种：IBV（intrabronchial valve，Olympus，Japan）和 Zephyr EBV（Pulmonxinternational SARL，Switzerland）。两者单向阀作用的形成机制不同，IBV 是伞形结构，伞形合金支架外附薄膜，依靠支架撑起后薄膜与气道壁的贴合，形成单向阀作用，此种单向瓣的功能受 IIBV 和气道壁两个因素影响；Zephyr EBV 是中间具有 11 个鸭嘴样单向活瓣，活瓣功能受气道壁的影响小。

②IBV：2009 年 Springmeyer 等进行 998 例临床试验结果提示，56% 的患者生活质量得到改善，但短期内肺功能及运动耐力未见明显提高。2014 年一项多中心、随机、双盲研究显示，IBV 治疗组的患者的临床有效率高于对照组，从技术层面和统计学上获得有意义的结果，但没有获得具备临床意义的结果，可能是由于患者选择策略的问题导致的，需要优化入选标准，因此有待重新设计新的研究来进一步证实其有效性。目前一项应 Chartis 系统判定 CCV 后进行 IBV 植入肺减容术的开放式研究正在进行，期待 IBV 的有效性进一步被明确，尤其是最佳适应证人群的选择标准。

③EBV：Zephyr EBV 是应用最早、最广泛的支气管内活瓣，支架外附硅酮薄膜能与气道壁良好贴合，另外，由于固定器的存在使 EBV 植入后不易移位。多项研究已证实，Zephyr EBV 植入肺减容术的有效性。2010 年 VENT 研究的结果显示，与对照组相比，EBV 治疗组术后 6 个月的 FEV1% pred 增加 6.8%，圣乔治评分降低 3.4 分，6MWD 增加 5.8%，BODE 指数和呼吸困难评分均改善明显，且差异有统计学意义。同时对影响临床疗效的因素进行分析，发现高度非均质性肺气肿、术后实现肺叶的完全闭塞和叶间裂完整或无 CCV 的患者是影响疗效的三要素。欧洲 VENT 研究结果和 VENT 的结果相似，与对照组相比，EBV 治疗组在改善肺功能、减少靶肺叶肺容积，提高生活质量和运动耐量方面均获得具有临床意义的数据。同时发现高度非均质性并不是 EBV 治疗取得成功的必要条件，均质性肺气肿患者如果叶间裂完整或无 CCV，同样可获得较好的临床疗效，为明晰 EBV 植入肺减容术的最佳适应证的定义提出新的证据。EBV 植入肺减容术的安全性良好，VENT 研究显示，在治疗后第 3、第 12 个月 EBV 组包括死亡在内的主要并发症和对照组之间差异无统计学意义，术中及围手术期并没有与 EBV 直接相关的死亡发生。常见并发症包括慢阻肺急性加重、气胸、咯血、瓣膜移位等。其中气胸是较为严重的并发症，它是提示治疗有效的预测因子，多数情况下气胸仅需胸腔闭式引流就可控制，具体处理流程可参照欧洲的专家共识。

④肺减容弹簧圈是一种镍钛记忆合金制成的弹簧圈，经推送装置送达靶支气管后释放线圈，线圈恢复到初始的扭曲变形状态的过程中，牵拉靶支气管和靶叶肺组织随之折叠、压缩，实现肺减容。前瞻性队列研究显示，LVRC 术后 6 个月，慢阻肺伴异质性肺气肿患者 FEV$_1$、RV、6MWT 和 SGRQ 评分均有改善。LVRC 不受靶肺叶是否存在 CCV 的影响，适用于各种重度慢阻肺伴异质性肺气肿患者。目前有效性的数据多数来自异质性肺气肿的治疗，

关于均质性肺气肿的研究相对少。术中未发生不良事件；慢阻肺急性加重、气胸、轻度咯血、短暂性胸痛、肺炎是常见术后不良事件，均自行好转或经治疗后恢复，没有出现危及生命的事件发生。LVRC 长期疗效及安全性，需循证医学证据进一步论证。

⑤生物性肺减容术（BioLVR）或聚合物肺减容术（polymeric lung volume reduction，PLVR）是通过支气管镜直接将预混好的水凝胶注入靶肺叶区域，水凝胶通过永久性封闭治疗区域肺组织并使其萎陷来实现肺减容效应，目前应用的 AeriSeal 是一种作用于小气道和肺泡的液性泡沫样封堵剂，每个亚段用量 110 mL（低剂量）或 220 mL（高剂量）。BioLVR 既可应用于异质性肺气肿，也可应用于均质性肺气肿，但需注意均质性肺气肿患者应选择血流灌注低的肺叶作为靶肺叶。Refaely 等进行的 Ⅱ 期多中心临床研究对 228 例双上叶异质性肺气肿予低剂量 PPLVR 治疗，对 222 例双上叶异质性肺气肿予高剂量 PPLVR。6 个月后患者的肺功能、生活质量均得到改善，安全性较好，而且高剂量组治疗效果更加明显。Magnussen 等还发现叶间裂是否完整对疗效无明显影响，上叶异质性肺气肿患者无论靶肺叶叶间裂完整或不完整，PLVR 均可减小肺容积，改善肺功能，提高运动耐力。另一项针对 PLVR 治疗均质性肺气肿患者的研究显示，PLVR 可改善这些患者的肺功能、症状和生活质量。PLVR 是一项新型的、适用范围较广且安全有效的 BLVR 技术。但是，目前关于 PLVR 的研究样本量小，随访期短，其远期疗效和安全性有待于更多研究的验证。

经支气管镜热蒸汽消融（BTVA）是通过球囊导管对靶支气管进行封闭，然后导管向靶肺叶喷入高温蒸汽，引起靶肺叶急性无菌性炎症反应，从而诱导组织瘢痕修复、粘连形成肺不张，从而实现减容的目的。Gompelmann 等应用 BTVA 治疗 44 例上叶异质性肺气肿患者的结果显示，肺功能、生活质量和运动耐力明显改善。炎症反应在术后 2~4 周达到高峰，8~12 周逐渐回落到正常，炎症标志物如 CRP 等在术后 4 周内达到峰值，该研究证明了 BTVA 的有效性和安全性。此外，有学者通过 Person 相关分析显示，叶间裂不影响或极少影响 BTVA 治疗后肺容积的减少程度和临床指标的改善，明确了 BTVA 改善肺气肿患者症状不受 CCV 的影响，其可作为异质性肺气肿伴叶间裂不完整患者的治疗选择，或 EBV 植入肺减容术因 CCV 存在导致治疗失败患者的补救治疗。

⑥气道旁路支架（Airway bypass stents，ABS）术：ABS 主要应用于重度均质性肺气肿的 BLVR 实施，通过新建旁路使肺气肿区域陷闭的气体得以释放，从而实现"肺减容"，而旁路的开放性由植入的 ABS 维持。小规模研究显示，ABS 能提高肺功能、改善呼吸困难等临床症状，但差异无统计学意义。2011 年一项多中心、随机双盲、假手术组对照的 EASE 研究结果显示，315 例严重的均质性肺气肿患者，随机分为气道旁路手术组 208 例，假手术组 107 例，随访评估第 11、第 3、第 6、第 12 个月的肺通气功能、6MWD 和 SGRQ 评分，两组差异无统计学意义，气道旁路支架技术没能实现预期的研究主要终点目标，即与基线相比，术后 6 个月时 $FEV_1\%$ pred 提高 12%，同时呼吸困难评分（mMRC）提高 ≥11 分。但是，本研究显示 ABS 在短期内有一定疗效，只是随时间延长，疗效逐渐消失，其可能原因包括 ABS 的移位、黏液栓阻塞 ABS、肉芽肿形成等多种因素使旁路不能保持开放状态。如何优化 ABS 结构设计、维持其长期疗效须进一步探讨，目前 ABS 进入临床应用还有较大的距离。

（3）适应证

①诊断已明确为终末期肺气肿，无严重心、肝、肾病变。

②呼吸困难进行性加重，内科治疗无效。

③年龄：单侧 LVRS 应 <65 岁，双侧 LVRS 应 <60 岁。

④第一秒用力呼气量 ≤预计值的 35%，肺残气量 >200%，肺总量 >120%，肺弥散功能 >30%，平均肺动脉压 <45 mmHg，PaO_2 >50 mmHg，$PaCO_2$ <50 mmHg。

⑤戒烟至少 3 个月。经核素扫描显示肺上部或周围区域存在明显通气血流不均匀靶区。

⑥将 LVRS 作为等待肺移植过程中的桥梁手术。根据上述条件，仅有 10%~20% 慢性阻塞性肺疾病病变者适合采用 LVRS。

（4）禁忌证

①年龄 >75 岁。

②严重弥漫性肺气肿，核素扫描未见明显靶区。

③严重肺动脉高压：平均肺动脉压 >40 mmHg，肺动脉收缩压 >50 mmHg.

④大剂量肾上腺皮质类固醇激素依赖者。

⑤并有严重支气管炎，哮喘，支气管扩张。

⑥3~6 个月前仍在吸烟者。

⑦伴有晚期癌症，严重冠心病，严重肥胖。

⑧CO_2 潴留致 $PaCO_2$ ≥50 mmHg 属呼吸机依赖者。

⑨严重肺动脉高压：平均肺动脉压 >40 mmHg，肺动脉收缩压 >50 mmHg。

（5）常见的并发症及其预防和处理措施

①支气管镜检查室必须配备有效的抢救药品和器械。

②麻醉药物过敏或过量：丁卡因过敏反应的发生率高于利多卡因，要在正式麻醉之前先用少许药物喷喉，如出现明显的过敏反应，不能再用该药麻醉。气道注入麻醉药后约有30% 吸收至血循环，因此，麻醉药不宜用量过多。对发生严重过敏反应或出现毒副作用者应立即进行对症处理，如使用血管活性药物，抗抽搐药物，对心跳过缓者应用阿托品，心跳停止者进行人工心肺复苏，喉水肿阻塞气道者立即行气管切开等。

③插管过程中发生心搏骤停：多见于患有严重的器质性心脏病者，或麻醉不充分、强行气管插入者。一旦发生应立即拔出支气管镜，就地施行人工心肺复苏术。

④喉痉挛或喉头水肿：多见于插管不顺利，或麻醉不充分的患者，大多在拔出支气管镜后病情可缓解。严重者应立即吸氧，给予抗组胺药，或静脉给予糖皮质激素。

⑤严重的支气管痉挛：多见于哮喘急性发作期进行检查的患者，应立即拔出支气管镜，按哮喘严重发作进行处理。

⑥术后发热：多见于年纪较大者，除了与组织损伤等因素有关外，尚可能有感染因素参与。治疗除适当使用解热镇痛药外，应酌情应用抗生素。

⑦缺氧：支气管镜检查过程中动脉血氧分压（PaO_2）下降十分常见，进行支气管镜检查时 PaO_2 一般下降 20 mmHg（1 mmHg =01133 kPa）左右，故对原来已有缺氧者应在给氧条件下，或在高频通气支持条件下施行检查。

⑧出血：施行组织活检者均有出血。少量出血经吸引后可自行止血，或用肾上腺素 2 mg + 生理盐水 20 mL 局部灌注 5~10 mL 止血。出血量大于 50 mL 的出血须高度重视，要积极采取措施。

9. 气管黏膜下药物注射

（1）在临床治疗中的应用

1）肺部恶性肿瘤

气管镜下瘤内注射化疗药物也是对手术无法切除的中央型肺癌的姑息性治疗手段。近十年随着基因药物的出现，人们也将其应用于瘤内注射。经气管镜局部药物化疗，可明显提高肿瘤部位的药物浓度。根据不同的病变部位采用相应体位使药物在局部有充分的作用时间，且用量相对较小。可减少化疗药物的全身不良反应。

①适应证：可用于各种类型的管内型和管壁浸润型肺癌。对于中晚期不能手术治疗，其他疗效不佳。中央型腔内生长的肿瘤，可考虑试用该法。但由于晚期肺癌病变累及较广。多侵犯肺门及纵隔淋巴结，且多有远处转移。仅局部化疗是不够的，还必须配合全身化疗。

②禁忌证：对气管及隆突部位肿瘤，若肿瘤阻塞管腔超过 3/4 则为治疗禁忌。

③操作方法：采用气管镜专用注射针进行治疗。常规行气管镜检查，直视下将注射针刺入瘤体内，分别于瘤体中央及周边多点注射，一般为 4~6 点，刺入深度为 3~4 mm，并喷洒化疗药物于瘤体表面。每周治疗 1 次，4 次为 1 个疗程。治疗后当日及第 2~4 日应用 20% 甘露醇 125~150 mL，地塞米松 5 mg 静脉滴注，每日 1 次。疗程结束后 1 周复查气管镜；从治疗开始每周复查血常规及肝肾功能至疗程结束后 1 周。对左右主支气管均有病变者，治疗应分别进行，并选择较重一侧先治疗。

④所选用的药物

a. 化疗药物

● 多柔比星

用法及用量：多柔比星 10 mg，用生理盐水溶解为 2~3 mL，同时混合 0.5~1 mg 肾上腺素。

注意事项：①用药前后要测定心脏功能、监测心电图、超声心动图、血清酶学和其他心肌功能试验。老人及 2 岁以下幼儿和心脏病患者要特别慎用。在进行纵隔或胸腔放疗期间禁用该药；②监测血常规及肝肾功能；③经常查看有无口腔溃疡、腹泻及黄疸等情况，应劝告患者多饮水以减少高尿酸血症的情况，必要时检查血清尿酸或肾功能。

● 博来霉素

用法及用量：博来霉素 15 mg，用生理盐水溶解为 1~2 mL。

注意事项：①有致突变和致畸作用，妊娠及哺乳期妇女应慎用，特别是妊娠初期的 3 个月；②对诊断的干扰：本药可引起肺炎样症状，肺纤维化、肺功能损害，应与肺部感染鉴别；③下列情况慎用：>70 岁，肺功能损害、肝肾功能损害，发热及白细胞低于 $2.5 \times 10^9/L$ 不宜用；④用药期间应注意随访检查：肺部有无啰音、胸部 X 线检查、肺功能检查、血常规、血胆红素、丙氨酸氨基转移酶、血尿素氮、血尿酸、肌酐清除率。

- 米托蒽醌

用法及用量：米托蒽醌以 2 mg/mL 浓度，局部注射 1～2 mL。

注意事项：监测血常规、肝肾功能、心电图、超声心动图等。

药物的相互作用：与多柔比星同用会加重心脏毒性。

- 丝裂霉素

用法及用量：丝裂霉素 10 mg，用生理盐水溶解为 1～2 mL。

注意事项：长期应用可致闭经或精子缺乏；老年患者常有肾损害，应慎用；水痘或带状疱疹患者禁用本药，用药期间禁止活病毒疫苗接种。用药期间监测血常规、肝肾功能；用药后数月仍需随访血常规及肾功能。

药物的相互作用：与多柔比星合用可加重心脏毒性。

- 顺铂

用法及用量：顺铂 10～20 mg 用生理盐水溶解为 2～4 mL，同时混合 0.5～1 mg 肾上腺素。

注意事项：治疗期间注意监测血常规、肝肾功能、肌酐清除率、血尿酸等，对老年患者需要进行听力及神经功能监测。

- 卡铂

用法及用量：卡铂 300 mg，用 5% 葡萄糖 2 mL 溶解。

注意事项：①对顺铂或对其他含铂化合物的使用过敏者慎用；②妊娠、哺乳期、高龄患者慎用或者不用；③有水痘、带状疱疹、感染、肾功能减退者慎用；④本药含有甘露醇，不能耐受甘露醇的患者可能也不耐受本药；⑤用药期间监测：血常规，肾功能，肌酐清除率，血清钙、镁、钾、钠浓度，听力及神经功能。

- 氟尿嘧啶

用法及用量 5-FU 浓度为 250 mg/10 mL，每次注射 2～3 mL。

注意事项：有致畸致突变作用；一般不宜与放疗同用，

- 甲氨蝶呤

用法及用量：甲氨蝶呤浓度为 5 mg/mL，每次注射 1～3 mL。

注意事项：本药具有致畸、致突变、致癌作用。

b. 分子靶向药物

- 重组人 p53 腺病毒（今又生）

用法及用量：重组人 p53 腺病毒为 1×10^9/支，1.5 mL，每次注射 1～2 支（根据病变的大小）。可与化药物同时注射。

不良反应：少见。主要是高热、乏力、四肢酸痛等类流感样症状。

- 重组人血管内皮抑制素（恩度）

用法及用量：重组人血管内皮抑制素为 15 mg/3 mL，每次注射 15～30 mg。

注意事项：治疗前后监测血常规、肝肾功能；用药后可出现发热、皮疹，需密切观察。

- 重组人 5 型腺病毒（安柯瑞）

用法及用量：每支 5×10^{11} Vp/0.5 mL，每次 1 支。可与化疗药物同时注射。

c. 生物制剂：白介素 2 (IL-2)、重组人肿瘤坏死因子 – α (TNF-α)

有人报道 27 例非小细胞肺癌患者采用瘤体内注射 TNF-α 和 IL-2 联合全身化疗，结果发现治疗组近期有效率均高于对照组，且毒副作用轻，患者耐受性好。该结果进一步提示瘤体内注射 TNF-α 和 IL-2 联合全身化疗治疗晚期肺癌可提高化疗的疗效，并避免了全身大剂量应用的严重毒副作用及昂贵的经济费用。为肺癌的治疗提供了较好的尝试。

d. 有机溶剂：无水乙醇

Fujisawa 等报道 13 例不能切除的气管内肿瘤患者，给予气管镜下多点瘤内注射 99.5% 无水乙醇 3 mL，自气管镜下及活检病理均证实肿瘤坏死。此后有报道称无水乙醇瘤内注射联合氩气刀治疗气管黏膜相关性淋巴瘤及气管大细胞癌取得了很好的疗效。治疗过程中最主要的是避免无水乙醇的外漏，一旦外漏主要表现为剧烈咳嗽及气管黏膜糜烂。

⑤疗效

判定标准：显效：腔内瘤体直径缩小达 50% 以上；有效：瘤体直径缩小达 25% ~ 50%；无效：治疗结束后瘤体未见缩小。

疗效评价：近期疗效明显能迅速缓解症状，尤其对肿瘤造成的管腔阻塞可使瘤体尽快缩小，解除气道阻塞，从而明显缓解呼吸困难、肺不张及阻塞性肺炎症状，改善患者的生活质量，是对全身化疗效果不佳或不能耐受大剂量持久化疗者，控制原发病灶较为理想的手段之一。有作者观察，临床有效率及气管镜下疗效均为 90% 左右，明显优于全身化疗组。

中晚期肺癌应用局部加全身化疗除了改善生存率，还能减轻肺癌引起的器官特异性与非特异性症状。大量研究证明，经气管镜质量能明确改善患者衰竭症状，症状减轻率超过客观反应率，改善患者的行为状态和生活质量。

⑥并发症及注意事项：气管镜下药物注射操作简单，安全性高，并发症相对较少，最主要的风险是局部出血、感染、气胸、咳嗽，骨髓抑制消化道症状等全身不良反应轻微。此外就是注射针上所输注的药物在治疗过程中溢出，对周围正常黏膜、肺组织造成损伤。因此在治疗过程中操作需轻柔，避免因操作刺激气管黏膜，导致患者剧烈咳嗽，引起药物的外漏。局部注射丝裂霉素、无水乙醇后，患者术后可能出现剧烈咳嗽，对症给予止咳药物治疗即可。治疗中出血量一般较少，次日可自然缓解。出血过多时，可用肾上腺素或止血药，必要时可用氩气刀烧灼。如瘤内注射后、肿瘤组织大块肿胀坏死堵塞气道，则可能继发肺不张或肺部感染，严重时可继发肺脓肿。此时需尽快经气管镜清除坏死组织，并局部灌洗结合抗感染治疗，可很快好转。近年有报道对复发性肺癌患者行气管镜下瘤内注射基因药物后出现心脏压塞、金黄色葡萄球菌感染的化脓性心包炎的并发症，此种并发症虽然很少见，需要我们警惕，考虑可能是注射针穿透管壁，将气管内分泌物带入心包内所致。

2）气管、支气管的炎性病变

①韦格纳肉芽肿

适应证：韦格纳肉芽肿所致的气管狭窄。

禁忌证：气管处病变致管腔狭窄超过 3/4 者。

操作方法：甲泼尼龙 15 ~ 25 mg 或地塞米松 5 mg 分 4 ~ 6 针在病变处多点注射。

疗效：近年来的研究也进步证实经气管镜下注射糖皮质激素联合球囊扩张可使气管狭窄

得到很好的缓解。这些证据还表明继发于韦格纳肉芽肿气管狭窄的患者，局部注射糖皮质激素可减少全身用药的剂量。

并发症及注意事项：只有少量出血，次日可自然缓解。出血过多时可用肾上腺素或止血药。

②结节病

结节病是一种慢性非干酪性肉芽肿，气管镜下局部注射激素类药物可减少全身激素的用量，减轻激素所致的全身副作用。其适应证、禁忌证及操作方法、并发症等均同韦格纳肉芽肿。

国外有报道 1 名 44 岁白人男性，结节病诊断已有 3 年，近期出现进行性加重的呼吸困难，咳嗽、咳大量脓痰。既往应用硫唑嘌呤治疗无效，且患者无法耐受类皮质激素所带来的全身副作用。CT 扫描示纵隔淋巴结肿大，右肺上叶不张。在气管镜下针对右肺上叶各亚段多点注射曲安西龙（10 mg/mL）5 mL，3 周后复查气管镜可见右上叶各亚段开口可见，管腔仍狭窄，继续镜下注射 3 次，症状得到了很好的控制。因而气管镜下局部注射糖皮质激素对于治疗结节病侵及支气管可取得一定的疗效。

③气管内结核

EBTB 镜下表现可分为充血水肿型、溃疡型、肉芽增生型、瘢痕狭窄型、管壁软化型 5 种类型。在治疗中，药物经支气管注入、而非口服进入血液循环，因此不会造成短期内血药浓度的急剧升高，对肝肾功能影响小，安全性高，患者也易于接受。常用的药物有异烟肼、硫酸阿米卡星、地塞米松、左氧氟沙星、抗结核药物凝胶等。

适应证：EBTB 各型均可适用。

禁忌证：气管处病变致管腔狭窄超过 3/4 者。

操作方法：

①充血水肿型：经电子气管镜专用导管，对病灶相应的段或亚段支气管，用喹诺酮类药物如环丙沙星 50 ~ 100 mL，左氧氟沙星 200 mg + 生理盐水 80 ~ 100 mL 反复灌洗，抽洗分泌物后，再注射抗结核药物（异烟肼 0.2 g + 阿米卡星 0.4 g + 地塞米松 5 mg），每周 1 次。

②溃疡型：首先用喹诺酮类药物对病灶处段及亚段支气管反复灌洗、抽吸分泌物后，对溃疡部位多点注射抗结核药物，对耐药患者可选用硫酸卷曲霉素。

③肉芽增生型：可先予 APC 及二氧化碳冷冻治疗，将肉芽组织处理后，在病变严重的部位注射抗结核的药物。

④瘢痕狭窄型：可先用球囊行气道扩张、重建后、在病变部位注射地塞米松 5 mg 可减轻黏膜水肿，减缓气管狭窄的程度。

⑤管壁软化型：轻 – 中度时可局部注射抗结核药物，重度管壁软化致气道呼气性阻塞者可考虑气道内支架置入。

疗效：国内外的研究结果均显示，通过气道局部给予抗结核药物，可以加快痰菌转阴、促进病灶吸收。部分研究结果还显示，气道内给药可以减少气道狭窄的发生。经观察，2 ~ 4 次注射治疗后镜下所见病变支气管炎性水肿明显减轻。同时局部的激素治疗可减轻支气管黏膜的充血水肿，改善病变支气管引流，提高疗效，并减轻激素的全身副作用。

并发症及注意事项：相对少见，主要是少量出血。部分患者在支气管药物冲洗和灌注中出现胸闷、气促，注意药物用量（最好控制在 100 mL 以内，根据患者耐受度可酌情加减灌注次数和药物用量），一般均可耐受，无须特殊处理。对于干酪坏死型，用活检钳尽可能清除病变坏死组织，对于难以清除者可用二氧化碳冻取坏死物后再注射抗结核药物。

3）复发性呼吸道乳头状瘤

复发性呼吸道乳头状瘤（recurrent respiratory papilloma，RRP）是一种由人乳头状瘤病毒（HPV）6 型和 11 型引起的一种病毒源性疾病，其往往伴有气道外生性损害。尽管形态学上是一种良性疾病，但是因 RRP 有气道累及和恶变的危险而存在潜在的恶性后果。最常见的病变部位有软腭鼻咽面，会厌喉面的中线部位，喉室上下缘，声带的下表面，气管隆嵴和支气管嵴等。典型的 RRP 病变呈粉红色，表现为指样突起状的有蒂团块，其外部为非角化的复层鳞状上皮，中心为富含血管的结缔组织。治疗时应避免损伤与乳头状瘤毗邻的正常鳞状上皮或纤毛上皮，防止医源性乳头状瘤植入的发生。

目前治疗 RRP 的方法有多种，包括手术治疗、免疫治疗、综合治疗等，但临床上仍未找到根治 RRP 的理想手段。治疗目的是消除肿瘤，保持呼吸通畅，尽量保留喉部正常的结构和功能，延长手术间隔时间。手术治疗是主要手段，但因手术常有声门和声门下区狭窄形成、气管狭窄等并发症，且该病易复发转移，反复手术治疗，患儿往往耐受性差。现随着气管镜下介入治疗的手段日益发展成熟，取得了较好的疗效。如气管镜下 CO_2 激光治疗、Nd：YA 激光治疗、光动力疗法、瘤内注射等。

适应证：RRP 所致的气管、支气管病变。

禁忌证：气管处病变致管腔狭窄超过 3/4 者。

操作方法：瘤内注射药物。

西多福韦：属环状非腺苷碳磷酸盐化合物，胞嘧啶核苷酸类，为广谱抗 DNA 病毒及逆转录病毒药物。Snocck 等报道 17 例严重的 RRP 患者，镜下病变部位局部注射西多福韦 2.5 mg/mL，每 2 周注射 1 次，治疗 3 个月。2.5 mg/mL，每 2 周注射 1 次，治疗 3 个月。最终 14 人完全缓解。在本次实验中和随后进入 Ⅰ 期实验的患者中均未见明显的不良反应发生。在一项关于西多福韦的 Ⅰ/Ⅱ 期研究中，13 例 RRP 患者给予气管镜下瘤内注射西多福韦 6.5 mg/mL，每 4 周注射 1 次，平均注射 6 次。这 13 例患者均获得了和之前一样的成功，均完全缓解。另一项更大规模的研究，共有 26 例患者，经过每月瘤内注射西多福韦 5 mg/mL，大约 2 个月之后有 31% 的患者得到了完全缓解。有一项针对 11 名患 RRP 的患儿应用西多福韦治疗后的长期随访显示，其中有 5 名患儿随访 6 年未见复发，已达到完全缓解。另外 5 名患儿出现复发，但复发程度明显减轻。治疗有效。

腮腺炎疫苗：尽管腮腺炎病毒为逆转录 RNA 病毒，而 HPV 是双链 DNA 病毒，但腮腺炎病毒与 HPV 有一定的相似性、在治疗上可能存在交叉的免疫作用，或是疫苗作用于整个免疫系统产生效果。一般局部注射 1 支腮腺炎疫苗。Pashley 在微光切除病变基础上在病灶局部注射腮腺炎疫苗治疗 RRP，治疗后通过喉、气管的显微照片进行随诊评价（两个部位均无复发至少 1 年以上为缓解）。研究结果显示：第 1 组经过 1~10 次注射，随访 5~19 年，11 例幼年型 RRP 中有 9 例病情缓解，缓解率为 82%；第 2 组经过 4~26 次注射，随访 2~5

年，38 例 RRP（18 例幼年型，20 例成年型）患者中有 29 例缓解、缓解率为 76%。

并发症及注意事项：当 RRP 病变广泛，乳头状瘤累及声门下气管、隆突及支气管远端，或巨大的瘤体堵塞主气管时单纯应用西多福韦瘤内注射无法获得很好的疗效。可先应用 APC（氩等离子凝固体）烧灼病变，去除瘤体，通畅气道后，在气管镜引导下送入注射针，直视下插入黏膜下层，多点局部注射西多福韦，控制乳头状瘤复发。局部注射西多福韦相对安全、有效，在喉镜或气管镜下给予简单易操作。

4）支气管胸膜瘘

目前已有不少有关胸腔镜及支气管镜治疗支气管胸膜瘘的研究，其中尤以支气管镜的治疗研究为多。现采用气管镜注射硬化剂/三氯醋酸/生物蛋白胶等方法治疗支气管胸膜瘘取得很好的效果。

适应证：支气管胸膜瘘口≤5 mm。

禁忌证：瘘口 >5 mm。

操作方法：

• 硬化剂（1% 乙醇硬化醇）

方法：常规采用全身麻醉，经硬镜或气管插管置入支气管镜，仔细观察瘘口情况，然后经过气管镜的操作孔道置入气管镜专用注射针，在气管镜直视下将注射针头插入瘘口时周围黏膜下，注入 0.5 mL 硬化剂。根据瘘口大小每个瘘口周围注射 6~8 点。

• 三氯醋酸

方法：将气管镜专用注射针沿活检孔道插入，并进入瘘口内 0.5 cm 左右，注入 3% 三氯醋酸 0.5~1 mL，可以看见瘘口处支气管黏膜迅速变苍白，按出注射针，用少量盐水冲洗支气管。如 1 周后胸腔闭式引流管中仍有气体溢出，可再次进行以上操作。

• 生物蛋白胶

方法：支气管镜下找到瘘口处后，吸净瘘口分泌物。沿支气管镜活检管道插入细导管到达封堵处，直视下经细导管注入生物蛋白胶 2~3 mL，数秒钟内固化形成聚合体黏合物将瘘口封闭，退出导管和支气管镜。继续胸腔闭式引流、抗感染及对症治疗。间断复查胸片，若瘘口封闭则 1 周左右可按出引流管，如失败可再次重复进行上述操作。

硬化剂是通过刺激黏膜下肉芽组织生长，从而达到封堵瘘口的效果，本身对支气管无毒副作用也不存在误滴堵塞支气管的风险，相对安全。一般瘘口周围支气管黏膜在注射硬化剂后由于局部水肿，瘘口可以明显缩小甚至消失。胸腔引流管中气泡逸出增加。随后由于硬化剂注射后引起黏膜下炎症反应的进展和局部组织增生的加重，瘘口又再次逐步缩小，一般而言 1 周左右局部组织增生达到顶峰。如果瘘口仍未闭合，则需要再次注射硬化剂。一般瘘口在 3 mm 以下的患者可在 1~2 次硬化剂注射后成功封堵。而对于瘘口大于 3 mm 的患者瘘口周围注射硬化剂的次数明显增多，但仍有较高的成功率。葛糠报道了 8 例手术后支气管胸膜瘘患者，瘘口大小为 2~6 mm，平均为 3.5 mm。经注射硬化剂后，有 6 例患者获得痊愈，2 例失败，1 例经手术治疗后痊愈出院，另 1 例永久胸腔引流出院。6 例治疗成功的患者平均注射次数为 2.3 次（1~5 次），平均治疗时间为 25.6 天（8~25 天），注射次数及住院时间与瘘口大小有一定关系。瘘口小于 3 mm 的 4 例患者平均注射次数为 1.5 次。而瘘口大于

3 mm 的 2 例分别为 3 次和 5 次。在经支气管镜硬化剂治疗的病例中未发生严重的并发症。

三氯醋酸是极强的腐蚀剂，特别是对黏膜组织，喷洒到黏膜表面后，黏膜组织很快出现变性苍白，甚至坏死，随后此处黏膜发生炎症、渗出、增生等病理过程使瘘口闭合。于世寰等报道 18 例肺切除术后支气管胸膜瘘，经上述治疗后其中 12 例经过 1 次注射 1 周后瘘口闭合，5 例第 1 次注射后气体溢出减少，又进行了第 2 次注射后瘘口闭合，仅有 1 例经过 3 次注射后支气管胸膜瘘口才完全闭合。

生物蛋白胶含有高浓度纤维蛋白原及凝血因子及氯化钙。上述成分混合后通过系列化学反应形成稳定的不溶性纤维蛋白多聚体，故有止血封闭及防止组织粘连等作用。

并发症及注意事项：操作过程中要注意将硬化剂注射到瘘口周围的黏膜下，这是治疗成功的关键。此外支气管胸膜瘘后胸腔感染的控制也是能否封堵瘘口的关键。如果胸腔感染引流不畅势必会影响瘘口周围肉芽形成，影响瘘口的愈合。

三氯醋酸是强腐蚀剂，操作过程需气管内表面麻醉要充分，避免因局部刺激引起患者剧烈咳嗽，致使三氯醋酸咳入叶、段支气管，从而损害此处黏膜。必要时可在全身麻醉下进行，以减少此种损害的发生。其次是瘘口的部位要判断准确，除观察瘘口气泡外，也可通过注入亚甲蓝的方法确定支气管胸膜瘘的瘘口。

应用蛋白胶的患者术后用镇咳药，避免剧烈咳嗽致胶块脱落。

5）咯血

既往把大咯血作为气管镜的禁忌证。现认为，气管镜检查既可明确出血部位，又可查找病因，获取病原学、组织细胞学资料，还可在镜下治疗，易于在临床开展。

适应证：中等量以下的咯血。

禁忌证：大咯血。

操作方法：参考胸片及胸部 CT，气管镜下先查找出血部位，吸出积血，用 0.01% 肾上腺素液 2～10 mL 分次注入局部冲洗，对中等量以上咯血，抽吸洗液后局部注入凝血酶或血凝酶（立止血）、对小量咯血者给予肾上腺素方法冲洗即能取得较好效果。对支气管扩张感染并咯血，在全身应用抗感染药物的基础上，气管镜下冲洗止血的同时，加用生理盐水反复冲洗抽取分泌物，局部注入抗感染药物，促进炎症吸收，缩短病程，效果明显。

疗效：对气管、支气管黏膜引起的出血，如果局部药物冲洗无效，可于黏膜下注射 0.01% 肾上腺素 1～2 mL，或配合 APC（或激光）直接烧灼，可很快止血。气管镜下药物止血的有效率可达 95% 以上。气管镜局部止血痛苦小，方法简便、经济，患者易于接受。止血药物的选择，临床上有多种，如肾上腺素、血凝酶、凝血酶等。

并发症及注意事项：

①对于大咯血者，应在抢救措施完备的情况下谨慎应用。先在气管镜下暂时止血后尽快做选择性支气管动脉栓塞止血。

②在操作时，动作轻柔熟练，避免刺激支气管壁，引起患者咳嗽，加重出血。

③镜下见到出血时抽吸不宜过猛、过强，以免加重出血。

④镜下见到活动性出血量大时，不宜退出气管镜，以免血块阻塞支气管造成窒息，应一面局部注入止血药物，一面积极抽吸积血，或配合 APC，将出血部位暂时凝固。凝血功能

正常的人，出血部位也可自动止血，因此，不宜将新鲜血吸得很干净，应稍待片刻，严密观察，直到出血完全停止，退出气管镜。

⑤气管镜下止血效果和原发病有密切关系，止血效果最好的是支气管扩张感染并咯血，其次是肺结核并咯血。肺癌患者经气管镜局部止血后保持时间较短，易反复，应采取瘤体内注入化疗药物、APC 或光动力疗法等措施。

（2）临床诊断中的应用

支气管镜下估计活检较困难者，可在病变基底部注射少量利多卡因（或生理盐水），将黏膜隆起利于活检，并能提高活检阳性率。对气管、支气管黏膜较表浅的病变，若需消融治疗，为减少穿孔的危险，也可在病变基底部注射少量利多卡因（或生理盐水），将黏膜隆起，便于烧灼或冷冻，并使治疗彻底，减少术后复发。

（3）技术展望

气管镜下药物注射操作简单、危险性小，与常规气管镜相比不会更多地增加患者痛苦，特别是对中央型肺癌疗效确切，具有气管镜操作技术的单位均可施行。对于熟练使用气管镜的医生很快能掌握该项技术，且治疗上相对于手术的费用低、并发症少，疗效确切。经气管镜直视下局部药物注射可与 APC 冷冻球囊扩张支架等多种方法联合介入治疗气管支气管腔内病变，是一项很有前景的微创治疗手段。

10. 支气管热成形术

详见第二十一章第一节。

第二节　电子胸腔镜

内科胸腔镜是一项侵入性操作技术，系应用电子支气管镜、硬质或软硬结合（半硬）胸腔镜等经胸壁及肋间插入胸膜腔，对胸腔内病变在直视下活检或治疗的方法；主要用于经无创方法不能确诊的胸腔积液和胸膜疾病及一些胸膜相关疾病的治疗。

一、内科胸腔镜的历史沿革

最早的内科胸腔镜手术是由爱尔兰内科医生 Francis Richard Cruise 完成。1910 年瑞典内科医生 Hans Jacobaeus 在局部麻醉下应用胸腔镜完成了胸膜粘连的松解及胸腔积液的引流，1921 年胸腔镜下活检术开始被用于肿瘤的诊断。1970 年开始有人使用可弯曲支气管镜代替胸腔镜进行胸腔检查，20 世纪 90 年代由于电子内镜及电视摄像技术的迅速发展，胸腔镜被胸外科医生广泛应用于临床，随之出现了专门为呼吸内科医生设计的可弯曲的内科电子胸腔镜，为呼吸内科医生重新应用胸腔镜技术进行临床诊断和治疗提供了重要手段。目前，介入性肺脏病学已成为呼吸病学的一个重要分支，胸腔镜技术作为其中的一项重要技术，其可操作性强、相对安全，尤其是对胸膜疾病的诊断和治疗具有非常重要的价值。

1910 年，瑞典的内科教授 Jacobaeus 应用胸腔镜用电烙器烧灼肺粘连带，使有结核空洞的肺组织萎陷，获得成功。自 1922 年起，胸腔镜迅速在全世界推广，用于分离结核性胸膜粘连、制造人工气胸治疗空洞型肺结核。这种"手术"一直持续到 1950—1955 年。随着

1945 年链霉素的临床应用，肺结核治疗有了特效药物，人工气胸萎陷疗法逐渐被淘汰。当时的胸腔镜视野不好，光源照明差，胸腔镜在临床上的应用逐渐减少而陷入低谷。20 世纪 80 年代后，随着光学技术的发展，10 mm 直径胸腔镜及氙灯光源的出现，微型摄像系统及高清晰度显像系统的发展，使得胸腔镜不但能获得高清晰度的图像，而且能将这些图像实时显示于高清晰度显示监视器上，观察到肺、胸膜、纵隔的细微变化。同时，适合于胸腔镜下手术操作的器械不断更新，极大地方便了手术操作和手术人员的配合。近年来，胸腔镜手术得到极大的推动和发展，其在呼吸系统疾病诊断和治疗中的优势已得到充分体现。内科胸腔镜主要用于呼吸系统部分疑似病的诊断，同时可用于部分胸腔疾病的治疗。内科胸腔镜在诊断方面主要适应证有：经常规方法不能明确诊断的胸腔积液；胸膜占位性病变；肺弥漫性或局限性靠近胸膜病变；胸膜间皮瘤和肺癌的分期等。

内科胸腔镜有 3 种类型，分别是硬质胸腔镜、纤维内镜替代胸腔镜及新型可弯曲内科电子胸腔镜。硬质胸腔镜具有优异的照明度，管腔大，视野清楚，便于操作，且可以与电视系统结合，有利于进行创伤较小的介入性治疗。纤维内镜替代胸腔镜目前在许多中、小医院普遍展开，创伤小，痛苦轻，镜端可弯曲，和硬质胸腔镜比较相对减少了检查的盲区，是一种简便、安全、有效的胸膜疾病的诊断方法。但是有其许多缺点：①易损伤内镜，胸腔内粘连可使内镜弯折，造成光学传导纤维折断；②纤维内镜光源暗，视野小；③镜体柔软，在胸腔内无支撑，不便于操作；④获取的标本少，诊断率相对较低。可弯曲内科电子胸腔镜是近年发展起来的一种新型内科电子胸腔镜，它不仅具有内科胸腔镜的一般特点，而且具有硬式内科胸腔镜不可替代的优点。硬式内科胸腔镜由于其硬式镜头和金属套管使其视野局限在部分壁层和脏层胸膜，存在一定的盲区，对于插镜侧胸壁的观察效果不佳。而可弯曲内科胸腔镜是一种新型的软硬结合胸腔镜，由可弯曲的前端和硬质的操作杆部组成，具有灵活的镜头和非金属的软性 Trocar，能到达硬式胸腔镜无法到达的地方。另外，它不仅有优异的照明度，而且与硬质胸腔镜比较更容易操作，只需开一个孔，创伤性小，患者易接受，活检孔直径为 2.8 mm，活检钳和活检组织块较纤维支气管镜相对较大，活检阳性率高。随着微创技术和器械的不断发展，可弯曲内科电子胸腔镜将更具有广阔的发展前景。

二、与外科胸腔镜的区别

相对于外科胸腔镜来说，内科胸腔镜创伤更小，对操作场所的要求相对较低，麻醉方式简单，费用较低，且诊断和治疗的有效率高；但缺点在于视野局限且可活检部位有限。两者区别详见表 16-2。

表 16-2　内科胸腔镜与外科胸腔镜的区别

胸腔镜类型	操作场所	麻醉方式	可进行的操作	恢复	费用
内科胸腔镜	气管镜室	局部麻醉，静脉麻醉	观察，壁层胸膜活检，粘连松解及胸膜固定术	快	低
外科胸腔镜	手术室	全身麻醉，双腔气管插管	探查胸腔，病灶切除，严重的粘连松解及胸膜固定术	相对慢	高

三、适应证

1. 诊断方面：①经多种无创方法检查仍不能明确病因的胸腔积液；②肺癌或胸膜间皮瘤分期；③弥漫性肺疾病、局限性病灶及胸壁、膈肌、纵隔病灶活检。

2. 治疗方面：①恶性或复发性胸腔积液；②早期脓胸（Ⅰ期或Ⅱ期）；③自发性顽固性气胸；④引流及胸膜固定术（滑石粉喷洒或其他硬化剂）。

四、禁忌证

1. 绝对禁忌证：①无胸膜空间；②晚期脓胸；③不明原因的胸膜增厚；④疑似间皮瘤（脏层胸膜与壁层胸膜粘连融合）。

2. 相对禁忌证：①不能耐受侧卧位；②心脏和血流动力学不稳定；③严重的非氧疗不能纠正的低氧血症；④有出血倾向（患者的血小板计数应 $>60 \times 10^9$/L，国际标准化比值应 <1.2，不满足者需先纠正）；⑤严重肺动脉高压；⑥难治性咳嗽；⑦麻醉药物过敏；⑧预期生存期较短，全身状况较差。此外，持续性咳嗽、发热、心脏状况不稳定患者应推迟胸腔镜操作。张力性气胸、严重低氧血症、心律失常及近期心肌梗死患者不宜进行内科胸腔镜检查。疑似动静脉瘘、血管瘤和棘球蚴病患者禁忌行肺活检。

五、操作规范

1. 设备与器械：目前使用的胸腔镜主要有硬质胸腔镜和半硬质胸腔镜两种。其中硬质胸腔镜多用于外科，内科胸腔镜多使用半硬质胸腔镜。内科胸腔镜必备设备包括：穿刺鞘管、胸腔镜、活检钳、单极电凝钳、光源、视频系统、吸引系统、切开缝合器械、胸管和引流系统，以及气管插管、监护系统和心肺复苏设备。

2. 操作环境及监测要求：内科胸腔镜可以在手术室或镜室中进行。操作室应当配备复苏、辅助通气、心电图、血压监测、除颤仪、氧源等仪器。

3. 患者准备：术前24小时行胸片、CT、B超等检查，定位穿刺点；术前常规行心电图、血常规、凝血、血型、感染相关（肝炎、梅毒、艾滋病）心肺功能、血气分析等检查；签署知情同意书。

4. 患者麻醉：内科胸腔镜通常采用局部麻醉配合适度镇静。最常用的药物是术前或术后使用丙泊酚。

5. 穿刺点定位：穿刺点选择在腋窝三角区内近腋中线的位置。该区域大块肌肉较少，较易进入胸腔，该区域前端毗邻胸大肌下缘后方是背阔肌前缘，下方是膈肌膨隆部，尖端触及第2肋间。对于不同的病变可酌情选用不同的穿刺点。例如：自发性气胸选择第3、第4肋间，胸腔积液选择第5~7肋间，肺组织活检选择第4、第5肋间；切口选在患侧腋部胸壁第4~8肋间，常用第6~7肋间；后胸壁的病变选择腋前线，前胸壁的病变选择腋后线。

6. 患者体位：通常患者取健侧卧位，上肢举高与身体成直角，下胸壁垫圆垫，使上面脊柱呈弓形，肋间隙变大。

7. 胸腔镜操作：进行胸腔镜检查前需确定有足够的胸膜腔空间。对于气胸 >100 ~ 200 mL 及大量胸腔积液者可直接进镜；对于有少量胸腔积液患者可超声引导或应用特殊的气胸针诱导气胸；无胸腔积液或气胸时可用手指或 Kelly 钳钝性分离诱导气胸。皮肤消毒（范围按外科胸腔镜），2% 利多卡因穿刺点局部浸润麻醉，切开皮肤（1 ~ 2 cm 切口，钝性剥离皮下各层至胸膜，套管针垂直刺入，拔出针芯并迅速将胸腔镜经套管送入胸膜，吸引液体（吸引干净），观察胸膜腔内情况（按内、前、上、后、下侧的顺序观察脏层、壁层、膈胸膜和切口周围胸膜，观察肺、纵隔、大血管），对可疑病灶进行胸膜活检。为防止肺撕裂导致出血、漏气等，活检部位以壁层胸膜为主，同时应避开血管。对于不明原因胸腔积液患者，应当对前胸壁、后胸壁及膈肌的微小病灶进行活检。对脏层胸膜有明显病灶的，活检需谨慎。手术完成后退出胸腔镜及其他附属设备，留置闭式引流装置。

六、并发症

内科胸腔镜的病死率极低，死亡病例罕见（0.01%），但并发症可出现于术前、术中和术后。必须严格遵守胸腔镜操作规范，注意适应证和禁忌证。常见并发症及处理方法如下。

1. 空气栓塞：胸腔镜检查前行人工气胸时出现，是最为严重的并发症，很少发生（<0.1%），进行人工气胸时需要确认管尖位置，缓慢注射。

2. 疼痛：主要来自穿刺时的疼痛、广泛胸膜粘连进行剥离时的疼痛及应用滑石粉或硬化剂等行胸膜固定导致的疼痛。注意局部麻醉的充分性并加用止痛药，对于胸腔注射者需向胸腔注入利多卡因注射液。

3. 低氧血症：由麻醉导致的呼吸抑制、操作时气胸导致的肺萎陷通气不足及镇静过深导致通气不足引起。操作过程中患者应采取鼻导管吸氧并应进行心电、血氧饱和度监测。

4. 心律失常：偶有轻度的窦性心动过速，心律失常比较少见。

5. 低血压：因迷走神经反射或大量引流后的液体丢失导致。需注意监测出入量，对症使用阿托品来抑制血管迷走反射。

6. 出血：活检后胸膜腔内出血多数可自行停止，对于微小的持续出血可采用电凝止血。如出血原因是血管损伤（如肋间动脉），出血往往量大而凶猛，可导致死亡，需要外科或介入治疗止血。

7. 气胸和皮下气肿：胸腔镜检查后往往会出现少量气胸和切口周围皮下气肿，如确定闭式引流通畅将很快自行吸收。

8. 肿瘤种植。

参考文献

[1] 王洪武. 电子支气管镜的临床应用 [M].北京：中国医药科技出版社，2009：168 - 172.

[2] SEYMOUR W S, KRIMSKY J S, SAGER J, et al. Transbronchial needle injection: a systematic review of a newdiagnostic and therapeutic paradigm [J]. Respiration, 2006, 73 (1): 78 - 89.

[3] 王洪武. 大气道内肿瘤的支气管镜介入治疗进展 [J].中国综合临床，2010，13 (13)：1478 - 1479.

[4] 王洪武，周云芝，李晶，等. 支气管镜介入治疗支气管内膜结核24例分析 [J].中国误诊杂志，2010，

10 (21)：5240 – 5241.

[5] 来立伟，刘政，谭国超，等．经气管镜介入多方法联合治疗支气管结核临床应用探讨 [J]．现代生物医学进展，2010，10 (17)：3291 – 3294.

[6] 马丽晶，王军，韩德民，等．幼年型复发性呼吸道乳头状腺瘤气管切开的临床研究 [J]．临床耳鼻咽喉科杂志，2006，20：704 – 706.

[7] GURSOY S. YAPUCU M U. UCVET A, et al. Fibrin glue administration to supports bronchial stump line [J]. Asian Cardiovasc Thorac Ann, 2008, 16 (6)：450 – 453.

[8] KOH W J, KIM Y H, KWON O J, et al. Surgical treatment of pulmonary diseases due to nontuberculous mycobacteria [J]. J Korean Med Sci, 2008, 23 (3)：397 – 401.

[9] PUREK L, LICKER M, FREY J G, et al. Bronchopleural fistula：a serious complication after thoracie surgery [J]. Rev Med Suisse, 2009, 5 (203)：1056 – 1058, 1060.

[10] 葛棣，王群，冯明祥，等．经内镜支气管黏膜下注射硬化剂治疗肺切除术后支气管胸膜瘘 [J]．中国临床医学，2006，13 (3)：384 – 385.

[11] WALLSTENTACE M J, CHARNSANGAVE J C, OGAWA K, et al. Tracheobronchial tree：expandable metallic stents used in experimental and clinical applications. work in pro gress [J]. Radiology, 1986, 158 (2)：309 – 312.

[12] VARELA A, MAYNAR M, IRVING D, et al. Use of Gianturco self-expandable stents in the tracheobronchial tree [J]. Ann Thorac Surg, 1990, 49 (5)：806 – 809.

[13] NASHEF S A, DROMER C, VELLY J F, et al. Expanding wire stents in benign tracheobronchial disease：indications and complications [J]. Ann Thorac Surg, 1992, 54 (5)：937 – 940.

[14] KISHI K, KOBAYASHI H, SURUDA T, et al. Treatment of malignant tracheobronchial stenosis by Dacron mesh-covered Z-stents [J]. Cardiovasc Intervent Radiol, 1994, 17 (1)：33 – 35.

[15] 刘阳，孙玉鹗，黄孝迈，等．镍钛记忆合金支架治疗气管狭窄的实验研究及临床应用 [J]．中华外科杂志，1993，31 (5)：267 – 268.

[16] 葛荣，吴雄，严济鸣，等．气管支架的临床应用 [J]．中华放射学杂志，1999，33 (2)：117 – 119.

[17] 李强．气管和支气管支架的临床应用 [J]．中华结核和呼吸病杂志，2003，26 (7)：393 – 395.

[18] DUMON J F. A dedicated tracheobronchial stent [J]. Chest, 1990, 97 (2)：328 – 332.

[19] FANN J I, BERRY G J, BURDON T A. The use of endobronchial valved evice to eliminate air leak [J]. Respir Med, 2006, 100 (8)：1402 – 1406.

[20] SNELL G L, HOLSWORTH L, BORRILL Z L, et al. The potential for bronchoscopic lung volume reduction using bronchial prostheses：a pilot study [J]. Chest, 2003, 124 (3)：1073 – 1080.

[21] TOMA T P, HOPKISON N S, HILLIER J, et al. Bronchoscopic volume reduction with valve implants in patients with severe emphysema [J]. Lancet, 2003, 361 (9361)：931 – 933.

[22] TOMA T P, MATSUO K, TOMAOKI A, et al. Endoscopic bronchial occlusion with spigots in patients with emphysema [J]. Am J Respir Crit Care Med, 2002, 165 (Suppl)：B9.

[23] ROUSSEAU H, DAHAN M, LAUQUE D, et al. Self-expandable prostheses in the tracheobronchial tree [J]. Radiology, 1993, 188 (1)：199 – 203.

[24] 柯明耀，裴新亚，林欣莉，等．经可曲性支气管镜置入支架治疗恶性中心气道狭窄的临床研究（附 33 例报告）[J]．福建医药杂志，2004，26 (6)：12 – 13.

[25] SAWADA S, TANIGAWA N, KOBAYASHI M, et al. Malignant tracheobronchial obstructive lesions：treat-

ment with Gianturco expandable metallic stents [J]. Radiology, 1993, 188: 205 - 208.

[26] 范勇, 吴琦, 梁春宝, 等. 单向活瓣支架介入治疗重度肺气肿的临床研究 [J]. 介入放射学杂志, 2008, 17 (3): 186 - 189.

[27] 刘巍, 李龙芸, 张福泉, 等. 金属支架治疗恶性肿瘤引起的气管狭窄 (附30例分析) [J]. 中华放射学杂志, 2000 (10): 680 - 684.

[28] 王洪武, 周云芝, 李冬妹, 等. 电视硬质支气管镜下治疗中央型气道内恶性肿瘤 [J]. 中华结核和呼吸杂志, 2011, 34 (3): 230 - 232.

[29] 王洪武, 罗凌飞, 周云芝, 等. 氩等离子体凝固联合分叉型被膜金属内支架置入治疗气管隆突周围复合狭窄和气管食管瘘 [J]. 中国肺癌杂志, 2010, 13 (9): 898 - 902.

[30] 王洪武, 周云芝, 李冬妹, 等. 气管镜下置入被膜金属支架后气道并发症观察 [J]. 中华结核和呼吸杂志, 2011, 34 (12): 955 - 957.

[31] 王洪武. 应充分认识气管支架严格掌握其适应证 [J]. 中华医学杂志, 2011, 91 (36): 2521 - 2524.

[32] 王洪武, 罗凌飞, 李晶, 等. 国产 Sigma 气道被膜金属支架治疗气管食管瘘 [J]. 中华医学杂志, 2009, 89 (46): 3257 - 3260.

[33] 王洪武, 周云芝, 李冬妹, 等. 内镜下回收金属气管支架的临床分析 [J]. 中华医学杂志, 2010, 90 (20): 1411 - 1415.

[34] 童朝辉, 王臻, 王辰. 内科胸腔镜技术及其临床应用 [J]. 中华结核和呼吸杂志, 2007, 30 (3): 220 - 222.

[35] 赵静, 王孟昭, 蔡柏蔷. 2010 年英国胸科协会内科胸腔镜指南解读 [J]. 国际呼吸杂志, 2011, 31 (4): 241 - 244.

[36] 中国医师协会整合医学分会呼吸专业委员会. 内科胸腔镜诊疗规范 [J]. 中华肺部疾病杂志 (电子版), 2018, 11 (1): 6 - 13.

第十七章　正电子发射体层成像在肺癌诊治中的新进展

定义：PET 是一种断层闪烁显像技术，它通过探测引入机体的正电子核素发生衰变时释放出的正电子所发射的湮没光子来反映示踪剂在机体局部组织内的分布。18F-FDG PET 是通过利用放射性核素标记的葡萄糖类似物，即 18F-FDG，来显示不同组织的糖利用率的一种断层显像技术。许多恶性病变对葡萄糖的利用增加，因此，18F-FDG 对许多恶性肿瘤的探测、临床分期及疗效的监测是一种灵敏的方法。CT 是利用 X 线束形成解剖影像的一种断层显像技术，CT 解剖影像信息用于探测和帮助确定恶性病灶的部位及范围。同机 PET/CT 一次检查可同时提供 18F-FDG PET 的代谢信息及 CT 的解剖形态学信息。正如一些临床所显示的那样，PET/CT 提供的信息在评估已知或疑有恶性病灶患者的准确性方面优于单独 PET 或单独 CT 或异机 PET 加 CT。

一、PET/CT 的适应证

鉴别病变的良、恶性。

1. 肿瘤患者转移灶为首发症状或患者呈现副癌综合征而原发灶不明时探测不明原发灶肿瘤；

2. 已确诊恶性肿瘤病变的临床分期；

3. 监测恶性肿瘤的治疗疗效；

4. 对肿瘤治疗后体格检查或其他影像学检查时发现的异常是肿瘤病灶残留亦或治疗后纤维化或坏死进行鉴别；

5. 探测有无肿瘤复发，特别是肿瘤标志物升高者；

6. 选择最有可能具有诊断信息的肿瘤活检部位；

7. 指导放疗计划的制订；

8. 非肿瘤病变的应用，包括感染及动脉粥样硬化的检测评估。

18F-FDG PET/CT 并非对所有恶性肿瘤的探测都一样有效，其他的正电子示踪剂对某些肿瘤的探测更为有效，但大多数此类药物尚没有被美国 FDA 批准，也未列入医保项目范围。有关此类示踪剂应用的科技文献报道进展迅速。

二、PET/CT 的采集范围

PET/CT 采集包括全身、扩大的局部及限定的局部三种。此三种采集方式在 2005 年的操作术语中定义如下：①全身肿瘤显像：从颅顶到脚；②从颅底到股骨中段的肿瘤显像；③局部范围内的肿瘤显像。

对于大多数肿瘤类型而言，为寻找 18F-FDG 异常浓聚区推荐行颅底至大腿近端部位的 PET 显像。该类采集方案经典的采集范围为外耳道至股骨中段。对于高度怀疑头皮、颅骨、脑及四肢末端侵及的肿瘤，采用全身肿瘤显像。当异常病变仅局限在身体可能已知的部位时（如孤立性肺结节、可疑肺癌、肺门淋巴结浸润评估、头颈部肿瘤诊断及局部进展期乳腺癌治疗监测等）采用局部肿瘤显像，但全身肿瘤显像可进行有效的临床分期。

三、PET/CT 的检查前准备

（一）患者准备

1. 抵达前准备：嘱患者在注射 18F-FDG 前禁食 4~6 小时，也不能饮用饮料（水除外），目的在于降低生理性的血葡萄糖水平，降低血清胰岛素浓度至接近基础水平。鼓励饮水，但含有葡萄糖或肠胃外给养的静脉滴注液均应停用 4~6 小时。当需要静脉滴注增强对比剂时，下述患者需加以筛选：含碘增强对比剂过敏史者、糖尿病服用二甲双胍者及肾脏疾病患者。当血清肌酐水平在 2.0 mg/dL 以上时，不宜静脉滴注增强对比剂。

2. 注射前准备

①脑显像时，注射 18F-FDG 及注射后摄取相，患者均需在安静避光的环境下休息。

②全身显像时，注射 18F-FDG 时及注射后摄取相，患者保持坐位或卧位，以避免肌肉摄取。

③注射 18F-FDG 前测血糖水平。血糖水平升高时，肿瘤摄取 FDG 减少，若血糖水平超过 150~200 mg/dL 水平，应对患者行进一步处理，如通过注射胰岛素降低血葡萄糖水平，但注射 18F-FDG 则延迟到注射胰岛素后的一定时间（延迟时间则取决于注射胰岛素的种类及给予胰岛素的途径）。

④无论是用于衰减校正/解剖定位的 CT 扫描，还是腹部、盆腔诊断性 CT 扫描，都可以给予胃肠管腔内增强对比剂以充分显示胃肠道，除非临床上认为如此处置不当或没有必要。

3. 采集前准备

①为获取躯干最佳的影像质量且患者可以耐受时，可双臂上举越头。双臂下垂于躯体两侧，可对躯干影像产生条束状伪影。为获取头颈部最佳影像，双上臂应下垂置于躯体旁。

②图像采集前，患者要排空膀胱，以限制膀胱辐射剂量对肾集合系统及膀胱的影响。

③患者携带的金属物品应尽可能取下。

（二）医生准备

1. 详细询问病史，包括恶性肿瘤的类型及部位，诊断和治疗时间（穿刺结果、手术、放疗及化疗，以及有无应用骨髓刺激剂及类固醇）及目前的药物治疗情况。

2. 询问有无糖尿病病史、禁食状态及最近有无感染。

3. 检查患者能否在整个采集期间内（15~45 分钟）保持平卧状态。

4. 询问患者是否有幽闭恐惧症史。

5. 检查患者能否将双臂上举。

四、PET/CT 在肺部肿瘤中的应用

定义：原发性支气管肺癌（简称肺癌）是起源于支气管黏膜或腺体的恶性肿瘤。肺癌预后差，死亡率与发病率相近，近年来发病率有逐渐增高的趋势。国内外大量临床研究应用报道，PET/CT 影像技术在肺癌诊断与鉴别诊断中具有重要临床价值，可为临床提供更可靠的定性、定位诊断信息。

1. PET/CT 在肺癌诊断中的价值：作为现代医学的最新影像诊断工具，PET/CT 既能显示肿瘤组织代谢，又具有明确的解剖定位，克服了单独 PET 定位不明确的缺点，在肺癌的诊断和鉴别诊断、肺癌的分期与再分期、肺癌治疗的决策、疗效与预后的评价、肿瘤残余或复发的监测及肺癌放射治疗等方面有其独特的作用。目前，PET/CT 显像已成为肺癌诊断的重要方法之一。对肺癌诊断的敏感性及特异性均在 90% 以上。但是结核、炎症、结节病、霉菌球感染等良性病变引起的 F-FDG 代谢增高，可造成 PET 假阳性判断；另外，细支气管肺泡癌（结节型）、类癌或 <7 mm 的小病灶等引起 F-FDG 代谢降低或因容积效应，可造成 PET 的假阴性判断。此时，MSCT 高分辨扫描、CT 增强扫描及 CT 灌注扫描等技术的应用，均有助于肺部良、恶性肿瘤的鉴别。研究表明，联合应用 CT、MRI、PET 的肺癌诊断的准确性相当高，其敏感性、特异性、准确性、阳性预测值和阴性预测值分别为 97.7%、90.5%、95.4%、95.6% 和 95%。当然，实践中可能没有这么理想化，但这说明了多种影像学手段互补后，其诊断的准确性有可能会得到很大的提高。PET/CT 全身显像是发现非小细胞肺癌（non-small cell lung cancer，NSCLC）胸外转移的一种很有效的方法，在识别肾上腺、肝转移、胸膜腔转移上优于单独 CT 扫描，探测骨转移优于 9mTc-MDP 骨显像。在识别脑转移上不如 MRI 敏感性和特异性高。对于脑转移 1F-FDG PET/CT 脑显像代谢不高的患者，C－胆碱、C－蛋氨酸 PET/CT 脑 3D 显像有助于脑转移的诊断。Marom 等对 20 个月内新诊断的 100 例肺癌以病理学分期作对照，比较 1F-FDG PET 和胸部 CT 骨扫描、对比剂增强脑 CT 或 MRI 等常规影像学手段对肺癌全面分期的准确性，PET 为 83%，常规手段为 65%；对纵隔淋巴结分期的准确性，PET 为 85%，CT 为 58%；对骨转移的灵敏度，PET 为 92%，骨扫描为 50%。

PET/CT 还能检测出不太被重视部位的转移灶，如常规 CT 隐匿部位的肺内小结节病灶、软组织内的病灶、腹膜后淋巴结或触诊阴性的锁骨上淋巴结转移灶。Steinert 等报道 PET/CT 对 29 例肺癌术前分期的影响，与单独的 PET 和 CT 比较，PET/CT 可以提供额外信息，对 I 期影响较小，改变了 9 例中 1 例（1/9），而对 IIIA、IIIB、IV 期患者的影响分别为 5/6、6/6、8/8。远处转移的优势也比较明显，研究发现，PET/CT 检出远处转移灶的敏感性、特异性、准确性分别为 100%、94% 和 96%，PET/CT 更正了 30% 患者的临床分期，改变了 20% 的治疗策略。但由于 PET/CT 机器设备极其昂贵，检查费用高，不如 CT 及 MRI 那样应用广泛。

对于中央型肺癌，行 CT 或支气管镜活检多可明确诊断，较少进行昂贵的 PET/CT 检查。单独 CT 或 PET 诊断的难点在于那些表现为孤立性肺结节的周围性肺癌。PET/CT 显像的目的就是鉴别孤立性肺结节的良恶性，从而使恶性结节尽快手术切除。孤立性肺结节的定性诊断是影像诊断中的难点。国外学者报道原发性恶性结节占 33%，孤立肺转移占 5%，54% 是

炎性肉芽肿，6% 为错构瘤，支气管腺瘤占 2%。大部分病变通过平片及 CT 可做出正确诊断，但仍有部分病变定性困难。PET/CT 的出现，弥补了单独 CT 和单独 PET 的缺憾，它从代谢和形态两方面来判断肿瘤的性质，为孤立性肺结节的诊断与鉴别诊断带来新的生机。Du-haylonsod 等对 81 例肺内单发结节的 PET/CT 研究结果显示，恶性结节的平均标准摄取值（standard uptake value，SUV）为 5.9±2.7，良性结节的平均 SUV 为 2.0±1.7。以大于 2.5 为判断标准，诊断恶性结节的敏感度为 100%，特异性为 79%。并且 SUV 的大小与病变的大小无关，而与结节的倍增时间显著相关。PET/CT 的假阴性率低于 5%。造成假阴性的主要原因是病灶小于 7 mm 引起的容积效应和分化程度较高的腺癌、类癌及部分细支气管肺泡癌中的葡萄糖转运蛋白低的缘故。对这类患者应密切进行随访复查，及时诊断。假阳性率可达 10% 左右。造成假阳性的主要原因是炎性肉芽肿，如结核、结节病、曲霉菌病、组织胞浆菌病等炎症细胞糖酵解明显增加，磷酸己糖旁路由于吞噬作用被激活，比基础值增加 20～30 倍，导致代谢增高。Demura 等通过延迟显像的方法，即分别于注射 F-FDG 后 1 小时和 3 小时成像，对假阳性进行了研究，发现经病理证实的 50 例恶性结节中，3 小时 SUV 高于 1 小时 SUV，而良性结节 SUV 则相反。采用延迟显像的方法显著降低了假阳性率。

2. PET/CT 在肺癌分期中的价值：无论是 SCLC 还是 NSCLC，精确分期不仅有助于制定合理的治疗方案，而且可以更好地评价预后。PET/CT 一次检查可获得全身的断层图像，其在肺癌中的临床应用价值已经得到肯定，不仅可以用于肺部原发灶的诊断，还可以判断肺癌常见的纵隔及肺门淋巴结转移是同侧还是对侧，有无锁骨上淋巴结的转移，以及从不同的断面和角度观察全身远处器官的转移（包括骨骼、脑、肾上腺、肝等），从而获得较准确的分期。Lardinois 等报道应用 PET/CT 后可提高 NSCLC 分期准确性。Antoch 等应用 PET、CT 和 PET/CT 对 27 例 NSCLC 患者进行疾病诊断和分期的敏感性、特异性和局部淋巴结分期准确性的研究，结果显示 PET/CT 分别为 89%、94% 和 93%；PET 分别为 89%、89% 和 89%；CT 分别为 70%、59% 和 63%。

3. PET/CT 在肺癌治疗决策中的价值：对于 NSCLC 患者，其治疗原则根据 AJCC 分类，临床分期处于Ⅰ～Ⅱ期者，首选根治性手术；处于ⅢA 期者，力争手术治疗，最大可能行根治手术；处于ⅢB～Ⅳ期，不宜手术。所以，对 NSCLC 的术前分期评估直接影响治疗方式的选择。而对 NSCLC 的分期，PET/CT 可以准确定位转移淋巴结，识别肿瘤对周围胸壁、血管或纵隔等的侵犯，鉴别肿瘤和瘤周炎症或肺不张等，使诊断分期更准确，可使一部分 NSCLC 患者的分期上调（发现单独 CT 未发现的转移病灶及单独 PET 假阴性病灶）或下调（排除单独 CT 上可疑的病灶及单独 PET 假阳性病灶）。Antoch 等对 27 例 NSCLC 患者的研究结果显示，1 例患者（5%）的分期上调，7 例患者（26%）的分期下调，影响 5 例患者（19%）的治疗计划。Keidar 等的研究发现，PET/CT 提高了对肺癌复发的检出率，并能对发现的异常 F-FDG 浓聚准确定性定位，最终改变了 29% 患者（12/42 例）的治疗计划。25%～40% 的 NSCLC 病例在初诊时即处于中晚期而失去手术治疗的机会，这部分患者只有接受放、化疗。由于不同类型肿瘤的生物学特性（如生长时相、体积大小、异质性、耐药性及放、化疗敏感性）不同，不同的患者对治疗的反应也不同。如果能早期发现疗效欠佳甚至无效的患者，便可及早改变治疗方法，对于减轻患者的经济负担、避免不必要的不良反应、改善预后都是大有裨益的。

4. PET/CT 在肺癌放射性治疗决策中的应用价值：PET/CT 在 NSCLC 放疗中的应用，提高了肿瘤分期精确性和靶区勾画的准确性，将肿瘤体积、代谢活性、周围组织、体表解剖及定位标志显示结合起来，进一步优化了靶区的剂量分布，为实现生物适形调强放射治疗奠定了基础。PET/CT 改变了既往影像图中肿瘤靶区的边界难以确定的不足，从而保证了放射治疗计划对靶区体积的精确确定，增强了放射治疗效果。PET/CT 对治疗方法的影响体现在一次扫描可完成全身检查，避免了转移灶的遗漏，通过分析 F-FDG 在病灶的浓聚程度及延迟扫描后的变化情况，结合 PET/CT 图像，排除或修正可疑诊断，鉴别组织坏死、瘢痕与复发病灶，使部分患者避免不必要的创伤性诊断，减轻痛苦，确定肿瘤的边界、准确地规划靶区，调整放射治疗剂量，使患者治疗不当比例降低，上述作用基础是 PET 提供的功能信息，CT 提供的解剖信息互补，提高了诊断的准确性和定位的精确性。PET/CT 对临床分期与术后病理分期的符合率高，应用 PET/CT 勾画靶区，在伴有肺不张和阻塞性肺炎时可明显减小 GTV，可更好地保护周围正常肺组织；PET/CT 检测纵隔淋巴结敏感性较高，可避免靶区遗漏；PET/CT 可明显减小 GTV 和 PTV，从而有效地减少放射性肺炎的发生，避免非肿瘤组织的照射。PET/CT 可在保证和符合临床要求的前提下，更精确地确定放疗靶区和制订放疗计划。PET/CT 指导放射治疗计划的实施，肿瘤放射治疗计划的优化是 PET/CT 临床应用研究的热点之一，国内已有数家单位开展这方面的研究工作。值得提出的是要注意与之有关的技术环节。

5. PET/CT 在肺癌疗效判断及术后残留、复发和转移检测中的价值：肺癌经过手术、放疗、化疗等各种治疗后是否有残留、复发和转移，对于判断治疗效果及预后十分重要，而肺癌经治疗后往往形成纤维化、坏死及瘢痕组织，依靠单独 CT、MRI 等很难从形态学上与肿瘤的残留、复发相鉴别。PET/CT 利用肿瘤组织葡萄糖代谢旺盛、坏死纤维化组织葡萄糖代谢极低甚至没有的特点，能较好地进行鉴别，及时发现复发、转移，调整治疗方案。在部分小细胞肺癌中，某些化学药物的治疗可导致癌细胞产生抗药性，这类患者在化疗后虽然胸部X 线、CT、MRI 可显示肿瘤范围的缩小，但如果 F-FDG 在肿瘤局部的摄取异常增高，常提示化疗无明显效果，并可能产生肿瘤的抗药性；相反，另一些患者在化疗后肿瘤范围未见明显变化，但局部 F-FDG 摄取明显减低，仍提示治疗方案有良好的效果；PET/CT 能从细胞代谢水平评价肺癌生物靶向治疗的效果。在肺癌放射治疗后出现肺的纤维化时，单纯 CT 检查较难与肿瘤的残余或复发进行鉴别，PET/CT 有助于对两者的鉴别诊断。SUV 是一个病灶显像剂集聚程度的半定量指标，它是指病灶的放射性摄取量是全身组织平均摄取量的多少倍。SUV 作为 PET/CT 显像的一个半定量指标，在一定程度上反映肿瘤组织的葡萄糖代谢水平，即反映肿瘤组织生长、代谢旺盛程度，可及时反映肿瘤的生长、增殖状态。SUV 是 PET 体内评价 NSCLC 的葡萄糖代谢率的预后指标，这可能与 NSCLC 的 F-FDG 代谢与肿瘤细胞的生长率和增殖能力有关。有研究表明，初始治疗后，PET 结果阳性的患者中位生存期为 12 个月，而 PET 结果阴性的患者存活率达到85%，对于术前患者 PET 评估，若SUV≥2.0，其预后的严重性是较小时的 4.7 倍。

参考文献

［1］ CHAKRAVARTY R，CHAKRABORTY S. Production of a broad palette of positron emitting radioisotopes using a low-energy cyclotron：Towards a new success story in cancer imaging？ ［J］. Appl Radiat Isot，2021，176：109860.

［2］ HATZL S，KALMAR P，POSCH F，et al. Prognostic value of baseline and interim positron emission tomography markers in diffuse large b-cell lymphoma patients：a real-world perspective ［J］. Hemasphere，2021，5（8）：e621.

［3］ 罗靓洁. 术前18F-FDG PET/CT 成像在非小细胞肺癌预后评估中的临床价值 ［J］. 临床与病理杂志，2021，41（10）：2260－2266.

［4］ 段晓蓓，张嘉瑜，孙丽霞，等. 基于18F-FDG PET/CT 和高分辨率 CT（HRCT）影像学特征对 I 期非小细胞肺癌（NSCLC）隐匿性淋巴结转移的危险因素分析 ［J］. 中国 CT 和 MRI 杂志，2021，19（11）：42－46.

第十八章　肺部感染病原学诊断新技术

一、核酸分子扩增检测和基因芯片检测

1. 核酸分子扩增和基因芯片检测优点

（1）方法简单、快速、高效，敏感度和特异度均较高，能为临床早期诊断提供依据，尤其对一些需要长时间培养（如结核分枝杆菌）或无法体外培养（如病毒）的病原体，更适合采用分子诊断技术进行检测。在新近发生的新型冠状病毒感染疫情中，实时荧光 RT-PCR 检测新型冠状病毒核酸阳性已经作为确诊病例的病原学诊断标准之一。

（2）目前的分子诊断技术可以一次性检测多种病原体，有助于快速筛查病原。

（3）目前研发的耐药基因检测有助于制定临床决策。

2. 分子检测技术缺陷

（1）多重 PCR 使用多对引物同时扩增时，可能出现引物间相互干扰，影响其敏感度和特异度，造成假阴性或假阳性。

（2）核酸检测阳性结果需结合临床实际情况，分析究竟是定植菌还是致病菌。

二、16S rRNA 基因测序和宏基因组测序

16S rRNA 测序和宏基因组测序检测呼吸道感染病原的敏感度高，其中 16S rRNA 测序可同时半定量检测样本中所有细菌的 16S rRNA 基因；宏基因组技术可对样本中所有微生物的全基因序列进行测序，可以更准确地鉴定到细菌、真菌、病毒等各种病原体的种水平，如对耐药基因、毒力基因的检测可指导临床选择合适的抗感染药物，同时在暴发流行分析和监测、医院感染控制，以及少见、新病原鉴定方面具有突出优势，也可用于呼吸道细菌群落的多样性及构成分析。从方法学上看，16S rRNA 仅可用于检测和鉴定细菌，宏基因组测序虽然可无偏性覆盖几乎所有病原体（细菌、真菌、病毒、寄生虫等），但仍有一定缺陷，如胞内菌感染，因病原体或其核酸释放到体液中的含量较低，可能导致检测敏感度偏低；某些真菌的细胞壁较厚，破壁困难导致敏感度下降；RNA 容易降解，RNA 转录组测序要求有较高的丰度，故 RNA 病毒检测敏感度相对较低。此外，各类呼吸道标本的前处理、测序方法学和生物信息分析与计算尚无统一标准，不同公司之间的测序结果可能存在一定的差异。需要审慎地解读宏基因组测序结果，序列数高并不一定是致病原，数目低也并非一定不是致病原，受标本中病原体数量、核酸提取量和测序数据量、标本中人源序列丰度等因素的影响，不同的病原体的序列数不同，需结合标本来源、临床特征和当地流行病学特点综合评估检出病原体的临床意义，判断其是否为致病原。对 2019 年底发现的新型冠状病毒，宏基因组测序不但首先提示出新型病毒致病原的信息，同时作为确诊标准之一，在疾病的诊断中起到了

重要的作用，而且通过遗传学特征分析，对阐述病毒的作用机制也有一定意义。

常见检测方法见表 18-1。

表 18-1　病原体不同检测方法的优缺点

检测方法	优点	缺点
聚合酶链反应（如直接 PCR、mPCR、RT-PCR、qPCR）	简单，快速，便宜，可定量	假阳性率高，污染风险高，引物可能失效，用于诊断常见和某些特殊病原体（如肺孢子菌、非结核分枝杆菌等）
等温（恒温）扩增技术（LAMP、NASBA、RPA 和 SDA）	快速，敏感，特异	假阳性率高，污染风险高，引物可能失效，用于诊断常见和某些特殊病原体
芯片技术（多病原等温扩增微流控芯片技术、POCT 等）	快速，敏感，特异，污染率低，无须 PCR 认证	常见和大部分检测仍需在扩增前进行样本和速算提取，未完全实现样品前处理自动化某些特殊病原体
靶向通用引物多重 PCR 和一代测序（如 16s、ITS、靶向 NGS）	可对病原体按照科、属、种进行分类，敏感度高，可定量	引物可能失效，诊断某些特定病原体，测序文库构建复杂，可诊断某些特定的病原体，价格昂贵且耗时，有可能被环境物种污染，难以区分定植微生物和病原微生物
宏基因组（NGS）	不局限于特定病原体，可发现新出现的病原体，可获得整个基因组，通过比对有助于发现新型致病病原体	可能存在宿主核酸污染，价格昂贵且耗时（2~3 日），有可能被环境物种污染，难以区分定植微生物和病原微生物
血清学试验（如酶联免疫和免疫层析等检测）	包括对血清特异性抗体检测和快速抗原检测，价格便宜，可诊断急性感染	血清特异性抗体检测在感染早期可能呈假阴性，需要采集急性期和恢复期双份血清进行检测和结果评价；体液免疫缺陷会导致假阴性，受一些因素影响也可能会出现假阳性结果；抗原检测结果不受机体免疫状况影响，但准确率较低
涂片显微镜检查	快速（数分钟至数小时），可通过计算分析标本中各种微生物的比例，观察有无白细胞吞噬病原微生物的现象，并可依据疑诊病原体采取特殊染色进行诊断	敏感度及特异度低，受操作者经验的限制

续表

检测方法	优点	缺点
病原体培养	经济，标本容易收集，并可结合体外药敏试验结果为治疗提供有用的信息	敏感度及特异度低，无法检测非培养病原体，某些病原培养十分耗时，某些病原微生物培养困难或无法进行体外培养
基质辅助激光解析电离－飞行时间质谱技术	敏感度高，培养后检测快速	需要病原体培养结果和已知病原体蛋白谱

参考文献

［1］董雨.多重 PCR 技术在呼吸系统疾病微生物检测中的应用进展［J］.现代盐化工，2022，49（5）：47－49.

［2］吴一凡.mNGS 技术在肺部感染性疾病病原学诊断中的临床意义［D］.南昌：南昌大学，2023.

［3］俞惠民，尚世强，洪文澜，等.16SrRNA 基因 PCR 加反相杂交检测细菌 DNA 方法的建立与初步应用［J］.中国实用儿科杂志，2000，15（2）：97－99.

第十九章 呼出气一氧化氮浓度在呼吸系统疾病中的应用

定义：呼出气一氧化氮（Fractional exhaled nitric oxide，FeNO）是一种反映气道炎症水平的标志物，其具有简便、无创及可重复性好等优点。

一、呼出气一氧化氮的检测方法

采用标准化的测量仪器，受试者检查前 1 小时内禁止进食、吸烟、喝酒及剧烈运动，测定时取坐位，一手握住测定仪，一手捏鼻，呼气将肺内气体排尽，吸入无 NO 气体至肺总容量，并以 50 mL/s 的恒定气流呼气，使呼出气到达一个稳定的平台期，得到测量结果。需要重复测量 3 次，3 次的测量结果要基本一致，取其平均值。

二、呼出气一氧化氮的临床应用

FeNO 产生于气道上皮细胞。正常成人上呼吸道和鼻窦内的 FeNO 水平高于下呼吸道 10 倍。在排除了鼻部 NO 的影响后，呼吸道中 NO 主要起源于下呼吸道。目前认为 FeNO 主要来源于呼吸道上皮细胞在炎性细胞因子诱导下表达 NO 合酶（NOS），而产生 NO。大部分学者认为呼吸道 NO 与嗜酸性粒细胞浸润有密切关系，是反映嗜酸性粒细胞炎症的指标，可用来诊断典型哮喘、嗜酸性粒细胞性支气管炎等嗜酸性粒细胞性呼吸道疾病，且 NOS 呈激素敏感，在使用激素（包括吸入及全身激素）后 FeNO 水平会下降。

NO 与气道嗜酸性粒细胞炎症及气道高反应性密切相关，因此，FeNO 可作为气道炎症变化的指标。目前临床应用中考虑以下几个方面时可进行 FeNO 检测：①协助确定呼吸系统疾病症状的病因；②协助识别嗜酸性粒细胞性哮喘表型；③确定抗感染药物如吸入激素的有效性；④为以后哮喘的监测确立基础值；⑤在哮喘治疗升/降级及停药时，指导调整抗感染药物剂量；⑥协助评估患者使用抗感染药物的依从性；⑦协助确定哮喘控制不佳是否为气道炎症所致，尤其是在伴随鼻窦炎、焦虑、胃食管反流情况下。

三、呼出气一氧化氮与疾病的相关性

（一）FeNO 与哮喘

FeNO 与支气管哮喘患者的外周血、痰液、支气管肺泡灌洗液、支气管内膜中的嗜酸性粒细胞计数密切相关，测定哮喘患者 FeNO 可间接反映气道炎症水平。

另外，FeNO 可以用于评估哪些患者适于激素治疗，对于 FeNO < 25 ppb 的患者，即使明确诊断为哮喘，也不建议单一使用激素治疗。在哮喘治疗过程中可以通过监测 FeNO 水平

来评价气道炎症的控制情况，可根据其数值变化进行药物调整。

（二）FeNO 与慢性咳嗽

CVA 和嗜酸性粒细胞性支气管炎（eosinophilic bronchitis，EB）是我国不明原因慢性咳嗽的主要病因，占我国慢性咳嗽病因构成的 36%~64%，两者都是嗜酸性粒细胞性气道炎症疾病。FeNO 与诱导痰嗜酸性粒细胞分类计数是目前最重要的嗜酸性粒细胞性气道炎症标志物。以 FeNO≥40 ppb 为标准诊断 CVA 的敏感度为 75%，特异度为 86%，准确度为 81%。EB 辅助诊断主要依据痰细胞学检查嗜酸性粒细胞比例≥2.5% 及气道反应性测定为阴性。EB 与哮喘的气道炎症病理特点相似，但其程度轻，研究发现 EB 患者 FeNO 和痰液嗜酸性粒细胞比例低于 CVA 患者，FeNO≥31 ppb 有助于 EB 的诊断。

（三）FeNO 与慢性阻塞性肺疾病

近期的研究更着重于 FeNO 与 COPD 患者对激素的反应，研究发现当 FeNO < 25 ppb 时 COPD 患者对激素不敏感的预测值为 87%，当 FeNO < 19 ppb 时甚至高达 100%。

四、正常成人及哮喘患者呼出气一氧化氮的参考值

正常成人及哮喘患者 FeNO 的参考值及临床意义见表 19-1。

表 19-1　正常成人及哮喘患者 FeNO 的参考值及临床意义

FeNO 值/ppb[※]	临床意义
<5	吸烟者
5~25	正常，或中性粒细胞哮喘、焦虑/过度通气、声带功能不全、鼻窦炎、胃食管反流、心源性疾病等
25~50	嗜酸性粒细胞性支气管炎
>50	哮喘（结合病史或 FEN < 80%）、嗜酸性粒细胞性支气管炎、嗜酸性肉芽肿性多血管炎

注：※，FeNO 数值单位为 ppb；ppb，part per billion，十亿分比浓度。

五、呼出气一氧化氮的影响因素

1. 儿童患者 FeNO 水平随年龄而增加，女性患者 FeNO 水平较低。

2. FeNO 水平可以受呼吸方式、气道阻塞程度、含硝酸盐食物和饮料、传染病、药物（如类固醇）、吸烟和锻炼的影响（吸烟能够降低 FeNO 水平）。

3. FeNO 水平个体差异明显，不同疾病也会对 FeNO 产生影响：①引起 FeNO 水平上升的疾病，如哮喘和病毒感染；②导致 FeNO 水平显著降低的疾病，如囊性纤维化和纤毛运动障碍综合征。

4. 临床测定中影响 FeNO 值的因素也比较多，如软腭闭合和无效腔气体。

5. 醋甲胆碱支气管激发试验可引起哮喘患者 FeNO 测定值下降，应避免在激发试验之后进行检测。

参考文献

[1] TAYLOR D R, PIJNENBURG M W, SMITH A D, et al. Exhaled nitric oxide measurements: clinical application and interpretation [J]. Thorax, 2006, 61 (9): 817 – 827.

[2] 张永明, 林江涛, 苏楠, 等. 呼出气一氧化氮检测在慢性咳嗽病因诊断中的价值 [J]. 中华医学杂志, 2011, 91 (18): 1254 – 1258.

[3] DWEIK R A, BOGGS P B, ERZURUM S C, et al. An official ATS clinical practice guideline: interpretation of exhaled nitrie oxide levels (FENO) for clinical application [J]. Am J Respir Crit Care Med, 2011, 184 (5): 602 – 615.

[4] 王雯, 王辰. 支气管哮喘患者呼出气一氧化氮浓度监测的临床意义 [J]. 中国医刊, 2007, 42 (12): 3 – 5.

第二十章 治疗多重耐药菌的新药物

感染性疾病是人类头号杀手,是导致儿童死亡第一位的原因。WHO 报道,全球感染性疾病导致患者死亡占全部死因的 25% 以上,每年有 1300 万儿童死于感染性疾病。从中国来看,感染性疾病占所有疾病的 50% 以上,造血系统肿瘤患者 75% 死于感染,实体肿瘤患者 50% 死于感染。抗菌药物的使用使疾病得到控制,同时使病原产生耐药性,甚至形成超级细菌。2017 年 2 月,WHO 首次发布 12 种致命耐药细菌清单,说明当前细菌耐药形势严峻。

中国细菌耐药监测网(CHINET)2015—2020 年监测结果显示,在临床分离菌中,革兰阳性菌约占 30%,其余 70% 左右都是革兰阴性菌。在革兰阴性菌中,分离率排在前 4 位的分别为大肠埃希菌、铜绿假单胞菌、肺炎克雷伯菌和鲍曼不动杆菌。从历年监测数据来看,大肠埃希菌和鲍曼不动杆菌分离率较为稳定,分别在 25% 和 12% 左右波动;铜绿假单胞菌分离率略有下降;而肺炎克雷伯菌呈上升趋势。

一、耐药菌的定义

1. MDR(多重耐药菌):对在抗菌谱范围内的 3 类或 3 类以上抗菌药物不敏感(包括耐药和中介)。在推荐进行药敏测定的每类抗菌药物中,至少 1 个品种不敏感,即认为此类抗菌药物耐药。

2. XDR(广泛耐药菌):除 1~2 类抗菌药物(主要指多黏菌素类和替加环素)外,几乎对所有类别抗菌药物不敏感(抗菌药物类别耐药的确定同 MDR)。

3. PDR(全耐药菌):对目前临床应用的所有类别抗菌药物中的所有品种均不敏感。

MDR 包括 XDR、PDR,XDR 包括 PDR。根据获得的药敏结果,分析不敏感(耐药及中介)抗菌药物的种类,判定菌株是否为 MDR、XDR 或 PDR。

二、常见耐药菌的抗生素选择

1. XDR 肠杆菌科细菌感染的常用联合方案:目前,对于 XDR 和 PDR 肠杆菌科细菌的治疗,临床上主要采用联合用药方案,包括以替加环素、多黏菌素为基础的两药联合方案,以及磷霉素 + 氨基糖苷类、头孢他啶或头孢吡肟 + 阿莫西林/克拉维酸、氨曲南 + 氨基糖苷类联合方案,或替加环素 + 多黏菌素 + 碳青霉烯类三药联合方案。与国外不同的是,多黏菌素在我国上市不久,尚未常态使用,新药头孢他啶/阿维巴坦在 2019 年 12 月刚刚进入我国,首选药物还是替加环素。而国外首选是多黏菌素,其次为新药头孢他啶/阿维巴坦。替加环素治疗 MDR/XDR 革兰阴性菌感染优点在于在体外与美罗培南和黏菌素有协同作用,加大剂量可达到目标 PK/PD,替加环素联合给药在临床应用中能够获得满意疗效,高剂量替加环素治疗 HAP 的 Ⅱ 期临床研究显示出满意疗效;而缺点在于替加环素对革兰阴性菌为抑菌作用，在血液、尿液和肺泡上皮衬液中的药物浓度较低，早期对 VAP 的试验结果欠佳。

2. XDR 鲍曼不动杆菌感染的联合抗菌治疗方案：鲍曼不动杆菌对头孢哌酮/舒巴坦耐药率相对较低，2015 年 CHINET 发表数据显示，其耐药率低于氨苄西林/舒巴坦（38% 对 67%）。目前，头孢哌酮/舒巴坦已在多个亚洲国家上市，包括中国、日本、韩国、泰国、菲律宾等，舒巴坦单药已于 2014 年在中国上市。对于 XDR 鲍曼不动杆菌感染的治疗，目前临床上主要采用两药联合，包括以舒巴坦或其合剂为基础的联合（头孢哌酮/舒巴坦 + 替加环素、头孢哌酮/舒巴坦 + 多西环素、舒巴坦 + 碳青霉烯类）、以替加环素为基础的联合（替加环素 + 碳青霉烯类、替加环素 + 多黏菌素）、以多黏菌素为基础的联合（多黏菌素 + 碳青霉烯类），或头孢哌酮/舒巴坦 + 多西环素 + 碳青霉烯类、头孢哌酮/舒巴坦 + 替加环素 + 碳青霉烯类、亚胺培南 + 利福平 + 多黏菌素或妥布霉素的三药联合治疗。

3. XDR 铜绿假单胞菌感染的治疗方案：XDR 铜绿假单胞菌感染的治疗方案同样分为两药联合和三药联合。两药联合包括以多黏菌素为基础的联合（多黏菌素 + 抗 PAβ – 内酰胺类、多黏菌素 + 环丙沙星、多黏菌素 + 磷霉素），以抗 PAβ – 内酰胺类为基础的联合（抗 PAβ – 内酰胺类 + 氨基糖苷类、抗 PAβ – 内酰胺类 + 环丙沙星、抗 PAβ – 内酰胺类 + 磷霉素），以环丙沙星为基础的联合（环丙沙星 + 抗 PAβ – 内酰胺类、环丙沙星 + 氨基糖苷类），双 β – 内酰胺类联合（头孢他啶 + 哌拉西林他唑巴坦、头孢他啶 + 头孢哌酮/舒巴坦、氨曲南 + 头孢他啶、氨曲南 + 哌拉西林他唑巴坦）。三药联合为以多黏菌素为基础的联合（多黏菌素 + 抗 PAβ – 内酰胺类 + 环丙沙星、多黏菌素 + 抗 PAβ – 内酰胺类 + 磷霉素、多黏菌素 + 碳青霉烯类 + 多黏菌素雾化吸入）。多黏菌素的优点是对几乎所有 XDR 革兰阴性菌（CRE、CRAB、CRPA）均有效，且可与各类抗菌药联合，多表现为协同作用，可局部给药（如雾化吸入）等，但其具异质性耐药特点，多需联合用药，且肾毒性大，药物特性不清（如多黏菌素 E 甲磺酸盐给药剂量多少合适），剂量换算复杂，在中国定价太高。因此，多用于 CRE 和碳青霉烯类耐药非发酵菌（鲍曼不动杆菌和铜绿假单胞菌）的联合治疗。

三、多重耐药感染治疗的新选择

1. 头孢菌素类：近年来，在抗 MDR 革兰阳性菌的 β – 内酰胺类抗生素的研发中，取得成就最大者当属抗 MRSA 头孢菌素，例如：由 Janssen-Cig 公司开发的第五代头孢菌素头孢吡普，已向美国 FDA 和欧洲药品管理局（EMA）提交上市申请。2011 年在加拿大进行的一项针对临床分离株的大型研究结果表明，头孢吡普对大多数革兰阴性菌的抗菌活性优于已上市（2010 年）的抗 MRSA 头孢菌素头孢洛林（临床适应证为社区获得性细菌性肺炎及复杂性皮肤和皮肤组织感染）。据报道，处于 III 期临床研究的另一个头孢菌素 ceftolozane 虽然对革兰阳性菌和厌氧菌仅具有中等活性，但对包括 MDR 菌株在内的假单胞菌和多数肠杆菌显示良好的体内外活性。值得注意的是，上述两种新型头孢菌素对超广谱 β – 内酰胺酶和碳青霉烯酶（包括产 KPC 丝氨酸碳青霉烯酶）均不稳定，故不能采用单一疗法，而必须与相关抑制剂合用。

2. 内酰胺酶抑制剂复合制剂：MDR 革兰阴性菌引起的系统感染同样是近年临床医师需要面对的棘手问题。目前有 4 β – 内酰胺/β – 内酰胺酶抑制剂复合制剂（针对产 ESBLs 和产碳青霉烯酶肠杆菌属）处于临床研究阶段。作为一种新型的 β - 内酰胺酶灭活剂，阿维巴坦与克拉维酸、舒巴坦或三唑巴坦相比对 A 类和 C 类内酰胺酶的亲和力更强、再活化速率更慢。体内外评价结果表明，本品与头孢他啶或头孢洛林合用时对产 ESBLs 和产 KPC 肠道细菌显示协同作用。阿维巴坦/头孢他啶复合制剂治疗复杂泌尿系统感染和复杂性腹腔感染目前处于Ⅲ期临床研究。阿维巴坦/头孢洛林复合制剂也处于临床研究中。

3. 单环 β - 内酰胺类：单环 β - 内酰胺因对 MBLs 的水解作用非常稳定，故被认为是寻找抗 MDR 革兰阴性菌候选物的理想药效团。近年研究发现，向单环 β - 内酰胺结构中引入嗜铁素结构片段有助于进入革兰阴性致病菌（通过细菌的铁吸收机制）。据报道，含有二羟基吡啶酮片段的 BAL30072 和含有羟基吡啶酮片段的 MC-1 对包括非发酵菌在内的多种革兰阴性菌具有良好的活性。例如：目前处于Ⅰ期临床研究的 BAL30072 对 MDR 铜绿假单胞菌和美罗培南不敏感的鲍曼不动杆菌分离株及产 MBL 肠杆菌 $MIC_{50} \leqslant 2$ μg/mL，对耐美罗培南鲍曼不动杆菌感染大鼠模型显示明确的体内保护作用。MC-1 对肠杆菌和铜绿假单胞菌的体外活性（$MIC_{50} \leqslant 0.5$ μg/mL）总体优于 BAL30072，但对耐药性鲍曼不动杆菌株活性较弱（MIC_{50} 为 16 μg/mL）。

4. 氨基糖苷类：plazomicin 是美国 Achaogen 公司开发的新一代氨基糖苷类药物，商品名 Zemdri。近期在美国经 FDA 批准用于由肠杆菌科细菌引起，且其他药物治疗无效的尿路感染及急性肾盂肾炎成人患者的治疗。研究显示，plazomicin 抗菌谱广，对多数病原菌中携带的氨基糖苷类修饰酶有良好稳定性，血浆蛋白结合率低，与人体主要肝药酶无相互作用。治疗剂量下，plazomicin 对受治感染病例的临床疗效不劣于美罗培南、黏菌素。常见不良反应为轻度或中度恶心、呕吐、头晕、腹泻，停药后可恢复。

5. 大环内酯类：泰利霉素（telithromycin，2001 年 10 月首次在德国上市）是半合成大环内酯 - 林可酰胺 - 链阳菌素 B（MLS_B）家族中的第一个抗菌药物，本品对含有 erm 的肺炎链球菌、MLS_B 表型金葡菌及 mef 介导大环内酯外排的链球菌具有良好活性。

参考文献

[1] 袁双龙. 碳青霉烯耐药肺炎克雷伯菌耐药机制及药物治疗进展 [J]. 黑龙江医药，2020，33（4）：824 - 827.

[2] THEURETZBACHER U，PAUL M. Developing a new antibiotic for extensively drug-resistant pathogens：the case of plazomicin [J]. Clin Microbiol and Infect，2018，24（12）：1231 - 1233.

[3] 陈虹彤，李国庆，游雪甫，等. Plazomicin 的药理学研究及临床应用进展 [J]. 中国抗生素杂志，2020，45（2）：122 - 130.

[4] 张婷婷，魏增泉. 临床研究中的抗生素新药 [J]. 国外医药（抗生素分册），2013，34（6）：241 - 244，249.

第二十一章 支气管哮喘治疗的新疗法及药物

第一节 支气管热成形术

定义：支气管热成形术（bronchial thermoplasty，BT）是一种非药物性治疗方案，可用于治疗重症、难控制性哮喘。2010年，美国FDA批准同意将BT用于年满18岁、传统药物方法治疗不理想的哮喘患者。2014年5月，GINA指出，BT可用于治疗特定、难控制性哮喘患者（B级证据）。在5年随访中，BT术后患者的呼吸道不良反应、重症急性加重发生率、急诊就诊率下降、支气管扩张剂使用量均有明显下降。

一、作用机制

重症哮喘患者的气道平滑肌增生继发于细胞肥大和增生，继而出现气道高反应性增加，最终导致永久性气流受限；这一病理生理学机制提示通过减少气道平滑肌体积可能使哮喘患者获益。

BT通过Alair支气管热成形术系统进行，该系统由一个套入支气管镜的射频导管所构成。射频导管可通过释放热能（最大120 J，直径3~10 mm）至气道，直接作用于负责气道收缩的气道平滑肌。

BT的另一个可能机制是可改变气道平滑肌的收缩作用。在牛的动物实验中发现，不同温度下（类似于BT），气道平滑肌收缩属性有所改变。研究证实，当温度超过55摄氏度时，乙酰胆碱介导的平滑肌收缩可被抑制，β_2受体激动剂的松弛效应则不受影响。目前该效应只在动物试验中被证实，尚未在人体实验中进行。但是没有理由认为，牛和人气道平滑肌在温度敏感性上存在差异。

此外，BT可能通过改变呼吸道上皮影响气道平滑肌细胞炎症介质的释放。这一机制从未在人体实验中进行评估。需进一步研究明确BT机制，这有助于明确适合进行BT、最能从BT中获益的哮喘表型。

二、适应证

2014年起，国际ERS/ATS指南也推荐将BT应用于成人重症哮喘的治疗。指南同时指出，需进一步研究评估适合BT治疗的哮喘表型，BT治疗的长期获益情况、安全性及可能的影响。美国过敏、哮喘和免疫学学会建议：对于部分经积极药物治疗后，仍表现为重症、持续性哮喘发作的患者（如频繁出现急性加重、急诊就诊和住院治疗），可给予BT治疗，同时将相关费用纳入医保范围内。

三、禁忌证

这些禁忌证包括：年龄小于 18 岁，使用内置除颤器、起搏器或其他植入设备，对支气管镜检查药物过敏（例如：利多卡因、阿托品和地西泮），既往接受过 BT 治疗。

若患者有呼吸道感染、哮喘急性加重、过去 14 天内口服激素剂量改变、已知凝血功能障碍、无法停止抗凝药物（例如：抗凝剂、抗血小板药物和非甾体类药物），则应延期行 BT。肺功能的严重程度不影响 BT 进行。

四、操作要点

气道热成型术分为 3 个治疗期，每期治疗肺部不同区域（首先为右肺下叶，其次为左肺下叶，最后为两上叶），每期治疗间隔 3 周，每次治疗持续 30~45 分钟。一般不用于右中叶治疗，因为理论上有进展为右中叶综合征的风险。

BT 治疗时应包括所有可视范围内气道，每次热能释放作用范围约为 5 mm，从远端向近端气道移动。该方法可用于主支气管远端和直径 ≥3 mm 的所有可到达气道。每期治疗一般需包括 30~70 次热能传导。应确保所有区域均被覆盖，因为未完全覆盖则意味着治疗失败。

治疗时可给予中度镇静或全麻支持。BT 后，应给予患者 β_2 受体激动剂；应同时密切监测生命体征，直到使用支气管扩张剂后第一秒用力呼气量达到术前的 80%。术后 24~72 小时，很多患者呼吸道症状会增多，但一般在 1 周内均可恢复正常。

五、不良反应

BT 治疗并发症很少，且往往是轻度，一般不需要任何侵入性治疗，例如：机械通气、插管和胸腔闭式引流。BT 相关临床试验也未有上述并发症报道。

BT 相关临床试验中的不良反应包括：BT 治疗后基础呼吸道症状的加重（呼吸困难、喘息和咳嗽的加重）、上呼吸道感染、痰液颜色改变和支气管刺激症状。而上述这些不良反应均可继发于常规纤维支气管镜检查之后。

BT 治疗中镇静剂的使用会引发一系列并发症，包括镇静过程本身、过度镇静、治疗水平镇静引起的特异性反应等。

第二节　生物靶向治疗

靶向生物制剂可以作为吸入糖皮质激素（inhaled corticosteroid，ICS）和长效 β_2 受体激动剂（long acting beta-agonists，LABA）的附加治疗，为难治性哮喘及重症哮喘患者带来了新的希望。目前开发出的大多数生物制剂都以 Th2 细胞因子，如 IL-5、IL-4、IL-13 为靶点。

一、IgE 及相关单克隆抗体

当外源性过敏原通过吸入、食入或接触等途径进入机体后被抗原提呈细胞（如树突状细胞、巨噬细胞）内吞并激活 T 细胞。活化的辅助性 Th2 细胞产生 L，如 IL-4、IL-5、IL-13

等激活 B 淋巴细胞，使之合成特异性 IgE 抗体，后者附着于肥大细胞和嗜碱性粒细胞表面而致敏。当过敏原再次进入体内，可与结合在细胞表面的 IgE 交联，使该细胞合成并释放多种活性介质导致平滑肌收缩、黏液分泌增加、炎症细胞浸润，产生哮喘的临床症状（早发相反应）。过敏原特异性 IgE 也可促使 Th2 细胞分化并分泌 IL-4 和 IL-5 等细胞因子，促进以嗜酸性粒细胞为主的炎症细胞的附着和浸润，扩大炎症反应，导致气道收缩、组织损伤及气道重塑，患者再次出现喘息等症状（迟发相反应）。此外，IgE 可直接激活气道平滑肌细胞（airway smooth muscle cells，ASMCs）产生细胞因子（IL-4，IL-5，IL-13，TNF-α）、胸腺基质淋巴细胞生成素、趋化因子（CCL5，CCL11，CXCL8，CXCL10）和传统介质，并导致 ASMCs 增殖和收缩。在 IgE 的刺激下，ASMCs 还产生和分泌细胞外基质蛋白，这是气道壁重构的关键因素。总的来说，IgE 广泛的功能使其成为过敏性炎症过程致病机制的核心。

奥马珠单抗（Omalizumab）：Omalizumab 是一种重组的人源化 IgG1 单克隆抗体，是哮喘领域的第一个靶向治疗药物。Omalizumab 选择性地与游离 IgE 的 CH3 结构域结合，阻止其与效应细胞（肥大细胞、嗜碱性粒细胞、抗原提呈细胞）表面的高亲和力受体 FcεR I 相结合，减少炎症细胞的激活（如肥大细胞的脱颗粒）和多种炎性介质释放，从而阻断诱发过敏性哮喘的炎症级联反应。Omalizumab 还可使 FcεR I 受体表达下调 52% ~ 83%，减少外周血和组织中嗜酸性粒细胞的数量。多项国外Ⅲ期临床研究结果显示已接受 ICS 治疗的中重度哮喘患者使用 Omalizumab 治疗 28 ~ 52 周后，能够显著减少急性发作次数、急诊就诊率和住院率，有效改善哮喘症状，还可减少口服激素和急救药物的使用量。国内Ⅲ期临床研究结果亦显示，对于我国规律使用中高剂量 ICS + LABA（GINA 第 4 级治疗）后部分控制或未控制的过敏性重症哮喘患者，使用 Omalizumab 治疗 24 周后肺功能、哮喘症状及生活质量等均得到明显改善。最近几年的国内外对比研究显示，Omalizumab 的疗效及安全性相仿。Omalizumab 常见的不良反应包括注射部位反应、关节痛、鼻咽炎和头痛。上市后的监测数据表明，有 0.09% 的患者出现过敏反应。Omalizumab 已作为哮喘的第 5 级治疗被列入我国的哮喘指南中，适应证为：经过 3 级或 4 级规范化治疗后仍不能控制血清 IgE 增高的成人（≥18岁）或青少年（12 ~ 18 岁）哮喘患者。

二、IL-5 及相关单克隆抗体

IL-5 是一种细胞因子，它接触抗原后，能促进活化的 B 细胞向产生抗体的浆细胞分化，诱导骨髓干细胞向嗜酸性粒细胞增殖分化，并对嗜酸性粒细胞的成熟、活化和外周血中嗜酸性粒细胞的存活起着核心作用。嗜酸性粒细胞（eosinophile granulocyte，EOS）和 IL-5 在哮喘发病中发挥着极其重要的作用，急性加重的哮喘患者体内 IL-5 水平显著高于非哮喘患者，EOS 被选择性趋化并延长其存活时间，被活化的 EOS 还提高了抗体依赖细胞介导的细胞毒作用（antibody dependent cell mediated cytotoxicity，ADCC）和抗体诱导的 EOS 脱颗粒等。以小鼠为模型的动物实验研究显示，IL-5 缺乏的小鼠对甲胆碱或吸入过敏原不产生气道高反应，IL-5 还参与气道重塑。这些结果均证明了 IL-5 和嗜酸性粒细胞与哮喘反复急性加重有密切的关联。

1. 美泊利单抗（Mepolizumab）：Mepolizumab 是一种针对 IL-5 的人源化 IgG1 单克隆抗

体，与 IL-5 具有高度亲和力与特异性，能有效阻止 IL-5 与嗜酸性粒细胞表面的 IL-5 受体复合物的 A 链结合，选择性抑制嗜酸性炎症，减少痰液和血液中嗜酸性粒细胞数量。多项临床试验数据表明，无论是静脉滴注还是皮下注射，Mepolizumab 均能显著降低需要住院或急诊就诊的平均加重率，降低患者 ICS 用量。Mepolizumab 最常见的副作用包括头痛、注射部位反应（红肿热痛、瘙痒）、上呼吸道感染、恶心、疲劳等。Mepolizumab 是第一种抗 IL-5 单克隆抗体，并于 2015 年被 FDA 批准用于治疗 12 岁及以上的严重嗜酸性哮喘患者，用法为每 4 周皮下注射 100 mg。

2. 瑞利珠单抗（Reslizumab）：Reslizumab 是一种人源型 IgG4 单克隆抗体，与 Mepolizumab 在针对 IL-5 方面具有相似的作用机制。Reslizumab 可以降低早发型哮喘患者 42% 的发作率和迟发型哮喘患者 75% 的发作率，同时 FEV_1 和 ACQ 评分改善，以及痰嗜酸性粒细胞的减少。与 Mepolizumab 相比，使用 Reslizumab 的受试者中 0.3% 发生过敏反应，但经过临床标准治疗可完全缓解。

Reslizumab 于 2016 年 3 月获 FDA 批准，其商品名为 Cinqair，是继 Mepolizumab 之后全球第 2 个获批上市的抗 IL-5 单克隆药物。对于难以控制的迟发型嗜酸性粒细胞性哮喘患者，Reslizumab 是辅助治疗的理想选择。

3. 苯拉丽珠单抗（Benralizumab）：Benralizumab 是一种人源性 IgG1 单克隆抗体，它通过与 IL-5 受体 α 亚基的抗原表位特异性结合发挥作用。与其他 IL-5 拮抗剂相比，它通过一种完全不同的机制降低血嗜酸性粒细胞及其前体。该单克隆抗体的研制是考虑到仅靶向 IL-5 可能不会充分耗尽组织内嗜酸性粒细胞，因为嗜酸性粒细胞可能从 IL-5 以外的细胞因子，如 IL-33 和粒细胞 – 巨噬细胞集落刺激因子获得生存信号。Benralizumab 的恒定区与肥大细胞、嗜碱性细胞和自然杀伤细胞表面的受体紧密结合，最后在嗜酸性粒细胞和嗜碱性粒细胞上诱导 ADCC。其结果是痰和组织中的嗜酸性粒细胞几乎完全耗尽（分别为 90% 和 96%），骨髓和血液中的嗜酸性粒细胞也几乎完全耗尽。多项Ⅲ期临床试验表明，应用 Benralizumab 可显著提高 FEV_1，并降低外周血嗜酸性粒细胞计数，对于需要长期口服糖皮质激素控制症状的重度哮喘患者，约有一半可完全停止口服糖皮质激素。Benralizumab 诱导的嗜酸性粒细胞的持续组织耗竭可能引起对肿瘤、感染和自身免疫性疾病的理论风险的关注。然而，一些数据已经证实哺乳动物中嗜酸性粒细胞的缺失与任何病理学无关。现有数据表明，目前的抗嗜酸性粒细胞治疗是安全的，尽管需要长期研究来证实其安全性。由阿斯利康制药公司研发的 Benralizumab（前 3 次 30 mg 每 4 周，然后每 8 周一次）于 2017 年 11 月被 FDA 批准用于 12 岁以上重症 EOS 型哮喘的辅助治疗。

三、IL-4/IL-13 及相关单克隆抗体

IL-4 与 IL-13 的基因紧密连接，两者氨基酸序列有 20%～25% 的同源性，蛋白结构具有一定的相似性，他们共享 IL-4Rα 受体，与之结合形成复合体激活下游分子通路。IL-4 和 IL-13 由 2 型辅助性 T 淋巴细胞和 2 型固有淋巴细胞产生。IL-4 和 IL-13 均能促进杯状细胞过度表达，增加黏液分泌，以及气道高反应性。IL-4 对 Th0 细胞向 Th2 细胞分化至关重要，是驱动 Th2 细胞分化和产生下游细胞因子（包括 IL-5 和 IL-13）的主要细胞因子，同时可诱导 B

细胞产生 IgE 的类别转换。IL-13 可促进 B 细胞合成 IgE 抗体，增强嗜酸性粒细胞作用，促进肥大细胞增殖和活化，增加上皮细胞的渗透性，促使纤维母细胞转化为肌成纤维细胞。

1. 利布里卡珠单抗（Lebrikizumab）和特洛基单抗（Tralokinumab）：Lebrikizumab 和 Tralokinumab 是两种针对 IL-13 的 IgG4 单克隆抗体，可结合游离 IL-13。II 期研究显示对于血清骨膜蛋白高的中重度哮喘患者，Lebrikizumab 对肺功能及症状控制有一定的改善。另一个抗 IL-13 的单克隆抗体为 Tralokinumab，一项 II b 期研究未能显示出其对中重度哮喘患者具有临床疗效。推测抗 IL-13 的作用可能对控制嗜酸性气道炎症并不重要。因此，仅以 IL-13 为靶点可能不足以对这些患者的病情恶化和哮喘控制提供有临床意义的改善。

2. 度匹鲁单抗（Dupilumab）：Dupilumab 是一种完全人源性抗 IL-4Ra 的单克隆抗体，抑制 IL-4Ra 与 IL-4 和 IL-13 结合，从而阻断 Th2 炎症的关键驱动因子 IL-4 和 IL-13 介导的信号通路。一项 II b 期研究发现 Dupilumab 能够降低接受中、高剂量 ICS 和 LABAs 的未控制持续性哮喘患者重度急性发作的发生率，同时能够改善其肺功能和生活质量。其他研究也证实了这一点，并认为嗜酸性粒细胞基线水平高的患者获益更大。未控制的哮喘患者给予 Dupilumab 作为附加治疗，可显著减少重症哮喘的急性发作并改善 FEV_1，除注射部位反应外并未增加其他不良事件的风险。Dupilumab 似乎是一种很有前途的治疗严重哮喘的候选药物，一项迄今为止规模最大的 III 期临床试验正在进行，以进一步证明 Dupilumab 对无控制、中度至重度哮喘患者的疗效和安全性。最近，美国 FDA 批准 Dupilumab 作为附加治疗用于 12 岁及以上难以控制的 EOS 表型或皮质类固醇依赖性的中重度哮喘患者。

四、IL-17 及相关单克隆抗体

Th17 细胞通过分泌 IL-17A、IL-17E、IL-17F、IL-22 等，促进中性粒细胞活化和募集，引起气道炎症的发生和发展。中性粒细胞性哮喘与难治性哮喘、重症哮喘密切相关，提高了患者的住院率和病死率。人类体外实验支持 IL-17A 在激素抵抗型重度哮喘中发挥重要作用，它能上调糖皮质激素受体 β 的表达并在外周单核细胞诱导类固醇抵抗。哮喘患者痰中 IL-17A 蛋白表达与中性粒细胞募集及气道高反应性呈正相关。此外，气道平滑肌细胞药物可以表达 IL-17RA、IL-17RC 和 IL-22R1，经 IL-17A、IL-17F、IL-22 刺激后，ASMCs 可发生增殖和迁移，这是气道重塑的重要机制，越来越多的证据显示，哮喘患者气道 IL-17 的存在与中性粒细胞性气道炎症、哮喘严重程度有关。

苏金单抗（Secukinumab）和布洛鲁单抗（Brodalumab）：针对哮喘患者 IL-17A 或 IL-17RA 信号的生物制剂目前正在临床试验中。Secukinumab 是一种以 IL-17A 为靶点的单克隆抗体，在减轻其他 Th17 介导的疾病如银屑病和类风湿关节炎的临床症状中也显示出疗效，但是针对无控制哮喘患者进行的 II 期研究初步数据显示，哮喘质量控制问卷评分没有差异，故终止试验。Brodalumab 是一种人源性单克隆抗体，可与 IL-17RA 结合，从而阻断 IL-17A、IL-17B 和 IL-25 的活性。II 期临床试验显示对于中重度哮喘患者使用单抗治疗后其哮喘质量控制问卷与安慰剂组无显著性差异，虽然 Brodalumab 能改善 FEV_1，但是这种药物导致了精神健康问题，包括临床试验中的自杀，从而导致进一步试验的终止。临床上还需要进一步的研究来明确评估 IL-17 抗体在哮喘治疗中的疗效，尤其是症状难以控制的中性粒细胞性哮喘。

五、其他生物靶向治疗药物的进展

1. 胸腺基质淋巴细胞生成素（TSLP）：许多过敏原，包括屋尘螨，能够通过病原体识别受体和 toll 样受体直接激活气道上皮细胞，产生 TSLP、IL-25 和 IL-33 等细胞因子。TSLP 能通过活化固有淋巴细胞、T 细胞和 B 细胞来调节 Th2 型反应。Tezepelumab 是一种针对 TSLP 的人源性 IgG2 单克隆抗体，目前尚处于研究阶段。一项随机双盲安慰剂对照的 Ⅱ 期临床研究发现，接受中、高剂量吸入性糖皮质激素及长效支气管扩张剂治疗后哮喘症状未控制的患者使用 Tezepelumab 治疗 52 周后，与安慰剂组相比，哮喘的急性发作率明显降低，并且与患者基线血嗜酸性粒细胞计数无关。低、中、高三种不同剂量的单抗治疗 52 周后，FEV_1 均有增加。此外，Tezepelumab 能减少呼出气一氧化氮水平、血液嗜酸性粒细胞计数和血清总 IgE 水平。安全性方面，Tezepelumab 组和安慰剂组的不良事件发生率相似。因此，Tezepelumab 有望成为一种有效治疗难治性哮喘的新策略。

2. 前列腺素 D2：活化的肥大细胞分泌前列腺素 D2（prostaglandin D2，PGD2），促进 Th2 细胞释放 2 型细胞因子 IL-2、IL-4、IL-5、IL-13 等，促进嗜酸性粒细胞趋化及脱颗粒。PGD2 通过三个 G 蛋白偶联受体起效，主要为 DP2/Th2 细胞上表达的化学趋向性受体同种分子。DP2 受体的拮抗剂，已被证明可减轻中度至重度哮喘患者的嗜酸性气道炎症。包括 OC000459、QAW039（fevipiprant）、ARRY-602、AMG853 和 Setipiprant 在内的几项受体拮抗剂的研究结果。在一项随机对照试验中，使用 OC000459（2 次/日，每次 200 mg）治疗的患者 FEV_1 的平均改善率为 9.2%，而不使用安慰剂治疗的患者 FEV_1 的平均改善率为 1.8%。

Fevipiprant（QAW039）是 Th2 细胞上表达的趋化受体同源分子的拮抗剂。该药物可以结合血液和组织中嗜酸性粒细胞、嗜碱性粒细胞和 T 淋巴细胞表面的受体，抑制这些细胞在气道组织中的迁移和活化，阻断 PGD2 驱动的 Th2 细胞因子的释放。2 期和 3 期的随机对照试验已经在难治性哮喘患者中进行。初步数据证实了良好的安全性，改善了哮喘控制和 FEV_1。

参考文献

[1] 梁志狮，刘雪霞．支气管热成型术治疗难治性哮喘的临床效果 [J]．慢性病学杂志，2020，21（10）：1504 - 1506.

[2] 朱桂萍，叶伶，金美玲．支气管哮喘靶向治疗的研究进展 [J]．国际呼吸杂志，2021，41（7）：529 - 535.

[3] 袁胜芳，宋宁，王布，等．成人重度支气管哮喘生物靶向治疗研究进展 [J]．中华结核和呼吸杂志，2020（4）：376 - 379.

[4] 柳亚慧，时国朝．支气管哮喘的精准治疗 [J]．中国实用内科杂志，2020，40（5）：371 - 376.

[5] 王艳泓，邱玉英．支气管哮喘的生物靶向治疗机制、现状及展望 [J]．中华肺部疾病杂志（电子版），2019，12（6）：790 - 793.

第二十二章　大鱼际掌纹特应征在支气管哮喘诊治中的临床应用与意义

一、大鱼际掌纹特应征与哮喘相关性理论的创立

青岛市中医医院周兆山教授总结多年临床经验，于 2004 年在国内首次发现和提出了大鱼际掌纹形态特征是诊断哮喘的一个重要体征，提出了"肾虚质"是哮喘发病的内在因素，大鱼际掌纹形态特征是哮喘"肾虚质"外在体征的新概念（属于源头性创新）。大鱼际掌纹体征可作为哮喘、咳嗽变异性哮喘、慢性喘息性支气管炎的诊断及鉴别诊断的客观指标，为哮喘病采用补肾法提供了立法的客观依据。正常人的大鱼际表面皮肤润泽，纹理细腻，间隙密集，纹沟极浅，用手扪之柔软，反映了该部位皮肤的柔软致密。而哮喘患者大鱼际表面皮肤欠润泽甚至干而粗糙，用手扪之碍手，纹理清晰，明显可见，呈格子状分布，反映了该部位皮肤的粗糙与疏松。从现代医学的角度来看，人体皮肤在胚胎第 13 周开始发育，在第 19 周左右形成。一个人的掌纹在出生时已经定型，终生不变，这种皮肤纹理的发生是受遗传基因控制的，所以说，哮喘患者大鱼际掌纹的形态特征，可能是过敏性体质的遗传。这种遗传，作为一种体征，具体表现在大鱼际掌纹上。

二、哮喘患者大鱼际掌纹特应征形成的机理

"一叶知秋"，大鱼际掌纹形态特征是人身整体的缩影，是哮喘现代医学过敏体质及中医学"肾虚质"的外在体征，可为哮喘的诊断或鉴别诊断，以及指导中医辨证立法提供线索或依据。正如《灵枢·本脏》所说："视其外应，以知其内脏，则知其所病矣。"为了揭示哮喘患者大鱼际掌纹形态特征的形成机理，运用《内经》理论试做如下探讨。大鱼际所处的部位，是手太阴肺经所走行的末端，内应于肺。哮喘患者大鱼际掌纹是先天形成的，与肾有关。就肺肾的关系而言，肾为主水之脏，肺为"水之上源"，肺主呼气，肾主纳气，二者有着密切的关系。但是，肾对肺起着统帅的作用，如《灵枢·本枢》说："少阳属肾，肾上连肺，故将两脏。"《素问·水热穴论》说："少阴者，冬脉也，故其本在肾，其末在肺。"众所周知，"肾虚质"作为一种体质，是先天遗传形成的，具有相对的稳定性。就哮喘患者大鱼际掌纹形态而言，因其生来具有、是先天形成的，其所处的部位，虽然是手太阴肺经所走行的末端，只能说明与肺有关，但二者存在着标本的关系，即其本在肾，其标在肺。肾为先天之本，主藏精。《素问·六节藏象论》说："肾者主蛰，封藏之本，精之处也。"《素问·上古天真论》说："肾者主水，受五脏六腑之精而藏之。"精，是构成人体和推动人体生命活动的基本物质，故《素问·金匮真言论》说："夫精者，身之本也。"其中所藏的生殖之精，禀受于父母，具有遗传特性，因其与生俱来，在出生之前已经形成，故称为"先

天之精"。如《灵枢·决气》所说的"两神相搏，合而成形，常先身生，是谓精"，以及《灵枢·本神》所说的"故生之来，谓之精"。肾藏精，肾精散，则化为肾气，肾气的主要生理功能是促进机体的生长发育。所以，人体的"成形""身生"（胚胎的发育），肾脏起着决定性的作用。《素问·阴阳应象大论》说："阳化气，阴成形。"马莳在注解本条文时说"阳化万物之气，而吾人之气由阳化之；阴成万物之形，而吾人之形由阴成之"。皮肤在胚胎第13周开始发育，在第19周左右形成。大鱼际掌纹细腻润泽或粗糙欠润泽与否是与肾脏主生殖发育的功能紧密相连的。大鱼际掌纹粗糙而欠润泽的现象，提示肾在胚胎发育（成形）过程中，由于其阴精不足，不能濡润肌肤所致。人的皮肤由表皮层、真皮层和皮下组织组成，含有大量脂肪，使皮肤润滑。手掌的皮肤，比身体其他部位的皮肤组织要紧密得多，且手掌皮肤一般都不长毛，汗腺却相当丰富。大鱼际皮肤组织失于致密而粗糙，直接或间接地反映了全身腠理的疏松。《灵枢·邪客》云："卫气者所以温分肉，充皮肤，肥腠理，司开阖者也。……卫气和则分肉解利，皮肤调柔，腠理致密矣。"腠理的致密疏松与否，卫气也起着重要的作用。细究之，卫气的生成与肾脏也有着密切的关系。肾精和肾气是同一物质。一般来说，肾精是有形的，肾气是无形的。肾精散，则化为肾气；肾气聚，则变为肾精，精与气是在不断地相互转化之中。肾中精气为生气之源。《难经·八难》说："所谓生气之原者，谓十二经之根本也，谓肾间动气也。此五脏六腑之本，十二经之根，呼吸之门，三焦之原。"卫出下焦。《灵枢·邪客》云："卫气者，出其悍气之慓疾，而先行于四末分肉皮肤之间，而不休者也。昼日行于阳，夜行于阴，常从足少阴之间分行于五脏六腑。"《灵枢·营卫生会》说："卫气行于阴二十五度，行于阳二十五度，分为昼夜，故气至阳而起，至阴而止……故太阴主内，太阳主外，各行二十五度分为昼夜。"高等医药院校五版教材在注释该条文时指出："太阴主内，太阳主外：太阴，指手太阴肺经；内，指营气。营行脉中，始于手太阴肺而复合于手太阴，故曰太阴主内。太阳，指足太阳膀胱经；外，指卫气，卫行脉外，始于足太阳而复合于足太阳，故曰太阳主外。"《灵枢·五癃津液别第三十六》说："……肺为之相，……肾为之主外。"高等医药院校五版教材在注释该条文时指出："指肾主藏精，蒸化津液濡润孔窍，又是卫气发源地，能抗御外邪而主表。"可见，卫气根源于肾，出之于肾。可借以说明大鱼际掌纹失于致密而粗糙，与肾精匮乏有关。

三、大鱼际掌纹特应征诊治哮喘的技术要素

1. 术语和定义：大鱼际掌纹区域是指拇指根部至腕关节中那块肌肉隆起的外侧肌群。大鱼际掌纹是指全手肌肉完全放松状态下大鱼际皮肤纹理的走向、纹间距离、纹沟深浅、纹间相互构成的花纹特征。

2. 诊疗（操作）方法

（1）大鱼际掌纹观察方法

在自然光线下从不同的方向、角度（以能充分显示最佳清晰程度为原则）观察大鱼际掌纹的走向、纹间的距离、纹沟的深浅、纹间相互构成的花纹特征，以及大鱼际表面皮肤的润燥，并用食指和中指触摸其是否柔软光滑或粗糙硌手等。在诊察时应左右手互参。

（2）大鱼际掌纹分级标准

将大鱼际掌纹分为四级。

Ⅰ级：大鱼际表面皮肤润泽，纹理细腻、间隙密集，皮沟极浅，无特征性花纹分布，用手扪之柔软。

Ⅱ级：大鱼际表面皮肤润泽，纹理清晰，呈格子状分布，但间隙较狭窄，用手扪之柔软光滑。

Ⅲ级：大鱼际表面皮肤欠润泽，纹理清晰，明显可见，呈格子状分布，间隙较宽，用手扪之较柔软。

Ⅳ级：大鱼际表面皮肤干而粗糙，纹理清晰，明显可见，用手扪之碍手，甚或扪之如皮革。或呈大格子状分布；或主纹理从拇指根处开始呈鱼尾状分布；或主纹理从大鱼际桡侧向手心方向呈渠状分布，纹理间隙较Ⅲ级明显增宽，间隙较均匀。

（3）大鱼际掌纹判断标准

Ⅰ级：正常（－）；Ⅱ级：弱阳性（±）；Ⅲ级、Ⅳ级：阳性（＋）。

3. 适应范围：本技术适用于所有人群。

4. 注意事项：在自然光线下从不同的方向、角度（以能充分显示最佳清晰程度为原则）观察。

在诊察时应左右手互参。

5. 禁忌：无。

6. 异常反应及其处理：本技术无创伤、无痛苦，从未出现异常反应。

四、大鱼际掌纹特应征的临床意义

1. 可作为哮喘的诊断与鉴别诊断：支气管哮喘的诊断主要依靠临床表现（如发作性喘息、胸闷、气急、咳嗽）、体征（双肺可闻及哮鸣音，呼气相延长）及肺功能等检查（症状不典型时，行支气管舒张试验、支气管激发试验等）。但是由于症状没有特异性，临床与慢性阻塞性肺疾病常难以区分，尤其是哮喘常年发作，导致气道重塑，气流受限呈不可逆，更难以与慢性阻塞性肺疾病鉴别。虽然肺功能检查在哮喘、慢性阻塞性肺疾病诊断中具有重要意义，但由于患者的依从性及质控等原因，肺功能检查给临床诊断提供有价值信息并不多。通过对大鱼际掌纹形态特征的观察，如其分级属于阳性者，可以为快速做出哮喘诊断及鉴别诊断提供参考依据。大鱼际掌纹特应征可作为哮病、咳嗽变异性哮喘的诊断及与其他疾病鉴别诊断的客观指标，对哮病有易患倾向者可提供早期干预的参考指标，这种诊断方法具有创新性、科学性、实用性、简便易行、快捷经济、无创伤、无痛苦等特点。

2. 可作为早期诊断咳嗽变异性哮喘的体征：咳嗽变异性哮喘（也称过敏性咳嗽），临床上极为常见（尤其是儿童）。这类患者常表现为较长时间的咳嗽，多呈干咳，或咳少量黏痰，多发于夜间及清晨，查体无阳性体征，肺功能、胸片正常，长时间服用抗生素及止咳药无效。如若不及时做出正确的诊断，采取相应的治疗措施加以治疗，可发展为典型的哮喘，这种现象临床上是屡见不鲜的。通常对咳嗽变异性哮喘的诊断，除询问个人过敏史外，主要依靠实验室检查，如过敏原皮肤试验、嗜酸性细胞计数、气道反应性测定等。如果大鱼际掌纹特应征阳性者，可以早期、快速地做出诊断，这可避免因实验室检查给患者（特别是儿童）造成痛苦，同时可减少患者的经济负担。

3. 对哮喘有易患倾向者可提供早期干预的依据：所谓哮喘的易患倾向，是指患者具有过敏性体质，又有反复上呼吸道感染的病史。临床实践证明，有许多哮喘患者在其发病前的一个相当长的阶段，常反复发生上呼吸道感染，表现为咳嗽、咳痰等，长此以往可导致哮喘的发生。对此类患者，如果大鱼际掌纹特应征阳性，则可运用中医药进行早期干预，以预防哮喘的发生。如在益气固表的同时，还应针对"肾虚质"这一内在体质，着重加用补肾药进行预防性治疗，以防止哮喘的发生。

4. 可为补肾法提供立法依据：大鱼际掌纹特应征是"肾虚质"的外在体征，在哮病患者中普遍存在阳性，说明哮病患者普遍存在着肾虚这一体质。这也为临床采用补肾法防治哮病提供了立法的客观依据。在临床上，如哮喘患者大鱼际掌纹特应征阳性，说明其存在着"肾虚质"的内在体质。在哮喘的临床控制期应立足于补肾，以预防哮喘的再发作；在哮喘的发作期，根据肾虚是哮喘发病过程中恒贯始终的主要矛盾，治疗时，在祛邪的基础上酌情加用补肾药，以提高疗效。

5. 可为过敏性疾病的诊治提供思路：过敏性疾病，亦称变态反应性疾病，涉及多系统、多部位、多病种，除了支气管哮喘，最常见还有过敏性鼻炎、湿疹等。此类疾病在临床控制期，症状表现不明显，给临床判断和防治带来较大困难。但变态反应性疾病是一组异病同质的疾病，有其共同点，即同质——肾虚质，而其外在表现即大鱼际掌纹特应征分级阳性，临床相关研究也得到了证实。大鱼际掌纹特应征是人身整体的缩影，是变态反应性疾病现代医学过敏体质和中医学"肾虚质"的外在体征，可为变态反应性疾病的诊断或鉴别诊断及指导中医辨证立法提供线索或依据。

五、大鱼际掌纹特应征的临床典型实例

1. 大鱼际掌纹特应征：Ⅰ级（图22-1、图22-2）

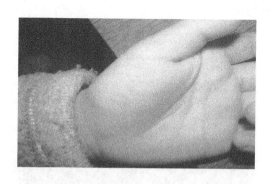

图22-1 某男，5岁，正常人，
掌纹分级：Ⅰ级

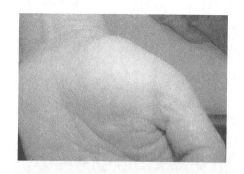

图22-2 某女，71岁，正常人，
掌纹分级：Ⅰ级

2. 大鱼际掌纹特应征：Ⅱ级Ⅰ度（图22-3、图22-4）

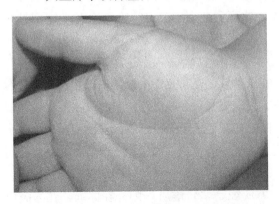

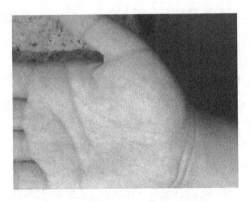

图22-3　某男，7岁，哮喘，掌纹分级：
Ⅱ级Ⅰ度，呈格子状分布

图22-4　某女，29岁，哮喘，掌纹分级：
Ⅱ级Ⅰ度，呈格子状分布

3. 大鱼际掌纹特应征：Ⅱ级Ⅱ度（图22-5、图22-6）

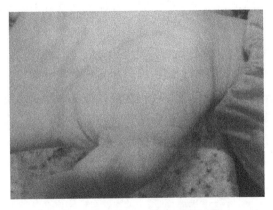

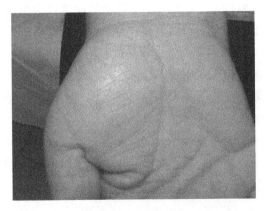

图22-5　某女，4岁，哮喘，掌纹分级：
Ⅱ级Ⅱ度，呈格子状分布

图22-6　某男，45岁，哮喘，掌纹分级：
Ⅱ级Ⅱ度，呈格子状分布

4. 大鱼际掌纹特应征：Ⅲ级（图22-7、图22-8）

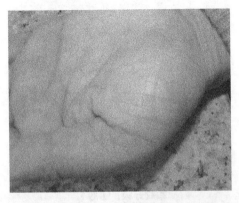

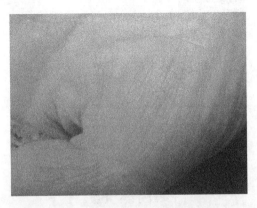

图22-7　某女，31岁，哮喘，掌纹分级：
Ⅲ级，呈格子状分布

图22-8　某女，68岁，哮喘，掌纹分级：
Ⅲ级，呈鱼尾状分布

参考文献

［1］林朗晖，林桐峰．手纹与诊病［M］．内蒙古：内蒙古科学技术出版社，2000.

［2］田代华．黄帝内经素问［M］．北京：人民卫生出版社，2005.

［3］田代华，刘更生．灵枢经［M］．北京：人民卫生出版社，2005.

［4］程士德．内经讲义［M］.5 版．上海：上海科学技术出版社，2018.

第二十三章 清肺渗湿汤治疗支气管哮喘的理论与实践

一、清肺渗湿汤的立方依据与组方

方从法出，法随证立。渗湿法的确立和清肺渗湿汤的形成建立在全国老中医药专家周兆山教授对哮喘（热哮）的病因病机深刻理解的基础之上。周兆山教授自拟之清肺渗湿汤有清肺渗湿、宣肺平喘之效，临床主治热哮，清肺渗湿汤组成：麻黄 10 g，杏仁 10 g，石膏 30 g，冬瓜仁 30 g，薏苡仁 30 g，车前草 15 g，浙贝 10 g，蝉蜕 15 g，鱼腥草 30 g，茯苓 15 g，石韦 15 g，炙甘草 10 g。本方是在张仲景麻杏石甘汤的基础上加大量清肺化痰利湿之品而成。周兆山教授强调哮喘的发生与肾虚和宿痰有着密切的关系，肾气亏虚则卫外的功能低下，易招致外邪的侵袭，若感受风热之邪，或在肾阴亏虚的基础上感受风寒、毒邪（某些过敏原、刺激性气体等）而邪从热化，则热邪蕴肺，煎煿痰饮宿根，结成"热痰"而壅塞气道，致使肺之宣降功能失常，肺气上逆，肺管挛急，喘鸣气促乃成；因此治疗热哮的关键是制定相应的治法，选择合适的药物清除热痰。众所周知，寒哮证的病机关键是寒痰蕴肺，而经方"小青龙汤""射干麻黄汤"，只要辨证明确，用之得当，就会效如桴鼓，这是因为就祛邪而言，温肺化饮是治疗寒哮的核心治法，通过"温化"使水饮得化，以绝痰源，通过宣肺发汗，给邪以去路。张仲景的组方思路给人以启发，示人以规矩。周兆山教授在治疗热哮证时，所采用的"清肺渗湿"法就是基于这种祛邪寻邪路、消痰绝痰源的思路，它体现了中医治病求本的基本原则。由是观之，在治疗热哮时，单纯化痰实属逐末之举，而参以渗湿才是求本之道。可以认为，就有形之寒痰而言，应遵循"病痰饮者当以温药和之"的古训；就有形之热痰而言，宜立足于"病热痰者当需渗利"的原则。所谓"渗利"，就是运用具有淡渗利湿功效的药物，去除因水液代谢功能障碍而产生的初始病理产物——"湿""水""饮"，以绝痰源，即先其痰而治之，在本方中具体体现在茯苓、薏苡仁、车前草、石韦四味药的应用，通过淡渗利湿、健脾助运则可使痰无由生、邪从小便去。

具体来说，清肺渗湿汤的组方配伍意义有以下几个方面。

1. 以麻黄辛温启闭宣窍，开肺气之郁；杏仁苦平质润，降肺气之逆；配伍石膏之辛寒可走表达邪；三药合用开畅了水之上源，具有透毛窍、宣肺气而提壶揭盖、利水道的功效。

2. 以茯苓、薏苡仁淡渗利水。茯苓淡渗、气轻而质重，得土气之厚，重能培土，轻能益金，淡能渗水，有益心脾、消痰湿之效，汪昂在《本草备要》中论述其"色白入肺泄热，而下通膀胱……然必其上行入肺，能清化源而后能下降利水也"。薏苡仁甘淡性寒，能渗湿泄浊，具有祛邪不伤正、渗湿不峻利的特点。

3. 石韦、车前草的应用进一步体现了本方的"渗湿"之义。《本草从新》记载石韦的功效："清肺金以资化源，通膀胱而利水道。"二者相配可渗利水湿而下通膀胱，导热下行从小便而出，给邪以出路，使痰热分消。

4. 浙贝、鱼腥草、冬瓜仁的应用是本方"清"法的具体体现，《本草纲目拾遗》中论及浙贝时所言甚妙"解毒利痰，开宣肺气，凡肺家夹风火有痰者宜此"；鱼腥草、冬瓜仁更是清热化痰、消痈排脓的要药，可以直入肺经。此三药相配可以清肺热、消痰壅，平其亢利。

5. 风邪为患，在哮喘的发病过程中的作用也是不容忽视的，哮喘发作之前常有眼、鼻、咽、耳等处瘙痒，或有鼻流清涕、喷嚏等症，继之出现呼吸急促，喘鸣气逆。中医认为这与"风善行数变""风盛则挛急"的特性相似，是风引痰动的具体表现，因此组方中祛风药的应用是不可忽视的。蝉蜕具有凉肝、清热、息风的功效，《古今医统》记载的定喘丹就用其合杏仁、马兜铃治齁嗽；在本方中，它既可偕麻、石疏肺表之壅滞，启闭宣窍，又能防痰热生风，具有潜风邪、缓挛急的效用，因而能减轻气道的高反应状态。

6. 对痰与气的关系，庞安常曾有一段精彩的论述："人身无倒上之痰，天下无逆流之水。故善治痰者，不治痰而治气，气顺则一身之津液亦随气而顺矣。余谓不治痰而治气一语，为治痰妙谛。盖痰之患由于液不化，液之结由于气不化。气之为病不一，故痰之为病亦不一。必本其所因之气，而后可治其所结之痰。"本组方亦充分考虑到气机和气化在津液代谢方面的重要作用，以麻黄、杏仁开上启下、宣达肺气，以鱼腥草、冬瓜仁化痰清热、肃降肺气，以薏苡仁、茯苓淡渗利水、承运脾气，以车前草、石韦清热利水、顺承下焦之气，诸药同用，共奏气顺痰消之功。

概括而言，清肺渗湿汤本于"病热痰者当需渗利"的原则，以渗湿、利湿为组方特点；具有宣降并用、清渗兼施、清上畅下、三焦协调的功效。周兆山教授同时对其进行了临床与动物实验研究，研究证实清肺渗湿法是治疗哮喘（热哮）的有效方法，对于发作期哮喘热哮证患者其疗效优于传统的清肺化痰法，其起效的机制与促进炎症效应细胞的凋亡及调整失衡的细胞因子比例有关。

二、清肺渗湿汤主要组成药物的现代药理研究

清肺渗湿汤所用药物的现代药理作用主要集中于以下几点。

（一）平喘、镇咳和化痰的作用

麻黄作为本方的主药，具有较强的平喘作用，有文献证明，麻黄中含有的麻黄碱和伪麻黄碱可解除支气管痉挛，松弛支气管平滑肌，且作用较缓和而持久。麻黄碱平喘作用的机制是兴奋 β - 受体，使支气管平滑肌内 cAMP 含量升高，过敏介质释放减少；同时可兴奋 α - 受体，使支气管黏膜的血管收缩，减少黏膜水肿。杏仁亦有改善肺呼吸功能的作用，研究人员用 100% 杏仁煎液给呼吸窘迫兔灌胃，发现其不仅能促进肺表面活性物质的合成，而且能改善病理、生化指标的异常。

最近的研究证实车前草也有扩张气道的功效，有学者通过体外实验观察到，车前草水煎剂 1 g/mL 有对抗组胺所致离体豚鼠气管兴奋的作用，加车前草提取物 1×10^{-2} 浓度 1 mL 则几乎使气管呈现完全松弛的状态。同时车前草的祛痰作用也是不容忽视的，车前草中所含的车前子苷可兴奋分泌神经，能促进气管、支气管黏液分泌，有利于痰液排出。浙贝是呼吸系统疾病的常用药，早在 20 世纪 70 年代就有实验发现，浙贝制剂及其提取物，对机械刺激、电刺激、SO_2 刺激的造模动物有明显的镇咳作用。此后又不断有学者证实，浙贝中所含的浙贝母碱和去氢浙贝母碱有强大的镇咳和镇静功能。

（二）抗感染和抗过敏的作用

哮喘是变态反应导致的气道慢性炎症性疾病，因此抗感染和抗过敏机制无疑是治疗哮喘药物生效的关键。麻黄的水提取物和醇提取物有抑制嗜碱性粒细胞和肥大细胞释放组胺等过敏介质的作用。在 1×10^{-3} g/mL 时，可使卵蛋白致敏豚鼠的肺切片在抗原抗体反应时介质的释放量减少到 60% ~ 80%。近年来发现茯苓和薏苡仁等健脾渗湿药也有抗感染作用。有实验证实，用茯苓粗末给小鼠灌胃，可明显减轻小鼠实验性接触性皮炎的病变程度。薏苡仁能抑制中性粒细胞产生活性氧，并显著抑制中性粒细胞、淋巴细胞膜的甲基转换酶、磷脂酶 A_2 和前列腺素 E_2 的分泌，研究表明，其抗感染作用机制与稳定炎症细胞的细胞膜有关。

（三）抗病原微生物的作用

本方所用药物大多可抑制呼吸系统常见的病原微生物，因此对于哮喘合并呼吸系统感染者有着较好疗效。早期的多项体外实验证实，鱼腥草对多种致病性细菌、分枝杆菌、钩端螺旋体、真菌及病毒有不同程度的抑制作用。麻黄在体外对金黄色葡萄球菌、表皮葡萄球菌、白喉杆菌、绿脓杆菌等也有不同程度的抑制作用。

（四）调节免疫反应的作用

哮喘作为一种变态反应性疾病存在着免疫应答的异常，而肾上腺皮质激素的应用无疑又会使免疫功能的紊乱加重，因此调节失常的免疫应答反应在哮喘治疗中有着积极的作用。有研究证实用茯苓水提物灌胃，能显著提高小鼠脾淋巴细胞的体外增殖反应及外周 T 淋巴细胞 a-ANAE 阳性率，增强脾淋巴细胞 IL-2 的活性。蝉蜕也具有免疫调节作用，用蝉蜕水煎液 5 g（生药）/kg 腹腔注射，能明显减轻小鼠胸腺和脾脏的重量，降低小鼠碳廓清能力和腹腔巨噬细胞对鸡红细胞的吞噬百分率与吞噬指数；实验表明，蝉蜕对机体免疫功能和变态反应有明显抑制作用。需要明确指出的是，中药对免疫功能的调节是双向的，即对过强的免疫反应可以抑制，而对低下的免疫应答又可促进，这一点可以说是中药调和阴阳、补虚泻实功能的具体体现。

参考文献

[1] 宋曦. 清肺渗湿汤治疗支气管哮喘的临床与实验研究 [D]. 济南：山东中医药大学，2006.

[2] 周兆山，宋曦，张有花. 清肺渗湿法治疗哮喘（热哮证）临床研究 [J]. 中医药学刊，2006，24（11）：2002 - 2004.

[3] 石学敏. 中医纲目 [M]. 北京：人民日报出版社，1993：528 - 534.

[4] 刘秉锟，穆魁敏，燕生，等．苦杏仁对家兔肺表面活性物质含量的影响 [J].中华医学杂志，1987，67（7）：408.

[5] 贾丹兵，孙佩江，孙丽滨．车前草的药理研究 [J].中草药，1990，21（1）：24 – 26.

[6] 王本祥．现代中药药理学 [M].天津：天津科学技术出版社，1997：1 – 529.

[7] 中医研究院中药研究所病毒组．中草药对呼吸道病毒致细胞病变作用的影响（初报）[J].新医药学杂志，1973（1）：26 – 28.

[8] 马世平，瞿融，杭秉茜．蝉蜕的免疫抑制和抗过敏作用 [J].中国中药杂志，1989，14（8）：42 – 45，64.

[9] 吴泽芳，熊朝敏．射干与白射干、川射干（鸢尾）的药理作用比较研究 [J].中药药理与临床，1990，6（6）：28 – 30.

[10] 林晓明，冯建英，龙珠，等．银耳、茯苓、绞股蓝对小鼠免疫功能和清除自由基的作用 [J].北京医科大学学报，1995，27（6）：455 – 457，473.

第二十四章　中医体质与肺系疾病的关系

定义：体质，是指人体生命过程中，在先天禀赋和后天获得的基础上所形成的形态结构、生理功能、心理状态方面综合的、相对稳定的固有特质。

1. 中医体质的历史沿革：中医体质学说的研究由来已久，最早的记载可以追溯到战国时期《黄帝内经》，如《灵枢·阴阳二十五》以五行的属性和归属方法对不同的体质现象进行了归纳分类，将不同体质划分为木、火、土、金、水5个主型，每个主型下再划分为5个亚型，共分为25种体质类型等。后代医家在《黄帝内经》体质理论的基础上，提出不同的分型，如张景岳根据脏象阴阳将体质划分为阴脏型、阳脏型、平脏型3种类型。叶天士、华岫云根据阴阳属性将体质划分为木火质、湿热质、肝郁质、阴虚质、阳虚质、脾虚质6种类型。

2. 中医体质辨识的本质及临床意义

（1）健康与已病中间的灰色地带：西方或现代医学诊断强调以生化指标来判断是否存在疾病，各个指标有其统计学上的标准范围。在正常标准范围之内则提示无病，在标准范围之外则可判断为有病。尽管医生可由规范治疗准则或经验针对指标的超出程度判断或轻或重，但常常见到的现象是患者检查出来的理化指标只是轻微超出标准范围，通常会被告知有轻微异常，需要时间观察，却不被认为是必须接受治疗。那么，这类患者可能向3个方向发展：第一，症状好转，不再复诊；第二，症状反复，复诊检查后可能接受治疗或再次被要求观察；第三，症状加重，病情恶化，入院治疗。由此可见，在现代医学诊断已病的标准和无病的标准中间存在着一个范围相当的灰色地带。

（2）体质与亚健康：健康与疾病之间的灰色地带，即所谓的"亚健康"，或是被世界卫生组织所描述的"第三状态"。根据世界卫生组织调查结果，全世界人口约75%处于"第三状态"，完全健康者仅5%，其余20%为患病人口。由此可见，处于亚健康状态的人群是占大部分的，而这些人群的身体状况往往被忽视，导致有些疾病的发病前兆未被发觉。例如：缺血性脑卒中，其发病机制主要是颅脑动脉粥样硬化，粥样斑块导致血管狭窄或斑块剥落造成栓塞，而粥样斑块的形成是一个缓慢的过程，在发病前期可无任何症状，临床上很难去预防。倘若可以在未发病之前就进行调理干预治疗，则有望达到预防的效果。姜海伟提出了"体质 - 亚健康 - 病症"演变关系轴的思路，其目的在于找出从偏颇体质（除平和质以外的体质）到亚健康，到病症的演变规律，从而达到早期介入、防御疾病的目标。此演变关系轴思路的实践有望可以预测各种体质对疾病的倾向性。困难点在于需要大量的数据研究、追踪、比较，方可达到目的。就上述动脉粥样硬化的例子来说，必须检测大样本的患者体质特征，并长期随访各种体质的亚健康状态者，观察何种体质更容易患动脉粥样硬化症，同时需检测生理指标，观察其与不同体质之间的关系，最终期望找到特异性指标，以提高体质的准确辨别率。

（3）体质与证的区别：证与体质的概念是可以区分的。证即证候，是对疾病过程中某阶段的病位、病理本质的描述。证型是动态多变的，张仲景《伤寒论》有"日传一经"之说，上午到下午证型就可能改变；而体质是相对稳定的，个体的肥瘦高矮、性格习惯、基因导向和周遭环境变化不大，故证相对于体质而言是较容易改变的，患者经治疗后症状、证型可以改变，但是体质特征改变不大。临床上常常可以发现某位阳虚体质的患者因四肢不温而就诊，服药后四肢渐渐暖和，但天气一变冷，症状再次出现，此现象也说明体质可决定个体对某个疾病的易感性及对某疾病类型的倾向性。

3. 中医体质的现代研究：中医体质类型是对个体在未病状态下所表现的脏腑、阴阳、精气血津液偏颇状态的描述。2009年由王琦建立的我国第一部指导和规范中医体质研究及应用的文件《中医体质分类与判定》标准正式发布，自此中医体质分类有了行业标准，为体质分类的标准化提供了理论依据。该标准的出台确立了统一、规范的体质分型系统，为体质辨识及与中医体质相关疾病的防治、养生保健、健康管理提供了依据，也为实施个体化诊疗提供理论和实践支持，实现了体质分型标准化、规范化，标志着中医体质辨识标准化的形成。中医体质的研究为科研人员研究疾病与人体的关系提供了新的科研思路，研究者将疾病的易患因素与不同体质的人群相结合，以期发现易患体质，对疾病的早期预防指引方向。在中医体质理论指导下，按照体质类型概念框架编制中医体质量表，形成了由平和质、气虚质、阳虚质、阴虚质、痰湿质、湿热质、瘀血质、气郁质、特禀质9个亚量表结构构成的标准化量表。通过对既往文献分析，《中医体质量表》应用于疾病的类别广泛，关于肺系疾病的中医体质研究成果丰硕，通过分析其研究现状，总结其特征、规律，以便准确认识体质因素在肺系疾病中预防与诊疗过程中的作用，从而为预防及规范化治疗提供临床依据。

4. 中医体质与肺系疾病的关系

（1）与慢性阻塞性肺疾病关系的研究

慢性阻塞性肺疾病是呼吸内科最常见的一种慢性疾病，也是目前肺系中关于体质研究最多的一种疾病。本病呈进行性发展，后期伴发各种严重并发症，病情重、病死率高，为个人、家庭、社会均带来严重的负担。刘波等对180例COPD稳定期患者进行的中医体质临床研究显示，气虚质、痰湿质、阳虚质是最常见的3种体质，并且这180例患者中医证型分布为肺气虚＞脾气虚＞肾阳虚，可见证候与体质有一定相关性。陈伟涛等人对416例慢阻肺稳定期患者进行中医体质特点的临床研究显示，体质类型与性别、年龄、体重指数有关，随着年龄的增大，阳虚质、痰湿质所占的比例逐渐增多，消瘦者以气虚质、阳虚质为主，超重者以气虚质、痰湿质为主，正常体重者以气虚质、血瘀质、阳虚质为主。刘炜等人对498例COPD急性期患者进行中医体质临床研究，结果显示气虚质、痰湿质、湿热质为常见体质类型，并说明了体质的特异性决定了疾病的发生及发病后所表现的证候特点。刘炜等人后期也对COPD易感真菌患者中医体质进行相关研究，得出气虚质患者较其他体质更易于继发真菌感染。王四君等人的研究显示AECOPD患者中医体质是MMRC症状评估、GOLD分级、急性加重次数的影响因素。康雯霖分析地域因素可能成为AECOPD影响因素之一。

（2）与支气管哮喘关系的研究

中医体质学说认为，体质决定了哮喘的易罹性、病机从化和预后转归，认为中医体质是哮喘发病及其证候产生的内在基础，二者密切相关。李旗等人通过对 400 例 4 个不同区域哮喘患儿进行体质研究，得出结论：特禀质、气虚质、阳虚质、阴虚质为哮喘患者的基础体质类型，多种体质混杂类型占主要地位。隋鲁英等人总结出不同年龄段的哮喘患儿表现出的体质也不一样，但存在一定的规律和特点，故根据哮喘患儿不同的年龄、身体素质、体质定制个体化的治疗方案。狄冠麟等人分析出中医体质与证型紧密相关。刘潇等人总结出中医体质亦是感冒是否引发哮喘患儿急性发作的影响因素。

周兆山教授发现哮喘患者大鱼际掌纹形态特征是中医学"肾虚质"的外在表现。大鱼际所处的部位，是手太阴肺经所走行的末端，内应于肺。哮喘患者的大鱼际表面皮肤干燥、粗糙，纹理清晰，部分呈格子状、鱼尾状或渠状分布。哮喘是先天禀赋不足所致，具有遗传性。如宋代许叔微《普济本事方·卷一》说："凡遇天阴欲作雨，便发……病有苦至终身者，亦有母子相传者。"清代叶天士将儿童哮喘叫作"幼稚天哮"，即生来就有的疾病，是由遗传而来。从哮喘发病的年龄与规律来看，外源性哮喘大多自幼发病，随着年龄的增长，肾中精气渐充，部分患者可逐渐自行向愈。若失治或误治，发展为成年哮喘，因其反复发病，每致肾虚更甚，则较难治愈。

（3）与感染后咳嗽关系的研究

当上呼吸道感染已得到控制，咳嗽仍然长期存在者称之为感染后咳嗽，可持续 3~8 周，主要表现为刺激性干咳或咳少量白色黏液痰，胸部 X 线检查无异常。江莉君对 95 例感染后咳嗽患者的体质进行判定，结果为：本病患者多属于偏颇质，主要为特禀质，其次为阳虚质、气虚质。陈朝霞对 82 例感染后咳嗽患者进行中医体质判定，亦得出相同结论，并且 3 种体质分别有导致感染后咳嗽发生的易感因素。阚诗云等人总结出感染后咳嗽中医证候与体质类型分布具有相关性。

（4）与肺癌关系的研究

肺癌是常见恶性肿瘤之一，其发病率及死亡率占全球恶性肿瘤的首位。傅晓青等人对 103 例肺癌患者进行中医体质相关性研究，气虚质、阴虚质、气郁质是其中最常见的 3 种体质类型。王芪的研究提示气虚质、阴虚质可能是吸烟导致肺癌发生、发展的危险体质。崔庆丽对 512 例非小细胞肺癌患者进行中医体质、证型与 EGFR 基因的相关性研究，得出结论是 NSCLC 患者中医体质与证型密切相关，EGFR 基因在不同体质及中医证型中突变率差异明显，研究 NSCLC 患者不同中医体质、证型与 EGFR 基因的相关性对提高 NSCLC 中医诊疗水平具有一定价值。

当前关于肺系疾病的中医体质研究相对偏少且集中，主要集中于慢阻肺、肺癌、支气管哮喘等，期待未来针对肺系疾病有更多全面、客观、科学的分析，以利于中医体质学的发展，为中医药事业的发展及中医药治疗肺系疾病做出贡献。

5. 中医体质分型的研究：中医体质分型最早见于《黄帝内经》。当时的医家通过对人的形、色、体、态、神诸方面的观察，以"以表知里""司外揣内"作为基本研究方法，根据阴阳五行理论、人体的形态结构及心理特征等不同的认识角度，对人类的体质进行了多种不同的分类。体质分型方法以现代为多。现代中医对体质的分型研究，一般是从临床角度根据疾病群体中的体质变化、表现特征及与疾病的关系等方面对体质差异现象做出分类。目前中医学界具有代表性的体质分类方法主要是王琦根据中医基础理论、五脏功能特点及阴阳气血津液的有余与不足及结合大样本临床体质调查结果予以综合评价而将体质划分为中医9种基本体质类型（平和质、阴虚质、阳虚质、痰湿质、湿热质、气虚质、瘀血质、气郁质、特禀质）的九分法。此外，还有匡调元六分法及田代华十二分法等。也有学者针对不同性别、年龄人群，分别予以体质分型。

参考文献

[1] 刘向哲，王新志，王永炎.试论禀赋与体质的关系［J］.北京中医药大学学报，2011，34（7）：441－443.

[2] 王琦.9种基本中医体质类型的分类及其诊断表述依据［J］.北京中医药大学学报，2005，28（4）：1－8.

[3] 刘波.COPD患者中医证型分析与中医体质分类的相关性研究［D］.长春：长春中医药大学，2012.

[4] 陈伟涛，张红，苏连华，等.阻塞性肺疾病稳定期患者中医体质特点的临床研究［J］.现代中医临床，2018，25（2）：7－10.

[5] 刘炜，葛正行，李波.慢性阻塞性肺疾病患者中医体质分布特点及其与证候的关系研究［J］.中国中药杂志，2013，38（20）：3587－3590.

[6] 王四君，张爱珍.慢性阻塞性肺疾病的综合评估分组与中医体质特征的临床调查研究［J］.中医临床研究，2014，6（2）：8－10.

[7] 康雯霖.成都地区COPD急性加重期患者中医证候及体质类型分布特点研究［D］.成都：成都中医药大学，2018.

[8] 李旗，田福玲，闫红梅，等.不同地域哮喘患儿体质特点研究［J］.中国妇幼保健，2014，29（6）：878－879.

[9] 隋鲁英，范新亚，高蕊.哮喘儿童中医体质分型探讨［J］.实用中医药杂志，2015，31（9）：867－868.

[10] 狄冠麟，刘桂颖，胡珀，等.支气管哮喘缓解期中医体质和证候的分布及分析［J］.中华中医药杂志，2015，30（6）：1972－1974.

[11] 刘潇，张伟，杨丽珍，等.感冒后哮喘发作患儿的中医体质类型研究［J］.中医药信息，2017，34（2）：65－67.

[12] 江莉君.感染后咳嗽患者中医体质类型的分析［J］.中国当代医药，2015，22（12）：121－123.

[13] 陈朝霞.感染后咳嗽患者易感因素与中医体质特征相关性的初探［D］.广州：广州中医药大学，2017.

[14] 阚诗云，邓兆岿，刘嘉琪，等.感染后咳嗽中医证候与体质类型分布及其相关性研究［J］.河北中医，2018，40（7）：996－999，1013.

[15] 傅晓青，杨勇，谢柏胜，等.肺癌患者中医体质研究［J］.浙江中西医结合杂志，2017，27（3）：209－210.

[16] 王芪.非小细胞肺癌中医体质调研及与吸烟相关因素探究［D］.北京：北京中医药大学，2016.

[17] 崔庆丽，胡彦辉，马东阳，等.非小细胞肺癌患者中医体质证型与EGFR基因的相关性研究［J］.时珍国医国药，2017，28（6）：1516－1518.

第二十五章 肺主血理论研究

肺主血内涵：主，即主持、管理之意。肺主血，即指肺具有主持血液生成的作用。《内经》云："肺者，相傅之官，治节出焉。"肺在人体的地位好比于宰辅，治理和调节全身脏腑。肺主气，司呼吸，主宣发肃降，历代医家论肺气、肺阴者多，论肺血、肺阳者少。然《景岳全书》载："五脏皆有气血。"肺亦如是。现代医学研究亦证实肺是造血器官，肺为气脏，亦为血脏，因而其为血证从肺论治增加了思路。唐容川《血证论》中认为血虚之证"补法不一，先以补肺胃为要"。《本草述钩元·芳草部》亦曰："肺合于心而气化，为血脉之所由始；肺合于脾而血化，为经脉之所由通。"阐明在血的生成过程中，肺也发挥着重要作用，开肺主血之先河，也从侧面验证肺主血理论。肺主血理论从以下几点论述。

1. 肺主气，生血：血液的化生如同其他物质一样，需在气的运动中完成其生化过程。血液循环的每一个过程都离不开气化，气化能力旺盛，则化生血液功能强；气化能力减弱，则化生血液功能弱。中医认为，血与气互为化生，气为血之帅，血为气之母。一方面，《医论三十篇》云："气阳而血阴，血不独生，赖气以生之。"《本草求真》云："血属有形之，凡有形之物，必赖无形之气以为之宰。"《温病条辨》亦云："血虚者，补其气而血自生。"可见气能化生血液。另一方面，《素问·六节藏象论》曰："肺者，气之本。"《素问·五脏生成》曰："诸气者，皆属于肺。"故气乃肺所主，肺不仅主呼吸之气，还可参与宗气生成。宗气乃肺中生，经肺不断吸进清气，排出浊气，吐故纳新，后横贯于心而入于血脉，组成一部分血液。《灵枢·营卫生会》亦云："中焦亦并胃中，出上焦之后，此所受气者，泌糟粕，蒸津液，化其精微，上注于肺脉，乃化而为血。"亦有"人受气于谷，谷入于胃，以传于肺，五脏六腑，皆以受气，其清者为营"的记载。《医学发明》曰："肺主诸气，气旺则精自生，形自盛，血气以平。"可知水谷精微由脾上输于肺，经肺的呼浊吸清之后，将水谷之精和呼吸之清贯注心脉，完成血的化生。肺是血赖以化生的一个重要部分，将中焦脾胃转化的水谷精微深加工后贯注于脉，化赤为血。《医经精义》亦言："心为君主，肺在心外，以辅助之……究其迹象，则因心血回入于肺，得肺气吹出，血中浊气，则复变红而返入于心。"气生血，而气又为肺主，故一身血液的生成与肺关系密切。

2. 肺主行水，生血：水谷精微化生的津液注入脉中，是血液的重要组成部分，诚如《灵枢·邪客》曰："营气者，泌其津液，注之于脉，化以为血。"《灵枢·痈疽》言："中焦出气如露，上注溪谷而渗孙脉，津液和调，变化而赤为血。"《血证论》中指出："肺为华盖，肺中常有津液，则肺叶腴润。"肺喜润恶燥，为藏津之脏，主行水，调节体内津液代谢。津液为血之重要组成部分，津血同源化生，故肺脏功能正常与否必然影响血的生成。何梦瑶云："饮食入胃，脾为运行其精英之气，虽曰周布诸脏，实先上输于肺，肺气先受其益，是为脾土生肺金，肺受脾之益，则气愈旺，化水下降，泽及百体。"肺为水之上源，主行水，通过肺气宣降协调运动促进津液输布运行。一方面，肺的宣发，可将津液运行于全身，布散体表濡养肌肤皮毛，并司腠理开合，调节汗液排泄；另一方面，肺的肃降，将体内的津液输布各脏腑，并将津液之浊下输肾和膀胱，变为尿液排出体外。若肺行水功能失常，通调失职，则会出现水肿、小便不利等病证，津液潴留则血化乏源；如若采用大下、大量利尿治疗之法，则必然导致津液过度耗损，不仅渗入脉中津液不足，甚至脉内津液还要渗出脉外，形成血脉空虚。此外，血液的生成还取决于大肠功能如常，肺与大肠相表里，若肺失于肃降，津不下达，则大肠主津功能受损，亦可导致津液生成不足，引起津亏血乏。故肺藏津，主行水，行水功能正常，可不断补充血液量，使血液满盈。

3. 肺朝百脉，生血："肺朝百脉"，最早语出《素问·经脉别论》，"食气入胃，浊气归心，淫精于脉。脉气流经，经气归于肺，肺朝百脉，输精于皮毛"。"朝"即"朝会、会集"之意。脉管是人体内血液存在并循行的通道和处所，全身的血液都通过百脉汇聚于肺，经过肺的呼吸，对全身之血进行净化处理，将浊气经口鼻、皮肤、膀胱等排出体外，将吸入的清气摄入血脉通过心脏输送全身。现代解剖学也论证这一点。血小板是血细胞的重要组成部分，而肺脏产生的血小板占全身的50%，每小时约产1000万个。肺部造血干细胞可修复骨髓。当骨髓血小板和造血干细胞枯竭时，干细胞重新定居于骨髓，恢复骨髓血小板数目，并且生成了各种各样的血细胞。肺亦被证实有贮血功能，贮有750～1000 mL血液。人体的静脉血经肺动脉、肺静脉完成气体的交换，再将含氧丰富的动脉血经心脏输送到全身各处，这与中医理论里，机体的新鲜血液先在肺内产生，然后经肺把富有清气的血液输布全身营养脏腑、四肢、百骸是一致的。

4. 肺阳生血：阴阳者，天地之道也。阴阳学说认为任何事物都具有阴和阳两种不同属性，任何一方都不能脱离对方而单独存在，二者是互为依存、互根互用的。无阳则肺无以生化，无阴则肺无以润养。血属阴，阴与之阳，互根互生。肺阳可辅佐肺气的朝百脉、主治节作用化生血液，鼓动心血，若肺阳虚则寒凝血脉，生血无力，亦如"阳虚不能生血，所有血宜温不宜寒"之言。《医家秘奥》有"宗气，即膻中之阳，此阳属肺……此气降下，即为阴血，所谓'金能生水'是也"之说，认为肺阳所形成的宗气，下降于肾，便化为阴血，同时血液属于阴，阴阳可互生，故有"无阴则阳无以化，无阳则阴无以生"之说。

5. 肺的生理与血：气和血是人体水谷精微所化，脏腑所生。有气之处必有血所注，血到之处必有气所充，气无处不到，血无处不有，外而皮毛，内而脏腑，上而脑、耳、目、鼻、口，下而肾、肝、膀胱、胞宫，总之，皮、肉、筋、骨、脏腑、经络无不为气血充养，二者之间，"气为血帅""气行则血行""气能生血"，相反，"血为气母""血能载气"，气和血形影不离，在脏腑的作用下，通过经络完成它们的生理功能。

肺主气，是主持一身之气。因此，呼吸、宣发、肃降、通调水道的所有生理功能，无不与肺主气有关，无不是通过肺来完成。气化学说的形成和建立，就是源于气这一理论。而肺主气，却是通过"肺朝百脉"这一生理去实现的。因为百脉之血都要会聚于肺，并又通过肺血的定向流动，把气带到人体的五脏六腑、五官七窍、皮肤肌肉、筋骨，"经气归于肺，肺朝百脉输精于皮毛"（《素问·经脉别论》）正是指此。"肺为呼吸器官……肺予以换气转血，实司人身重要之机能"（《中国医学汇海》）更把肺—气—血三者之间的关系阐发得淋漓尽致。

肺的生理表面上是气的功能，是气自始至终在参与、在职司、在主持；实质上，无时无刻无不有血在其中，也就是说，肺之气的生理无不与血有关。肺是气脏，这是举世皆知的理论，同时，肺亦是血脏，世上知之者不多。《神医汇编》说得明白："肺为一身之华盖，张盖周身，肃令气血者也。"为此，张聿青更明白地点出："人身气血周流贯通，本无一息之停，气中有血，血以涵气也，血中有气，气以统血也。"所以，气充斥于肺，血亦必灌注于肺；肺主气，肺亦主血；肺行气，肺亦行血。因此，肺把人身两宝——气和血统摄、主持、约束起来，完成气与血的正常运行，灌养人体，起决定性的作用。

6. 肺主血的临床意义：肺之为病，不出三因。风寒暑湿燥火疫毒外因可为，悲忧恚怒之内因七情可成，跌仆损伤不内外因可致。致病之机在肺，有营卫不和、寒邪犯肺、火热灼肺……肺阴虚、肺气虚、肺阳虚，肺血虚、肺瘀血、肺痰浊，无不与气和血有关。《医方集解》说得好："人皆知百病生于气，又孰知血为百病之始乎！"可见肺病亦包括其中。肺之初病、新病、邪闭肺气不能肃降，必然导致血郁不畅，只是血郁症状不明显，因而未能引起临床医家的重视。《症因脉治》论肺病有风寒暑湿燥火、五脏、气、血、食积咳之分，其中就有燥热之血症。肺的火病、暴病、急病出现的一切症状，无不涉及血、无不有血参与，不是肺之血虚，就是肺之血瘀。《杂病源流犀烛》有论："蓄血，瘀血郁积也，而瘀血之郁积，当有上中下之分，如衄呕唾吐血，皆属上部……"所以，虚劳、肺痨、肺痿、肺痈等病无不有血症。肺受邪，因实为病，不外感冒、咳嗽、喘哮、水肿、肺痈，表现为发热、恶寒、汗出（无汗）、咳、喘促、痰鸣、面目浮肿；因虚为病，必是内伤、虚劳、肺痹、肺痿、肺痈、肺胀，表现为干咳无痰、痰中带血、鼻血、咳血、咯血等出血症状，巩膜充血、舌质紫暗、唇青发绀、肝大变硬等瘀血症状，或舌质淡红、唇无华、指甲白等血虚症状。《丹溪心法》有"劳瘵主乎阴虚，痰与血病"。《医林绳墨》"瘵之一症，劳伤气血，盖气血不能周流，滞塞脉络"可明。

（1）血虚。肺血虚是指肺中血液不足或肺血的濡养功能减退的病理变化。肺为华盖，外合皮毛，故肺血虚一方面表现为面色淡白或萎黄，口唇爪甲甚至眼睑淡白，手足麻木，舌质多淡，脉细弱；另一方面，血液是神志活动的物质基础，肺血亏虚而有血不养神，其表现为头昏无力、精神萎靡、心悸失眠等。关于肺血虚的治疗，先贤已有著述。唐容川对血证研究颇丰，其《血证论》深得气血阴阳要旨，提出了血虚之证"补法不一，先以补肺胃为要"，为后世血虚从肺论治提供了研究基础，其用《十药神书》中的辛字润肺膏以补肺阴、滋津液而治血虚。此外，《医学心悟》卫生汤、《是斋百一选方》六和散及《内外伤辨惑论》当归补血汤均为补肺气以生血的代表方。

（2）血瘀。肺血瘀是指肺血的循行迟缓和不流畅的病理状态，其或由气滞，或由气虚，或由痰阻，或由血寒，或由火热。肺血瘀证主要表现两个方面：一方面为典型瘀血症状，如面色黧黑、肌肤甲错，唇、甲青紫，刺痛，痛处固定不移，夜间痛甚，局部青紫肿胀，按之有痞块，固定不移；甚至下午、夜间热甚，舌下静脉曲张，脉细涩、沉弦或结代等。另一方面为肺系症状，如咳嗽、喘促、喉间哮鸣、咯血、胸痛、水肿等。关于肺血瘀的治疗要辨明瘀血因果，或补气活血，或行气化瘀，或清热化瘀，或温阳化瘀。

（3）出血。肺出血是指肺络损伤导致的出血，其常见衄血、咯血等，其缘由大凡火盛及气虚二类。气虚出血者益气止血，火盛出血者清热止血，如张景岳云："动者多由于火，火盛则逼血妄行；损者多由于气，气伤则血无所存。"

总之，六淫肺疾，属实之血证；内伤肺病，属虚之血证，当然亦可因虚而致实，形成虚中夹实证；至于不内外因之肺患，以肺之血瘀者多。故肺病及血者，不外三种，出血、血虚、血瘀。出血可致血虚、血瘀，血瘀可致出血。因此，三者可互为因果，互相转化，更可共生同存。

中医名家周兆山教授就基于肺主血理论，在临证慢性阻塞性肺疾病的过程中，常佐以活血之品，取得了良好疗效。进而提出了肺血失调是其发病的重要病机。主要为肺血热、肺血虚、肺血瘀。

①肺血热：气与血二者生理病理上均彼此影响。《金匮要略·肺痿肺痈咳嗽上气病脉证治第七》中论曰："风中于卫，呼气不入；热过于荣，吸而不出。风伤皮毛，热伤血脉。"明确指出了风热犯肺可致血热而呼吸不利的病机。肺系疾病发病过程中，外感或内伤郁热均可导致痰热阻肺证，煎熬肺之阴液，终至血热津伤。

②肺血虚：肺参与血的生化全过程。《灵枢》中描述"中焦亦并胃中，出上焦之后……化其精微，上注于肺脉，乃化而为血"。提出了肺参与生血的功能。慢性肺病患者必肺气暗耗，水谷精微无力布散，营气乏源则血无由生。

③肺血瘀：血的运行也有赖于肺气正常运行，若因热、寒、痰等病邪致使肺气亏虚，血行失去动力，势必瘀滞于肺而产生肺血瘀阻。进一步影响肺的功能。

在疾病发展过程中产生肺血失调的病机包括血热、血瘀、血虚，在一定条件下可彼此影响，并相互转化。

肺胀患者，当痰热蕴肺，不仅可使肺气宣降失常而病及气分，也可灼伤阴液而殃及血分。脏腑有热，多气血同燔。热邪既伤阴液，不唯独炼肺津，也可灼伤阴血，而致血热津伤。热伤于肺，肺血炽热，血脉充盈扩张，血之流速加快，脉道充盈，可呈现数脉，同时可见舌质红。若肺血热甚，迫血妄行，损伤血脉，则可见痰中带血；热烁于肺，津液耗伤，则可口干口渴。血液的正常运行也依赖于肺主气的功能，若因病邪作祟，致使肺朝百脉的功能失调，则势必影响血液的正常运行，因之血滞于肺而产生肺血瘀阻。肺胀发病过程中产生的血热、血瘀、病机，在一定条件下可相互影响。如血热可导致或加重血瘀，而血瘀作为病理产物，可瘀而化热，致使血热。另外，血分失常还可影响肺胀的其他病机。如肺血瘀阻，可阻碍肺气的宣降，而加重肺气郁闭。在治疗肺胀时，立足于辨病论治，以清肺泄热、凉血化瘀为治法。即在清泄肺热的同时，重视凉血、活血。如果血液运行畅通，也有助于肺气的宣降调畅、邪热的祛除。并在此基础上，拟方清肺调血汤。方中麻黄、杏仁、黄芩、鱼腥草等宣降肺气，清肺泄胆之郁热。配伍侧柏叶、白茅根等凉血清热，参以桃仁、虎杖活血化瘀，使血活瘀散。

7. 总结：综上所述，一身血液的盈亏除与心、脾、肾等脏相关外，亦与肺有密切关联，肺主血，具有主持血液生成的作用。肺主血理论可为临床上血虚证从肺论治提供新的思路和方法。

参考文献

[1] 田梅，张伟. 浅谈血虚从肺论治 [J]. 中医药信息，2013，30 (5)：10 - 11.

第二十六章　肺与大肠相表里的现代科学内涵

"肺与大肠相表里"出自《黄帝内经》,《灵枢·经脉》曰:"手太阴之脉,起于中焦,下络大肠。"肺与大肠的表里关系以气机升降为功能基础,《素问·五脏生成》曰:"诸气者,皆属于肺。"肠传导功能的维持有赖于肺气的肃降,《医经精义》曰:"大肠所以能传导者,以其为肺之腑。"肺气的升降协调也要依赖大肠传导功能。气血津液为物质基础,肺通调水道功能正常,不会使过多水分从大肠排出,保证了大肠燥化功能的正常发挥。大肠重吸收由小肠传运的饮食残渣和剩余水分中的部分水液,转输到肺中,进而布散到全身。经络系统为沟通基础。肺属太阴,大肠属阳明,一阴一阳,一表一里。

现代实验研究认为,肺肠组织有共同的胚胎来源(消化系统及呼吸系统的大多数器官均由原始消化管内胚层分化发育而来)、共同的管道组织(通过血液和淋巴循环将两者联系)、共同的黏膜免疫系统(肠道和呼吸道黏膜是公共黏膜免疫的一部分)、微生态菌群变化的同步性等。实验研究发现肺病可以降低粪便含水率、肠蠕动,破坏肠黏膜,增加炎性细胞、神经肽物质,引起肠道菌群紊乱等。

1. 基础研究

(1) 肺病及肠

肺病及肠主要从实体结构、黏膜免疫、肠道菌群等方面探讨,"肺肠轴"的提法使研究方法及角度更多。肺病可及肠,《素问·咳论》:"肺咳不已,则大肠受之。"肠病之后,传导失司,影响肺之宣肃,而进一步加重肺病。慢性阻塞性肺疾病急性发作患者多伴便秘等症状。惠毅等发现慢性支气管炎的肺病动物模型,胃内残留率升高,小肠推进率及粪便含水率下降。郑秀丽研究发现,肺病大鼠可出现肠道菌群的改变;肠病大鼠呼吸道和肠道的部分菌群出现同步规律性变化;TNF-α 受体、IL-1β 受体可能是"肠病及肺"的部分物质基础。唐洪屈发现慢性支气管炎的大鼠肺部出现疾病时大鼠的肠道,尤其是结肠段会出现相应的病理改变。慢性肺疾病可以导致肠道微生态失衡及菌群移位。当肺部因炎症等因素影响肺内通气、换气功能,导致血液中气体分压增高,肠管气体吸收障碍,使肠道功能紊乱,此为"脏不容邪还之于腑"。

(2) 肠病及肺

肠病及肺,肺病会加重肠病。

《黄帝内经太素·卷三》记载:"邪客大肠及手阳明脉,大肠中热,大便难,肺气喘争,时有飧泄也。"张淑坤等采用腹膜炎动物模型研究发现大鼠回肠绒毛排列紊乱、萎缩或脱落,同时肺间质水肿、出血,部分肺泡塌陷、融合;透射电镜下可见肠上皮细胞紧密连接被破坏,线粒体嵴断裂,肺泡Ⅱ型上皮细胞胞质浓缩,细胞核固缩,伴空泡化,符合"肠病及肺"的临床规律。陈海龙等研究发现内毒素、氧自由基等作用造成肠黏膜屏障受损后,大量的细菌内毒素由肠黏膜通过肠壁进入门静脉引起肺脏内皮细胞损伤。Zhang 等研究发现内毒素可经肠壁淋巴管进入肠淋巴干，再经乳糜池—胸导管途径，而不经过门静脉直接进入肺，在腹腔感染引起的肺损伤中起重要作用。郭海霞等发现慢性传输型便秘大鼠肺组织水通道蛋白 1 及肠组织水通道蛋白 3 含量升高致津液代谢失常。王永安等发现大承气汤可以增加过敏性哮喘小鼠乳杆菌属和螺杆菌属含量；降低拟普雷沃菌属含量。康玉华等发现小承气汤能够降低慢性支气管炎大鼠肺和大肠组织病理损伤程度。杨雪等发现黄芪桔梗汤可以改善溃疡性结肠炎大鼠内分泌功能，调节自主神经紊乱，控制肠道局部炎症。李继红等研究发现大承气汤可以提高支气管哮喘及肺肠合病大鼠黏膜屏障功能，降低哮喘发生率。皮园发现清胰汤能改善急性胰腺炎相关性肺损伤大鼠肺泡腔内炎性病理损伤，提高血氧饱和度，降低血二氧化碳氧分压。王宝凯等研究发现通过针刺肺经腧穴可以使大鼠大肠组织中肺表面活性蛋白 SP-A 及 mRNA 含量升高，针刺大肠经腧穴可使肺组织中 SP-A 及 mRNA 含量上升。

2. 临床应用

（1）肺病治肠

肺病治肠为通腑护脏法的体现，通腑法可以使肺泡内巨噬细胞增多，提高机体免疫功能，同时增强胃肠蠕动，提高新陈代谢，降低腹压，改善微循环。廖荣鑫等给予铜绿假单胞菌肺炎患者常规西药治疗联合白虎承气汤，发现能显著降低白细胞、降钙素原、C 反应蛋白水平，病原菌的清除率为 77.08%。纪文祥发现大青龙汤加味方在治疗儿童哮喘急性发作期外寒内热证方面的疗效优于吸入用布地奈德混悬剂加吸入用复方异丙托溴铵溶液。

陶海澜等发现通腑法治疗慢性肺源性心脏病失代偿期患者，可以有效改善患者症状、提高血氧含量，减轻心脏负荷，总有效率为 100.0%。依据"肺与大肠相表里"的理论，采取通腑泻下法治疗多脏器功能障碍综合征、慢性阻塞性肺疾病急性加重期、重症肺炎、肺性脑病等危重症，取得满意疗效。肺病未及肠，仅见肺病，咳嗽、咳痰、喘憋，而未见便秘、泄泻等肠病，通腑法可给邪以出路恢复肺之功能。肺主一身之气，肺之功能失调，气机运行不畅，则痰湿可生。痰湿之邪可阻滞气血运行，凝结不化而致咳嗽、咳痰、胸闷等不适。清代吴师机曾言："外治者，气血流通即是补。"内治之法亦需如此，通补者，寓通于补，以气血之畅行为通，气血之旺盛为补，两者相辅相成。"六腑以通为用"，通腑之法可使大肠失调的传导功能恢复，可调节其相表里之肺，使气机条畅。进而起到治疗肺病的目的。

（2）肠病治肺

肠病治肺是针对便秘、肠炎等肠道疾病，依据"肠病治肺"的理论，在治肠基础上加用清肺、宣肺、肃肺、补肺等药物，取得显著疗效。黄展明等将 60 例胃肠癌术后患者随机分成治疗组和对照组各 30 例，治疗组给予基础治疗配合针灸肺经穴位治疗，结果发现患者首次排气、排便时间、术后恢复时间明显缩短。赵迎等发现宣肺通腑汤治疗便秘型肠易激综合征的临床有效率为 60%。陈立等采用通腑理肺汤可通过上调脓毒症模型大鼠肠组织紧密连接蛋白 Claudin-1 mRNA 及蛋白的表达，改善肠上皮细胞间的紧密连接作用，修复脓毒症造成的肠屏障损伤。大肠癌的临床研究中发现其发生肺部转移的风险较高。大肠癌患者应积极排查肺部情况，有无肺转移，预估严重程度，在治疗中重视升降相宜、气机畅通、养阴润燥。先安未受邪之地，防治病气相传，以期改善患者不适症状，提高患者的生存质量和降低死亡率。对于大肠病的治疗，应重视肺的气机条畅、补益肺气、滋养肺阴、化痰等。

1) 宣肺理气法

大肠为传导之官，以通为顺，以降为和。气是大肠传导的原动力，气机升降不顺则大肠通降不顺，传导功能失常则生泄泻、便秘等。故宣肺理气之法有助于大肠传化功能的正常运行。宣肺有助于大肠传导，可促进肺气肃降，而达到止痢的作用。

2) 清肺润燥法

肺为水之上源，主通调水道，通过肺的输布作用将津液输送到大肠。大肠主津，当其功能受损时，会导致大量水分流失，将会影响肺的功能，当肺阴亏虚后，津液等营养成分不能输送到大肠，大肠的功能受到影响，导致肺肠互损。症见发热、咳嗽、咳痰、口干等，消化道症状较轻。给予养肺润燥之品，以防热邪未清，灼伤肺阴，病情进一步加重。

3) 化痰止泻法

痰饮致泻，张从正《儒门事亲》："上入肺则多嗽，下入大肠则为泻。"痰留大肠伏之不去，则导致泄利不止，为"痰泄"。《医宗必读》："痰泄者，痰留于肺，大肠不固……"朱丹溪以"探吐法"治疗痰饮在肺而致泄泻。

4) 补益肺气法

肺主一身之气，影响全身气机运行，进而影响津液、血的输送和转运，邪气虽不入肺，但留于大肠。补肺气不仅可预防传变，达到未病先防之目的。而且肠病及肺，则可在治肠的同时，加入补肺气之品，有助于气机运行条畅，恢复大肠功能。

(3) 肺肠同治

针对溃疡性结肠炎腹泻与便秘交替出现等难治性疾病，应用肺肠同治，效果显著。权春分等应用肺肠同治法，采用邵氏"五针法"加药物治疗溃疡性结肠炎引起的腹痛、腹泻、脓血便，总有效率为96.4%。

3. 小结：通过阴阳学说、藏象理论和经络学说构建了"肺与大肠相表里"，气血津液可以通过经脉在肺与大肠之间运行。肺与大肠二者互相关联，相互影响，密不可分。生理上肺肠组织有共同胚胎来源，可通过血液和淋巴循环相互联系，肠道和呼吸道黏膜共同构成黏膜免疫的一部分，二者的微生态菌群变化有同步性。实验研究发现在感染等应激状态下，肠道的屏障功能受到破坏，使大量的细菌和内毒素经过门静脉和肠黏膜淋巴系统侵入循环，造成肠源性内毒素血症和菌群移位，引起肺的严重损伤。二者在生理、病理等多方面密切相关。在治疗中要关注脏腑联系，注重肺、肠合病，重视"肺与大肠相表里"的重要理论思想，将二者联系为一整体，进行辨证施治，指导临床治疗。较单纯治疗某一腑病或脏病疗效更好。

参考文献

[1] 刘声，刘晓燕，李立华，等."肺与大肠相表里"的组织细胞学基础研究 [J].中华中医药杂志，2012，27 (4)：1167 – 1170.

[2] 刘声，刘晓燕，郭霞珍.从肺肠上皮组织细胞变化分析肺与大肠相表里的内涵 [J].世界中医药，2014 (8)：1051 – 1054.

［3］靳文学，杨宇．从黏膜免疫系统看"肺与大肠相表里"［J］.四川中医，2006，23（12）：1-3.

［4］刘萍，程静，陈刚，等．应用代谢组学研究"肺与大肠相表里"理论的思路和方法［J］.辽宁中医杂志，2011，38（3）：428-430.

［5］江晨，闻新丽，郑烈．从"肺与大肠相表里"论新型冠状病毒肺炎腹泻机制［J］.陕西中医药大学学报，2021，44（3）：9-12.

［6］庄瑞斐，顾庆华．顾庆华教授从肺与大肠相表里论治呃逆经验［J］.云南中医中药杂志，2021，42（7）：7-9.

［7］张琼，钱义明，姚颖．基于"肺与大肠相表里"理论治疗老年性肺炎研究进展［J］.天津中医药，2021，38（6）：811-816.

第二十七章 中医水液代谢障碍与肺系疾病

肺为五脏之华盖，肺为娇脏，喜清肃，有宣发与肃降之能，肺主气，肺为气之主，肺有司呼吸贯心脉的作用。肺气以宣为好，以降为顺，肺气宣则气机畅，肺气降则五脏六腑皆受奉养，当脾气把水谷精微和津液传输至肺时，肺气就利用下降的功能将营养物质布散全身。气为阳，水为阴。凡属阴性物质必赖阳的温化作用，气行水自行，肺气旺盛，气顺则水液流低，反之气滞则水停。肺气畅则上焦气化正常。肺系病包括肺脏本病及相关疾病，肺脏本病如咳嗽、喘证、肺胀、肺痿、肺痈等，与西医呼吸系统疾病类似；相关疾病见于感冒、瘾疹、鼻衄、痰饮、水气病等。肺脏本病与相关疾病可相互影响，互相传变。

《素问·经脉别论》中形象地描述人体的水液代谢过程："饮入于胃，游溢精气，上输于脾，脾气散精，上归于肺，通调水道，下输膀胱，水精四布，五经并行……"十分清楚地阐明了水液代谢的各个环节及其各个环节中各个脏腑对水液代谢的功能作用，肺通调水道主上焦，脾运化水液在中焦，肾主水在下焦，三焦为水液运行的通道。《内经》认为肺、脾、肾三脏功能失常，导致三焦水道阻塞，因而体内水液潴留，泛溢肌肤而引起水液代谢失常。依据《内经》理论，人体水液代谢过程可概括为饮入的水液，由胃、小肠经脾的吸收转输作用，上输于肺，经过肺、脾、肾、三焦等脏的气化作用，化生津液，滋养全身，其代谢的产物，从汗孔或膀胱排出体外，经过吸收、转输、气化等作用完成推陈纳新过程，便维持了人体水液代谢的相对平衡。充分说明了体内痰饮水湿之邪的产生与肺、脾、肾三脏的功能失常密切相关。脾阳的运化，肾阳的蒸腾气化，其中肺有通调水道的作用，在水液代谢中起重要的作用。肺脏具有主气、司呼吸的生理功能，通调水液下输布于膀胱。水道即水液流经的道路，通调水道就是让三焦通畅。肺转载由脾上输来的水液和水谷精微，其中营养成分的水液靠肺气的宣发肃降作用而运输到机体全身，内到脏腑，外至皮毛、肌肉、骨骼、经络，达到滋养濡润机体的目的。机体利用后剩下的水液，由肺的肃降功能输布，经水道三焦输入膀胱而气化。人体的水液代谢有 3 条通道，即呼吸、汗液、大小便，这 3 条通道都与肺有直接、紧密的关系。若肺气失于宣散，就会使腠理闭塞而致无汗或肌肤水肿，肺气失于肃降，就会导致水肿、小便不利、痰饮等症状。这些病理变化，都是肺在调节水液代谢方面的功能障碍所致。具体可见以下几点。

1. 浊气——肺之出。肺司呼吸，即呼出体内浊气、吸入自然界清气。所呼出之浊气中含有一部分水液，正常人平均每日通过呼吸蒸发排出的水液量约为 350 mL。当肺脏受病宣发肃降功能失常则发咳喘。肺失清肃不能正常排出体内浊气则水液停聚于肺化生痰饮，而痰饮既是病理产物，反过来又可以成为致病因素，痰饮蕴肺，阻塞气道，使咳喘加重。

2. 鼻涕——肺之液。涕是鼻内分泌的黏液，有润泽鼻窍的功能。鼻为肺窍，故涕为肺之液。在肺的生理功能正常时，鼻涕润泽鼻窍而不外流，若肺脏受病，不能通调水道，则出现或流清涕，或流浊涕，或鼻腔干燥等症状。

3. 尿液——肺之降。水液在肺的肃降作用下向下、向内输布，若雾露之溉，滋养体内脏腑，代谢后又在肺气的肃降作用下，通过三焦继续向下输送，经过肾阳的蒸腾气化，将代谢后的水液化为尿液贮存于膀胱，而后排出体外，正常人平均每日通过尿液排出的水液量为 $1000 \sim 1500$ mL。《血证论·脏腑病机论》曰："小便虽出于膀胱，而实则肺为水之上源。上源清则下源自清。"肺受病，不能通调水道，则会影响肾与膀胱的气化。

4. 粪便——肺之通。大肠的主要生理功能是传化糟粕，有"以津液为体，以气为用"的生理特性。粪便中含有少量水分，正常人平均每日通过粪便排出的水液量约为 150 mL。肺与大肠相表里，大肠的传导与变化功能需要肺气的下降。论肺在水液代谢过程中，液濡润大肠，粪便得以通行。《类经·十二经病》有云："大肠与肺为表里，肺主气，而津液由于气化，故凡大肠之或泻或秘，皆津液所生之病，而主在大肠也。"

对于水液代谢失常所致的肺系病证如痰饮、水肿、喘咳等，《内经》亦提出了相应的治则治法。《素问·阴阳应象大论》提出根据病邪之所在及邪正盛衰的不同，分别采用汗、下等因势利导之法，指出："其高者，因而越之；其下者，引而竭之；中满者，泻之于内；其有邪者，渍形以为汗；其在皮者，汗而发之。"对于水肿病，《素问·汤液醪醴论》提出了"去菀陈莝……开鬼门，洁净府"的治水三法，为后世水肿病的治疗提供了理论依据。总之，《内经》从生理、病理上对肺与水液代谢的关系进行了阐释，并对水液代谢失常所致疾病提出了从肺论治的治疗方法。

张仲景在《伤寒论》与《金匮要略》中阐述了人体水液代谢失常的病理变化、病证表现及其与脏腑的相关关系。张仲景在《伤寒论·辨太阳病脉证并治》《金匮要略》之"痰饮咳嗽病""水气病""肺痿肺痈咳嗽上气病"几个篇章中，对水液代谢失常的病理、病证及辨证治疗、遣方用药等进行了详细的论述。依据其不同表现，张仲景将痰饮分为痰饮、悬饮、支饮、溢饮；将水气病分为风水、皮水、正水、石水、黄汗及五脏水等不同证型，并分别加以论述与辨证施治。对于肺与水液代谢的关系，张仲景认为，外感六淫或痰饮内生，皆能影响肺，致使肺之宣降失常，不能化气行水，而出现汗出异常、咳嗽、痰饮、水肿、小便不利等病证。

《伤寒论》《金匮要略》皆重视从肺论治水液代谢失常所致的疾病，如痰饮、水气病等，并提出"病痰饮者，当以温药和之"及"诸有水者，腰以下肿，当利小便；腰以上肿，当发汗乃愈"之治法，并创立了麻黄汤、桂枝汤、越婢汤、小青龙汤、葶苈大枣泻肺汤等具有宣肺发汗、宣肺行水、泻肺行水、温肺化饮等作用的调肺治水的方剂。

肺气的宣发肃降及通调水道功能失常对水液代谢有重要影响，从而导致了肺系疾病的发生，如外邪感染，肺气失宣，不能通调水道，致膀胱气化不利，水液潴留，发生水肿，如风水证。肺失治节，肃降无权，津液不布聚而为痰，痰阻气道，发为咳喘，所谓"肺为贮痰之器"。痰饮停于胸胁发为悬饮。气阴不足或热病伤阴，津液亏耗，可致失水伤津，或致烦热渴饮，饮而即消，发为消渴（上消）等。

中医大家周兆山教授根据多年临床经验，采用"清肺渗湿"法治疗热哮证，就是基于祛邪寻邪路、祛痰绝痰源的思路，体现了治病求本、因势利导的基本原则。周兆山教授认为在治疗热哮时，就化痰与渗湿而言，前者属逐末之举，而后者才是求本之道。痰热壅肺虽然是热哮证的主要病机所在，但是，尚应究其痰之所由生——"湿""水""饮"这一病机环节，在治疗时应以清肺渗湿为治法，先其痰而治之，才是溯源求本之道。有形之寒痰，应遵循"病痰饮者，当以温药和之"的古训，就有形之热痰而言，宜立足于"病热痰者当需渗利"原则。清肺渗湿汤就是此原则的具体体现，所谓"渗"，即渗利，是运用淡渗利湿功效的药物，以去除因水液代谢功能障碍而产生的初始病理产物——"湿""水""饮"，以绝总痰源，即先其痰而治之。清肺渗湿汤对肺系疾病与水液代谢障碍的关系有了更直观的解释，更好地指导了临床应用该研究治疗疾病。

综上所述，肺在水液代谢过程中起着总体调控的作用，肺脏有病，则会影响水液代谢。临床因肺病而致水液代谢异常的病证多种多样，只要辨证明确，从肺论治往往会收到意想不到的效果。许多西医学疾病，如肺炎、哮喘、鼻炎等呼吸系统疾病，银屑病、皮肤划痕症、脱发、汗闭等皮肤病，急慢性肾小球肾炎、肾病综合征等泌尿系统疾病，腹泻、便秘等消化系统疾病从肺论治获效的报道亦屡见不鲜。只要辨证属肺病范围，即可从肺论治。

参考文献

[1] 李建生. 肺系病辨证纲要与证候的认识 [J]. 中医学报，2019，34（1）：1-5.

[2] 田代华. 黄帝内经素问 [M]. 北京：人民卫生出版社，2005：65.

[3] 周兆山，宋曦，张有花. 清肺渗湿法治疗哮喘（热哮证）临床研究 [J]. 中医药学刊，2006，24（11）：2002-2004.

第二十八章　通经宣肺操临床实践与应用

经络穴位疗法是传统中医特色疗法，青岛市中医医院肺病科基于传统中医理论，立足临床实践，在周佩夏的带领下，组建团队，创新性地提出通经宣肺法防治呼吸系统疾病的观点，并研发通经宣肺操进行临床推广应用。通经宣肺操通过沿手太阴肺经经络走向，在穴位上进行拍打按摩，能够促进肺气的宣发，排出浊气，刺激经络气血，打开经络通道，通达表里，实现扶正祛邪、平衡阴阳、止咳平喘的作用，并且能改善人体血液循环，促进新陈代谢，增强人体免疫功能，有助于症状的缓解。临床上适用于肺系疾病的患者，尤其是慢性阻塞性肺疾病等慢性咳喘病患者的肺康复护理。

一、手太阴肺经

十二经脉之一，手三阴经之一，与手阳明大肠经相表里，上接足厥阴肝经于肺内，下接手阳明大肠经于食指。经脉分布于胸前、上肢内侧前、拇指桡侧。其络脉、经别分别与之内外相连，经筋分布于外部。本经首穴是中府，末穴是少商，左右各 11 穴。十二经脉的名称由手足、阴阳和脏腑三部分组成。手太阴肺经为行走于上肢，内属于肺，阴气盛的经脉。《灵枢·经脉》："肺手太阴之脉，起于中焦，下络大肠，还循胃口，上膈属肺，从肺系横出腋下，下循臑内，行少阴、心主之前，下肘中，循臂内上骨下廉，入寸口，上鱼，循鱼际，出大指之端：其支者，从腕后，直出次指内廉，出其端。"

肺经经穴穴名歌：前胸中府出云门，天府侠白尺泽循；孔最列缺经渠上，太渊鱼际少商端。

本经异常易出现下列症状：肺部胀闷，膨膨而咳喘，咽喉肿痛，严重时交捧双手，心胸闷乱，视物模糊，还可发生前臂部的气血阻逆如厥冷、麻木、疼痛等症。本经穴主治有关肺方面所发生的症状：咳嗽，气急，喘息，心烦，胸闷，上臂、前臂的内侧前缘酸痛或厥冷，或掌心发热。《黄帝内经》中，寅时（03：00～05：00）经脉气血循行流注至肺经，保养肺经此时按摩最好，但此时正是早上睡眠的时间。因此，可在同名经，也就是足太阴脾经的时段（09：00～11：00）对肺经进行拍打按摩，以达到培土生金的作用。

二、通经宣肺法的具体步骤

第一节开穴通经：手臂抬起，手掌沿肺经走向进行拍打，由上至下反复拍打 36 次，至皮肤微红，同法换另一侧手臂。

第二节云中探络：双手叉腰，锁骨下窝凹陷处找云门，下 1 寸为中府，分别用示指与中指置于云门与中府两穴，于穴位处双指反复用力按揉 36 次，局部有酸麻感，同法换另一侧。

第三节天侠宣肺：手臂抬起，腋前纹下 3 寸为天府，下 1 寸为侠白，中指指向肩髃，用小鱼际于天府、侠白处反复用力搓揉 36 次，使得皮肤微红发热，同法换另一侧。

第四节尺孔理气：抬臂微屈肘，肱二头肌腱桡侧凹陷处找尺泽，桡动脉搏动处为太渊，尺泽与太渊连线上，腕横纹上 7 寸为孔最，双手虎口交叉，示指所指处为列缺，在尺泽、太渊连线，上下反复提捏 36 次，途经孔最、列缺，同法换另一侧。

第五节太渊降逆：桡动脉搏动处为太渊，使用拇指于穴位上下用力搓擦 36 次，至皮肤微红发热，同法换另一侧。

第六节鱼际清热：双手鱼际相对，相互用力搓擦 36 次，至皮肤微热时，利用热感迅速按压迎香穴，以疏散风热，通利鼻窍，示指沿迎香穴上达印堂，上神庭，开天门，环绕至太阳穴，按揉双侧太阳穴 36 次，此法反复进行 2 次。

第七节少商祛邪：拇指末节桡侧，指甲根角侧后方 0.1 寸找少商，用另一拇指掐少商 36 次，局部穴位有酸麻感，同法换另一侧。

第八节宣肺气畅：手臂平举，沿肺经，自少商至中府循行，再次用手掌沿肺经走向进行拍打，由上至下反复拍打 36 次，至皮肤微红，同法换另一侧手臂。

三、注意事项

1. 拍打方向是以中医的阴升阳降的理论为依据，即顺着经脉的走向，需要注意的是，虚证要补，由上而下操作，实证要泻，反方向操作。

2. 本法操作时应根据自己的身体状况，量力而行。

3. 可取站位、坐位、卧床患者可由家属操作，感知差的患者需注意用力不可过大，以免造成损伤。

4. 在操作前，首先要活动一下手腕，用实心掌垂直拍打到皮肤上，手要自然放松，拍打按揉要有一定的力度，在自己能够接受范围内循序渐进用力，不可突然大力、猛力拍打按揉，不要在通风口操作；结束后，双手毛细血管张开，容易寒邪外侵，不宜马上接触凉水。

5. 拍打的力度要适宜，一般皮肤微微发红，局部有热、胀、酸、麻的感觉即可，不可强行出痧；拍打须循序渐进，年老体弱者如不能一次拍完，中间可以休息。

6. 患有高血压、心脏病和出血性疾病的患者，以及局部有伤口、感染、疮疖，存在心律不齐、骨质疏松症、对疼痛过敏的患者，不建议此法。

四、通经宣肺操的临床作用与意义

2013 年欧洲呼吸协会与美国胸科协会关于肺康复的定义如下：肺康复是指通过运动训练、教育及改变行为方式等，遵循患者个体化治疗的原则，以改善慢性呼吸疾病患者的行为及心理状态为目的，长期坚持的一项促进健康行为的多学科参与的综合性干预措施。经研究，肺康复训练为被广泛认可的非药物治疗措施，其改善肺功能的效果及其科学性已得到证实。通经宣肺操是将肺康复护理与中医经络理论相结合的新型护理方法。

关于经络理论的详细记载见于《内经》《难经》，此前则有汉墓出土的《脉书》，此后则有历代经络和腧穴相结合的多种著作。经络理论的产生是建立在中医阴阳五行学说的基础上，贯穿中医学整个理论体系之中，经络是人体运行气血的通道。中医的经络系统起着沟通上下、联系内外、运行气血、营养周身、传导感应、调整虚实、抗御外邪、保卫机体等作用；循经按摩可以平衡阴阳、疏通经络、运行气血、调理脏腑、滑利关节、理筋正骨。

基于中医经络理论研发的通经宣肺操，通过沿手太阴肺经经络走向，在穴位上融入"拍、搓、揉、按、指掐、提捏"等推拿按摩手法进行拍打按摩，以促进肺气的宣发，刺激经络气血，打开经络通道，达到宣通肺气、镇咳祛痰、平喘止咳的作用，有助于症状的缓解，促进肺康复，使更多的慢性呼吸系统疾病患者从中受益。

五、通经宣肺操操作流程

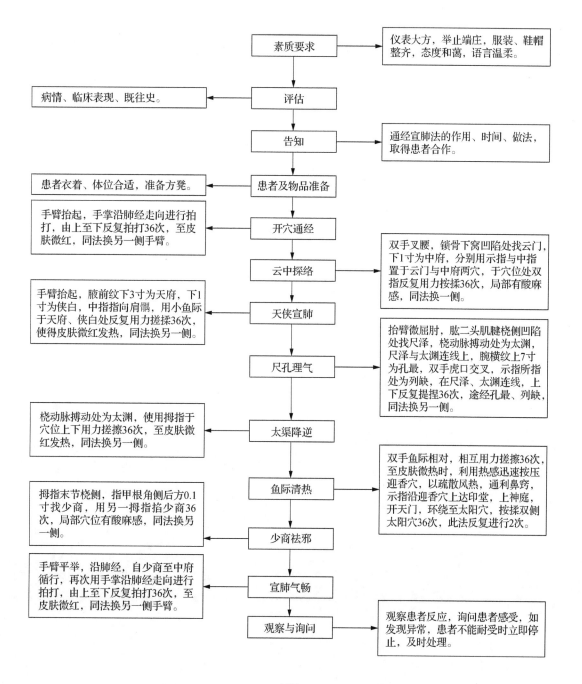

参考文献

[1] 田代华，刘更生．灵枢经 [M].北京：人民卫生出版社，2005.

[2] 中华医学会呼吸病学分会慢性阻塞性肺疾病学组．慢性阻塞性肺疾病诊治指南（2007 年修订版）[J].中华内科杂志，2007，46（3）：254 - 261.

[3] 李雪苓，韩宁林，徐桂琴．中医药治疗 COPD 急性加重期临床研究进展 [J].中国中医急症，2014，23（1）：95 - 97.

[4] 胡健，李泽庚，童佳兵，等．中医外治法在慢性阻塞性肺疾病中的应用研究 [J].江西中医药大学学报，2018，30（6）：110 - 115.

[5] 朱珠，晏丽旭，徐金龙，等．经络研究特点分析 [J].中医药临床杂志，2017，29（5）：659 - 662.

临床典型病例讨论篇

一、哮病

病案 1

何某，男，19 岁，2009 年 9 月 25 日初诊。发作性喘鸣 10 余年，加重 3 天。患者罹患哮喘多年，每遇天气变化或异味刺激则哮喘发作，此次于 3 天前因外感后诱发哮喘再次发作，痛苦难耐，由家人搀扶来诊。刻下症见：喘息憋闷，张口抬肩，喉中哮鸣有音，间断咳嗽，咳痰黄稠，口干欲饮，溲黄，便略干，舌质略偏红，苔黄腻，脉滑数。证属哮证（痰热内壅，肺失宣降），治以清热宣肺、渗湿化痰，方用清肺渗湿汤。药物组成：麻黄 10 g，杏仁 10 g，石膏 30 g，炙甘草 10 g，冬瓜仁 30 g，薏苡仁 30 g，茯苓 20 g，车前草 15 g，鱼腥草 30 g，浙贝 15 g，芦根 30 g，蝉蜕 10 g，射干 10 g，石韦 10 g。4 剂，每日 1 剂，水煎服。

二诊：服药 1 剂后即起效，喘鸣减轻，4 剂后诸症均著减，效不更方，原方继服 14 剂。

三诊：患者喘消气畅，神清气爽，虑其病发于幼年，根于先天肾气不充，故上方去冬瓜仁、鱼腥草、蝉蜕、射干、浙贝、石韦，酌加熟地、山萸肉、山药、泽泻、丹皮，以培补肾元。

四诊：继进 20 余剂哮喘未再发，自觉体力倍增，面色渐红润，终予八味肾气丸化裁善后。

按语：所谓"渗"，即渗利，是运用功具淡渗利湿功效的药物，以去除因水液代谢功能障碍而产生的初始病理产物——"湿""水""饮"，以绝痰源，即先其痰而治之，具体体现在茯苓、薏苡仁、车前草、石韦 4 味药的应用，在清肺的同时兼以淡渗利湿，则可使热邪从小便而出。著名医家汪昂所著《本草备要》认为石韦"甘苦微寒。清肺金以资化源（凡行水之药，必皆能先清肺火），通膀胱而利水道"。在论述茯苓一药时又说"色白入肺泄热，而下通膀胱。……然必其上行入肺，能清化源而后能下降利水也"。汪氏通过对石韦、茯苓二者的论述，说明了两个问题：一是，凡是具有淡渗利湿功效的药物多能够清肺热；二是，利水而下通膀胱，使水、热之邪从小便排出体外。可见，通过淡渗利湿，可以达到两个目的。其一，祛除"湿""水""饮"邪，以绝痰源；其二，上清肺热，同时给热邪以出路，使肺热得清。通过清肺渗湿，可使肺气的宣降及水液代谢功能得以正常，则热哮可愈。

病案 2

石某某，男，5 岁，2009 年 3 月 25 日初诊。发作性喘鸣、咳嗽 2 年，再发半月。患儿近 2 年来每于外感、吸闻刺激性气味则发作喘憋、喉鸣、咳嗽，此次于半月前外感后突然高热，诱发喘鸣、咳嗽再作，经西药抗生素治疗后体温降至正常，但喘鸣、咳嗽持续不解。刻下症见：喘息动甚，气息粗促，喉中痰鸣，频发咳嗽，咳吐较多黄色黏痰，晨间加剧，伴口苦咽干，烦躁，夜寐不安，二便尚调，舌淡苔薄白，脉弦滑。辨证为哮证，少阳郁火犯肺，肺失清肃，治以疏利少阳、清宣肺热、化痰定喘，方用小柴胡汤合栀子豉汤、泻白散加减，处方：黄芩 6 g，柴胡 8 g，姜半夏 6 g，炙甘草 6 g，炒栀子 6 g，淡豆豉 10 g，桑白皮 6 g，地骨皮 6 g，浙贝 8 g，薏苡仁 30 g，茯苓 15 g，3 剂，每日 1 剂，水煎服。

二诊：服上方 1 剂后喘咳减半，黄痰量明显减少，3 剂后喘咳渐平，黄痰几消，唯口苦改善不明显。诸症大减，辨证准确，口苦不除，胆经湿热不排，在前方基础上酌加茵陈10 g继进3剂。

三诊：3剂尽后，咳喘全消，口苦心烦、夜寐不安亦渐愈，为防病情反复，继以前方5剂以收全功。

按语：少阳郁热形成，痰气逆乱。清代柯韵伯曰："少阳处半表半里，司三焦相火之游行"，少阳胆腑与肝脏相表里而使疏机条达，肝之调气与肺之主气各得其宜，如是则肺气宣降自如，咳喘无由而生。反之，少阳之气，游行三焦，若因胁下之阻隔，令上焦之治节不行，水精不能四布，痰气交阻，内生郁热，由是而呼吸窘迫，咳喘作矣，此即哮病中少阳郁热证的形成。《伤寒论》谓"少阳病，欲解时，从寅至辰上"，清代陈修园解之盖少阳之气旺于寅卯，至辰上而其气已化，阳气大旺，正可胜邪也。寅至辰上相当于凌晨1点，少阳之气应时最旺，对于哮病中少阳郁热证的患者，由于胆为清净中正之腑，必不容邪气之冲犯，而致邪正相争，或咳喘胸憋，或往来寒热，种种不一，故哮证易发于寅至辰时，尤以凌晨4—9点为常见。柯韵伯谓少阳病"火有虚实，若邪在半表，则制小柴胡以解虚火之游行、大柴胡以解相火之热结，此少阳寒热往来之二法也"。对于热哮多于凌晨发病，兼见口苦咽干、目眩，或伴有胁肋、胸胁胀满不适等症状，可辨为热哮少阳郁热证，选用和解渗利法治疗。

二、肺胀

病案1

患者，男，65岁，2015年11月4日初诊。咳嗽、咳痰反复发作10年，加重伴气喘1周。近1周来患者咳嗽，痰多，色白量多，咳痰不利，气喘，动则加重，口干，咽干，伴乏力，纳差，食后腹胀，腰酸软，眠可，夜尿频，大便正常。查体：口唇发绀，桶状胸，双肺叩诊呈过清音，双肺听诊呼吸音弱，舌红，苔薄白，脉细弱。胸部X线示慢性支气管炎肺气肿改变；肺功能示FEV_1/FVC 61%，吸入支气管扩张剂后FEV_1/FVC 65%。血常规示基本正常。

西医诊断：慢性阻塞性肺疾病。中医诊断：肺胀，辨证为肺脾肾虚证，治疗以大补元气、补益肺脾肾为主，兼以化痰利痰，方以补肾宣肺方加减。处方：东参24 g，沉香（后下）3 g，熟地21 g，山萸肉12 g，蜜麻黄6 g，杏仁15 g，茯苓18 g，五味子15 g，白术15 g，补骨脂30 g，黄芪24 g，当归12 g，天花粉30 g，冬瓜仁24 g。7剂，水煎服，每日1剂。

二诊：2015年11月11日，服药后，患者咳嗽较前明显好转，痰较前利，气喘减轻，仍乏力、口干，纳食尚可，食后腹胀减轻，二便正常。上方去厚朴，加麦冬30 g。7剂，水煎服，每日1剂。

三诊：2015年11月18日，上方服7剂后，口干症状明显好转，痰量减少，动则气喘进一步好转，可进行一些简单的活动后不气喘，自觉乏力较前缓解。予前方7剂，水煎服，每日1剂。

按语：患者咳嗽、咳痰反复发作，致使肺气虚，肺主气的功能失常，宣发肃降失常，难以敛降，故咳嗽；子盗母气，肺病及脾，故纳差，食后腹胀，脾运化水液功能失常，聚而为痰上贮于肺，故痰多；肺病及肾，故气喘，活动后加重，腰酸软，夜尿频；结合舌红、苔薄白、脉细弱，可辨证为肺脾肾虚、元气亏虚，方用补肾宣肺方加减。治当补益肺脾肾，大补元气。同时兼顾标实痰浊，适当化痰利痰。患者口干、咽干，加天花粉、麦冬以生津。全方共奏大补元气、补益肺脾肾之功，使正气复、邪气除，疾病渐愈。

病案 2

患者罗某，男，因"反复咳痰喘 10 年，加重 1 周"于 2018 年 11 月 7 日就诊。刻下症见：身热，咳嗽，咳痰黏稠，咳喘无力，不易咳出，气喘，动则加重，语音低，呼吸急促，神烦口渴，大便干结，口唇肢端青紫，舌暗红，苔稍腻泛黄，少津，脉浮细稍数。证属燥热伤肺，气阴两虚，兼有痰热。治则：辛凉解表，凉润生津，化痰止咳。给予自拟肺心 1 号方：桑叶 15 g，薄荷 10 g，葛根 15 g，杏仁 10 g，生石膏（先煎）20 g，浙贝 12 g，化橘红 5 g，茯苓 15 g，京半夏 10 g，炙枇杷叶 10 g，炒黄芩 6 g，芦根 20 g，冬瓜仁 20 g，火麻仁 15 g，甘草 5 g。每日 1 剂，共 3 剂。该方以桑叶、薄荷辛凉解表，清宣燥热，透邪外出；杏仁宣利肺气，润燥止咳；石膏辛寒，清热泻火兼有发散郁热、除烦止渴；葛根、炙枇杷叶凉润少津；炒黄芩、芦根、冬瓜仁清肺化痰；此处之表证以"微苦则降，辛凉则平"的法则治疗。而痰热，苦寒之药仅炒黄芩 1 味 6 g，其他多用甘寒凉润，药选轻灵，所谓"治上焦如羽，非轻不举"之意。

二诊：2018 年 11 月 14 日，发热退，咳嗽减轻，咳痰黏滞，气喘，动则加重，乏力肢软，口干，纳呆，大便偏干，口唇肢端稍青紫，舌暗红，苔薄黄少津，脉细。证属脾肺失养、气阴两虚、痰热未尽，治以健脾益肺、益气养阴、兼清痰热，方药给予原方加减：桑叶 10 g，杏仁 10 g，沙参 15 g，麦冬 15 g，玉竹 10 g，石斛 15 g，化橘红 15 g，茯苓 15 g，京半夏 10 g，炒白术 10 g，阿胶 12 g（烊化），炙枇杷叶 10 g，浙贝 12 g，炒黄芩 6 g，火麻仁 15 g，芦根 20 g，冬瓜仁 20 g，淮山药 15 g，甘草 5 g。每日 1 剂，共 3 剂。患者已无发热，故去石膏；脾失健运，故见纳呆，加白术健脾；胃阴不足故口干、大便干，加沙参、麦冬养阴生津；玉竹、石斛养肺胃阴津；山药健中补虚；阿胶滋阴养血，治疗久咳，尤适素有阴虚的久咳，如王士雄曰："若肾水素亏，热尤难退，故必加咸寒，如玄参、知母、阿胶、龟板之类，所谓壮水之主，以制阳光也"。此时存津液在于养阴润燥以清余火，滋养肺胃以化痰浊。

三诊：2018 年 11 月 21 日，咳嗽明显减轻，咳痰较前易咳出，活动后气喘，汗出，乏力肢软，口干，纳呆，眠差，大便日 1 次，口唇肢端稍青紫。舌暗红，苔中根稍白腻少津，脉细。此时，邪气渐去，脾肺失养，气阴两虚，兼有痰滞，治以健脾益肺、益气养阴、兼活血化瘀。方药以前方加减：黄芪 30 g，太子参 20 g，麦冬 12 g，沙参 15 g，玉竹 10 g，石斛 15 g，五味子 12 g，当归 12 g，川芎 15 g，丹参 20 g，苏梗 5 g，葛根 15 g，京半夏 10 g，茯苓 15 g，炒白术 10 g，淮山药 15 g，浮小麦 20 g，炒谷麦芽各 15 g，炙甘草 5 g，小枣 10 g，每日 1 剂，共 5 剂。热病后期，气阴两伤，此时以虚为主，痰热渐去，故原方去浙贝、炒黄芩、芦根、冬瓜仁；加黄芪以益气；热伤元气，故肢软乏力，口干汗出，加五味子以生津敛汗；太子参益气健脾，生津润肺；加苏梗理气宽中，配合谷麦芽健脾开胃，养阴之中辅以行气之药；素有瘀滞，扶正之时可以兼顾活血，加当归、川芎、丹参养血活血。

后多次复诊，上方加减使用，兼顾肺、脾、肾。后期加了补益肾阴的熟地等药，咳喘均明显改善。2019年4月17日，患者再次来诊时，喜而告之，既往白发，竟有部分见黑发生长。

按语："肺胀"急性期早期，患者多有表证及痰热的证候，此时应细审是否存在阴津的不足，如患者口渴、咽干、口苦、唇燥，或小溲短赤，大便干结，舌质乏津，脉浮细。则不宜以麻桂发表伤津，或一味以燥湿化痰药复损津液。而应辛凉解表以保津。对于有热象的患者，因该病都有痰瘀的宿根及本虚的基础，用药不能太过苦寒攻伐，以免寒性凝滞，反致病邪胶结难去，津液气化受挫，不归正道，转而变生痰饮。治疗可配以辛寒，兼予凉润生津之品，所谓同气相求，以此诱导津液重归正化。此期存津液的要点在于辛凉甘寒以保津。在治疗中期，患者气喘咳嗽，干咳痰黏，多伴见纳呆腹胀，大便或是稀溏，或是干结不畅，舌红少津，脉细数或细滑。此时存津液的要点在于顾护脾胃的功能，滋养肺胃，使津液的化源不竭，布散正常。胃主收纳，喜润恶燥，故药味当投以甘润益胃生津；脾主升清，喜燥恶湿，故甘润中当辅以气化之药，以助津液布散，而不能让其留滞不散，异化为湿浊，阻碍脾气散津的功能。这个观点与"治痰先治气"有异曲同工之妙。此期祛邪与存津液并重。在治疗后期，患者多气喘声低，气短乏力，口渴咽燥，舌红而干，脉虚数。此时存津液重在调补，扶脾气、固肾精，养肾增液，或阴阳兼顾，育阴潜阳，观其脉证，灵活处之，既可阴中求阳，也可阳中求阴。此期以存津液扶正气为主，可兼顾补益肺气、肾精。

三、肺痿

病案1

王某，女，40岁。2012年11月1日初诊。渐进性喘息咳嗽2年。患者原有多发性皮肌炎病史4年，后因肺间质病变伴感染，住某院ICU治疗，并见左下肢深静脉血栓，曾前往会诊3次，病情基本缓解，喘息尚可，一般体力活动不受限制，偶咳，少许白黏痰。今要求入院以求进一步中西医结合治疗。入院症见一般行走活动后仍有气喘，吸气困难，偶有咳嗽，无痰，左上腹痛（慢浅胃炎），夜晚烦热，掌心热，尿黄，大便日1次，先干后软，面黄少华，舌质暗淡，有齿印，苔淡黄薄腻，脉小弦滑。查体：听诊双肺呼吸音粗，双肺较多爆裂音。辅助检查：肺部CT示两肺弥漫性肺泡渗出伴间质增厚；两肺下叶陈旧性病变，右上肺结节。

中医诊断：肺痿病（痰热阻肺兼有气阴两虚）。西医诊断：①肺间质纤维化；②皮肌炎；③慢性胃炎。治疗急则治其标，初诊从痰瘀阻肺、肺热内蕴治疗。方选麻杏石甘汤加味。处方：麻黄9g，杏仁8g，石膏18g，五味子3g，知母10g，炒黄芩15g，鱼腥草20g，冬凌草20g，老鹳草20g，炙桑皮15g，葶苈子15g，泽漆20g，丹参15g，桃仁10g，苏子10g，金沸草10g，法半夏10g，陈皮6g，厚朴花5g。3剂，水煎服，每日1剂。

二诊：患者喘促较前改善，但剧烈活动后仍感喘息加重，疲劳乏力，咳嗽不多，痰少，口干不欲饮，纳差，转从脾虚肺弱、气阴两伤论治。方选生脉饮合六君子汤加味。处方：南北沙参各 12 g，麦冬 10 g，太子参 15 g，炒玉竹 10 g，五味子 4 g，鱼腥草 20 g，老鹳草 15 g，苏子梗各 10 g，潞党参 12 g，焦白术 10 g，茯苓 10 g，炙甘草 3 g，生黄芪 30 g，西洋参（另煎兑入）5 g，炙百部 15 g，仙鹤草 15 g，砂仁（后下）5 g，法半夏 10 g，陈皮 6 g，六神曲 10 g，桃杏仁各 10 g，穿山龙 30 g，三七粉（分吞）4 g，诃子肉 10 g。5 剂，每日 1 剂。

后患者喘息咳嗽均减轻，上中药方 7 剂善后，后随诊 1 年余，病情平稳，偶有快速行走时稍感气短。

按语：《金匮要略心典·肺痿肺痈咳嗽上气病脉证治第七》注说："痿者萎也，如草木之萎而不荣。"《外台秘要·咳嗽门》引许仁则论云："肺气嗽经久将成肺痿，其状不限四时冷热，昼夜嗽常不断，唾白如雪，细沫稠黏，喘息气上，乍寒乍热，发作有时，唇口喉舌干焦，亦有时唾血者，渐觉瘦悴，小便赤，颜色青白毛耸，此亦成蒸。"患者症见活动后气喘，吸气困难，偶有咳嗽，无痰，夜晚烦热，掌心热，尿黄，大便日 1 次，先干后软，是痰热阻肺兼有肺气阴亏虚之证；其舌苔淡黄薄腻，舌质暗，有齿痕，脉小弦滑又是痰瘀郁阻之象；医者处方以滋肺阴、清热、化痰祛瘀之药并用，标本兼顾。再诊时患者以肺阴虚、脾气弱的症状为主，以前方减其清热之药，加重健运脾胃的药物。两方都有活血通络的药物，兼顾皮肌炎的治疗。

病案 2

李某，老年男性，2014 年 12 月 15 日初诊。患者 6 年前无明显诱因出现渐进性劳力性气促、咳嗽、咳白稀痰，不易咳出，予甲泼尼龙片等治疗后血糖升高，胸闷气促未见缓解。近 3 年来上述症状反复发作，发作时胸闷、喘息、咳嗽、咳白稀痰，伴心慌、呼吸困难、纳差、夜寐不安，二便尚调。查体：两肺呼吸音低，可闻及散在干啰音，右下肺底可闻及 Verlco 啰音，杵状指，双下肢无水肿，舌暗红，少苔，脉细涩。辅助检查：2014 年 12 月 15 日我院门诊胸部 CT 示两下肺纤维样改变，部分毛玻璃样改变；肺功能提示中度限制性通气性功能障碍。

中医诊断：肺痿，气阴两虚夹瘀；西医诊断：间质性肺病。治疗：益气养阴，化瘀平喘。方用炙甘草汤加减。处方：生地 10 g，胡麻仁 10 g，麦冬 10 g，制黄精 10 g，北沙参 15 g，浙贝 10 g，枇杷叶 20 g，炒杏仁 9 g，甘松 10 g，当归 10 g，丹参 10 g，补骨脂 10 g，蛤蚧 10 g，山楂 10 g，陈皮 10 g，生姜 6 g，桂枝 6 g，炙甘草 9 g。7 剂，水煎服。

二诊：2014 年 12 月 22 日，患者诉咳嗽、咳痰较前好转，仍时感气喘、胸闷，纳食渐增，睡眠差，舌脉同前。上方补骨脂、蛤蚧各增量至 15 g，继服 7 剂，水煎服。

三诊：2014 年 12 月 29 日，患者诉胸闷、气喘较前改善，咳痰较前减少，纳食可，夜寐不安，舌质暗，苔薄，脉细涩。上方去桂枝、生姜，加百合 10 g，茯神 10 g，继服 7 剂，煎服法同上。

四诊：2015 年 1 月 5 日，患者咳嗽、咳痰、胸闷、气促等症状减轻，日常活动量较前渐增，纳食可，睡眠改善，舌淡暗，苔薄，脉细滑，二便尚调。疗效渐显，方药暂不调整，继服 7 剂。患者治疗后各方面症状均明显好转，嘱患者定期复诊，在上方基础上随证加减，巩固治疗。后中药调理 2 年，随访喘、咳发作次数减少，心慌、呼吸困难渐改善。

按语：本病为久病伤肺、误治津伤，为肺虚、津气失于濡养所致，以补肺生津为基本治疗原则。本案例患者病程较长，肺中津、气日渐消耗，进一步损伤阳气，肺气虚冷，难以化生津液濡养肺脏，渐成枯萎之势，故喘息、气促反复发作。阴虚生内热，津伤肺热，肺失清肃，脾胃上输之津液热化，故时有咳嗽、咳痰，痰少，咳浊唾涎沫。方中生地滋阴养血，治血瘀之证，可防伤正；胡麻仁，味甘性平，《神农本草经》载"主上中虚羸，补五内，益气力"；北沙参性凉味甘，擅养阴，《饮片新参》载其"养肺胃阴，治劳嗽痰血"，配伍浙贝可增加化痰生津之效；麦冬，味甘性寒，归肺、胃、心三经，为清心润肺、益胃生津之上品，《日华子本草》载黄精"补五劳七伤……润心肺"，二者合用，益气养阴生津之功著；杏仁、枇杷叶化痰止咳、降逆下气；甘松归心、脾、胃经，性温，味辛、甘，与当归、丹参相伍可活血化瘀通络，开郁行滞；韩教授常以补骨脂、蛤蚧二药相须为用，可增补肺益肾、纳气定喘之效，适用于此；桂枝、生姜通阳化气，可平衡麦冬之寒凉，使全方药性趋于平和；加用山楂、陈皮行气助运，促进药物吸收，山楂亦可增活血化瘀之效。二诊患者自诉服药后症状有所改善，仍有胸闷、气喘，为肾精亏虚，阴不潜阳所致，故补骨脂、蛤蚧加量，以增纳气平喘之效，使阴阳调和。三诊患者各症状已明显减轻，去生姜、桂枝两味辛温药，恐久用燥烈伤阴；然患者夜寐难安，结合舌脉，原方加用百合、茯神宁心安神。四诊患者较初诊时症状已明显改善，以原方继续巩固疗效。

四、风温肺热

病案 1

患者，男，37 岁，农民。2014 年 5 月 10 日初诊。恶寒发热、咳嗽 5 天。患者 5 天前外出遭淋雨，当晚出现寒战发热，全身酸疼，头胀痛。自服清开灵颗粒、"康泰克"，发热未退，8 日仍寒战发热，头胀痛，咳嗽，咳痰，痰色黄，质稠，口渴，去当地卫生院测体温 38.5 ℃，血常规示 WBC 11×10^9/L，N 78%。予抗感染、退热治疗 2 天，病情未见明显好转。故来诊，刻下症见：面色潮红，高热烦渴，喜冷饮，汗出而黏，头胀，全身酸痛，咳嗽频剧，咳引胸痛，气急痰多，色黄质稠，小便黄赤，大便干，舌红苔黄腻，脉数。测体温 38.9 ℃，胸部 CT 示右下肺炎。血常规示 WBC 11×10^9/L，N 79%。西医诊断：右下肺炎。中医诊断：风温肺热证。辨证：乃风温邪袭肺卫，正邪相争，入里化热，痰热壅肺，肺失宣降所致。治法：宣肺清热，化痰止咳。取麻杏石甘汤合小陷胸汤加味。处方：麻黄 10 g，杏仁 10 g，石膏（先煎）60 g，半夏 15 g，黄连 15 g，瓜蒌皮 15 g，芦根 30 g，生甘草 3 g，桑白皮 15 g，鱼腥草 30 g，三叶青 20 g，金银花 20 g。3 剂，水煎服，每日 1 剂。每剂 2 包，每包 200 mL，上下午各服 1 包。

二诊：2014 年 5 月 13 日，3 剂后，患者高热渐退，咳嗽、咳痰减轻，全身酸痛、头痛好转，口干喜饮，纳谷不香，大便偏干，小便黄，精神稍疲，舌红苔黄，脉数。测体温 37.4 ℃。治宜清热化痰，养阴润肺。处方：桑叶 10 g，杏仁 10 g，石膏（先煎）30 g，芦根 30 g，甘草 3 g，北沙参 30 g，黄连 10 g，鱼腥草 30 g，三叶青 20 g，浙贝 10 g，瓜蒌皮 15 g。5 剂，煎服方法同前。

三诊：2014 年 5 月 18 日，药后发热未作，咳嗽亦止，纳、便调，口稍渴，舌红苔薄黄，脉数。治宜养阴润肺，佐以清化，以善其后。处方：南沙参、北沙参各 20 g，玄参 20 g，党参 20 g，芦根 30 g，麦冬 15 g，瓜蒌皮 15 g，桑白皮 15 g，连翘 15 g，炒麦芽 20 g，炙甘草 3 g。5 剂，煎服方法同前。5 月 22 日复查胸部 CT 示右下肺炎吸收，血常规正常。

按语：本例患者感受外邪起病，温邪上受，首先犯肺，外邪侵袭与体内正气相争，邪气入里化热，肺热壅盛，灼津成痰，肺失宣降，肺气上逆，乃成风温肺热之候。故治疗以清热宣肺，化痰止咳为法。予麻杏石甘汤合小陷胸汤加味，宣肺清热化痰。方中重用石膏，清泄肺热，麻黄疏风散寒，宣肺定喘，两者寒热相制为用，清宣肺热；杏仁苦降肺气，既助石膏质重而降，又与麻黄一降一宣，相反而成，止咳平喘；甘草和中安胃，调和诸药；用小陷胸汤的半夏、黄连、瓜蒌皮清热化痰；桑白皮清热平喘止咳；因肺热较盛，故再加金银花、三叶青、鱼腥草清肺泄热；芦根清热生津。3 剂后热退，但痰热未清，邪热伤阴，肺津受损，故去麻黄、半夏之辛散温燥，加桑叶、北沙参之清润，养阴生津，兼清余邪。待热平咳止，养阴润肺，以善其后。

病案 2

患者，男，64 岁。因间断发热伴咳嗽、咳痰 2 个月余就诊。患者 2 个月前无明显诱因出现发热，体温为 37.3 ℃，偶有咳嗽，无明显咳痰，鼻塞流涕，就诊于当地医院，查全血细胞分析及肺 CT 未见明显异常，静脉滴注头孢类抗生素及喜炎平注射液抗感染治疗后体温降至正常；治疗第 3 天患者受凉后再次出现发热，达 38.3 ℃，查肺 CT 示右下肺炎，肺大疱，肺气肿。辗转多家医院，先后用第二和第三代头孢类抗生素、阿奇霉素、喹诺酮类、激素等多种药物抗感染治疗，症状无明显缓解。刻下症见：微恶风寒，有少量汗出，咳嗽，气短，咳少量黄黏痰，乏力，语声低微，舌质暗红，舌苔黄微腻，有裂纹，脉细数。体温 38.5 ℃，听诊左肺啰音较前有明显增多。全血细胞分析示白细胞 16.41×10^9/L，中性粒细胞为 79.0%，淋巴细胞为 17.92%。西医诊断：肺部感染。中医诊断：风温肺热。证属卫气同病，痰热阻肺证。治法：宣肺止咳、清热解毒。处方：炙麻黄 6 g，炒杏仁 10 g，生石膏（先煎）30 g，知母 10 g，浙贝 10 g，柴胡 15 g，黄芩 15 g，鱼腥草 30 g，连翘 15 g，紫菀 15 g，款冬花 15 g，生薏苡仁 30 g，芦根 20 g，牛蒡子 10 g，桔梗 10 g，生甘草 10 g，白茅根 15 g。10 剂，嘱患者注意服药方法，温服，第 1 天服用 2 剂药，每 4 小时 1 服；第 2 天服用 1 剂半，日服 4 次；第 3、第 4、第 5 天每日用 1 剂中药，日 3 服。

二诊：患者服药第 2 天体温降至 37.8 ℃；服药第 3 天体温在 37.3 ℃ 左右，现每日体温在 37.2~37.5 ℃。刻下症见恶寒、发热较前减轻，仍有咳嗽，咳痰，气短，自觉口干等，舌质暗红，苔黄微腻，有裂纹，脉细。证属痰热阻肺、气阴两伤。处方用前方去炙麻黄、炒杏仁、生石膏；加陈皮 10 g，茯苓 15 g，清半夏 10 g，太子参 15 g，麦冬 15 g，五味子 10 g，7 剂。嘱患者每日用药 1 剂。

三诊：患者服药后未再出现发热，体温在 36.8~37 ℃，精神较前好转，咳嗽较前减轻，仍咳痰、乏力、气短、纳差，舌质暗红，苔白，有裂纹，脉沉细。用前方去柴胡，加黄芪 20 g，焦麦芽 10 g，焦山楂 10 g，焦神曲 10 g，继续服药 20 余剂，症状基本缓解。

按语：患病初期，患者存在恶寒、发热、汗出等症状。"有一分恶寒，就有一分表证"，结合卫气营血辨证考虑，患者表邪未解，外邪在卫分留恋，但一般此时往往有咳嗽、咳黄痰或黏痰的症状，提示体内热毒已炽盛，即久病外邪由表入里，已有气分证。常辨证为表邪未解，痰热内蕴，兼有正气亏虚。急则治标，缓则治本。邪在卫、气分，表证突出，治疗应治标为主。卫气同病，切不可拘泥于"卫之后方言气"。出现了邪气入里的气分证，应果断采用清气分热的药物，以阻断病情的进展，以免邪气进入营血分，导致神昏、谵语，甚至昏迷等营血分危险的证候。风热毒邪壅遏肺气，以论毒为始，即毒寓于邪，毒随邪入，热由毒生，变由毒起，毒不去则热不除，变必生。以宣肺止咳、清热解毒为治则，果断地在宣肺药物中加入清热解毒药物，卫气同治，以截断进展，扭转病势。处方以麻杏石甘汤为基础，加柴胡、黄芩、知母、鱼腥草、牛蒡子、紫菀、款冬花等药物，以宣肺止咳、清热毒，同时配合生薏苡仁、白茅根，两药既可清肺热，又可以渗湿、利尿，给邪以出处。针对病程的迁延期，经宣肺止咳、清热解毒药物治疗后，卫分、气分证已控制，仍留有咳嗽、咳痰、气短、舌苔黄、脉细等痰热阻肺、正气不足的情况。气分之热毒缠绵不去，老年人正气不足，恐无力祛邪外出，故此时用药，需标本兼顾，祛邪不忘扶正，在清热同时，宜加入益气养阴等扶正的药物。由于老年人常存在基础病多、身体功能逐渐衰退等复杂情况，导致老年性肺炎在治疗上的特殊性。在治疗上应针对各时期症状辨证，突破传统的治疗观念，结合关键病机，分清缓急、标本，或祛邪，或扶正，随证用药，用药方法与药效相关。该患者虽有正气亏虚，热毒内结，但初期发热主要源于热毒内盛，治疗应以祛邪治标为主；症状缓解后，标本同治，故可奏效。

五、肺痈

病案 1

患者，女，40 岁，因"间断咳嗽、咳痰，伴左侧胁肋作痛 2 个月余"于 2009 年 4 月 20 日来诊。患者于 2009 年 2 月初感寒后出现咳嗽、咳大量白稀痰，鼻塞、流清涕，无明显恶寒发热，患者未予重视，未行诊治。2 日后仍有咳嗽、咳痰，痰量转少，痰色转黄，质黏不易咳出，无明显诱因出现左侧胁肋部刺痛，持续不能缓解，因疼痛呼吸浅促、夜不能寐，当夜凌晨突觉发热恶寒，时测体温 38.1 ℃，次日晨就诊于北京市某社区医院，胸部 X 线示左肺上叶空洞伴气液平面，考虑肺脓肿可能性大，予盐酸莫西沙星氯化钠注射液静脉滴注，3 日后体温恢复正常，余症状未见明显改善。患者遂于 2 月 8 日就诊于北京市某三甲医院。胸部 CT 平扫提示左肺舌叶薄壁空洞伴气液平面，双肺底多发斑片影，左侧胸腔积液，双侧胸膜增厚。为系统诊疗收入该院住院治疗。住院期间行痰、血培养，支气管镜等相关检查（具体结果未见），临床诊断为肺脓肿，予抗感染、止咳化痰平喘等治疗，患者症状稍有改善后出院。出院后患者每周于该院呼吸科门诊随诊，继以抗感染及对症治疗，症状持续存在，3 月 10 日复查胸部 CT 示双肺底斑片影基本吸收，左肺舌叶薄壁空洞伴气液平面大致同前。由于内科治疗收效甚微，建议行肺叶切除术，患者因畏于手术风险而拒绝，继而寻求中医治疗。刻下症见咳嗽阵作，咳少量黄黏痰，难咳出，时有左侧胁肋作痛，口干、咽干，时感乏力、倦怠，胃纳尚可，眠佳，二便正常，舌质淡红、苔薄微黄，脉象濡滑。中医诊断为肺痈，证属痰热蕴肺、气阴耗伤。治以清热化痰、消痈排脓、益气养阴。处方：黄芪 30 g，冬瓜仁 15 g，鱼腥草 50 g，金荞麦 30 g，薏苡仁 30 g，瓜蒌 20 g，紫花地丁 20 g，百合 15 g，清半夏 10 g，川芎 15 g，天竺黄 12 g，竹茹 10 g，蒲公英 15 g。

服药 7 剂后，舌、脉、诸症大致同前，加用西洋参 20 g 以增益气养阴之功。再进汤药 14 剂，患者咳嗽、咳痰、胁痛均有减轻，5 月 11 日复查 CT 示左肺舌叶空洞较前缩小，空洞内气液平消失，残留薄壁空洞。患者症状减轻。6 月 22 日五诊：患者病情平稳，已无明显咳嗽、咳痰，偶有活动后左侧胁肋作痛，口干乏力，纳可，眠安，二便调。舌质淡红、苔薄白，脉濡滑。证属痰热恋肺、瘀阻肺络、气阴两虚。治以清热化痰、活血通络、益气养阴。处方：黄芪 30 g，金荞麦 30 g，鱼腥草 50 g，蒲公英 30 g，黄精 12 g，芡实 15 g，薏苡仁 20 g，瓜蒌 15 g，川芎 15 g，莪术 15 g，菟丝子 12 g，竹茹 12 g，山药 15 g，紫花地丁 20 g，太子参 20 g。以此法加减连续服用 2 个月余。9 月 14 日十一诊：患者病情平稳，无咳嗽、咳痰，仍偶有左侧胁肋部隐痛，乏力、口干不著，纳眠可，二便调。舌质淡红、苔薄白，脉弦细。证属气阴两虚、余邪未清、痰瘀阻络。治以益气养阴、清热化痰、祛瘀通络。处方：黄芪 30 g，金荞麦 30 g，蒲公英 30 g，连翘 15 g，川芎 20 g，北柴胡 12 g，莪术 15 g，全蝎 5 g，甘草 15 g，沙参 20 g，麦冬 15 g，醋香附 12 g，瓜蒌 20 g，郁金 15 g，太子参 15 g。以此方加减服用 1 个月余。2013 年 10 月 20 日末诊，患者已无明显不适。

按语：肺痈，首见于《金匮要略·肺痿肺痈咳嗽上气病脉证治第七》，该篇有"咳而胸满，振寒，脉数，咽干不渴，时出浊唾腥臭，久久吐脓如米粥者，为肺痈"的记载，并提出"始萌可救，脓成则死"的预后判断，强调早期诊断、早期治疗的重要性。中医言肺痈因风热邪毒蕴滞于肺，热壅血瘀，血腐化脓而成。《金匮要略》论及肺痈外源于风、痰、饮三邪致病，内源于正气本虚、痰热素盛，病位在肺，热壅血滞成瘀，痰热与瘀血互结，蕴酿成痈，血败肉腐化脓，肺损络伤，脓肿溃破外泄而吐腥臭浊痰。《柳选四家医案·环溪草堂医案》有言："肺痈之病，皆因邪瘀阻于肺络，久蕴生热，蒸化成脓。"可见成痈化脓的病理基础在于血瘀。肺痈临床分期有 4 期，初期即表证期，风寒或风热之邪袭表，内郁于肺，或内外合邪，肺卫同病，肺失清肃，法当疏风清肺、化痰止咳；成痈期邪毒蕴肺，热壅血瘀，蕴酿成痈，治以清肺解毒、排脓消痈；溃脓期血败肉腐，脓液内溃外泄，理应清热排脓解毒；恢复期邪毒渐去，正气渐虚，阴伤气耗，肺脏损伤，更重益气养阴、清养补肺。肺痈分期论治，是历代医家临床诊疗精粹所得，并在临床中不断探索推敲、发展进步，以此为据，临证多能显效。

李国勤教授结合多年临床经验，辨治肺痈不拘泥古训，主张"祛瘀通络消肺痈，扶正祛邪贯穿始终"。他认为肺痈的发展演变无外邪正的消长。辨治肺痈必据其邪正盛衰的程度，决定遣方用药中扶正、祛邪的强度。肺痈初起，祛邪当先，扶正宜慎，适当配伍益气扶正之品，可扶助正气驱邪外出，勿贸然过用扶正，以防留寇；痈脓已成或脓成已溃，祛邪为主，有脓必排，宜大剂清热解毒、消痈排脓之品，佐以扶正，可重用黄芪之类益气托毒排脓；恢复期邪去正虚或正虚邪恋，热退身凉，脓痰转清，反遗体倦乏力、自汗、盗汗、口干引饮等气阴两虚之候，宜重扶正，佐以祛邪，重用益气养阴之品，共复已衰之正气、已亏之阴津、已损之肺体。与此同时，针对血瘀，李国勤教授注重活血祛瘀通络，根据患者的脉证，辨别血瘀轻重，血瘀轻证药用川芎、郁金、丹参、桃仁、红花等行气活血祛瘀之品，血瘀重证则予三棱、莪术、穿山甲等破血消癥之药，对于肺痈之气血凝滞、肺络瘀阻，尤善用地龙、全蝎、蜈蚣等虫类药物通肺络、散邪毒、化痰瘀。经过治疗的患者咳嗽、咳痰、胸痛等症状多能药到症缓,CT 可观察到脓肿空洞洞壁变薄,逐渐缩小吸收。

病案 2

吴某,男,46 岁,农民。2009 年 3 月 20 日初诊,咳嗽伴咳吐腥臭浊痰、脓血痰已 2 个月余。现病史:患者因"咳嗽、咳痰 5 天,伴痰中带血 3 天",于 2009 年 1 月 15 日入住某医院,并于 1 月 20 日出院。经 CT 等检查诊为右上肺占位伴周围炎性改变;右上肺节段性不张;怀疑恶性肿瘤。患者自己要求出院。后又去某肿瘤医院就诊,临床诊断为肺恶性肿瘤。但肺穿刺等检查未予证实(详见辅助检查)。患者目前咳吐大量腥臭浊痰、脓血痰,描述像鸡血,伴右胸痛。无发热,精神尚好,矢气多;舌质偏紫,舌苔淡黄腻,脉滑数。既往史无殊。辅助检查:2009 年 3 月 3 日肺部 CT 示右上肺占位 6.7 cm×5.8 cm,怀疑肺部肿瘤;上腔静脉旁淋巴结影;右侧胸膜局部肥厚,右侧胸腔局部包裹性积液。气管镜未见异常。痰找抗酸杆菌阴性。2009 年 3 月 4 日淋巴结穿刺病理显示左锁骨上淋巴结慢性炎。2009 年 3 月 10 日肺穿刺病理显示大量炎性及成团柱状上皮细胞,排除结核。西医诊断:肺部肿块原因待查。中医诊断:肺痈(溃脓期)。治法:清热解毒,化瘀排脓;拟千金苇茎汤合桔梗汤加减。处方:鲜芦根、生米仁各 60 g,冬瓜仁 10 g,桔梗 6 g,鱼腥草、肺形草、败酱草、野荞麦根、墨旱莲、紫珠草各 30 g,侧柏炭、黄芩各 10 g,半枝莲、半边莲各 15 g,陈皮、姜半夏、茯苓、枳壳各 10 g,生甘草 3 g。4 剂,水煎服。

二诊:2009 年 3 月 24 日,药后即觉舒畅,咳嗽咳痰、咯血减少,诉右胸痛;舌偏紫,苔黄腻。鲜芦根增至 90 g,加猫人参、白毛藤各 20 g。病后已戒烟。

三诊至七诊:2009 年 3 月 31 日—2009 年 5 月 19 日,咳嗽咳痰较前减少,咯血量少,右胸痛;舌由紫转红,苔淡黄腻。2009 年 4 月 17 日增强 CT 示右上肺病灶与前片比(2009 年 1 月 15 日)明显缩小。原方出入。

八诊:2009 年 6 月 2 日,锻炼太用力,咳嗽增加,痰黄量少,右胸刺痛,曾有腥臭脓血;舌红苔黄腻。中药基础上加左氧氟沙星片,1 次 0.5 g,1 天 1 次,口服。

九诊至十一诊:2009 年 6 月 16 日—2009 年 7 月 14 日,精神佳,体重增加,痰减少,痰中带血丝,无咳嗽,右胸酸痛异物感逐渐减轻。痰培养、肺听诊无殊。原方加减。近期一直吃素菜。

十二诊:2009 年 7 月 28 日,CT 示右上肺感染性病变较前片(2009 年 4 月 17 日)有明显吸收。少量浓痰,偶有微红,右胸牵制感,精神佳。原方加川楝子、元胡、紫珠叶。

十三诊:2009 年 8 月 11 日,痰厚灰无血,右手活动后有牵制感,精神佳;舌胖苔白,脉细缓。去墨旱莲、川楝子、元胡,加丹参 15 g。后期脓血已止,热毒渐去,但血脉不和,故予活血通络之品。

十四诊:2009 年 8 月 25 日,痰黑少、牵制感,舌淡红边齿,苔薄腻,脉细缓滑。去鲜芦根,加桑叶、白术、炒扁豆、山药各 15 g。恢复期调理脾胃,以助生化之源。

十五诊:2009 年 9 月 8 日,外感,痰较前增加。原方去桑叶、冬瓜仁、白术、炒扁豆、山药,加藿香、苏子各 15 g,苏叶 12 g,鲜芦根 60 g。

十六诊:2009 年 9 月 22 日,咳痰除,牵制感明显好转,舌偏淡苔薄。已临床治愈。原方去藿香、苏子、败酱草、苏叶、鲜芦根，加桑叶、杏仁、枇杷叶、白术、扁豆各10 g，继续恢复期调理。

十七诊：2009 年10 月6 日，复查肺部 CT 示病灶明显缩小。善后调理。拟方：北沙参12 g，薏苡仁60 g，鱼腥草30 g，黄芩、陈皮、姜半夏、茯苓各10 g，枳壳12 g，牡蛎30 g，浙贝18 g，桔梗6 g，皂角刺10 g，丹参20 g，杏仁、枇杷叶、白术、炒扁豆各10 g，紫草、茜草各12 g，生甘草3 g。14 剂，巩固治疗。

按语：患者过食辛辣厚味致使湿热内蕴，感受风热之邪，内外合邪。初则病在肺卫，继则邪热内郁于肺，气分之热毒浸淫及血，热伤血脉，热壅血瘀，酝酿成痈；首诊时已失治、误治2 个月余，终成血脉阻滞，热盛肉腐，血败成脓，故见咳吐大量腥臭浊痰、脓血痰如鸡血状，即脓血之色鲜浓，虽无明显发热亦足见热毒之壅盛；肺中蓄脓，脉络瘀滞故胸痛。壮年、平素体健故精神尚好，正气未衰，为邪盛正未衰之象。舌脉为热毒内壅之象。方用千金苇茎汤合桔梗汤加减排脓、清热解毒，并选用鱼腥草、肺形草、败酱草、野荞麦根、黄芩、半枝莲、半边莲加强清热解毒之力；加墨旱莲、紫珠草、侧柏炭凉血止血；枳壳理气；二陈汤顾护胃气，祛邪不伤正。处方用药特色：前期急则治其标祛痰排脓止血，后期缓则治其本疏通气机、活血通络、调理脾胃，以助生化之源，匡扶正气。分期及治疗源于《金匮要略》，根据实际情况又有所不同。《金匮要略》将肺痈病理分期，而该患者就诊时因误治已处于溃痈期，无明显表证期、成痈期；《金匮要略》治疗肺痈后期扶正以养阴为主，而该患者素体强壮，故先以二陈汤顾护胃气，后以山药、白术、扁豆等调理脾胃，以助生化之源；该患者病灶大、病程长，局部疼痛牵制感一直存在，故后期更应强调疏理气机。方中半枝莲、半边莲、猫人参等有抗肿瘤作用。充分体现了辨证与辨病相结合，衷中参西的学术思想。除用药外，饮食起居调摄对疾病的康复非常重要，对于该患者体现在戒烟、清淡饮食、加强体育锻炼和保持良好的心态等方面。

六、悬饮病

病案1

患者李某，男，37 岁。2007 年7 月11 日初诊。主诉：左侧胸闷不适1 年余。患者1 年前劳累受凉后出现发热，体温38 ℃左右，继而左侧胸痛，干咳，活动后喘促，盗汗，就诊于青岛市某医院。查肺 CT 示左侧大量胸腔积液，予胸腔穿刺治疗。其间复查肺 CT 示左侧包裹性胸腔积液形成，进一步胸腔穿刺治疗效果不明显，且并发气胸等风险较大，故经他人推荐，慕名来诊我院，以求周兆山教授治疗。刻下症见：左侧胁肋部胀满不适，偶有疼痛，无发热，口干明显，纳差，小便时有淋漓，大便偏稀，舌淡红，舌体胖大有齿痕，苔白，脉弦。既往体健。予小柴胡汤合五苓散加减。药物组成：柴胡12 g，黄芩12 g，半夏12 g，党参12 g，炙甘草10 g，桂枝10 g，茯苓15 g，猪苓15 g，泽泻30 g，白术15 g，桃仁10 g，赤芍15 g。7 剂，水煎服，日1 剂（每剂生姜3 片、大枣5 个为引）。

二诊：2007 年7 月18 日，患者服上方后自觉口干症状减轻明显，小便较前通利，余症同前，舌淡苔白，脉弦。继服上方加枳实12 g，青皮12 g。7 剂，水煎服，日1 剂。

三诊：2007 年7 月28 日，服用前方有效，临床症状均有改善，舌淡，苔白，脉渐转滑。守方继服 14 剂。

四诊：2007 年 8 月 15 日，症状基本消失，复查肺 CT 示左侧包裹性胸腔积液较前明显吸收。继以前方稍作加减继续治疗，至 2007 年 9 月 7 日，再次复查肺 CT 示胸腔积液消失，病告痊愈。

病案 2

患者黄某，男，52 岁。2012 年 3 月 29 日初诊。主诉：胸闷、憋气、胸痛 10 余天。患者 10 余天前无明显诱因出现胸闷、憋气、胸痛，活动后加重，咳嗽轻，就诊于烟台市某医院，查肺 CT 示：①符合右肺中叶炎症病变并右侧大量胸腔积液；②左侧少量胸腔积液；③左肺下叶炎症。患者欲用中药治疗，遂来诊。刻下症见：胸闷憋气，胸痛，活动后加重，腹胀，口苦明显，口干不欲饮，纳差眠可，二便可，舌红苔白，脉滑。查体听诊右肺呼吸音低。既往体健。予小柴胡汤合五苓散加减。药物组成：柴胡 18 g，黄芩 15 g，姜半夏 15 g，党参 15 g，石膏 30 g，炙甘草 9 g，薏苡仁 30 g，冬瓜仁 30 g，鱼腥草 30 g，桂枝 9 g，茯苓 24 g，泽泻 30 g，猪苓 15 g，白术 15 g，生姜 3 片，大枣 5 枚。7 剂，水煎服，日 1 剂。

二诊：2012 年 4 月 5 日，患者服上方后胸闷憋气症状著减，仍感饭后腹胀明显，舌红苔白，脉滑。继服上方加枳实 12 g，青皮 12 g。7 剂，水煎服，日 1 剂。

三诊：2012 年 4 月 19 日，症状消失，查肺 CT 示未见明显实质性病变，未见胸腔积液。病告痊愈，停止治疗。

按语：从上述 2 个病案可以看出，周兆山教授在辨治胸腔积液患者，有如下特点。

1. 治病不离仲景法，辨证应以方证详。周兆山教授临床中惯用经方，是典型的经方派代表。由以上 2 个病案我们可以看出，处方用药均是以《伤寒论》中小柴胡汤及五苓散为基础方，仅稍作加减，其治疗原则均不离《伤寒杂病论》的法度，在具体的选方用药上，多以"方证对应"为着眼点。如病案 1 中的"左侧胁肋部胀满不适，偶有疼痛"及病案 2 中的"胸闷憋气，胸痛，腹胀，口苦明显"等，均可视为少阳病的范畴，符合《伤寒论》第 96 条"……胸胁苦满，默默不欲饮食，心烦喜呕"及 263 条"少阳之为病，口苦、咽干、目眩也"的论述，据 101 条"有柴胡证，但见一证便是，不必悉具"的原则，故方选小柴胡汤无疑。

2. 临证见微可知著，方能巧断明病机。上述病案中，前者有"口干明显"及"小便时有淋漓"并见，后者有"口干不欲饮"兼症，这一点均易被临床医家忽略，而周兆山教授认为正是这点"微"，是大部分胸腔积液患者中医病机的特有表现，是治疗悬饮的法门所在，即"饮不归正化，停于胸胁"。正因为如此，才选用具有利水渗湿、温阳化气功效的五苓散来治疗。

3. 六经辨证即规矩，诸邪需有出路可循。通过对上述病例的观察可以发现，周兆山教授在辨证施治过程中，既有对疾病的共性判断，也有对患病个体特点的重视。而这从《伤寒论》的六经辨证体系来看，无外乎是病性与病位的结合，是对六经辨证的宏观把握。如病案 1 中应用了赤芍、桃仁，虽然无明显血瘀征象，但因其病程较长，缠绵难愈，并且有包裹情况发生，提示必有郁结形成，故增此活血祛瘀之品，以求其事半功倍。病案 2 中除小柴胡汤和五苓散外，尚有石膏、薏苡仁、冬瓜仁、鱼腥草寒凉渗利之药，这与发病初起，且舌脉有明显热象反应有关，通过上述药物的寒凉甘淡渗利之性，以期使邪气从小便排出，达到祛邪的目的。两个病案均在复诊时应用了"枳实、青皮"等具有行气功效的药物，这也同样有助于肝胆气机的恢复，对祛邪逐饮有佐助之功。

正如周兆山教授所说，治疗胸腔积液，其治法可以概括为"和解通利"四字。所谓"和解"，是针对少阳枢机不利，肝气因之失于条达及手少阳三焦主决渎的功能失调，以致水停胸胁这一病机，用和解少阳的治法，以小柴胡汤为主方进行治疗。所谓"通利"，是针对水停胸胁而为患的病机，需因势利导，使水邪从小便而去，故选加具有通利水饮功效的五苓散，同时水停胸胁，必然影响气血运行，有气滞留瘀之弊，故佐枳实、青皮等以活血行气通瘀。若少阳枢机正常，三焦水道通调，胸胁积蓄之水从小便而去，则停聚于胸胁的积液自然可愈。

七、喘证

病案 1

一肺源性心脏病老年患者，反复咳嗽、喘息 20 余年，加重 1 周来诊。刻下症见：喘息、胸闷憋气，动则更甚，夜间不能平卧，咳嗽，咳白黏痰，汗出不止，颈部僵滞疼痛，畏风寒，双下肢水肿，纳呆。静脉用药 5 日，诸症不减。舌质紫暗，舌苔白，脉滑数。处以桂枝加葛根汤和桂枝加附子汤。药物组成：桂枝 10 g，白芍 10 g，炙甘草 6 g，葛根 30 g，制附子 10 g。3 剂，水煎服。

3 天后复诊，自述药进 1 剂后，汗出，颈部僵滞疼痛明显减轻，全身舒爽。3 剂尽后汗出，颈部僵滞疼痛、畏风寒痊愈。喘息、咳嗽显著减轻，夜可平卧，水肿消半。患者甚为欣喜，要求再服原方。后在上方基础上，去葛根，加茯苓、干姜、五味子等，共服药 15 剂，水肿消失，除活动后喘息，偶有咳嗽，咳痰外，别无他症，可操持一般家务。

按语：本例在初诊时，着眼于颈部僵滞疼痛、畏风寒、汗出不止这 3 个症状，视作肺心病的兼证。依据《伤寒论》第 14 条曰："太阳病，项背强几几，反汗出恶风者，桂枝加葛根汤主之。"第 20 条曰："太阳病，发汗，遂漏不止，其人恶风，小便难，四肢微急，难以屈伸者，桂枝加附子汤主之。"两方合用而收效。

病案 2

刘某，女，48 岁。反复发作性喘咳 10 余年，再发 2 个月而就诊。因其畏用激素等西药，遍求中药治疗。观其所用处方：苏子降气汤、定喘汤、射干麻黄汤、麻杏石甘汤、葶苈大枣泻肺汤等，均无效或收效甚微。经友人介绍，求诊于周兆山教授。刻下症见：胸闷憋气，呼吸困难，甚则欲便，便下量少而稀，小便短少，咳嗽，咳少量白黏痰，胃脘部痞闷胀满，纳呆。处以半夏泻心汤合五苓散治之。药物组成：姜半夏 15 g，黄连 10 g，黄芩 10 g，党参 15 g，干姜 15 g，炙甘草 6 g，桂枝 10 g，茯苓 12 g，泽泻 30 g，猪苓 12 g，白术 12 g。7 剂，水煎服。

1 周后复诊：自述服药 2 剂后，小便正常，胸闷憋气明显减轻，胃脘部痞闷胀满半减。服完 7 剂，除偶尔憋气或咳嗽外，诸症痊愈。原方加减共进 14 剂，症状消失。

按语：本例抓住了胃脘部痞闷胀满之心下痞，《伤寒论》第 149 条曰："但满而不痛者，此为痞，柴胡不中与之，属半夏泻心汤。"同时根据小便短少，疑存在"水痞"。所以选用半夏泻心汤合五苓散以化气行水、调畅气机。水液代谢复常，气机的斡旋功能恢复，则肺脏的宣降功能也随之调畅，哮喘之病痊愈。

八、慢性咳嗽

病案 1

史某，男，39 岁。病 5 天，始觉恶寒，身热，无汗。继则寒罢，身热有汗不解，入暮因热盛而见谵语，咳嗽，咳痰黏黄欠爽，夹有铁锈色，呼吸不利，少有气急，左胸疼痛，咳则尤甚，左唇角簇生疱疹，头痛身楚，大便每日 2 行，质稍溏，色褐，小便色黄，舌苔中后部黄腻，舌质红，脉滑数。体格检查：体温 38.5 ℃，急性面容，呼吸急促，胸部左下部叩诊浊音，语颤增强，听诊呼吸音低。胸部 X 线示左肺中下部有一浓密阴影，左肋膈角消失。印象为左肺部炎症。查白细胞总数为 12.8×10^9/L，中性粒细胞 0.92，淋巴细胞 0.08。痰培养 3 次，均为草绿色链球菌。辨证论治：风热犯肺，肺气郁闭，宣降失常，热蒸液聚为痰，痰热壅阻，肺络为伤，且有热传心包趋势，治予辛凉重剂，清热宣肺，化痰止咳。方用麻杏石甘汤加味。处方：水炙麻黄、甘草各 3 g，光杏仁、连翘、黑山栀、瓜蒌皮各 9 g，鱼腥草 18 g，生石膏、鲜芦根各 30 g。日服 2 剂，药后汗出较多，经 6 小时后身热降至正常。查白细胞及分类已趋正常，继因咳嗽、痰黏色黄夹有血色，胸痛，汗多，表现为痰热壅肺之候，转为清肺化痰法，上方去麻黄、连翘、瓜蒌皮，加广郁金、知母、炒黄芩各 6 g，炙桑皮、金银花各 9 g，白茅根 15 g。连服 3 天，咳轻，痰转黏白，痰血消失，胸痛缓解，仅有闷感，苔腻亦化，续以止咳化痰和络之品调治善后，经治 5 天，复查胸部 X 线示左肺下部炎症已完全吸收。

按语：患者初起表证明显，风热犯肺，肺气不清，蒸液为痰，故有咳嗽，咳痰，黏黄欠爽；热灼肺络，故见痰中夹有血丝；小便色黄，舌苔中后部黄腻，舌质红，脉滑数均为热象。治以麻杏石甘汤加味。麻黄、杏仁、甘草、生石膏辛凉开泄，清肺止咳；连翘、黑山栀、鱼腥草清热解毒；芦根、瓜蒌皮清热生津化痰。药后表证解，去麻黄、连翘、瓜蒌皮后改用炙桑皮、金银花、知母、炒黄芩清泄肺热，广郁金活血止痛；白茅根凉血止血，化痰止咳。表邪去，痰热清则病情迅速缓解。

病案 2

刘某，男，65 岁。2020 年 5 月 14 日初诊。慢性支气管炎病史 10 余年，每遇冬春季加重。刻下症见：咳嗽、咳痰，咳白色清稀痰涎，量多易咳出，咳嗽时伴见头晕、心悸、气促，胸闷、喘息，劳累后加重，双下肢中度凹陷性水肿，舌淡，苔薄白、脉浮紧。

中医诊断：咳嗽（痰饮阻肺）；西医诊断：慢性支气管炎。

方用：青龙汤加减。处方：干姜 10 g，细辛 3 g，五味子 6 g，麻黄 6 g，桂枝 10 g，地龙 10 g，茯苓 20 g，紫菀 20 g，款冬花 20 g，炙甘草 10 g。5 剂，水煎服，每日 1 剂，分 3 次内服，每次 100 mL。

二诊：半个月后，患者咳嗽、咳痰明显好转，痰少易咳出，喘促明显好转，双下肢不肿，苔薄白、脉滑。在原基础方加减：紫菀 20 g，款冬花 20 g，干姜 10 g，细辛 3 g，五味子 6 g，麻黄 6 g，桂枝 10 g，地龙 10 g。5 剂。

三诊：患者咳嗽、咳痰、喘息不明显，余无不适。

按语：根据其临床症状表现，可将其归属于中医外感咳嗽进行辨证论治。其发病源于风寒束表，卫阳被遏，素体痰湿内停，外感寒邪与体内痰湿相互促进，外寒结合内饮，水寒射肺，肺失宣降，故见咳嗽、咳痰、喘促。中医认为慢性支气管炎是肺气亏虚，或母病及肺，或痰饮内停，加之恰逢冬春季节寒邪外袭，外在寒邪未解，入里后引发伏邪内饮，肺失宣降而发。方中紫菀、款冬花化痰止咳；麻黄、桂枝外散寒邪；干姜、细辛辛温之性温化寒饮；五味子、炙甘草，酸甘化阴，在表制约麻黄、桂枝发散之气，在里制约干姜、细辛辛温之性。散收、升降共用，解表化饮，阴阳稳定。疾病日久生瘀，故用地龙化瘀通络；瘀血阻滞经络，经络不通，加之水湿内停，故见双下肢水肿，故用茯苓利水化痰除湿。小青龙汤药物配伍中最重要在于细辛、干姜、五味子的配伍应用，细辛具有发散的作用，五味子具有收敛的效果，干姜起温化胸中寒饮的作用。二诊无水肿，故减茯苓利水渗湿。三诊患者病情好转。

九、咯血

病案 1

赵某，女，36 岁，小学教师。1976 年 5 月 18 日初诊。患者自 1965 年起咯血，迄今 10 余年，反复不已，尤近两月频繁发作，自 4 月中旬起至初诊已咯血 5 次，其间每次间隔 7 ~ 14 日。自诉发作之时每次咯血数口，并伴干咳少痰，口燥咽干，胸前压痛感明显，痛感隐隐伴有刺痛，时作时止，固定不移。刻下症见：患者一般情况尚好，咯血已止 5 天，体温、脉搏、呼吸、血压均在正常范围，但时感胸前区持续作痛，胸闷，咽中有时如梗塞感，时感手指发麻，无恶寒发热，无头晕耳鸣，无自汗盗汗，面色无华，纳寐尚安，二便调，带下可，舌红少苔，脉弦细。患者自诉咯血后虽屡次用西药控制，旋又发作，数年前曾在南京某医院全胸摄片，未见结核病灶，仅见右下肺纹增多。西医诊断：右下肺支气管扩张合并咯血。中医诊断：血证。中医辨证：肺阴不足，阳络伤损，瘀血阻滞，肺失清肃。治法：养肺阴，清肺止咳，活血祛瘀，通络止痛。处方：①煎剂：养肺止咳为主，佐以化瘀通络。南北沙参各三钱，大麦冬三钱，五味子一钱，茜草炭二钱，当归须三钱，桃杏仁各三钱，江枳壳二钱，川郁金三钱，冬瓜仁三钱，鱼腥草一两，鲜芦根一两，丝瓜络二钱。水煎服，每日 1 剂，早晚分服。②散药方：活血祛瘀，通络止痛。生蒲黄六钱，醋炒五灵脂六钱，制乳香五钱，制没药五钱，生甘草一两，三七六钱。研细末，和匀，装入胶囊壳中，每服一钱，1 日 3 次，用水送下。

二诊：2 周来未有咯血症状，胸痛偶作，刺痛隐隐，干咳少痰亦有缓解。示方中养阴化瘀之法透达脉络，阴液已养，顽瘀正去。遂决定坚持原治疗方法，汤剂略有出入（原文不详），散剂照前法继续服用，以待疗效。

三诊：39 日后患者未见咯血，胸痛不现，咽润无痰，摄全胸片可见肺纹理略有增加，余均正常。可见患者阴虚之象全无，瘀血已尽，当属病愈。

按语：支气管扩张症临床并不少见，大多继发于急、慢性呼吸道感染和支气管阻塞后，以慢性咳嗽、咳大量浓痰或反复咯血为主要临床表现。本案患者咯血迁延10余年，初诊时正恰离经之血已止5日，严明教授四诊合参，审证求因，认为患者咯血反复日久，阴液大伤，其干咳少痰、口燥咽干症状乃一派阴虚之象；此外，患者胸前刺痛隐隐、时作时止、固定不移的表现，示患者还兼夹血瘀。故严明教授提出病因为久病入络，阳络伤损，病机为肺阴受损，瘀血阻滞，辨证为肺阴不足，阳络伤损，瘀血阻滞，肺失清肃。患者病势持久，病程绵延，当属久病，外邪长期入侵，络脉作为联系沟通表里内外、输布气血津液精微物质的重要隧道，最易成为不正之气稽留之所。络脉自身狭窄细小，外邪留恋则阻滞其运输气血津液精微物质，极易受损。肺为华盖，位居脏腑最高位，居胸中，为阳位，支气管以中医角度辨别应属阳络，外邪稽留，损伤阳络，故反复咯血不已，反复咯血则大伤阴液，阴液不足则血运不畅，故十余年来，虚者更虚，瘀者更瘀。治疗方面，面对血证，当遵先贤，《血证论》中"止血、消瘀、宁血、补血"四法为后世医家治疗血证时的不二良法。此患者阴虚为重，兼有血瘀，欲此病痊愈，不能仅仅止血，上法只为治标之方，更应在"消瘀、补血"方面下足功夫，换言之，治疗应遵从养阴化瘀。特别此患者长期阴虚兼夹瘀血，虚实夹杂，在用药时，应重用养阴之品培补阴液，固养患者大伤之阴，此外，应加强活血化瘀，并注重引药入经，祛除络脉深处顽固之瘀，有利于破损血络之愈合，改善病灶的微循环，多管齐下，以达到治病求本的目的。

病案2

郭某，女，57岁。2021年8月16日初诊。反复咯血半年余，咯血量少，每次约2 mL，持续2~3日，夜间偶咳，痰色白质黏量一般，夜寐欠安，纳差，偶有反酸、嗳气、口苦，大小便正常，舌暗红、苔黄黏，脉沉。辅助检查：胸部CT示左肺上叶见结节状软组织影，大小约2.7 cm×2.2 cm，边缘毛糙，密度欠均匀，周围见少许斑点、条索影，与胸膜粘连牵拉；右肺中叶见钙化结节影；纵隔内见多发小淋巴结，两侧无胸腔积液。后经穿刺活检明确诊断为肺放线菌病，予以阿莫西林克拉维酸联合左氧氟沙星抗感染，辅以化痰止血等对症治疗。后症状好转出院，期间症状反复，自行服药后控制不佳。

中医诊断：咯血（阴虚肺热型）；西医诊断：肺放线菌病。

治以养阴清肺，凉血止血。药用：南沙参、麦冬、北柴胡、黄芩片、炒瓜蒌子、芦根、蛤壳、桑叶、炒苦杏仁、蜜枇杷叶、仙鹤草、丝瓜络、冬瓜仁各10 g，薏苡仁15 g，黄连片、甘草各3 g。7剂，每日1剂，水煎服。

二诊：2021年8月23日，服药后未见不适，近1周咯血量及次数均较前减少，咳嗽频率如旧，平素有腹胀嗳气，夜寐不安，初诊误诉，实无口苦，舌脉治法同前，佐以制酸护胃之品，药用：南沙参、麦冬、玄参、生地、黄芩片、桑叶、炒瓜蒌子、煅浮海石、旋覆花、炒苦杏仁、炒紫苏子、煅赭石、小蓟、藕节炭、血余炭、郁李仁各10 g，仙鹤草30 g，芦根15 g。7剂。

三诊：2021年8月30日，咳嗽频率减轻，咳痰量少，质地转清稀，服药后未见咯血，夜寐转安，舌质红、苔薄黄、脉沉。二诊方去玄参。14剂。

四诊：2021年9月22日，咳嗽症状消失，未见咯血，复查胸部CT较前片相比左肺病灶有所好转，现病情趋于稳定，治疗效果满意，嘱患者清淡饮食，注意秋季养生，注意饮食起居，调畅情志。

按语：该患者系咯血经久不愈，耗伤津血所致阴虚肺热型，初见形体偏消瘦，爪甲不荣，皮肤暗淡无光；初诊方用南沙参、麦冬以滋肺阴；黄连片、炒瓜蒌子、桑叶以清肺热；炒苦杏仁、蜜枇杷叶以降气止咳；仙鹤草、丝瓜络以止血；薏苡仁、冬瓜子以化痰祛湿；甘草调和诸药；反酸嗳气加用芦根、蛤壳共奏护胃之功；口苦加用经典药对柴胡、黄芩以和解清热。二诊因患者前误诉口苦，遂去柴胡，留黄芩以清肺热，因仍有咯血遂加用小蓟、藕节炭、血余炭以止血，加用旋覆花、炒紫苏子以降气止咳；正所谓肺与大肠相表里，咯血患者伴便秘症状时，应上下同治，即降肺气的同时，加用郁李仁以润肠通便、下气利水；考虑到阴虚肺热中常夹有肾阴虚症状的存在遂加用生地、玄参等入肾经的清热药，旨在清热以安相火，顺便改善睡眠质量。三诊患者痰质转清稀，实乃病情向愈之象，考虑到舌苔转薄黄，方中清热药颇多，且症状已大为好转，酌情去玄参，余药续服。

十、不明原因发热

病案 1

男，41 岁，2010 年 3 月 5 日以发热 15 日初诊。15 日前无明显原因发热，恶寒，汗出，体温最高 38 ℃。服用抗感染及解热药物，体温可暂降至正常，稍后再度升高，屡用中西药不效。刻下症见：恶寒，微汗出，自觉不发热，无头痛、身痛等。舌淡，苔白，脉滑。体温 38 ℃。证属太阳中风，营卫不和。治以调和营卫。药用：桂枝 15 g，白芍 15 g，炙甘草 10 g，生姜 15 g，大枣 5 枚。嘱其 3 剂药同煎，每 6 小时服 1 次，并啜稀粥，覆被 1 小时取微汗。

二诊：2010 年 3 月 8 日，诉服药 1 剂后，全身汗出，恶寒消失，体温渐降至正常。随访未再发热。

按语：按照方剂辨证的方法，立足于抓住主症，参以病机。主症是恶寒、汗出。虽体温 38 ℃半月未愈，但自觉恶寒，微汗出。《伤寒论》第 13 条："太阳病，头痛，发热，汗出，恶风者，桂枝汤主之。"恶寒、汗出之症，其病机在于营卫不和，故仅用桂枝汤调和营卫而收功。根据桂枝汤外可调和营卫而治疗发热，或汗出，或身痛不休诸证，内可调和气机、平冲降逆或者温和脾胃而治腹痛等功效，针对复杂的临床表现，可"观其脉证，知犯何逆，随证治之"。

病案 2

患儿，男，11 岁，学生。2020 年 10 月 11 日初诊。主诉：间断反复发热 8 个月余。患儿于 2020 年 2 月 4 日无明显诱因发热，体温 38.6 ℃，恶寒甚，面白，乏力，头后颈部拘紧疼痛。服用布洛芬等解热镇痛药，体温暂时恢复正常，后又发热。后应用注射用头孢哌酮钠舒巴坦钠等抗感染药物，未效。发热反复并逐渐加重，最高达 40 ℃。从 2 月 4 日至 4 月中旬先后至多家医院治疗，在此期间检查结果显示，查体双侧颌下有肿大淋巴结伴触痛、扁桃体Ⅱ度肿大；辅助检查提示红细胞沉降率升高，巨细胞病毒 IgG 阳性，肝功能、心肌酶、免疫球蛋白系列（IgG、IgM）、补体、抗溶血性链球菌 O 试验未见异常；心脏未见异常；肺部 CT 提示左侧胸膜局部略增厚，余胸部 CT 未见明确病变；超声提示双侧颌下及颈部淋巴结肿大，双侧腋窝未见明显淋巴结肿大。给予抗感染、抗病毒等并于 7 月 20 日至 8 月 14 日住院，其间行双侧扁桃体切除手术。术后低烧，持续 3 日，体温最高 38.6 ℃，四肢出现散在大小不等的紫红色皮疹，平于皮面，偶有疼痛，不伴痒感，压之可褪色，发热时皮疹红肿，疼痛明显，热退则缓解。给予抗病毒、抗感染、护心、护胃等对症治疗，热退后出院。患儿在本次就诊前 20 日内反复低热，体温 37.5 ~ 37.6 ℃，发热时恶寒兼有面色苍白，乏力，胸闷，咽部不适，伴有皮疹，平于皮肤表面，红肿疼痛明显，无痒感，压之褪色，热退后皮疹消失。后枕部及四肢关节疼痛，腹部痛。刻下症见：心率 80 次/分。心下闷、满、痛，平素好食牛羊肉等，眠可，大便 2 ~ 3 日一行，质不干，小便色黄。观其体态壮实，舌红苔薄白，脉细，寸关沉。

西医诊断：发热原因待查，亚急性坏死性淋巴结炎？系统性红斑狼疮？皮下结节。

中医诊断：内伤发热，辨证为三阳热郁。治以清三焦热毒，散三阳热郁，和表里营卫。

处方：金银花 30 g，玄参 15 g，当归 12 g，甘草 9 g，连翘 15 g，僵蚕 12 g，蝉蜕 6 g，生大黄 6 g，片姜黄 10 g，羌活 9 g，生石膏 30 g，柴胡 12 g，桂枝 10 g，黄芩 9 g，党参 9 g，白芍 9 g，麸炒薏苡仁 30 g，大枣 15 g。7 剂，每日 1 剂，水煎，早晚各 1 次，餐后半小时服用。

二诊：2020 年 10 月 17 日远程，服药 1 周末再发热，体温 36 ~ 37 ℃，面色变红润，心下闷痛感消失。近 1 周时有汗出，无恶寒，纳眠可，大便 1 ~ 2 日一行，时干时稀，小便黄。余无不适。舌淡红苔薄黄，脉未及。上方去麸炒薏苡仁，白芍加至 15 g，加桔梗 9 g，葛根 15 g。7 剂。用药方法同前。

三诊：2020 年 10 月 25 日，药后基本情况良好，未再发热，胸口不闷，关节不痛。心率 72 次/分。下腹部偶有疼痛。舌红胖、苔根部微腻，脉沉滑。处方：上方去羌活、桔梗、葛根，加饴糖 12 g，7 剂。用药方法同前。诸症好转，巩固疗效。后随访 2 个月未再发热。

按语：该患儿发病于 2 月 4 日，虽值立春之时，但西北风寒仍盛，寒邪夹杂风邪，易袭人致病。患儿初期发病症见发热恶寒甚，提示病在太阳。太阳主人一身之表，为人身之藩篱。卫气乃阳气中具温煦防御之气，《灵枢·本脏》有"卫气者，所以温分肉，充皮肤，肥腠理，司开阖者也"。外邪侵袭，卫气奋起抗邪，正邪交争，故患儿出现高热。而服药不效，可见外邪之甚。后虽热退，然太阳风寒之邪侵袭体表日久，寒主收引，腠理闭密，卫气不能宣畅而郁闭于里，所以热虽退，但寒未解，故易反复，如《素问玄机原病式》所言"盖寒伤皮毛，则腠理闭密，阳气怫郁，不能通畅，则为热也"。同时患儿平素喜食牛羊肉等燥热之物，体内易生积热，加之患儿反复发热，影响气的升降出入，导致脏腑气机升降失常、郁滞不畅，而成热郁。郁热日久，反复发作，患儿表现为大便 2 ~ 3 日一行，小便色黄，系太阳病失治、误治，在表之热邪渐入里，《伤寒论·辨阳明病脉证并治第八》云："阳明之为病，胃家实是也。"阳明为水谷之海，多气多血之腑，虽为"气血之源"，亦是"藏污纳垢"之所，胃家实即不大便，见腹满痛之症，阳气旺盛，故邪入阳明，气机郁闭于阳明而化热，以致胃热肠燥，津液损伤。少阳乃半表半里之位，为出入之枢机，《灵枢·根结》言"太阳为开，阳明为阖，少阳为枢"，阳气郁久必及少阳，故患者见有心下闷、满、痛或下腹痛等症，正是少阳枢机不运，经气不利所致。综上，邪气在外，太阳证见，出现发热恶寒，久则入里化热，变生阳明证，见大便虽不干却间隔时间久，邪气不解，往返于表里之间，累及少阳，出现高热反复，最终导致太阳、阳明、少阳三阳合病，郁热内生。

十一、肺癌

病案 1

患者张某，女，67 岁。初诊：患者因天气变化，受凉后误感风寒出现咳嗽、咳痰，痰清稀量多，夜间明显，伴劳累后气促，病来消瘦，精神萎软，纳眠欠佳，小便调，大便难解，舌淡，苔白腻，脉滑。辨证：脾肾阳虚。治法：解表散寒，温补脾肾。处方：醋鳖甲 20 g（先煎），莪术 10 g，黄精 20 g，山茱萸 20 g，干姜 10 g，细辛 5 g，五味子 6 g，桔梗 10 g，款冬花 20 g，紫菀 20 g，8 剂，水煎服，每日 1 剂。

二诊：患者咳嗽、咳痰、咽痒较前好转，偶有气喘，动则加重，双下足背轻度凹陷性水肿，舌淡红，苔薄白，脉弦涩。辨证：痰瘀互结证。处方：醋鳖甲 20 g（先煎），莪术 10 g，冬凌草 20 g，猫爪草 20 g，干姜 10 g，细辛 3 g，五味子 6 g，蜈蚣 4 条。15 剂，水煎服，每日 1 剂，每天 3 次。

3 剂后患者诸症缓解，故继续服用此方。随访至 2019 年 10 月，均未见肿瘤复发与转移，患者偶有咳嗽不适，体力状况如常。

按语：肿瘤发生的基本病机是机体正气（阳气）亏虚，而机体正气（阳气）虚损，多是先后天脾肾脏腑功能亏虚所致，手术治疗后更加损伤脾肾脏腑功能，初诊时予以小青龙汤加减，散寒蠲饮，温补脾肾。使得外在表寒得以发散，内在伏邪痰饮得消。肺癌早期手术切除治疗为主要治疗方法，术后正气亏虚，故往往使用中药保守扶正祛邪治疗，因受凉后发生咳嗽、咳白痰等症，可基本辨证分析为感受外寒、肺失宣降所致，而舌淡、苔白腻、脉滑为痰饮内停之象，辨证属于脾肾阳虚，外寒内饮。二诊时患者诸症消失，根据患者胸痛，脉弦涩，病机属于痰瘀互结，故辨证属于肺癌之痰瘀互结证。此时正气较强，故加冬凌草、猫爪草等药物增强化痰散结，抗肿瘤之力。胸痛病机为痰瘀互结，阻滞气机，不通则痛，故加蜈蚣活血化瘀，通络止痛。运用小青龙汤加醋鳖甲、莪术、冬凌草、猫爪草治疗痰瘀互结型肺癌疗效显著，明显延长其生存期，提高了生活质量。肺为娇脏，易感受外邪，若寒邪入里，影响水液代谢及运化，水停日久形成痰凝，痰凝加血瘀，日久聚集发为肺癌。小青龙汤可应用于这类痰瘀互结型肺癌患者，由于外寒已是肺癌发病的外在原因之一，故此证型外寒症状非必需条件，凡是存在痰饮病机均可使用。需要区分的是肿瘤不同阶段主要病机的不同，治疗上会有所侧重。

病案 2

患者，女，38 岁。2014 年 10 月 10 日初诊。2014 年 9 月体检时发现左上肺占位病变，2014 年 9 月 11 日行手术切除病灶。术中发现淋巴结 5/20 转移。术后病理结果显示腺癌，Ⅲa 期。刻下症见：稍有咳嗽，无痰，咽痒，偶有胸闷，咽干口燥，五心烦热，夜间盗汗，活动后气短，食纳尚可，声音稍沙哑，面色少华，舌苔黄薄腻，质红略暗，中有裂纹，脉细滑。中医诊断：证属痰瘀郁肺，气阴两伤。治以化痰祛瘀，益气养阴。处方：醋鳖甲 15 g，太子参 15 g，党参 15 g，南沙参 12 g，北沙参 12 g，天麦 10 g，麦冬 10 g，麸炒白术 10 g，茯苓 10 g，猫爪草 20 g，泽漆 12 g，羊乳 15 g，肿节风 20 g，藤梨根 20 g，仙鹤草 15 g，凤凰衣 6 g，天葵子 10 g，白花蛇舌草 20 g，半枝莲 20 g，陈皮 6 g，砂仁 3 g（后下），炙甘草 3 g。每日 1 剂，水煎分早晚 2 次口服。

二诊：2015 年 1 月 16 日，患者以初诊方为主方加减服用 3 个月，术后已接受 EP 方案化疗 4 个周期，有白细胞降低、恶心、脱发等化疗后反应，偶有咳嗽，无痰，声音沙哑基本复常，五心烦热，夜间盗汗较前明显好转。舌苔黄薄腻，质暗紫，舌中部有裂纹，脉细。守初诊方加地榆 15 g，制黄精 10 g，每日 1 剂，水煎分早晚 2 次口服。

三诊：2015 年 3 月 13 日，患者以二诊方服用 2 个月，术后已接受 EP 方案化疗 6 个周期，无咳嗽、咳痰，自觉手术部位有牵引感，食纳均可，面色少华。舌苔黄薄腻，质暗，中有裂纹，脉细。证属气阴两虚，余邪未尽。治以益气养阴，抗癌祛邪。处方：醋鳖甲 15 g，太子参 15 g，党参 15 g，南沙参 12 g，北沙参 12 g，天冬 10 g，麦冬 10 g，麸炒白术 10 g，茯苓 10 g，炙甘草 3 g，猫爪草 20 g，泽漆 15 g，黄芪 20 g，炒僵蚕 10 g，制天南星 10 g，山慈菇 12 g，羊乳 15 g，肿节风 20 g，藤梨根 20 g，仙鹤草 15 g，天葵子 10 g，白花蛇舌草 20 g，半枝莲 20 g，陈皮 6 g，砂仁 3 g（后下），酒女贞子 12 g，墨旱莲 10 g，鸡血藤 20 g，红景天 12 g，灵芝 5 g，地榆 15 g，酒黄精 10 g。每日 1 剂，水煎分早晚 2 次服用。

患者服药半年，近况稳定，症状好转，守法观察，定期复诊。

按语：肺癌术后患者的病机为本虚标实，其中气阴两虚为本，痰瘀毒胶结为标，因此，在治疗时应标本兼顾。组方时以养肺阴为主兼顾肝肾，清热利咽，抗癌解毒。取南沙参、北沙参养阴生津、清热、润肺止咳，且二药配伍润肺力量更强。天冬、麦冬均为甘寒清润之品，二者相须为用，麦冬入肺经，以养肺阴；天冬入肾经，以润肾燥，二药合用金水相生。鳖甲滋阴潜阳，养阴清热，散结消痞。阴虚多有火，故选取清热养阴润燥之品，燥热清则痰能化，阴津复则血得养，则无成瘀之患。以黄芪、太子参、党参等补气，意在寓通于补，使气旺痰消血行。僵蚕僵而不腐，得清化之气为最，其气味俱薄，轻浮而升，祛风清热，解痉止咳，化痰散结，通络止痛，既可治疗声音嘶哑又有止痛疗效。针对患者盗汗及五心烦热症状，加入黄芪、白术、茯苓等，黄芪具有升发之性，补肺气、泻阴火，治疗体弱表虚，自汗盗汗；白术、茯苓配伍治脾虚盗汗，白术健脾益气，茯苓健脾养心，二药合参，脾气健，元气充，阴火降，心神安，内无热扰，盗汗自无。肾为先天之本，女子以肝为先天，临证重视调理肝肾，取女贞子、墨旱莲二药入肝肾，相须为用，既可补肝肾、强筋骨，又可清虚热，疗失眠，凉血止血。鸡血藤补血活血，补益肝肾，强壮筋骨，可增强患者体质，有利于化疗后患者正气的恢复。针对肺癌痰瘀互结、胶结难解的特点，用药配合清肺化痰解毒药泽漆、山慈菇、制天南星、猫抓草，并取半枝莲、白花蛇舌草、藤梨根合用可清热解毒、利咽、化痰散结。诸药合用，共奏益气养阴、扶正固本、解毒抗癌之功。

参考文献

［1］徐文刚，王晓霞，邵红．周兆山主任医师对热哮证的证治［C］//青岛市科学技术协会．战略性新兴产业与科技支撑——青岛市第十届学术年会论文集．青岛：青鸟出版社，2012：245－247.

［2］郭璐璐，王济梅，董晓云．王有奎治疗肺胀经验浅谈［J］.中医药导报，2017，23（4）：114－116.

［3］张爱华，杨春艳，景海卿，等．陆家龙教授运用"存津液"理论治疗肺胀经验举隅［J］.中国民族民

间医药，2019，28（22）：89－91.

[4] 孙明月．周仲瑛教授辨治间质性肺疾病的临证经验及病案研究［D］.南京：南京中医药大学，2018.

[5] 何娟，陈炜．韩明向运用炙甘草汤加减从虚、瘀论治肺痿病经验拾隅［J］.中医药临床杂志，2019，31（1）：63－65.

[6] 何国浓，王邦才，王培劼．王邦才运用经方治疗外感热病经验探述［J］.中华中医药杂志，2018，33（10）：4468－4471.

[7] 刘言，徐红日，李倩，等．"三期、一法、两结合"治疗老年风温肺热病［J］.环球中医药，2012，5（12）：925－926.

[8] 国钰妍，侣庆帅，亢秀红，等．李国勤治疗肺脓肿经验［J］.中医杂志，2014，55（9）：795－797.

[9] 汤军．宋康辨治肺痈验案一则［J］.浙江中西医结合杂志，2010，20（12）：774－775.

[10] 胡海波，薛卫林，赵国静．周兆山主任医师和解通利法治疗胸腔积液经验总结［J］.中医药通报，2013，12（2）：56－57.

[11] 臧建华，陆学超，周兆山．周兆山运用经方治疗呼吸系统疾病［J］.河南中医，2017，37（4）：577－579.

[12] 蒋胜利．周仲瑛教授辨治咳嗽的临证经验研究［D］.南京：南京中医药大学，2014.

[13] 吴文宇，刘尚义．国医大师刘尚义教授运用小青龙汤加减治疗肺系疾病经验［J］.贵州中医药大学学报，2021，43（2）：15－18.

[14] 严谨，吴周烨，严晶．严明应用"养阴化瘀"法治疗支气管扩张症反复咯血症验案1则［J］.江苏中医药，2014，46（10）：52－53.

[15] 李成义，朱慧志．朱慧志治疗咳血验案举隅［J］.山西中医，2022，38（6）：48－49.

[16] 李莉莎．周兆山运用桂枝汤及其合方经验［J］.山东中医杂志，2011，30（11）：815－816.

[17] 赵丽，荆晨阳，王晓燕，等．三阳清解液治疗小儿不明原因发热的理论探讨［J］.中医临床研究，2022，14（5）：109－111.

[18] 李文婷，於丙寅，吴勉华．周仲瑛从气阴两伤论治肺癌术后患者经验［J］.中医杂志，2016，57（8）：643－645.